Neurosurgical Emergencies

神经外科急症

原著第 3 版

主　编　【美】Christopher M. Loftus, MD

Clinical Professor

Department of Neurosurgery

Temple University Lewis Katz School of Medicine

Philadelphia, Pennsylvania

主　译　刘　昊（西安交通大学第一附属医院）

译　者　张　威（西安交通大学第一附属医院）

王　佳（西安交通大学第一附属医院）

马旭东（西安交通大学第一附属医院）

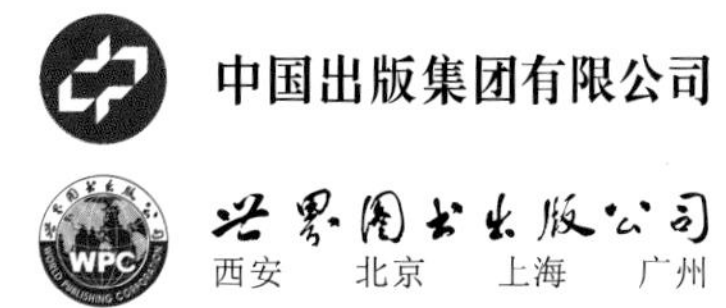

中国出版集团有限公司

世界图书出版公司

西安　北京　上海　广州

图书在版编目（CIP）数据

神经外科急症：原著第 3 版 /（美）克里斯托弗 · M. 洛夫特斯（Christopher M. Loftus）主编；刘昊主译 .—西安：世界图书出版西安有限公司，2024.1
书名原文：Neurosurgical Emergencies
ISBN 978-7-5232-1051-2

Ⅰ. ①神… Ⅱ. ①克… ②刘… Ⅲ. ①神经外科学—急性病—诊疗 Ⅳ. ①R651

中国国家版本馆 CIP 数据核字（2024）第 038294 号

Original title（原书名）：Neurosurgical Emergencies, 3/e
By（主编）Christopher M. Loftus

封面图片引自原著正文第 8 章（P_{73}、P_{75}），第 27 章（P_{257}）

书　　名	**神经外科急症（原著第 3 版）** SHENJING WAIKE JIZHENG
主　　编	[美] Christopher M. Loftus
主　　译	刘　昊
策划编辑	马可为
责任编辑	张　丹　李　晶
装帧设计	新纪元文化传播
出版发行	**世界图书出版西安有限公司**
地　　址	西安市雁塔区曲江新区汇新路 355 号
邮　　编	710061
电　　话	029-87214941　029-87233647（市场营销部） 029-87234767（总编室）
网　　址	http://www.wpcxa.com
邮　　箱	xast@wpcxa.com
经　　销	新华书店
印　　刷	西安雁展印务有限公司
开　　本	889mm × 1194mm　1/16
印　　张	25.25
字　　数	700 千字
版次印次	2024 年 1 月第 1 版　2024 年 1 月第 1 次印刷
版权登记	25-2023-309
国际书号	ISBN 978-7-5232-1051-2
定　　价	288.00 元

医学投稿　xastyx@163.com ‖ 029-87279745　029-87285296

Neurosurgical Emergencies 第 3 版，如同第 2 版那样，献给已故的艾奥瓦大学 John C. VanGilder 教授。他是我在专业发展和学术研究方面的导师，也是我曾有幸共事过最敬业的神经外科医生之一；他真心致力于教学和智力发展。我还要感谢曾在艾奥瓦州、俄克拉何马州和坦普尔大学培训的几代住院医师，我常与他们一起交流知识和心得。

——**Christopher M. Loftus**

郑重声明

由于医学是不断更新和拓展的学科，因此相关实践操作、治疗方法及药物都有可能改变，希望读者审查书中提及的信息资料及相关治疗技术的适应证和禁忌证。作者、编辑、出版者或经销商不对书中的错误或疏漏以及应用其中信息产生的任何后果负责，关于出版物的内容不作任何明确或暗示的保证。作者、编辑、出版者和经销商不就由本出版物所造成的人身或财产损害承担任何责任。

原著作者

Contributors

Paul D. Ackerman, MD
Attending Neurosurgeon
Northwestern Neurosurgical Associates
Chicago, Illinois

P. David Adelson, MD, FACS, FAAP
Director
Barrow Neurological Institute at Phoenix Children's Hospital
Diane and Bruce Halle Endowed Chair for Pediatric Neurosciences
Chief
Department of Pediatric Neurosurgery/Children's Neurosciences
Professor and Chief
Department of Neurological Surgery
Department of Child Health
University of Arizona
College of Medicine
Phoenix, Arizona
Professor
Department of Neurological Surgery
Mayo Clinic
Rochester, Minnesota
Adjunct Professor
Ira A. Fulton School of Biological and Health Systems Engineering
Arizona State University
Pediatric Neurosurgery Fellowship Program (Director)/ Barrow Neurological Institute
Phoenix, Arizona

Douglas E. Anderson, MD
Professor and Chair
Department of Neurological Surgery
Loyola University School of Medicine
Maywood, Illinois

Agnieszka Ardelt, MD, PhD, FAHA
Associate Professor of Neurology and Surgery (Neurosurgery) Director
Neurosciences Critical Care Co-director
Comprehensive Stroke Center
University of Chicago
Chicago, Illinois

H. Alexander Arts, MD, FACS
Professor of Otolaryngology and Neurosurgery
Program Director, Neurotology Fellowship Program
Medical Director, Cochlear Implant Program
Department of Otolaryngology-Head & Neck Surgery
University of Michigan
Ann Arbor, Michigan

William W. Ashley Jr., MD, PhD, MBA
Director, Cerebrovascular, Endovascular, and Skull Base Neurosurgery
Department of Neurosurgery
Chief, Division of Neurointerventional Radiology
Department of Radiology
Sinai Hospital of Baltimore
The Sandra and Malcolm Berman Brain & Spine Institute
Baltimore, Maryland

Ahmed J. Awad, MD
Resident
Department of Neurosurgery
Medical College of Wisconsin
Milwaukee, Wisconsin
Faculty of Medicine and Health Sciences
An-Najah National University
Nablus, Palestine

Issam A. Awad, MD, MSc, FACS, MA (hon)
The John Harper Seeley Professor
Surgery (Neurosurgery), Neurology and the Cancer Center Director of Neurovascular Surgery
University of Chicago Medicine and Biological Sciences
Chicago, Illinois

Christopher D. Baggott, MD
Chief Resident
Department of Neurological Surgery
University of Wisconsin Hospitals and Clinics
Madison, Wisconsin

Julian E. Bailes, MD
Chair, Department of Neurosurgery
NorthShore University HealthSystem
Clinical Professor, University of Chicago
Pritzker School of Medicine
Evanston, Illinois

Nicholas M. Barbaro, MD, FACS
Betsey Barton Professor and Chair of Neurosurgery
Indiana University School of Medicine
Medical Director
Indiana University Health Neurosciences Center
Indianapolis, Indiana

Eli M. Baron, MD
Attending Neurosurgeon
Cedars Sinai Institute for Spinal Disorders
Los Angeles, California

José Biller, MD, FACP, FAAN, FANA, FAHA
Professor and Chairman
Department of Neurology
Loyola University Chicago
Stritch School of Medicine
Maywood, Illinois

Alexa Bodman, MD
Resident
Department of Neurosurgery
SUNY Upstate Medical University
Syracuse, New York

Frederick A. Boop, MD, FAANS, FACS, FAAP
JT Robertson Professor of Neurosurgery and St Jude Professor of Pediatric Neurosurgery
University of Tennessee Health Sciences Center
Semmes-Murphey Clinic
Memphis, Tennessee

E. Antonio Chiocca, MD, PhD, FAANS
Harvey W. Cushing Professor of Neurosurgery
Established by the Daniel E. Ponton Fund
Harvard Medical School
Neurosurgeon-in-Chief and Chairman, Department of Neurosurgery
Co-Director, Institute for the Neurosciences
Brigham and Women's/ Faulkner Hospital
Surgical Director, Center for Neuro-oncology
Dana-Farber Cancer Institute
Boston, Massachusetts

Neha S. Dangayach, MD
Assistant Professor
Departments of Neurosurgery and Neurology
The Mount Sinai School of Medicine
New York, New York

Diana Aguiar de Sousa, MD
Department of Neurosciences and Mental Health (Neurology)

Hospital de Santa Maria
Faculty of Medicine
University of Lisbon
Lisbon, Portugal

David J. Donahue, MD
Department of Neurosurgery
Cook Children's
Fort Worth, Texas

Michael G. Fehlings, MD, PhD, FRCSC, FACS
Professor of Neurosurgery
Vice Chairman Research
Department of Surgery
Co-Director Spine Program
Halbert Chair in Neural Repair and Regeneration
University of Toronto
Toronto, Canada

José M. Ferro, MD, PhD
Professor
Department of Neurosciences and Mental Health
Hospital de Santa Maria
University of Lisbon
Lisbon, Portugal

Kenneth A. Follett, MD, PHD
Professor and Chief
Nancy A. Keegan and Donald R. Voelte, Jr., Chair of Neurosurgery Division of Neurosurgery
University of Nebraska Medical Center
Omaha, Nebraska

Linden E. Fornoff, MD
Neurosurgery Resident
University of Nebraska Medical Center
Omaha, Nebraska

Kimberly A. Foster, MD
Assistant Professor
Department of Neurosurgery
University of New Mexico
Albuquerque, New Mexico

Charles Francoeur, MD
Division of Critical Care
Department of Anesthesiology and Critical Care
CHU de Québec-Université Laval
Québec, Canada

Zach Fridirici, MD
Resident
Department of Otolaryngology Head and Neck Surgery
Loyola University Medical Center
Maywood, Illinois

Aradia X. Fu, MD
Fellow
Department of Epilepsy
Yale University School of Medicine
New Haven, Connecticut

Anand V. Germanwala, MD, FAANS
Associate Professor and Residency Program Director
Department of Neurological Surgery
Loyola University Stritch School of Medicine
Maywood, Illinois

James Tait Goodrich, MD, PhD, DSci (Honaris Causa)
Director, Division of Pediatric Neurosurgery
Leo Davidoff Department of Neurological Surgery
Associate Professor
Departments of Neurological Surgery, Pediatrics, Plastic and Reconstructive Surgery
Albert Einstein College of Medicine
Montefiore Medical Center
Bronx, New York

Errol Gordon, MD
Assistant Professor

Departments of Neurosurgery and Neurology
The Mount Sinai School of Medicine
New York, New York

Bhuvanesh Govind, MD
Resident
Department of Neurological Surgery
Thomas Jefferson University
Philadelphia, Pennsylvania

Daipayan Guha, MD
Resident
Division of Neurosurgery
University of Toronto
Toronto, Canada

Walter A. Hall, MD
Professor
Department of Neurosurgery
SUNY Update Medical University
Syracuse, New York

Farid Hamzei-Sichani, MD, PhD
Department of Neurological Surgery
Mount Sinai Medical Center
New York, New York

Griffith R. Harsh IV, MD, MA, MBA
Professor and Vice Chairman
Department of Neurosurgery
Associate Dean (Postgraduate Medical Education)
Stanford School of Medicine
Director, Stanford Brain Tumor Center
Co-Director, Stanford Pituitary Center
Stanford, California

Joshua E. Heller, MD
Assistant Professor
Departments of Orthopedic Surgery and Neurosurgery
Thomas Jefferson University Hospital
Philadelphia, Pennsylvania

Jason Heth, MD
Associate Professor
Department of Neurosurgery
University of Michigan Medical School
Ann Arbor, Michigan

Lawrence J. Hirsch, MD
Professor of Neurology, Yale University School of Medicine
Chief, Division of Epilepsy and EEG
Co-Director, Yale Comprehensive Epilepsy Center
New Haven, Connecticut

John H. Honeycutt, MD
Medical Director, Neurosurgery
Medical Director, Neurotrauma
Co-director of the Jane and John Justin Neurosciences Center
Cook Children's
Fort Worth, Texas

Omer Q. Iqbal, MD
Research Professor
Department of Pathology
Loyola University Medical Center
Maywood, Illinois

Rajiv R. Iyer, MD
Resident
Department of Neurosurgery
Johns Hopkins School of Medicine
Baltimore, Maryland

George I. Jallo, MD
Clinical Practice Director of Pediatric Neurosurgery
Professor of Neurosurgery
Johns Hopkins All Children's Hospital
St. Petersburg, Florida

Jack Jallo, MD, PhD
Professor
Department of Neurological Surgery
Thomas Jefferson University
Philadelphia, Pennsylvania

Stephen J. Johans, MD
Resident
Department of Neurological Surgery
Loyola University Stritch School of Medicine
Maywood, Illinois

G. Alexander Jones, MD
Assistant Professor
Department of Neurological Surgery
Loyola University Stritch School of Medicine
Maywood, Illinois

Michael Jones, MD
Department of Neurological Surgery
Loyola University Medical Center
Maywood, Illinois

Bong-Soo Kim, MD, FAANS
Attending Neurosurgeon
Associate Professor
Department of Neurosurgery
Temple University Lewis Katz School of Medicine
Philadelphia, Pennsylvania

Matthew Kircher, MD
Assistant Professor
Department of Otolaryngology
Loyola University
Maywood, Illinois

Daphne D. Li, MD
Resident
Department of Neurological Surgery
Loyola University Stritch School of Medicine
Maywood, Illinois

Christopher M. Loftus, MD
Clinical Professor
Department of Neurosurgery
Temple University Lewis Katz School of Medicine
Philadelphia, Pennsylvania

Allan R. Martin, BASc, MD
Resident
Division of Neurosurgery
Department of Surgery
University of Toronto
Toronto, Canada

Michael D. Martin, MD
Associate Professor
Department of Neurosurgery
University of Oklahoma
Norman, Oklahoma

Stephan A. Mayer, MD, FCCM
William T. Gossett Endowed Chair
Chair, Department of Neurology
Co-Director, Neuroscience Institute
Henry Ford Health System
Detroit, Michigan

Jamal McClendon Jr., MD
Department of Neurosurgery
Mayo Clinic
Phoenix, Arizona

Joshua E. Medow, MD, MS, FAANS, FACS, FNCS, FAHA, FCCM
Endovascular Neurosurgeon and Neurointensivist
Director of Neurocritical Care
Neurocritical Care Fellowship Director
Neurosurgery Quality Improvement Chair
Associate Professor of Neurosurgery and Biomedical Engineering (Tenured)
University of Wisconsin School of Medicine and Public Health Madison, Wisconsin

A. David Mendelow, PhD, FRCS
Professor
Department of Neurosurgery
Newcastle University
Newcastle General Hospital
Newcastle Upon Tyne, England

Michael P. Merchut, MD, FACP, FAAN
Professor
Department of Neurology
Loyola University Stritch School of Medicine
Maywood, Illinois

Vincent J. Miele, MD, FACS, FAANS
Clinical Assistant Professor
Department of Neurosurgery
University of Pittsburgh
Pittsburgh, Pennsylvania

Christine C. Nelson, MD, FACS
Professor, Ophthalmology and Visual Sciences
Bartley R. Frueh, M.D. and Frueh Family Collegiate Professor in Eye Plastics and Orbital Surgery
Professor, Department of Surgery, Plastic Surgery Section
University of Michigan
Ann Arbor, Michigan

Russell P. Nockels, MD, FAANS
Professor/Vice Chair
Department of Neurological Surgery
Loyola University Medical Center
Maywood, Illinois

Edward K. Nomoto, MD
Cedars Sinai Institute for Spinal Disorders
Los Angeles, California

Paolo Nucifora, MD, PhD
Assistant Professor
Departments of Radiology and Neurology
Loyola University Stritch School of Medicine
Maywood, Illinois

Margaret Pain, MD
Resident
Department of Neurosurgery
Icahn School of Medicine at Mount Sinai
New York, New York

Roy A. Patchell, MD
Director
Department of Neuro-oncology
National Brain Tumor Center at the Capital Institute for Neurosciences
Pennington, New Jersey

Courtney Pendleton, MD
Resident
Department of Neurological Surgery
Thomas Jefferson University Hospital
Philadelphia, Pennsylvania

Pierpaolo Peruzzi, MD, PhD
Instructor
Department of Neurosurgery
Brigham and Women's Hospital
Harvard Medical School
Boston, Massachusetts

Kalmon D. Post, MD
Chairman Emeritus, Department of Neurosurgery
Professor
Departments of Neurosurgery & Medicine
Mount Sinai Health System
New York, New York

Vikram C. Prabhu, MD, FACS, FAANS
Professor
Department of Neurological Surgery and Radiation Oncology
Loyola University Stritch School of Medicine

Maywood, Illinois

Daniel K. Resnick, MD, MS
Professor and Vice Chairman
Department of Neurosurgery
University of Wisconsin School of Medicine and Public Health
Madison, Wisconsin

Margaret Riordan, MD
Clinical Instructor
Department of Neurosurgery
Stanford Health Care
Stanford, California

Richard B. Rodgers, MD, FAANS, FACS
Assistant Professor
Department of Neurological Surgery
Indiana University School of Medicine
Goodman Campbell Brain and Spine
Indianapolis, Indiana

Michael J. Schneck, MD
Professor
Departments of Neurology and Neurosurgery
Loyola University Medical Center
Maywood, Illinois

Syed Omar Shah, MD, MBA
Assistant Professor of Neurology and Neurological Surgery
Department of Neurological Surgery
Thomas Jefferson University
Division of Critical Care and Neurotrauma
Jefferson Hospital for Neurosciences
Philadelphia, Pennsylvania

Kashif A. Shaikh, MD
Resident
Department of Neurosurgery
Indiana University School of Medicine
Indianapolis, Indiana

James A. Smith, MD
Resident
Department of Neurosurgery
University of Kentucky
Lexington, Kentucky

Drew A. Spencer, MD
Resident
Department of Neurological Surgery
Northwestern University
Chicago, Illinois

Kevin N. Swong, MD
Resident
Department of Neurological Surgery
Loyola University Stritch School of Medicine
Maywood, Illinois

Phillip A. Tibbs, MD
Professor and Chair
Department of Neurosurgery
Director
Spine Center
University of Kentucky
Lexington, Kentucky

Hieu H. Ton-That, MD, FACS
Associate Professor
Department of Surgery
Loyola University Medical Center
Maywood, Illinois

Shelly D. Timmons, MD, PhD, FACS, FAANS
Professor of Neurosurgery
Vice Chair for Administration
Director of Neurotrauma
Penn State University College of Medicine
Milton S. Hershey Medical Center
Hershey, Pennsylvania

Vincent C. Traynelis, MD
Director, Neurosurgery Spine Fellowship Program
Professor, Department of Neurosurgery
Director, Neurosurgery Residency Program
Rush University Medical College
Chicago, Illinois

Asterios Tsimpas, MD, MSc, MRCSEd
Cerebrovascular, Endovascular & General Neurosurgeon
Assistant Professor of Neurosurgery & Radiology
Neurosurgery Clerkship Director
Loyola University Stritch School of Medicine
Maywood, Illinois

Mazda K. Turel, MD
Department of Neurosurgery
Rush University Medical Center
Chicago, Illinois

Alexander R. Vaccaro, MD, PhD, MBA
Richard H. Rothman Professor and Chair of Orthopedic Surgery
Professor of Neurosurgery
Co-Director, Spinal Cord Injury Center
Co-Chief, Spine Surgery
President, Rothman Institute
Thomas Jefferson University Hospital
Philadelphia, Pennsylvania

Michael P. Wemhoff, MD
Resident
Department of Neurological Surgery
Loyola University Stritch School of Medicine
Maywood, Illinois

Christopher E. Wolfla, MD, FAANS
Professor
Department of Neurosurgery
The Medical College of Wisconsin
Milwaukee, Wisconsin

译者序

Foreword

神经外科急症是神经外科医生日常工作中经常遇到的情况，包括急性意识丧失、脑疝、外伤、脑血管畸形、脑瘤、卒中、感染、癫痫等众多病症和疾病。多数神经外科病房并没有非常明确的亚专业划分，只有在大型综合性医院和专科脑病医院才有专门的神经外科急症亚专业系统。在发展中国家，约有半数神经外科病例属于神经外科急症，需要快速准确地诊断疾病、判断病情并制订手术和治疗计划。因此，神经外科医生需要具备处理此类急症的能力。

Neurosurgical Emergencies 第 1 版由艾奥瓦大学的 John C. VanGilder 教授于 1994 年通过美国神经外科医师协会（AANS）出版，是第一部以专著形式出现的神经外科急症书籍，受到了广泛的传阅和好评。第 2 版由坦普尔大学的 Christopher M. Loftus 教授更新，于 2008 年通过 AANS 和 Thieme 共同出版，并由庞琦等译制成中文版。本版是 Loftus 教授团队于 2018 年更新的第 3 版，也是迄今为止最新的版本，涵盖了神经外科急症方面最新、最全面的知识和经验。本书的成功延续证明了该主题对神经外科行业的重要价值和意义。因此，我们在征得原著作者和出版方同意并授权的情况下，将该书译制成中文版，以便国内读者阅读学习。

尽管我们竭尽全力从事译著工作，但由于学科发展日新月异，加之团队认知水平和临床经验有限，书中难免存在疏漏及不妥之处，恳请广大读者不吝指正。

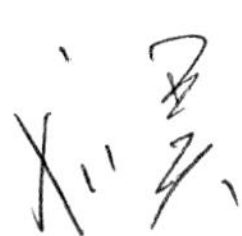

原　序

Foreword

在发达国家，除退行性脊柱手术外，据估计约1/3的神经外科手术是紧急进行的。在资源有限、外伤越来越常见的发展中国家，超过半数神经外科手术是紧急进行的。

虽然有许多书籍和论文着眼于单一神经外科急症主题，如颅脑损伤（TBI）和脊髓损伤（SCI）、血管畸形（如缺血、静脉窦血栓和血肿）、脑和脊柱肿瘤、感染病、脑积水等，但据我所知，本书是在单本书中涵盖上述所有内容的唯一参考书籍。

各种神经外科急症有什么共同之处，应该一起收录在这样一部专著中？

（1）大多数神经外科病房未能根据神经外科的亚专业来划分神经外科急症的接诊范围，因为只有规模宏大的大学才有条件实施基于亚专业的急诊接诊处理。因此，对当班神经外科医生的培训应该包括一些可能的手术。这一原则的典型例外是复杂的脊柱入路（如前背部和腰椎入路），以及蛛网膜下腔出血的开放手术或血管内治疗。

（2）其中许多紧急情况需要在术前和术后于重症监护病房治疗。不同类型的颅脑和脊柱急症的处理是相似的：通过适当的监测避免致命性高颅压，预防继发性颅脑和脊髓损伤，并评估是否需要二次手术。

（3）治疗神经外科急症的医院要能处理多种疾病；要有充分的、可覆盖不同手术的手术室人员。若护士只接受创伤手术培训，而不接受血管或脊柱急救培训，是没有意义的。

（4）世界上许多地区的神经外科病房有限，因此从所覆盖区域转诊收治患者至关重要。由于重症监护病房床位等资源往往有限，因此必须整合不同的治疗策略，在以颅脑损伤为中心的同时，需要与血管和脊柱疾病相结合。如果我们扩大一个创伤中心的神经外科颅脑损伤或脊髓损伤的收治范围，那么将没有足够的资源来适当地收治血管病患者或儿科患者。

（5）所谓的“极端”内外科处理会很常见。与颅脑损伤、蛛网膜下腔出血和脑缺血相关的严重颅脑损伤和随之发生的高颅压，基本上需要同样的极端内科（巴比妥、低温等）和外科（去骨瓣减压）处理。此外，许多前瞻性临床随机研究都是相似的，近期与这类手术有关的伦理问题也是如此。

通常，年轻的神经外科学员要接受复杂的择期手术培训，如颅底、内镜、血管和复杂的脊柱手术。但在实际工作中，他们会遇到如本书所描述的神经外科急症，而且往往面临着必须迅速决定是否手术以及如何手术的挑战。与极端紧急手术决策相关的伦理问题很复杂，不可肤浅考虑。作为神经外科医生，我们必须兼顾各种神经外科亚专业，包括神经外科急症。

这本书的第 1 版于 1994 年由 AANS 出版，第 2 版于 2008 年由 AANS 和 Thieme 联合出版。今天你们手中拿着第 3 版。这本书的成功和再版表明了该主题对神经外科学界的价值，以及大家对可覆盖所有神经外科急症知识的单本书籍的渴望。

在此，我对总编 Loftus 博士以及所有对神经外科文献做出重要贡献的作者表示祝贺。

Franco Servadei, MD

Department of Neurosurgery

Humanitas University and Research Hospital

Milan, Italy

前 言
Preface

22年前，在美国神经外科医师协会（AANS）的出版计划下，我们出版了第1版 *Neurosurgical Emergencies*，分为两卷。以往没有以专著的形式探讨过这个主题，这两本蓝色的小册子获得了令人欣慰的广泛接受和（大部分）好评；它们是畅销书，至少按照神经外科的标准是这样。在第1版出版后，我有幸担任AANS出版委员会的主席，并带领其度过了一段财政困难时期。在此期间，我们成功地与Thieme医学出版公司谈判，达成了一项新的出版物合作协议。我一如既往地感谢Thieme总裁Brian Scanlan帮助我们度过了那些已经过去的不确定时期。

与Thieme合作的主要产品之一是第2版 *Neurosurgical Emergencies*。我们花了一些时间来完成这项工作，期间我的工作也由俄克拉何马大学的主席变为费城坦普尔大学的主席。我们听取了第1版的批评意见，仔细审查了以前的手稿，并按照我们认为最好的方式进行了修改、替换和扩充，从而产生了一部真正现代的、更新的作品。当时和现在一样，编辑和出版公司真诚地希望当代和未来的读者会发现本书的益处，这样我们的努力便是值得的。这本书以大对开本的单卷形式出版，再次受到了热烈欢迎，我很高兴看到第2版也被翻译成了中文。

去年，Thieme公司找到我，希望我制作第3版，现在它就摆在你面前。负责这一版本的新的Thieme团队——Timothy Hiscock和Sarah Landis，同他们的前辈一样高效、专业；这本书也是切切实实的新书。我小心翼翼地保留有价值的章节，更新那些需要更新的章节，并编织新材料和新想法。我提供了组织框架和总体设计，但本书真正的知识宝库是由各个章节的作者一起贡献的，非常感谢他们的卓越贡献。他们都是我的朋友和令人尊敬的同事。

Christopher M. Loftus, MD

目 录

Contents

33 压迫性周围神经病的急诊处理

34 儿童脊髓损伤和无影像学异常型脊髓损伤

35 急性分流功能障碍

36 先天性脊髓脊膜膨出患儿的围产期处理

37 鞘内注射巴氯芬和麻醉剂戒断综合征的认识与管理

1 急性意识丧失的评估

Michael P. Merchut, José Biller

摘　要

急性意识丧失的评估是一项充满挑战的工作，要求检查者尽快确定昏迷原因并针对其进行治疗。本章首先复习昏迷发生的病理生理学，之后阐述针对不同原因所致昏迷的临床治疗措施。

关键词： 脑 CT 和 MRI 扫描，脑疝，昏迷，药物过量，低体温，缺氧，闭锁综合征，意识丧失，头眼反射和前庭眼反射

1.1 引　言

昏迷是意识障碍的极端表现，患者像是入睡一般，甚至对疼痛刺激都丧失反应。Plum 和 Posner[1] 在其专著 *Stupor and Coma* 中对昏迷的病理生理学做了也许是最详尽的阐述。本章主要着眼于昏迷患者的临床治疗。

1.2 昏迷的病理生理学

上行网状激活系统（ARAS）是脑干上部网状结构中的复杂神经网络，对于觉醒与警觉至关重要。ARAS 从脑桥被盖延伸到中脑，再到丘脑髓板内核及前脑基底部，自此发出广泛的皮质辐射，尤其是前额叶及边缘系统[2]。直接破坏该环路的大型结构损伤（如吻侧脑干或双侧丘脑）会直接导致意识障碍（图 1.1），而单侧的、只累及一侧大脑半球的病变则不会（如单侧额叶脑梗死），除非其肿胀压迫而间接影响 ARAS 功能。通常，后者发生于严重的病变水肿造成中线移位从而压迫中脑丘脑髓板内核的情况下（图 1.2）。如果出现破坏丘脑皮质投射或皮质投射纤维的严重双侧散在损伤（如重型颅脑损伤），也可以在没有中线移位或中脑受压的情况下引起意识障碍[3]。大脑皮质对缺氧、低糖或药物反应较脑干更为敏感，容易因代谢性损伤而造成昏迷。

心肺复苏后的患者可能会昏迷数日之后间歇清醒，存在自主呼吸、眼球运动以及其他反射，但是皮质反射可能永远不会恢复。这种稳定的缺氧脑病的状况以往被称为慢性或持续性植物状态（PVS）。近来，已经开始使用“无反应觉醒综合征”来替代 PVS[4]。患者表现出有限的、偶尔的反应迹象（如视觉跟踪），被认为处于“最小意识状态”[5]。一些幸运患者可能会有更多的意识恢复。

颅内肿瘤或出血等进展性疾病导致的昏迷，如果不早期干预往往会致死，对于此类情况必须早期诊断尽快干预。此类患者的神经系统查体有时仅限于脑干反射的评估，这时病史就显得非常重要。患者昏迷的速度与方式，以及既往病史、

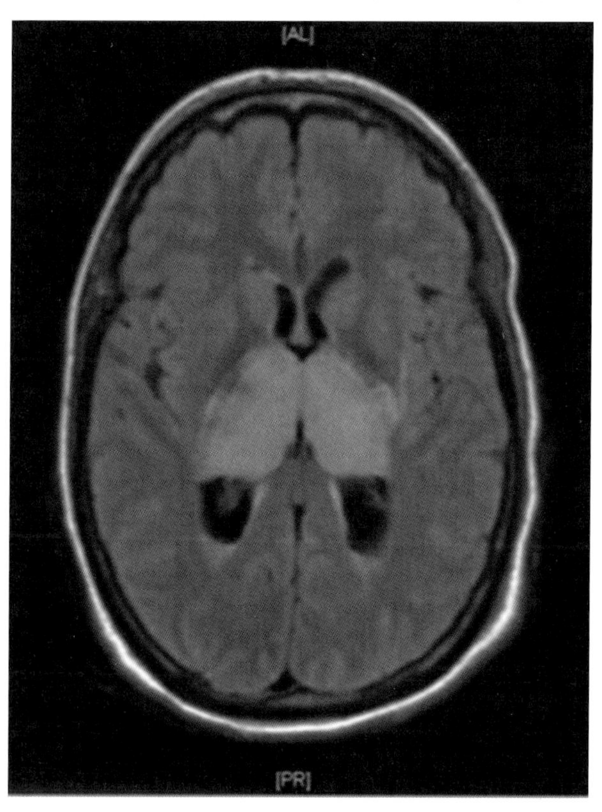

图 1.1　MRI（液体衰减反转恢复序列）显示西尼罗河病毒菱形脑炎昏迷、免疫抑制患者的双侧丘脑病变

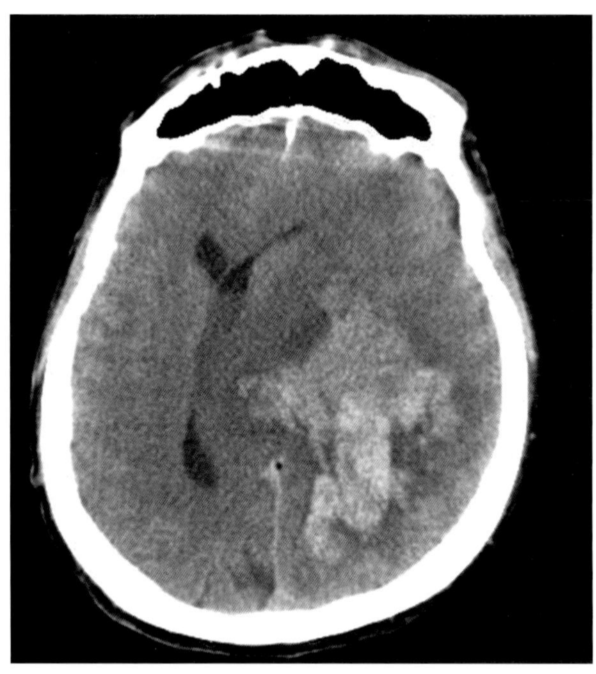

图 1.2 CT 显示大量脑出血伴中线移位

目前服药情况、近期手术情况都会为患者的昏迷原因提供线索。

1.3 昏迷患者的临床评估

颅内出血、脑干大面积梗死、大脑皮质的多发梗死、心律不齐或停搏产生的脑灌注不足会导致突发昏迷。意识丧失前如伴有剧烈头痛，可能提示颅内动脉瘤破裂伴蛛网膜下腔出血。代谢性问题导致昏迷之前往往伴有意识混乱或谵妄，如果患者存在此类病史，无论是无意还是有意的药物过量，均有可能导致突发的昏迷。因此，患者的药物调整必须十分谨慎，尤其对于说明书上的警示以及患者是否患有癫痫、糖尿病或者是否在服用华法林。在没有目击者的情况下，如果发现患者在梯子旁边之类的地方或者有外伤痕迹，应该高度警惕颅脑或颈髓损伤。如果昏迷前出现过发热，则应当警惕脑膜炎或脑脓肿的发生，当然免疫缺陷患者的感染表现往往不明显。

在采集病史的过程中，医务人员必须立刻纠正患者的 ABC（气道、呼吸和循环）问题。患者的生命体征有时也会提示昏迷的原因，例如源于低血容量性的、感染性的或心源性的休克。通气不足可能是出血或梗死累及脑干呼吸循环中枢所致，也可能是脑疝所致。在外伤患者中，呼吸暂停可能是高颈段脊髓损伤所致。急性神经肌接头病变（如肌无力危象、重型吉兰－巴雷综合征）也会导致呼吸无力，不同的是这些患者患有“闭锁综合征”，往往意识清楚。

尚未有意识改变的颅内出血或脑梗死患者时常伴有血压增高，但极度的高血压往往提示意识障碍的原因：原发性高血压脑病，或是原发性高血压失控或拟交感神经药物（如可卡因）所致的基底节区脑出血。脑肿胀明显导致的早期脑疝常伴有血压突然增高、心动过缓和呼吸减慢，即库欣三联征。

发热性昏迷患者最常见的是全身感染或中枢神经系统感染。导致高热的其他原因包括麻醉导致的恶性高热、神经阻滞剂恶性综合征、5- 羟色胺综合征、中暑以及抗胆碱能药物使用过量。冬天在室外发现的昏迷患者可能是低体温所致，这时需要紧急复温。如果核心温度低于 35℃，脑干反射甚至可能消失，患者如同脑死亡一样。

查体有时也会带来昏迷原因的线索。眶周皮肤（“熊猫眼”）和乳突（“搏斗征”）出血以及脑脊液鼻漏或耳漏会提示颅骨骨折，颅脑损伤往往是“跌倒在地”患者的昏迷要因[6]。黄疸伴腹水的患者可能是因为肝性脑病昏迷。弥漫性瘀斑和瘀点可提示全身性凝血障碍和颅内出血的可能，而可触及的紫癜则是脑膜炎球菌败血症和并发脑膜炎的征象。脑膜炎或蛛网膜下腔出血患者常伴有颈强直，但是在完全昏迷的患者中也可能无法查出[7]。如果是创伤相关问题，在影像学排除颈椎骨折或不稳定之前，都不应旋转或屈颈。检眼镜检查发现视网膜前出血或玻璃体后出血与蛛网膜下腔出血有关[7]。视神经盘水肿可表明多种病因的颅内压升高，但急性脑出血或蛛网膜下腔出血后至少需要 2~4h 才发生[8]。伴有心脏杂音的昏迷患者出现甲下（碎片）、手掌、足底或视网膜（罗特斑）出血，是感染性心内膜炎导致的脑栓塞或脓肿所致。

虽然对昏迷患者只能进行有限的神经系统查体，但其与中枢神经系统功能障碍的程度密切相关，且随着脑干从吻侧到尾侧发生任何水肿、出血或缺血的进展而改变[3]。但是床旁的神经系统体征变化在不同患者中存在差异。床旁的神经系统查体主要关注呼吸模式、运动功能或反应性，以及瞳孔和对光反射。

因为大多数昏迷患者往往是气管插管或呼吸机辅助呼吸状态，呼吸模式常常无法评估。此外，特定的病变与某些呼吸模式的相关性也并不十分准确[9]。潮式呼吸或渐强/渐弱潮气量交替伴呼吸暂停，可能发生于循环障碍的心力衰竭患者或全身疾病的老年患者，以及那些双侧大脑半球病变所致的昏迷患者中。持续过度通气常见于原发性肺部疾病（如急性呼吸窘迫综合征），很少见于孤立的中脑损伤。不规则、不稳定的呼吸是典型的共济失调性呼吸，常常是心脏和呼吸中枢受累引起呼吸停止的先兆[10]。

应观察患者自发或刺激引起的运动。若能完成指令动作或疼痛刺激（摩擦胸骨、压甲床、压眶或下颌角）引起的运动，则在预后上优于无反应的患者。自发或刺激引起的去皮质姿态（上肢单侧或双侧屈曲伴下肢伸展）发生于大脑半球或间脑水平的功能障碍。去大脑姿态（单侧或双侧上肢和下肢的伸展）发生于红核（中脑）水平的功能障碍[10]。诱发巴宾斯基征可能导致髋关节、膝关节和踝关节的屈曲，即“三屈曲”反应，提示皮质脊髓束损伤[7]。在双手或双脚被动伸展时如观察到双侧不稳，同时伴有肌阵挛性抽搐和震颤，则提示代谢引起的昏迷。单侧扑翼样震颤提示对侧丘脑、中脑或顶叶的病变[11]。肌阵挛或肌阵挛性抽搐表现为四肢或全身肌肉突然的、类似休克的收缩，常由触觉刺激引起，常见于缺氧性脑病。任何其他细微的、有节奏的、重复的动作都应注意，如眼睑、面部或四肢的抽搐或侧视偏斜并持续眼球震颤。这些运动可能是非惊厥性或癫痫持续状态的唯一临床表现，也可能是导致昏迷的主要原因。然而，并不是所有重复的眼部运动都是癫痫。眼球上下跳动是一种周期性的、快速的双眼球向下跳动，其恢复到原发位置的速度较慢，通常发生于预后较差的脑桥病变[12]。任何插管、不动、无反应的患者伴自发眨眼、睁眼，都必须评估是否为传出受损所致的闭锁综合征（如基底动脉阻塞引起的广泛脑桥梗死）。有时检查者会惊讶于患者居然可以清楚地通过眨眼一次或两次来回答是或否。

检查瞳孔和瞳孔对光反射是一项看似简单的事情，但操作中也有一些陷阱在里面。光照引起的正常瞳孔收缩涉及位于中脑水平的第三脑神经的副交感神经传出纤维。因此，中脑背侧或第三脑神经损伤会产生更大的、扩张的、无反应的瞳孔。交感瞳孔扩张纤维离开下丘脑，沿脑干下行至颈胸脊髓，出口至交感（星状）神经节，沿颈动脉上行至眼眶。因此，中脑尾部的脑干病变破坏了这些瞳孔扩张纤维，导致了较小但反应灵敏的瞳孔。瞳孔小的昏迷患者不一定总是脑桥病变，也可能是麻醉药过量或青光眼患者使用了胆碱能（毛果芸香碱）眼药水。其他部位病变导致的昏迷往往会引起较小但存在反应性的瞳孔，这在有意识的老年患者中很常见。代谢引起的昏迷也导致等大的小瞳孔，即使已经丧失其他脑神经或脑干反射（角膜、眼头、眼前叶和呕吐反射）后，光反射仍然存在[13]。

昏迷患者出现散大、光反应消失的瞳孔是不祥之兆，通常是同侧的钩回疝所致。在这些昏迷患者中，计算机断层扫描（CT）和磁共振成像（MRI）会提示昏迷是中脑受压偏移所致，表现出环池消失及钩回受压[14-15]。上脑干的水平移位和扭曲（包含ARAS）比同等程度的垂直移位或扭曲（如小脑扁桃体下疝）更易导致昏迷。松果体水平移位3~4mm可导致嗜睡，6~8mm可导致昏睡，超过8mm往往导致昏迷[14]。

头眼反射和前庭眼反射（图1.3）均为正常脑干反射，当皮质抑制减弱或缺失时，很容易诱发和观察到。操作之前首先应排除颈椎损伤，被动旋转患者头部向左时双眼会同时向右看，反之亦然。换一种说法，即与患者面对面，被动水平转动其头部时，患者双眼倾向于继续注视检查者，这就是头眼反射或“玩偶眼反射”。头眼反射消失后，前庭眼反射或“冷热试验”可能仍保留。当患者头部抬高约30°时，用冷水冲洗患者外耳道会导致迷路半规管的淋巴液扰动，导致双眼缓慢地、紧张性地向冲洗侧耳方向转动。眼震的快相部分应当是向冲洗对侧耳的，但是该反应需要皮质功能支持，所以在昏迷患者中时常无法观察到。操作时应注入至少50mL冰水进行刺激，避免假阴性结果。如果耳垢或碎屑阻塞耳道，可能会导致应有反应无法引出。勿在鼓膜破裂的患者中进行该检查，以防颅内感染。

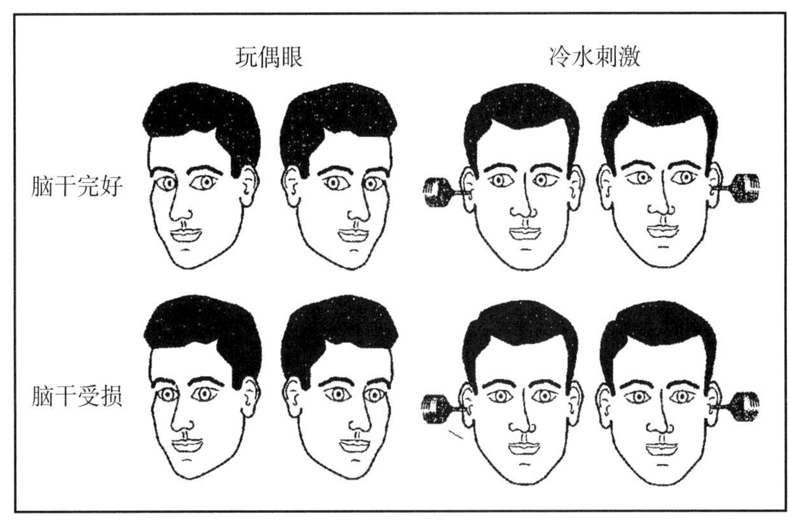

图 1.3 眼反射。眼睛通常与头部的转动方向相反（玩偶眼反射或眼头反射），眼睛慢慢转向用冰水冲洗的耳朵（冷热或眼前庭反射）。经许可引自 Collins RC. Neurology. Philadelphia, PA: WB Saunders, 1997.

然而，有时在没有脑干受损的情况下，也可能无法诱发眼前庭反射，如创伤、乳突炎或药物毒性所致的前庭损伤。无论是治疗服用还是患者误服，苯二氮䓬类药物和巴比妥类药物也很容易抑制这两种反射。在颜面损伤的患者中，上颌骨骨折有时会限制眼外肌的活动，从而产生假阴性的眼前庭反射。

应在患者接受治疗和观察病情改善或恶化时定期记录神经查体（呼吸模式、运动功能、瞳孔和眼部反射）。医疗助理人员经常使用格拉斯哥昏迷量表或全面无反应性（FOUR）评分来进行快速连续的意识评估[16]。窒息性昏迷患者所有脑干反射的丧失是脑死亡的信号；当已知的昏迷原因（如长时间缺氧）严重到足以不可逆地破坏大脑半球和脑干，且经过足够长的治疗和观察后仍无改善时，便可考虑脑死亡。前提是必须纠正体温过低（核心体温低于 32℃）、休克（收缩压低于 90mmHg）和药物中毒。成人脑死亡诊断前的推荐观察时间为 6h；儿童为 12h~2d[17]。除了脑干反射消失的记录外，还应进行呼吸激发试验，以验证延髓呼吸中枢的衰竭（在 100%O_2 机械通气 10min 后，CO_2 分压达到 60mmHg 或更高，但仍无可见的呼吸）。过去在美国，人们试图用等电“扁平线”脑电图（EEG）来提示大脑皮质功能的缺失。由于在皮质神经元大量丢失的患者中偶尔仍会发现脑电活动的残余，因此目前选择的辅助检测是一种放射性同位素脑扫描，以证实颅内无血流。

1.4 昏迷患者的初始管理（图 1.4）

如前所述，首先必须保证基础的气道、呼吸和循环（ABC）正常工作。气道保护能力下降、误吸风险高的时候，即使患者有自主呼吸，也应当予以气管插管。极度高血压、低血压、发热、体温过低和心律不齐也需要紧急治疗，这些可能是昏迷的主要原因。持续的低血糖可能会造成永久的皮质损伤，必须立刻测指尖血糖或经验性静脉注射 50% 葡萄糖以排除。在静脉注射葡萄糖前必须先给予 100mg 的维生素 B_1，以免加重营养不良或酗酒患者的韦尼克脑病。阿片类（纳洛酮）或者苯二氮䓬类（氟马西尼）解药只能短暂地唤醒患者；尽管这有助于诊断，但是也要警惕氟马西尼的戒断反应（抽搐）。同时应该完善血常规、肝肾功电解质、凝血及甲状腺功能检测，以及动脉血气（如果怀疑一氧化碳中毒应加测）和尿液毒品检测，必要时行血、尿、脑脊液培养。心搏骤停的患者复苏后如果能在 6h 内使用亚低温疗法，使核心温度达到 32~34℃并维持 24h 以上，之后缓慢复温，则会有更好的预后[18]。

如果中枢神经系统（CNS）有结构性损伤的迹象或头部外伤史，或未能找到代谢方面的原因或对治疗无反应（例如扩容或纠正低血糖），则应立即进行 CT 脑扫描。幕上结构病变表现为不对称的运动、姿势、反射或凝视的神经学缺陷；瞳孔扩张、固定；部分或继发的全身强直发作。幕下结构性病变早期即可出现四肢瘫痪、呼吸暂

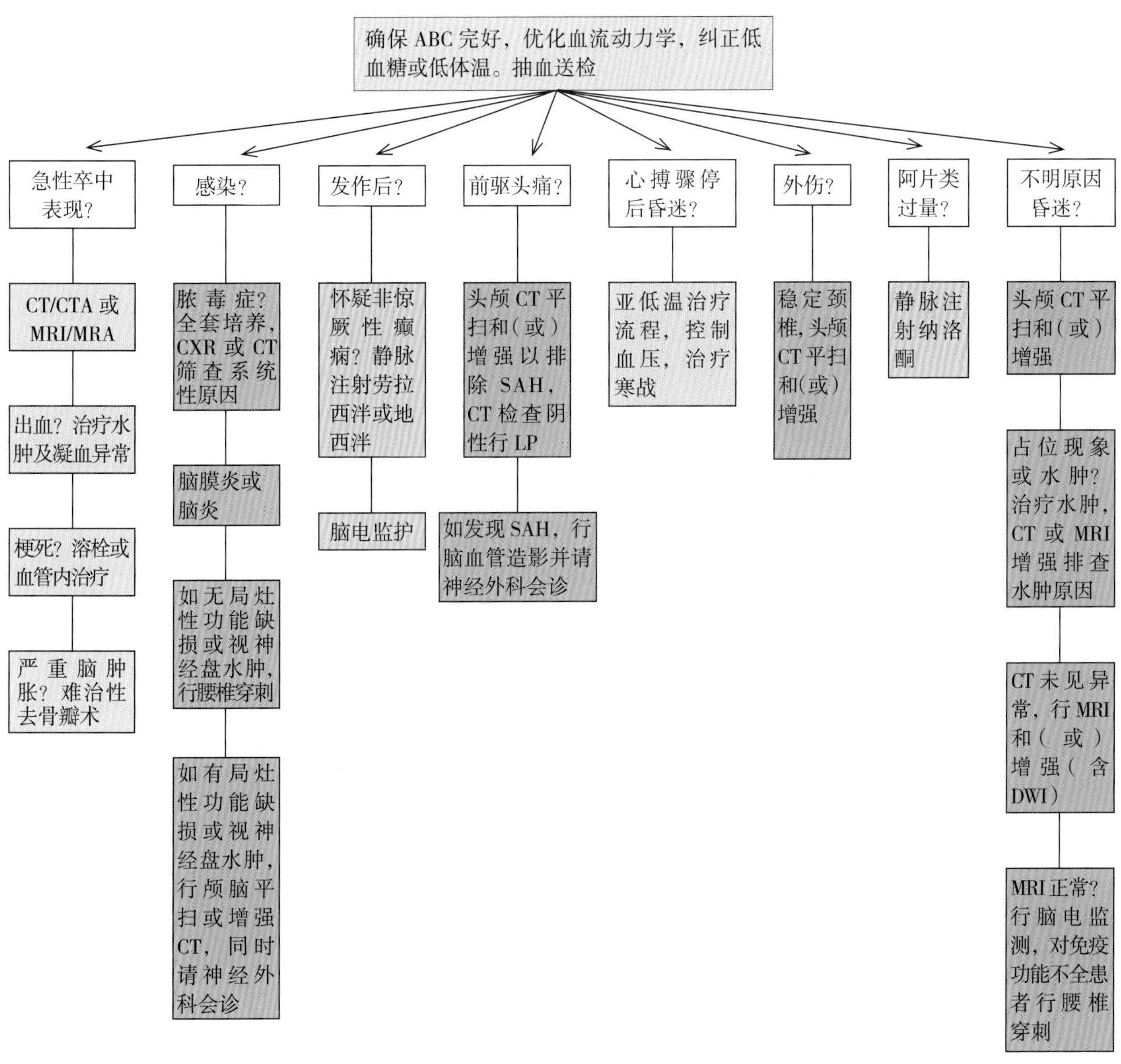

图1.4 昏迷患者的管理流程。ABC：气道、呼吸和循环；CTA：计算机断层血管造影；MRA：磁共振血管造影；CXR：胸部X线；SAH：蛛网膜下腔出血；DWI：弥散加权图像；LP：腰椎穿刺

停、脑神经或脑干反射丧失。缺血性卒中患者需要紧急行脑MRI扫描，或者CT血管造影或MR血管造影，以评估血管内干预措施（如机械取栓）的可能。尽管有时有最佳医学支持，但当因广泛的大脑中动脉梗死患者病情恶化时（图1.5），在卒中发作48h内进行去骨瓣减压术可提高60岁以下患者的生存率。然而，必须告知家属，这些幸存者中至少有一半将在术后出现严重残疾。幕下去骨瓣减压治疗小脑梗死也是有效的，而且功能预后更好[19]。

昏迷的代谢性原因通常在对称性神经功能缺损发生前影响行为或改变意识。这种情况下即使脑干的其他反射消失了，瞳孔的对光反射往往也依然存在。在中毒代谢性昏迷中常常发生震颤、肌阵挛、双侧扑翼样震颤和全面强直发作。对于无明显昏迷原因且脑CT正常的患者，应进行脑电图检查以排除非惊厥性癫痫持续状态。这类患者无明显的强直性阵挛性肢体运动，可只表现出细小的、重复的抽搐或面部抽搐，在脑电图上表现为持续性的全面发作。在非癫痫持续状态的情

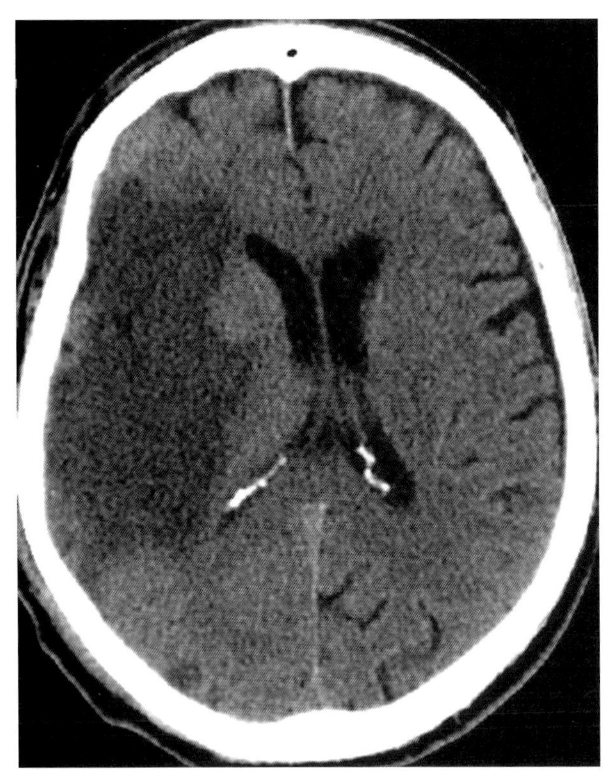

图 1.5 CT 显示大脑中动脉梗死伴中线移位

况下，广泛慢波可能提示脑病，或者可能为肾或肝衰竭典型的三相波。

1.5 昏迷患者的具体管理

1.5.1 结构性异常伴对称性神经功能受损的昏迷

引起昏迷的单一病变很少有对称的神经功能表现。一个不容忽视的例子是闭锁综合征，通常与广泛的双侧脑桥梗死有关。尽管有四肢瘫、面瘫、眼球横向活动和呼吸功能障碍，这类患者仍可在垂直方向自主活动眼球，并且可通过眨眼进行交流。有些闭锁综合征不涉及中枢神经系统的结构性病变，而是严重神经肌肉麻痹伴呼吸衰竭，但仍能保持意识。典型的例子包括肌无力危象和暴发性吉兰 - 巴雷综合征，后者表现为全身反射消失。在缺乏渐进性发病病史供述者的情况下，医生看到的是一个头颅 CT 及脑电正常的瘫痪的机械通气患者。如果在重症监护病房（ICU）中有便携的肌电图（EMG），就可以很直观地发现神经肌接头的病变或急性脱髓鞘性神经病。在丘脑或基底节区的大量脑深部的高血压性脑出血，无论是否破入脑室，往往都会引起昏迷及四肢瘫。肌张力或凝视的轻微不对称，加上头痛史和神经系统症状的突然恶化，有助于该病的定位定性。丘脑旁综合征的诊断在临床中是比较困难的。患者处于昏睡或昏迷状态，需要持续的伤害性刺激才能唤醒。眼球垂直活动障碍和不同程度的四肢瘫，以及双侧扑翼样震颤，是由于双侧中脑背侧梗死，延伸至丘脑髓板内核（ARAS），从而影响意识[20]。

脑静脉血栓形成多发生在高凝状态、败血症或围生期。上矢状窦血栓形成会引起头痛、癫痫，可累及双侧半球，造成矢状窦周围出血性梗死。在增强 CT 中有时难以看到上矢状窦血栓产生的“空三角征”；MRI 会更敏感些。大脑深静脉血栓形成可能更快地导致昏迷，预后更差，因为它们负责丘脑背侧、基底节、脉络丛和脑室周围白质的静脉回流[21]。

急性脑积水可能导致头痛、视力模糊、嗜睡，继而昏迷。如果是由松果体区肿瘤引起，可能会出现帕里诺综合征：上视不能，对光反射 - 调节反射分离（调节反射可见瞳孔缩小，对光反射阴性）。其他导致急性脑积水的原因包括：脓液或血液阻塞 Luschka 孔或 Magendie 孔，或蛛网膜下腔出血。

1.5.2 中毒或代谢原因所致昏迷

药物过量应该是昏迷最常见的非器质性原因。这里要再次强调详细的病史采集的重要性：患者目前的服药情况及可能的服药情况？是否曾有抑郁症、其他精神疾病或习惯性使用精神活性药物？应当注意中毒可能会导致并发颅脑损伤，而类似于可卡因的交感兴奋药物会导致年轻人的脑梗死或脑出血。如果同时摄入多重药物，临床判断往往较困难，但可基于拟交感神经性、交感神经性、抗胆碱能或胆碱能药物的不同临床表现来辅助判断（表 1.1）[22]。

化工厂灾难性暴露或工业事故能够产生致昏迷的环境毒素。加热器或车库通风不畅是自杀性或意外一氧化碳（CO）中毒的常见原因。CO 中毒的临床特征可能缓慢或突然出现，包括头痛、神志不清、头晕、癫痫和昏迷。需要紧急纯氧通气，或者最好接受高压氧舱治疗[23]。

昏迷不仅可由低血糖状态引起，也可由极度

表 1.1 药物过量昏迷的临床特点

综合征	拟交感神经药	抗交感神经药物	抗胆碱能	胆碱能
诱发药物	可卡因，苯丙胺，麻黄碱	阿片类，苯二氮䓬类，酒精	抗组胺类，神经松弛剂，TCA	杀虫剂(有机磷)
心率	⇧⇧	正常或⇩	⇧	可能⇧或⇩
血压	⇧⇧	⇩	⇧	可能⇧或⇩
瞳孔	大	针尖样	显著散大甚至固定	小
发汗[a]	⇧	正常	⇩⇩	⇧⇧
GI/GU 活动	⇧	正常或⇩	⇩	⇧⇧
其他特点			TCA：心电图 QRS 波增宽	肌束颤动，流泪、流涎

GI：胃肠；GU：泌尿生殖系统；TCA：三环抗抑郁药

数据来自 Gerace RW. Drugs part A: poisoning//Young GB, Ropper AH, Bolton CF, eds. Coma and Impaired Consciousness. New York, NY: McGraw-Hill, 1998:457–469.

a 发汗减少会导致皮肤发热、干燥、发红。胃肠道动力增强包括恶心、呕吐、抽筋和腹泻。胃肠动力下降包括肠梗阻和膀胱无力。任何综合征都可能发生癫痫发作和心律失常

高血糖、高渗状态引起的脱水或在治疗期间渗透压变化产生的脑水肿引起。局灶性、非对称的表现，如偏瘫或失语，或局灶发作的癫痫，可能仅仅是严重的低血糖[24]、高血糖[25]或急性低钠状态引起。当纠正低钠血症速度快于每天 12mmol/L 时，也许会导致中枢性脑桥脱髓鞘（CPM），继而倒是四肢瘫、昏睡或昏迷。脑桥以外的皮质在 CPM 时也有受累可能[25]。

肾功能或肝功能衰竭可引起谵妄、震颤、扑翼样运动和肌阵挛性痉挛，如不治疗可进展为昏迷。此外，肝坏死在终末期会引起暴发性脑水肿[26]。因此，当 CT 扫描显示昏迷患者明显脑水肿而无明确病因时，应考虑此种可能。通常黄疸、腹水、皮肤或消化道出血的症状都会提示肝功能障碍。肝病及 Krebs 循环障碍的患者中，血氨及相关的毒性产物可能会影响其中枢神经系统。少见的情况下，由脲酶产生菌引起的膀胱阻塞和膀胱炎患者可能因膀胱吸收氨而发生意识障碍[27]。某些其他内分泌疾病也可能导致昏迷。剧烈头痛后有时会出现眼外肌麻痹，要警惕垂体危象。垂体肿瘤的出血性梗死或急性坏死可能压迫下丘脑，或导致肾上腺衰竭，从而影响意识。甲状腺风暴可能导致痫样发作和昏迷，同时伴有明显的心动过速和发热[25]。

1.5.3 不明原因所致昏迷

如果血流动力学问题和代谢因素纠正后并未

表 1.2 昏迷患者 CT 和 MRI 表现及临床提示

表象	临床可能
丘脑、基底节出血	控制不佳的高血压，拟交感药物（可卡因）
蛛网膜下腔出血	外伤，动脉瘤破裂，拟交感药物（可卡因）
交通性脑积水	颅底脑膜炎或蛛网膜下腔出血
非交通性脑积水(第四脑室未扩张)	导水管狭窄，松果体区肿块
矢状窦旁的出血性梗死	上矢状窦静脉血栓形成，凝血障碍
无出血弥漫性脑肿胀	严重缺氧，脑炎，急性重型肝炎
双侧基底神经节，皮质下白质病变[a]	一氧化碳中毒
双侧脑桥、中脑、丘脑和枕部病变(梗死)	基底动脉梗死
双侧丘脑、颞枕病变(可逆性水肿)	高血压脑病，惊厥
双侧额叶和中颞病变伴水肿	单纯疱疹性病毒性脑炎
脑桥中央斑片状，可能有其他皮质下病变	脑桥中央髓鞘溶解（渗透压性脱髓鞘综合征）

引自 Wijdicks EFM. Altered arousal and coma//Wijdicks EFM, ed. Catastrophic Neurologic Disorders in the Emergency Department. 2nd ed. Oxford, UK: Oxford University Press, 2004:53–93.

a 这些表现在 MRI 上显示更佳

改善昏迷状态，即使无明确的器质性病变证据或颅脑外伤史，也应进行 CT 扫描。如果患者病情稳定，MRI 扫描可能是检测超急性缺血性脑损伤（弥散加权图像序列）、急性单纯疱疹病毒性脑炎和其他疾病的更好方法（表 1.2）[17]。除非出现严重缺氧或局部缺血，否则在积极的医疗护理和支持下，药物过量或代谢性脑病的患者将逐渐恢复过来。

参考文献

[1] Plum F, Posner JB. The Diagnosis of Stupor and Coma. 3rd ed. Philadelphia, PA: FA Davis, 1982.

[2] Moruzzi G, Magoun HW. Brain stem reticular formation and activation of the EEG. Electroencephalogr Clin Neurophysiol, 1949, 1(4):455–473.

[3] Plum F, Posner JB. Supratentorial lesions causing coma // Plum F, Posner JB. The Diagnosis of Stupor and Coma. 3rd ed. Philadelphia, PA: FA Davis, 1982:87–151.

[4] Laureys S, Celesia GG, Cohadon F, et al; European Task Force on Disorders of Consciousness. Unresponsive wakefulness syndrome: a new name for the vegetative state or apallic syndrome. BMC Med, 2010, 8:68.

[5] Giacino JT, Ashwal S, Childs N, et al. The minimally conscious state: definition and diagnostic criteria. Neurology, 2002, 58(3):349–353.

[6] Moulton R. Head injury // Young GB, Ropper AH, Bolton CF, eds. Coma and Impaired Consciousness. New York, NY: McGraw-Hill, 1998:149–181.

[7] Fisher CM. The neurological examination of the comatose patient. Acta Neurol Scand, 1969, 45(Suppl 36):1–56.

[8] Pagani LF. The rapid appearance of papilledema. J Neurosurg, 1969, 30(3):247–249.

[9] Lee MC, Klassen AC, Resch JA. Respiratory pattern disturbances in ischemic cerebral vascular disease. Stroke, 1974, 5(5):612–616.

[10] Plum F, Posner JB. The pathologic physiology of signs and symptoms of coma // Plum F, Posner JB. The Diagnosis of Stupor and Coma. 3rd ed. Philadelphia, PA: FA Davis, 1982:1–86.

[11] Degos JD, Verroust J, Bouchareine A, et al. Asterixis in focal brain lesions. Arch Neurol, 1979, 36(11):705–707.

[12] Fisher CM. Ocular bobbing. Arch Neurol, 1964, 11:543–546.

[13] Plum F, Posner JB. Multifocal, diffuse and metabolic brain diseases causing stupor or coma // Plum F, Posner JB. The Diagnosis of Stupor and Coma. 3rd ed. Philadelphia, PA: FA Davis, 1982:177–303.

[14] Ropper AH. Lateral displacement of the brain and level of consciousness in patients with an acute hemispheral mass. N Engl J Med, 1986, 314(15):953–958.

[15] Ropper AH. A preliminary MRI study of the geometry of brain displacement and level of consciousness with acute intracranial masses. Neurology, 1989, 39(5):622–627.

[16] Wijdicks EFM, Bamlet WR, Maramattom BV, et al. Validation of a new coma scale: the FOUR score. Ann Neurol, 2005, 58(4):585–593.

[17] Wijdicks EFM. Altered arousal and coma // Wijdicks EFM, ed. Catastrophic Neurologic Disorders in the Emergency Department. 2nd ed. Oxford, UK: Oxford University Press, 2004:53–93.

[18] Hypothermia after Cardiac Arrest Study Group. Mild therapeutic hypothermia to improve the neurologic outcome after cardiac arrest. N Engl J Med, 2002, 346(8):549–556.

[19] Wijdicks EFM, Sheth KN, Carter BS, et al. American Heart Association Stroke Council. Recommendations for the management of cerebral and cerebellar infarction with swelling: a statement for healthcare professionals from the American Heart Association/American Stroke Association. Stroke, 2014, 45:1222–1238.

[20] Castaigne P, Lhermitte F, Buge A, et al. Paramedian thalamic and midbrain infarct: clinical and neuropathological study. Ann Neurol, 1981, 10(2):127–148.

[21] Crawford SC, Digre KB, Palmer CA, et al. Thrombosis of the deep venous drainage of the brain in adults. Analysis of seven cases with review of the literature. Arch Neurol, 1995, 52(11):1101–1108.

[22] Gerace RW. Drugs part A: poisoning // Young GB, Ropper AH, Bolton CF, eds. Coma and Impaired Consciousness. New York, NY: McGraw-Hill, 1998:457–469

[23] Ernst A, Zibrak JD. Carbon monoxide poisoning. N Engl J Med, 1998, 339(22):1603–1608.

[24] Wallis WE, Donaldson I, Scott RS, et al. Hypoglycemia masquerading as cerebrovascular disease (hypoglycemic hemiplegia). Ann Neurol, 1985, 18(4):510–512.

[25] Young GB, DeRubeis DA. Metabolic encephalopathies // Young GB, Ropper AH, Bolton CF, eds. Coma and Impaired Consciousness. New York, NY: McGraw-Hill, 1998:307–392.

[26] Lee WM. Acute liver failure. N Engl J Med, 1993, 329(25):1862–1872.

[27] Drayna CJ, Titcomb CP, Varma RR, et al. Hyperammonemic encephalopathy caused by infection in a neurogenic bladder. N Engl J Med, 1981, 304(13):766–768.

2 颅内压监测及颅内压升高的处理

Syed Omar Shah, Bong-Soo Kim, Bhuvanesh Govind, Jack Jallo

摘　要

在过去的几十年里，我们对颅内压升高的认识有了提高。我们现在有先进的神经成像技术和多种监测技术，使我们能够有效地管理颅内压升高。随着专门的神经科学重症监护病房的发展，对这些患者的管理也在不断改进。和过去相比，系统治疗改善了患者预后。在本章中，我们将阐述颅内压监测的适应证和禁忌证。当然，本章的大部分内容还是着眼于颅内压升高患者的内外科治疗。

关键词：侧脑室穿刺外引流，颅内压增高，高颅压管理，多模态监护

2.1 引　言

神经外科医生遇到的最重要且常见的临床问题之一是颅内压（ICP）的管理。在过去的几十年里，我们已经提高了对 ICP 病理生理学的认识，以及对颅内压升高患者的治疗。此外，先进的神经成像和多模态监测技术的使用让我们可以更有效地管理与颅内压升高有关的中枢神经系统疾病。大多数颅脑损伤（TBI）和脑卒中等中枢神经系统疾病患者的主要死亡原因便是难治性颅内压增高。然而，成功地治疗高颅压仍然是一个挑战。自从 ICP 监测技术用于临床实践以来，几乎没有发现新的有效治疗高颅压的方式。本章旨在讨论最前沿的颅内压增高的处理策略。

2.2 颅内压监测

ICP 及其对高颅压影响之间的关系源于 Monro-Kellie 原则，即颅内脑脊液（CSF）、大脑和血液的总量是一个定值，其中任何一种成分的增加必然导致其他成分的减少[1]。所以，病变导致其中某种成分体积增大会导致颅内压的增高；而颅内压增高的程度不同，有时是致命的。及时准确的 ICP 监测对于颅内压增高的恰当管理是十分必要的。颅内压监测可为迟发性并发症提供早期预警。颅内压逐渐增高可能提示脑出血、脑水肿或脑积水。虽然难治性高颅压很大程度上提示不良预后，但 ICP 本身并不是一个有用的功能预后指标。

2.2.1 颅内压监测的适应证

颅内压监测可用于多种脑损伤，包括 TBI、蛛网膜下腔出血（SAH）、脑出血和脑缺血。一般来讲，若导致 ICP 升高的情况是可以治疗的，且 ICP 评估对治疗或干预决策有重要影响，则应当监测 ICP。颅内压监测可在颅内压增高发生继发性损伤前发现颅内压的变化。一般通过临床及影像学检查筛选出可能从颅内压监测中获益的患者。不幸的是，目前并没有足够的数据来建立 ICP 监测的标准。脑外伤基金会指南建议对重型颅脑损伤伴有 CT 扫描异常的患者进行 ICP 监测。复苏后格拉斯哥昏迷量表（GCS）评分为 3~8 分定义为重型颅脑损伤。CT 扫描异常包括颅内血肿、脑挫伤、脑水肿或基底池受压。此外，如果在入院时发现以下两个或以上情况，即使 CT 扫描未见明显异常也应进行 ICP 监测，即年龄超过 40 岁，单侧或双侧去躯体强直，或收缩压小于 90mmHg。对于轻型及中型颅脑损伤，不建议常规进行 ICP 监测[2]。但是，对于特定的清醒颅脑损伤患者，也可进行 ICP 监测，例如颞叶脑挫裂伤的中型颅脑损伤患者。这类损伤在伤后 24~48h 内可能快速进展，且由于颞叶距脑干近而颞窝空间有限，可能导致突发脑疝，造成不良后果。因此，一些医疗机构建议对此类患者进行微创的脑实质光纤颅内压监测。

ICP 监测的主要目的是通过客观数据的使用来维持足够的脑灌注，当 ICP 值在停止针对 ICP

治疗后24~72h都处于正常范围时，可以停止ICP监测。

2.2.2 颅内压监测的禁忌证

ICP监护没有绝对禁忌证，但是有一些相对禁忌证。凝血功能障碍会显著增加操作相关的出血风险。如果条件允许，建议在凝血酶原标准化比值（INR）、部分凝血活酶时间（PTT）和凝血酶原时间（PT）都纠正之后，再进行ICP探头置入。一般来说，PT应小于13.5s，或INR应小于1.4。紧急情况下，可给予新鲜冷冻血浆和维生素K。血小板计数建议在100,000/mm^{3}以上，但是在血液系统疾病患者中往往是难以实现的。以往会给服用抗血小板药物的患者输注血小板，但是这样做的证据很有限。

2.2.3 不同颅内压监护设备的选择

ICP监测设备有多种类别，主要根据监测设备的测压原理及测压位置对其进行分类（表2.1）。ICP监测设备的选择取决于几个因素，包括临床表现、有无引流脑脊液的需要、不同设备使用的风险、监测设备的可获得性、外科医生对此类装置的熟悉程度以及植入的便利性等[3]。

2.3 颅内压升高的管理

在神经系统疾病中，不同文献对ICP的阈值设置都不甚相同，目前尚无统一标准[4–6]；对于颅内压增高的定义也不甚明确，一般认为颅内压高于20~25mmHg即为高颅压，但也有不同意见[7]。2007年脑外伤基金会指南建议控制Ⅱ级创伤患者颅内压在20mmHg以下[8]。欧洲重症医学协会建议使用ICP来指导医疗和外科干预，但未明确具体ICP阈值[9]。

脑灌注压（CPP）表示作用于脑血管床的压力，是脑血流量（CBF）的主要决定因素。在大脑自动调节功能正常的条件下，CBF在很大范围的灌注压力下保持相对恒定。这是通过CPP升高时收缩血管和CPP降低时舒张血管来实现的。正常情况下，CPP在50~150mmHg时均可实现脑压自动调节（图2.1，图2.2）。当CPP超出压力自动调节范围时，CPP会直接影响脑血流量。

CPP按平均动脉压（MAP）减去ICP计算，即CPP = MAP–ICP。对于成人高颅压患者，一般建议CPP维持在70mmHg以上。但这些建议时常改变，因为以CPP为导向而非ICP的处理并未改善患者预后[10]。因此，可能需要确定每例患者的最佳CPP值，而不是所有患者使用一个阈值。此外，真正的CPP测量依赖于测压器的准确放置。许多人把传感器置于心脏水平，而实际上应该置于耳屏水平。目前建议将CPP保持在50~70mmHg。

2.3.1 病理波形：Lundberg 波

可以从ICP波形中获得很多信息[11–13]。ICP测量产生的波形有三个经典定义的峰，如图2.3a所示。搏动波（P1）是第一个峰值，反映了颅内大动脉的动脉搏动。潮汐波（P2）是第二个波峰，反映了大脑的弹性，而第三个波峰则是重搏波（P3）。只有P1和P2波在临床上有用。高颅压导致的脑顺应性受损表现为病理A波（高原波或

表2.1 颅内压监护的选择

类型	优势	劣势	注释
脑室型	能够重新校准，准确、可靠、便宜，能够引流脑脊液	有感染、出血的风险	侧脑室为金标准，可以经皮下隧道或螺栓插入
脑实质型	较脑室穿刺创伤小，准确可靠，插入方便快捷	不可重新校准，昂贵，不能引流脑脊液	插入脑实质
蛛网膜下螺栓型	较脑室穿刺创伤小	不能引流脑脊液	插入蛛网膜下腔
硬膜下型	较脑室穿刺创伤小	长时间准确性及可靠性较差，不能引流脑脊液	插入硬膜下间隙
硬膜外型	较脑室穿刺创伤小	长时间准确性及可靠性较差，不能引流脑脊液	插入硬膜外间隙

Lundberg 波），其中 P2 持续升高。ICP 显著高于 20mmHg，峰值一般在 50~80mmHg，如果不加治疗，意味着即将发生脑疝。高原波是自调节曲线恶化的警告信号，意味着 ICP 升高到致脑血流量受损的程度（图 2.3b）。ICP 的持续升高严重影响 CPP，导致进一步的高原波恶性循环，使脑缺血进一步恶化（图 2.4）。在 ICP 值增加至 20~50mmHg 时，会出现持续时间较短的 Lundberg B 波。B 波代表的节律性振荡可能与 CPP 处于压力自动调节的下限时由血管舒缩不稳定引起的血管张力变化有关。

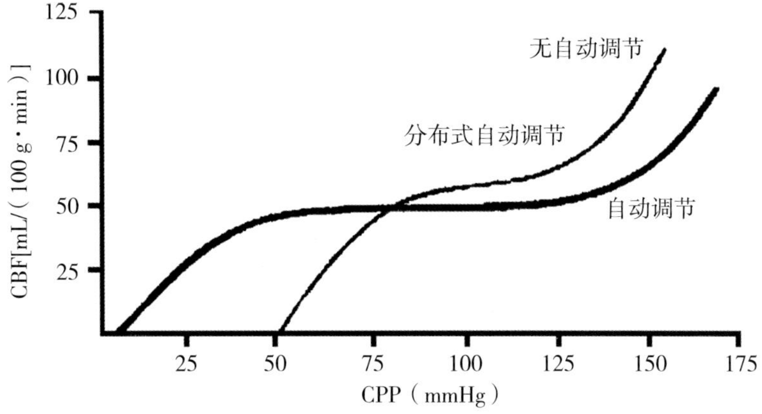

图 2.1 大脑自动调节曲线。CBF：脑血流。经许可引自 Marmarou A. Physiology of the cerebrospinal fluid and intracranial pressure // Winn RH, ed. Youman's Neurological Surgery. 5th ed. Phladelphia: Elsevier, 2004:181−183.

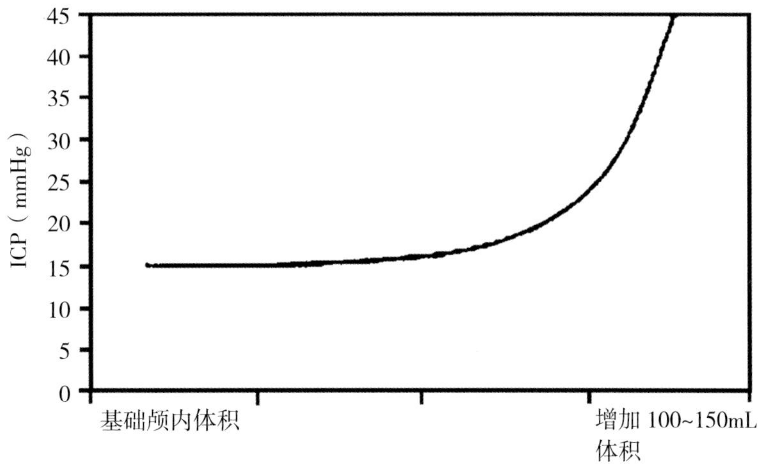

图 2.2 颅内压容积曲线。ICP：颅内压。经许可引自 Marion DW. Pathophysiology and treatment of intracranial hypertension//Andrew BT, ed. Intensive Care in Neurosurgery. New York: Thieme Medical Publishers, 2003:47.

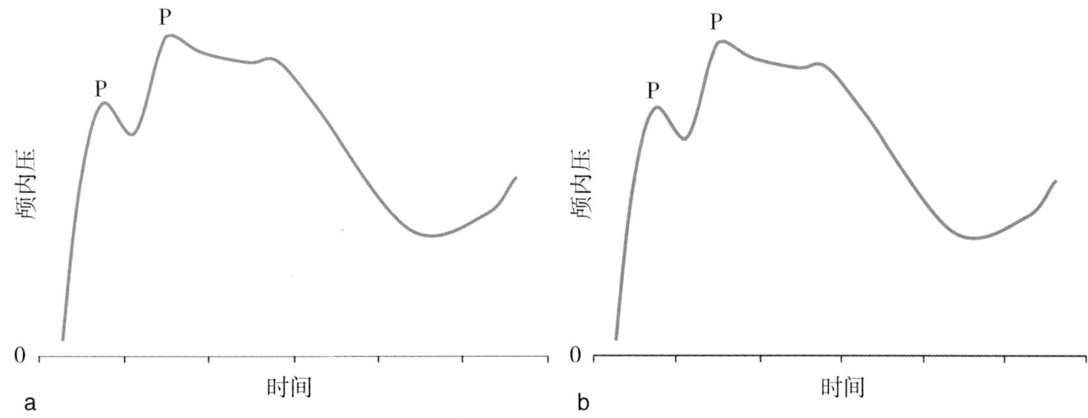

图 2.3 （a）颅内压（ICP）波形显示三个峰，顺应性正常。（b）顺应性受损的 ICP 波形。P2 升至 P1 以上。随着病情恶化，颅内压波形并不能完全恢复到基线状态，而是越来越多地显示最低 ICP 升高（ICP 危象）

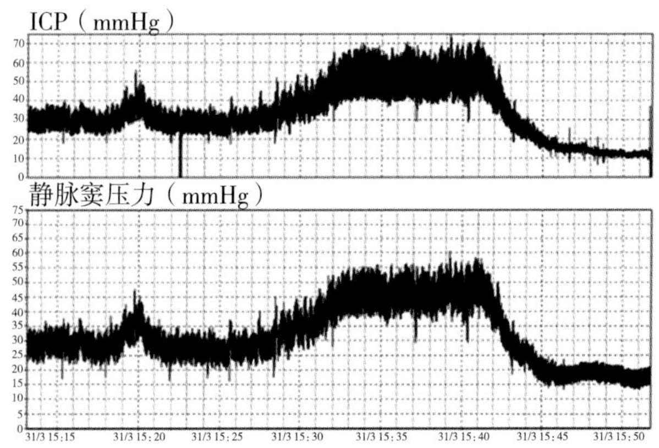

图 2.4 持续颅内压监测显示随着时间的推移，颅内压逐渐恶化

2.3.2 颅内压增高的内科治疗（图 2.5）

头 位

传统建议患者通过头抬高 30~45° 来降低颅内压，但近年来也有争议。一些学者主张患者应当取平卧位以保证 CPP，同时减少高颅压相关波形的产生。但是，当患者平躺时，ICP 通常显著增高 [14]。

最新数据显示，头部抬高到 30° 可立刻显著降低 ICP，同时不会降低 CPP 或 CBF。颈部必须保持中立，避免压迫颈静脉，以免影响静脉回流。

镇静及肌松药

由于焦虑、疼痛和不受控制的运动可能导致 ICP 和大脑代谢增加，因此使用镇静剂和肌松剂可以有效降低 ICP，尤其是在严重的颅脑损伤中。但是，应用此类药物会影响神经查体，故使用时要谨慎。目前对于不同的镇静剂没有特别的倾向但要注意避免镇静引起的低血压，尤其是在低血容量患者中。此外，尽量选择作用时间短的药物，以便间歇性神经功能评估。

在神经外科 ICU，尤其是颅脑损伤的患者中，丙泊酚的应用越来越广泛。由于其治疗窗宽，清除半衰期短（24~64min），以及抗癫痫和脑保护作用，故而在此环境中尤其适用。同时与苯二氮䓬类和阿片类相比，丙泊酚并不会成瘾，也没有戒断反应 [15]。但是，其确实存在着耐受问题，药物剂量会越用越高，具体机制是由于人体耐受还是药物清除率增高尚不明确。丙泊酚可导致低血压，特别是容量不足的患者。应在使用丙泊酚前尽可能维持患者正常血容量；输液起始速度应在 20μg/（kg · min）以下，同时每 5min 增加量不超过 10μg/（kg · min）[16]。长时间（＞48h）、大剂量 [＞66μg/（kg · min）] 使用丙泊酚在儿童患者中可能会导致高乳酸酸中毒、心动过缓和高脂血症。丙泊酚输注综合征是一种罕见的并发症，首次见于儿童患者，也见于成人患者，以心力衰竭、代谢性酸中毒和横纹肌溶解为特征，有时伴有高钾血症和肾功能衰竭，以及高甘油三酯血症和胰腺炎 [17]。有时这会是致命的。

吗啡、芬太尼和舒芬太尼是 ICU 常用的镇静镇痛药，且不会影响 ICP[18]。依托咪酯有助于气管插管；然而，即使是一剂依托咪酯，也会导致颅脑损伤患者的相对肾上腺功能不全。因此，应避免使用依托咪酯 [19]。咪达唑仑可以单独使用，也可与阿片类药物合用，应用时应注意避免低血压。

虽然应用肌松药可降低顽固性高颅压患者的 ICP，但在重型颅脑损伤患者中，早期、常规、长期使用肌松剂并不会改善患者总体预后，实际上可能是有害的，因为会延长患者 ICU 滞留时间，同时增加与药物麻痹有关的颅外并发症的发生率，如肺炎和呼吸衰竭 [20]。

2.3.3 高渗治疗

渗透型利尿剂已广泛应用于颅内压增高的治疗。尽管对于甘露醇和高渗盐的比较目前尚无Ⅰ级证据，但是Ⅱ级、Ⅲ级证据提示二者均可有效降低颅内压。然而，临床应用过程中存在着许多不同的方案（浓度，剂量，间歇与连续输注，持续时间）。遗憾的是，目前缺乏这些治疗方案之间的对比研究 [21]。

甘露醇

最常用的利尿剂是甘露醇，其可能通过多种机制影响 ICP，如渗透作用、利尿作用以及对血流动力学的影响。以往认为甘露醇降低颅内压的机制是单纯让“脑组织脱水”，即把脑组织中的水分拉到血管中。这种效应取决于血浆和细胞之间渗透压梯度的建立。只要有 10mOsmol/L 的渗透压梯度，便可以有效降低颅内压。但使用时也许要超过 30min 才会发挥作用 [22]。理论上，血脑屏障必须完整才可保证甘露醇能建立起有效的渗透压梯度，从而发挥效用。但事实上，无论导致颅

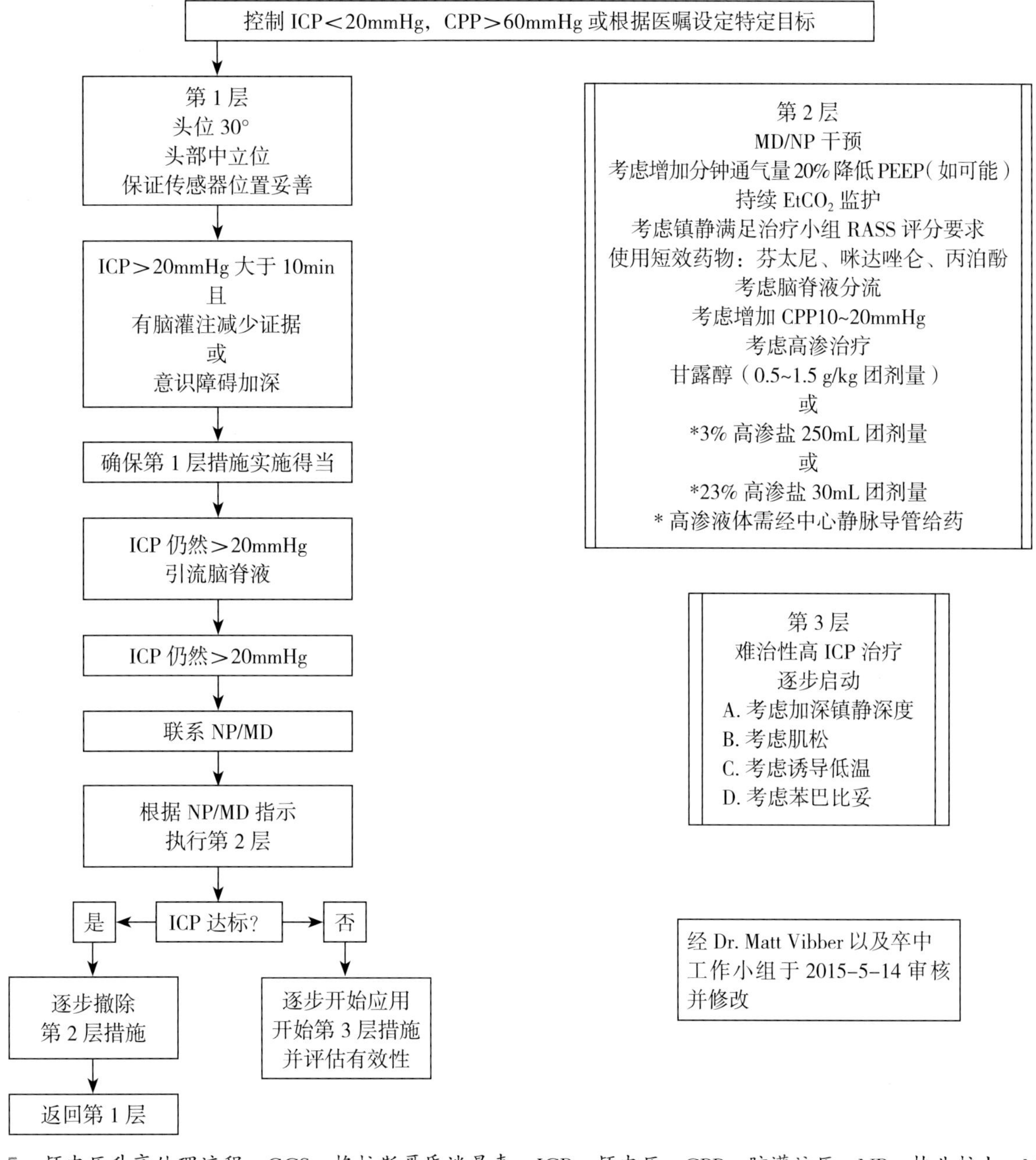

图 2.5 颅内压升高处理流程。GCS：格拉斯哥昏迷量表；ICP：颅内压；CPP：脑灌注压；NP：执业护士；MD：医学博士；PEEP：呼气末正压通气；$EtCO_2$：呼气末二氧化碳分压

内压增高的原因是什么，应用甘露醇总能降低颅内压。当给予患者甘露醇 1g/kg 10min 以上后，血浆渗透压会升高 20~30mOsmol/L，大约 3h 后恢复到给药前的渗透压[23]。甘露醇的利尿作用同样有助于降低颅内压[21]。直接从脑实质中拉出水分只是甘露醇降低 ICP 的部分原因。在使用甘露醇之后，不仅组织中的水分被脱入血液中，而且红细胞也会脱水。这时血液黏度降低，红细胞黏性及刚性降低，可即刻扩容及稀释血浆[24]。甘露醇也可通过影响血流动力学来降低颅内压[25]。同时，甘露醇还可导致内皮细胞脱水，打开紧密连接，继而打开血脑屏障[26]。如果脑水肿区域内皮细胞肿胀，甘露醇可通过减少内皮细胞肿胀，增加毛细血管内径来增加脑血流量。

甘露醇可在快速输液后产生低血压，尤其是容量不足的患者。肾功能衰竭是其最重要的不良反应之一。对于肾功能衰竭的担心往往会限制甘露醇的使用。尽管具体的机制尚不完全清楚，但甘露醇引起肾功能衰竭的可能机制包括：入球小动脉血管收缩，肾小管肿胀，肾小管空泡形成，致密斑处 Na^+ 浓度升高和血浆渗透压增高[27-29]。既往传统治疗指南建议，若血液交替渗透压高于320mOsmol/L，则应避免使用甘露醇以防肾功能衰竭[30-32]。但是 Gondim 等最新报道称，血浆渗透压与肾功能不全无关；有慢性肾病或相关风险的患者使用甘露醇的风险更高[33]。

建议间断使用甘露醇（0.25~1g/kg）而非持续输注，因为持续输注更容易引起 ICP 反弹增加，特别是在长期使用甘露醇并迅速停用的情况下。有几种理论机制可以解释反弹现象。最广为接受的解释是渗透活性溶质渗透到肿胀脑组织中而造成的渗透压逆转。Marshall 等研究表明，0.25g/kg 剂量的甘露醇降颅压效果与 0.5~1g/kg 剂量的效果相当[34]。

高渗溶液

高渗盐水（HTS）已被证明在 ICP 的控制中是有用的，特别是在其他治疗失败的情况下。Suarez 等描述了 8 例患者（1 例颅脑损伤，数例蛛网膜下腔出血，1 例胶质瘤）在甘露醇无效时，给予 30mL 23.4%HTS 治疗[35]。这些患者的 ICP 均在数小时内从平均 41.5mmHg 降至 17mmHg。虽多次给药，但血清 Na^+ 无升高，中心静脉压（CVP）及尿量也未受影响。另一项研究纳入了 9 例脑血管意外患者，给予 7.5% HTS 或甘露醇治疗[36]。在这些患者中，30 次 ICP 增加或瞳孔扩大的事件被随机予以这两种药物治疗。甘露醇在 14 次治疗中有 10 次颅内压降低（降低＞10%）或瞳孔异常得到恢复，而 HTS 应用后全部有改善。同时 HTS 组的改善程度及速度均优于甘露醇组，但甘露醇组患者的 CPP 改善效果更好。

对儿童的回顾性研究也显示了 HTS 的良好效果。一项关于 68 例患者应用 3% HTS 治疗难治性高颅压的临床研究显示 HTS 效果良好[37]。该研究报道只有 3 例死于难治性高颅压，考虑到脑损伤的严重程度，这样的死亡率比预期低得多。但是该研究并未纳入“无法挽救”的患者[38]。Gemma 等报道了一例颅脑损伤后椎动脉痉挛和缺血性脑干损伤的病例[39]。该患者分别接受了 48h 的 2.7% 及 4.8% HTS 治疗，体感诱发电位（SSEPs）及神经系统检查显示，从治疗后 24h 开始，其症状持续好转。与甘露醇及其他渗透性药物一样，HTS 也是通过多种方式来降低 ICP 的。

高渗盐水的注入增加了大脑和血液之间的渗透压梯度，将液体从组织间隙拉入血管内[40-45]。脑水肿可能是受损的微血管系统渗漏（血脑屏障功能障碍）、血管调节功能障碍或溶质在缺血脑组织及组织间液中的聚集所致。细胞死亡后也会释放渗透物至组织间隙。缺血半暗带细胞无法完成代谢循环，在细胞内蓄积代谢产物，导致该区域渗透压高于其余脑组织[46-48]。应用 HTS 可提高血浆渗透压，降低压力差，减少脑脊液产生，从而改善颅内顺应性。人体试验表明，当 Na^+ 水平增加 10~15mEq/L 时，HTS 治疗可使 ICP 改善约 72h[49-50]。高渗盐无论是间歇输注还是持续输注，均可降低 ICP[41-45,50]。关于不同浓度 HTS 控制脑水肿的优劣问题，目前尚无共识。一些研究表明，当首次 HTS 推注后使用等渗液维持时，这种效应会减弱，ICP 会上升到基线水平[51-52]。即使长期高钠血症，患者几天后也会对 HTS 产生耐受[50,52]。其机制可能是大脑的渗透物质由于颅脑损伤而主动转运进细胞内，细胞内渗透压增加而渗透压梯度逐渐消失[52]。这些渗透性物质是有机分子，包括一些氨基酸（谷氨酸、谷氨酰胺、γ－氨基丁酸、N－乙酰天冬氨酸、丙氨酸、天冬氨酸和牛磺酸）、多元醇（肌醇）和甲基胺（肌酸和甘油磷脂胆碱）[53-54]。这一过程发生在维持高渗状态 3d 后。渗透压感受器位于脑室周围区域（如投射到下丘脑的终板），渗透压增高会增加抗利尿激素的释放，并引起口渴[55-56]。

无论是心源性、感染性还是失血性休克，输注 HTS 后均可改善血流动力学，升高平均动脉压[57-63]。这是多种效应累积而产生的结果。HTS 输注后可引起组织间液进入血管内而增加血容量[51]；也可通过内分泌作用来增加心脏排血量[64]。由于仅需很少的 HTS 便可提高 MAP，因此很大程度上可以避免液体超负荷及血液稀释。单用 HTS 只能暂时增高 MAP（15~75min），之后加用胶体液可更长时间地维持 MAP[39]。由于 Na^+ 和 Cl^- 可以穿透毛细血管而把血管内液体拉入组织间隙，但胶体不会，因此补充胶体扩容后可更长时间维持 MAP。

高渗盐也有血管调节作用。血管功能障碍引起的脑缺血是继发性脑损伤的原因之一[65-67]。也有研究表明脑水肿血管痉挛及过灌注在伤后 2 周内都可能发生[68-70]。高渗盐水可使血管内径扩张并增加血容量，通过增加脑血流来对抗血管痉挛。高渗盐可致内皮细胞和红细胞脱水，扩张血管，帮助红细胞透过脑毛细血管以达到上述效果[71]。同时，高渗盐还可预防过灌注引起的 ICP 增高[72]。增加脑血流减低肺水肿的净效应便是提高了脑的氧供以及动脉血氧含量[73]。原发性颅脑损伤会引起广泛的神经元去极化，导致细胞外谷氨酸升高。之后继发性脑缺血导致 ATP 产生减少，继而导致细胞膜上 Na^+/K^+ 泵功能障碍[74-79]。细胞外 Na^+ 的减少可致 Na^+/谷氨酸被动通道转运方向逆转，导致细胞外谷氨酸增高。磷脂酶活性增高，细胞膜通透性增高，导致细胞内谷氨酸的进一步外流。细胞内 Na^+ 浓度增高又打开了 Ca^{2+} 通道，导致细胞内水分增多，张力感受器兴奋，谷氨酸进一步释放。这样的恶性循环最后会导致大量的细胞死亡[80]。高渗盐提高了细胞外 Na^+ 浓度，保证了 Na^+/谷氨酸泵的正常谷氨酸摄取功能，抑制了病理性谷氨酸释放。同时，细胞内 Na^+、Cl^- 的浓度及静息膜电位也维持到了正常范围。Na^+/Ca^{2+} 泵激活，细胞内 Ca^{2+} 减少，也就减少了神经毒性[80]。

高渗盐也有很多免疫调节作用，例如影响前列腺素释放，增加糖皮质激素及促肾上腺皮质激素（ACTH）释放[81]；也有研究表明其具有减少白细胞黏附及迁移的作用[82]。虽然 HTS 有抑制免疫的作用，但是其可减少感染并发症的发生[83]。在大鼠模型中，HTS 可降低 $CD4^+$ 细胞的抑制作用，同时调节 NK 细胞的功能。在失血性休克模型中输注 HTS 可减少细菌移位的发生，减少细菌定植及菌血症的发生。综上所述，HTS 通过多种并行互补又相互作用的方式在多种系统中产生了复杂的效果。总体而言，HTS 能降低 ICP，提升心血管功能，继而减少脑组织的继发损伤，最终有望改善患者预后。

高渗盐治疗并非没有潜在的不良反应，其中最严重的是脑桥中央髓鞘溶解症（CPM）。这是一种血浆 Na^+ 快速增高而影响深部白质纤维，尤其是脑桥的脱髓鞘疾病。由于大脑渗透剂的浓度及扩散性对渗透压的影响，其在 CPM 中扮演重要角色[84]。基于动物实验及病例报道，建议在纠正低钠血症时血钠浓度增高应小于 10~20mEq/（L·d）[85]。但是在临床应用中，尚无 HTS 致血浆 Na^+ 快速增高而导致 CPM 的案例报道[35,37,39]。

虽然 HTS 导致肾损伤较其他用于控制脑水肿的渗透剂更少见，但也有关于 HTS 导致肾损伤的病例报道。大面积烧伤患者使用 HTS 进行液体复苏造成肾衰竭的概率是使用乳酸林格液的 4 倍，但是这类患者往往有大量的液体丢失，对于颅脑损伤患者而言也许并不适用[86]。在 10 例儿童患者中，有 2 例因为持续输注 HTS 出现了一过性肾功能不全，其发生在 Na^+ 高峰之后，可能与脓毒症相关。因此，肾衰竭可能是低血压而非渗透性因素所致[50]。

过度的 HTS 液体复苏后导致的出血也有报道[73,87]。这些往往和前期活动性出血并未有效控制有关。也可能是由于血管内容量快速增加和血浆稀释而导致的凝血障碍[88]。另有研究观察到使用 HTS 会导致血小板聚集功能降低，PT/PTT 增加，治疗过程中需要 10% 或更多的血浆[89]。

快速的 HTS 输注可能会导致液体过负荷，尤其是对于之前有心衰的患者。在一项纳入 29 例伴有低钠血症的蛛网膜下腔出血患者中，采用 3% HTS 进行液体复苏，并未发现充血性心力衰竭或者肺水肿[35]。

当使用 HTS 进行液体复苏但未补钾或醋酸盐时，可能发生低钾血症或高氯性酸中毒[35,45,49]。通过预防性补充 KCl 以及使用含有 50/50 Cl^-/醋酸盐的 HTS，便可避免此情况发生。虽然使用 HTS 可以非常有效地降低 ICP，但是有报道称 TBI 患者在使用单次 HTS 剂量后，或者持续性 HTS 使用停止后，甚至连续使用 24h HTS 后，会出现颅内压的反弹[45,49-50]。这可能是由于 HTS 的半衰期短。然而，与甘露醇相比，高渗盐穿透血脑屏障更少，因此也就更少引起反弹性脑水肿[90]。

2.3.4 过度通气

自 Lundberg 报道过度通气可以降低颅内压以

来，其在临床上用于高颅压已有几十年之久[91]。脑血管对二氧化碳（CO_2）的反应性是脑血流调节机制的基础[92-93]。二氧化碳分压（$PaCO_2$）主要影响软膜小动脉，对颅内大血管影响不大[94-95]。在体内血管，局部 $PaCO_2$ 或 pH 的改变会影响血管直径，意味着这是一种血管的自身调节机制。血管内皮细胞、平滑肌细胞、血管外细胞（血管周神经细胞、神经元、胶质细胞）可能都参与其中。pH 值的变化可能直接作用于平滑肌细胞，或者通过第二信使调节细胞内 Ca^{2+} 浓度从而调节平滑肌细胞。很多物质都可能是第二信使，例如前列腺素、一氧化氮（NO）、环核苷酸、K^+ 以及 Ca^{2+}[96]。在 20~60mmHg 范围内，$PaCO_2$ 每改变 1mmHg，脑血流改变约 3%[97-98]。$PaCO_2$ 与 ICP 并不是线性相关，在 30~50mmHg 之间相关性最大[99]。

二氧化碳反应性在大部分重型颅脑损伤患者中仍然存在[97,100]，所以在此类患者中过度通气可以快速降低脑容量，从而降低颅内压。最近的一项研究表明，在重型颅脑损伤患者中，0.5mL 的血容量变化便会造成 ICP 1mmHg 的变化[101]。在脑顺应性降低时，减少血容量可以显著改变颅内压。同时，研究也表明，该效应在高碳酸血症患者中较低碳酸血症患者中的作用更明显。尽管过度通气在治疗高颅压中得到广泛应用，但仍有几项研究表明过度通气对脑血流、脑氧合和代谢有不良影响。Coles 等利用正电子发射断层成像技术对重型颅脑损伤患者进行了研究，结果表明，尽管 CPP 和 ICP 有所改善，但即使是轻度的过度通气（$PaCO_2 < 34$mmHg）也会降低整体 CBF，导致临界低灌注脑组织增加[102]。令人惊讶的是，只有少数研究着眼于这个重要问题，即在长期过度通气期间，ICP 改善是否使患者获益。目前，只有一项前瞻性随机临床试验报道了过度通气对患者预后的影响。Muizelaaer 等对比了两组患者预后，一组预防性采用过度通气使 $PaCO_2$ 维持 25mmHg 5d，另一组则维持在 35mmHg。在受伤 3 个月和 6 个月后随访，起始 GCS 评分为 4 分或 5 分的未过度通气的患者预后显著较好[103-104]。脑外伤基金会指南建议，颅脑损伤患者在受伤 24h 内不应进行预防性过度通气，因其会导致脑灌注不足。在没有颅内压增高的情况下，重型颅脑损伤患者不应当进行长程过度通气。颈内静脉氧饱度（SjO_2）、颈动脉静脉氧含量差（$AVdO_2$）、脑组织氧监测，以及脑血流监测可能有助于在需要中度的过度通气（$PaCO_2 <$ 30mmHg）时识别脑缺血[2,105]。急性过度通气在病情急剧恶化（发生脑疝或急性颅内压严重升高）的急症处理中有切实的作用。短期过度通气可挽救生命，直到可以行进一步处理[2,92,105]。

2.3.5 巴比妥

早前人们便知道，巴比妥可以在多种与脑肿胀相关的条件下降低 ICP[106-108]，但其具体机制尚不完全清楚。一种考虑是血流动力学的改变，因其对 ICP 有直接影响。巴比妥会剂量依赖性可逆性地抑制神经元活动，并降低脑代谢率，之后由于血流代谢耦联致脑血流量和脑血容量降低，而导致 ICP 降低[109-110]。巴比妥还可影响脑血管张力[109,111]。此外，巴比妥作为自由基清除剂，可限制过氧化造成的脂质膜损伤[112-114]。

文献报道了应用巴比妥的大量不良反应和并发症。即使在严格的临床监测下，它们仍可能发生[115-116]。最常见和最重要的并发症是由心肌抑制引起的动脉低血压和全身血管阻力下降。由巴比妥类药物引起的低血压可先充分补液，必要时再用多巴胺或去氧肾上腺素等升压药。实验室研究表明，对于低血压的巴比妥诱导昏迷患者，容量复苏可能优于血管升压药[117]。巴比妥诱导昏迷治疗颅内压增高的其他并发症包括低钾血症、呼吸系统并发症、感染性肝功能障碍、肾功能障碍和低体温[115,118-119]。巴比妥疗法的适应证尚未明确。由于其可导致严重低血压，且在治疗期间不能进行神经系统查体，故通常只用于其他方法效果不佳的高颅压患者。因此，在没有脑干损伤和明显血流动力学不稳定的年轻患者中，治疗预后良好的可能性最大。

戊巴比妥和硫喷妥钠是相对短效的巴比妥类药物。硫喷妥钠一般先给予负荷量 5~10mg/kg，之后以 3~5mg/（kg・h）持续泵入。戊巴比妥负荷剂量为 10mg/kg，在 30min 内给药，之后每小时 5mg/kg 持续泵入，共 3 剂。通常此 4 剂后便达到治疗剂量，随后 1~3mg/（kg・h）泵入，调节血药浓度 30~50μg/mL 或脑电表现为爆发抑制。

Winer 等发现血浆和脑脊液戊巴比妥水平不能准确反映戊巴比妥的生理作用，建议监测脑电图而不是戊巴比妥药物浓度 [120]。然而，即使无法即刻开始脑电监测，也不应延误巴比妥治疗。在进行巴比妥治疗时，持续监测所有的生理参数是至关重要的。建议所有此类患者放置 Swan Ganz 导管，直接监测心输出量、肺动脉楔压和周围血管阻力。尽管自 20 世纪 70 年代以来，大剂量的巴比妥疗法已广泛用于治疗 ICP 升高，并进行了多次临床试验 [106,119,121–122]，但这些研究均未明确证明其有效性。Ward 等在一项关于严重脑损伤患者的随机试验中并未发现预防性巴比妥诱导昏迷的优越性 [119]。Schwab 等发现，采用巴比妥诱导昏迷可以像其他保守的 ICP 控制措施（如渗透治疗和过度通气）一样，短期内降低大脑半球梗死后高颅压患者的 ICP，但不能实现稳定而长期的 ICP 控制 [122]。最全面的综述和荟萃分析显示，没有证据表明巴比妥疗法可改善急性重型颅脑损伤患者的预后。然而，一项多中心随机研究表明，在顽固性高颅压患者中采用巴比妥诱导昏迷可使 ICP 的控制率提高 4 倍 [121]。

目前的建议是，戊巴比妥昏迷可考虑用于难治性高颅压患者的治疗。严重损伤的患者不太可能受益，因为其脑氧代谢率（$CMRO_2$）已经因损伤而显著降低，其预后已经由损伤预先决定。患有系统性低血压的患者不太可能有良好的反应，因为低血压限制了巴比妥酸盐的用量。

2.3.6 低　温

在脑外伤的实验模型中，大量的实验室研究表明轻度至中度低温治疗有益 [123–126]。低温的神经保护机制尚不清楚，考虑是多因素的。低温可降低脑代谢率 [127]；脑血流量和脑血容量的自动调节降低可能会降低 ICP。动物模型实验研究表明，轻度或中度低温治疗可减轻脑水肿，减轻血脑屏障功能障碍，降低细胞外兴奋性神经递质水平和自由基的产生 [113,128–129]。低体温症的不良反应包括心律失常、凝血障碍、血小板计数下降、肺部感染、低体温引起的利尿、血清淀粉酶和脂肪酶升高的胰腺炎和电解质紊乱。因此，低温疗法应严格依规则执行，防止不良反应的发生 [124,130–134]。

几项有希望的实验性研究和病例组汇报表明，诱导性低温疗法可降低严重颅脑损伤患者的神经功能不良和死亡风险 [62,124,126,135–137]。然而，一些临床试验，包括多中心随机研究，对于诱导性亚低温能否降低重型颅脑损伤患者的死残率报道出相矛盾的结果 [124–125,138–140]。McIntyre 等回顾分析了 12 个低温治疗的随机对照试验，发现与正常体温组相比，低温治疗可降低 19% 的死亡风险和 22% 的神经结局不良风险。与正常体温组相比，超过 48h 的低温治疗可降低死亡及不良神经功能预后的风险。与正常体温组相比，体温降至 32~33℃、持续 24h 及 24h 内再次升温可改善神经功能预后 [139]。然而，值得注意的是，荟萃分析并没有像这些研究所提示的那样，证实诱导低体温可降低颅脑损伤患者的死亡率。因此，任何在颅脑损伤患者中使用低温疗法的结论都是有争议的，基于目前证据并不强烈推荐 [138]。

动物实验表明，低温可以改变许多缺血带来的脑损伤。在大多数脑梗死动物模型中，低温治疗可降低梗死面积。低温治疗若介入较晚，例如在永久梗死模型中 60min 内开始，临时梗死模型中 180min 内开始，则其挽救作用不明显，但也可以观察到。梗死后延长低温治疗时间，则效果更佳。研究表明，缺血中低温治疗比缺血后低温治疗更有保护作用，临时梗死模型较永久梗死模型的低温保护效果更好。脑梗死后低温治疗的效果取决于其起始时间、持续时间和低温程度 [141]。尽管低温疗法在动物模型中具有显著的神经保护作用，但在人体试验中可能因为低温不足或过量而失效。在临床试验中，全身不良反应可能超过了低温的脑保护益处。一项早期研究表明，低温治疗可改善恶性大脑中动脉（MCA）梗死的临床结局。有报道称中度亚低温治疗组的死亡率为 44%，而标准治疗组的死亡率为 80% [142–143]。

2.3.7 类固醇

糖皮质激素在治疗颅内肿瘤（包括原发性和转移性）中有重要的辅助作用。局灶性神经功能缺损和肿瘤周围血管源性水肿引起的意识障碍可在手术后数小时内改善 [144]。类固醇类药物作用的确切机制尚不清楚。应用最多的是地塞米松和甲泼尼龙。激素可改善脑脓肿的血管源性水肿。然而，使用激素治疗脓肿的有效性存在争议。一些学者认为，使用激素会减轻脓肿周围炎症，阻碍抗生素到达靶区，影响疗效 [145]。因此，许多学者建议，激素应仅用于占位效应明显的脑疝患者中 [146-147]。使用激素可显著降低儿童耳聋和其他神经缺陷的发生。目前在儿童脑膜炎患者中，常规使用糖皮质激素。然而，值得注意的是，迄今为止尚无研究表明其可降低死亡率 [116]。

在大多数其他原因所致的颅内压增高的情况下，如颅脑损伤、缺血性卒中、出血和缺氧脑病，常规使用类固醇无益，甚至可能有害 [106,148-149]。

2.4 颅内压升高的外科治疗

2.4.1 脑脊液引流

脑脊液引流是一种快速且有效降低 ICP 的方式。即使是少量引流脑脊液，也可非常有效地降低 ICP。脑室引流管可用于测量 ICP，也可用于治疗 ICP 增加的脑脊液引流。此类患者往往伴有凝血功能异常，在操作过程中又需要穿透脑实质，存在着发生穿刺相关血肿的风险。据文献报道，形成血肿需要进行手术清除的概率约为 0.5%[150]。另一个严重的并发症是感染。脑室造瘘相关感染的危险因素包括脑出血伴脑室出血、神经外科手术、颅内压高于 20mmHg、置管时间超过 5d 及经置管系统进行灌洗等。虽然对有创 ICP 监测和侧脑室穿刺是否应预防性应用抗生素尚未达成完全共识，但大多数医疗机构均在预防性应用抗生素。侧脑室穿刺引流术的其他并发症包括置管失败、引流不畅、阻塞及癫痫发作。

2.4.2 占位切除

如果颅内压增高是占位引起，单纯内科手段常无法有效控制 ICP，常常需要切除占位性病变才能使患者获益。颅内血肿视其大小、位置、占位效应或临床情况常需手术干预，特别是硬膜外血肿或硬膜下血肿（表 2.2）。

除非是为了挽救生命，目前对于脑内血肿的手术干预还存在争议。大部分自发性脑内血肿与

表 2.2 手术指征

病损类型	手术指征	时间
急性硬膜外血肿	·无论患者 GCS 评分如何，硬膜外血肿量＞ 30mL 均应手术治疗 ·对于 EDH ＜ 30mL、厚度＜ 15mm，MLS ＜ 5mm、GCS 评分＞ 8 分且无局灶性神经功能缺损的患者，可暂不手术，行连续 CT 扫描观察	强烈建议急性 EDH 昏迷（GCS 评分＜ 9 分）并伴有瞳孔大小不等的患者尽快手术清除
急性硬膜下血肿	·无论患者 GCS 评分如何，如果急性 SDH 在 CT 扫描上显示厚度＞ 10mm 或 MLS ＞ 5mm，则应手术清除 ·所有昏迷的急性硬膜下血肿患者（GCS 评分＜ 9 分）应行 ICP 监护 ·昏迷患者（GCS 评分＜ 9 分），SDH 厚度＜ 10mm，MLS ＞ 5mm，如果在受伤到入院期间 GCS 评分下降 2 分或以上，或患者瞳孔不对称或固定扩张，或 ICP 超过 20mmHg，则应行手术清除	对于急性 SDH 且有手术指征的患者，应尽快行手术治疗
脑实质创伤	·对于脑实质损伤且有与此相关的神经功能恶化表现，药物难以控制的高颅压，或有 CT 提示的需手术干预的占位性改变 ·额叶或颞叶挫伤体积＞ 20cm^3，MLS ＞ 5mm 和（或）环池受压的 GCS 评分为 6~8 分的患者，或挫伤体积＞ 50cm^3 的患者，均应手术治疗 ·对于脑实质损伤患者，如无神经功能受损证据，颅内压可控，且 CT 未提示占位性改变，可密切观察，同时动态影像学复查保守治疗	对于药物治疗无效的创伤后弥漫性脑肿胀所致的高颅压患者，可考虑在损伤 48h 内行双侧去骨瓣减压术
后颅窝病变	·CT 扫描发现占位性病变，或神经功能障碍，或因占位性病变出现临床功能恶化的患者，应进行手术干预。CT 扫描发生占位效应如第四脑室变形、脱位或闭塞，基底池受压或消失，或存在梗阻性脑积水 ·对于 CT 扫描无明显占位影响、无神经功能障碍征象的病变，可密切观察并连续影像复查	对于有手术指征的患者，应尽快行手术治疗，因为这些患者会迅速恶化，从而导致预后不良

表 2.2（续）

病损类型	手术指征	时间
凹陷性颅骨骨折	· 对于颅骨凹陷性骨折大于头盖骨厚度的开放性（复合性）颅骨骨折患者，应进行手术干预，以防感染 · 开放性（复合）凹陷性颅骨骨折的患者，如果没有临床或影像学证据表明硬脑膜穿透、显著的颅内血肿、凹陷＞1cm、额窦受累、外观畸形、伤口感染、颅内积气和严重伤口污染，可以进行非手术治疗 · 非手术治疗闭合性（单纯性）凹陷性颅骨骨折是一种治疗选择	建议早期手术治疗，以降低感染发生率

EDH：硬膜外血肿；GCS：格拉斯哥昏迷量表；ICP：颅内压；MLS：中线移位；SDH：硬膜下血肿

高血压有关，位于基底节区或丘脑。已有数项临床研究表明，与深部脑出血的最佳药物治疗相比，手术治疗并未显示出更好的疗效[151–152]。在特定情况下，例如血肿占位效应明显引起脑疝时，急诊手术可使患者获益。但对于已丧失高位脑干反射而呈去大脑强直的昏迷患者而言，无论手术与否，预后皆较差[153]。对于压迫脑干或产生梗阻性脑积水，或血肿直径大于 3cm 的小脑出血，手术可使患者获益。

对肿瘤而言，手术与否要考虑多种因素，除非即将形成脑疝。肿瘤数目、大小、位置、肿瘤可能的病理类型及其对放化疗的反应，均应考虑在内。

2.4.3 去骨瓣减压

对去骨瓣减压而言，虽然目前没有前瞻性的随机对照研究证明其临床效用，但其对神经重症患者高颅压控制的价值广有报道。既往去骨瓣减压的经验令人失望，缺乏 I 级证据。最近关于去骨瓣减压术治疗顽固性高颅压的研究数据表明，与药物治疗后的结果相比，去骨瓣减压术后患者的预后有所改善[154–160]。

大多数大脑中动脉梗死患者会经历单侧脑肿胀和变形，这可能会导致小脑幕切迹疝，死亡率高达 80%[14,80,161]。最近的文献综述认为，对恶性大脑中动脉梗死患者而言，去骨瓣减压术可显著降低其死亡率（死亡率降低 16%~40%），且治疗窗口宽（2~3d），手术并发症少，治疗效果佳[162]。Gupta 等在对 12 组病例的回顾报告中称，年龄可能是预测大面积大脑中动脉梗死去骨瓣效果的关键因素[162]。对继发于静脉窦血栓的出血性梗死患者而言，尽管其术前瞳孔散大固定，但早期急诊开颅手术治疗仍可有较好的功能预后[163]。最近的一篇论文报道了单侧去骨瓣减压对伴有较大侧裂血肿的低分级蛛网膜下腔出血患者也有较好的效果[113]。Aarabi 等发现，在严重颅脑损伤和脑肿胀的患者中，GCS 评分大于 6 分的患者尤其适合去骨瓣减压术[154]。欧洲脑损伤联合会（EBIC）、脑外伤基金会（BTF）和美国神经外科医师协会（AANS）的重型颅脑损伤指南中，均把去骨瓣减压术作为传统治疗措施无效的脑水肿的一种治疗选择[105,164]。

2.5 结　论

尽管成功治疗高颅压仍然是一个挑战，且几乎没有发现新的有效的治疗方式，但已有许多临床研究调查了现有治疗方法的有效性。对于重型颅脑损伤患者的治疗，否定了一些传统观念，例如应用类固醇、使用抗惊厥药物预防癫痫发作以及长期过度通气。尽管目前对高颅压患者的治疗建议完全基于Ⅱ级和Ⅲ级证据，但与过去相比，采用指南和方案驱动的模式在处理高颅压上取得了更好的结果。这种结果的改善是更加理性和科学合理地应用标准实践规程的结果，例如来自脑外伤基金会的重型颅脑损伤指南。

颅内压监测已经发展成为治疗高颅压患者的一种非常有用的工具。目前认为使用脑室导管和外部换能器的液压耦合系统是测量 ICP 的“金标准”。脑室 ICP 监测是目前使用的最可靠的方法，具有准确度高、校准能力强、成本低等优点。颅内压监测不仅可以提供实时的 ICP 数据，还可以预测某些疾病的预后，其中效果最明显的是重型颅脑损伤。

参考文献

[1] Oestern HJ, Trentz O, Uranues S. Head, Thoracic, Abdominal, and Vascular Injuries: Trauma Surgery I. Berlin, Germany: Springer, 2011.
[2] Brain Trauma Foundation, American Association of Neurological Surgeons, Congress of Neurological Surgeons, et al. Guidelines for the Management of Severe Traumatic Brain Injury: Cerebral Perfusion Pressure. New York, NY: Brain Trauma Foundation, 2003.
[3] Lang EW, Chesnut RM. Intracranial pressure: monitoring and management. Neurosurg Clin North Am, 1994, 5:573–605.
[4] Marshall LF, Smith RW, Shapiro HM. The outcome with aggressive treatment in severe head injuries. Part I: the significance of intracranial pressure monitoring. J Neurosurg, 1979, 50(1):20–25.
[5] Marmarou A, Saad A, Aygok G, et al. Contribution of raised ICP and hypotension to CPP reduction in severe brain injury: correlation to outcome. Acta Neurochir Suppl (Wien), 2005, 95:277–280.
[6] Ratanalert S, Phuenpathom N, Saeheng S, et al. ICP threshold in CPP management of severe head injury patients. Surg Neurol, 2004, 61(5):429–434, discussion 434–435.
[7] Resnick DK, Marion DW, Carlier P. Outcome analysis of patients with severe head injuries and prolonged intracranial hypertension. J Trauma, 1997, 42(6):1108–1111.
[8] Brain Trauma Foundation, American Association of Neurological Surgeons, Congress of Neurological Surgeons. Guidelines for the management of severe traumatic brain injury. J Neurotrauma, 2007, 24:S1–S106.
[9] Le Roux P, Menon DK, Citerio G, et al; Neurocritical Care Society, European Society of Intensive Care Medicine. Consensus summary statement of the International Multidisciplinary Consensus Conference on Multimodality Monitoring in Neurocritical Care: a statement for healthcare professionals from the Neurocritical Care Society and the European Society of Intensive Care Medicine. Intensive Care Med, 2014, 40(9):1189–1209.
[10] Robertson CS, Valadka AB, Hannay HJ, et al. Prevention of secondary ischemic insults after severe head injury. Crit Care Med, 1999, 27(10):2086–2095.
[11] Pickard JD, Czosnyka M. Management of raised intracranial pressure. J Neurol Neurosurg Psychiatry, 1993, 56(8):845–858.
[12] Avezaat CJ, van Eijndhoven JH, Wyper DJ. Cerebrospinal fluid pulse pressure and intracranial volume-pressure relationships. J Neurol Neurosurg Psychiatry, 1979, 42(8):687–700.
[13] Piper IR, Miller JD, Dearden NM, et al. Systems analysis of cerebrovascular pressure transmission: an observational study in head-injured patients. J Neurosurg, 1990, 73(6):871–880.
[14] Ropper AH. Lateral displacement of the brain and level of consciousness in patients with an acute hemispheral mass. N Engl J Med, 1986, 314(15):953–958.
[15] Barr J. Propofol: a new drug for sedation in the intensive care unit. Int Anesthesiol Clin, 1995, 33(1):131–154.
[16] Shafer SL. Advances in propofol pharmacokinetics and pharmacodynamics. J Clin Anesth, 1993, 5(6, Suppl 1):14S–21S.
[17] De Cosmo G, Congedo E, Clemente A, et al. Sedation in PACU: the role of propofol. Curr Drug Targets, 2005, 6(7):741–744.
[18] Vincent JL, Berré J. Primer on medical management of severe brain injury. Crit Care Med, 2005, 33(6):1392–1399.
[19] Schulz-Stübner S. Sedation in traumatic brain injury: avoid etomidate. Crit Care Med, 2005, 33(11):2723.
[20] Hsiang JK, Chesnut RM, Crisp CB, et al. Early, routine paralysis for intracranial pressure control in severe head injury: is it necessary? Crit Care Med, 1994, 22(9):1471–1476.
[21] Paczynski RP. Osmotherapy. Basic concepts and controversies. Crit Care Clin, 1997, 13(1):105–129.
[22] Graham DI, Ford I, Adams JH, et al. Ischaemic brain damage is still common in fatal non-missile head injury. J Neurol Neurosurg Psychiatry, 1989, 52(3):346–350.
[23] Shenkin HA, Goluboff B, Haft H. The use of mannitol for the reduction of intracranial pressure in intracranial surgery. J Neurosurg, 1962, 19:897–901.
[24] Burke AM, Quest DO, Chien S, et al. The effects of mannitol on blood viscosity. J Neurosurg, 1981, 55(4):550–553.
[25] Schrot RJ, Muizelaar JP. Mannitol in acute traumatic brain injury. Lancet, 2002, 359(9318):1633–1634.
[26] Greenwood J, Luthert PJ, Pratt OE, et al. Hyperosmolar opening of the blood-brain barrier in the energy-depleted rat brain. Part 1. Permeability studies. J Cereb Blood Flow Metab, 1988, 8(1):9–15.
[27] Dziedzic T, Szczudlik A, Klimkowicz A, et al. Is mannitol safe for patients with intracerebral hemorrhages? Renal considerations. Clin Neurol Neurosurg, 2003, 105(2):87–89.
[28] Pérez-Pérez AJ, Pazos B, Sobrado J, et al. Acute renal failure following massive mannitol infusion. Am J Nephrol, 2002, 22(5–6):573–575.
[29] van Hengel P, Nikken JJ, de Jong GM, et al. Mannitol-induced acute renal failure. Neth J Med, 1997, 50(1):21–24.
[30] Cruz J, Minoja G, Okuchi K, et al. Successful use of the new high-dose mannitol treatment in patients with Glasgow Coma Scale scores of 3 and bilateral abnormal pupillary widening: a randomized trial. J Neurosurg, 2004, 100(3):376–383.
[31] Feig PU, McCurdy DK. The hypertonic state. N Engl J Med, 1977, 297(26):1444–1454.
[32] Procaccio F, Stocchetti N, Citerio G, et al. Guidelines for the treatment of adults with severe head trauma (part II). Criteria for medical treatment. J Neurosurg Sci, 2000, 44(1):11–18.
[33] Gondim FdeA, Aiyagari V, Shackleford A, et al. Osmolality not predictive of mannitol-induced acute renal insufficiency. J Neurosurg, 2005, 103(3):444–447.
[34] Marshall LF, SMith RW, Rauscher LA, et al. Mannitol dose requirements in brain-injured patients. J Neurosurg, 1978, 48(2):169–172.
[35] Suarez JI, Qureshi AI, Bhardwaj A, et al. Treatment of refractory intracranial hypertension with 23.4% saline. Crit Care Med, 1998, 26(6):1118–1122.
[36] Schwarz S, Schwab S, Bertram M, et al. Effects of hypertonic saline hydroxyethyl starch solution and mannitol in patients with increased intracranial pressure after stroke. Stroke, 1998, 29(8):1550–1555.
[37] Peterson B, Khanna S, Fisher B, et al. Prolonged hypernatremia controls elevated intracranial pressure in

head-injured pediatric patients. Crit Care Med, 2000, 28(4):1136–1143.
[38] Pfenninger J, Wagner BP. Hypertonic saline in severe pediatric head injury. Crit Care Med, 2001, 29(7):1489.
[39] Gemma M, Cozzi S, Piccoli S, et al. Hypertonic saline fluid therapy following brain stem trauma. J Neurosurg Anesthesiol, 1996, 8(2):137–141.
[40] Sheikh AA, Matsuoka T, Wisner DH. Cerebral effects of resuscitation with hypertonic saline and a new low-sodium hypertonic fluid in hemorrhagic shock and head injury. Crit Care Med, 1996, 24(7):1226–1232.
[41] Battistella FD, Wisner DH. Combined hemorrhagic shock and head injury: effects of hypertonic saline (7.5%) resuscitation. J Trauma, 1991, 31(2):182–188.
[42] Berger S, Schürer L, Härtl R, et al. Reduction of post-traumatic intracranial hypertension by hypertonic/hyperoncotic saline/dextran and hypertonic mannitol. Neurosurgery, 1995, 37(1):98–107, discussion 107–108.
[43] Bacher A, Wei J, Grafe MR, et al. Serial determinations of cerebral water content by magnetic resonance imaging after an infusion of hypertonic saline. Crit Care Med, 1998, 26(1):108–114.
[44] Freshman SP, Battistella FD, Matteucci M, et al. Hypertonic saline (7.5%) versus mannitol: a comparison for treatment of acute head injuries. J Trauma, 1993, 35(3):344–348.
[45] Qureshi AI, Suarez JI, Bhardwaj A, et al. Use of hypertonic (3%) saline/acetate infusion in the treatment of cerebral edema: effect on intracranial pressure and lateral displacement of the brain. Crit Care Med, 1998, 26(3):440–446.
[46] Cardin V, Peña-Segura C, Pasantes-Morales H. Activation and inactivation of taurine efflux in hyposmotic and isosmotic swelling in cortical astrocytes: role of ionic strength and cell volume decrease. J Neurosci Res, 1999, 56(6):659–667.
[47] Nonaka M, Yoshimine T, Kohmura E, et al. Changes in brain organic osmolytes in experimental cerebral ischemia. J Neurol Sci, 1998, 157(1):25–30.
[48] Olson JE, Banks M, Dimlich RV, et al. Blood-brain barrier water permeability and brain osmolyte content during edema development. Acad Emerg Med, 1997, 4(7):662–673.
[49] Qureshi AI, Suarez JI, Bhardwaj A. Malignant cerebral edema in patients with hypertensive intracerebral hemorrhage associated with hypertonic saline infusion: a rebound phenomenon? J Neurosurg Anesthesiol, 1998, 10(3):188–192.
[50] Khanna S, Davis D, Peterson B, et al. Use of hypertonic saline in the treatment of severe refractory posttraumatic intracranial hypertension in pediatric traumatic brain injury. Crit Care Med, 2000, 28(4):1144–1151.
[51] Schatzmann C, Heissler HE, König K, et al. Treatment of elevated intracranial pressure by infusions of 10% saline in severely head injured patients. Acta Neurochir Suppl (Wien), 1998, 71:31–33.
[52] Trachtman H, Futterweit S, Tonidandel W, et al. The role of organic osmolytes in the cerebral cell volume regulatory response to acute and chronic renal failure. J Am Soc Nephrol, 1993, 3(12):1913–1919.
[53] Lien YH, Shapiro JI, Chan L. Study of brain electrolytes and organic osmolytes during correction of chronic hyponatremia. Implications for the pathogenesis of central pontine myelinolysis. J Clin Invest, 1991, 88(1):303–309.
[54] Videen JS, Michaelis T, Pinto P, et al. Human cerebral osmolytes during chronic hyponatremia. A proton magnetic resonance spectroscopy study. J Clin Invest, 1995, 95(2):788–793.
[55] Kobashi M, Ichikawa H, Sugimoto T, et al. Response of neurons in the solitary tract nucleus, area postrema and lateral parabrachial nucleus to gastric load of hypertonic saline. Neurosci Lett, 1993, 158(1):47–50.
[56] Oldfield BJ, Badoer E, Hards DK, et al. Fos production in retrogradely labelled neurons of the lamina terminalis following intravenous infusion of either hypertonic saline or angiotensin II. Neuroscience, 1994, 60(1):255–262.
[57] Walsh JC, Zhuang J, Shackford SR. A comparison of hypertonic to isotonic fluid in the resuscitation of brain injury and hemorrhagic shock. J Surg Res, 1991, 50(3):284–292.
[58] Schmall LM, Muir WW, Robertson JT. Haemodynamic effects of small volume hypertonic saline in experimentally induced haemorrhagic shock. Equine Vet J, 1990, 22(4):273–277.
[59] Ramires JA, Serrano Júnior CV, César LA, et al. Acute hemodynamic effects of hypertonic (7.5%) saline infusion in patients with cardiogenic shock due to right ventricular infarction. Circ Shock, 1992, 37(3):220–225.
[60] Spiers JP, Fabian TC, Kudsk KA, et al. Resuscitation of hemorrhagic shock with hypertonic saline/dextran or lactated Ringer's supplemented with AICA riboside. Circ Shock, 1993, 40(1):29–36.
[61] Poli de Figueiredo LF, Peres CA, Attalah AN, et al. Hemodynamic improvement in hemorrhagic shock by aortic balloon occlusion and hypertonic saline solutions. Cardiovasc Surg, 1995, 3(6):679–686.
[62] Ogata H, Luo XX. Effects of hypertonic saline solution (20%) on cardiodynamics during hemorrhagic shock. Circ Shock, 1993, 41(2):113–118.
[63] Holcroft JW, Vassar MJ, Perry CA, et al. Use of a 7.5% NaCl/6% Dextran 70 solution in the resuscitation of injured patients in the emergency room. Prog Clin Biol Res, 1989, 299:331–338.
[64] Tølløfsrud S, Tønnessen T, Skraastad O, et al. Hypertonic saline and dextran in normovolaemic and hypovolaemic healthy volunteers increases interstitial and intravascular fluid volumes. Acta Anaesthesiol Scand, 1998, 42(2):145–153.
[65] Dickman CA, Carter LP, Baldwin HZ, et al. Continuous regional cerebral blood flow monitoring in acute craniocerebral trauma. Neurosurgery, 1991, 28(3):467–472.
[66] Hadani M, Bruk B, Ram Z, et al. Transiently increased basilar artery flow velocity following severe head injury: a time course transcranial Doppler study. J Neurotrauma, 1997, 14(9):629–636.
[67] Schröder ML, Muizelaar JP, Fatouros P, et al. Early cerebral blood volume after severe traumatic brain injury in patients with early cerebral ischemia. Acta Neurochir Suppl (Wien), 1998, 71:127–130.
[68] Martin NA, Doberstein C, Alexander M, et al. Posttraumatic cerebral arterial spasm. J Neurotrauma, 1995, 12(5):897–901.
[69] Martin NA, Patwardhan RV, Alexander MJ, et al.

Characterization of cerebral hemodynamic phases following severe head trauma: hypoperfusion, hyperemia, and vasospasm. J Neurosurg, 1997, 87(1):9–19.

[70] Taneda M, Kataoka K, Akai F, et al. Traumatic subarachnoid hemorrhage as a predictable indicator of delayed ischemic symptoms. J Neurosurg, 1996, 84(5):762–768.

[71] Kempski O, Behmanesh S. Endothelial cell swelling and brain perfusion. J Trauma, 1997, 42(5, Suppl):S38–S40.

[72] Boldt J, Zickmann B, Herold C, et al. Influence of hypertonic volume replacement on the microcirculation in cardiac surgery. Br J Anaesth, 1991, 67(5):595–602.

[73] Rabinovici R, Yue TL, Krausz MM, et al. Hemodynamic, hematologic and eicosanoid mediated mechanisms in 7.5 percent sodium chloride treatment of uncontrolled hemorrhagic shock. Surg Gynecol Obstet, 1992, 175(4):341–354.

[74] Brown JI, Baker AJ, Konasiewicz SJ, et al. Clinical significance of CSF glutamate concentrations following severe traumatic brain injury in humans. J Neurotrauma, 1998, 15(4):253–263.

[75] Bullock R, Zauner A, Woodward JJ, et al. Factors affecting excitatory amino acid release following severe human head injury. J Neurosurg, 1998, 89(4):507–518.

[76] Koura SS, Doppenberg EM, Marmarou A, et al. Relationship between excitatory amino acid release and outcome after severe human head injury. Acta Neurochir Suppl (Wien), 1998, 71:244–246.

[77] Nilsson P, Laursen H, Hillered L, et al. Calcium movements in traumatic brain injury: the role of glutamate receptor-operated ion channels. J Cereb Blood Flow Metab, 1996, 16(2):262–270.

[78] Stover JF, Morganti-Kosmann MC, Lenzlinger PM, et al. Glutamate and taurine are increased in ventricular cerebrospinal fluid of severely brain-injured patients. J Neurotrauma, 1999, 16(2):135–142.

[79] Vespa P, Prins M, Ronne-Engstrom E, et al. Increase in extracellular glutamate caused by reduced cerebral perfusion pressure and seizures after human traumatic brain injury: a microdialysis study. J Neurosurg, 1998, 89(6):971–982.

[80] Choi DW. Calcium: still center-stage in hypoxic-ischemic neuronal death. Trends Neurosci, 1995, 18(2):58–60.

[81] Corso CO, Okamoto S, Rüttinger D, et al. Hypertonic saline dextran attenuates leukocyte accumulation in the liver after hemorrhagic shock and resuscitation. J Trauma, 1999, 46(3):417–423.

[82] Härtl R, Medary MB, Ruge M, et al. Hypertonic/hyperoncotic saline attenuates microcirculatory disturbances after traumatic brain injury. J Trauma, 1997, 42(5, Suppl):S41–S47.

[83] Coimbra R, Hoyt DB, Junger WG, et al. Hypertonic saline resuscitation decreases susceptibility to sepsis after hemorrhagic shock. J Trauma, 1997, 42(4):602–606, discussion 606–607.

[84] Bourgouin PM, Chalk C, Richardson J, et al. Subcortical white matter lesions in osmotic demyelination syndrome. AJNR Am J Neuroradiol, 1995, 16(7):1495–1497.

[85] Sterns RH, Riggs JE, Schochet SS, Jr. Osmotic demyelination syndrome following correction of hyponatremia. N Engl J Med, 1986, 314(24):1535–1542.

[86] Huang PP, Stucky FS, Dimick AR, et al. Hypertonic sodium resuscitation is associated with renal failure and death. Ann Surg, 1995, 221(5):543–554, discussion 554–557.

[87] Gross D, Landau EH, Assalia A, et al. Is hypertonic saline resuscitation safe in 'uncontrolled' hemorrhagic shock? J Trauma, 1988, 28(6):751–756.

[88] Hess JR, Dubick MA, Summary JJ, et al. The effects of 7.5% NaCl/6% dextran 70 on coagulation and platelet aggregation in humans. J Trauma, 1992, 32(1):40–44.

[89] Reed RL, II, Johnston TD, Chen Y, et al. Hypertonic saline alters plasma clotting times and platelet aggregation. J Trauma, 1991, 31(1):8–14.

[90] Zornow MH, Scheller MS, Shackford SR. Effect of a hypertonic lactated Ringer's solution on intracranial pressure and cerebral water content in a model of traumatic brain injury. J Trauma, 1989, 29(4):484–488.

[91] Lundberg N, Kjallquist A, Bien C. Reduction of increased intracranial pressure by hyperventilation. A therapeutic aid in neurological surgery. Acta Psychiatr Scand Suppl, 1959, 34(139, Suppl):1–64.

[92] Adamides AA, Winter CD, Lewis PM, et al. Current controversies in the management of patients with severe traumatic brain injury. ANZ J Surg, 2006, 76(3):163–174.

[93] Raichle ME, Plum F. Hyperventilation and cerebral blood flow. Stroke, 1972, 3(5):566–575.

[94] Go KG. Cerebral Pathophysiology: An Integral Approach With Some Emphasis on Clinical Implications. Amsterdam, NY: Elsevier, 1991.

[95] Giller CA, Bowman G, Dyer H, et al. Cerebral arterial diameters during changes in blood pressure and carbon dioxide during craniotomy. Neurosurgery, 1993, 32(5):737–741, discussion 741–742.

[96] Kontos HA, Raper AJ, Patterson JL, Jr. Analysis of vasoactivity of local pH, pCO2 and bicarbonate on pial vessels. Stroke, 1977, 8(3):358–360.

[97] Cold GE. Cerebral blood flow in acute head injury. The regulation of cerebral blood flow and metabolism during the acute phase of head injury, and its significance for therapy. Acta Neurochir Suppl (Wien), 1990, 49:1–64.

[98] Obrist WD, Marion DW. Xenon techniques for CBF measurement in clinical head injury // Narayan RK, Wilberger J, Povlishock JT, eds. New York, NY: McGraw-Hill, 1996:471C–485C.

[99] Reivich M. Arterial pCO_2 and cerebral hemodynamics. Am J Physiol, 1964, 206:25–35.

[100] Stocchetti N, Mattioli C, Paparella A, et al. Bedside assessment of CO_2 reactivity in head injury: changes in CBF estimated by changes in ICP and cerebral extraction of oxygen. J Neurotrauma, 1993, 10(Suppl):187.

[101] Yoshihara M, Bandoh K, Marmarou A. Cerebrovascular carbon dioxide reactivity assessed by intracranial pressure dynamics in severely head injured patients. J Neurosurg, 1995, 82(3):386–393.

[102] Coles JP, Minhas PS, Fryer TD, et al. Effect of hyperventilation on cerebral blood flow in traumatic head injury: clinical relevance and monitoring correlates. Crit Care Med, 2002, 30(9):1950–1959.

[103] Muizelaar JP, van der Poel HG, Li ZC, et al. Pial arteriolar vessel diameter and CO_2 reactivity during prolonged hyperventilation in the rabbit. J Neurosurg, 1988, 69(6):923–927.

[104] Muizelaar JP, Marmarou A, Ward JD, et al. Adverse effects of prolonged hyperventilation in patients with severe head injury: a randomized clinical trial. J Neurosurg, 1991, 75(5):731–739.
[105] Brain Trauma Foundation. The American Association of Neurological Surgeons. The Joint Section on Neurotrauma and Critical Care. Management and prognosis of severe traumatic brain injury, part 1: guidelines for the management of severe traumatic brain injury. J Neurotrauma, 2000, 17:451–553.
[106] Dearden NM, Gibson JS, McDowall DG, et al. Effect of high-dose dexamethasone on outcome from severe head injury. J Neurosurg, 1986, 64(1):81–88.
[107] Piatt JH, Jr, Schiff SJ. High dose barbiturate therapy in neurosurgery and intensive care. Neurosurgery, 1984, 15(3):427–444.
[108] Rea GL, Rockswold GL. Barbiturate therapy in uncontrolled intracranial hypertension. Neurosurgery, 1983, 12(4):401–404.
[109] Kassell NF, Hitchon PW, Gerk MK, et al. Alterations in cerebral blood flow, oxygen metabolism, and electrical activity produced by high dose sodium thiopental. Neurosurgery, 1980, 7(6):598–603.
[110] Cormio M, Gopinath SP, Valadka A, et al. Cerebral hemodynamic effects of pentobarbital coma in head-injured patients. J Neurotrauma, 1999, 16(10):927–936.
[111] Ochiai C, Asano T, Takakura K, et al. Mechanisms of cerebral protection by pentobarbital and nizofenone correlated with the course of local cerebral blood flow changes. Stroke, 1982, 13(6):788–796.
[112] Smith DS, Rehncrona S, Siesjö BK. Inhibitory effects of different barbiturates on lipid peroxidation in brain tissue in vitro: comparison with the effects of promethazine and chlorpromazine. Anesthesiology, 1980, 53(3):186–194.
[113] Smith SL, Hall ED. Mild pre- and posttraumatic hypothermia attenuates blood-brain barrier damage following controlled cortical impact injury in the rat. J Neurotrauma, 1996, 13(1):1–9.
[114] Demopoulos HB, Flamm ES, Pietronigro DD, et al. The free radical pathology and the microcirculation in the major central nervous system disorders. Acta Physiol Scand Suppl, 1980, 492:91–119.
[115] Schalén W, Messeter K, Nordström CH. Complications and side effects during thiopentone therapy in patients with severe head injuries. Acta Anaesthesiol Scand. 1992, 36(4):369–377.
[116] Wald ER, Kaplan SL, Mason EO, Jr, et al; Meningitis Study Group. Dexamethasone therapy for children with bacterial meningitis. Pediatrics, 1995, 95(1):21–28.
[117] Sato M, Niiyama K, Kuroda R, et al. Influence of dopamine on cerebral blood flow, and metabolism for oxygen and glucose under barbiturate administration in cats. Acta Neurochir (Wien), 1991, 110(3–4):174–180.
[118] Eberhardt KE, Thimm BM, Spring A, et al. Dose-dependent rate of nosocomial pulmonary infection in mechanically ventilated patients with brain oedema receiving barbiturates: a prospective case study. Infection, 1992, 20(1):12–18.
[119] Ward JD, Becker DP, Miller JD, et al. Failure of prophylactic barbiturate coma in the treatment of severe head injury. J Neurosurg, 1985, 62(3):383–388.
[120] Winer JW, Rosenwasser RH, Jimenez F. Electroencephalographic activity and serum and cerebrospinal fluid pentobarbital levels in determining the therapeutic end point during barbiturate coma. Neurosurgery, 1991, 29(5):739–741, discussion 741–742.
[121] Eisenberg HM, Frankowski RF, Contant CF, et al. High-dose barbiturate control of elevated intracranial pressure in patients with severe head injury. J Neurosurg, 1988, 69(1):15–23.
[122] Schwab S, Spranger M, Schwarz S, et al. Barbiturate coma in severe hemispheric stroke: useful or obsolete? Neurology, 1997, 48(6):1608–1613.
[123] Biswas AK, Bruce DA, Sklar FH, et al. Treatment of acute traumatic brain injury in children with moderate hypothermia improves intracranial hypertension. Crit Care Med, 2002, 30(12):2742–2751.
[124] Clifton GL, Allen S, Barrodale P, et al. A phase II study of moderate hypothermia in severe brain injury. J Neurotrauma, 1993, 10(3):263–271, discussion 273.
[125] Clifton GL, Miller ER, Choi SC, et al. Lack of effect of induction of hypothermia after acute brain injury. N Engl J Med, 2001, 344(8):556–563.
[126] Shiozaki T, Sugimoto H, Taneda M, et al. Selection of severely head injured patients for mild hypothermia therapy. J Neurosurg, 1998, 89(2):206–211.
[127] Rosomoff HL, Holaday DA. Cerebral blood flow and cerebral oxygen consumption during hypothermia. Am J Physiol, 1954, 179(1):85–88.
[128] Markgraf CG, Clifton GL, Moody MR. Treatment window for hypothermia in brain injury. J Neurosurg, 2001, 95(6):979–983.
[129] Globus MY, Alonso O, Dietrich WD, et al. Glutamate release and free radical production following brain injury: effects of posttraumatic hypothermia. J Neurochem, 1995, 65(4):1704–1711.
[130] Polderman KH, Peerdeman SM, Girbes AR. Hypophosphatemia and hypomagnesemia induced by cooling in patients with severe head injury. J Neurosurg, 2001, 94(5):697–705.
[131] Reed RL, II, Johnson TD, Hudson JD, et al. The disparity between hypothermic coagulopathy and clotting studies. J Trauma, 1992, 33(3):465–470.
[132] Resnick DK, Marion DW, Darby JM. The effect of hypothermia on the incidence of delayed traumatic intracerebral hemorrhage. Neurosurgery, 1994, 34(2):252–255, discussion 255–256.
[133] Rohrer MJ, Natale AM. Effect of hypothermia on the coagulation cascade. Crit Care Med, 1992, 20(10):1402–1405.
[134] Valeri CR, Feingold H, Cassidy G, et al. Hypothermia-induced reversible platelet dysfunction. Ann Surg, 1987, 205(2):175–181.
[135] Jiang J, Yu M, Zhu C. Effect of long-term mild hypothermia therapy in patients with severe traumatic brain injury: 1-year follow-up review of 87 cases. J Neurosurg, 2000, 93(4):546–549.
[136] Lyeth BGJJ, Jiang JY, Liu S. Behavioral protection by moderate hypothermia initiated after experimental traumatic brain injury. J Neurotrauma, 1993, 10(1):57–64.
[137] Marion DW, Obrist WD, Carlier PM, et al. The use of

moderate therapeutic hypothermia for patients with severe head injuries: a preliminary report. J Neurosurg, 1993, 79(3):354–362.
[138] Henderson WR, Dhingra VK, Chittock DR, et al. Hypothermia in the management of traumatic brain injury. A systematic review and meta-analysis. Intensive Care Med, 2003, 29(10):1637–1644.
[139] McIntyre LA, Fergusson DA, Hébert PC, et al. Prolonged therapeutic hypothermia after traumatic brain injury in adults: a systematic review. JAMA, 2003, 289(22):2992–2999.
[140] Shiozaki T, Hayakata T, Taneda M, et al; Mild Hypothermia Study Group in Japan. A multicenter prospective randomized controlled trial of the efficacy of mild hypothermia for severely head injured patients with low intracranial pressure. J Neurosurg, 2001, 94(1):50–54.
[141] Krieger DW, Yenari MA. Therapeutic hypothermia for acute ischemic stroke: what do laboratory studies teach us? Stroke, 2004, 35(6):1482–1489.
[142] Schwab S, Schwarz S, Spranger M, et al. Moderate hypothermia in the treatment of patients with severe middle cerebral artery infarction. Stroke, 1998, 29(12):2461–2466.
[143] Schwab S, Georgiadis D, Berrouschot J, et al. Feasibility and safety of moderate hypothermia after massive hemispheric infarction. Stroke, 2001, 32(9):2033–2035.
[144] French LA, Galicich JH. The use of steroids for control of cerebral edema. Clin Neurosurg, 1964, 10:212–223.
[145] Davis LE, Baldwin NG. Brain abscess. Curr Treat Options Neurol, 1999, 1(2):157–166.
[146] Calfee DP, Wispelwey B. Brain abscess. Semin Neurol, 2000, 20(3):353–360.
[147] Mathisen GE, Johnson JP. Brain abscess. Clin Infect Dis, 1997, 25(4):763–779, quiz 780–781.
[148] Bauer RB, Tellez H. Dexamethasone as treatment in cerebrovascular disease. 2. A controlled study in acute cerebral infarction. Stroke, 1973, 4(4):547–555.
[149] Poungvarin N, Bhoopat W, Viriyavejakul A, et al. Effects of dexamethasone in primary supratentorial intracerebral hemorrhage. N Engl J Med, 1987, 316(20):1229–1233.
[150] Narayan RK, Kishore PR, Becker DP, et al. Intracranial pressure: to monitor or not to monitor? A review of our experience with severe head injury. J Neurosurg, 1982, 56(5):650–659.
[151] Batjer HH, Reisch JS, Allen BC, et al. Failure of surgery to improve outcome in hypertensive putaminal hemorrhage. A prospective randomized trial. Arch Neurol, 1990, 47(10):1103–1106.
[152] Mendelow AD, Gregson BA, Fernandes HM, et al; STICH investigators. Early surgery versus initial conservative treatment in patients with spontaneous supratentorial intracerebral haematomas in the International Surgical Trial in Intracerebral Haemorrhage (STICH): a randomised trial. Lancet, 2005, 365(9457):387–397.
[153] Rabinstein AA, Atkinson JL, Wijdicks EF. Emergency craniotomy in patients worsening due to expanded cerebral hematoma: to what purpose? Neurology, 2002, 58(9):1367–1372.
[154] Aarabi B, Hesdorffer DC, Ahn ES, et al. Outcome following decompressive craniectomy for malignant swelling due to severe head injury. J Neurosurg, 2006, 104(4):469–479.
[155] Grady MS. Decompressive craniectomy. J Neurosurg, 2006, 104(4):467–468, discussion 468.
[156] Jourdan C, Convert J, Mottolese C, et al. Evaluation of the clinical benefit of decompression hemicraniectomy in intracranial hypertension not controlled by medical treatment. Neurochirurgie, 1993, 39(5):304–310.
[157] Polin RS, Shaffrey ME, Bogaev CA, et al. Decompressive bifrontal craniectomy in the treatment of severe refractory posttraumatic cerebral edema. Neurosurgery, 1997, 41(1):84–92, discussion 92–94.
[158] Stiefel MF, Heuer GG, Smith MJ, et al. Cerebral oxygenation following decompressive hemicraniectomy for the treatment of refractory intracranial hypertension. J Neurosurg, 2004, 101(2):241–247.
[159] Winter CD, Adamides A, Rosenfeld JV. The role of decompressive craniectomy in the management of traumatic brain injury: a critical review. J Clin Neurosci, 2005, 12(6):619–623.
[160] Yoo DS, Kim DS, Cho KS, et al. Ventricular pressure monitoring during bilateral decompression with dural expansion. J Neurosurg, 1999, 91(6):953–959.
[161] Hacke W, Schwab S, Horn M, et al. 'Malignant' middle cerebral artery territory infarction: clinical course and prognostic signs. Arch Neurol, 1996, 53(4):309–315.
[162] Gupta R, Connolly ES, Mayer S, et al. Hemicraniectomy for massive middle cerebral artery territory infarction: a systematic review. Stroke, 2004, 35(2):539–543.
[163] Stefini R, Latronico N, Cornali C, et al. Emergent decompressive craniectomy in patients with fixed dilated pupils due to cerebral venous and dural sinus thrombosis: report of three cases. Neurosurgery, 1999, 45(3):626–629, discussion 629–630.
[164] Maas AI, Dearden M, Teasdale GM, et al; European Brain Injury Consortium. EBIC-guidelines for management of severe head injury in adults. Acta Neurochir (Wien), 1997, 139(4):286–294.

3 侵入性多模态脑监测

Margaret Pain, Charles Francoeur, Neha S. Dangayach, Errol Gordon, Stephan A. Mayer

摘　要

昏迷降低了发展中的继发性脑损伤神经学检查的敏感性。多模态监测（MMM）由一系列在重症监护环境中经常使用的诊断工具组成，旨在生理学层面上优化中枢神经系统状态，并在其最早表现时发现继发性损伤。颅内压（ICP）和脑灌注压（CPP）监测是 MMM 的基石。脑实质中的氧分压（$PbtO_2$）和脑血流量（CBF）传感器可以精准地确定大脑灌注是否充分。通过绘制 $PbtO_2$ 和 CBF 与 CPP 的关系图，计算压力反应性指数（PRx），可以评价大脑自我调节控制状态。颅内脑电图（EEG）和连续视频脑电图等工具提高了癫痫的检出率。微透析提供了中枢神经系统病理代谢后果的证据，可用于确保充足的葡萄糖供应，检测缺血（表现为乳酸 / 丙酮酸升高），以及监测组织损伤的下游信号（谷氨酸和甘油升高）。MMM 传感器可以通过多腔螺栓插入，聚合数据进行可视化展示。综上所述，这些设备及其揭示的生理学变化可以为昏迷原因和治疗提供强大信息支撑。

关键词：脑组织氧分压，脑血流量，脑灌注压，昏迷，连续脑电图，颅内压，微透析，多模态监测

3.1 引　言

精神状态改变的患者给医生带来了极大的诊断和治疗挑战。轻度的意识变化可对症处理，但突发意识丧失需积极支持。昏迷有各种各样的原因和一系列的进展，每种都有其治疗策略。在由卒中、创伤或癫痫引起的急性脑损伤的情况下，多个病理过程可能同时发生，每个病理过程都会导致进一步的继发性损伤。脑多模态监测（MMM）包括有创和无创两种技术，可为了解动态脑生理提供连续的数据。这些监测结果可以用来实时发现病理情况（如颅内压升高、癫痫发作、组织缺氧和代谢紊乱），使临床医生能够在神经功能恶化和不可逆转的继发性损伤发生之前采取措施。

大多数生命体征监测的重点是评估和维持心肺稳定性。这些指标对维持危重患者生命十分关键，但血压、心率或血氧含量并不足以准确描述受伤大脑的状态。几十年来，神经学检查一直是神经状态最敏感的指标。格拉斯哥昏迷量表（GCS）是一种描述意识障碍程度的简易量表。较低的 GCS 评分预示着较高的发病率和死亡率，但其损伤机制和后果的描述相对较少。在昏迷患者中，神经学评估从对大量神经功能的详细描述变为对疼痛的反应性。在此类患者中，很难检测到神经功能恶化。

MMM 的首要目标是预防继发性脑损伤，通常包括同时评估和保证脑灌注、代谢和电活动（表 3.1）。本章阐述了构成基础 MMM 的基本概念，向读者介绍了解决这些概念的具体技术，并为开发一套成功的 MMM 系统提供了一些建议。

3.2 颅内压和大脑自动调节

脑血管自动调节是指在脑灌注压（CPP）波动的情况下，将脑血流量（CBF）维持在恒定水平的动态平衡过程（图 3.1）。作为唯一的氧气和营养来源，血液供应是维持最佳大脑功能的最重要因素。临床低血压在一定程度上是由患者开始出现精神状态改变时的血压水平来定义的。回顾性研究也表明低血压显著增加了脑损伤后死亡和严重残疾的风险[1-3]。因此，血液供应恢复的时间是决定卒中和心搏骤停结局的最重要因素之一[4-7]。

对于颅脑损伤（TBI），在没有低血压的情况下，尚不清楚组织存活和恢复的最佳血流是多少。大脑的血管发达，其血供与 CPP 直接相关。大脑是固定空间中的终末器官，CPP 等于平均动脉压（MAP）和颅内压（ICP）之差，即 CPP=MAP−ICP。这个方程式是 MMM 数据大部分科学和解释的基础。

表 3.1　多模态脑监测的组成部分

设备	测量参数	正常范围	病理情况
连续脑电监测	脑电活动	Alpha/delta 比值＞50%	Alpha/delta 比值＜50%
		无痫样放电	痫样放电
		无癫痫	癫痫
		对刺激有反应	对刺激无反应
Hemedex 灌注监护仪	脑血流量（CBF）	30~50mL/（100g · min）	假设代谢需求保留，＜20mL/（100g · min）考虑缺血
颈静脉氧饱和度监测	颈静脉氧饱和度（SjO_2）	50%~80%	＜50% 表示氧解离比例增高，考虑缺血
			＞80% 表示脑相对高灌注，脑氧解离比例减低
LICOX，Raumedic	脑实质氧分压（$PbtO_2$）	35~45mmHg	＜20mmHg 提示脑缺氧
			＜10mmHg 提示严重缺氧，可能发生缺血
脑微透析	葡萄糖	0.4~4.0μmol/L	＜0.4μmol/L 提示严重脑低血糖
	乳酸	0.7~3.0μmol/L	≥3.0μmol/L
	丙酮酸	未知	未知
	乳酸 / 丙酮酸比值	＜20	＞40 提示缺血及无氧代谢
	谷氨酸	2~10μmol/L	＞10μmol/L 提示异常或可能有危险的谷氨酸释放
	丙三醇	10~90μmol/L	＞90μmol/L 提示细胞膜崩解

3.2.1 自动调节的生理学

对大脑自动调节的研究始于尼尔斯 · 拉森（Nils Lassen），他证明了脑血流量在 CPP 的很大范围内受到恒定的调节，在正常受试者中低至 50mmHg，高达 150mmHg[8–9]。当 CPP 低于自动调节下限时，脑小动脉最大限度地扩张以允许最大血流量；当 CPP 超过上限时，脑小动脉最大限度地收缩，从而减轻灌注压升高对脑的不良影响。肌源性、神经源性、新陈代谢和血管内皮细胞共同决定了自身调节功能的上限和下限。这些因素中一个或多个的功能或控制障碍可以改变脑血管自我调节的范围，甚至使其完全丧失自调节功能[10]。除了压力的波动，缺氧也会影响脑血管张力，导致血管舒张，二氧化碳分压（PCO_2）也有影响，可能会导致血管扩张（高碳酸血症）或血管收缩（低碳酸血症）。

许多疾病状态下都会出现大脑自我调节功能障碍。在颅脑损伤和蛛网膜下腔出血（SAH）中，自我调节功能受损的患者死亡率更高[11]。在 SAH 中，脑自我调节功能障碍与迟发性脑缺血的发生密切相关[12]。在缺血性卒中和颈动脉狭窄中，脑自我调节功能障碍与梗死体积、长期预后和出血性转化有关[13–14]。越来越多的证据表明，大脑自身调节功能障碍在正常压力和交通性脑积水的发生中都起着作用[15]。这些患者脑积水的改善也会引起大脑自我调节功能的改善。

3.2.2 病理性颅内压增高

正常情况下，ICP 不随动脉压（ABP）或 CPP 而变化。但在颅内顺应性降低的情况下，当额外的容量增加时，正常压力的自动调节过程（即 CPP 较低时可导致血管扩张）将会导致颅内压进一步升高，这一现象被称为“血管扩张级联”变化（图 3.1）[16]。这一病理过程是 Lundberg A 波和 B 波的基础机制：当颅内顺应性降低时，会出现周期性的颅内压升高。根据定义，A 波（或称高原波）超过 20mmHg（但也可以超过 100mmHg），持续时间至少为 5min（但也可以更久）。A 波十分危险，以不规则或随机的间隔出现，由相对低血压触发，引起血管扩张。随之而

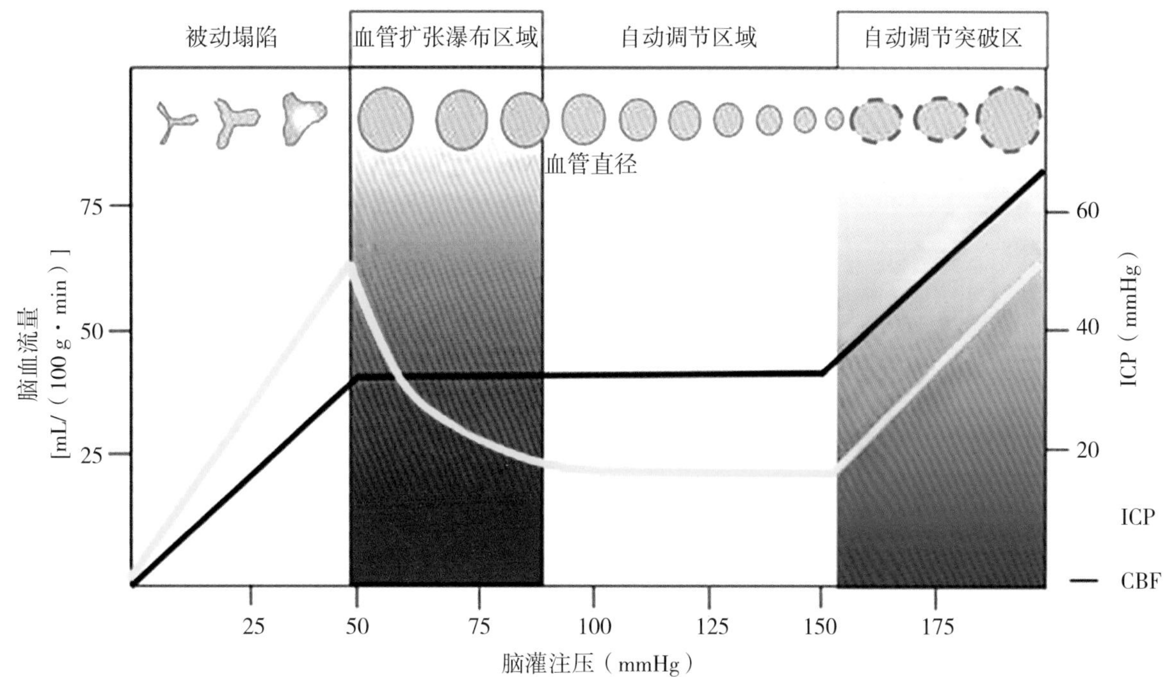

图 3.1 通过改变血管口径而改变脑灌注压（CPP）的情况下，自动调节能够保持恒定的脑血流量（CBF）。在健康的大脑中，超过 150mmHg 左右的 CPP 限值会出现内皮损伤和血脑屏障破坏，并伴有过度灌注和水肿形成。在 CPP 为 50mmHg 时，血管扩张最大，CBF 与 CPP 成正比，有较大的低灌注风险。当颅内顺应性降低时，充血和反应性血管扩张都会增加颅内压（ICP）

来的 ICP 升高和 CPP 降低进一步导致灌注不足，之后更多的血管扩张，直到大脑“卡”在 ICP 升高而 CPP 降低的“高原”（图 3.2）[16–17]。当颅内顺应性降低时，B 波也是对动脉压波动的自我调节反应，但其是周期性的，出现频率为每分钟 0.33~3 个（每 20s 至 3min 一个 B 波）。B 波一般小于 20mmHg，持续时间短于 5min，通常呈正弦形状（即无平台期），被认为是顺应性降低的标志，但不直接有害[18]。A 波可以突然发生，严重降低 CPP。之后脑血流量和 $PbtO_2$ 降低，厌氧代谢指标升高[16]。脑 MMM 旨在早期检测到这些紊乱，以帮助医生采取措施将大脑恢复至其代谢的基线水平。

3.3 有创多模式脑监测技术

在为危重患者进行多模态监测前，我们首先要思考的是，我们希望在监护中发现哪些类型的问题，这将确定监护的类型和时间。例如，对于大血管闭塞卒中的患者，单凭 ICP 可能就足以指导治疗，因为主要的临床问题是患者是否以及何时进行手术减压[19]。而重度蛛网膜下腔出血和昏迷的患者发生顽固性高颅压、迟发性脑缺血和癫痫的风险增加[19–21]，这些患者则需监护所有可能的问题，以便在造成持久伤害之前能够识别和逆转这些并发症。

3.3.1 颅内压和脑灌注压

在接受持续颅内压监测之前，我们常规对有高颅压症状和体征的患者进行影像学筛查和症状体征筛查。CT 和 MRI 能发现颅内体积增加（无论是梗死、血肿、肿瘤、脑脊液或血管源性水肿）和脑组织移位的证据。查体如发现患者反应迟钝或昏迷、瞳孔异常、过度换气、反射亢进或肌张力增高或肢体强直，则很可能是脑移位或脑疝所致，而不能反映颅内压的绝对水平。事实上，仅凭临床体征预测 ICP 显然不可靠。因此，在目前的技术下，真正了解患者颅内压的唯一方法是直接有创地测量它。腰椎穿刺和无创性测量视神经鞘直径（> 5.5mm 表明 ICP 升高的可能性为 80%）可提供当时的 ICP 证据，但若 ICP 正常，这些方法无法检测到之后的病理性 ICP 增高（如 A 波）。

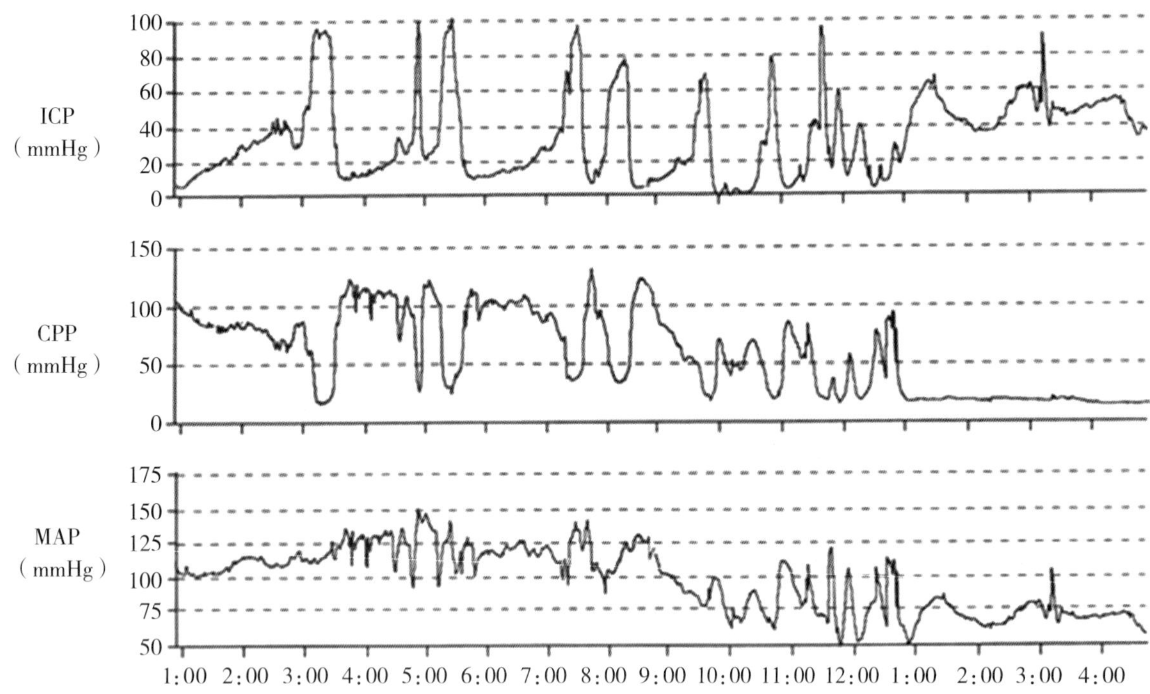

图 3.2 一例 42 岁男性重型颅脑损伤患者的稳定期颅内压（ICP）升高超过 80mmHg。脑灌注压（CPP）随每次 ICP 的升高而“镜像”降低，血管张力进行性不稳定表现为下午 3：30 的平均动脉压（MAP）波动和凌晨 1：00 的终末平台波。在被动塌陷的最后阶段，MAP 和 ICP 的轨迹一致，因为 MAP 此时已成为 ICP 的主要决定因素

生理概念

持续的 ICP 和 CPP 监测是脑 MMM 的根本[21]。Monro、Kellie 及 Burrows 于 18 世纪和 19 世纪首次在兔子和人类遗体上进行了颅内压与脑功能关系的研究[22-23]，指出了颅内压升高与颅骨内各组分体积之间的关系。Monro-Kellie 原则指出，成人颅骨内体积是固定的，任何一个组分的体积增大（如大脑血容量）必须伴随着另一个组分的体积减小才能保持恒定的压力。相应地，颅内容积失代偿增加会导致颅内压增高。在这个模型中，血液、脑和脑脊液体积都代表单独组分。如果脑容量要增加（如在脑水肿的情况下），那么其他组分（如脑脊液容量）将不得不减少。一旦逐渐失代偿，颅内顺应性就会逐渐降低，即使颅内容量的微小增加也会导致 ICP 的剧增。

颅内压及预后

颅内压既是继发性脑损伤的诱因，也是继发性脑损伤的后果。高颅压与死亡率之间的关系是众所周知的。回顾性颅脑损伤和心搏骤停病例系列研究发现，当 ICP 持续超过 22~25mmHg 时，发病率和死亡率均增加[24-26]。目前指南建议对所有重型颅脑损伤（即 GCS 评分为 8 分或更低）的患者进行 ICP 监测，以降低住院和受伤后 2 周的死亡率[26]。

治疗高颅压的有效方法有很多。治疗 ICP 最常见的方法是阶梯式治疗，从床头抬高开始，逐步升级到脑脊液引流、镇静（肌松）、CPP 优化、团注渗透疗法和过度通气[27]。对这些措施无效的持续性高颅压与高死亡率相关，一般应采用“抢救”或“挽救”大骨瓣减压术来治疗。在 RESCUE ICP 研究中，抢救性大骨瓣减压术确实挽救了患者生命，但幸存者严重残疾的比例增加[28]。未接受手术的患者更有可能经历严重的高颅压，死亡率也更高。

颅内压监测设备

美国目前已批准多个设备用于持续的 ICP 监测（图 3.3）。脑室外引流（EVD）长期以来一直是测量和治疗颅内压升高和脑积水的金标准。就其核心原理而言，EVD 是一个受控的虹吸装置。经颅骨钻孔将前段开口导管穿透脑实质，送入侧脑室，并穿过 Monro 孔。虹吸管的末端（即脑脊液收集容器）在耳屏水平，大约为第三脑室水平。

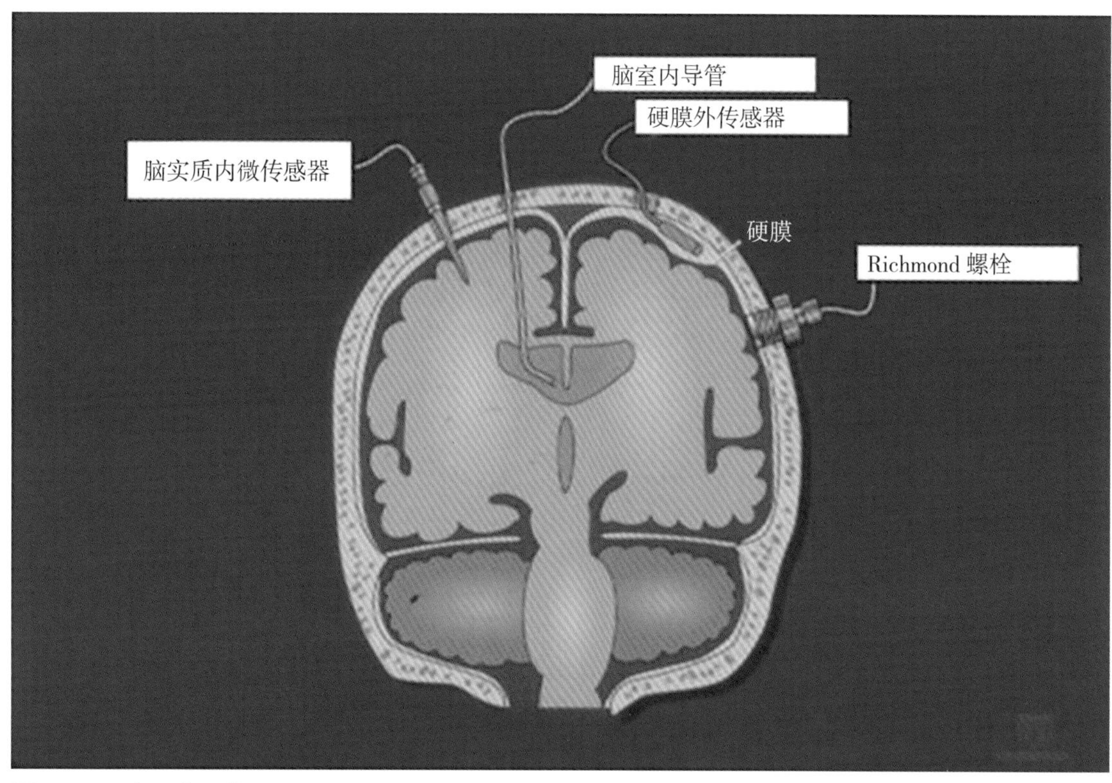

图 3.3 颅内压监测装置

通过调节导管引流出口装置来调节脑脊液引流压力。因此，如设置为 15cm 时，只有当导管末端的压力超过 15cmH_2O 才会引出脑脊液。这是一种简单而有效的持续治疗高颅压的方法，但也有一些缺点，主要是 5%~10% 的脑室造瘘相关感染风险，以及当系统开放引流时缺乏持续监测。因此，在进行 MMM 时，即使放置了 EVD 也建议使用实质探头连续测量 ICP。

实质内颅内压监测器（由 Camino、Codman、Spiegelberg 和 Raumedic 制造）与 EVD 相比有优点，也有缺点。它们很容易放置，出血和感染的风险很低，并可提供连续的数据。连续的 ICP 是检测高原 A 波及计算大脑自身调节的高级指标，如压力反应性指数（PRx，见下文）。其主要的缺点是监测器可能会因漂移而导致数据不可靠，因为这些设备中的大多数一旦置入就不能重新进行大气压校准。

较少使用的 ICP 监测方法包括硬膜下探头和硬膜外监测系统，包括中空 Richmond 螺钉。这些方法提供的数据不如脑实质或 EVD 监测可靠，因此在临床上也不甚受欢迎。

评价自动调节功能的颅内压衍生压力反应性指数

ICP 优化更根本的是 CPP 优化。如果 ICP 的降低可改善脑血流量，那么 CPP 的改善也应该达到同样的目的。由于没有办法直接测量脑血流量，也没有 $PbtO_2$ 这样的脑灌注指标，CPP 的优化历来都是为了保持一个通用的“一刀切”的目标范围。但这种简单的方法可能有它的问题，因为所有的患者都不一样。CPP 驱动策略的早期尝试并未彰显其优势，在某些情况下，还似乎导致了额外的伤害 [29–30]。这可能与脑血流量、CPP 和脑自动调节之间复杂多变的关系有关。

有几种方法可以评估大脑自动调节。血管系统的这种适应性可作为一种静态指标进行量化和分析，而适应的速率被称为动态自动调节。因为它们在短期范围内有所不同，所以连续监测（如运行相关系数）比间歇性评估（如一过性充血反应试验）更受青睐 [31]。前者允许导出 PRx，将 5min 内平均 ICP 和动脉压的 10s 片段关联起来 [32–33]。当自身调节功能完好时，动脉压的轻微下降会导致血管扩张，这会使 ICP 略有增加。因此，PRx 为负或为零（从 +1 到 −1）表示脑血管反应性恰当。

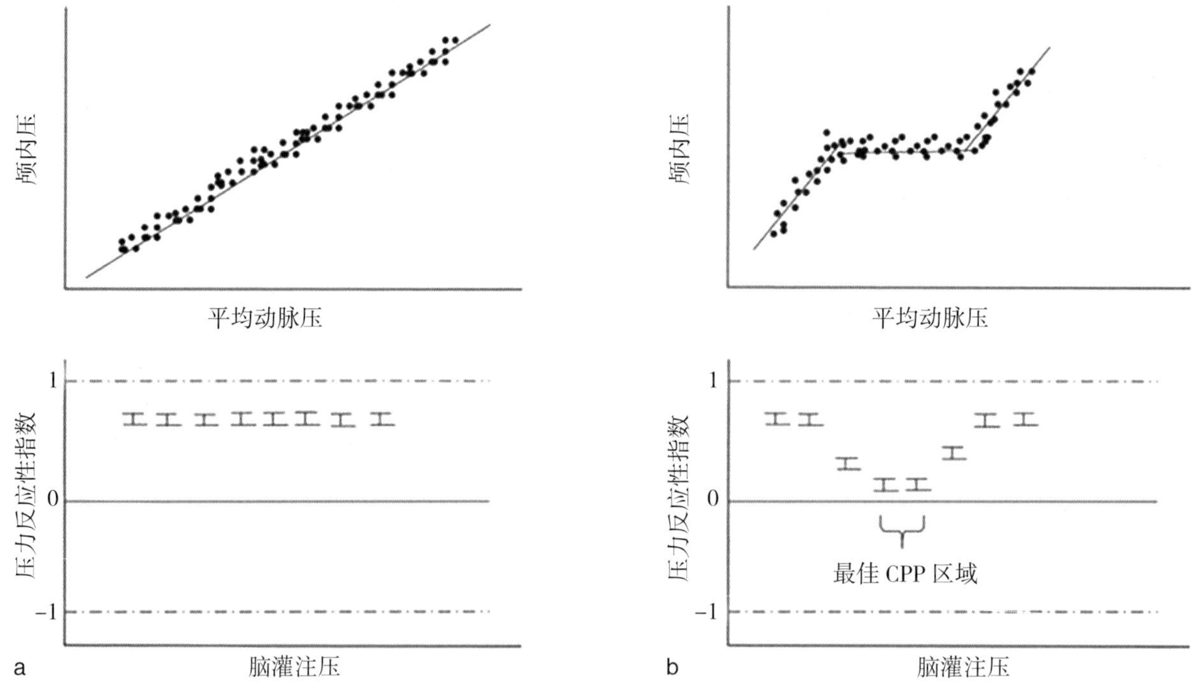

图 3.4 确定最佳脑灌注压。在自我调节功能丧失的患者中，颅内压和平均动脉压之间似乎是线性关系。当在特定的脑灌注压下绘制压力反应性指数（PRx）时，图中没有最低点，这表明没有自动调节的最佳位置（a）。在自我调节功能完好的患者中，自我调节正常范围中心的平均 PRx 值比其他脑灌注压时低（接近于 0）（b）。CPP：脑灌注压。经许可引自 Ko S−B. Multimodality monitoring in the neurointensive care unit: a special perspective for patients with stroke. J Stroke,2013,15:99 – 108.

最佳 CPP 可通过绘制 PRx 与 CPP 的关系图来估计，其位于 U 型曲线的底部，其中 PRx 最负（图 3.4）。Steiner 及其同事表明，当观察到的 CPP 接近导出的最佳 CPP 时，患者的预后会有所改善[34]。相反，正的和升高的 PRx 值表明血管自我调节失败，与较差的预后相关[31]。最近的文献表明，这些信息可以用来定义患者的最佳 CPP，以及维持最佳 CPP 与死亡率的相关性[35]。PRx 现已被纳入最近的指南，作为急性脑损伤患者个性化决策过程的补充[36]。

3.3.2 脑组织氧监测

预防缺血是神经重症管理的中心目标。脑灌注可通过 CT 动脉造影、CT 灌注、正电子发射断层扫描（PET）成像和 MRI 进行无创性研究，但这些只能提供快照式的测量，不适用于连续评估。脑实质中的氧分压（$PbtO_2$）——通常在大脑皮质中为 40mmHg——可以用实质内探头直接测量（Licox 或 Raumedic 系统）。作为脑血流量和动静脉含氧量差（$AvDO_2$；PaO_2-PvO_2）的结果，这些探头的值被认为是氧气输送、扩散和消耗的总和。因此，$PbtO_2$ 的变化可能是因为自我调节受损时血压和血流量增加，毛细血管氧气扩散加快（理论上可能发生在推注渗透疗法后），或因为氧气消耗的速率增加（如发生于癫痫和颤抖）。

用 $PbtO_2$ 数据指导临床工作的最佳途径仍不确定。BOOST-2 是一项临床试验，评估在常规 ICP 治疗的基础上优化 $PbtO_2$ 的临床效果。预计其结果很快就会出来。

氧反应性指数（ORx）是 $PbtO_2$ 与 CPP 的 Pearson 相关系数。它已被研究作为定义压力被动和过度灌注状态的一种手段，与自身调节功能障碍呈正相关。有研究比较了 PRx 和 ORx 预测自动调节功能障碍和远期预后，但并未显示 ORx 的优越性[37]。

3.3.3 脑血流量

脑血流量可以用热扩散流量计直接在脑内测量（TDF; Hemedex Inc.）。TDF 通过探头的热敏电阻和温度传感器之间的温差来确定对周围组织的对流和传导热损失。这在数学上与区域 CBF 相关[38]。TDF 技术可在床边提供实时、连续和动态的 CBF 数据，其导出的实时 CBF（rCBF）测量结果已被证明与使用稳定氙增强 CT 扫描同时测量的结果有很好的相关性[28,39]。假设代谢需求不变，rCBF 正常值在 40~70mL/（100g·min），rCBF < 20mL/（100g·min）意味着组织缺血。

3.3.4 皮质内脑电图和皮质脑电图

电生理学作为 MMM 的一部分，包括体表和皮质内脑电图（EEG）。体表脑电图使用根据国际 10–20 系统放置标准的 21 枚电极，可以在相当大比例的脑损伤患者中检测到（大部分）非惊厥发作（NCSz）和非惊厥性癫痫持续状态（NCSE）[40]，无论其原因是癫痫、颅脑损伤、蛛网膜下腔出血、高颅压还是缺氧缺血（表 3.2）。虽然证据很少，但大多数临床医生认为 NCSz 和 NCSE 都应该积极治疗，以将继发性损伤降至最低。治疗开始得越早，成功终止癫痫的机会就越高[41]。发作 – 发作间歇期的其他病理脑电图结果是否应该治疗，超出了本章的范围，目前争论也较多[41]。

通过脑电图获得的其他信息，如背景反应性和后头部优势节律或正常睡眠结构的存在，也有助于预测预后。在昏迷的患者中，应该连续脑电图（cEEG）监测至少 48h，以保证癫痫检测的灵敏度[42]。

定量脑电图

除了原始的 cEEG，最新的技术还允许采用傅里叶转换以自动的方式对信号进行分解和分析，允许量化幅度、功率、频率和节律性，从而产生定量 EEG（qEEG）。qEEG 可以更快分析长程脑电监测结果，其模式识别基础知识更易于非神经科医生和护士学习，从而实现实时床边持续监测。qEEG 允许使用 alpha 变异度和 alpha/delta 比值（ADR）等指标来监测缺血事件[42]。一项研究表明，ADR 减少 40% 可能意味着蛛网膜下腔出血患者迟发性脑缺血[43]。

皮质内脑电图

有创颅内脑电监测可应用硬膜下条状电极和皮质内深部电极，通过它可发现头皮 EEG 监测不到的异常电生理活动，特别是皮质扩散性去极化（CSD）和皮质内深部发作。皮质内脑电图可以监测出在头皮脑电图上不甚明显的皮质内癫痫[44]。深度脑电图使用一根细导线，含 6 个相隔 4~5mm 离散的脑电触点，通常与其他形式的侵入性脑电监测结合使用[45]。在描述这项技术的第一项研究中，约 1/3 的昏迷患者未检测到癫痫发作，1/3 者在深部和表面脑电图上均有癫痫发作，1/3 者只在深部脑电图中监测到癫痫发作[44]。仅用深部脑电图才能监测到的孤立性癫痫的临床意义尚不清楚。然而，使用多模态脑监测仪的研究表明，皮质内癫痫发作与严重颅脑损伤后的代谢危象、CPP 和 ICP 增高、动脉瘤性蛛网膜下腔出血后的预后不良，以及心搏骤停后脑血流量升高合并脑组织缺氧有关（图 3.5）[46]。

皮质脑电图

皮质脑电图（ECoG）包括使用放置在硬膜下大脑表面的条状电极。这些电极有间隔大约 5mm 的 6~8 个分开的触点。与头皮脑电图相比，ECoG 具有更高的时间和空间分辨率、更少的伪影和更好的信噪比。ECoG 检测的是皮质扩散去极化

表 3.2　根据基础临床诊断对昏迷患者进行连续脑电监测检出的癫痫近似发生率

病变类型	脑电发现癫痫发生率
缺血性卒中	5%~10%
蛛网膜下腔出血	10%~20%
脑出血	10%~20%
颅脑损伤	20%~30%
硬膜下血肿	20%~30%
缺氧缺血性脑病	20%~30%

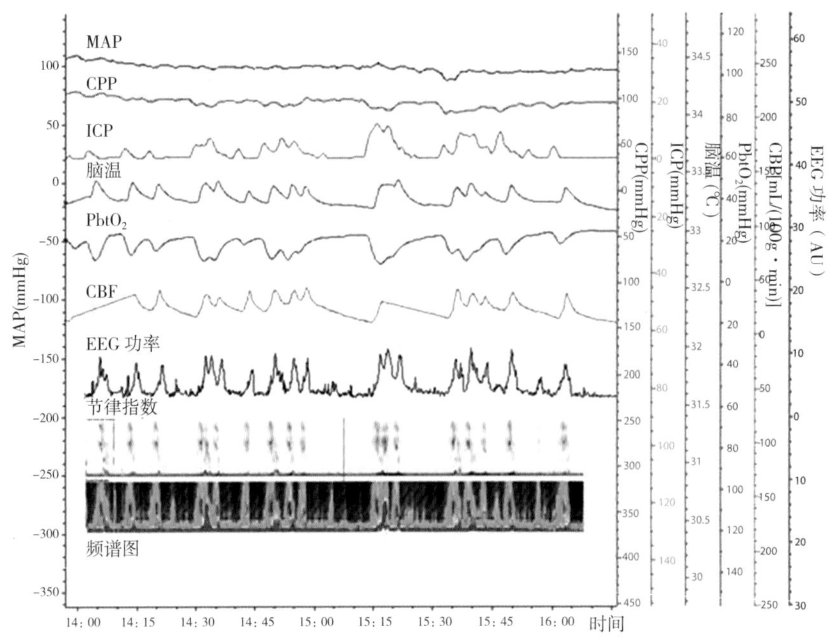

图3.5 发作期生理变量与定量脑电图(EEG)参数(y轴)的关系。图自上而下为平均动脉压(MAP)、脑灌注压(CPP)、颅内压(ICP)、脑温、脑氧分压($PbtO_2$)、脑血流量(CBF)、EEG总功率分析、节律指数、频谱图的2小时(x轴)时间记录。在反复发作期间，$PbtO_2$持续下降，随后颅内压、脑温度和脑血流量激增。此外，脑电总功率与节律性指数和频谱图中高频波存在同步性，提示此为发作性节律。经许可引自 Ko SB, Ortega-Gutierrez S, Choi HA, et al. Status epilepticus-induced hyperemia and brain tissue hypoxia after cardiac arrest. Arch Neurol,2011,68:1323–1326.

（CSD），而不是传统脑电图中使用的高通和低通滤波器的组合，CSD是皮质持续直流去极化的慢波[47]。这些波通常在急性脑损伤后观察到，如严重的颅脑损伤、蛛网膜下腔出血和恶性大脑中动脉（MCA）梗死[47]。CSD波与显著的代谢和血流动力学变化有关，如兴奋性毒性、脑代谢危象、脑组织缺氧和脑缺血[48]。CSD在昏迷状态下对脑损伤的影响程度仍有待阐明，且到目前为止尚无经过验证的治疗方法。

3.3.5 脑　温

发热是急性颅脑损伤患者的常见症状，尤其是在颅内出血的情况下。发热可对预后产生不良影响，因为温度升高会加速已受损大脑的代谢率，耗尽氧气和葡萄糖，并加剧炎症[49]。因此，预防发热至关重要。由脑组织氧或脑血流量TDF监护仪进行连续脑组织温度监测也可以发现“热脑效应”，即大脑温度显著超过核心温度的现象[50]。所有患者都应该使用循序渐进的方式来维持脑温正常。

3.3.6 微透析

尽管$PbtO_2$、CBF和ICP监测很好地描述了机体对大脑的输入状态，但评估这些输入对脑组织的影响是有用的。血液、氧气和葡萄糖被有效输送但无效利用，也可能会导致组织损伤。微透析便是为了更好地研究脑实质的代谢及生化环境而发展起来的。基于这一目的，其已在重症监护环境中使用超过20年了[51]。

设　备

微透析依赖于包围半透膜的充满液体的环状导管。通过入口流入的透析液是固定的，从而可以测量导管出口的代谢物浓度。半透膜可阻挡大于20,000道尔顿的分子，有利于低分子量代谢物的扩散及检测。该系统通过导入器被放置到脑实质中，可缝合在皮肤上或在螺栓装置内固定到患者身上。

有几个物理因素影响微透析数据的导出和可靠性。脑实质内导管的长度和液体流过导管的速度决定了透析液中代谢物的最大回收率。脑实质内导管长度越短或液体流动速度越快，预计的最大恢复率就会越低[52]。这对采样率施加了限制，不可能进行持续监测。此外，如果导管被放置在不易扩散的结构（如血管）附近，则通过探针的代谢物扩散速率将受到影响。

虽然有几家公司提供微透析探头和设备，但只有 M Dialysis（斯德哥尔摩，瑞典）的设备可用于人体（图 3.6）[53]。该导管可用于软组织或螺栓固定，并可与 ISCUS Flex 微透析分析仪（Mdialysis）配合使用。其通常插入脑实质 10mm，流速设置为 0.3μL/min，间质液体成分的回收率约为 70%。采样频率可以高达每 20min 一次，但也可以根据患者的临床需要降低采样频率。

微透析指标

临床微透析分析最常见的指标是乳酸 / 丙酮酸比值（LPR）。在缺血条件下，脑组织会转化为无氧代谢，丙酮酸转化为乳酸，而不是进入柠檬酸循环[51]。这种改变可导致微透析检测到的脑间质液中乳酸和丙酮酸的比值发生变化。随着这一比值的上升，潜在代谢危象的可能性也会增加。比值大于 25 是危机的预兆，比值大于 40 则提示预后不良[51]。

大脑间质液体中的葡萄糖水平可以反映几个不同的过程。在缺血条件下，葡萄糖输送减少并向无氧代谢转变，导致葡萄糖浓度的下降。在这些情况下，它可以与 LPR 一起用于评估缺血干预改善的效果。在充血状态下，葡萄糖的输送高于组织所能利用的量。在这些情况下，微透析的血糖会升高。此外，全身性低血糖或高血糖将在脑微透析读数中显示出来[54–55]。正因如此，应该在全身性葡萄糖的背景下解释脑葡萄糖的数据。

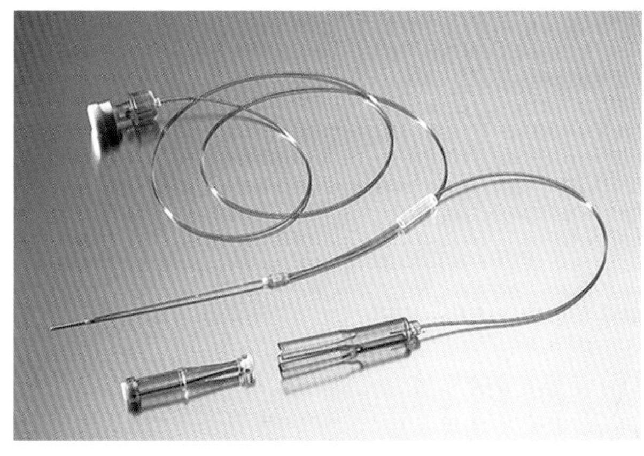

图 3.6　微透析探针和收集瓶

作为细胞膜组成的关键成分，微透析液中甘油的浓度与邻近组织损伤和细胞膜破裂的程度相对应。关于重型颅脑损伤患者预后的回顾性研究表明，入院后 72h 内幸存患者的平均甘油水平更低[56]。

谷氨酸是一种兴奋性神经递质，被认为是急性脑损伤期间额外的细胞破坏因子。其浓度在缺血发作期间可升高，这被认为与周围缺血组织利用减少有关。损伤后存活的重型颅脑损伤患者的间质谷氨酸浓度往往较低[57]。

3.3.7 探头置入、时间和个体化考虑

实质内监测仪可直接在大脑中进行动态监测。然而，其提供的数据反映了探头局部的情况，可能无法反映解剖上距离较远区域的情况[58]。因此只要有可能，我们会尝试将探头放置在离损伤区域最近的脑组织。例如，对于大脑中动脉瘤破裂的患者，通常会将多模态监护探头放置在动脉瘤的同侧额叶。当进行去骨瓣减压术时，可保留一小块颅骨，以便在手术结束时将螺栓固定在同侧额叶上。在损伤无明显偏侧的情况下（如弥漫性脑水肿、脑膜炎和前交通动脉瘤破裂），我们倾向于将探头放在右额叶。如果还需要右额 EVD，我们会将多模态监护仪放置在 Kocher 点前方 2~3cm 处和 1~2cm 之前。这样安排通常可避免探头和引流管冲突，以及可能的双侧医源性损伤。

MMM 放置的时间目前还存在争议。虽然 MMM 在最初的神经复苏中是有用的，但其重要性不高于其他稳定患者的干预措施或手术。此外，很少有监测探头与 MRI 兼容；如果在住院的最初几天内需要 MRI，那么应在 MRI 后再置入多模态监护探头。因此，我们经常依赖来自 EVD 测量的 ICP、MAP 和呼气末 CO_2 来指导治疗，直到所有紧急处理及影像学研究完成。随着我们对最优 CPP 理解的加深，多模态监护探头置入的时间可能会变得更为明晰。

最后，在规划和放置多模态监护仪时需要考虑患者个体因素。为了捕捉到最相关的病理生理学信息，建议将探头放置在受伤的脑部附近。在某些情况下，可用于该监测的组织窗相当小。对于这些情况，我们已经探索使用立体定向导航来确保探头的正确放置。在其他情况下，非增强 CT

扫描可能无法清楚病变的范围（如动静脉畸形），在放置前需要额外的影像学检查。

3.3.8 置入和数据管理

即使没有应用MMM，医生和护士也很难完全有效管理重症监护病房产生的所有数据。尽管监护数据可用于目标导向治疗及逐步优化，但当其被用于处理更复杂的分析时会更加有用，如PRx。在分析这些趋势的大量数据时，数据的真实可靠，以及消除人为和系统误差对于发现趋势至关重要。在大多数情况下，都是在床旁维持数据的完整可靠。使用监护的临床医生应该明确数据异常、探头功能异常的处理方式以及如何及时解释和利用MMM数据。护理人员应接受常规操作培训并学会排除简单设备故障，即使使用了额外的监护设备也要继续进行常规护理，并对设备何时可能无法正常连接或工作有基本的了解。

在后端，数据解释和存储可能会因其他因素而变得复杂。许多设备都有自己的专有技术和数据采集软件，不能采用通用数据存储方案。同步时间是解释多模态数据中的另一个关键因素，这样才能准确描述数据的相关和因果关系。市面上有几种数据采集和存储系统。BedMasterEx（Excel Medical）是一个基于医院的信息管理程序，可以存储高分辨率波形数据。CNS监视器（Moberg Research）可实现所有兼容设备的完全时间同步以及与EEG的集成，但监视器必须连接到网络才能执行多变量数据分析。ICM+（剑桥大学）只能关联数量有限的数据类型，但可提供时间同步和高级分析工具。

3.4 结　论

昏迷的治疗需要识别并优化各种导致大脑功能障碍的因素。随着对昏迷认识的提高，我们已经确定了几个与预后相关的特定因素，包括ICP、CBF、$PbtO_2$和癫痫发作。只有通过专门的神经系统监测才能评估这些因素。脑实质内监测仪的监测效果较为理想，因为它们能够在特定区域提供连续和直接的测量。随着我们对昏迷背后的复杂生理过程的不断理解，这些监测的作用会进一步明晰。

参考文献

[1] Chesnut RM, Marshall SB, Piek J, et al. Early and late systemic hypotension as a frequent and fundamental source of cerebral ischemia following severe brain injury in the Traumatic Coma Data Bank. Acta Neurochir Suppl (Wien), 1993, 59:121–125.

[2] Fuller G, Hasler RM, Mealing N, et al. The association between admission systolic blood pressure and mortality in significant traumatic brain injury: a multi-centre cohort study. Injury, 2014, 45(3):612–617.

[3] Berry C, Ley EJ, Bukur M, et al. Redefining hypotension in traumatic brain injury. Injury, 2012, 43(11):1833–1837.

[4] von Kummer R, Holle R, Rosin L, et al. Does arterial recanalization improve outcome in carotid territory stroke? Stroke, 1995, 26(4):581–587.

[5] Labiche LA, Al-Senani F, Wojner AW, et al. Is the benefit of early recanalization sustained at 3 months? A prospective cohort study. Stroke, 2003, 34(3):695–698.

[6] Chen CJ, Ding D, Starke RM, et al. Endovascular vs medical management of acute ischemic stroke. Neurology, 2015, 85(22):1980–1990.

[7] Hayakawa K, Tasaki O, Hamasaki T, et al. Prognostic indicators and outcome prediction model for patients with return of spontaneous circulation from cardiopulmonary arrest: the Utstein Osaka Project. Resuscitation, 2011, 82(7):874–880.

[8] Lassen NA. Autoregulation of cerebral blood flow. Circ Res, 1964, 15(Suppl):201–204.

[9] Lassen NA, Christensen MS. Physiology of cerebral blood flow. Br J Anaesth, 1976, 48(8):719–734.

[10] Donnelly J, Budohoski KP, Smielewski P, et al. Regulation of the cerebral circulation: bedside assessment and clinical implications. Crit Care, 2016, 20(1):129.

[11] Schmidt B, Lezaic V, Weinhold M, et al. Is impaired autoregulation associated with mortality in patients with severe cerebral diseases? Acta Neurochir Suppl (Wien), 2016, 122:181–185.

[12] Jaeger M, Soehle M, Schuhmann MU, et al. Clinical significance of impaired cerebrovascular autoregulation after severe aneurysmal subarachnoid hemorrhage. Stroke, 2012, 43(8):2097–2101.

[13] Jordan JD, Powers WJ. Cerebral autoregulation and acute ischemic stroke. Am J Hypertens, 2012, 25(9):946–950.

[14] Budohoski KP, Czosnyka M, Smielewski P, et al. Impairment of cerebral autoregulation predicts delayed cerebral ischemia after subarachnoid hemorrhage: a prospective observational study. Stroke, 2012, 43(12):3230–3237.

[15] Tanaka A, Kimura M, Nakayama Y, et al. Cerebral blood flow and autoregulation in normal pressure hydrocephalus. Neurosurgery, 1997, 40(6):1161–1165, discussion 1165–1167.

[16] Hayashi M, Kobayashi H, Handa Y, et al. Brain blood volume and blood flow in patients with plateau waves. J Neurosurg, 1985, 63(4):556–561.

[17] Helbok R, Olson DM, Le Roux PD, et al. Participants in the International Multidisciplinary Consensus Conference on Multimodality Monitoring. Intracranial pressure and cerebral perfusion pressure monitoring in non-TBI patients: special considerations. Neurocrit Care, 2014, 21(Suppl 2):S85–S94.

[18] Spiegelberg A, Preuss M, Kurtcuoglu V. B-waves revisited. Interdisciplinary neurosurgery: advanced techniques and case management, 2016, 6:13–17.

[19] Komotar RJ, Schmidt JM, Starke RM, et al. Resuscitation and critical care of poor-grade subarachnoid hemorrhage. Neurosurgery, 2009, 64(3):397–410, discussion 410–411.

[20] Macdonald RL. Delayed neurological deterioration after subarachnoid haemorrhage. Nat Rev Neurol, 2014, 10(1):44–58.

[21] Stuart RM, Schmidt M, Kurtz P, et al. Intracranial multimodal monitoring for acute brain injury: a single institution review of current practices. Neurocrit Care, 2010, 12(2):188–198.

[22] Monro A. Observations on the Structure and Functions of the Nervous System. Edinburgh, UK: Printed for, and sold by, W. Creech, 1783:176.
[23] Kellie, G. On death from cold, and on congestions of the brain // From the Transactions of the Medico-Chirurgical Society of Edinburgh. The Royal College of Surgeons of England, 1824.
[24] Burrows G. Lumleian Lectures, On Disorders of the Cerebral Circulation: And on the Connection Between Affections of the Brain and Diseases of the Heart. Philadelphia, PA: Lea & Blanchard, 1848.
[25] Gueugniaud PY, Garcia-Darennes F, Gaussorgues P, et al. Prognostic significance of early intracranial and cerebral perfusion pressures in post-cardiac arrest anoxic coma. Intensive Care Med, 1991, 17(7):392–398.
[26] Czosnyka M, Guazzo E, Whitehouse M, et al. Significance of intracranial pressure waveform analysis after head injury. Acta Neurochir (Wien), 1996, 138(5):531–541, discussion 541–542.
[27] Carney N, Totten AM, O'Reilly C, et al. Guidelines for the Management of Severe Traumatic Brain Injury. 4th ed. 2016, in press.
[28] Mayer SA, Chong J. Critical care management of increased intracranial pressure. J Intensive Care Med, 2002, 17(2):55–67.
[29] Hutchinson PJ, Kolias AG, Timofeev IS, et al; RESCUEicp Trial Collaborators. Trial of Decompressive Craniectomy for Traumatic Intracranial Hypertension. N Engl J Med, 2016, 375(12):1119–1130.
[30] Huang SJ, Hong WC, Han YY, et al. Clinical outcome of severe head injury using three different ICP and CPP protocol-driven therapies. J Clin Neurosci, 2006, 13(8):818–822.
[31] Robertson CS, Valadka AB, Hannay HJ, et al. Prevention of secondary ischemic insults after severe head injury. Crit Care Med, 1999, 27(10):2086–2095.
[32] Kety SS, Schmidt CF. The effects of active and passive hyperventilation on cerebral blood flow, cerebral oxygen consumption, cardiac output, and blood pressure of normal young men. J Clin Invest, 1946, 25(1):107–119.
[33] Czosnyka M, Brady K, Reinhard M, et al. Monitoring of cerebrovascular autoregulation: facts, myths, and missing links. Neurocrit Care, 2009, 10(3):373–386.
[34] Czosnyka M, Smielewski P, Kirkpatrick P, et al. Continuous assessment of the cerebral vasomotor reactivity in head injury. Neurosurgery, 1997, 41(1):11–17, discussion 17–19.
[35] Steiner LA, Czosnyka M, Piechnik SK, et al. Continuous monitoring of cerebrovascular pressure reactivity allows determination of optimal cerebral perfusion pressure in patients with traumatic brain injury. Crit Care Med, 2002, 30(4):733–738.
[36] Depreitere B, Güiza F, Van den Berghe G, et al. Pressure autoregulation monitoring and cerebral perfusion pressure target recommendation in patients with severe traumatic brain injury based on minute-by-minute monitoring data. J Neurosurg, 2014, 120(6):1451–1457.
[37] Le Roux P, Menon DK, Citerio G, et al. Consensus summary statement of the International Multidisciplinary Consensus Conference on Multimodality Monitoring in Neurocritical Care: a statement for healthcare professionals from the Neurocritical Care Society and the European Society of Intensive Care Medicine. Neurocrit Care, 2014, 21(Suppl 2):S1–S26.
[38] Barth M, Woitzik J, Weiss C, et al. Correlation of clinical outcome with pressure-, oxygen-, and flow-related indices of cerebrovascular reactivity in patients following aneurysmal SAH. Neurocrit Care, 2010, 12(2):234–243.
[39] Jaeger M, Soehle M, Schuhmann MU, et al. Correlation of continuously monitored regional cerebral blood flow and brain tissue oxygen. Acta Neurochir (Wien), 2005, 147(1):51–56, discussion 56.
[40] Vajkoczy P, Roth H, Horn P, et al. Continuous monitoring of regional cerebral blood flow: experimental and clinical validation of a novel thermal diffusion microprobe. J Neurosurg, 2000, 93(2):265–274.
[41] Westover MB, Shafi MM, Bianchi MT, et al. The probability of seizures during EEG monitoring in critically ill adults. Clin Neurophysiol, 2015, 126(3):463–471.
[42] Claassen J, Taccone FS, Horn P, et al. Neurointensive Care Section of the European Society of Intensive Care Medicine. Recommendations on the use of EEG monitoring in critically ill patients: consensus statement from the neurointensive care section of the ESICM. Intensive Care Med, 2013, 39(8):1337–1351.
[43] Claassen J, Mayer SA, Kowalski RG, et al. Detection of electrographic seizures with continuous EEG monitoring in critically ill patients. Neurology, 2004, 62(10):1743–1748.
[44] Claassen J, Hirsch LJ, Kreiter KT, et al. Quantitative continuous EEG for detecting delayed cerebral ischemia in patients with poor-grade subarachnoid hemorrhage. Clin Neurophysiol, 2004, 115(12):2699–2710.
[45] Waziri A, Claassen J, Stuart RM, et al. Intracortical electroencephalography in acute brain injury. Ann Neurol, 2009, 66(3):366–377.
[46] Mikell CB, Dyster TG, Claassen J. Invasive seizure monitoring in the critically-ill brain injury patient: current practices and a review of the literature. Seizure, 2016, 41:201–205.
[47] Vespa P, Tubi M, Claassen J, et al. Metabolic crisis occurs with seizures and periodic discharges after brain trauma. Ann Neurol, 2016, 79(4):579–590.
[48] Kramer DR, Fujii T, Ohiorhenuan I, et al. Cortical spreading depolarization: pathophysiology, implications, and future directions. J Clin Neurosci, 2016, 24:22–27.
[49] Sakowitz OW, Santos E, Nagel A, et al. Clusters of spreading depolarizations are associated with disturbed cerebral metabolism in patients with aneurysmal subarachnoid hemorrhage. Stroke, 2013, 44(1):220–223.
[50] Provencio JJ, Badjatia N; Participants in the International Multidisciplinary Consensus. Conference on Multi-modality Monitoring. Monitoring inflammation (including fever) in acute brain injury. Neurocrit Care, 2014, 21(Suppl 2):S177–S186.
[51] Rossi S, Zanier ER, Mauri I, et al. Brain temperature, body core temperature, and intracranial pressure in acute cerebral damage. J Neurol Neurosurg Psychiatry, 2001, 71(4):448–454.
[52] de Lima Oliveira M, Kairalla AC, Fonoff ET, et al. Cerebral microdialysis in traumatic brain injury and subarachnoid hemorrhage: state of the art. Neurocrit Care, 2014, 21(1):152–162.
[53] Galea JP, Tyrrell PJ, Patel HP, et al. Pitfalls in microdialysis methodology: an in vitro analysis of temperature, pressure and catheter use. Physiol Meas, 2014, 35(3):N21–N28.
[54] M Dialysis AB. www.mdialysis.com/clinical/neuro-intensive-care/products/products.
[55] Magnoni S, Tedesco C, Carbonara M, et al. Relationship between systemic glucose and cerebral glucose is preserved in patients with severe traumatic brain injury, but glucose delivery to the brain may become limited when oxidative metabolism is impaired: implications for glycemic control. Crit Care Med, 2012, 40(6):1785–1791.
[56] Kurtz P, Claassen J, Schmidt JM, et al. Reduced brain/serum glucose ratios predict cerebral metabolic distress and mortality after severe brain injury. Neurocrit Care, 2013, 19(3):311–319.
[57] Clausen T, Alves OL, Reinert M, et al. Association between elevated brain tissue glycerol levels and poor outcome following severe traumatic brain injury. J Neurosurg, 2005, 103(2):233–238.
[58] Chamoun R, Suki D, Gopinath SP, et al. Role of extracellular glutamate measured by cerebral microdialysis in severe traumatic brain injury. J Neurosurg, 2010, 113(3):564–570.

4 急性脑积水的处理

John H. Honeycutt, David J. Donahue

摘　要

每位神经外科医生都必须学会识别和治疗急性脑积水，因为很多发育问题和病理状况（如先天性和围产期问题、脑室出血和感染、蛛网膜下腔出血、肿瘤和其他占位，以及缺血性损伤导致的脑肿胀和脑脊液通路变形或闭塞）都与急性脑积水有关。即使是脊椎疾病（如肿瘤），也可能出现急性脑积水。很少有神经外科手术能像缓解脑积水引起的颅内压急剧升高那样取得令人满意的结果。急性脑积水的治疗通常需要脑室外引流术，但腰椎穿刺或内镜第三脑室造瘘术也可能是有效的。彻底了解患者脑积水的病理基础将帮助我们选择恰当的脑脊液分流手术。本章概述了急性脑积水的脑脊液循环生理学，列出了与脑积水相关的疾病，并详细介绍了相关的手术技术及并发症。

关键词：急性脑积水，感染，脑室出血，腰椎穿刺，第三脑室造瘘术，脑室造瘘术

4.1 引　言

急性脑积水是所有神经外科医生在其职业生涯中都会遇到的一种情况。急性脑积水的病因有很多，包括感染、蛛网膜下腔出血、颅内或小脑出血伴或不伴脑室扩张、肿瘤或异物导致脑脊液（CSF）流出道突然闭塞、缺血性脑卒中、创伤以及颅内手术。无论是什么原因，患者都可表现出神经系统状况的迅速恶化，需要紧急处理。从神经外科的角度来看，对于出现危重情况的急性脑积水患者，无论原因如何，几乎总是需要脑脊液分流，以期颅内压恢复正常，并留出时间进一步明确诊断，并进行对因干预。本章将讨论急性脑积水的脑脊液分流方法，并回顾急性脑积水的一些常见原因。与分流器故障相关的脑积水将在另一章中介绍。

4.2 急性脑积水的原因

颅内压增高时从脑室跨脑实质至蛛网膜下腔形成压力梯度[1]。这种压力梯度通常造成脑室扩大、脑实质压缩和蛛网膜下池闭塞，颅骨内板压迫脑实质可导致神经功能损害。慢性或亚急性过程导致的脑脊液动力学逐渐紊乱和脑室进行性增大通常耐受性较好，而急性改变很可能是致死性的，或是由于特定事件导致的急性脑积水，或是由于慢性脑积水的突然恶化。

非先天性脑积水最常见的原因是感染。细菌性脑膜炎后的脑积水通常在感染后的几周内出现[2]。然而，有文献报道急性脑积水可在发病后几天内发生[2–3]。脑室内囊肿与脑囊虫病等寄生虫感染可阻塞脑脊液流出道而致急性脑积水[4–5]。小脑脑炎可引起小脑水肿，导致第四脑室脑脊液流出道阻塞[6]。在感染情况下，应持续引流脑脊液，直到抗生素有效控制感染及炎症反应。继发性脑积水的第二大常见原因是颅内出血。高达 27% 的蛛网膜下腔出血患者会发生急性脑积水[7–8]。颅内出血根据出血量和位置不同，也会发生脑积水，特别是脑室出血[9–12]。即使颅内出血并未破入脑室，当中线移位阻塞 Monro 孔时，侧脑室引流不畅，也会导致脑积水。小脑出血有时会阻塞第四脑室流出道而导致脑积水[13]。所有这些情况导致的急性脑积水通过引流均可改善预后[11,13–15]，防止出现几乎绝对致死的出血性四脑室扩张[16]。图 4.1 展示了脑室外引流治疗蛛网膜下腔出血致脑积水的成功案例。

脑室内占位或脑室周围空间（即 Monro 孔、松果体区、脑导水管或第四脑室）的病变均可引起急性脑积水，或可表现为慢性病的急性恶化[17–19]。第三脑室胶样囊肿之所以臭名昭著，便是因其可造成 Monro 孔处突然闭塞导致患者猝死（图 4.2）。病情急剧恶化的患者应急诊引流，之

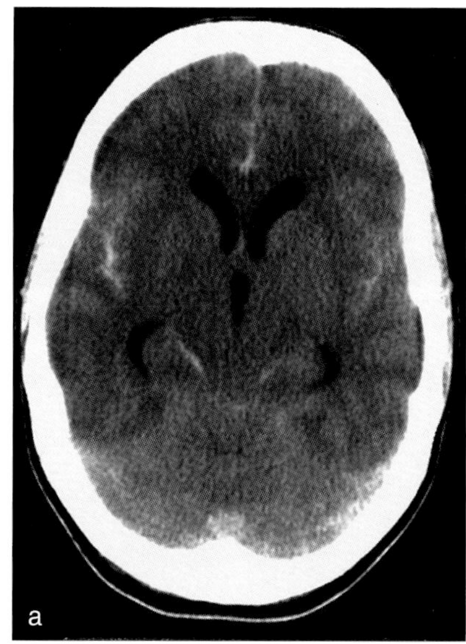

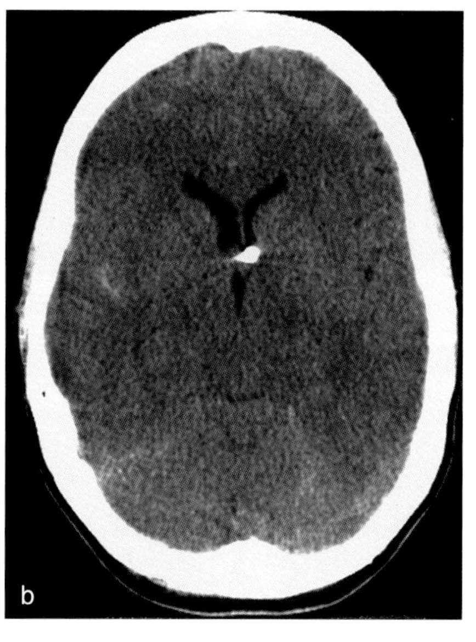

图 4.1 （a）蛛网膜下腔出血引起的急性脑积水。第三脑室的圆形外观和颞角明显增大。（b）脑室造瘘术后，脑室明显缩小

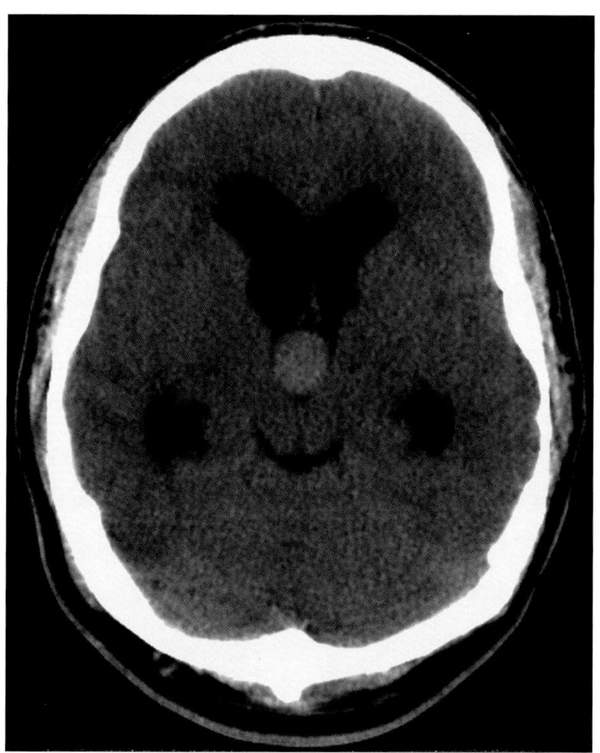

图 4.2 第三脑室胶样囊肿伴急性脑积水。胶样囊肿阻塞了双侧的 Monro 孔

后再行根治性手术[19]。临床稳定的第四脑室肿瘤患者，特别是儿童，在肿瘤切除前接受类固醇治疗，通常可以避免术前脑脊液分流[20]。

急性脑积水的其他原因包括缺血性卒中、创伤和术后并发症[21-26]。在这些情况下，脑积水是出血或水肿造成的占位效应阻塞脑脊液流出道或延伸到脑脊液间隙而导致的[26]。脑脊液分流有助于避免颅内压升高而造成的进一步损伤。

4.3 急性脑积水的治疗

4.3.1 脑室造瘘

脑室外引流是治疗急性脑积水最常用的脑脊液分流技术，可在床旁快速完成，并发症发生率低，既能测量颅内压又能治疗颅内压升高。对于病情迅速恶化、神经学检查呈下降趋势的急性脑积水伴颅内压升高的患者来说，这可能是救命稻草。

脑室造瘘术并非没有并发症。感染通常由皮肤菌群污染引起，是最常见的并发症，据报道其发生率为 4%~20%[27-31]。虽然与脑室导管通过相关的出血率可高达 7%，但症状性出血率不足 1%[32]。若血凝块致脑室导管闭塞可能需要重新穿刺；考虑到该过程的“盲目性”，故存在导管定位不佳的风险[27]。脑室扩大的早期动脉瘤手术患者进行脑室造瘘并不会增加其再出血的风险[33]，但分级较差的患者在脑室造瘘后再出血的风险仍然很高[34]。

侧脑室造瘘术可以采用各种技术来完成。无论选择哪种方法，都必须确保存在正常的凝血和足够的血小板数量及功能。任何凝血障碍都必须纠正；理想情况下，血小板计数应超过 100×10^9/L。在这个抗血小板药物可能不会改变凝血障碍“标准”测试结果的时代，仔细追问用药史是至关重要的。必须权衡在凝血或血小板功能障碍时进行脑室穿刺的风险与进一步保守治疗的风险。神经外科医生应了解最新抗凝药物相关知识，并学会如何消除他们的影响[35]。不幸的是，置管或拔出后出血总是有可能的。当使用 CT 或 MRI 确认出血时，这一发生率出奇之高（31%~41%）（EVD 出血文献）。幸运的是，这些出血很少需要外科干预，但这会增加脑室外引流（EVD）的故障率。

CT 或 MRI 扫描可确诊脑积水，并可让外科医生进行治疗规划。为了确保脑室穿刺成功并将并发症降至最低，应仔细研究患者的影像学检查，特别是在脑室结构移位的情况下，找对脑室相关标志物很有帮助。

通常选择非优势侧放置脑室导管。在脑室出血时，选择出血量最少的侧脑室，以避免导管堵塞。在动脉瘤性蛛网膜下腔出血的情况下，提前进行磁共振血管造影（MRA）、计算机断层血管造影（CTA）甚至脑血管造影，可以明确动脉瘤位置及供血血管，从而避免置管影响之后的手术操作。

准确的导管放置可将并发症降至最低，并保持导管通畅性。放置在脑室中央远离脉络丛的脑室导管有助于导管保持功能。通常进行的徒手盲穿本质上就容易穿刺不准。Kitchen 及其同事对 183 例 EVD 植入后 CT 影像进行了深入回顾，结果显示仅 40% 者位于同侧额角，10% 者最终进入了脑实质。其他末端置于蛛网膜下腔、侧脑室体部、第三脑室和对侧脑室。这些位置不良的导管，有 40% 需要再次调整[36]。有许多设备想要解决这个问题，也从侧面反映了置管不准的现状。影像学辅助的床旁电磁导航可有效提高穿刺准确性，且无需转运患者至手术室操作[37-38]。还有几种未使用计算机辅助的床旁穿刺方法也可提高穿刺准确性，但并未广泛应用[39]。

侧脑室穿刺时，选择瞳孔中线冠状缝线前 1cm 处为入口。在入口处形成一个向下延伸至颅骨的小切口，通常使用 15 号刀片，用刀刃分开骨膜。随后露骨钻孔，以假想的穿刺道为方向，必要时使用 18 号针或 11 号刀片打开硬脑膜。然后，垂直于颅骨平面，脑室导管带芯向前推进。在 5~7cm 深度时导管可达侧脑室的前角。此时当有落空感，提示导管穿刺到位，且脑脊液立即充满导管。拔除针芯，在远离入口点的位置处将导管经皮下隧道引出；切口用不可吸收的单丝缝合线缝合。在整个过程中，应防止脑脊液过度引流导致脑室塌陷。

成人侧脑室造瘘术的另一种方法是将入口点定位在正中矢状面上 12cm 处，冠状面距中线 3cm 处（图 4.3）。从这一点开始，向同侧内眼角和同侧耳屏绘制线条，使用这些参考线来引导穿刺。冠状面为内眼角线与颅骨正交相交平面，矢状面为耳屏线与颅骨相交平面，两平面交线即为穿刺轨迹（图 4.4）。导管沿着该轨迹插管进入脑室，经皮下隧道引出，关闭伤口。

如果侧脑室穿刺看起来有问题，例如当存在枕角扩张而额角正常，或者当放置得当的额角导管不能充分减压枕角时，可考虑枕部入路。入口点位于枕外粗隆上 2cm 和中线外 2cm 处，以远离静脉窦（图 4.5），之后露骨钻孔。脑室导管与颅骨长轴平行指向枕角（图 4.6）。

皮下隧道出口一般尽可能远（> 5cm），这样可降低感染风险[40]。从隧道穿出后将导管缝合在皮肤上，避免套管脱落。在本机构，我们将导管绕成圈，采用特殊的缝合方式将其固定在皮肤的三个固定缝合点上（图 4.7），使导管很难移位，具体针脚如图 4.8 所示。对于儿童，我们在出口部位的导管周围放置一个简单的环形固定缝线。除了固定缝合外，我们通常在导管出口处预留“U”形缝线，留出较长的末端，以便择期拔除导管后关闭出口部位。一旦固定在头皮上，导管便连接到无菌引流系统。

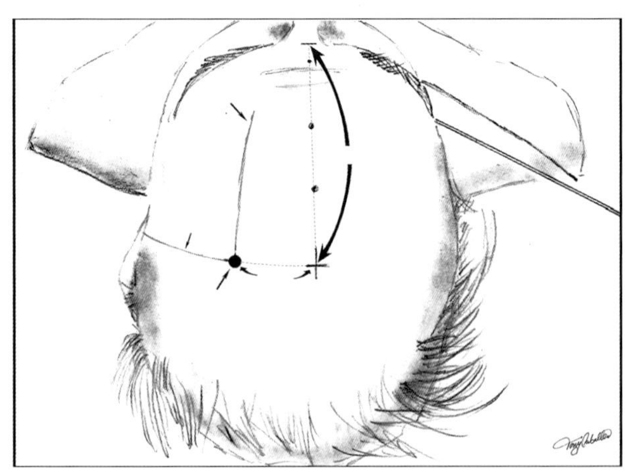

图 4.3 一种定位侧脑室造瘘术入口点的方法。注意入口沿中线距离鼻根 12cm，旁开 3cm。此外，还显示了其与耳屏和内眼角的连线

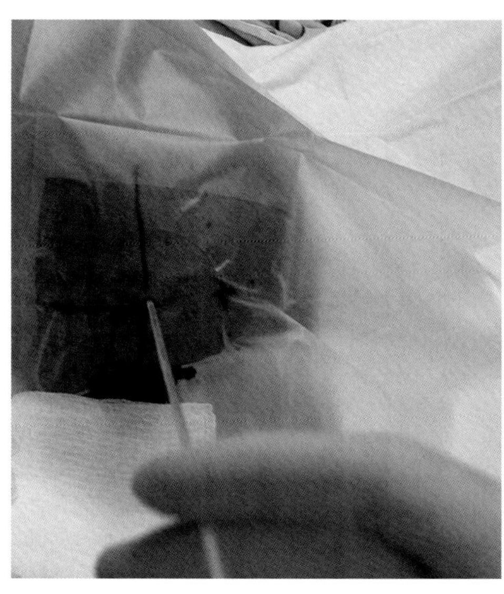

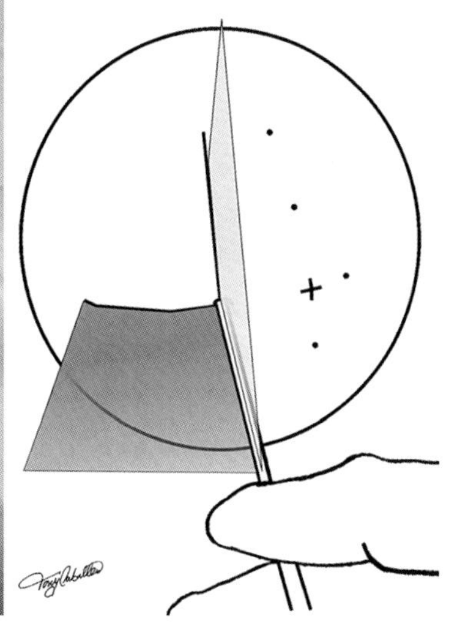

图 4.4 控制脑室导管在穿刺点与内眼角及耳屏连线所定平面交汇线中。这是在导管下方的视角。应注意，尽管在图中并未明确体现，但导管是沿着内眼角线指向同侧内眼角的

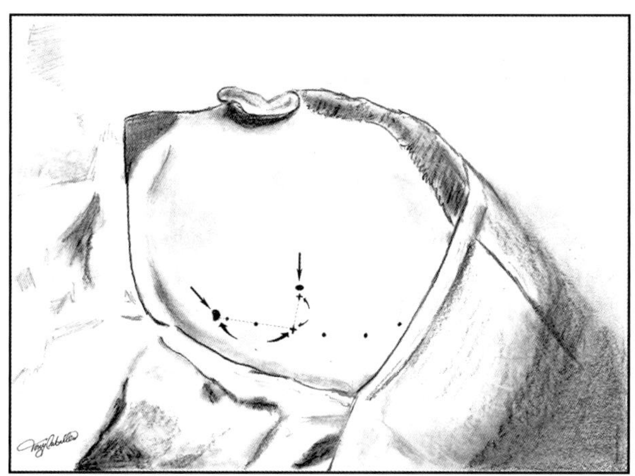

图 4.5 枕部脑室穿刺点

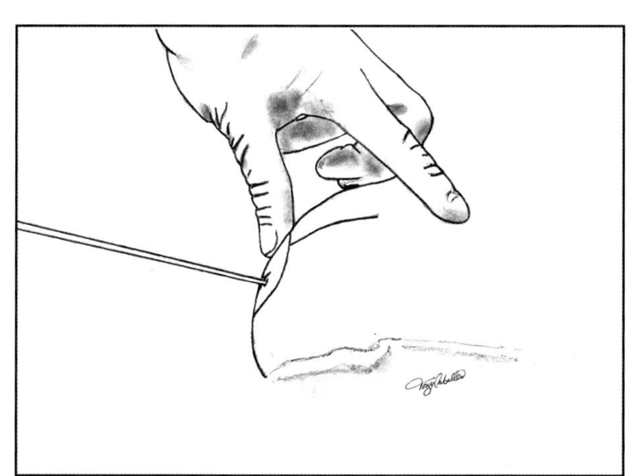

图 4.6 枕部脑室导管。导管几乎与颅骨的长轴平行

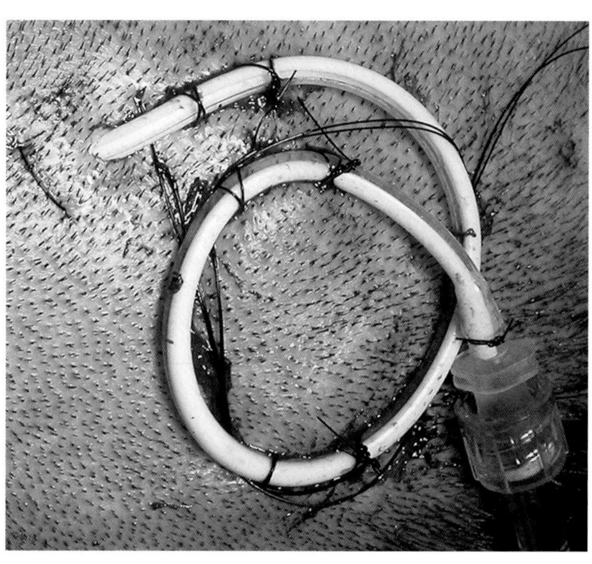

图 4.7 环形固定脑室导管。注意是三针缝线固定。这是将导管固定在皮肤上的重要一步，可大大减少患者或看护人员在日常工作中的脱管可能

预防导管和脑脊液感染永远是当务之急。许多文章已经证明，现在流行的抗生素和银浸渍的导管可以降低感染率（见抗生素导管文献）。预防性使用抗生素可能有助于预防脑室造瘘相关感染。在一个大型系列中，Park 等在需要长时间置留导管的患者中预防性应用抗生素，实现了仅 8.6% 的感染率[30]。Zingale 等研究显示，只接受围手术期抗生素的脑室造瘘患者感染的风险为 11%，而持续接受抗生素预防的患者感染风险为 3%，但后者倾向于发展耐药细菌或真菌感染[31]。相比之下，Murphy 等研究显示，术后使用涂有抗生素的导管在预防感染方面的益处甚微[41]。这项研究进行了 4 年多，第一组接受了长时间的抗生素治疗，第二组在导管插入时接受了单剂量的抗生素治疗。该病例组研究（866 例）显示，长期使用抗生素的感染率明显更高。尽管文献报道相

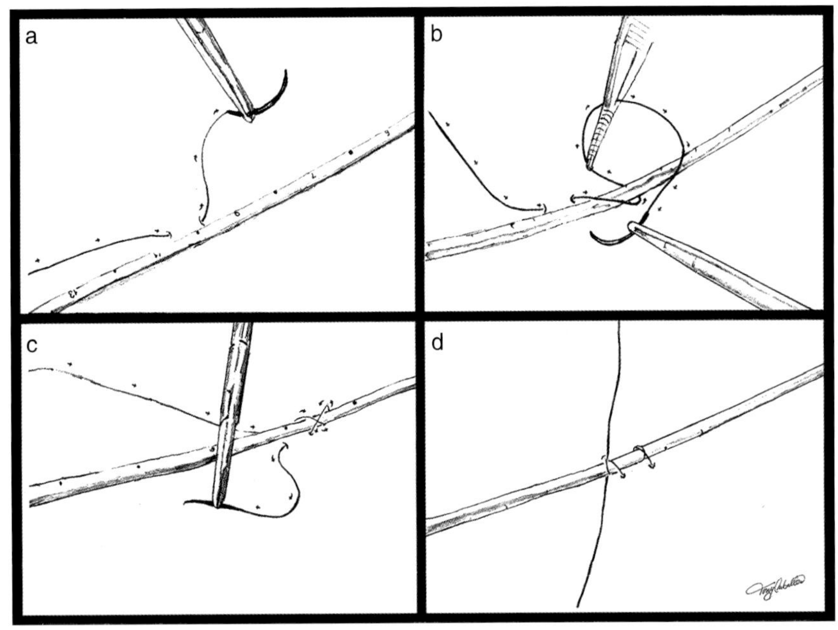

图 4.8 缝线固定。(a)第一针与导管平行缝合。(b)缝合线绕导管一周。(c)第二针与第一针对侧平行，于反方向缝合。(d)以类似(a)所示的方式绕导管一周，打结

互矛盾，但我们通常不会长期使用抗生素。然而，长期的脑脊液分流有时是必要的。Lo 等在一项回顾性研究中表明，引流时间与感染无关[42]。除非引流管出现故障，否则我们不会更换 EVD。

采用 EVD 集束化管理策略可能有助于减少并发症。Flint 等在所有神经外科医生同意后，推出了 EVD 集束化管理策略，以帮助降低感染率[43]。2016 年，神经重病监护学会发表了对 EVD 植入和管理的建议[44]。这两项研究都使用了循证指南来帮助其实施集束化策略。不幸的是，指南中几乎没有 I 类证据。

4.3.2 腰椎穿刺 / 腰大池引流

有文献报道，在蛛网膜下腔出血的情况下，可使用腰大池引流来治疗脑积水，同时可避免脑室造瘘的潜在并发症[45-46]。对于没有幕上或幕下占位、不存在脑脊液流出梗阻、没有脑组织移位和基底池开放的脑积水患者，可采用此种方法。

这种情况下的脑积水可以通过反复腰椎穿刺或放置腰椎引流导管来治疗。后者避免了重复的腰椎穿刺，但必须仔细监测引流，以免过度引流及其并发症发生。

腰椎穿刺的少数风险包括感染和腰神经或马尾神经受伤，但可能性非常小。尽管从技术上讲，持续的脑脊液漏是一种并发症，但事实证明其可以是有用的，前提是当患者脑积水减压时漏液仍在皮下，则无需重复进行腰椎穿刺。

4.3.3 内镜第三脑室造瘘

继发于脑导水管阻塞的脑积水通常是慢性的。然而，急性失代偿确实会发生，这类患者会出现急性神经恶化。如果患者能耐受手术准备所需时间，也可行内镜第三脑室造瘘术(ETV)[19,47-48]。ETV 治疗脑积水，不会存在长时间的脑室导管插管、脑室 – 腹腔分流或其他涉及硬件的脑脊液分流手术相关并发症。据报道，这种情况下第三脑室造瘘术的长期通畅率高达 80%[48]。除了解决脑积水问题外，第三脑室造瘘术还提供了对病变进行活检的机会。据报道，诊断成功率在 90% 以上[47]。第三脑室造瘘术可以在活检时进行，同时停用脑室导管，以增加第三脑室造瘘术通畅率。

ETV 的风险包括下丘脑损伤、动眼或外展神经麻痹、出血、心搏骤停、基底动脉损伤和卒中，引起的神经缺陷往往是暂时性的。据报道，出血和神经功能障碍的总体风险为 8%~15%[47-49]。如果患者病情迅速恶化，需要立即干预，可以先行脑室造瘘术[50]，然后再进行 ETV。

4.4 结　论

急性脑积水可能是多种病理过程的结果。在

急性脑积水患者病情严重或危重的情况下，紧急脑脊液分流可以挽救生命，稳定患者，为最终治疗争取时间，并恢复正常脑脊液动力学。脑室造瘘、腰椎穿刺和ETV都是治疗急性脑积水的可行方法。应考虑潜在的病理情况，因人而异，选择合适的干预措施。

4.5 附 录

4.5.1 EVD 出血文献

Gardner PA, Engh J, Atteberry D, et al. Hemorrhage rates after external ventricular drain placement. J Neurosurg, 2009, 110(5):1021–1025.

Miller C, Guillaume D. Incidence of hemorrhage in the pediatric population with placement and removal of external ventricular drains. J Neurosurg Pediatr, 2015,16(6):662–667.

Sussman ES, Kellner CP, Nelson E, et al. Hemorrhagic complications of ventriculostomy: incidence and predictors in patients with intracerebral hemorrhage. J Neurosurg, 2014, 120(4):931–936.

4.5.2 抗生素导管文献

Atkinson R, Fikrey L, Jones A, et al. Cerebrospinal Fluid Infection Associated with Silver-Impregnated External Ventricular Drain Catheters. World Neurosurg, 2016, 89:505–509.

Atkinson RA, Fikrey L, Vail A, et al. Silver-impregnated external-ventricular-drain-related cerebrospinal fluid infections: a meta-analysis. J Hosp Infect, 2016, 92(3):263–272.

Keong NCH, Bulters DO, Richards HK, et al. The SILVER (Silver Impregnated Line Versus EVD Randomized trial): a double-blind, prospective, randomized, controlled trial of an intervention to reduce the rate of external ventricular drain infection. Neurosurgery, 2012, 71(2):394–403, discussion 403–404.

Root BK, Barrena BG, Mackenzie TA, et al. Antibiotic Impregnated External Ventricular Drains: Meta and Cost Analysis. World Neurosurg, 2016, 86:306–315.

Sonabend AM, Korenfeld Y, Crisman C, et al. Prevention of ventriculostomy-related infections with prophylactic antibiotics and antibiotic-coated external ventricular drains: a systematic review. Neurosurgery, 2011, 68(4):996–1005.

Stevens EA, Palavecino E, Sherertz RJ, et al. Effects of antibiotic-impregnated external ventricular drains on bacterial culture results: an in vitro analysis. J Neurosurg, 2010, 113(1):86–92.

参考文献

[1] Greitz D. Radiological assessment of hydrocephalus: new theories and implications for therapy. Neurosurg Rev, 2004, 27(3):145–165, discussion 166–167.

[2] Ulloa-Gutierrez R, Avila-Agüero ML, Huertas E. Fulminant Listeria monocytogenes meningitis complicated with acute hydrocephalus in healthy children beyond the newborn period. Pediatr Emerg Care, 2004, 20(4):233–237.

[3] Frat JP, Veinstein A, Wager M, et al. Reversible acute hydrocephalus complicating Listeria monocytogenes meningitis. Eur J Clin Microbiol Infect Dis, 2001, 20(7):512–514.

[4] Shanley JD, Jordan MC. Clinical aspects of CNS cysticercosis. Arch Intern Med, 1980, 140(10):1309–1313.

[5] Shandera WX, White AC, Jr, Chen JC, et al. Neurocysticercosis in Houston, Texas. A report of 112 cases. Medicine (Baltimore), 1994, 73(1):37–52.

[6] Aylett SE, O'Neill KS, De Sousa C, et al. Cerebellitis presenting as acute hydrocephalus. Childs Nerv Syst, 1998, 14(3):139–141.

[7] Rajshekhar V, Harbaugh RE. Results of routine ventriculostomy with external ventricular drainage for acute hydrocephalus following subarachnoid haemorrhage. Acta Neurochir (Wien), 1992, 115(1–2):8–14.

[8] van Gijn J, Hijdra A, Wijdicks EF, et al. Acute hydrocephalus after aneurysmal subarachnoid hemorrhage. J Neurosurg, 1985, 63(3):355–362.

[9] Sumer MM, Açikgöz B, Akpinar G. External ventricular drainage for acute obstructive hydrocephalus developing following spontaneous intracerebral haemorrhages. Neurol Sci, 2002, 23(1):29–33.

[10] Chung CS, Caplan LR, Han W, et al. Thalamic haemorrhage. Brain, 1996, 119(Pt 6):1873–1886.

[11] Liliang PC, Liang CL, Lu CH, et al. Hypertensive caudate hemorrhage prognostic predictor, outcome, and role of external ventricular drainage. Stroke, 2001, 32(5):1195–1200.

[12] Yoshimoto Y, Ochiai C, Kawamata K, et al. Aqueductal blood clot as a cause of acute hydrocephalus in subarachnoid hemorrhage. AJNR Am J Neuroradiol, 1996, 17(6):1183–1186.

[13] Greenberg J, Skubick D, Shenkin H. Acute hydrocephalus in cerebellar infarct and hemorrhage. Neurology, 1979, 29(3):409–413.

[14] Hochman MS. Reversal of fixed pupils after spontaneous intraventricular hemorrhage with secondary acute hydrocephalus: report of two cases treated with early ventriculostomy. Neurosurgery, 1986, 18(6):777–780.

[15] Adams RE, Diringer MN. Response to external ventricular drainage in spontaneous intracerebral hemorrhage with hydrocephalus. Neurology, 1998, 50(2):519–523.

[16] Shapiro SA, Campbell RL, Scully T. Hemorrhagic dilation of the fourth ventricle: an ominous predictor. J Neurosurg, 1994, 80(5):805–809.

[17] Wisoff JH, Epstein F. Surgical management of symptomatic pineal cysts. J Neurosurg, 1992, 77(6):896–900.

[18] Shemie S, Jay V, Rutka J, et al. Acute obstructive hydrocephalus and sudden death in children. Ann Emerg Med, 1997, 29(4):524–528.

[19] Schijman E, Peter JC, Rekate HL, et al. Management of hydrocephalus in posterior fossa tumors: how, what, when? Childs Nerv Syst, 2004, 20(3):192–194.

[20] Maher C, Friedman J, Raffel C. Posterior fossa tumors in children // Batjer H, Loftus C, eds. Neurological Surgery: Principles and Practice. Philadelphia, PA: Lippincott Williams and Wilkins, 2003:985–997.

[21] Wolff R, Karlsson B, Dettmann E, et al. Pertreatment radiation induced oedema causing acute hydrocephalus

after radiosurgery for multiple cerebellar metastases. Acta Neurochir (Wien), 2003, 145(8):691–696, discussion 696.
[22] Antonello RM, Pasqua M, Bosco A, et al. Massive cerebellar infarct complicated by hydrocephalus. Ital J Neurol Sci, 1992, 13(8):695–698.
[23] Hanakita J, Kondo A. Serious complications of microvascular decompression operations for trigeminal neuralgia and hemifacial spasm. Neurosurgery, 1988, 22(2):348–352.
[24] Menéndez JA, Başkaya MK, Day MA, et al. Type III occipital condylar fracture presenting with hydrocephalus, vertebral artery injury and vasospasm: case report. Neuroradiology, 2001, 43(3):246–248.
[25] Karasawa H, Furuya H, Naito H, et al. Acute hydrocephalus in posterior fossa injury. J Neurosurg, 1997, 86(4):629–632.
[26] Lang EK. Acute hydrocephalus secondary to occlusion of the aqueduct by a bullet. J La State Med Soc, 1969, 121(5):167–168.
[27] Bogdahn U, Lau W, Hassel W, et al. Continuous-pressure controlled, external ventricular drainage for treatment of acute hydrocephalus—evaluation of risk factors. Neurosurgery, 1992, 31(5):898–903, discussion 903–904.
[28] Roitberg BZ, Khan N, Alp MS, et al. Bedside external ventricular drain placement for the treatment of acute hydrocephalus. Br J Neurosurg, 2001, 15(4):324–327.
[29] Stenager E, Gerner-Smidt P, Kock-Jensen C. Ventriculostomy-related infections—an epidemiological study. Acta Neurochir (Wien), 1986, 83(1–2):20–23.
[30] Park P, Garton HJ, Kocan MJ, et al. Risk of infection with prolonged ventricular catheterization. Neurosurgery, 2004, 55(3):594–599, discussion 599–601.
[31] Zingale A, Ippolito S, Pappalardo P, et al. Infections and re-infections in long-term external ventricular drainage. A variation upon a theme. J Neurosurg Sci, 1999, 43(2):125–132, discussion 133.
[32] Wiesmann M, Mayer TE. Intracranial bleeding rates associated with two methods of external ventricular drainage. J Clin Neurosci, 2001, 8(2):126–128.
[33] McIver JI, Friedman JA, Wijdicks EF, et al. Preoperative ventriculostomy and rebleeding after aneurysmal subarachnoid hemorrhage. J Neurosurg, 2002, 97(5):1042–1044.
[34] Kawai K, Nagashima H, Narita K, et al. Efficacy and risk of ventricular drainage in cases of grade V subarachnoid hemorrhage. Neurol Res, 1997, 19(6):649–653.
[35] Loftus CM, ed. Anticoagulation and Hemostasis in Neurosurgery. Cham, Switzerland: Springer International Publishing, 2016.
[36] Toma AK, Camp S, Watkins LD, et al. External ventricular drain insertion accuracy: is there a need for change in practice? Neurosurgery, 2009, 65(6):1197–1200, discussion 1200–1201.
[37] Mahan M, Spetzler RF, Nakaji P. Electromagnetic stereotactic navigation for external ventricular drain placement in the intensive care unit. J Clin Neurosci, 2013, 20(12):1718–1722.
[38] Patil V, Gupta R, San José Estépar R, et al. Smart stylet: the development and use of a bedside external ventricular drain image-guidance system. Stereotact Funct Neurosurg, 2015, 93(1):50–58.
[39] Ghajar JB, Gae H, Oh J, et al. A guide for ventricular catheter placement. Technical note. J Neurosurg, 1985, 63(6):985–986.
[40] Rafiq MF, Ahmed N, Ali S. Effect of tunnel length on infection rate in patients with external ventricular drain. J Ayub Med Coll Abbottabad, 2011, 23(4):106–107.
[41] Murphy RKJ, Liu B, Srinath A, et al. No additional protection against ventriculitis with prolonged systemic antibiotic prophylaxis for patients treated with antibiotic-coated external ventricular drains. J Neurosurg, 2015, 122(5):1120–1126.
[42] Lo CH, Spelman D, Bailey M, et al. External ventricular drain infections are independent of drain duration: an argument against elective revision. J Neurosurg, 2007, 106(3):378–383.
[43] Flint AC, Rao VA, Renda NC, et al. A simple protocol to prevent external ventricular drain infections. Neurosurgery, 2013, 72(6):993–999, discussion 999.
[44] Fried HI, Nathan BR, Rowe AS, et al. The insertion and management of external ventricular drains: an evidence-based consensus statement. A statement for healthcare professionals from the Neurocritical Care Society. Neurocrit Care, 2016, 24(1):61–81.
[45] Poon WS, Ng S, Wai S. CSF antibiotic prophylaxis for neurosurgical patients with ventriculostomy: a randomised study. Acta Neurochir Suppl (Wien), 1998, 71:146–148.
[46] Hasan D, Lindsay KW, Vermeulen M. Treatment of acute hydrocephalus after subarachnoid hemorrhage with serial lumbar puncture. Stroke, 1991, 22(2):190–194.
[47] Yamini B, Refai D, Rubin CM, et al. Initial endoscopic management of pineal region tumors and associated hydrocephalus: clinical series and literature review. J Neurosurg, 2004, 100(5, Suppl Pediatrics):437–441.
[48] Veto F, Horváth Z, Dóczi T. Biportal endoscopic management of third ventricle tumors in patients with occlusive hydrocephalus: technical note. Neurosurgery, 1997, 40(4):871–875, discussion 875–877.
[49] Fukuhara T, Vorster SJ, Luciano MG. Risk factors for failure of endoscopic third ventriculostomy for obstructive hydrocephalus. Neurosurgery, 2000, 46(5):1100–1109, discussion 1109–1111.
[50] Buatti JM, Friedman WA. Temporary ventricular drainage and emergency radiotherapy in the management of hydrocephalus associated with germinoma. J Neurosurg. 2002, 96(6):1020–1022.

5 脑疝综合征的识别和治疗

Daphne D. Li, Vikram C. Prabhu

摘　要

脑疝的发生是脑组织从其生理区异常移位所致。这可能是由于占据颅内空间的血液、脑脊液（CSF）和脑组织分布不平衡，或者是占位性病变造成的。虽然并不是所有脑疝都会导致严重的神经功能障碍，但压力梯度的快速变化或占位性病变的扩大往往会导致神经功能障碍的破坏性进展与高死残率。

关键词： 小脑扁桃体，脑疝，重症监护，颅内压升高，格拉斯哥昏迷量表，大脑镰下，小脑幕切迹

5.1 引　言

颅内病变一个可怕的并发症是脑组织跨越硬脑膜和颅骨的自然边界，通常由于不断扩大的占位病变耗尽了大脑和脑脊液（CSF）对容量增加的耐受能力，导致颅内压（ICP）升高。基于 Monroe-Kellie 假说，这种情况如不迅速纠正会带来极差预后。Monro-Kellie 学说指出，颅骨是一个刚性空间，由血液（10%）、脑脊液（10%）和脑（80%）组成，其内部容量固定。正常情况下，这三种成分都会保持体积和压力的平衡，以保证正常的颅内压。这三个组成部分中任何一个组分的增加都必须由其他组分的减少来代偿（图 5.1）。代偿机制包括脑脊液移位到硬膜囊内或脑静脉血量减少。缓慢扩大的肿块（如慢性硬膜下血肿或逐渐增大的肿瘤）虽然也会造成解剖结构上的明显脑疝，但最初的神经学表现很少，直接致病率也很低[1-2]。相反，迅速扩大的占位性病变或压力梯度增加通常会导致严重的神经功能缺损以及破坏性进展，如果不能迅速发现和有效治疗，病死率很高[3-4]。

脑疝也可以局限于特定区域脑组织，如前、中或后颅窝，且总体颅内压无明显升高。有时解剖屏障之间的脑脊液压力存在不同，如腰椎穿刺（LP）后椎管内液体压力降低，这也可能是脑疝的原因之一。不同解剖区域脑疝存在着不同的特征性症状，而急性或慢性脑疝的表现也有所不同。

脑疝最常见的原因是创伤性或自发性颅内出血[1-6]。由脑缺血和梗死引起的局部或弥漫性脑水肿也很常见[2,6-7]。无论哪种情况，脑疝都可能累及幕上或（含）幕下结构。其他可能导致脑疝的情况包括急性脑积水[7]、肝性脑病[8]、肿瘤增大并伴随血管源性水肿[9]，以及治疗性腰椎穿刺脑脊液引流[4]。最常见的脑疝部位在大脑镰下，向下或向上过小脑幕[6]，以及向下穿过枕骨大孔[4]。在上述所有情况下，神经外科医生必须熟练地识别并处理。

5.2 相关解剖学

5.2.1 大脑镰

硬脑膜呈镰刀状内陷，分隔大脑皮质两个半球形成大脑镰。前方大脑镰很薄，固定在筛骨嵴上；后方更宽，附着在小脑幕的上表面。大脑镰上部沿颅骨中线延伸，并向后延伸至枕骨内侧隆起。大脑镰内有重要的静脉结构：上方有上矢状窦，下方有下矢状窦。大脑镰下缘紧贴胼胝体，但前后留有空间，这样扣带回肿胀时便可从此突出。

5.2.2 小脑幕与切迹

小脑幕是一块拱形的硬脑膜，将大脑与小脑分开。略微凹陷的同心、环状和放射状的硬膜带表面在中线隆起，向下连接到颅底骨性结节上以及枕骨横沟，对压力不敏感。其穿过小脑幕切迹，被描述为一种“将力量从脆弱的中脑引导出去的机械上完美的手段”[10]。切迹，或称小脑幕切迹，从鞍结节的边缘向后延伸至直窦和 Galen 静脉的汇合处。小脑幕游离缘和中脑外侧边缘之间的空间构成了环池，大小不一，从几乎没有空间（在高达 43% 的尸检标本中，中脑和硬脑膜直接接触）到两侧均有多达 7mm 的空间[11]。颞叶钩的内侧缘

通常突出于切迹的边缘，与更内侧的结构非常接近。Adler 和 Milhorat[12] 将小脑幕切迹的尺寸分为 8 种类型；他们注意到切迹内暴露的小脑体积、脑干与小脑幕边缘的关系及脑干位置存在着很大个体差异，因此幕上或幕下来源的小脑幕切迹疝的易感性也有所不同。

切迹内的关键结构包括第三对脑神经（动眼神经）、后交通动脉和大脑后动脉（PCA）以及中脑。动眼神经从大脑脚内侧发出，穿过后床突前外侧的蛛网膜下腔，进入海绵窦上缘的硬脑膜。钩回内侧缘在动眼神经蛛网膜下段的正外侧。动眼神经到颅底的长度、轨迹和解剖关系也存在着很大的个体差异[13]。控制瞳孔收缩肌的神经纤维在动眼神经的外围走行，对外界压力极为敏感[12]。因此，若钩回压迫神经，或有来自下方的压力，使其向硬脑膜边缘拉伸或扭结，会导致瞳孔收缩不能，由此导致的瞳孔扩张是小脑幕切迹疝的标志性临床症状[2,6,10–13]。

动眼神经的上外侧是后交通动脉，从颈内动脉的前方发出，向后延伸，与基底动脉（BA）远端分叉形成的大脑后动脉汇合在一起。成对的大脑后动脉在动眼神经和小脑幕游离缘的外侧走行，使其极易受到向下的压力而闭塞。在下方，成对的小脑上动脉从基底动脉起至小脑幕下外侧走行，很容易因后颅窝内容物向上的脑疝而闭塞。

中脑位于小脑幕切迹内，由前侧的大脑脚、被盖和后侧的顶盖组成，顶盖由上丘和下丘组成。所有连接大脑皮质、基底节、丘脑和脑干上下核团和脊髓的纤维束都会穿过这个区域。该区域内还有动眼神经核和滑车神经核、黑质、红核、导水管周围灰质和网状激活系统（RAS）神经元。Sylvius 的近端导水管从中央通向第三脑室后，所以此区域出现占位效应导致梗阻性脑积水的风险很高。

中脑的血供来自基底动脉远端发出的脚间动脉和近端的大脑后动脉，这些动脉形成小的穿支动脉。下方小的缘周动脉从基底动脉发出，灌注中脑的外部组织。这些穿支动脉都是功能性的“末端动脉”，在中脑实质内几乎没有侧支代偿。当机械压迫导致这些小血管闭塞，从而导致严重的局部缺血时，这一点就变得很重要。

小脑幕切迹的蛛网膜下腔被分成几个池，可能以类缓冲器的方式起到保护中脑的作用[10,13–14]。脚间池位于大脑脚的前内侧，即在后颅窝的桥前池上方；有学者将其统称为“基底池”[10]。环池或脑周池位于中脑的外侧。影像上出现环池受压或消失常提示小脑幕切迹疝[1,14]。在脑内血肿[15]及颅脑损伤[16]患者中，CT 提示环池受压往往与预后不良相关；在这两种情况下，与那些一个或两个脑池受压的患者相比，脑池显影良好的患者预后较好的可能性要大得多。中脑后方是四叠体池，又称“Galen 静脉池”。

5.3 小脑幕切迹疝的生物力学和病理学

小脑幕切迹疝的解剖学定义最早在 1896 年被提出[17]，指脑实质向内向尾侧从幕上间隙通过小脑幕切迹（图 5.1）。Meyer[18] 在 1920 年发表的经

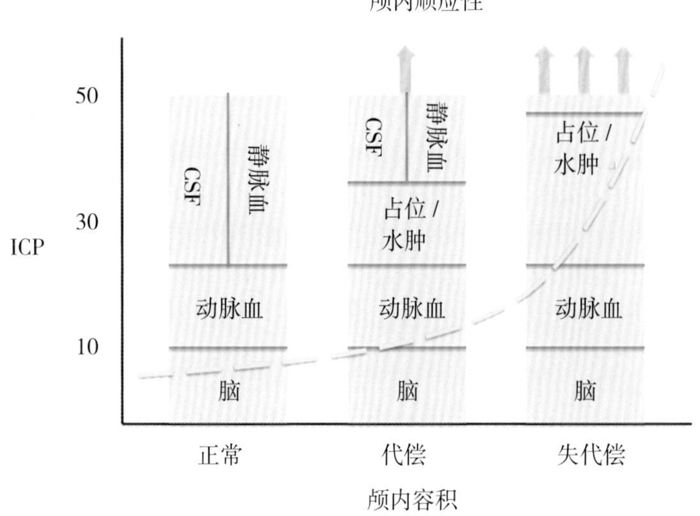

图 5.1 正常、代偿和失代偿状态下的颅内顺应性。颅内容积与颅内压的关系不是线性的。随着颅内容积的变化，脑脊液和静脉血容量也会发生变化，以恢复某种平衡。然而，随着占位效应持续，这些代偿机制会被逐步耗尽，导致 ICP 恶性升高。ICP：颅内压；CSF：脑脊液

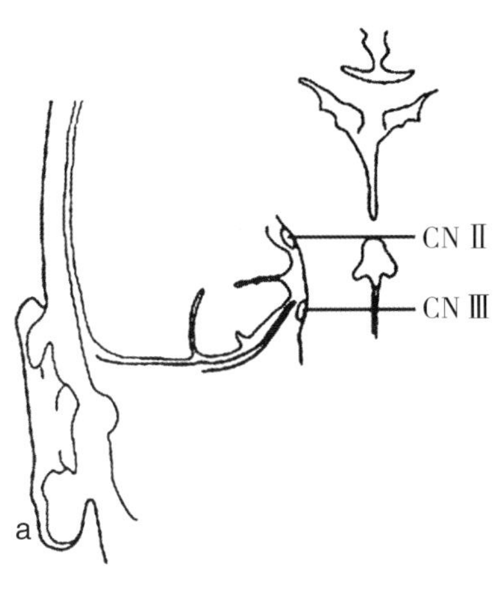

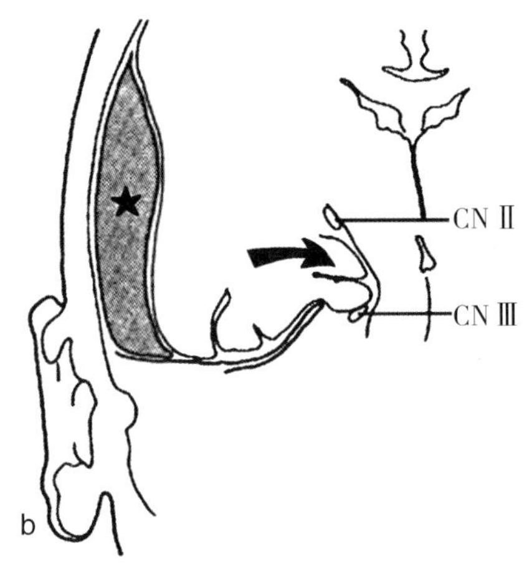

图 5.2 颞叶和邻近中脑的冠状视图。（a）环池正常时的解剖关系。（b）小脑幕切迹疝，脑干向下移位，钩回突向内侧，动眼神经和中脑结构受压

典病理学研究记录了钩回内侧位移、环池受压和闭塞。动眼神经和中脑也可能移位。小脑幕的坚韧边缘甚至会在钩回下方压出一道深深的凹槽。实验模型证明，小脑幕上方的颅内占位可导致颅内压呈梯度增加，最高处是占位处及小脑幕上，之后是小脑幕以下，最低的是脊椎蛛网膜下腔[19]。其结果是颞叶钩回内侧疝入同侧的环池，动眼神经拉伸、扭转和压迫，中脑受压，以及 Sylvius 导水管闭塞[10,20–22]。垂体柄可能被拉伸横跨鞍膈，造成垂体梗死[21]。脑疝严重时，CT 可看到中脑旋转或扭曲，大脑脚拉伸变平[14]（图 5.2）。

由于对侧脑干的移位和对侧大脑脚对小脑幕的压迫，Kernohan 和 Woltman[22] 在 1929 年发现了中脑对侧的切迹，后来在临床和病理上都被确认为“Kernoha 切迹现象”。Reich[1] 等在 MRI 上发现，一半的小脑幕切迹疝患者有脑干向下移位，且在枕大孔处有合并的小脑扁桃体疝。然而 Ropper[23] 研究表明，仅脑干水平移位、很少或没有伴发向下移位就可产生脑疝综合征。Reich 等[1] 在 MRI 上观察到，很多慢性病例的影像学发现可先于临床表现，如能更早识别此类患者，便可早期干预，避免临床脑疝的发生，同时影像学上也可见脑疝缓解。

小脑幕切迹疝可致后循环动脉扭曲，继而导致脑干上部的供血小穿支血管闭塞（图 5.3）[10,21]，还可能导致这些小动脉破裂，继而导致脑干出血（Duret 出血）。初始缺血的向下移位血管先是闭塞，之后移位的组织压力减低，梗死区再灌注也可导致出血。大脑后动脉由于常穿过切迹很易闭塞，会导致特征性的单侧或双侧枕叶梗死。

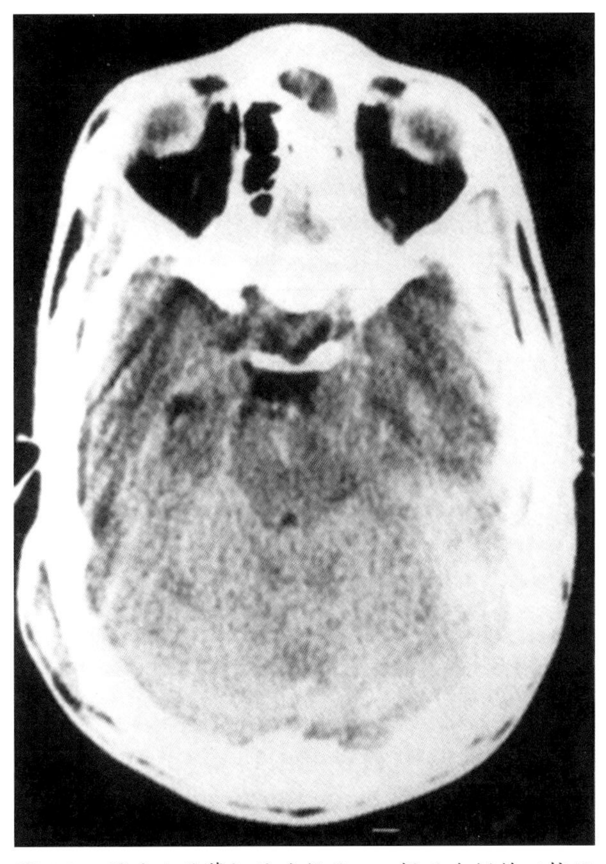

图 5.3 严重小脑幕切迹疝轴位 CT 提示左侧钩回挤压导致中脑受压变形

组织学改变包括脑疝后钩回组织的脂质空泡化，伴有神经元肿胀和细胞核向外周移位。随着时间的推移，一开始幸存的神经元出现核固缩，可能会出现纤维性胶质增生。脑干内也会出现水肿，并伴有缺血引起的神经元和白质改变。直接压迫和缺血还会导致静脉、小静脉和毛细血管血栓形成[10]。

5.4 小脑幕切迹疝的临床表现

小脑幕切迹疝的典型临床表现为眼球不对称三联症，最初同侧瞳孔扩张，通常形状不规则[24]，对光反射丧失，意识水平改变，运动反应不对称，通常为对侧偏瘫。随着脑疝的进展，双侧瞳孔散大固定，对光反射消失[2,6,10-12,18,22]。由于占位性损害对ICP的影响、大脑半球的整体功能障碍以及中脑网状激活系统（RAS）的受压，患者意识常进展至昏迷。由于同侧大脑脚受压，偏瘫通常在占位的对侧，最初可能较轻，但通常随着脑干受压的进展而恶化为偏瘫。在约25%的患者中，同侧偏瘫并瞳孔散大，这是因为中脑移位和对侧大脑脚受压至小脑幕缘，即为“Kernohan切迹现象”[22]。

5.4.1 瞳孔功能

瞳孔的大小和反应性取决于交感神经系统和副交感神经系统对瞳孔影响之间的平衡。交感神经起源于下丘脑和脑干，通过颈髓到达上胸椎节段中间外侧束的突触。节前纤维穿过上胸段脊髓腹根，经下、中颈交感神经节上升，至颈上神经节。而后，神经节后纤维沿着颈内动脉上升，与鼻睫神经一起通过眶上裂进入眼眶。纤维随后作为睫状长神经进入眼球。交感神经不仅支配瞳孔扩张肌，还支配眼睑提肌的平滑肌（米勒肌）。

副交感神经支配来自中脑动眼神经核背侧的Edinger-Westphal核。节前纤维从脚间窝向前，在动眼神经周围进入小脑幕切迹和海绵窦硬脑膜边缘。这些纤维对机械牵拉或压缩极其敏感。动眼神经进入眶上裂后，副交感神经纤维进入睫状神经节。节后纤维形成睫状短神经进入巩膜，支配收缩瞳孔的平滑肌。

小脑幕切迹疝导致同侧动眼神经直接压迫或拉伸和扭转，也会压迫动眼神经核和中脑的Edinger-Westphal核。这会导致副交感神经张力的进行性消失，而持续的交感张力可导致同侧瞳孔扩大，且最初同侧瞳孔通常是不规则的[10,15,19,24]。Marshall等[24]已经证明，仅ICP轻度增加就可能导致同侧瞳孔不规则或扩大。随着中脑压迫和缺血的进展，双侧副交感神经和交感神经支配可能会丧失，导致瞳孔固定在光下的中间位置（4~5mm）。Marshman等[25]研究表明，颅内占位很少引起对侧瞳孔散大固定，导致所谓“假定位”，这可能是占位在中脑上方较高处引起中线移位导致对侧动眼神经伸展所致。

伴随着动眼神经和动眼神经核受压，可能会出现同侧眼外肌活动丧失，由于外展神经功能完好，可导致该眼的持续外展。还可以观察到其他眼部表现，如上睑下垂及中脑背侧受压所致的垂直或上视功能障碍[1,10,24]。

5.4.2 意识丧失

在人类中，意识水平既反映了觉醒水平，也反映了意识行为或认知功能的存在。正常的觉醒依赖于RAS的完整功能，而意识行为则反映了大脑半球皮质的功能。

RAS是一个弥漫的神经元网络，在脑干的中央核心区，尤以中脑为著。RAS并不独立存在，其神经元广泛相互连接，包括各主要感觉通路，特别是脊丘脑束和三叉神经。还有很多上升连接到丘脑底、丘脑、下丘脑和前脑基底结构，包括边缘系统。其他连接相互扩散延伸到大脑新皮质。

刺激RAS可广泛激活大脑皮质，部分是通过消除来自丘脑和边缘系统的抑制性输入。觉醒或警觉取决于RAS的完整性。因此，在中脑直接受压或缺血的情况下，RAS功能丧失，警觉性和意识水平下降。通常情况下，导致脑疝的病变也会直接或通过ICP增高影响大脑皮质功能，导致意识行为和认知功能的下降。皮质病变体积的增加会导致警觉性和认知功能的进行性下降，部分与大脑中线偏移的程度有关[1,2,15]。意识水平的改变是小脑幕切迹疝的标志改变，可能是由于中脑受压影响RAS的功能，或是局部或弥漫性大脑半球功能障碍所致。

5.4.3 偏　瘫

肢体活动不对称是小脑幕切迹疝的第三种临床表现。最常见的偏瘫是由于同侧大脑脚的皮质脊髓束受压，致对侧活动受累。然而，也可能是同侧大脑半球本身受到直接压迫导致同侧活动不灵。如上所述，约25%的患者是由于中脑向对侧移位，对侧大脑脚压迫对侧小脑幕边缘，导致同侧偏瘫瞳孔散大，即Kernohan切迹现象[23]。

5.5 其他类型脑疝

5.5.1 小脑幕切迹上疝

当后颅窝内的占位性病变导致脑组织通过小脑幕切迹向上疝出，致使中脑结构急性挤压时，也会发生类似的临床情况[1,6,11,15]。通常的原因是小脑内血肿和梗死以及其他占位性病变，如脓肿和肿瘤[1,6,11,15]；还有些不常见的原因，如经迷路开颅术后脂肪填塞物脱垂到后颅窝[26]。通常是后颅窝局限范围内压力升高导致小脑蚓部向上移位，压缩切迹内的中脑背侧[1,6,11]。小脑蚓部占位性病变或当小脑幕切迹较大时，向上疝的可能性更大[6]。有时为了控制继发性脑积水和进行颅内压监测，幕上脑室造瘘或分流也可能导致幕上下的压力梯度增高[1,6]。

其病理表现为中脑受压变形、Sylvius 导水管受压、四叠板弯曲、Galen 静脉移位和闭塞。这种静脉阻塞可能导致间脑继发出血性梗死[1,6]。小脑上动脉的远端分支可能被压迫于小脑幕缘下侧，导致小脑半球缺血、水肿和梗死，进一步加重病情[1,6]。

小脑幕切迹上疝的临床表现各不相同，与小脑幕下疝亦不相同。意识水平可能恶化至昏迷，通常伴有反应迟钝的小瞳孔（所谓的“脑桥瞳孔”）[6,11,15]。脑桥的直接受压导致此类瞳孔变化，来自中脑副交感乳头状的输入不受桥髓区下降的交感神经张力的影响[11-12]。然而，Cuneo 等[6]描述了由于中脑和动眼神经的逐渐扭曲和压缩，导致早期瞳孔不等大和固定、中位甚至瞳孔散大。小脑幕切迹上疝的另一个特点是由于顶盖前受压而导致眼球垂直活动受限。其也可出现双眼下凝视或斜视[1,11]，也可出现屈肌或伸肌强直[1,6,15]、陈氏呼吸或过度通气。

Reich 等[1]在 MRI 矢状面上明确了 Sylvius 导水管近端开口在切迹上向头侧偏斜，四叠板成角或弯曲，以及脑干向腹侧弯曲和移位。他们指出，MRI 可以在出现极端临床情况之前识别小脑幕向上疝，并可以用来跟踪向上疝的进展或恢复过程，这与临床进展或恢复密切相关。

5.5.2 小脑扁桃体疝

通过枕大孔向下突出的小脑扁桃体是脑疝的终极类型，可能直接造成严重后果[1,6,10,15,18,22]。其最常由小脑下部占位导致，小脑扁桃体通过枕大孔向下移位，导致扁桃体直接受压、缺血和梗死，延髓受压，Luschke 孔和 Magendie 孔阻塞[6]。小脑扁桃体疝的另一个后果是脑桥和髓质压迫斜坡，第四脑室变形或闭合。任何脑室流出道的闭合都可能导致梗阻性脑积水，进一步增加幕上和幕下的颅内压[6]。

小脑扁桃体疝也可能是因为幕上有较大的占位性病变，导致颅内压升高和整个脑干向下移位[18]。腰椎穿刺后，枕大孔以下的脑脊液压力降低，压力梯度增大，幕上占位可能导致小脑扁桃体疝，伴临床症状突然加重。Jennett 和 Stern[18]的实验证明，幕上大的占位性病变与脑干和扁桃体下移到枕大孔有关。Reich 等[1]在 MRI 矢状面上发现，幕上占位所致的枕大孔疝常伴随着幕上疝，当处理占位后这类脑疝是可逆转的。

小脑扁桃体疝的病理后果包括延髓对下斜坡和枕大孔前部的直接机械压迫，通常导致沿延髓腹侧压迫产生横沟[1,6]。小脑扁桃体、小脑下部、整个脑干下部和脊髓上部都可能因为椎动脉及其分支和脊髓前动脉起始处闭塞而发生缺血梗死[1,6]。其组织学改变包括疝出和受压脑组织内水肿和脂质空泡化，以及细胞核固缩，脑干神经核团细胞质染色不良。

小脑扁桃体疝临床表现

小脑扁桃体的迅速下疝和延髓的嵌顿可能会导致突然的呼吸暂停和循环衰竭[1,6]。之后的昏迷更多是由于呼吸和循环停止，而不是脑干压迫本身。这一切发生之前可能出现的临床表现包括脑桥延髓受压、脑桥瞳孔、眼球侧方活动消失，以及由于外展神经核团和桥旁网状结构功能受损导致的核间性眼肌麻痹。由于脑干上部功能完好，因此垂直眼球运动得以保留，还可能会观察到“眼球上下摆动”[6]。

脑桥延髓受压的运动体征可能包括伸肌强直，但即刻的松弛性四肢瘫痪是延髓下行皮质脊髓束受压所致。呼吸变化可能包括即刻呼吸暂停、丛集式呼吸、喘息和共济失调性呼吸模式，但不包括更常见的潮式呼吸，这是大脑半球或中脑-间脑受累的特征。

鉴于小脑扁桃体疝可立即导致呼吸循环衰竭，应即刻识别神经功能任何恶化，包括这种疝的潜在表现，并采取行动降低颅内压，稳定患者病情。之后应该立即明确诊断，处理致疝的颅内占位问题。

5.5.3 大脑镰下疝

这是一种常见的脑疝形式，特征是脑组织的移位，最常见于大脑镰游离缘以下的扣带回。其通常由额叶、颞叶或顶叶的出血（图 5.4）或肿瘤（图 5.5）等较大的占位性病变引起。这种形式的疝可能没有显著的临床表现，但在影像学检查中可以看到同侧侧脑室和第三脑室消失，Monro孔受压，透明隔移位到对侧半球，远离中线，以及对侧脑室的继发性扩张。脑积水或大脑前动脉（ACA）压迫也可导致大脑镰下疝；扣带回从大

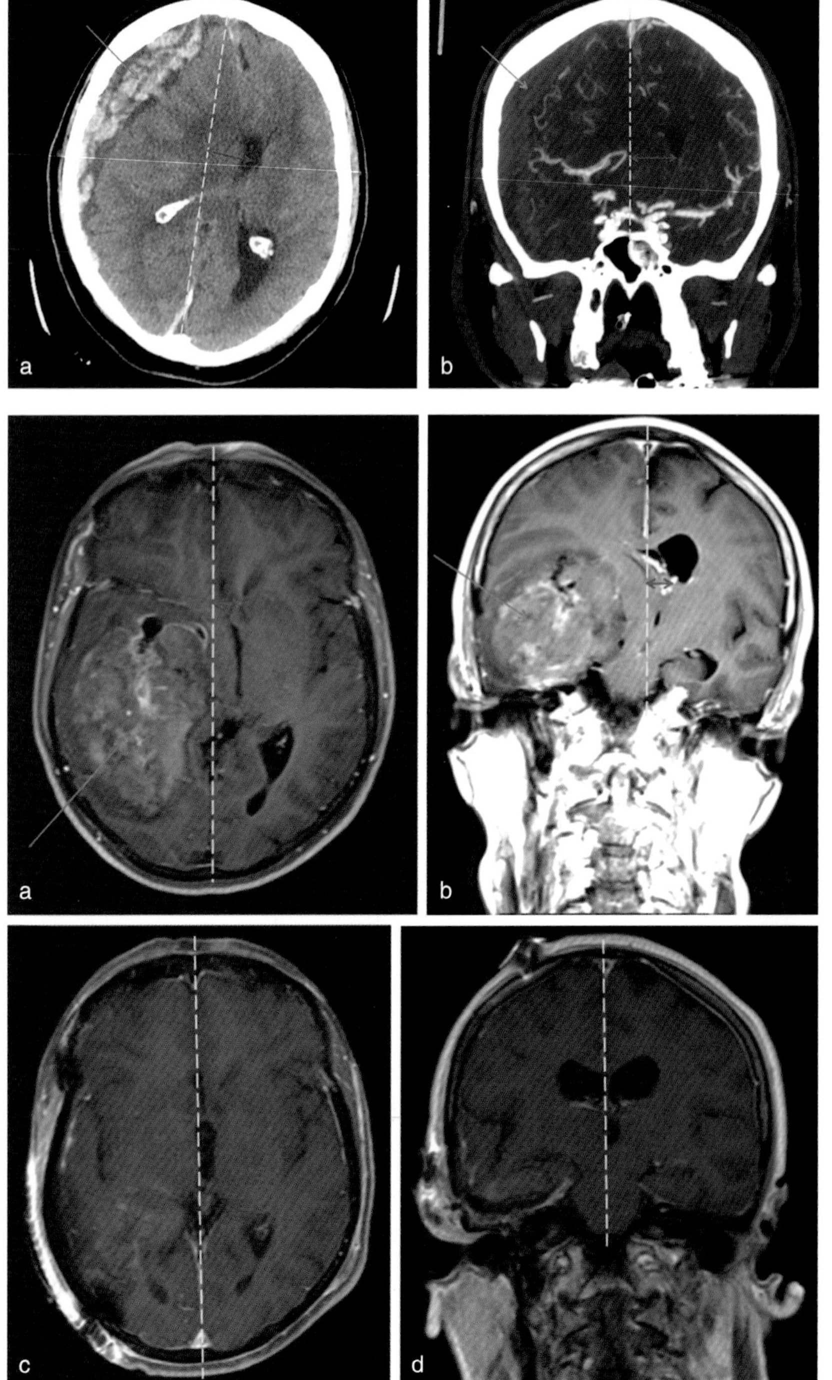

图 5.4 （a）轴位 CT 和（b）冠状血管造影显示较大的硬膜下血肿（蓝色箭头），导致明显的中线移位（红色双箭头）和大脑镰下疝

图 5.5 术前（a）轴位和（b）冠状位 T1 增强 MRI，显示 1 例继发于颞枕部大型占位性病变（蓝色箭头）的严重大脑镰下疝和中线移位（红色双箭头）患者。术后（c）轴位和（d）冠状位 T1 增强 MRI 显示占位切除，中线移位明显改善，无镰下疝征象

脑镰下疝出，导致同侧大脑前动脉受压。其可能导致大脑前动脉远端区域梗死，临床表现为对侧下肢无力；临床上很少观察到双侧大脑前动脉受累而导致双侧下肢无力的情况。

5.5.4 脑疝是腰椎穿刺的潜在并发症

对视盘水肿患者进行腰椎穿刺在临床应用不久，就发现其存在着潜在风险[27-28]。颅内占位的患者在腰椎穿刺留取脑脊液的几分钟内，也可能延迟数小时或更长时间后出现小脑幕切迹疝，或是更常见的小脑扁桃体疝。脑疝是脑体积增加和颅内压升高共同作用的结果。随着枕大孔以下脑脊液压力的降低，脑组织出现吻侧向尾侧移位。只有在颅腔和脊椎蛛网膜下腔之间的正常脑脊液流动受到一定限制时，才会发生脑疝[27]。当脑脊液正常自由流动时，腰椎脑脊液压力的下降会与颅内达到平衡，不会发生脑移位。腰椎穿刺可能加重已经存在或即将发生的脑疝综合征，导致小脑幕切迹或枕大孔处蛛网膜下腔阻塞，继而发生脑疝。

腰椎穿刺后脑疝实际是一种罕见现象。大量的早期临床病例系列和对之前文献的回顾表明，颅内压升高患者腰椎穿刺导致脑疝的发生率不到1.2%[28]。最近，Duffy[29]研究称，52例急性蛛网膜下腔出血患者中有7例在进行腰椎穿刺后病情恶化；这可能更多地与该组患者动脉瘤的再出血有关，而不是因为腰椎穿刺导致脑疝。

由于存在脑疝风险，对于任何疑似颅内占位或颅内压升高的患者，在进行腰椎穿刺之前必须进行影像学检查，如CT扫描[27]。当幕上或幕下有明显占位、中线移位或非交通性脑积水时，应避免腰椎穿刺。如果占位效应很小，且脑脊液分析结果对临床诊断十分重要，则应该进行腰椎穿刺，了解实际很少出现的并发症的可能性。

最近报道有3例患者在围手术期使用腰大池引流而导致枕骨大孔疝[24]。作者称其为“获得性Chiari畸形”，考虑为颅内和脊柱蛛网膜下腔之间的压力梯度加大所致。

5.6 低血压、缺氧等因素对神经检查的影响

因为脑疝的诊断依赖于床边的神经学检查，所以这些临床表现必须准确反映颅内的病理。严重的全身性低血压、缺氧和体温过低都会抑制神经功能，造成脑疝综合征的诊断困难。

5.6.1 心搏骤停与全身性低血压

全身性低血压是重型颅脑损伤的常见并发症，可对预后造成不良影响，降低生存率[30-33]。Andrews等[31]回顾了36例患者，分析在颅脑损伤后出现严重低血压或先前出现过心搏骤停对患者的影响。每例患者在入院时的神经查体均与脑疝表现相符。10例患者从心搏骤停中成功复苏，7例患者的初始收缩压（SBP）低于60mmHg，19例患者的初始血压为60~90mmHg。格拉斯哥昏迷量表（GCS）中位数为3分（范围3~8分），各组的神经系统表现相似。在10例复苏的心搏骤停患者中，4例患者（40%）瞳孔不等大，6例患者（60%）双侧瞳孔散大固定；10例患者（100%）均无角膜反射，9例患者（90%）四肢软瘫，1例患者（10%）有双侧伸肌强直。在7例SBP低于60mmHg的患者中，2例患者（29%）瞳孔不等大，均无角膜反射，且均软瘫。在19例SBP为60~90mmHg的患者中，9例患者（47%）瞳孔不等大，8例患者（42%）有角膜反射，4例患者（21%）出现偏瘫，4例患者（21%）双侧伸肌强直，11例患者（58%）四肢软瘫。

每例患者都接受了手术探查和（或）影像学评估，以明确导致脑疝的潜在结构病变。在心搏骤停复苏的10例患者中，只有1例患者（10%）有明显的占位性病变；在最初有严重低血压的7例患者中，只有1例患者（14%）有血肿。在这两组患者中，最初的临床检查结果都不能用于确定颅内是否存在或何位置存在占位性病变。而在19例初始SBP为60~90mmHg的患者中，13例患者（68%）有中轴外血肿（$P < 0.01$），包括78%的瞳孔不等大患者。出血均位于散大瞳孔同侧（$P < 0.05$）。这项研究表明，至少需要60mmHg的初始收缩压才能充分灌注大脑，并允许神经学检查以准确反映颅内病理。在有更严重低血压或最初心搏骤停的患者中，神经学检查结果反映的是弥漫性脑缺血，而不是脑疝。

5.6.2 全身性缺氧

全身性缺氧是重型颅脑损伤中比低血压更常见的并发症[30-31,33]，存在于约30%的首诊患者中。低氧常与全身性低血压相伴而影响神经查体，低氧可影响心肌和外周血管系统而发生低血压。如果能预防低血压，正常人可以忍受极低的动脉血氧分压（PaO_2），而不出现严重的神经症状或后遗症。Gray 和 Horner[34] 报告称，在 22 例 PaO_2 为 20mmHg 或以下的患者中，8 例患者保持清醒，7 例患者昏睡，7 例患者昏迷。严重缺氧通常会导致代谢性脑病，意识水平恶化至最终昏迷，并伴有呼吸模式、震颤、扑翼样震颤、肌阵挛、屈肌或伸肌强直[34-35]。脑干反射通常保持完好，直到发生严重缺氧，此时会出现瞳孔扩张和头眼反射丧失[35]。

要认识到多种代谢损伤（如缺氧）都会进一步影响神经系统查体，特别是对于受伤严重的大脑。体温过低、严重的高血糖或低血糖、低钠血症和药物中毒等问题可能会改变意识水平[35]。当第一次评估任何有或没有脑干功能障碍的昏迷患者时，尤其当病史不清楚时，应着重考虑这一点。

5.7 脑疝综合征的处理

临床发现急性脑疝后必须立刻开始治疗，同时进一步明确诊断。长期或持续的脑疝会对大脑半球和脑干的深部中线结构造成不可逆转的缺血性损害，导致永久性的残疾或死亡。即刻的目标包括降低升高的颅内压，同时维持脑灌注压（CPP）和氧合，预防或纠正高碳酸血症和酸中毒[8,36]。如果脑疝的原因不明，应行急诊 CT，以明确是否有可直接外科干预的占位性病变。降低升高的颅内压并维持血压和氧合是必不可少的第一步。血压管理、控制通气和静脉输注甘露醇是实现这些目标的主要手段。这些措施暂时让大脑适应导致 ICP 升高的潜在病因，如占位性病变，直到诊断明确并对因治疗。

5.7.1 早期复苏与管理

气道、呼吸和循环（ABC）

无论是重型颅脑损伤、颅内出血还是弥漫性脑水肿，充分复苏急性脑疝患者所需的初始步骤是相同的。复苏的关键是 ABC，即气道、呼吸和循环。首先，患者必须有一个充分保护和控制的气道。最初 100% 的纯氧面罩通气往往就足够，尽管现在经过培训的院前工作人员通常可以在患者到医院之前成功地经口气管插管。一旦患者进入急诊科，若尚未进行气管插管，则应及时插管。对于颅脑损伤患者，应首先行颈椎侧位 X 线片，以排除明显的颈椎骨折或不稳定。即使是 X 线片阴性的患者，插管时也只能温和地轴向牵引，避免颈椎过度伸展或牵拉，有时尽管侧位片检查正常，仍有 20% 的可能性会造成严重损伤[37]。或者可行经鼻气管插管（如果不考虑颅底骨折）或环甲膜切开术。对于在院患者来说，如果出现了脑疝的迹象，插管也仍然是关键的第一步，例如轻度或中度闭合性颅脑损伤或颅脑手术后患者。

一旦建立了气道，先进行 100% 纯氧的控制性通气，目的是改善动脉氧合，逆转高碳酸血症和呼吸性酸中毒[36]。过度通气可以立即降低动脉二氧化碳分压（$PaCO_2$），从而增加血液 pH 并导致呼吸性碱中毒。这会导致弥漫性脑血管收缩，减少脑血容量，降低颅内压。在血肿增加造成小脑幕切迹疝的患者中，过度换气可以暂时逆转瞳孔不等大和偏瘫，此时应立刻明确诊断，识别和治疗血肿[36,38]。这是脑外伤基金会、美国神经外科医师协会（AANS）神经创伤分会和重型颅脑损伤处理重症监护指南建议采用过度通气的唯一情况[4]。

过度通气的风险是由血管过度收缩导致的脑缺血[36]，因此，一旦明确诊断发现占位性病变，应立即处理并恢复 $PaCO_2$ 正常。如果未发现占位，则应将 $PaCO_2$ 控制在 30~35mmHg，除非有严格的检测条件[如动静脉含氧量差（$AVDO_2$）测量]来指导进一步过度通气以避免缺血[39]。过度通气引起的血管收缩仅在脑血管 CO_2 反应性保持完好的区域有效；因此，弥漫性脑损伤患者的 ICP 对过度通气的反应可能比血肿等局灶性异常的患者要小，因为后者大脑大部分区域的反应性仍然较好[36]。许多脑疝综合征患者的初始情况便如后者，初始采取过度通气仍然是优选方案。

在颅内压升高需要持续控制的颅内弥漫性病

变患者中，持续过度通气的使用更具争议。由于缺血的风险，以及过度通气引起的血管收缩随着时间推移而消失的事实[40]，大多数人现在建议将 $PaCO_2$ 控制在 30~35mmHg。然而，Cruz[39] 主张使用 $AVDO_2$ 监测来评估脑缺血，以指导持续使用过度通气，降低 ICP 的同时不导致缺血。

最初 ABC 的最后一步是评估和支持循环与血压。预防或迅速纠正全身性低血压对维持脑灌注至关重要。从一开始就必须建立可靠的静脉通道。适量使用平衡的盐溶液或林格氏乳酸溶液复苏，以稳定和维持血压。如果血压最初正常，应适度补水，避免容量过负荷，否则可能会加重脑水肿或导致肺水肿。

在颅脑损伤患者中，全身性低血压最常见的原因是失血性休克。在这种情况下，可使用血制品进行容量复苏[41]。多脏器损伤的患者可能还有其他导致低血压的原因，如心脏挫伤或心包填塞导致的心输出量减低[41]。也可能因为脊髓损伤而表现出全身血管阻力的丧失。如果血压对容量复苏没有反应，或者如果临床表现与失血性休克不符，则应该考虑这方面原因[41]。

失血性休克使用晶体和血液制品扩容治疗的同时必须迅速找到并控制出血源。常见的出血部位包括胸部和腹部、骨盆和长骨骨折处[41]。这些问题必须由合适的外科专家在处理重型颅脑损伤的同时加以解决。

目前使用高渗盐水（HTS）对重型颅脑损伤患者进行初步复苏并控制颅内压是一个相对热点[42]。目前研究表明，HTS 能有效降低颅内压，且通常能改善 CPP，但与常规复苏和静脉输注甘露醇相比，并无显著优越性[43]。Qureshi 等[44] 报道了联合使用 HTS 和甘露醇、巴比妥和过度通气成功逆转幕上占位病变所致的脑疝，但 HTS 在脑疝患者初始复苏过程中的作用尚不明确。

在失血性休克合并脑疝的患者中使用 HTS 可能更合适，因其具有甘露醇禁忌证[42-43]。

静脉输注甘露醇

复苏脑疝患者也可静脉输注甘露醇。Andrews 建议除了失血性休克患者，均应立即静脉注射 1.0~1.5g/kg 甘露醇[5,36]。甘露醇是一种类似于葡萄糖的六碳糖，不会代谢，也不会通过血脑屏障。它主要停留在血管内空间，且由于其对血液黏度的影响可导致直接的血管收缩[45-47]。它还能影响红细胞的变形性和血液稀释，改善红细胞运氧能力[46]。所有这些都几乎立刻使脑体积减少、颅内顺应性改善和颅内压降低[48]。甘露醇可以改善大脑各个部位的血液，包括脑干[40]。最后，甘露醇会导致大脑更加延迟的渗透性脱水。由于甘露醇对心血管的影响，在发生循环不稳定或失血性休克时，一般禁用甘露醇[41]。为避免因快速输注甘露醇而导致低血压，甘露醇输注速度应不高于 0.1g/（kg · min）[49]。

在重型颅脑损伤的初始治疗中，0.25~1.5g/kg 的甘露醇均应用过[3,36]。Andrews 通常使用该范围内的较高剂量进行初始静脉注射。最近，Cruz 等[3] 在一项前瞻性的随机 I 类研究中，对硬膜下血肿患者首次使用“常规剂量”和“高剂量”甘露醇进行比较。常规剂量组给予甘露醇 0.6~0.7g/kg，高剂量组的无瞳孔不等大组给予 1.2~1.4g/kg，瞳孔不等大组给予 2.2~2.4g/kg。低剂量组脑氧摄取和脑肿胀程度明显低于高剂量组。高剂量组瞳孔不等大的改善也明显优于对照组。6 个月后，高剂量组格拉斯哥预后评分明显优于常规剂量组。高剂量（1.4g/kg）甘露醇治疗外伤性颞叶实质血肿引起瞳孔光反应异常的疗效优于常规剂量（0.7g/kg）[49]。这些结果似乎强烈支持在小脑幕切迹疝患者中使用大剂量甘露醇，特别是在有出血性占位病变的情况下。

使用高渗盐水

另一种可用于治疗颅内压升高的有效替代方案是 HTS[50]。到目前为止，对于 HTS 的管理还没有一个标准化的流程或推荐浓度。HTS 可以不同浓度（2%、3%、5%、7% 或 23.5%）进行连续输注或推注给药，以维持血钠浓度在 150~155mmol/L。通过提高血钠浓度，HTS 在血脑屏障两侧产生渗透压梯度，从水肿的脑组织中拉出液体。HTS 的其他作用包括扩张血管内容量、改善血压和 CPP。目前认为 HTS 还可以减小内皮细胞体积，这也可以改善循环，减少充血和低灌注[51]。有研究表明 HTS 也有免疫调节和减少 CSF 的作用[52]。

已经有多个随机对照研究比较 HTS 和甘露醇控制颅内压升高的效果[50]。这些研究得出的一般结论是 HTS 在降低 ICP 方面更有效，但在两种高渗疗法之间的神经功能结果无任何显著差异。与甘露醇相比，HTS 更便宜，可持续输注，使 ICP 得到更持久的控制，可以治疗伴发的低钠血症，且不像甘露醇会导致低血压。然而，HTS 也并非没有缺点，例如在持续输注时需要中心静脉通路。尽管罕见，但 HTS 带来的最严重风险是脑桥中央髓鞘溶解症。一般来说，如果监测得当，HTS 是一种安全有效的控制 ICP 的方法，可以作为甘露醇的替代品或与甘露醇同时使用。

5.7.2 后续管理

在上述最初的处理步骤之后，应尽快确定脑疝原因，并在可能的情况下对因治疗。气管插管完成后，开始控制性通气，选择性过度通气，静脉输注大剂量甘露醇，对血流动力学稳定的患者应立即行 CT 检查[36]。CT 对急性颅内出血和其他可能导致脑水肿、肿瘤或脑积水等脑疝综合征的占位病变极为敏感。对于任何疑似占位性病变的患者，在考虑腰椎穿刺之前也应进行 CT 检查；除非绝对必要，否则很可能发现腰椎穿刺绝对禁忌的占位性病变。

对于因胸部或腹部外伤导致血流动力学不稳定的患者，有些必须直接手术治疗[41]。这类患者有时不太可能进行术前 CT 检查。如果患者没有经历心肺复苏或者没有发生严重的低血压，脑疝的临床表现定位往往是错误的[31]，可以考虑在瞳孔散大同侧进行钻孔探查[5]。因为大多数引起脑疝的创伤性病变都位于硬膜外或硬膜下间隙，在额颞顶钻孔探查是快速而且准确的。对于无侧别体征的脑疝，则应双侧钻孔。术中脑实质超声成像可以进一步通过钻孔明确诊断，从而识别实质血肿或其他占位性病变[53]。

在最初有心搏骤停或严重全身性低血压的患者中，考虑到颅内占位性病变的发生率较低[31]，不应进行钻孔探查，但 ICP 监测仪的放置是合理的。如果颅内压较低，则除稳定患者一般情况外，不适合针对颅内情况进一步直接治疗。如果在这种情况下颅内压明显升高，外科医生可进一步行手术探查和颅脑超声检查，以明确是否存在颅内占位性病变。

初次 CT 扫描或探查诊断明确为外伤后占位性病变后，在条件允许的情况下应尽快进行手术清除[3,5,15,36,49]。清除出血后残留的脑肿胀应考虑适当颅内减压[54]，或大型去骨瓣减压术[55]，或二者兼有。去骨瓣减压术也已成为公认的治疗大脑半球梗死所致脑疝的方法，特别是在非优势半球[56]。当进行去骨瓣减压术时，应尽可能扩大，以充分减压整个大脑半球，颅骨通常应储存在 –70℃的无菌环境中[55]。除上述手术干预外，还应建立 ICP 监护，以便于后续的患者管理[36]。

非创伤性病变引起的脑疝也常需要立即手术治疗。这可能包括清除脑叶或非优势半球自发性出血[15]，以及即刻的脑积水脑室引流[7]。对于枕大孔区的小脑幕切迹上疝或小脑扁桃体疝，急诊处理还应包括根据需要清除责任占位和后颅窝减压[6,9]，以对小脑和脑干进行减压[4]。

也有一些占位性病变的情况可能没有手术指征，例如大脑优势半球内的大量深部出血，脑干内的出血，或者当患者为老年人或有凝血障碍时。

5.8 脑疝综合征的预后

虽然临床脑疝综合征患者的总体预后不佳，但绝非无望。其功能恢复的预后也可能相当好，特别是使用甘露醇和过度通气可逆转脑疝症状的较年轻患者，或可经手术切除颅内占位的较年轻患者[3,5,32,49,57]。

对于颅脑外伤后的小脑幕切迹疝患者，总死亡率约为 70%[5]。在 100 例接受手术治疗的患者中，9% 的患者恢复良好，9% 的患者预后中等。那些康复的患者通常比死亡、严重残疾或植物状态的患者更年轻，初始 GCS 评分更高[5]。尤其重要的是，要识别最初 GCS 评分较高的患者，其病情可恶化为昏迷，然后发生脑疝；其病因往往是可治疗的占位性病变，如急性硬膜外血肿；对这些患者早期有效干预，其功能预后较好的可能性很大[5,29]。

对外伤性脑疝患者，年迈对预后有显著负面影响。Quigley 等[57]前瞻性地研究了 380 例 GCS 评分为 3~5 分的颅脑损伤患者，并评估了年龄、GCS 评分和瞳孔反应性的影响。他们指出，当一个或两个瞳孔都没有反应时，96 例 50 岁以上的全部患者，以及120例40岁以上的患者（120/121例），最终结局都为死亡或植物人。而在单侧或双侧瞳孔都没有反应的72例20岁以下的患者中，有11例患者（15%）实现功能恢复。

对于非创伤性原因的脑疝患者，预后可能要好得多，因为除了脑疝，其大脑本身的功能可能是完整的。对于急性脑积水[7]、肿瘤相关性脑水肿[9]、颞叶出血、大脑半球梗死[55]或腰大池引流致小扁桃体疝[4]的患者，适当的复苏并解决占位可获得满意的结果。

参考文献

[1] Reich JB, Sierra J, Camp W, et al. Magnetic resonance imaging measurements and clinical changes accompanying transtentorial and foramen magnum brain herniation. Ann Neurol, 1993, 33(2):159–170.

[2] Ropper AH. Lateral displacement of the brain and level of consciousness in patients with an acute hemispheral mass. N Engl J Med, 1986, 314(15):953–958.

[3] Cruz J, Minoja G, Okuchi K. Improving clinical outcomes from acute subdural hematomas with the emergency preoperative administration of high doses of mannitol: a randomized trial. Neurosurgery, 2001, 49(4):864–871.

[4] Dagnew E, van Loveren HR, Tew JM, Jr. Acute foramen magnum syndrome caused by an acquired Chiari malformation after lumbar drainage of cerebrospinal fluid: report of three cases. Neurosurgery, 2002, 51(3):823–828, discussion 828–829.

[5] Andrews BT, Pitts LH, Lovely MP, et al. Is computed tomographic scanning necessary in patients with tentorial herniation? Results of immediate surgical exploration without computed tomography in 100 patients. Neurosurgery, 1986, 19(3):408–414.

[6] Cuneo RA, Caronna JJ, Pitts L, et al. Upward transtentorial herniation: seven cases and a literature review. Arch Neurol, 1979, 36(10):618–623.

[7] Muhonen MG, Zunkeler B. Management of acute hydrocephalus (landmarks and techniques) // Loftus C, ed. Neurosurgical Emergencies. Vol. 1. Neurosurgical Topics. Chicago, IL: AANS Publications Committee, 1994:29–41.

[8] Lidofsky SD, Bass NM, Prager MC, et al. Intracranial pressure monitoring and liver transplantation for fulminant hepatic failure. Hepatology, 1992, 16(1):1–7.

[9] Weinberg JS, Rhines LD, Cohen ZR, et al. Posterior fossa decompression for life-threatening tonsillar herniation in patients with gliomatosis cerebri: report of three cases. Neurosurgery, 2003, 52(1):216–223, discussion 223.

[10] Finney LA, Walker AE. Transtentorial Herniation. Springfield, IL: Charles C. Thomas Publishers, 1962:12–26.

[11] Sunderland S. The tentorial notch and complications produced by herniations of the brain through that aperture. Br J Surg, 1958, 45(193):422–438.

[12] Adler DE, Milhorat TH. The tentorial notch: anatomical variation, morphometric analysis, and classification in 100 human autopsy cases. J Neurosurg, 2002, 96(6):1103–1112.

[13] Sunderland S, Hughes ESR. The pupillo-constrictor pathway and the nerves to the ocular muscles in man. Brain, 1946, 69(4):301–309.

[14] Nguyen JP, Djindjian M, Brugières P, et al. Anatomy-computerized tomography correlations in transtentorial brain herniation. J Neuroradiol, 1989, 16(3):181–196.

[15] Ross DA, Olsen WL, Ross AM, et al. Brain shift, level of consciousness, and restoration of consciousness in patients with acute intracranial hematoma. J Neurosurg, 1989, 71(4):498–502.

[16] Toutant SM, Klauber MR, Marshall LF, et al. Absent or compressed basal cisterns on first CT scan: ominous predictors of outcome in severe head injury. J Neurosurg, 1984, 61(4):691–694.

[17] Hill L. The Physiology and Pathology of the Cerebral Circulation. London, UK: Churchill Publishers, 1896:208.

[18] Meyer A. Herniation of the brain. Arch Neurol Psychiatry, 1920, 4(4):387–400.

[19] Jennett WB, Stern WE. Tentorial herniation, the mid brain and the pupil. Experimental studies in brain compression. J Neurosurg, 1960, 17:598–609.

[20] Jefferson G. The tentorial pressure cone. Arch Neurol Psychiatry, 1938, 40(5):857–876.

[21] Howell DA. Upper brain-stem compression and foraminal impaction with intracranial space-occupying lesions and brain swelling. Brain, 1959, 82:525–550.

[22] Kernohan JW, Woltman HW. Incisura of the crus due to contralateral brain tumor. Arch Neurol Psychiatry, 1929, 21(2):274–287.

[23] Ropper AH. Syndrome of transtentorial herniation: is vertical displacement necessary? J Neurol Neurosurg Psychiatry, 1993, 56(8):932–935.

[24] Marshall LF, Barba D, Toole BM, et al. The oval pupil: clinical significance and relationship to intracranial hypertension. J Neurosurg, 1983, 58(4):566–568.

[25] Marshman LAG, Polkey CE, Penney CC. Unilateral fixed dilation of the pupil as a false-localizing sign with intracranial hemorrhage: case report and literature review. Neurosurgery, 2001, 49(5):1251–1255, discussion 1255–1256.

[26] Chen TC, Maceri DR, Levy ML, et al. Brain stem compression secondary to adipose graft prolapse after translabyrinthine craniotomy: case report. Neurosurgery, 1994, 35(3):521–523, discussion 523–524.

[27] Fishman RA. Examination of the cerebrospinal fluid: techniques and complications // Cerebrospinal Fluid in Diseases of the Nervous System. 2nd ed. Philadelphia PA: WB Saunders, 1992:157–182.

[28] Korein J, Cravioto H, Leicach M. Reevaluation of lumbar puncture; a study of 129 patients with papilledema or intracranial hypertension. Neurology, 1959, 9(4):290–297.

[29] Duffy GP. Lumbar puncture in spontaneous subarachnoid haemorrhage. Br Med J (Clin Res Ed), 1982, 285(6349):1163–1164.

[30] Andrews BT. Neurological monitoring // Intensive Care in Neurosurgery. New York, NY: Thieme Medical Publishers, 2003:21–28.

[31] Andrews BT, Levy ML, Pitts LH. Implications of systemic hypotension for the neurological examination in patients

with severe head injury. Surg Neurol, 1987, 28(6):419–422.
[32] Andrews BT, Pitts LH. Functional recovery after traumatic transtentorial herniation. Neurosurgery, 1991, 29(2):227–231.
[33] Miller JD, Sweet RC, Narayan R, et al. Early insults to the injured brain. JAMA, 1978, 240(5):439–442.
[34] Gray FD, Jr, Horner GJ. Survival following extreme hypoxemia. JAMA, 1970, 211(11):1815–1817.
[35] Plum F, Posner JB. The Diagnosis of Stupor and Coma. 3rd ed. Philadelphia, PA: FA Davis Publishers, 1980:1–86.
[36] Andrews BT. Head injury management // Intensive Care in Neurosurgery. New York, NY: Thieme Medical Publishers, 2003:125–136.
[37] Bivins HG, Ford S, Bezmalinovic Z, et al. The effect of axial traction during orotracheal intubation of the trauma victim with an unstable cervical spine. Ann Emerg Med, 1988, 17(1):25–29.
[38] Brain Trauma Foundation, American Association of Neurological Surgeons, Joint Section of Neurotrauma and Critical Care. Guidelines for the management of severe head injury. Hyperventilation. J Neurotrauma, 2000, 17:513–520.
[39] Cruz J. On-line monitoring of global cerebral hypoxia in acute brain injury. Relationship to intracranial hypertension. J Neurosurg, 1993, 79(2):228–233.
[40] Muizelaar JP, van der Poel HG, Li ZC, et al. Pial arteriolar vessel diameter and CO2 reactivity during prolonged hyperventilation in the rabbit. J Neurosurg, 1988, 69(6):923–927.
[41] Andrews BT. Intensive Care in Neurosurgery. New York, NY: Thieme Medical Publishers, 2003.
[42] Prough DS. Should I use hypertonic saline to treat high intracranial pressure? // Valadka AB, Andrews BT, eds. Neurotrauma: Evidence-Based Answers to Common Questions. New York, NY: Thieme Medical Publishers, 2005:148–151.
[43] De Vivo P, Del Gaudio A, Ciritella P, et al. Hypertonic saline solution: a safe alternative to mannitol 18% in neurosurgery. Minerva Anestesiol, 2001, 67(9):603–611.
[44] Qureshi AI, Geocadin RG, Suarez JI, et al. Long-term outcome after medical reversal of transtentorial herniation in patients with supratentorial mass lesions. Crit Care Med, 2000, 28(5):1556–1564.
[45] Muizelaar JP, Wei EP, Kontos HA, et al. Mannitol causes compensatory cerebral vasoconstriction and vasodilation in response to blood viscosity changes. J Neurosurg, 1983, 59(5):822–828.
[46] Burke AM, Quest DO, Chien S, et al. The effects of mannitol on blood viscosity. J Neurosurg, 1981, 55(4):550–553.
[47] Schrot RJ, Muizelaar JP. Is there s "best" way to give mannitol? // Valadka AB, Andrews BT, eds. Neurotrauma: Evidence-Based Answers to Common Questions. New York, NY: Thieme Publishers, 2005:142–147.
[48] Leech P, Miller JD. Intracranial volume—pressure relationships during experimental brain compression in primates. 3. Effect of mannitol and hyperventilation. J Neurol Neurosurg Psychiatry, 1974, 37(10):1105–1111.
[49] Cruz J, Minoja G, Okuchi K. Major clinical and physiological benefits of early high doses of mannitol for intraparenchymal temporal lobe hemorrhages with abnormal pupillary widening: a randomized trial. Neurosurgery, 2002, 51(3):628–637, discussion 637–638.
[50] Mortazavi MM, Romeo AK, Deep A, et al. Hypertonic saline for treating raised intracranial pressure: literature review with meta-analysis. J Neurosurg, 2012, 116(1):210–221.
[51] Kerwin AJ, Schinco MA, Tepas JJ, et al. The use of 23.4% hypertonic saline for the management of elevated intracranial pressure in patients with severe traumatic brain injury: a pilot study. J Trauma, 2009, 67(2):277–282.
[52] Forsyth LL, Liu-DeRyke X, Parker D, Jr, et al. Role of hypertonic saline for the management of intracranial hypertension after stroke and traumatic brain injury. Pharmacotherapy, 2008, 28(4):469–484.
[53] Andrews BT, Mampalam TJ, Omsberg E, et al. Intraoperative ultrasound imaging of the entire brain through unilateral exploratory burr holes after severe head injury: technical note. Surg Neurol, 1990, 33(4):291–294.
[54] Litofsky NS, Chin LS, Tang G, et al. The use of lobectomy in the management of severe closed-head trauma. Neurosurgery, 1994, 34(4):628–632, discussion 632–633.
[55] Andrews BT. Does decompressive craniectomy really improve outcome after head injury? // Valadka AB, Andrews BT, eds. Neurotrauma: Evidence-Based Answers to Common Questions. New York, NY: Thieme Medical Publishers, 2005:163–166.
[56] Carter BS, Ogilvy CS, Candia GJ, et al. One-year outcome after decompressive surgery for massive nondominant hemispheric infarction. Neurosurgery, 1997, 40(6):1168–1175, discussion 1175–1176.
[57] Quigley MR, Vidovich D, Cantella D, et al. Defining the limits of survivorship after very severe head injury. J Trauma, 1997, 42(1):7–10.

6 穿透性脑外伤

Margaret Riordan, Griffith R. Harsh IV

摘　要

尽管美国大多数颅脑损伤由钝性创伤引起，但穿透性脑损伤的比例一直在增加，部分原因是枪支暴力。武器和弹道特性的多样性导致了颅内和颅外的广泛损伤。目前的处理以第一次世界大战以来积累的军事经验为基础，并已针对平民人口进行了修改。尽管重症监护医学和显微外科技术有了很大的进步，但这些损伤仍然给神经外科医生带来了巨大的挑战。治疗策略侧重于最初的复苏，通过影像学检查评估损害，提供适当的支持性护理，以及在有需要的情况下进行手术干预。

关键词：枪伤，穿透性脑损伤，颅骨骨折，颅脑损伤

6.1 引　言

美国每年约有 140 万人经历颅脑损伤（TBI），每年因 TBI 死亡的人数接近 20 万。这些死亡中有 6000 例涉及穿透性脑损伤（PBI），而不是闭合性头部损伤（CHI）[1–5]。由枪支（最常见的 PBI 形式）导致的 TBI 死亡比例正在上升，而由机动车辆事故（CHI 的最常见原因）造成的死亡比例正在下降[1–5]。早期对 PBI 的研究集中在战伤上，但现在的重点已转移到平民伤害上。死于 PBI 的平民中有 50% 是自杀，这在老年白人男性中最常见。在城市地区，帮派暴力的增加导致平民青年中 PBI 的发生率较高[1,6]。

尽管影像学、显微外科技术和重症监护方案[如高级创伤生命支持（ATLS）]有了长足进步，但由于损伤机制的多样性和颅内损伤程度的多样性，穿透性颅脑损伤的治疗仍然具有挑战性[6–7]。

6.2 损伤机制

穿透性 TBI 的范围和严重程度反映了穿透物的特征：形状、大小、轨迹和速度。虽然所有的物体都会损伤大脑，但穿透轨迹外损伤的体积高度依赖于物体的动能。物体的动能（$KE=1/2mv^2$）受其速度（v）的影响比受其质量（m）的影响更大。大多数低速锋利的穿透物（如刀、螺丝刀和箭）的速度为 36~76m/s。它们会造成局部损伤，其体积取决于物体的形状以及穿透的路径和深度。转移到周围组织的能量很少，周边组织通常是完好的。民用手枪的子弹速度为 216~491m/s，民用步枪的子弹速度为 820~960m/s，军用武器的子弹速度更高。爆炸装置造成的穿透伤，其碎片没有经过空气动力学优化，会因与空气摩擦而减速，通常与低速子弹的形状和弹道相似[4,8–9]。

更高速度的穿透物不但产生直接的震源性破坏，而且会产生与穿透路径垂直辐射的压力波损伤大脑。这些压力波穿过 75% 含水的大脑，就像石头入水产生的涟漪：近端的压力波波长短，振幅高，但当它们穿过组织时，波长增加，振幅降低。因此，附近的组织会遭受更大的破坏，对于高速物体，损伤的体积可能会远远超出最初的轨迹[10]。

空泡力进一步加大了损伤。物体在大脑中穿行会使脑组织向外周移动，从而形成一个穿通道和一个比穿通道更大的空腔。穿透物的速度越高，偏转（沿其长轴旋转）越大，沿束的空腔就越大，从颅骨出口的位置也就越大。例如，一颗超高速子弹可能会产生比其直径大 15 倍的空腔[8]。腔内相对负的压力可能会从外部吸引碎片，增加感染风险，并引发空泡和压缩循环，进一步损害周围脑组织和血管[1,8,11]。

其他增加脑损伤的因素包括颅内的碎骨片、碎片在颅骨内侧反弹、碎裂，以及脑实质血管的直接和剪切破坏，导致颅内血肿和蛛网膜下腔出血[1,8,11]。

6.3 损伤病理学

PBI 后微观的脑组织损伤远超出了肉眼可见的范围。穿透物会造成永久性的坏死和缺血组织以及受损的血管。穿透道周围有一圈脑实质，虽然破坏相对较轻，但表现为轴突、神经元和星形胶质细胞破坏坏死，中性粒细胞浸润。在这圈组织周围，可以看到广泛的轴突损伤以及受损、深染和空泡化的神经元。起初由于细胞毒性，而后由于血管源性水肿导致病理层面损伤范围扩大。这种水肿在创伤后几小时到几天的影像上很明显。微观层面的损伤并不局限于弹道附近，这可能反映的是冲击波的影响，PBI 后尸检发现轴突损伤遍及大脑半球、脑干和小脑 [1,8,11]。

在细胞水平上，神经元和轴突结构的破坏会导致自由基、谷氨酸和钙的释放，从而进一步损害脑实质。此外，受损细胞表达细胞黏附分子和基质金属蛋白酶，触发局部炎症反应，破坏血脑屏障 [12]。虽然这种炎症反应可能导致组织损伤，但也促进了组织修复。

6.4 损伤生理学

在最初受伤后的几秒钟内，颅内压（ICP）的显著升高导致脑疝和全身儿茶酚胺的释放，导致低血压。全身性低血压和颅内压升高以及由此导致的脑灌注压（CPP）下降，共同导致缺血性脑损伤，从而进一步增加颅内压。向下的脑疝压迫脑干，导致呼吸抑制和呼吸暂停，从而加重缺血性损伤 [8,12]。随着脑水肿的发展，在最初的创伤后几小时到几天，已通过自动调节消退的颅内压可能会再次上升。此时必须降低颅内压，防止缺血性损伤的恶化。

颅脑弹道伤也会引起全身凝血障碍，加重脑出血。这是脑损伤后凝血酶激活外源性凝血途径和严重脑外伤后儿茶酚胺释放过多所致 [13]。脑损伤后，凝血功能异常的患者往往预后极差。

6.5 穿透性脑外伤的处理概述

目前 PBI 的处理是随着军事创伤救治经验的积累而发展起来的。在第一次世界大战期间，Harvey Cushing 早期采用了广泛的坏死组织和碎片清创手术，方法是轻轻地抽吸和冲洗，然后仔细缝合硬脑膜和双层缝合头皮。他通常采用三角星形放射切口，彻底清理破损颅骨，并移除所有可见的坏死组织和骨碎片。应用这项技术后，PBI 死亡率从 55% 降至 29%[14–16]。在整个第二次世界大战期间，由于常规注射抗生素，死亡率进一步下降，20 世纪 50 年代朝鲜战争期间，伤员通过直升机可迅速撤离战场，死亡率继续下降 [17–18]。

在越南战争期间，开始使用 CT 成像识别受伤区域，以便更有针对性地进行手术。研究结果表明，即使在积极的清创之后，骨头和子弹碎片仍然存在，但这些碎片很少会导致感染，这鼓励外科医生将清创限制在移除表面物体和失活的大脑上。值得注意的是，1982 年至 1985 年对以色列 – 黎巴嫩冲突中的 PBI 分析发现，51% 的患者在手术后残留有碎骨片，但其中只有 0.9% 的患者发生了脑脓肿 [13,15,19]。

多项研究也支持严密缝合硬脑膜和头皮以避免脑脊液（CSF）漏的重要性。对 1964 年两伊战争和以色列 – 黎巴嫩冲突结果的回顾也得出结论，在控制感染率、发病率和死亡率方面，广泛彻底的清创不如预防脑脊液漏重要 [13,15,19]。对两伊战争结果的多变量分析显示，脑脊液漏、颅骨气房与窦开放，以及横穿脑室是穿透性脑外伤后感染的独立预测因子 [13,15,19]。越南颅脑损伤研究（VHIS）发现，脑脊液漏患者的死亡率为 22.8%，而无脑脊液漏患者的死亡率为 5.1%[13,15,19]。在这项研究中，只有一半的脑脊液漏发生在伤口部位。因此，目前治疗强调立即、积极的复苏，然后立即进行有针对性的外科清创和脑脊液漏的修复。

6.6 复苏和初期管理

尽管急救时间较前缩短，院前处理也有进步，但仍有 71% 的 PBI 患者在到达医院之前死亡 [1,2,6]。PBI 患者的初始治疗应遵循 ATLS 复苏方案，优先考虑气道保护和血流动力学稳定。对通气功能受损、无法保护气道以及神经功能可能进一步恶化的患者，应行气管插管 [20–21]。当插入气管和胃管时，必须非常小心，以防误入颅腔，因为许多头部枪伤的患者都有颅底和面部骨折。面部大面积损伤会使气道管理异常困难，需要紧急气管切开术[11]。

建议将收缩压维持在至少90mmHg，因为PBI患者基线血压低与其整体预后不良相关。10%~50%的PBI患者在到达急诊室时血压较低。如果需要，应积极使用液体复苏和升压药来维持收缩压[1]。静脉应用0.9%等渗盐水开始复苏。如果患者对最初的液体复苏反应不理想，则可能需要输注血液制品，如白蛋白或红细胞。使用高渗盐水（3% NaCl溶液）治疗颅内压升高可能有用[11]。甘露醇也可降低颅内压，但在低血压患者中应谨慎使用。

如果患者血流动力学稳定，应初步检查评估患者的损伤程度。记录简短的病史，包括患者的年龄、损伤相关事件、现场的格拉斯哥昏迷量表（GCS）评分、到达急诊室时的GCS评分以及复苏后的GCS评分。进行集中、快速的神经学检查，以评估意识水平，瞳孔大小、对称性和反应，脑干反射，运动功能，以及是否有自主呼吸。这一初步信息有助于判断预后，因为GCS分数低、瞳孔反应迟钝及神经学检查不佳与患者预后不良有关（框表6.1）[1,2,22–24]。

框表 6.1　不良预后因素
复苏后格拉斯哥昏迷量表评分＜5分
瞳孔散大固定
到达急诊时血压低
颅内大血管损伤
双侧大脑半球损伤
基底池消失
尿崩症

一旦患者血流动力学稳定，任何头皮伤口都应进行仔细检查，必要时清创。应修剪头发以显示头皮损伤和污染程度。在进行彻底手术治疗之前，可通过外科缝合器、Raney夹或临时缝合，以暂时控制严重的头皮出血。闭合皮肤也可防止硬脑膜破裂可能造成的脑脊液流失。在枪伤中，应仔细检查入口和出口伤口。低速穿透物体（如刀和箭）在影像学检查前应留在原位，直至在手术室直视下取出物体。患者应接种破伤风类毒素疫苗，并预防性应用抗生素。

6.7 影像学检查

头部CT扫描是评估穿透性脑外伤的首选，应该在患者血流动力学稳定后进行。其可定位任何子弹和碎片，评估骨质破坏，以及血肿、挫伤、脑室出血和蛛网膜下腔出血的位置。此外，CT提示的损伤程度对于预后也有预测价值。多脑叶和双侧半球损伤、脑室损伤、丘脑和基底节损伤、基底池闭塞、蛛网膜下腔出血和明显的后颅窝出血均与预后不良有关。中线移位大于10mm也与预后不良有关；然而，应考虑整个CT的情况，单侧创伤性占位可能造成单侧较大的中线移位，但及时手术干预就可能会有较好的预后[11]。

创伤性颅内动脉瘤（TICA）占所有PBI病例的3%~42%。若穿透物穿过额底或颞区，涉及两个半球，或靠近Willis环，或有原因不明的广泛蛛网膜下腔出血或脑室内出血，或迟发性血肿，则均应完善血管检查。大多数TICA累及大脑前动脉和大脑中动脉的外周分支。CT血管造影很方便，但当有子弹中的金属伪影混淆时便很难辨认，因此建议使用数字减影血管造影。此外，如果在后续影像中发现新发出血或出血增加，应高度怀疑TICA，因其可在最初损伤后数天发展并出血[25–27]。

目前在穿透涉及金属碎片的脑损伤中无法使用MRI，因为金属碎片会产生伪影，并可能随着磁场而移动，造成额外的损伤。

6.8 外科干预

虽然已有回顾性研究表明，复苏后GCS评分较高（＞7分）和局灶性颅脑损伤且未累及双侧大脑半球及深部灰质的患者在手术干预后的疗效较好，如何决策使患者最大限度获益仍要考虑多种因素[28]。例如，一些初始GCS评分较低但有明显局限性占位效应的颅内血肿患者可能会从手术减压中受益。此外，当评估潜在手术患者时，也要考虑一些复杂的因素，例如为便于气管插管或转运至急诊室之前已给予镇静药物。手术治疗的范围可以从简单的伤口清创到广泛的损伤探查或去骨瓣减压术，这取决于损伤的程度、患者的临床检查和CT表现（框表6.2）。

框表 6.2　手术相对适应证
格拉斯哥昏迷量表评分＞7 分 颞叶占位 后颅窝占位 开放性颅骨凹陷性骨折 有脑脊液漏证据

6.8.1 单纯清创

如果头皮没有失活，在 CT 上没有发现需要手术清除的颅内病变，仅局部处理小的入口处伤口即可。头皮浅层伤口应进行清洗、清创和修复，防止感染和伤口撕裂造成的大出血。这些伤口在急诊室里就可进行有效治疗，首先剃掉受伤部位周围的头皮，用无菌盐水冲洗伤口，然后根据伤口的深度用皮钉或逐层缝合封闭伤口。如果伤口很大，可能要去手术室处理。

6.8.2 外科清创

局灶性血肿产生明显占位效应的患者可手术治疗，颞窝或后颅窝血肿压迫环池或基底池的患者应急诊手术。其他手术干预的原因包括眼眶面部创伤、需要手术以控制活动性出血、颅内病变扩张进展。穿透性脑外伤手术的目的是清除血肿和清创。失活的头皮、骨和硬脑膜伤口需要手术干预，以实现水密缝合防止脑脊液漏。

在急诊室稳定患者病情后，将其转运至手术室，摆好体位暴露受伤部位。头部可以放置在圆形或马蹄形的凝胶头枕上，如果对入路有要求，如枕下开颅手术，可使用颅钉，注意避免将颅钉放在撕脱的头皮或骨折的头骨附近。

切口的设计应避免影响头皮血供，尽可能合并头皮伤口。去除骨瓣后，应保证穿透点周围皆暴露出完好脑膜。在大静脉窦附近取出凹陷的颅骨或穿透物时应特别小心。仔细检查硬膜下间隙，清除血肿。温和的冲洗与吸引相结合，以清除坏死的脑组织和可及的异物碎片，仔细止血。使用颅骨膜、颞叶或枕叶筋膜或者阔筋膜进行水密闭合对于预防术后感染至关重要。连通颅内间隙和气窦的损伤需要用硬脑膜水密闭合修复。头皮伤口切实闭合对于减少后续感染十分重要；如缺乏足够的健康组织，可采用组织瓣修复[11]。

6.8.3 去骨瓣减压

清创后是否还纳骨瓣要考虑多种因素。如果颅骨广泛碎裂，不能达到良好的美容修复效果，便不要使用，可在之后进行颅骨成形术。通常，弥漫性脑水肿患者不还纳骨瓣。术前 CT 可能提示广泛肿胀，但水肿在手术前可能并不明显。此种情况下，有必要进行去骨瓣减压术，以适应脑组织的进一步肿胀。

6.8.4 颅内压监测

ICP 监测对于有脑水肿但没有可手术干预的占位性病变患者、那些不能获得可靠神经学检查的患者以及那些需要在术前和术后对升高的 ICP 进行干预的患者都是有用的。在 PBI 患者中放置 ICP 探头的适应证与重型 TBI 指南中所讲的一般适应证相似：复苏后 GCS 评分小于 8 分的患者，需要长时间麻醉或 CT 扫描异常的 GCS 评分为 9~12 分的患者，以及需要持续镇静但会影响神经学检查的患者[20]。

6.8.5 示　例

一例被驾车枪击的患者在被多发子弹击中右脸和头部后，被送往急诊室。血流动力学稳定并行气管插管保护气道后，对其进行神经学检查。患者四肢可遵嘱活动。右眼因明显的眶周肿胀不可窥及，左瞳孔对光有反应。右侧眼眶可见明显外伤入口，但无脑脊液渗漏。CT 成像显示子弹击破右眼球；额骨、前颅底和气窦广泛骨折；双额叶出血和水肿（图 6.1）。

患者转入 ICU，采用头孢曲松和克林霉素治疗。由于患者眼睛和多处面部骨折严重受伤，考虑到脑脊液漏无法排除，故行眼球摘除、眼眶内容物清除及浅表脑挫裂伤清除术。额部硬脑膜多处撕裂，行阔筋膜移植修复。深部的子弹和头骨碎片并未移除。

在该病例中，患者目前的神经学检查结果良好，手术处理了颅底广泛骨折和严重的眼眶损伤，并修复了额部撕裂的硬脑膜。

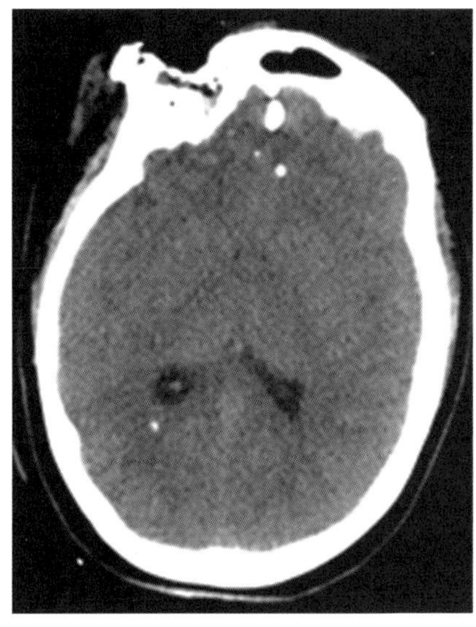
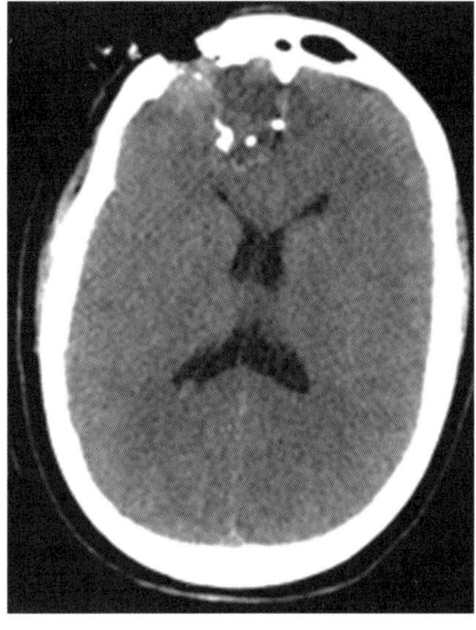
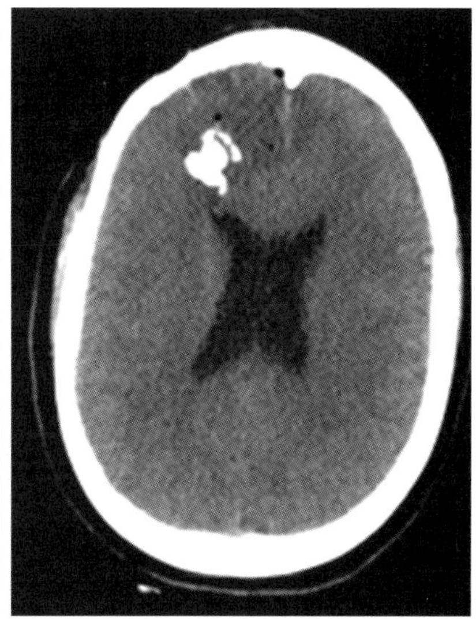

图 6.1 一例头部受枪伤患者的 CT 图像显示了内部撕裂的头骨碎片

6.9 并发症及辅助治疗

PBI 患者需要常规重症监护来维持 CPP 并监测并发症，包括新发出血、水肿、颅内压升高和感染。同时要进行心脏监测，因为与严重颅脑损伤相关的儿茶酚胺大量释放可能导致心肌缺血。为了维持 CPP 大于 70mmHg，可能需要进行有创性心脏监测（因为在损伤早期可能会发生大量液体移位）、液体复苏和医源性利尿来处理升高的颅内压。同样，也必须监测电解质，因为头部损伤可能导致下丘脑－垂体功能障碍，可能表现为尿崩症或抗利尿激素分泌失调综合征（SIADH），这两种情况都与较差的预后相关[11]。

此外，应对所有 PBI 患者进行深静脉血栓（DVT）和胃肠道溃疡的筛查和管理；尽快开始 DVT 的机械或化学预防，并及时给予 H_2 受体拮抗剂。与其他需要长时间插管的 ICU 患者一样，PBI 患者存在肺炎和成人呼吸窘迫综合征等呼吸系统并发症的风险，应及时拔除气管插管，如果无法拔管，则应进行气管切开。

PBI 后的抗惊厥治疗是有争议的。有 I 类证据表明，对脑外伤患者进行 7d 的早期预防性抗癫痫用药可使其获益。推荐使用苯妥英、苯巴比妥、卡马西平或丙戊酸盐[29]。虽然目前不推荐进行长期的抗癫痫治疗，但一项研究发现，在两伊战争期间遭受 PBI 的患者中，32% 的患者在平均 39.4 个月的随访期内患上了癫痫，特别是格拉斯哥预后评分较低和存在局灶神经功能缺陷的患者，极易发展为癫痫[30]。另一项研究回顾了 163 例 PBI 或钝性头部外伤后的创伤后癫痫患者，发现运动障碍和脑软化常与癫痫伴发，因此建议对此类损伤患者提高警惕，一旦癫痫发作应及时处理[31]。

建议在 PBI 中预防性使用广谱抗生素，因为 1%~52% 的患者会发生感染；残留骨或金属碎片、脑脊液漏和面眶入口伤与较高的感染率有关。最常见的细菌是皮肤菌群，但革兰氏阴性杆菌也有报道；因此，应选择充分覆盖这些病原体并可穿透血脑屏障的抗生素[11,32–37]。一项关于 160 例 PBI 患者的前瞻性研究发现，弹道穿过污染的腔隙、骨片或金属碎片残留以及住院时间长是感染的危险因素。虽然在这项研究中接受预防性抗生素治疗的 59 例患者的感染率并不比那些没有接受抗生素治疗的患者低，但由于该研究中接受预防性抗生素治疗的样本量较小，外科医生可能仍然希望对感染风险较高的患者预防性应用抗生素[37]。

6.10 结　论

由于可用的武器种类繁多，弹道特性也各不相同，颅脑穿透造成的损伤广泛，对神经外科治疗提出了挑战。虽然预防伤害应该是降低风险的主要手段，但发生 PBI 后，及时、全面和周到的干预极为重要。快速复苏和控制出血是第一步。通常需要外科手术以清除占位性病变，修复眶面伤口，清创大面积失活的头皮、骨或脑组织，严密止血，水密美容闭合。

参考文献

[1] Bizhan A, Mossop C, Aarabi JA. Surgical management of civilian gunshot wounds to the head. Handb Clin Neurol, 2015, 127:181–193.

[2] Hofbauer M, Kdolsky R, Figl M, et al. Predictive factors influencing the outcome after gunshot injuries to the head—a retrospective cohort study. J Trauma, 2010, 69(4):770–775.

[3] Levy ML, Davis SE, Mccomb JG, et al. Economic, ethical, and outcome-based decisions regarding aggressive surgical management in patients with penetrating craniocerebral injury. J Health Commun, 1996, 1(3):301–308.

[4] Centers for Disease Control and Prevention. Injury Fact Book 2001–2002. Atlanta, GA: Centers for Disease Control and Prevention, 2001.

[5] Ingraham C, Johnson CY. How gun deaths became as common as traffic deaths. Washington Post. December 19, 2015.

[6] Aryan HE, Jandial R, Bennett RL, et al. Gunshot wounds to the head: gang- and non-gang-related injuries and outcomes. Brain Inj, 2005, 19(7):505–510.

[7] Keong NCH, Gleave JRW, Hutchinson PJ. Neurosurgical history: comparing the management of penetrating head injury in 1969 with 2005. Br J Neurosurg, 2006, 20(4):227–232.

[8] de Lanerolle NC. Kim JH, Bandak FA. Neuropathology of traumatic brain injury: comparison of penetrating, nonpenetrating direct impart and explosive blast etiologies. Semin Neurol, 2015, 35:12–19.

[9] Oehmichen M, Meissner C, König HG, et al. Gunshot injuries to the head and brain caused by low-velocity handguns and rifles. A review. Forensic Sci Int, 2004, 146(2–3):111–120.

[10] Davidsson J, Risling M. Characterization of pressure distribution in penetrating traumatic brain injuries. Front Neurol, 2015, 6:51.

[11] Rosenfeld JV, Bell RS, Armonda R. Current concepts in penetrating and blast injury to the central nervous system. World J Surg, 2015, 39(6):1352–1362.

[12] Cunningham TL, Cartagena CM, Lu XC, et al. Correlations between blood-brain barrier disruption and neuroinflammation in an experimental model of penetrating ballistic-like brain injury. J Neurotrauma, 2014, 31(5):505–514.

[13] Centers for Disease Control and Prevention, National Center for Injury Prevention and Control. Traumatic Brain Injury in the United States—A Report to Congress. Atlanta, GA: Centers for Disease Control and Prevention, 1999.

[14] Amirjamshidi A, Abbassioun K, Rahmat H. Minimal débridement or simple wound closure as the only surgical treatment in war victims with low-velocity penetrating head injuries. Indications and management protocol based upon more than 8 years follow-up of 99 cases from Iran-Iraq conflict. Surg Neurol, 2003, 60(2):105–110, discussion 110–111.

[15] Brandvold B, Levi L, Feinsod M, et al. Penetrating craniocerebral injuries in the Israeli involvement in the Lebanese conflict, 1982–1985. Analysis of a less aggressive surgical approach. J Neurosurg, 1990, 72(1):15–21.

[16] Rish BL, Dillon JD, Caveness WF, et al. Evolution of craniotomy as a debridement technique for penetrating craniocerebral injuries. J Neurosurg, 1980, 53(6):772–775.

[17] Surgical management of penetrating brain injury. J Trauma, 2001, 51(2, Suppl):S16–S25.

[18] West CG. A short history of the management of penetrating missile injuries of the head. Surg Neurol, 1981, 16(2):145–149.

[19] Pikus HJ, Ball PA. Characteristics of cerebral gunshot injuries in the rural setting. Neurosurg Clin N Am, 1995, 6(4):611–620.

[20] Brain Trauma Foundation, American Association of Neurological Surgeons, Congress of Neurological Surgeons. Guidelines for the management of severe traumatic brain injury. J Neurotrauma, 2007, 24(Suppl 1):S1–S106.

[21] Kim TW, Lee JK, Moon KS, et al. Penetrating gunshot injuries to the brain. J Trauma, 2007, 62(6):1446–1451.

[22] Santiago LA, Oh BC, Dash PK, et al. A clinical comparison of penetrating and blunt traumatic brain injuries. Brain Inj, 2012, 26(2):107–125.

[23] Smith JE, Kehoe A, Harrisson SE, et al. Outcome of penetrating intracranial injuries in a military setting. Injury, 2014, 45(5):874–878.

[24] Bandt SK, Greenberg JK, Yarbrough CK, et al. Management of pediatric intracranial gunshot wounds: predictors of favorable clinical outcome and a new proposed treatment paradigm. J Neurosurg Pediatr, 2012, 10(6):511–517.

[25] Bodanapally UK, Krejza J, Saksobhavivat N, et al. Predicting arterial injuries after penetrating brain trauma based on scoring signs from emergency CT studies. Neuroradiol J, 2014, 27(2):138–145.

[26] Vascular complications of penetrating brain injury. J Trauma, 2001, 51(2, Suppl):S26–S28.

[27] Aarabi B. Traumatic aneurysms of brain due to high velocity missile head wounds. Neurosurgery, 1988, 22(6 Pt 1):1056–1063.

[28] Aarabi B, Tofighi B, Kufera JA, et al. Predictors of outcome in civilian gunshot wounds to the head. J Neurosurg, 2014, 120(5):1138–1146.

[29] Antiseizure prophylaxis for penetrating brain injury. J Trauma, 2001, 51(2, Suppl):S41–S43.

[30] Aarabi B, Taghipour M, Haghnegahdar A, et al. Prognostic factors in the occurrence of posttraumatic epilepsy after penetrating head injury suffered during military service. Neurosurg Focus, 2000, 8(1):e1.

[31] Kazemi H, Hashemi-Fesharaki S, Razaghi S, et al. Intractable epilepsy and craniocerebral trauma: analysis of 163 patients with blunt and penetrating head injuries sustained in war. Injury, 2012, 43(12):2132–2135.

[32] Taha JM, Haddad FS, Brown JA. Intracranial infection after missile injuries to the brain: report of 30 cases from the Lebanese conflict. Neurosurgery, 1991, 29(6):864–868.

[33] Antibiotic prophylaxis for penetrating brain injury. J Trauma, 2001, 51(2, Suppl):S34–S40.

[34] Aarabi B. Causes of infections in penetrating head wounds in the Iran-Iraq War. Neurosurgery, 1989, 25(6):923–926.

[35] Aarabi B. Comparative study of bacteriological contamination between primary and secondary exploration of missile head wounds. Neurosurgery, 1987, 20(4):610–616.

[36] Carey ME, Young H, Mathis JL, et al. A bacteriological study of craniocerebral missile wounds from Vietnam. J Neurosurg, 1971, 34(2 Pt 1):145–154.

[37] Jimenez CM, Polo J, España JA. Risk factors for intracranial infection secondary to penetrating craniocere bral gunshot wounds in civilian practice. World Neurosurg, 2013, 79(5–6):749–755.

7 轴外血肿

Shelly D. Timmons

摘 要

术语“轴外血肿”是指在颅内脑实质之外发现的血肿。这些损伤是神经外科实践中遇到的最常见的急症之一，几乎总是因头部创伤而发生。颅脑损伤是造成创伤患者死残的重要因素，在美国，这是 45 岁以下人群的主要死亡原因。通过神经外科干预，快速清除轴外血肿是颅脑损伤（TBI）治疗的主要手段，及时手术可改善患者的功能预后，降低死亡率。对于最初清醒、之后恶化的 TBI 患者，4/5 都有需要手术清除的占位性病变，其中一半是轴外病变。大多数外伤后出现钩回疝或小脑幕切迹疝的患者都有轴外占位性病变，通过手术减压、清除占位可以逆转脑干症状。

快速识别并转运此类患者，以便及时手术清除占位，不仅可以挽救生命，还可防止脑部受压导致的远期死亡，这使得快速识别这类患者的症状体征及病情恶化标志变得极其重要。

关键词：开颅手术，硬膜外血肿，轴外血肿，积液，神经外科，神经外科急症，硬膜下血肿，颅脑损伤

7.1 引 言

术语“轴外血肿”是指在颅内脑实质之外发现的血肿，是神经外科实践中遇到的最常见的急症之一，几乎总是因头部创伤而发生。脑损伤是造成创伤患者死残的最重要因素[1]，在美国，这是 45 岁以下人群的主要死亡原因[2]。通过神经外科快速干预清除轴外血肿是颅脑损伤（TBI）治疗的主要手段，及时手术可改善患者的功能预后，降低死亡率[3]。对于最初清醒、之后恶化的 TBI 患者，4/5 都有需要手术清除的占位性病变，其中一半是轴外病变[4]。大多数外伤后出现钩回疝或小脑幕切疝迹的患者都有轴外占位性病变[5-6]，通过手术减压、清除占位可以逆转脑干症状。本章主要讨论急性硬膜外血肿（EDH）、急性硬膜下血肿（aSDH）、硬膜下积液、亚急性硬膜下血肿（sSDH）和慢性硬膜下血肿（cSDH），并提出了后颅窝（PF）损害以及儿童虐待问题。

7.2 硬膜外血肿（EDH）

7.2.1 流行病学

硬膜外血肿（图 7.1）是一种相对不常见的情况，最常由创伤引起，特殊自发性的情况很少（如镰状细胞病被报道会导致 EDH）。颅脑损伤患者中 EDH 的总发病率估计为 2.7%~4.1%[7-8]；然而，在创伤昏迷的患者中，该发病率较高，为 9%~15%[9-10]。在神经学检查正常的颅脑骨折患者中，约有 1% 的患者存在 EDH，而昏迷合并骨折的患者中约有 9% 存在 EDH[9,11]。儿童 EDH 合并骨折约占 40%，其中一半为凹陷性骨折，而骨折合并 aSDH 较少见[12]。

创伤性 EDH 最常发生于高速车祸后的年轻人中。在年轻人中，20~30 岁是发病率最高的年龄段，60 岁以上的 EDH 很少见[7,12-13]，可能是硬脑膜与颅骨内表面的粘连增加所致。在儿童中，发病高峰为 5~12 岁，在新生儿和幼儿中较少见[14]。在所有年龄段的患者中，大多数（30%~73%）由机动车事故（MVA）引起，其次是跌倒（7%~52%）和打斗（1%~19%）[15]。儿童 EDH 更多为跌倒所致，而非 MVA，且较少出现昏迷、需要手术或相关的颅内损伤[16]。孤立性儿童 EDH 也主要由跌倒引起（一组病例系列中占 68.6%）[17]。

多发性（包括双侧）EDH 可能发生[8,18-19]，通常发生在额叶区域，最常见表现为感觉异常而无中间清醒期[8]（图 7.2）。这类损伤的患者往往

格拉斯哥昏迷量表（GCS）评分较低，死亡率较高[18]。硬膜外血肿可以延伸到小脑幕上方和下方。这可能与静脉窦损伤有关，此时手术血肿清除可能非常危险。慢性 EDH 通常量较少，最常见于额

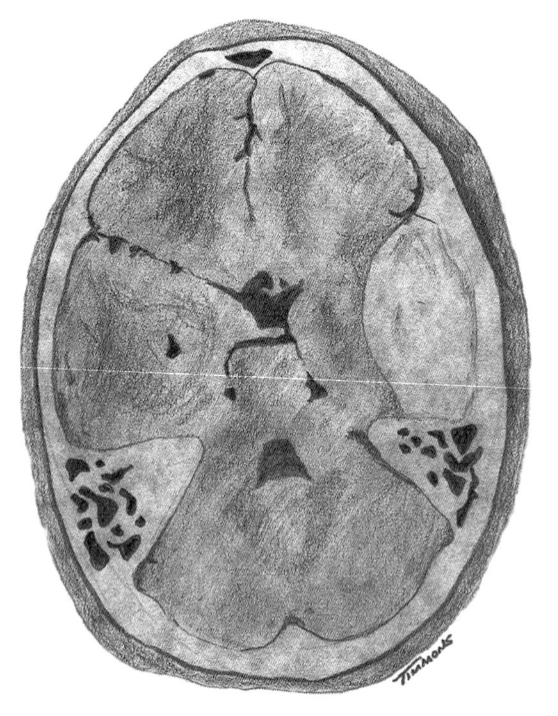

图 7.1 左侧颞叶较大的硬膜外血肿，颞叶移位引起四叠体池消失

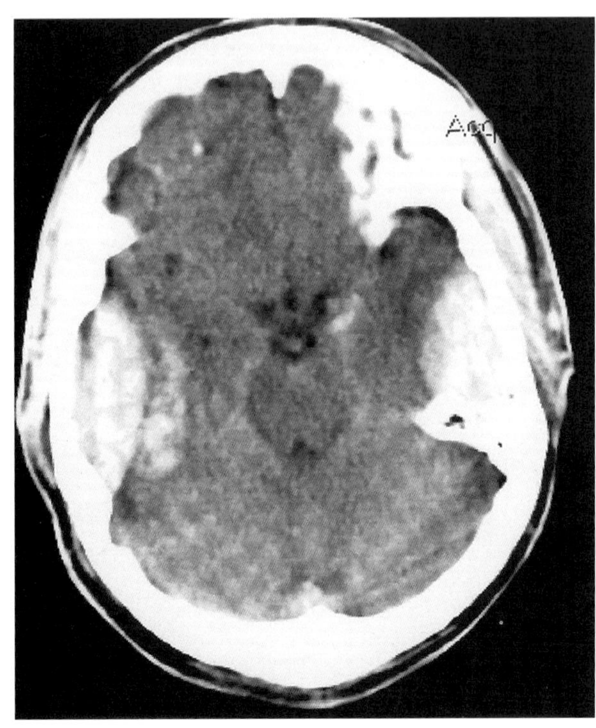

图 7.2 双侧颞叶硬膜外血肿合并右侧颞叶挫伤 / 脑实质出血

叶或顶叶，症状通常较轻，特异性差；无论手术还是保守治疗，预后普遍较好[19]。

7.2.2 发病机制

EDH 众所周知的一个原因是颞区外伤，导致颞骨鳞状部分骨折，伴随穿过或穿出颅骨的脑膜中动脉受损。这可导致动脉出血，进入颞窝的硬膜外间隙。然而，最近的证据表明，静脉来源的 EDH 实际上更常见[20]。这可能是 CT 的广泛应用使很多症状较轻的静脉性 EDH 检出所致。虽然动脉来源性的 EDH 扩张更危险，甚至致命，但大多数 EDH 在创伤后不久便稳定；目前认为一旦硬脑膜从颅骨表面撕脱，腔隙被血肿填满，便不会继续进展[13,19,21]。无论是否为骨折所致，硬膜静脉窦撕裂引起的硬膜外血肿通常不会迅速扩张。硬膜外间隙桥静脉或双极静脉撕裂也可引起 EDH。最后，EDH 常与眶面骨折相关（如眶顶和额窦骨折），可能是直接骨出血或相关的血管损伤所致。

术中硬膜外血肿可能是对侧病变减压的结果，当术中肿胀或术后脑内压力变得难以控制时，需要考虑硬膜外血肿[19]。硬膜外血肿比 aSDH 更可能在早期随访 CT 中进展或出现新的病变，但在早期随访 CT 中也有显示过逐渐吸收[22-23]。

7.2.3 诊　断

临床表现

典型的“中间清醒期”表现实际仅出现在少部分患者中[7,12,14,16,24-27]。中间清醒期指的是在头部遭受重击后，伴或不伴感觉障碍。之后有一段时间，约 30min，血液在硬膜外积聚，但大脑没有受压，尚不足以引起意识改变。当占位效应更加明显时，可进一步压迫大脑导致小脑幕切迹疝，从而导致意识迅速丧失（如不治疗，可致死）。手术清除 EDH 最常见的部位是颞区和颞顶区[7,12,14,25,28]。当 EDH 发生在颞窝这一相对较小的颅内空间时，通过压迫颞叶及脑干，可以迅速发生小脑幕切迹疝。

术前出现昏迷或恶化为昏迷的患者占 EDH 患者的 22%~56%；另有 12%~42% 的患者在手术前保持清醒[15]。其他表现包括恶心和呕吐、偏瘫、失语、肢体强直及痫样表现。瞳孔异常的发生率为 18%~44%，但相当一部分患者（3%~27%）的

神经功能完好[15,29-30]。即使是头部轻微损伤的无症状患者，有时通过CT扫描也会确诊为EDH[31-32]。患有孤立性EDH的儿童常出现头痛、呕吐或感觉不适的非特异性表现，经常导致诊断延误[14,17]。

影像学表现

CT扫描是首选的诊断方法。在其40年的应用经历中，因其可及、快速和分辨率高，不仅可以对EDH大小、范围和位置进行快速而准确的诊断，同时也能明确可能存在的颅骨骨折。然而，轴位像有时会遗漏部分骨折，特别是骨折线与扫描平面平行时，因此有必要仔细检查冠状及矢状位图像和（或）重建图。头颅X线对诊断没有帮助，因为约35%的阅片提示正常[29]；但对于有头部轻微伤的患者，如果在平片上发现骨折，建议行CT检查，因为这些患者EDH的发生率较高[31]。

EDH的典型CT表现是不越过骨缝的高密度双凸性轴外病变（图7.1，图7.3）。血肿内可能有相对低密度（与脑等密度或低密度）的区域，提示"超急性"或漩涡状血液成分，表明血肿内存在活动性出血或与凝血功能障碍有关[33-34]。血肿内偶尔会有气泡出现（22.5%~37.0%），但其与预后没有相关性[35]（图7.4）。气体一般源于开放性颅骨骨折或通过乳突气房的骨折。大多数EDH不会导致严重的大脑损伤，手术后脑部CT提示大脑迅速恢复正常[36]。然而，如果不进行手术治疗，在"超早期"CT扫描（＜3h）上发现的EDH会有增加的趋势，因此建议在12h内重复CT[22]。

7.2.4 治　疗

手术治疗

开颅手术目前是EDH最确切的治疗方式。由于CT的广泛应用，很多无症状患者也能得到诊断，这种情况下患者的选择显得尤为重要。对于一些极端情况下（如意识水平改变或神经功能受累）的患者而言，可直接选择手术。目前已经开始尝试基于CT检查结果来指导临床实践，以确定是否手术。有研究回顾性评估了一组33例EDH患儿的CT手术决策标准，发现EDH厚度＞18mm、中线移位＞4mm、中度或严重的占位效应及位置可预测的33例患者中有31例应实施手术[37]。循证指南建议，对体积＞30mL、EDH伴昏迷（GCS评分＜9分）或瞳孔不等大的患者都应尽可能行紧急手术[15]。这些学者指出，EDH＜30mL、厚度＜15mm、中线偏移＜5mm、GCS评分＞8分的无局灶神经功能缺损的患者可暂时保守治疗，但应在可立即实施神经外科手术的医院严密观察，及时复查CT，一旦患者病情恶化或发生影像学表现进展，就立即手术治疗。

过去有人提倡采用钻孔引流作为EDH治疗的一种暂时措施，但在临床应用中已被证明并非合适的选择。在CT扫描前连续对100例患者进行急诊钻孔探查，44例为阴性，假阴性率较高，其中6例阴性探查中4例为单侧aSDH，1例为单侧EDH，1例为对侧aSDH[5]。在转到可通过开颅手术进行最终减压和引流的医疗机构之前，钻孔引流可能会导致血肿引流不全或出血控制不佳，并

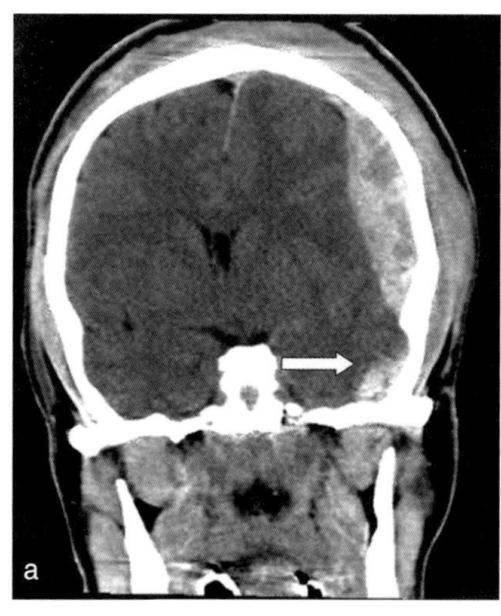

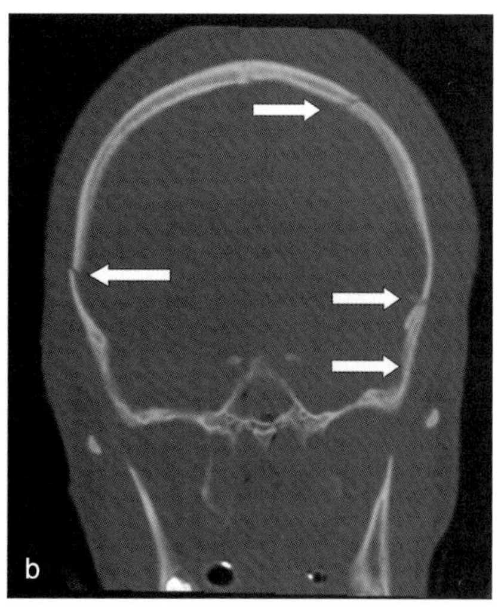

图7.3　冠状位CT扫描提示大量左侧大脑半球硬膜外血肿合并左侧颞叶挫伤（箭头，左图）。骨窗可见血肿区骨折和对侧骨折（箭头，右图）

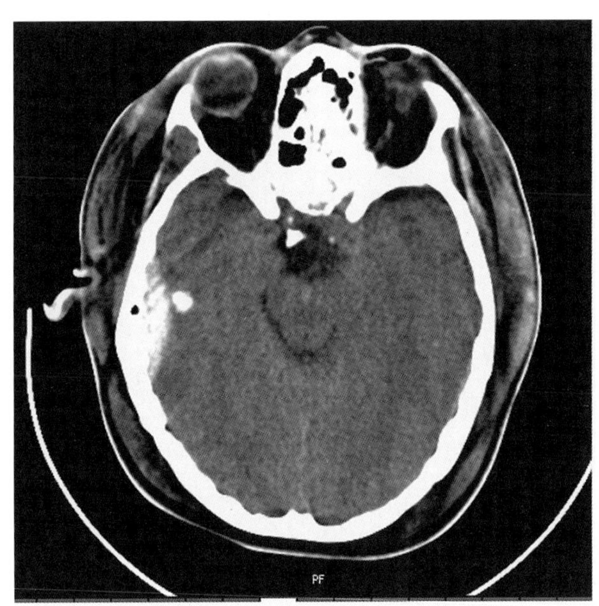

图 7.4 右侧颞部硬膜外血肿内有小气泡，存在潜在挫伤

有可能不必要地延误治疗，增加确切手术减压的等待时间[38-39]。然而，如果在极特殊情况下无法立即进行手术时，急诊 EDH 钻孔引流也许在一定程度上可挽救患者的生命，且钻孔引流对 EDH 的效果通常比 aSDH 要好[40]。但是这种操作在规范的创伤中心应当是极其罕见的，血凝块很难从钻孔处引流出，同时通过钻孔无法处理出血点。此外，对于一个无法触及的出血血管而言，减压也许会造成更多的出血，导致患者病情恶化。

开颅清除 EDH 必须处理出血点，如通过电凝血管、骨蜡封闭等方式。硬脑膜静脉窦撕裂伤必须有效修复、压迫或填塞止血。在骨窗周围和中心有效悬吊硬膜，防止之后血液在硬膜外间隙再次聚集。通常可还纳骨瓣，因为一般不伴有硬膜下病变和脑水肿，有时还需要修复骨折。有时也会在硬膜上开小口探查，以确保不存在 aSDH。

非手术治疗

在成年患者中，对于厚度< 10~15mm、血肿量< 30mL 或中线移位< 5mm 且临床症状轻微（包括良好的 GCS 评分和瞳孔检查正常）的患者，可安全地进行保守治疗[15,23,29,41]。然而，保守治疗必须密切观察患者的病情变化，同时频繁进行影像学随访[42-43]。此外，清除较小的病灶可能会加速康复，缩短住院时间，并减少之后的影像学随访。考虑目前手术风险极小，即使是很小的病变，有时也会考虑手术清除。如果持续观察可发现 EDH 通常在几周（3~15 周）内消失[21]，但很少有 EDH 可以更快地自发消退，很可能是因为与其他损伤相关的脑肿胀[23]。初始保守治疗后需要手术干预的病情恶化的相关因素包括颞部受累、CT 密度不均匀、首次 CT 于伤后 6h 内检查、严重的原发性颅脑损伤合并颅骨骨折，可造成超早期 CT 未显示的迟发性 EDH[21,42,44]。

7.2.5 预 后

据报道，EDH 患者手术组的死亡率为 0~41%，儿科组的死亡率较低（约 5%）[10-11,14,28,45]。随着 CT 扫描的出现、创伤救治系统的发展，以及神经外科专科重症监护病房的出现，死亡率也较前下降[3,7,25,46-47]。在一项大型多中心研究中，EDH 作为颅脑损伤病死率的一个因素，与其他病损类型相比，EDH 的死亡率指数（死亡率百分比 × 发病率百分比）相当低[9]。

功能预后和病死率受以下因素的影响：年龄、神经状态（昏迷或清醒间隔、GCS 运动评分、局灶性神经功能缺损、瞳孔状态）、发病至手术时间（至少对一部分患者而言）、颅内压升高和并发症[10-11,13,27-28,48-49]。影响 EDH 预后的影像学（CT）表现包括血肿体积、中线移位程度、脑池受压、相关颅内病变、活动性出血迹象（密度不均）、颅骨骨折以及横跨脑膜动、静脉或硬脑膜静脉窦的骨折[12-13,24,27,29,50-51]。虽然有报道已将血肿体积与预后联系起来，但至少有一项回顾性研究发现，血肿体积与术前神经状态或发病后 6 个月预后皆无相关性[52]。

然而，体格检查结果与确切治疗的相关性很重要，正如两项研究所证明的那样，与延迟手术的患者相比，发生瞳孔不等大到手术的间隔时间较短的患者有更好的预后和更低的死亡率[43,48]。也有研究表明，预后（包括死亡率）与昏迷和手术间隔时间相关[12,53]。其他研究也发现，在无局灶性神经功能障碍的情况下，EDH 后的总体预后较好[12,53]，但预后随着以下术前表现逐渐恶化，如偏瘫、偏瘫伴瞳孔不等大、去皮质强直、去大脑强直和术前双侧瞳孔固定[29]。儿童预后总体而言远好于成人[20]。与从其他机构逐步转来的患者相比，直接转至神经外科机构的患者的死亡率和预后都有所改善（与手术等待时间相关）[3,26,54]。在设计创伤救治系统和转运方案时，应充分考虑这一事实。

7.3 急性硬膜下血肿（aSDH）

7.3.1 流行病学

虽然 aSDH 的临床情况多种多样（获得性凝血障碍、抗凝治疗、先天性出血性疾病、动静脉畸形、动脉瘤破裂、癌症、脑膜瘤、心脏手术、硬脊膜外导管置入、深部电极使用、可卡因、濒临溺亡），但迄今为止最常见的原因仍是创伤。急性创伤性 SDH 最常见的原因是车辆相关性创伤，但在老年人群中，跌倒的病因比例较高。机动车事故更多与 aSDH 患者昏迷有关，这表明高速致伤机制可导致更大程度的潜在脑损伤[55-56]。

7.3.2 发病机制

出血的原因可能是皮质表面动脉或静脉撕裂或脑挫伤，但手术时通常不能确定出血来源[57-58]。也可能发生急性出血进入已存在的慢性 SDH 中[58]。动脉来源性出血极其凶险，可迅速扩张导致大脑压缩和脑疝。

7.3.3 诊　断

临床表现

大部分 aSDH 患者处于昏迷状态（GCS < 9 分）[7,15,59-60]。有时也存在中间清醒期，在孤立的 aSDH[56] 和老年患者[49] 中更常见，最可能是脑萎缩，这使出血增加导致明显占位效应之前有更长的时间。30%~50% 的患者有瞳孔异常[15]。在颅缝开放的婴儿中，aSDH 的第一个迹象可能是囟门扩张和（或）颅缝分离，或癫痫发作[61]。骨缝闭合后，出现的体征及症状与成人相似：恶心 / 呕吐、头痛、意识和神经状态恶化、瞳孔扩张和（或）局灶性神经功能障碍（偏瘫或肢体强直）。孤立性 aSDH 较少见。与 EDH 相比，大多数 aSDH 除颅外创伤（如面部骨折、血管损伤、肢体骨折或胸腹部创伤）之外，还与实质内出血、蛛网膜下腔出血、颅骨骨折和 EDH 有关[15,36]。

影像学表现

CT 扫描是首选的诊断方法。急性 SDH 表现为高密度的新月形脑实质外病变（图 7.5）。MRI 有时能更好地显示较薄的 aSDH，急性期血液在 T1 像上呈高信号，在 T2 像上呈低信号（图 7.6）[62]。然而，在急性颅脑损伤伴有 aSDH 症状的情况下，不推荐 MRI。虽然 MRI 可以发现一些 CT 上看不到的有助于预测预后的病变，但 CT 扫描不会遗漏需要外科干预的病变[51,63]。正如 EDH 部分所描述的那样，在 aSDH 中也可以看到“超急性”的出血（图 7.7）[34,64]。

7.3.4 治　疗

手术治疗

对于有明显占位效应的患者，无论 GCS 评分如何，手术清除 aSDH 都是必要的。显著的占位效应可定义为血肿厚度 > 10mm 或中线移位 > 5mm[15]。对于占位效应较小但有神经系统症状恶化的患者（如 GCS 评分下降 2 分或以上，

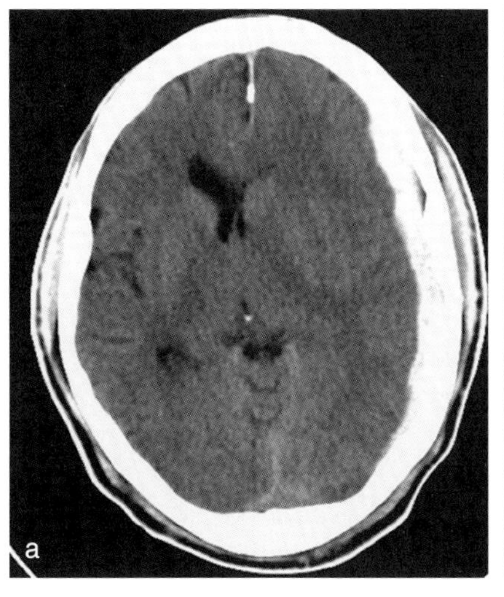

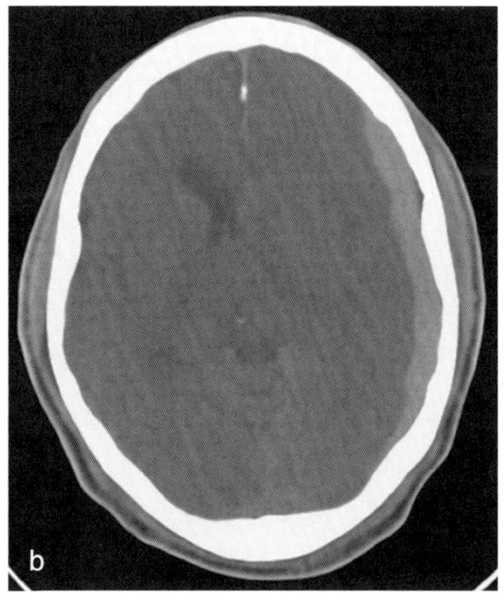

图 7.5　（a）头颅 CT 平扫提示左侧大脑半球急性硬膜下大血肿。（b）调整窗宽窗位以更好地显示病变。左半球、左侧脑室和脑池的质量效应明显，中线移位与 aSDH 的厚度成正比

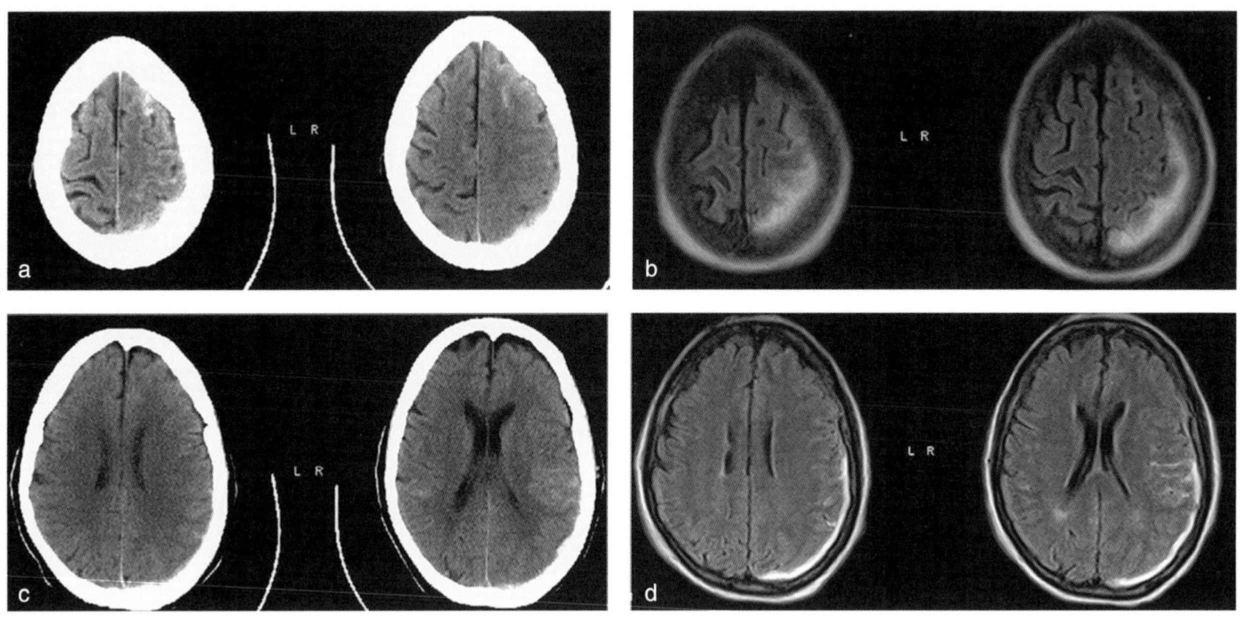

图 7.6 （a~d）左侧头颅无增强 CT 扫描提示左侧顶小枕部急性硬膜下血肿。在无增强的情况下，MRI 显影更好，如右侧 T1 像。该患者临床反应轻微（轻度右上肢无力已缓解）。可留意到患者左侧的蛛网膜下腔出血

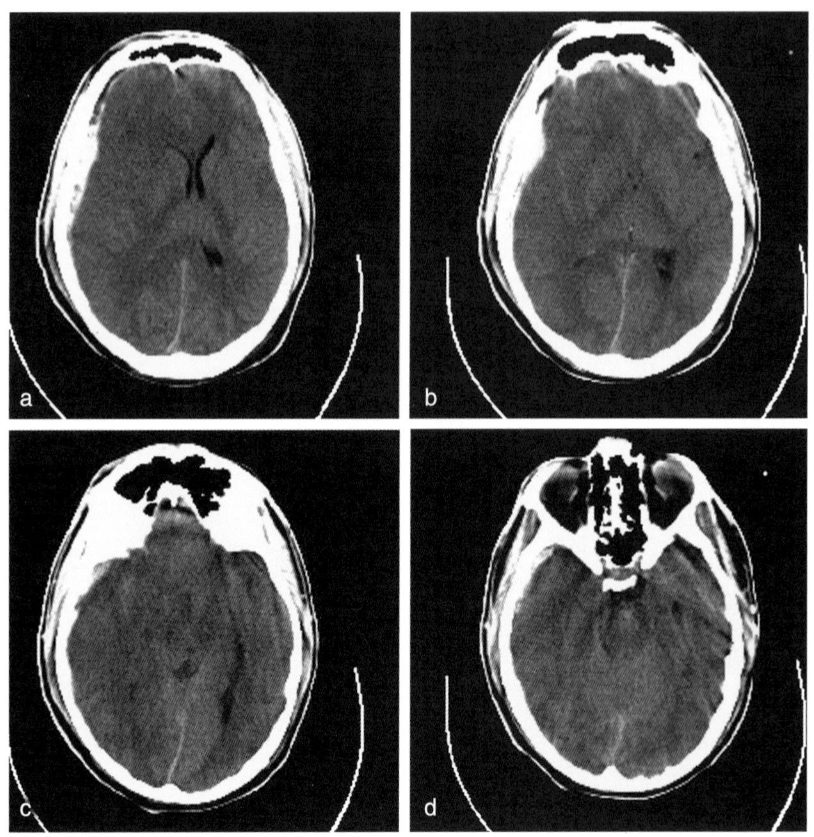

图 7.7 （a~d）可见右侧大脑半球薄层急性硬膜下血肿（aSDH）。中线移位与 aSDH 厚度不成比例，提示右侧大脑半球损伤和水肿

瞳孔反应性丧失，瞳孔扩张，颅内压升高超过 20mmHg），如果条件允许也应进行外科干预[15]。手术决策可能会受到年龄的影响，因为脑萎缩的老年患者往往对 aSDH 的耐受性较好；然而，GCS 评分非常低、出现昏迷、至少有一个瞳孔异常的老年患者预后普遍较差，原有疾病和多系统衰竭会显著提升死亡率[65-66]。

aSDH 通常的手术方式为传统的开颅手术。不一定进行硬脑膜成形术，也不一定还纳骨瓣，这取决于潜在的脑实质损伤和肿胀的程度。非常

薄的 aSDH 层有时被称为“银边状”硬膜下血肿，如果伴有与 aSDH 大小不成比例的中线移位，应特别小心。aSDH 的厚度和中线移位之差对预后有一定预测价值，当中线移位远超过血肿厚度时，死残率增加（图 7.7）[67]。这一现象表明存在明显的潜在脑损伤和水肿，手术清除 SDH 通常是有帮助的。可同时进行硬脑膜成形术和去骨瓣减压，以适应明显的大脑半球水肿，防止持续的脑干压迫和颅内压升高。术中还必须考虑清除潜在的实质内血肿或挫伤，通常情况下会切除部分脑叶。轻度抬高颞叶，对缓解钩回疝可能有益。

钻孔引流无效，且死亡率高[49,68-70]。在不能进行 CT 扫描的情况下，对于存在小脑幕切迹疝或脑干功能障碍迹象的颅脑损伤患者，如果使用钻孔探查来判断其轴外血肿情况以备手术治疗，应先将其放置在额部、颞部和顶部神经功能缺损的一侧；如果未发现，再行对侧钻孔，以期最大可能地发现病变[5]。

非手术治疗

对于没有明显的占位效应和很小 / 没有神经功能缺损的小硬膜下血肿患者，可考虑非手术治疗[15,71-72]。院前或急诊科 GCS 评分恶化时，可考虑手术治疗。对于非手术患者，必须早期重复 CT 扫描并密切观察神经状态[73-74]。保守治疗仅限于厚度＜10mm 和中线移位＜5mm 的 aSDH，且伴有良好的神经状态[15,72,75]，同时要避免使用长效镇静剂和肌松剂[72]。大多数较小的 aSDH 会自发消退，但随着体积和血肿厚度的增加，进展为需要手术清除的慢性 SDH 的可能性也增加[76]，特别是在老年患者中。脑萎缩的存在支持单纯性 aSDH 的非手术治疗；在这类患者中，除年迈外，很多患者都有酗酒史[76]。

7.3.5 预　后

无论是死亡率还是幸存者的功能预后，aSDH 的结果均较 EDH 较差[9,53,77-79]。aSDH 的死亡率为 40%~60%[43,53,56,80]。对于那些需要手术的已昏迷的 aSDH 患者，死亡率为 57%~68%[15]。在一组病例报道中，瞳孔散大固定的 aSDH 患者的死亡率为 64%[43]，而在另一组中为 97%[80]。一项将 CT 表现与创伤性昏迷数据库结果相关联的大型研究表明，脑外血肿的体积不如其占位效应程度（脑池压迫、中线移位）重要[81]。与颅脑损伤后的其他病损相比，aSDH 的死亡指数最高，占某大型多中心系列研究所有死亡人数的 43.5%[9]。

影响功能预后的临床因素包括发病年龄（老年患者病情较差）、手术等待时间、入院 GCS 评分、缺氧或低血压、原发性脑损伤程度、昏迷持续时间、术后颅内压升高持续时间、损伤机制、凝血障碍的存在，以及其他系统损伤的严重程度[43,53,55-56,58,69-70,72,78,80,82-83]。与预后相关的放射学或病理学检查结果包括其他颅内表现、弥漫性轴索损伤、肿块影响程度（包括基底池的出现和中线移位）、蛛网膜下腔出血、血肿体积和单侧半球水肿[43,55-56,59-60,66,70,77-78,80,84-85]。脑组织氧分压和乳酸及丙酮酸的浓度可反映脑损伤程度及演变，与预后相关[86]。多模态诱发电位也已被用于预测术后患者的预后[87-88]。与 EDH 一样，昏迷到手术的等待时间延长也会导致患者死亡率增加[57,89-93]。然而，也有研究表明早期手术的死亡率更高，这可能是由于该类患者颅脑原发损伤[49,59]或占位效应[94]更为严重。基于一个较大病例组的研究发现，26% 的患者恢复良好（完全恢复或轻微的神经功能缺损），以下亚组的患者预后较好：单纯性 aSDH（81%）；单纯性 aSDH 无昏迷，或在 2h 内手术（90%）[53]。

7.4 硬膜下积液

7.4.1 流行病学

外伤、蛛网膜囊肿破裂、癌变和其他各种情况都可能导致硬膜下积液的发生。因其占位效应往往不明显，很少构成神经外科急症。硬膜下积液是颅脑损伤的一种相对常见的后遗症（占创伤后损害的 5%~20%[74]），可能先于 cSDH 的发展，特别是脑膨胀不完全的患者（顺应性较差的婴儿、患有脑萎缩的老年患者和创伤后脑软化症幸存者）[95-96]。

7.4.2 发病机制

硬膜下积液若要形成，则蛛网膜与硬脑膜之间必须分离形成间隙。在创伤、颅脑手术或其他原因二者分离后，如果大脑没有完全扩张，或者

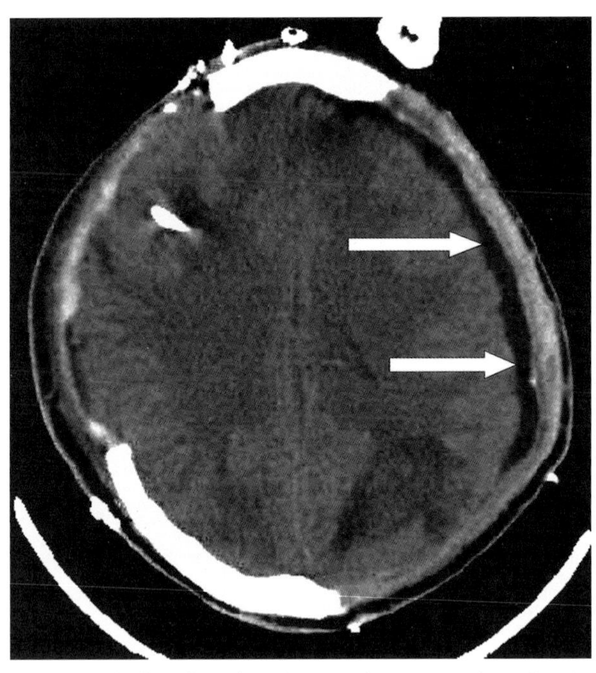

图 7.8 去骨瓣减压术后左侧硬膜下积液。在颅骨缺损处也可看到早期形成的积液

ICP 为负，液体就会填满潜在的空间。这在去骨瓣术后很常见，见图 7.8。目前认为这些液体是脑脊液（CSF）或是从硬脑膜 - 蛛网膜交界面上形成的新生血管"渗漏"出的血清[74]。当外伤或手术导致蛛网膜破裂时，另一个液体来源是直接从蛛网膜下腔流出的脑脊液。重力在硬膜下积液的形成中也起着作用，由于患者通常仰卧在床上，硬膜下积液多发于额部[97]，而比较重的大脑则坠于枕部。

7.4.3 诊　断

临床表现

大多数硬膜下积液没有症状，但可由于占位效应而出现神经功能障碍。典型的表现是精神状态的改变[98]。

影像学结果

硬膜下积液在 CT 上表现为轴外等密度的脑脊液（脑脊液低密度）。MRI 也可用于诊断，蛛网膜的增强可能与硬脑膜一致[99]；这一发现可用于鉴别真性硬膜下积液和脑萎缩导致的蛛网膜下腔扩大。MRI 还可以区分硬膜下积液和 cSDH，二者在 CT 上看起来很相似。

7.4.4 治　疗

通常保守治疗即可，但当硬膜下积液导致神经功能症状时，可手术钻孔引流。大多数都不会复发[98]。

7.5 亚急性和慢性硬膜下血肿

7.5.1 流行病学

与急性 SDH 相比，老年人因存在脑萎缩而更常发生慢性 SDH[100]。亚急性 SDH 或硬膜下积液有时会发生于慢性 SDH 之前[74,89,101]。慢性 SDH 发生的危险因素包括颅脑损伤、高龄、使用抗血小板或抗凝血药物、出血性疾病、血液透析、酗酒或药物滥用、癫痫、任何易跌倒的情况以及低颅压[100]。

7.5.2 发病机制

慢性 SDH 可能发生于年轻患者的严重颅脑损伤之后，也可能发生于老年人的轻微损伤或无明显损伤之后。最初皮质桥静脉的拉扯和撕裂导致出血进入硬膜下间隙。纤维蛋白和成纤维细胞浸润，随后由成纤维细胞形成膜。吞噬细胞使血肿液化，可能导致逐渐吸收或体积进一步增大，这通常是膜新生血管引起的反复小出血所致[90,100]。与慢性 SDH 相比，亚急性 SDH 更常在明确的颅脑损伤之前发生[102]。

7.5.3 诊　断

临床表现

亚急性 SDH 和慢性 SDH 都有多种临床表现，包括偏瘫、语言障碍或其他局灶性神经功能障碍，痴呆，意识改变，头痛，反复跌倒，癫痫发作，类似短暂性脑缺血发作的神经功能表现，帕金森样表现，以及颅内压升高的症状[91,100]。

影像学结果

慢性 SDH 在 CT 上与脑部相比呈低密度（图 7.9）。MRI 可能更有助于发现顶部、颅底或后颅窝内的慢性 SDH，以及非常少量的病变[100]。慢性 SDH 与硬膜下积液的区别在于后者缺乏占位效应（脑沟消失或中线移位）[74]。亚急性 SDH 在 CT 上通常与大脑等密度。MRI 可以显著提高亚急性 SDH 的检出率，其在 T1 像上表现为高信号[62]。

7.5.4 治　疗

手　术

液化的亚急性 SDH 或慢性 SDH 治疗仅通过

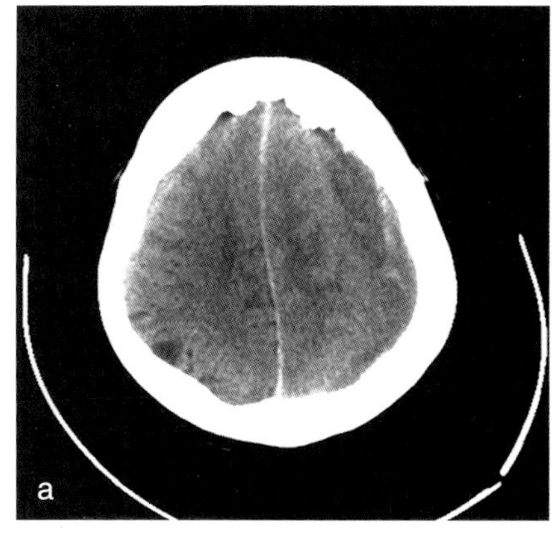

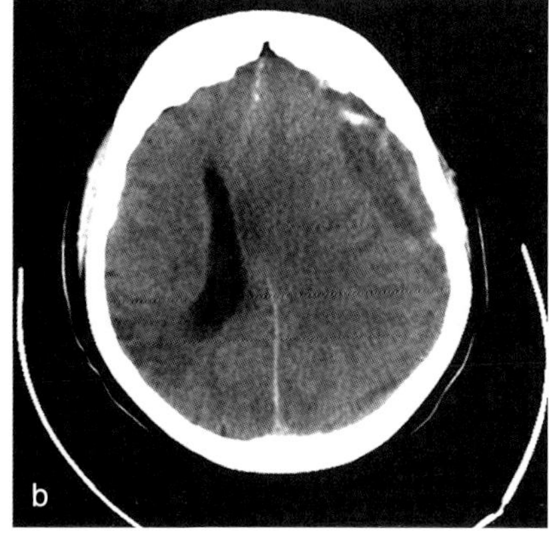

图 7.9 （a, b）左侧较大的慢性硬膜下血肿（低密度），伴有一些亚急性（等密度）和急性（高密度）成分，以及中线移位

钻孔冲洗即可。在亚急性 SDH 中如果考虑找到出血点，就可能需行开颅手术。在任何一种情况下，都需要多处钻孔，以保证血块冲洗和清除彻底。持续冲洗直到硬脑膜下腔流出的冲洗液完全透明。多个钻孔之间互相冲洗通畅可避免局限性积液的引流不充分。硬膜下留置引流管可能有助于残余血肿液和脑脊液的引流，特别是在血肿清除后不能完全扩张的萎缩脑中。密闭式引流系统和重力（无吸力）经常用于辅助术后持续引流 [83,92]。对于年事已高或病情危重且可能无法耐受全身麻醉的患者，有时可采用床边钻孔引流，尤其是血肿压力较高的情况下。开颅手术有时会切除膜，有时则不切除 [103]；但是，如果采用这种方法，膜有再出血的倾向，则必须进行有效切除和（或）电凝。不应通过钻孔进行膜的剥离，因为无法可靠止血，也不能充分暴露膜与大脑之间的粘连。

非手术

没有明显占位效应的较小的慢性 SDH 有时也可密切观察。但必须提醒患者有急性出血进入慢性 SDH 的风险，并应告诫他们不要冒跌倒的风险，并采取预防措施，以防撞到其头部。抗凝剂和抗血小板治疗的普遍使用增加了这种风险，必须加以考虑。

7.5.5 预　后

预后受诊断时神经状态的影响最大，接受手术治疗的患者效果更好 [100]。老年、酗酒和复发患者的死亡率和发病率较高 [90,100]。慢性 SDH 有时会导致癫痫发作，慢性 SDH 的术前癫痫发生率为 4.3%~6.9%[104–105]。一项研究表明，在所研究的 129 例患者中，接受预防性术后癫痫药物治疗的患者（n=73）没有出现癫痫发作，但在 56 例未服用抗癫痫药物的患者中，有 2 例患者出现了术后早期癫痫发作，考虑为手术技术方面原因所致 [106]。然而，其他研究报道术后癫痫的发生率为 1.8%~18.5%[100,102,104,107]。在这组发病率为 18.5% 的病例系列中，癫痫发作会显著增加死残率，预防性用药可有效减少癫痫发生，因此推荐手术治疗患者使用 [93]。术后癫痫发生的危险因素包括术前 CT 上的混合密度病变、左侧病变和长期酗酒 [105,108]。

慢性 SDH 复发较为常见（8%~37%）[100]。血肿厚度较大、存在多个小叶、术前 CT 高密度病灶（慢性混合急性出血）、术前 T1 加权 MRI 高信号、术后 CT 提示颅内积气多、癫痫病史和术前血小板减少与复发率增加有关，而糖尿病、术后灌洗和应用闭式引流系统（尤其是额部引流）可能具有保护作用 [83,90,92,109–110]。张力性气颅是钻孔引流的罕见并发症 [111–112]。发展为急性 SDH 更为常见 [111]。脑内血肿形成、缺血性卒中、急性 EDH 和慢性 SDH 清除后的头皮感染也均有报道 [111,113]。虽然罕见，但无论慢性 SDH 手术与否，均有硬膜下积脓的报道 [111,114]。

7.6 特殊关注问题

7.6.1 后颅窝

无论手术与否，由于目前更积极的影像学检查与随访，临床表现非特异的后颅窝（PF）硬膜外血肿的总体预后更好 [115–116]。其出现的症状和体征包括头痛、恶心和呕吐、意识下降（包括呼吸

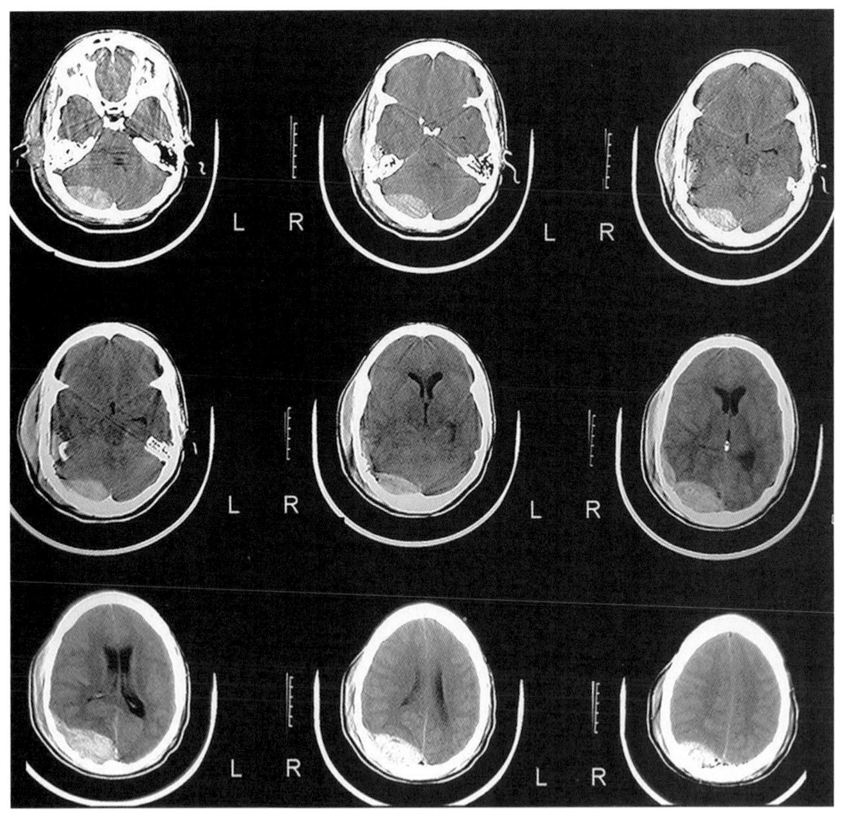

图 7.10 大量右枕部（幕上）和后颅窝（幕下）硬膜外血肿（EDH）。患者出现中间清醒期，格拉斯哥评分为 15 分，随后病情迅速恶化。最初外院行 CT 扫描提示仅有一处颅骨骨折。急诊气管插管清除血肿后，患者功能预后良好。横窦因上覆骨折撕裂造成 EDH

骤停）、眩晕、复视、锥体束征、小脑体征、颈项僵硬、视盘水肿和外展神经麻痹[117–118]。影响预后的因素包括脑周池和（或）第四脑室消失、出现脑积水、术前意识水平、总体 GCS 评分（GCS ＜ 9 分提示不良预后）、其他全身性或颅内病变，以及诊断和干预的及时性[101,119–120]。后颅窝 EDH 最常与枕骨直接损伤有关，导致枕骨或板状骨折和（或）横窦或环窦的线形骨折，出血来源为板障或静脉窦[101,121–123]。急诊手术通常是首选的治疗方法，但部分后颅窝 EDH 可通过密切的临床观察和影像学随访进行保守治疗。一些学者主张对体积＞ 10mL、厚度＞ 15mm、第四脑室中线移位＞ 5mm 的后颅窝 EDH 进行手术治疗[124]。MRI 有助于明确在 CT 上不能很好显示的后颅窝 EDH 的体积和厚度[117]。幕上血肿清除后可发生后颅窝 EDH[125]。也可能出现幕上和幕下皆受累的 EDH，此类患者死亡率较高（图 7.10）[125–127]。

后颅窝急性 SDH 较少见，建议急诊手术清除，特别是对于厚度＞ 10mm 的患者，无论出现何种状态均建议急诊手术，因其极易导致患者昏迷[107,128]。后颅窝慢性 SDH 也很罕见[129]。

7.6.2 儿童虐待

婴儿和儿童出现轴外血肿要考虑一些特殊问题。除非明确知道损伤机制或有目击者，否则在鉴别诊断中必须常规考虑故意伤害的可能。颅脑损伤是被虐待儿童最常见的死亡原因，而儿童 aSDH 更常见于他伤而非意外[130]。混合密度轴外血肿可能是多重创伤相关的反复出血所致，但也可能是超急性出血或与脑脊液混合，因此要谨慎判断[64,131–132]。故意伤害造成的 EDH 在儿童中罕见[133]，一项研究发现，35 例孤立性 EDH 均不是故意伤害所致[17]。

参考文献

[1] Gennarelli TA, Champion HR, Copes WS, et al. Comparison of mortality, morbidity, and severity of 59,713 head injured patients with 114,447 patients with extracranial injuries. J Trauma, 1994, 37(6):962–968.

[2] Miniño AM, Anderson RN, Fingerhut LA, et al. Deaths: injuries, 2002. Natl Vital Stat Rep, 2006, 54(10):1–124.

[3] Hunt J, Hill D, Besser M, et al. Outcome of patients with neurotrauma: the effect of a regionalized trauma system. Aust N Z J Surg, 1995, 65(2):83–86.

[4] Lobato RD, Rivas JJ, Gomez PA, et al. Head-injured patients who talk and deteriorate into coma. Analysis of 211 cases

studied with computerized tomography. J Neurosurg, 1991, 75(2):256–261.
[5] Andrews BT, Pitts LH, Lovely MP, et al. Is computed tomographic scanning necessary in patients with tentorial herniation? Results of immediate surgical exploration without computed tomography in 100 patients. Neurosurgery, 1986, 19(3):408–414.
[6] Uzan M, Yentür E, Hanci M, et al. Is it possible to recover from uncal herniation? Analysis of 71 head injured cases. J Neurosurg Sci, 1998, 42(2):89–94
[7] Cordobés F, Lobato RD, Rivas JJ, et al. Observations on 82 patients with extradural hematoma. Comparison of results before and after the advent of computerized tomography. J Neurosurg, 1981, 54(2):179–186.
[8] Gupta SK, Tandon SC, Mohanty S, et al. Bilateral traumatic extradural haematomas: report of 12 cases with a review of the literature. Clin Neurol Neurosurg, 1992, 94(2):127–131
[9] Gennarelli TA, Spielman GM, Langfitt TW, et al. Influence of the type of intracranial lesion on outcome from severe head injury. J Neurosurg, 1982, 56(1):26–32
[10] Seelig JM, Marshall LF, Toutant SM, et al. Traumatic acute epidural hematoma: unrecognized high lethality in comatose patients. Neurosurgery, 1984, 15(5):617–620
[11] Bricolo AP, Pasut LM. Extradural hematoma: toward zero mortality. A prospective study. Neurosurgery, 1984, 14(1):8–12.
[12] Hendrick EB, Harwood-Hash DC, Hudson AR. Head injuries in children: a survey of 4465 consecutive cases at the hospital for sick children, Toronto, Canada. Clin Neurosurg, 1964, 11:46–65.
[13] Bullock R, Smith RM, van Dellen JR. Nonoperative management of extradural hematoma. Neurosurgery, 1985, 16(5):602–60669.
[14] Maggi G, Aliberti F, Petrone G, et al. Extradural hematomas in children. J Neurosurg Sci, 1998, 42(2):95–99.
[15] Bullock MR, Chesnut R, Ghajar J, et al. Guidelines for the surgical management of traumatic brain injury. Neurosurgery, 2006, 58(3):S2–1–S2–62.
[16] Jamjoom A, Cummins B, Jamjoom ZA. Clinical characteristics of traumatic extradural hematoma: a comparison between children and adults. Neurosurg Rev, 1994, 17(4):277–281.
[17] Browne GJ, Lam LT. Isolated extradural hematoma in children presenting to an emergency department in Australia. Pediatr Emerg Care, 2002, 18(2):86–90.
[18] Huda MF, Mohanty S, Sharma V, et al. Double extradural hematoma: an analysis of 46 cases. Neurol India, 2004, 52(4):450–452.
[19] Bullock R, van Dellen JR. Chronic extradural hematoma. Surg Neurol, 1982, 18(4):300–302.
[20] Mohanty A, Kolluri VR, Subbakrishna DK, et al. Prognosis of extradural haematomas in children. Pediatr Neurosurg, 1995, 23(2):57–63.
[21] Hamilton M, Wallace C. Nonoperative management of acute epidural hematoma diagnosed by CT: the neuroradiologist's role. AJNR Am J Neuroradiol, 1992, 13(3):853–859, discussion 860–862.
[22] Servadei F, Nanni A, Nasi MT, et al. Evolving brain lesions in the first 12 hours after head injury: analysis of 37 comatose patients. Neurosurgery, 1995, 37(5):899–906, discussion 906–907.
[23] Servadei F, Staffa G, Pozzati E, et al. Rapid spontaneous disappearance of an acute extradural hematoma: case report. J Trauma, 1989, 29(6):880–882.
[24] Lee EJ, Hung YC, Wang LC, et al. Factors influencing the functional outcome of patients with acute epidural hematomas: analysis of 200 patients undergoing surgery. J Trauma, 1998, 45(5):946–952.
[25] Rivas JJ, Lobato RD, Sarabia R, et al. Extradural hematoma: analysis of factors influencing the courses of 161 patients. Neurosurgery, 1988, 23(1):44–51.
[26] Jamjoom AB. The difference in the outcome of surgery for traumatic extradural hematoma between patients who are admitted directly to the neurosurgical unit and those referred from another hospital. Neurosurg Rev, 1997, 20(4):227–230.
[27] Kuday C, Uzan M, Hanci M. Statistical analysis of the factors affecting the outcome of extradural haematomas: 115 cases. Acta Neurochir (Wien), 1994, 131(3–4):203–206.
[28] Paterniti S, Fiore P, Macrì E, et al. Extradural haematoma. Report of 37 consecutive cases with survival. Acta Neurochir (Wien), 1994, 131(3–4):207–210.
[29] Cook RJ, Dorsch NW, Fearnside MR, et al. Outcome prediction in extradural haematomas. Acta Neurochir (Wien), 1988, 95(3–4):90–94.
[30] Servadei F, Faccani G, Roccella P, et al. Asymptomatic extradural haematomas. Results of a multicenter study of 158 cases in minor head injury. Acta Neurochir (Wien), 1989, 96(1–2):39–45.
[31] Servadei F, Ciucci G, Morichetti A, et al. Skull fracture as a factor of increased risk in minor head injuries. Indication for a broader use of cerebral computed tomography scanning. Surg Neurol, 1988, 30(5):364–369.
[32] Servadei F, Vergoni G, Staffa G, et al. Extradural haematomas: how many deaths can be avoided? Protocol for early detection of haematoma in minor head injuries. Acta Neurochir (Wien), 1995, 133(1–2):50–55.
[33] Arrese I, Lobato RD, Gomez PA, et al. Hyperacute epidural haematoma isodense with the brain on computed tomography. Acta Neurochir (Wien), 2004, 146(2):193–194.
[34] Greenberg J, Cohen WA, Cooper PR. The "hyperacute" extraaxial intracranial hematoma: computed tomographic findings and clinical significance. Neurosurgery, 1985, 17(1):48–56.
[35] Cossu M, Arcuri T, Cagetti B, et al. Gas bubbles within acute intracranial epidural haematomas. Acta Neurochir (Wien), 1990, 102(1–2):22–24.
[36] Dolinskas CA, Zimmerman RA, Bilaniuk LT, et al. Computed tomography of post-traumatic extracerebral hematomas: comparison to pathophysiology and responses to therapy. J Trauma, 1979, 19(3):163–169.
[37] Bejjani GK, Donahue DJ, Rusin J, et al. Radiological and clinical criteria for the management of epidural hematomas in children. Pediatr Neurosurg, 1996, 25(6):302–308.
[38] Wester K. Decompressive surgery for "pure" epidural hematomas: does neurosurgical expertise improve the outcome? Neurosurgery, 1999, 44(3):495–500, discussion 500–502.
[39] Wester T, Fevang LT, Wester K. Decompressive surgery in acute head injuries: where should it be performed? J Trauma, 1999, 46(5):914–919.
[40] Springer MF, Baker FJ. Cranial burr hole decompression in the emergency department. Am J Emerg Med, 1988, 6(6):640–646.
[41] Chen TY, Wong CW, Chang CN, et al. The expectant treatment of "asymptomatic" supratentorial epidural hematomas. Neurosurgery, 1993, 32(2):176–179, discussion 179.
[42] Bezircioğlu H, Erşahin Y, Demirçivi F, et al. Nonoperative treatment of acute extradural hematomas: analysis of 80 cases. J Trauma, 1996, 41(4):696–698.
[43] Sakas DE, Bullock MR, Teasdale GM. One-year outcome following craniotomy for traumatic hematoma in patients with fixed dilated pupils. J Neurosurg, 1995, 82(6):961–965.
[44] Poon WS, Rehman SU, Poon CY, et al. Traumatic extradural hematoma of delayed onset is not a rarity. Neurosurgery, 1992, 30(5):681–686.
[45] Pillay R, Peter JC. Extradural haematomas in children. S Afr Med J, 1995, 85(7):672–674.
[46] Lobato RD, Rivas JJ, Cordobes F, et al. Acute epidural hematoma: an analysis of factors influencing the outcome of patients undergoing surgery in coma. J Neurosurg, 1988,

68(1):48–57.
[47] Jones NR, Molloy CJ, Kloeden CN, et al. Extradural haematoma: trends in outcome over 35 years. Br J Neurosurg, 1993, 7(5):465–471.
[48] Cohen JE, Montero A, Israel ZH. Prognosis and clinical relevance of anisocoria-craniotomy latency for epidural hematoma in comatose patients. J Trauma, 1996, 41(1):120–122.
[49] Hernesniemi J. Outcome following acute subdural haematoma. Acta Neurochir (Wien), 1979, 49(3–4):191–198.
[50] Heinzelmann M, Platz A, Imhof HG. Outcome after acute extradural haematoma, influence of additional injuries and neurological complications in the ICU. Injury, 1996, 27(5):345–349.
[51] Levin HS, Amparo EG, Eisenberg HM, et al. Magnetic resonance imaging after closed head injury in children. Neurosurgery, 1989, 24(2):223–227.
[52] van den Brink WA, Zwienenberg M, Zandee SM, et al. The prognostic importance of the volume of traumatic epidural and subdural haematomas revisited. Acta Neurochir (Wien), 1999, 141(5):509–514.
[53] Haselsberger K, Pucher R, Auer LM. Prognosis after acute subdural or epidural haemorrhage. Acta Neurochir (Wien), 1988, 90(3–4):111–116.
[54] Poon WS, Li AK. Comparison of management outcome of primary and secondary referred patients with traumatic extradural haematoma in a neurosurgical unit. Injury, 1991, 22(4):323–325.
[55] Howard MA, III, Gross AS, Dacey RG, Jr, et al. Acute subdural hematomas: an age-dependent clinical entity. J Neurosurg, 1989, 71(6):858–863.
[56] Massaro F, Lanotte M, Faccani G, et al. One hundred and twenty-seven cases of acute subdural haematoma operated on. Correlation between CT scan findings and outcome. Acta Neurochir (Wien), 1996, 138(2):185–191.
[57] Jones NR, Blumbergs PC, North JB. Acute subdural haematomas: aetiology, pathology and outcome. Aust N Z J Surg, 1986, 56(12):907–913.
[58] Shenkin HA. Acute subdural hematoma. Review of 39 consecutive cases with high incidence of cortical artery rupture. J Neurosurg, 1982, 57(2):254–257.
[59] Dent DL, Croce MA, Menke PG, et al. Prognostic factors after acute subdural hematoma. J Trauma, 1995, 39(1):36–42, discussion 42–43.
[60] Servadei F, Nasi MT, Giuliani G, et al. CT prognostic factors in acute subdural haematomas: the value of the 'worst' CT scan. Br J Neurosurg, 2000, 14(2):110–116.
[61] Spanu G, Pezzotta S, Silvani V, et al. Outcome following acute supratentorial subdural hematoma in pediatric age. J Neurosurg Sci, 1985, 29(1):31–35.
[62] Zimmerman RA, Bilaniuk LT, Hackney DB, et al. Head injury: early results of comparing CT and high-field MR. AJR Am J Roentgenol, 1986, 147(6):1215–1222.
[63] Wilberger JE, Jr, Deeb Z, Rothfus W. Magnetic resonance imaging in cases of severe head injury. Neurosurgery, 1987, 20(4):571–576.
[64] Sargent S, Kennedy JG, Kaplan JA. "Hyperacute" subdural hematoma: CT mimic of recurrent episodes of bleeding in the setting of child abuse. J Forensic Sci, 1996, 41(2):314–316.
[65] Cagetti B, Cossu M, Pau A, et al. The outcome from acute subdural and epidural intracranial haematomas in very elderly patients. Br J Neurosurg, 1992, 6(3):227–231.
[66] Shigemori M, Syojima K, Nakayama K, et al. The outcome from acute subdural haematoma following decompressive hemicraniectomy. Acta Neurochir (Wien), 1980, 54(1–2):61–69.
[67] Zumkeller M, Behrmann R, Heissler HE, et al. Computed tomographic criteria and survival rate for patients with acute subdural hematoma. Neurosurgery, 1996, 39(4):708–712, discussion 712–713.
[68] Servadei F. Prognostic factors in severely head injured adult patients with epidural haematoma's. Acta Neurochir (Wien), 1997, 139(4):273–278.
[69] Hatashita S, Koga N, Hosaka Y, et al. Acute subdural hematoma: severity of injury, surgical intervention, and mortality. Neurol Med Chir (Tokyo), 1993, 33(1):13–18.
[70] Servadei F. Prognostic factors in severely head injured adult patients with acute subdural haematoma's. Acta Neurochir (Wien), 1997, 139(4):279–285.
[71] Croce MA, Dent DL, Menke PG, et al. Acute subdural hematoma: nonsurgical management of selected patients. J Trauma, 1994, 36(6):820–826, discussion 826–827.
[72] Servadei F, Nasi MT, Cremonini AM, et al. Importance of a reliable admission Glasgow Coma Scale score for determining the need for evacuation of posttraumatic subdural hematomas: a prospective study of 65 patients. J Trauma, 1998, 44(5):868–873.
[73] Lee KS, Bae HG, Yun IG. Small-sized acute subdural hematoma: operate or not. J Korean Med Sci, 1992, 7(1):52–57.
[74] Lee KS. The pathogenesis and clinical significance of traumatic subdural hygroma. Brain Inj, 1998, 12(7):595–603.
[75] Wong CW. Criteria for conservative treatment of supratentorial acute subdural haematomas. Acta Neurochir (Wien), 1995, 135(1–2):38–43.
[76] Mathew P, Oluoch-Olunya DL, Condon BR, et al. Acute subdural haematoma in the conscious patient: outcome with initial non-operative management. Acta Neurochir (Wien), 1993, 121(3–4):100–108
[77] Lobato RD, Cordobes F, Rivas JJ, et al. Outcome from severe head injury related to the type of intracranial lesion. A computerized tomography study. J Neurosurg, 1983, 59(5):762–774.
[78] Selladurai BM, Jayakumar R, Tan YY, et al. Outcome prediction in early management of severe head injury: an experience in Malaysia. Br J Neurosurg, 1992, 6(6):549–557.
[79] Wu JJ, Hsu CC, Liao SY, et al. Surgical outcome of traumatic intracranial hematoma at a regional hospital in Taiwan. J Trauma, 1999, 47(1):39–43.
[80] Koç RK, Akdemir H, Oktem IS, et al. Acute subdural hematoma: outcome and outcome prediction. Neurosurg Rev, 1997, 20(4):239–244.
[81] Eisenberg HM, Gary HE, Jr, Aldrich EF, et al. Initial CT findings in 753 patients with severe head injury. A report from the NIH Traumatic Coma Data Bank. J Neurosurg, 1990, 73(5):688–698.
[82] Klun B, Fettich M. Factors influencing the outcome in acute subdural haematoma. A review of 330 cases. Acta Neurochir (Wien), 1984, 71(3–4):171–178.
[83] Wakai S, Hashimoto K, Watanabe N, et al. Efficacy of closed-system drainage in treating chronic subdural hematoma: a prospective comparative study. Neurosurgery, 1990, 26(5):771–773.
[84] Ono J, Yamaura A, Kubota M, et al. Outcome prediction in severe head injury: analyses of clinical prognostic factors. J Clin Neurosci, 2001, 8(2):120–123.
[85] Yanaka K, Kamezaki T, Yamada T, et al. Acute subdural hematoma—prediction of outcome with a linear discriminant function. Neurol Med Chir (Tokyo), 1993, 33(8):552–558.
[86] Hlatky R, Valadka AB, Goodman JC, et al. Evolution of brain tissue injury after evacuation of acute traumatic subdural hematomas. Neurosurgery, 2004, 55(6):1318–1323, discussion 1324.
[87] Seelig JM, Becker DP, Miller JD, et al. Traumatic acute subdural hematoma: major mortality reduction in comatose patients treated within four hours. N Engl J Med, 1981, 304(25):1511–1518
[88] Seelig JM, Greenberg RP, Becker DP, et al. Reversible brainstem dysfunction following acute traumatic subdural hematoma: a clinical and electrophysiological study. J Neurosurg, 1981, 55(4):516–523.

[89] Lee KS, Bae WK, Doh JW, et al. Origin of chronic subdural haematoma and relation to traumatic subdural lesions. Brain Inj, 1998, 12(11):901–910.
[90] König SA, Schick U, Döhnert J, et al. Coagulopathy and outcome in patients with chronic subdural haematoma. Acta Neurol Scand, 2003, 107(2):110–116.
[91] Kotwica Z, Brzeziński J. Clinical pattern of chronic subdural haematoma. Neurochirurgia (Stuttg), 1991, 34(5):148–150.
[92] Markwalder TM. The course of chronic subdural hematomas after burrhole craniostomy with and without closed-system drainage. Neurosurg Clin N Am, 2000, 11(3):541–546.
[93] Sabo RA, Hanigan WC, Aldag JC. Chronic subdural hematomas and seizures: the role of prophylactic anticonvulsive medication. Surg Neurol, 1995, 43(6):579–582.
[94] Kotwica Z, Brzeziński J. Acute subdural haematoma in adults: an analysis of outcome in comatose patients. Acta Neurochir (Wien), 1993, 121(3–4):95–99.
[95] Ohno K, Suzuki R, Masaoka H, et al. Chronic subdural haematoma preceded by persistent traumatic subdural fluid collection. J Neurol Neurosurg Psychiatry, 1987, 50(12):1694–1697.
[96] Murata K. Chronic subdural hematoma may be preceded by persistent traumatic subdural effusion. Neurol Med Chir (Tokyo), 1993, 33(10):691–696.
[97] Lee KS, Bae WK, Yoon SM, et al. Location of the traumatic subdural hygroma: role of gravity and cranial morphology. Brain Inj, 2000, 14(4):355–361.
[98] Stone JL, Lang RG, Sugar O, et al. Traumatic subdural hygroma. Neurosurgery, 1981, 8(5):542–550.
[99] Hasegawa M, Yamashima T, Yamashita J, et al. Traumatic subdural hygroma: pathology and meningeal enhancement on magnetic resonance imaging. Neurosurgery, 1992, 31(3):580–585.
[100] Adhiyaman V, Asghar M, Ganeshram KN, et al. Chronic subdural haematoma in the elderly. Postgrad Med J, 2002, 78(916):71–75.
[101] Mahajan RK, Sharma BS, Khosla VK, et al. Posterior fossa extradural haematoma—experience of nineteen cases. Ann Acad Med Singapore, 1993, 22(3, Suppl):410–413.
[102] De Jesús O, Pacheco H, Negron B. Chronic and subacute subdural hematoma in the adult population. The Puerto Rico experience. P R Health Sci J, 1998, 17(3):227–233.
[103] Hamilton MG, Frizzell JB, Tranmer BI. Chronic subdural hematoma: the role for craniotomy reevaluated. Neurosurgery, 1993, 33(1):67–72.
[104] Kotwica Z, Brzeiński J. Epilepsy in chronic subdural haematoma. Acta Neurochir (Wien), 1991, 113(3–4):118–120.
[105] Rubin G, Rappaport ZH. Epilepsy in chronic subdural haematoma. Acta Neurochir (Wien), 1993, 123(1–2):39–42.
[106] Ohno K, Maehara T, Ichimura K, et al. Low incidence of seizures in patients with chronic subdural haematoma. J Neurol Neurosurg Psychiatry, 1993, 56(11):1231–1233.
[107] Borzone M, Rivano C, Altomonte M, et al. Acute traumatic posterior fossa subdural haematomas. Acta Neurochir (Wien), 1995, 135(1–2):32–37.
[108] Chen CW, Kuo JR, Lin HJ, et al. Early post-operative seizures after burrhole drainage for chronic subdural hematoma: correlation with brain CT findings. J Clin Neurosci, 2004, 11(7):706–709.
[109] Kuroki T, Katsume M, Harada N, et al. Strict closed-system drainage for treating chronic subdural haematoma. Acta Neurochir (Wien), 2001, 143(10):1041–1044.
[110] Jonker C, Oosterhuis HJ. Epidural haematoma. A retrospective study of 100 patients. Clin Neurol Neurosurg, 1975, 78(4):233–245.
[111] Mori K, Maeda M. Surgical treatment of chronic subdural hematoma in 500 consecutive cases: clinical characteristics, surgical outcome, complications, and recurrence rate. Neurol Med Chir (Tokyo), 2001, 41(8):371–381.
[112] Sharma BS, Tewari MK, Khosla VK, et al. Tension pneumocephalus following evacuation of chronic subdural haematoma. Br J Neurosurg, 1989, 3(3):381–387.
[113] Modesti LM, Hodge CJ, Barnwell ML. Intracerebral hematoma after evacuation of chronic extracerebral fluid collections. Neurosurgery, 1982, 10(6 Pt 1):689–693.
[114] Dill SR, Cobbs CG, McDonald CK. Subdural empyema: analysis of 32 cases and review. Clin Infect Dis, 1995, 20(2):372–386.
[115] Bor-Seng-Shu E, Aguiar PH, de Almeida Leme RJ, et al. Epidural hematomas of the posterior cranial fossa. Neurosurg Focus, 2004, 16(2):ECP1.
[116] Rivano C, Altomonte M, Capuzzo T, et al. Traumatic posterior fossa extradural hematomas. A report of 22 new cases surgically treated and a review of the literature. Zentralbl Neurochir, 1991, 52(2):77–82.
[117] d'Avella D, Cristofori L, Bricolo A, et al. Importance of magnetic resonance imaging in the conservative management of posterior fossa epidural haematomas: case illustration. Acta Neurochir (Wien), 2000, 142(6):717–718.
[118] Wilberger JE, Jr, Harris M, Diamond DL. Acute subdural hematoma: morbidity and mortality related to timing of operative intervention. J Trauma, 1990, 30(6):733–736.
[119] Bozbuğa M, Izgi N, Polat G, et al. Posterior fossa epidural hematomas: observations on a series of 73 cases. Neurosurg Rev, 1999, 22(1):34–40.
[120] Sahuquillo-Barris J, Lamarca-Ciuro J, Vilalta-Castan J, et al. Acute subdural hematoma and diffuse axonal injury after severe head trauma. J Neurosurg, 1988, 68(6):894–900.
[121] Garza-Mercado R. Extradural hematoma of the posterior cranial fossa. Report of seven cases with survival. J Neurosurg, 1983, 59(4):664–672.
[122] Otsuka S, Nakatsu S, Matsumoto S, et al. Study on cases with posterior fossa epidural hematoma—clinical features and indications for operation. Neurol Med Chir (Tokyo), 1990, 30(1):24–28.
[123] Koç RK, Paşaoğlu A, Menkü A, et al. Extradural hematoma of the posterior cranial fossa. Neurosurg Rev, 1998, 21(1):52–57.
[124] Wong CW. The CT criteria for conservative treatment—but under close clinical observation—of posterior fossa epidural haematomas. Acta Neurochir (Wien), 1994, 126(2–4):124–127.
[125] Lui TN, Lee ST, Chang CN, et al. Epidural hematomas in the posterior cranial fossa. J Trauma, 1993, 34(2):211–215.
[126] Sripairojkul B, Saeheng S, Ratanalert S, et al. Traumatic hematomas of the posterior cranial fossa. J Med Assoc Thai, 1998, 81(3):153–159.
[127] Pozzati E, Tognetti F, Cavallo M, et al. Extradural hematomas of the posterior cranial fossa. Observations on a series of 32 consecutive cases treated after the introduction of computed tomography scanning. Surg Neurol, 1989, 32(4):300–303.
[128] Ersahin Y, Mutluer S. Posterior fossa extradural hematomas in children. Pediatr Neurosurg, 1993, 19(1):31–33.
[129] Stendel R, Schulte T, Pietilä TA, et al. Spontaneous bilateral chronic subdural haematoma of the posterior fossa. Case report and review of the literature. Acta Neurochir (Wien), 2002, 144(5):497–500.
[130] Reece RM, Sege R. Childhood head injuries: accidental or inflicted? Arch Pediatr Adolesc Med, 2000, 154(1):11–15.
[131] Lonergan GJ, Baker AM, Morey MK, et al. From the archives of the AFIP. Child abuse: radiologic-pathologic correlation. Radiographics, 2003, 23(4):811–845.
[132] Zouros A, Bhargava R, Hoskinson M, et al. Further characterization of traumatic subdural collections of infancy. Report of five cases. J Neurosurg, 2004, 100(5, Suppl Pediatrics):512–518.
[133] Shugerman RP, Paez A, Grossman DC, et al. Epidural hemorrhage: is it abuse? Pediatrics, 1996, 97(5):664–668.

8 自发性脑出血

A. David Mendelow, Christopher M. Loftus

摘　要

自发性脑出血可按部位和病因分类。对于有潜在结构损害的脑出血，既要处理血肿，也要注意原发损害。虽然自发性脑出血手术清除血肿的效果良好，但在许多情况下很难证明其对患者有益。小脑出血是个例外。使用凝血因子Ⅶ可减少出血量并止血，但不改善预后。未来的发展趋势包括微创手术方法和对凝血问题的进一步研究。这里也提供了美国心脏协会关于脑出血的最新指南。

关键词：动静脉畸形，脑动脉瘤，脑出血，脑出血外科试验，卒中

8.1 引　言

很早之前人们便通过尸检知道，一些卒中是脑出血（ICH）引起的，但在1975年CT应用于临床之前，很少有可靠的生前诊断[1]。自20世纪80年代初以来，CT和MRI受到广泛应用，现在基本所有卒中患者都会进行这样的检查，使得研究脑出血的自然病程和尝试特定的内科与外科治疗成为可能。最受关注的治疗方法是手术清除血肿，但尽管进行了30年的研究和12项已完成的随机试验，手术是否会带来任何好处仍然不确定。脑出血外科试验（STICH）的结果于2005年发表[2]，时间跨度从1993年到2004年，招募了1033例患者，他们被随机分为“初步保守治疗”或“早期手术”。该研究的中性结果降低了手术清除血肿的热情。当这一结果与其他已完成的随机试验结果进行荟萃分析时，总体结论仍然是中性的。尽管如此，也不能仅因此便否定手术在脑出血治疗中的作用。在这些试验的结果中，有几个关于手术使患者获益的假说得到了证实。具体地说，在某些情况下，清除血肿的优势似乎很显著，但在临床研究中并未显现，也可能是不同医生处理不一致所致。不伴深部组织及脑室受累的表浅脑叶出血更可能从手术中获益。因此，进行了一项后续试验STICH Ⅱ。STICH Ⅱ验证了这一假设，即与最初的保守治疗相比，早期手术可以改善这些浅表10~100mL脑叶出血且发作后48h内无脑室出血的患者预后。这项研究共纳入27个国家和地区的78个中心，比较了随机分组的12h内早期手术组与单纯初始内科治疗组（如果判断有必要，之后也可手术治疗）。在早期手术组，297例患者中有174例（59%）预后不佳，而在最初保守治疗组，286例患者中有178例（62%）预后不佳[绝对差值：3.7%（95%CI：-4.3%~11.6%），优势比：0.86（0.62~1.20）；P=0.367]。与STICH Ⅰ一样，STICH Ⅱ的结果也是相对中性的。STICH Ⅱ证实，早期手术不会增加6个月内患者的死亡率或致残率，对于无脑室内出血的自发性浅表性脑出血患者而言，早期手术可能有一定程度的获益。

8.2 脑出血的分类

脑出血最有用的分类方案是基于病因学，因其与治疗方案直接相关。颅内出血分为两大类：一类是由“出血倾向”血管病变引起的，另一类不是。我们重点关注的是那些可通过目前可用的影像技术来诊断的病变。导致脑出血的出血倾向性病变范围很广，它们都有再次出血风险。这意味着处理由出血倾向性病变引起的ICH涉及处理急性出血和处理病因防止再出血两个目标。涉及的病变包括动静脉畸形（AVM）、海绵状血管畸形（CVM）、动脉瘤、硬脑膜瘘和肿瘤。

大多数自发性脑出血不是由肉眼可见的出血性病变引起的。它们来自与高血压相关的脑实质微动脉瘤（称为Charcot-Bouchard动脉瘤），或源

于脑血管淀粉样变性，是一系列神经退行性疾病的常见组成部分。

在进行病因学分类的同时，解剖学分类也很有用。出血造成的神经功能缺损与出血部位密切相关。优势半球出血往往预后不良，特别是大脑深部出血。幕上脑出血和后颅窝出血在解剖上有重要区别。因为幕下后颅窝空间要小得多，人的生命中心在此密集排布。大多数后颅窝出血发生在影响相对较少的小脑，产生不良后果的主要原因是压迫而非直接破坏脑干。后颅窝出血也更易发生脑积水。这些因素给后颅窝脑出血的外科治疗提供了足够的理论支持，尤其是病情恶化进展的患者，因此脑出血的试验一般不纳入后颅窝出血进行研究。

8.3 动静脉畸形

动静脉畸形（AVM）是一种先天性血管异常，多是脑内动脉和静脉血管短路所致。它们从出生起就存在，在任何年龄都可能引起出血。总体而言，大多数脑出血发生在较年长的患者中，因此年轻患者的脑出血通常更可能由动静脉畸形引起。还有一些其他临床特征可以提供线索，表明出血是由动静脉畸形引起的。脑出血易诱发癫痫和窃血现象，这可能与之前存在神经功能缺陷或与目前受累部分一致的局灶性癫痫活动史有关。因为动静脉畸形是已经存在于脑组织中的异常低压力病变，当其出血时，造成的不良后果相对于出血量往往略好一些（图 8.1）。

有一些与脑动静脉畸形相关的全身性疾病，包括皮肤和眼部的特征性改变，如 Sturge-Weber 综合征和 von Hippel-Lindau 综合征。即使在没有特定综合征的情况下，头部皮肤血管畸形也提示可能有潜在的动静脉畸形。

许多动静脉畸形在 CT 扫描上可以看到钙化，如果在脑出血 CT 检查中看到，则很大程度上提示动静脉畸形的可能。同样，有时可以看到与大的引流静脉相对应的锯齿状强化区域。明确诊断要通过导管血管造影或其他血管造影方式，如 MR 或 CT。

未经治疗的动静脉畸形每年出血的风险为 2%~4%[3-4]。这些出血有 38%~53% 的发病率和 10%~18% 的死亡率[5-8]，显著低于其他类型脑出血。在进行 AVM 治疗时，除非其被完全切除或处理，血管造影不再显影，否则这些风险不会被消除，甚至都没有显著降低[9-12]。有研究称如果动静脉畸形处理不彻底，治疗后出血的概率实际上

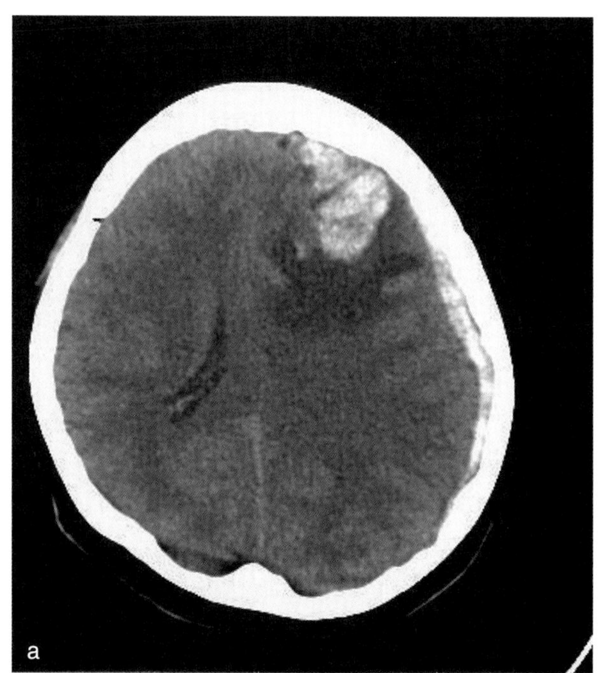

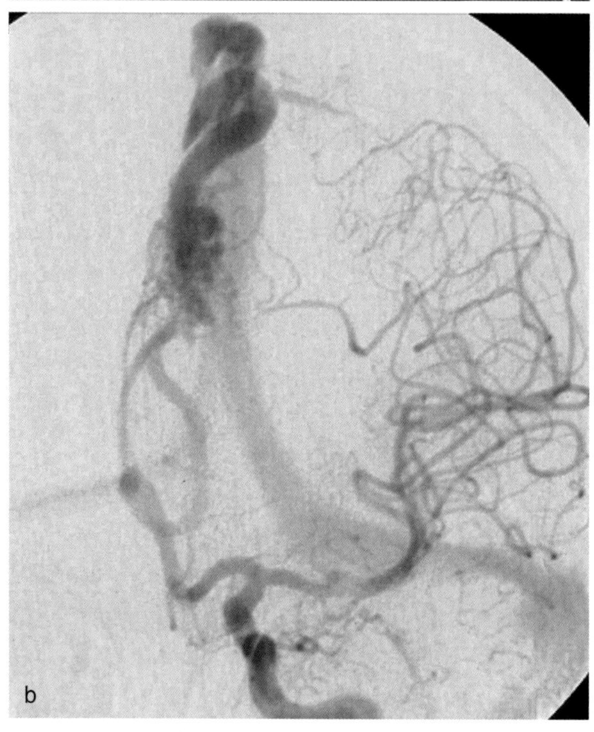

图 8.1 （a）CT 扫描可见左额叶自发性脑出血伴相关的硬膜下出血。（b）血管造影提示此为动静脉畸形（AVM）所致。出血采用保守治疗。血肿液化 3 周后择期行显微 AVM 手术切除

可能会增加[12]。动静脉畸形的治疗方法有三种：手术切除、立体定向放射外科和血管内栓塞。有一些大的或复杂的动静脉畸形，即使结合这三种治疗方法也不能完全消除，这种情况下最好不要开始治疗。这意味着，在开始治疗之前，有必要考虑特定的 AVM 是否有合理的治愈机会，而作出这一判断要考虑多种治疗手段，因此巨大或复杂的 AVM 最好在多学科条件下进行治疗。

8.3.1 手术切除

手术切除有可能立即消除出血风险，但它具有显著的手术相关并发症和死亡率问题，特别是对于较大、更复杂的病变或位于关键区域的病变[5,13]。外科手术的一个特殊问题是所谓的正常灌注压突破现象[6-7]。AVM 的动静脉分流效应降低了其邻近区域的脑灌注压。这种长期的灌注压降低可导致动静脉畸形周围血管扩张和脆弱。如果动静脉畸形被手术切除，局部灌注压会恢复正常，而由于血管脆性的原因，术后肿胀和出血的发生率很高。

8.3.2 栓塞术

与外科手术一样，血管内栓塞有可能完全消除 AVM，立即减少出血风险。它也比开颅手术安全得多，相关的发病率和死亡率更低。其主要问题是单纯进行栓塞的彻底封堵率很低，只有 0~22%[14-16]。考虑到彻底治愈率如此之低，很难推荐单独应用它来治疗 AVM，但在多学科条件中，经常用它作为初始治疗，因为通常可通过量身定制的栓塞方案来提高后续其他治疗的成功率，而不是一开始依靠它来治愈 AVM。如果单纯栓塞就能治愈，那当然更好。例如，可选择性栓塞某个外科手术难以控制的深部滋养血管[15]；也可以选择栓塞动静脉畸形周边区域，以便于立体定向放射外科治疗病灶中心致密部分[17]。我们仍然处于栓塞技术发展的相对早期阶段，新的产品和技术越来越多，有望在未来拓展该技术之效能。

8.3.3 聚焦放射外科

聚焦放射外科包括实施精确聚焦于动静脉畸形的单剂量放射治疗。有两组技术可用于实现这一目的。直线加速器使用单一的窄 X 射线束穿过靶区，在体外依弓弧形转动，从而分散靶区外围大脑放射。伽玛刀是 Elekta 的一种产品，其将来自钴源的 201 束伽马射线聚焦到一个小目标上。无论何种类型的装置，治疗都包括如下这些步骤：首先通常在局部麻醉下将立体定向框架固定于患者头部，然后进行影像学检查，并使用影像数据将 AVM 的空间构象与该框架相关联，最后利用该框架定位实现精确定量的放射治疗。

立体定向放射外科可消除 65%~85% 的直径小于 3cm 的动静脉畸形[11,18-19]。动静脉畸形越大，靶区每单位放射剂量造成周围脑组织的总辐射剂量就越高，相应地就需要降低靶区剂量。这样会导致较大病变的闭塞率较低[20-22]。该技术最适合于具有小而紧凑核心的 AVM，而不是更弥漫的病变。限制立体定向放射外科应用的另一个重要问题是动静脉畸形在治疗后需要 1~4 年才能完全消失，因此出血风险在这段“潜伏期”内持续存在。

8.4 动脉瘤

大多数脑动脉瘤位于蛛网膜下腔的脑实质外。当其破裂时，通常会引起蛛网膜下腔出血，这与脑实质出血存在很大不同。很多情况下，蛛网膜下腔出血也会扩展进入脑实质，但在这种情况下，临床处理主要着眼于蛛网膜下腔出血部分，而非实质内的部分。少数情况下，动脉瘤会引起脑实质出血，伴有很少或无蛛网膜下腔出血。这种脑出血通常是严重的，因为动脉瘤是位于血管近端的高压、高流量病变。患者有突发性剧烈头痛病史而后急剧恶化，以及影像学上发现邻近大脑近端血管部分的出血，都是潜在动脉瘤的线索（图 8.2）。

动脉瘤性脑出血与其他脑出血不同，许多证据表明及时手术可使患者获益[13,23]。在清除血肿过程中，可以通过在动脉瘤颈部应用弹簧夹来将其从循环中分离，以防再出血。这种固定动脉瘤的方法是经典的手术方法，但自 20 世纪 90 年代初以来，人们已经开发出一种使用铂金弹簧圈进行血管内栓塞的替代方式。在蛛网膜下腔出血的治疗中，介入栓塞治疗更易耐受，但在预防再出

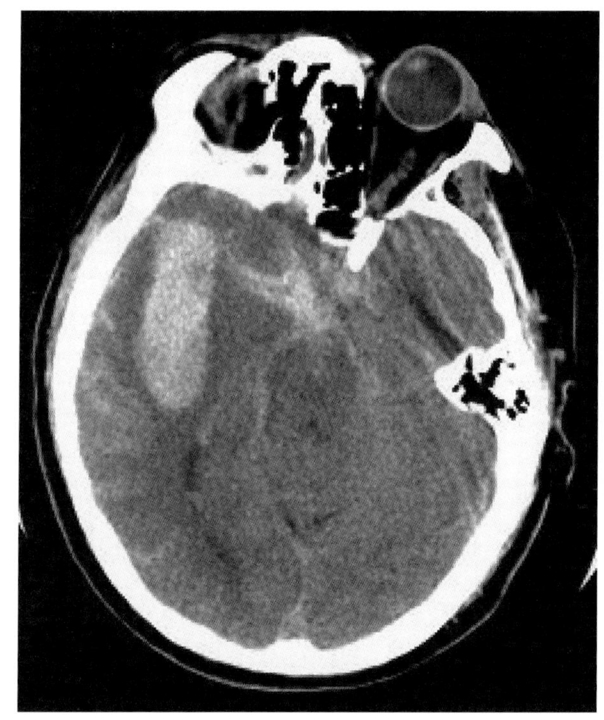

图 8.2 右侧大脑中动脉瘤破裂引起动脉瘤性血肿合并蛛网膜下腔出血

血方面效果不是很好[24]。目前由于其更易耐受，很多医生倾向于使用介入栓塞的方式治疗颅内动脉瘤破裂伴蛛网膜下腔出血，但如伴有需要手术干预的脑出血，究竟何种方式更宜使用存在争议。然而，在英国，目前有趋势是在血管造影发现动脉瘤后就进行栓塞，这样便不用在手术时冒险解剖暴露大脑动脉（图 8.3）[25]。

8.5 海绵状血管畸形

海绵状血管畸形（CVM）是小的结节状血管病变，血流量相对较低，在动脉内血管造影上看不到。海绵状血管畸形在 CT 上的显影也较模糊，但在 MRI 上很容易看到，因其含有血红蛋白在不同时期的顺磁性分解产物（图 8.4）。它可发生在中枢神经系统的任何部位，并具有不同的出血风险，有些可能反复出血导致严重后果，而有些永远不会有任何症状。它们引起的出血量往往不大，致病程度更多取决于 CVM 所处的区域是否关键[26–27]。严重出血相对少见，往往发生在视交叉、中脑、脑干或脊髓的 CVM 中。由于出血量小，很少考虑急性期手术切除，但一旦病灶出血，往往意味着将来再次出血的风险很高，应考虑手术清除以防复发，特别是当病灶出血不止一次时，更应考虑手术切除[26,28–29]。对于未破裂的无症状 CVM，我们知之尚少。因为它们在血管造影上看不到，所以无法介入栓塞，但目前立体定向放射外科技术已被使用。其似乎可减少约 3/4 的出血率，但

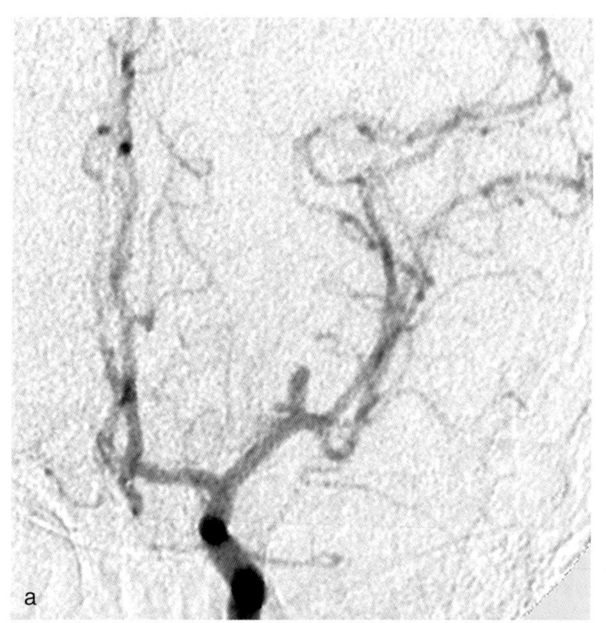

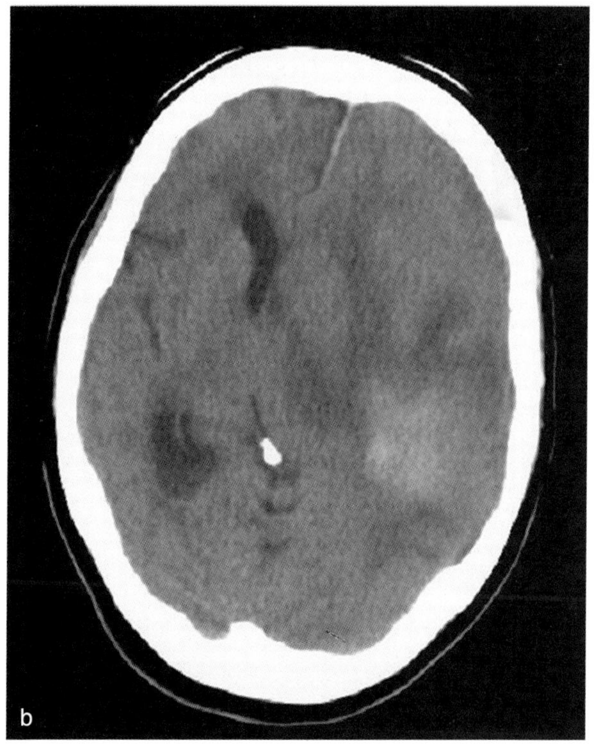

图 8.3 （a）使用弹簧圈治疗破裂的左侧大脑中动脉瘤。值得注意的是，患者对血肿的耐受性很好。然而，11d 后患者功能急性恶化，包括右侧偏瘫和失语，并伴有意识障碍。（b）血肿可在不解剖动脉瘤的情况下清除。患者对这种治疗反应良好

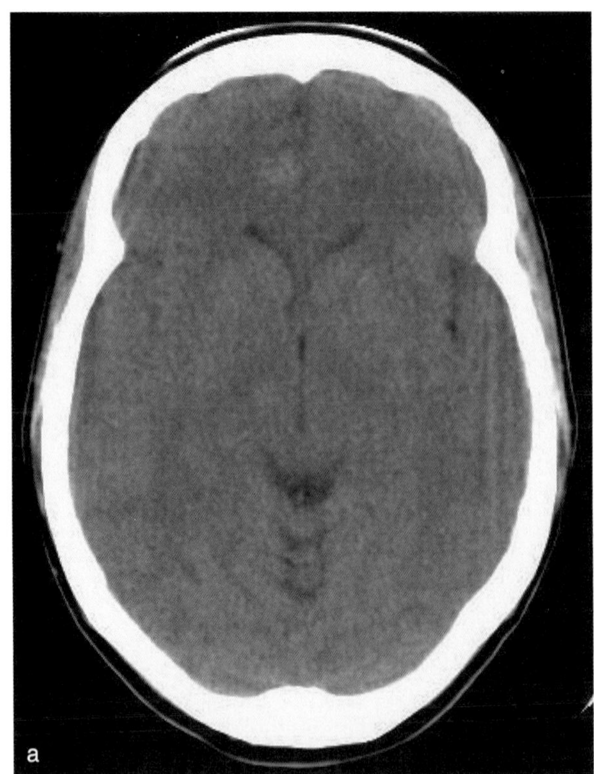

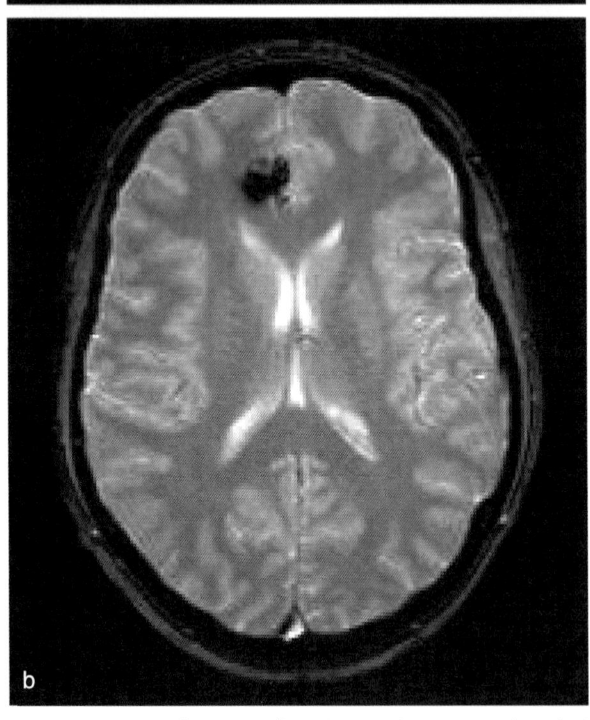

图8.4 右额海绵状静脉畸形病灶内出血的CT表现(a)及T2 MRI(b)

不能完全防止再出血，而且与AVM一样，在术后1年多，再出血率才会下降，有一定滞后性。目前有一些多发CVM的病例报道[30]，似乎与之前进行的放射治疗有关[31]；也可能与静脉畸形有关，而静脉畸形本身不出血。

8.6 硬脑膜瘘

硬脑膜瘘是动、静脉之间短路，类似于动静脉畸形，但与动静脉畸形不同的是，硬脑膜瘘位于硬脑膜，与硬脑膜静脉窦相关，而不是在脑内。其来源尚不清楚，但在某些情况下似乎继发于创伤。它们可能由静脉窦血栓引起，而并非先天性的。硬脑膜瘘可能导致局部静脉压升高以及脑内或硬膜下出血。可用于动静脉畸形的治疗方式有血管内栓塞、手术和立体定向放射外科[32]，但在立体定向放射外科的情况下，可能无法接触到很外周的发病区域，例如位于头颅偏大患者的额极或枕极。

8.7 脑 瘤

某些类型的脑瘤容易出血，可能表现为明显的自发性脑出血。很难在已经发现脑出血的MRI或CT上判断是否存在肿瘤。线索之一便是占位效应与出血量不相称（图8.5）。在不确定的情况下，待6~12周后血肿引起的改变基本消除后再次复查影像可能是有帮助的。与其他脑出血一样，在大多数情况下，清除血肿本身带来的益处在很大程度上是未知的。此外，倾向出血的肿瘤性病变往往是肾细胞癌或恶性黑色素瘤的转移瘤，以及高级别胶质瘤。因为这些情况的预后相对较差，治疗的主要目标很少是预防远期再出血。若为切除肿瘤本身而手术，可能是合理的[33]。

良性肿瘤偶尔会引起出血，但很少见。血管母细胞瘤值得注意，因为其虽是良性肿瘤，但以出血著称，尽管目前报道每年的出血风险只有0.24%[34]。它们中的大多数都是von Hippel-Lindau综合征的一部分，单独出现的很少[35]。推荐诊断von Hippel-Lindau时进行基因检测。有症状的血管母细胞瘤通常形成囊性病变，壁上有一个小而强化的结节，更常见于颅窝[36]。由于其良性性质，以及有症状性囊肿形成和出血倾向，很适合外科干预。

8.8 其他出血性病变

由微动脉瘤引起的出血即高血压出血。它们通常较大，发生于中脑和基底神经节。因此，往

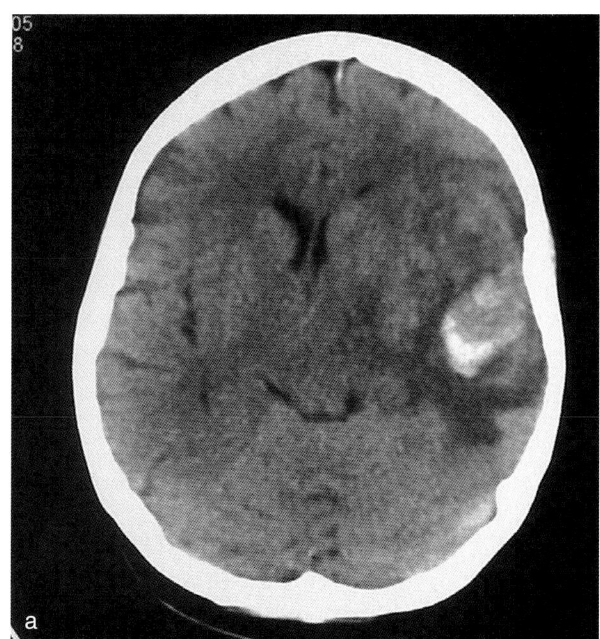

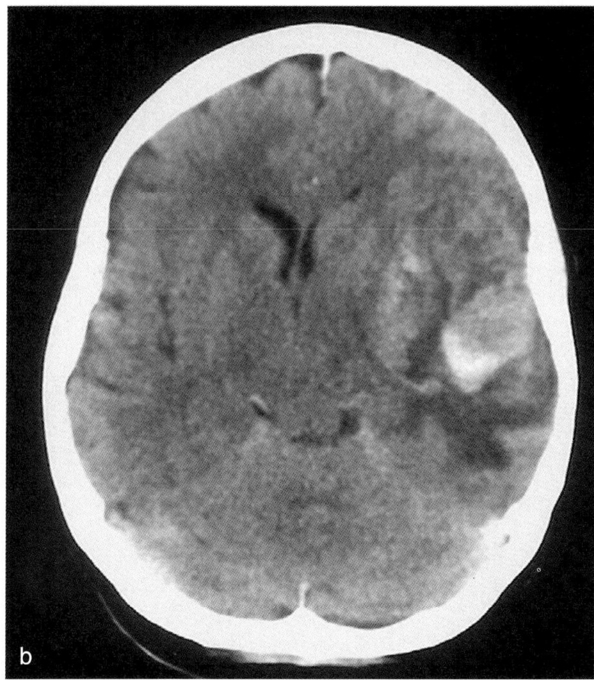

图 8.5 患者语言障碍 3 周，病情急性恶化；无增强（a）和增强（b）CT 提示肿瘤内出血；组织学确诊为胶质母细胞瘤

往会产生严重的后果。相反，淀粉样血管病引起的出血往往位于外周的新皮质区，特别是枕叶，且出血量较小。因此，它们的临床影响往往也较小。在目前的 CT 扫描中，可找到先前临床上无症状出血的证据。这两种类型的出血在外观上是相似的，在影像学检查中并不总能区分它们，因此常被视为一组疾病 [37]。这组疾病包含了绝大部分的脑出血，且大多数关于脑出血表现和治疗的研究也基于此。目前有多种旨在清除血肿的手术方式。传统手术包括开颅手术和直视下清除血肿。目前正有越来越多的微创血肿清除方式加以补充。

8.8.1 开颅血肿清除

开颅血块清除术是历史最悠久的外科治疗方法，因此也是研究最多的。脑出血动物模型的结果提示手术清除血肿有很大的潜在益处 [38]。但到目前为止，这些可能的获益还未在临床随机对照研究中得到证实。目前已经完成的 8 项试验中，开颅血肿清除是最主要的手术方法 [2,39–40]。这些研究得出的结论是，没有证据表明血肿清除有任何好处，尽管完全否定这种治疗方法过于简单化。这些随机对照研究发现了几个关于手术潜在益处的假说。在某些情况下，清除血肿有很强的机制论证，例如未延伸到中心区或脑室系统的远离重要功能区的脑叶出血，特别是占位效应明显或临床表现逐渐恶化时。这类患者的手术指征更为明确，因此很少纳入随机对照研究中。在 STICH 试验随机接受手术或保守治疗的患者中，伴或不伴这些并发症的脑叶出血患者占 40%；这组患者构成了外手术病例的 49%。对这一人群进行的回顾性亚组分析确实显示手术有使患者获益的趋势。其他公开的试验数据没有足够的细节进行亚组回顾分析，但在那些有足够细节的病例组中再次发现有一定程度的获益。

如上所述，STICH Ⅱ试验如同它的前身试验 STICH Ⅰ一样，在手术血肿清除或保守治疗的优越性方面给出了一个中性的结果。微创手术联合重组组织型纤溶酶原激活剂用于脑出血清除试验Ⅱ（MISTIE Ⅱ）旨在确定脑出血微创手术联合重组组织型纤溶酶原激活剂的安全性 [41]。该试验对比了 79 例手术患者与 39 例保守治疗患者，发现血肿清除组患者的血肿周围水肿显著降低，有改善预后的趋势。其三期临床试验（MISTIE Ⅲ）目前也正在进行。

最近出版的美国心脏协会 / 美国卒中协会（AHA/ASA）自发性脑出血治疗指南证实，随机试验尚未证明手术清除血肿可明显使患者获益 [42]。

手术时机

患者发病、评估到转运至神经外科中心整个过程，意味着很少能在症状出现 3h 内开始手术。在神经外科住院患者中发生的术后血肿，以及已入院病情急剧恶化的脑出血患者中，有可以进行超早期手术的情况。在前一种情况下，几乎所有的外科医生都相信及时清除血肿可以改善预后。同样，在后一种情况下，手术与否也很少陷入两难；在 STICH 试验中，招募到最初保守组的患者有相当大比例出现病情恶化，而后进行了手术。因此，STICH 试验未能得出在发病或疾病恶化 3h 内出手术效果的结论。

一些住院患者病情恶化可能是反复出血所致 [43]。基于此，学者们进行了内科治疗的临床试验。特别是重组因子Ⅶ，在二期临床试验中表现出一定的应用价值 [44–45]，但在三期临床试验中发现并未改善患者预后 [46]。如果卒中治疗的整个流程能得到优化，也许能够在更早期处理该问题。

立体定向及内镜手术

微创治疗可能会带来一些开颅血肿清除术所没有的益处。尤其对于深部出血，开颅血肿清除可能对血肿外脑组织产生的破坏大于清除血肿所带来的益处。目前已经开发了几种技术，包括使用或不使用溶栓剂（如尿激酶）冲洗的立体定向血肿抽吸术、内镜辅助血肿清除术，以及对累及脑室出血的脑室系统进行溶栓药物冲洗。目前已经完成了数个微创血肿清除的临床研究 [47–50]。在 STICH 研究中，25% 的被随机分配到外科手术组的患者采用了微创技术。一项事后分析显示，接受微创手术的患者更有可能是深部出血患者；考虑血肿位置差异的亚组分析发现，开放性手术效果最佳，保守性手术次之，微创性手术效果最差，这些差异无统计学意义。目前我们很期待 MISTIE Ⅲ试验的结果，明确新型微创手术幕上血肿清除技术的适宜性和有效性。

8.9 小脑血肿

小脑血肿通常被视为一种独特的临床类别，更常考虑为神经外科急症（图 8.6）。大多数试验都排除了它们，除了专家意见和病例系列之外，几乎没有证据表明手术的益处 [51–52]。累及脑干的出血预后非常差，几乎没有理由相信手术干预可改善预后。当出血局限在小脑，特别是小脑外侧时，局部脑组织损伤带来的神经功能影响很小。当这种出血导致认知障碍或昏迷时，是通过脑积水或者压迫脑干而引起的。一旦发生，可通过手术引流脑积水或后颅窝开颅血肿清除来有效逆转病情发展。由于手术干预效果确切，大多数外科医生采取的策略是在最初出现症状时及早清除血肿，或在神经科病房进行观察，如果病情恶化则进行脑脊液引流或血肿清除。

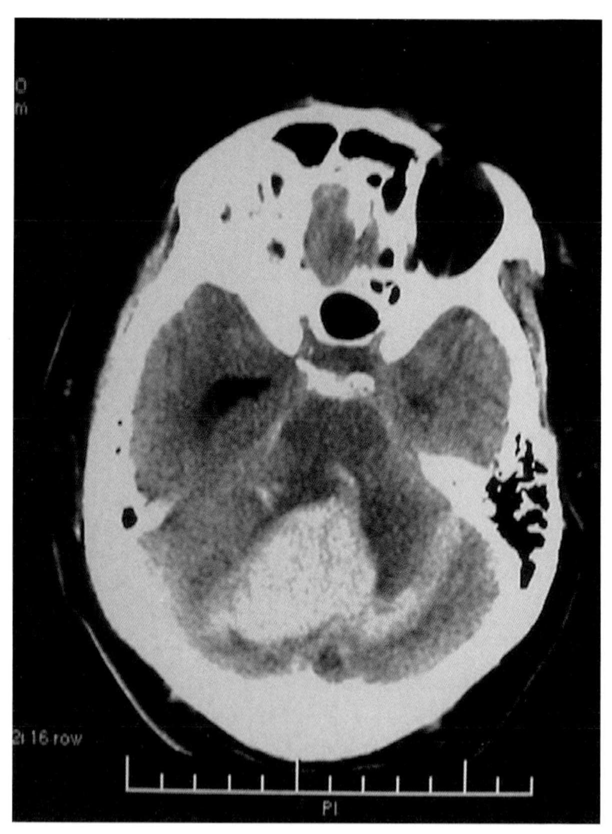

图 8.6 CT 提示自发性小脑半球血肿，导致脑干受压；颞角扩大提示梗阻性脑积水

8.10 结 论

脑出血动物模型的实验得出了如下理论，即除了导致机械组织破裂和局部组织压力增加外，血肿还会在周围组织中引发破坏性的化学变化，这些变化源于缺血或炎症。有学者认为，这种变化由血肿内扩散出的物质引起 [53–58]，主要是凝血酶及其分解产物 [56–57,59]。基于以上研究，目前也在尝试开发药物，旨在影响这一过程并降低永久性组织损伤程度。动物实验在这一领域取得了较

好的结果[60-61]，但到目前为止，还没有发现对人类有效的治疗方法。如果这种神经保护方法是可能的，需具备如下必要的先决条件：第一，确实存在可明确缓解人类脑出血造成的神经损伤的化学成分；第二，这种成分是永久性的；第三，可以找到针对它的药物。这些目前都已报道，但在动物模型和临床中没有得到证实。

所有脑出血可用的治疗方法的效果都是有限的；这对临床仍然具有严重的影响。一个成功的预防计划是值得的，但不是立即可行的。可用的主要预防措施是控制高血压，西方人对此已经进行了几十年的筛查和治疗。但即便如此，还是有患者继续出现无法控制的高血压和脑出血。目前尚不清楚针对脑出血高危人群更积极的治疗是否会对发病率产生影响，值得进一步研究。脑出血的相对罕见和缺乏已知的特定危险因素，在一定程度上阻碍了研究进展。即使是家族史的作用，目前也尚不明确，因为直到 CT 被广泛使用才有可能作出准确的诊断。而这一切仍然太过近期，还不足以探明主要影响老年人群的脑出血的家族模式。如果有可能确定一个特别高危的人群，那么就有可能收集到更有针对性的血压控制效果的Ⅰ类证据，以期找到有效的预防策略。

重组因子Ⅶa 药物治疗可能是脑出血最好的初始治疗方法。然而，FAST 研究表明，应用 rFⅦa 确实减少了血肿进展，但并未改善脑出血患者的存活率或功能预后[46]。到目前为止，外科治疗还没有切实证据证明其有益。12 个随机研究也并未发现手术清除血肿有益的证据。尽管试验数据为中性，但在特定的患者中，大多数神经外科中心均可能会进行开颅手术和血肿清除，特别是年轻患者，或者那些初意识尚可而后逐渐恶化的浅表脑叶出血患者。此外，手术血肿清除在治疗术后血肿和动脉瘤性血肿方面有其一席之地。对于绝大多数的脑出血患者来说，手术并不能有效改善预后。目前正在进行的试验更突出脑出血不同亚组的干预，包括上文所提到的，以及采用微创而不是开颅技术来处理脑深部以及脑室内的血肿。

对于结构性出血倾向性病变引起的脑出血，目前可用于指导临床的证据相对较少。标准的治疗方法是像对待自发性脑出血一样对待脑出血，同时也要治疗潜在的病变，以防再出血。这种预防性治疗有三种方式可用：手术、立体定向放射外科和血管内栓塞。

8.11 AHA/ASA 2015 指南

1. 小脑出血伴神经功能恶化、脑干受压和（或）脑室梗阻致脑积水者，应尽快手术清除血肿（Ⅰ类推荐，B 级证据）；不推荐以脑室引流作为这些患者的初始治疗（Ⅲ类推荐，C 级证据）。同上一版指南。

2. 对于大多数幕上 ICH 患者而言，手术的有效性尚不明确（Ⅱb 类推荐，A 级证据）。较上一版指南有修订。

3. 具体的例外情况和潜在的亚组分析从以下 4~7 条建议进行概述。

4. 当患者恶化时早期进行血肿清除术并没有显著的优势（Ⅱb 类推荐，A 级证据）。新增推荐内容。

5. 进行性恶化的患者可考虑幕上血肿清除术，以挽救生命（Ⅱb 类推荐，C 级证据）。新增推荐内容。

6. 对于伴有以下情况的幕上 ICH 患者可采用去骨瓣减压术（DC）联合或不联合血肿清除术治疗，以减少死亡率：昏迷、显著中线移位的大面积血肿、ICP 升高且药物治疗无效（Ⅱb 类推荐，C 级证据）。新增推荐内容。

7. 使用立体定向设备进行微创血肿清除术，单用内镜或与溶栓药物联用，这些方式的疗效尚不明确（Ⅱb 类推荐，B 级证据）。较上一版指南有修订。

参考文献

[1] Hounsfield GN. Nobel Award address. Computed medical imaging. Med Phys, 1980, 7(4):283–290.

[2] Mendelow AD, Gregson BA, Fernandes HM, et al. STICH investigators. Early surgery versus initial conservative treatment in patients with spontaneous supratentorial intracerebral haematomas in the International Surgical Trial in Intracerebral Haemorrhage (STICH): a randomised trial. Lancet, 2005, 365(9457):387–397.

[3] Ondra SL, Troupp H, George ED, et al. The natural history of symptomatic arteriovenous malformations of the brain: a 24-year follow-up assessment. J Neurosurg, 1990, 73(3):387–391.

[4] Mast H, Young WL, Koennecke HC, et al. Risk of

spontaneous haemorrhage after diagnosis of cerebral arteriovenous malformation. Lancet, 1997, 350(9084):1065–1068.

[5] Brown RD, Jr, Wiebers DO, Torner JC, et al. Frequency of intracranial hemorrhage as a presenting symptom and subtype analysis: a population-based study of intracranial vascular malformations in Olmsted Country, Minnesota. J Neurosurg, 1996, 85(1):29–32.

[6] Kader A, Young WL, Pile-Spellman J, et al. The influence of hemodynamic and anatomic factors on hemorrhage from cerebral arteriovenous malformations. Neurosurgery, 1994, 34(5):801–807, discussion 807–808.

[7] Graf CJ, Perret GE, Torner JC. Bleeding from cerebral arteriovenous malformations as part of their natural history. J Neurosurg, 1983, 58(3):331–337.

[8] Porter PJ, Willinsky RA, Harper W, et al. Cerebral cavernous malformations: natural history and prognosis after clinical deterioration with or without hemorrhage. J Neurosurg, 1997, 87(2):190–197.

[9] Karlsson B, Lax I, Söderman M. Risk for hemorrhage during the 2-year latency period following gamma knife radiosurgery for arteriovenous malformations. Int J Radiat Oncol Biol Phys, 2001, 49(4):1045–1051.

[10] Fournier D, TerBrugge KG, Willinsky R, et al. Endovascular treatment of intracerebral arteriovenous malformations: experience in 49 cases. J Neurosurg, 1991, 75(2):228–233.

[11] Lunsford LD, Kondziolka D, Flickinger JC, et al. Stereotactic radiosurgery for arteriovenous malformations of the brain. J Neurosurg, 1991, 75(4):512–524.

[12] Miyamoto S, Hashimoto N, Nagata I, et al. Posttreatment sequelae of palliatively treated cerebral arteriovenous malformations. Neurosurgery, 2000, 46(3):589–594, discussion 594–595.

[13] Schaller C, Schramm J, Haun D. Significance of factors contributing to surgical complications and to late outcome after elective surgery of cerebral arteriovenous malformations. J Neurol Neurosurg Psychiatry, 1998, 65(4):547–554.

[14] Yu SC, Chan MS, Lam JM, et al. Complete obliteration of intracranial arteriovenous malformation with endovascular cyanoacrylate embolization: initial success and rate of permanent cure. AJNR Am J Neuroradiol, 2004, 25(7):1139–1143.

[15] Taylor CL, Dutton K, Rappard G, et al. Complications of preoperative em-bolization of cerebral arteriovenous malformations. J Neurosurg, 2004, 100(5):810–812.

[16] Liu HM, Wang YH, Chen YF, et al. Endovascular treatment of brain-stem arteriovenous malformations: safety and efficacy. Neuroradiology, 2003, 45(9):644–649.

[17] Henkes H, Nahser HC, Berg-Dammer E, et al. Endovascular therapy of brain AVMs prior to radiosurgery. Neurol Res, 1998, 20(6):479–492.

[18] Friedman WA, Bova FJ, Mendenhall WM. Linear accelerator radiosurgery for arteriovenous malformations: the relationship of size to outcome. J Neurosurg, 1995, 82(2):180–189.

[19] Steiner L, Lindquist C, Adler JR, et al. Clinical outcome of radiosurgery for cerebral arteriovenous malformations. J Neurosurg, 1992, 77(1):1–8.

[20] Miyawaki L, Dowd C, Wara W, et al. Five year results of LINAC radiosurgery for arteriovenous malformations: outcome for large AVMS. Int J Radiat Oncol Biol Phys, 1999, 44(5):1089–1106.

[21] Kwon Y, Jeon SR, Kim JH, et al. Analysis of the causes of treatment failure in gamma knife radiosurgery for intracranial arteriovenous malformations. J Neurosurg, 2000, 93(Suppl 3):104–106.

[22] Ellis TL, Friedman WA, Bova FJ, et al. Analysis of treatment failure after radiosurgery for arteriovenous malformations. J Neurosurg, 1998, 89(1):104–110.

[23] Sisti MB, Kader A, Stein BM. Microsurgery for 67 intracranial arteriovenous malformations less than 3 cm in diameter. J Neurosurg, 1993, 79(5):653–660.

[24] Spetzler RF, Wilson CB, Weinstein P, et al. Normal perfusion pressure breakthrough theory. Clin Neurosurg, 1978, 25:651–672.

[25] Niemann DB, Wills AD, Maartens NF, et al. Treatment of intracerebral hematomas caused by aneurysm rupture: coil placement followed by clot evacuation. J Neurosurg, 2003, 99(5):843–847.

[26] Porter RW, Detwiler PW, Han PP, et al. Stereotactic radiosurgery for cavernous malformations: Kjellberg's experience with proton beam therapy in 98 cases at the Harvard Cyclotron. Neurosurgery, 1999, 44(2):424–425.

[27] Porter RW, Detwiler PW, Spetzler RF, et al. Cavernous malformations of the brainstem: experience with 100 patients. J Neurosurg, 1999, 90(1):50–58.

[28] Mitchell P, Hodgson TJ, Seaman S, et al. Stereotactic radiosurgery and the risk of haemorrhage from cavernous malformations. Br J Neurosurg, 2000, 14(2):96–100.

[29] Kondziolka D, Lunsford LD, Flickinger JC, et al. Reduction of hemorrhage risk after stereotactic radiosurgery for cavernous malformations. J Neurosurg, 1995, 83(5):825–831.

[30] Maraire JN, Awad IA. Intracranial cavernous malformations: lesion behavior and management strategies. Neurosurgery, 1995, 37(4):591–605.

[31] Detwiler PW, Porter RW, Zabramski JM, et al. Radiation-induced cavernous malformation. J Neurosurg, 1998, 89(1):167–169.

[32] Steiger HJ, Hänggi D, Schmid-Elsaesser R. Cranial and spinal dural arteriovenous malformations and fistulas: an update. Acta Neurochir Suppl (Wien), 2005, 94:115–122.

[33] Mitchell P, Ellison DW, Mendelow AD. Surgery for malignant gliomas: mechanistic reasoning and slippery statistics. Lancet Neurol, 2005, 4(7):413–422.

[34] Gläsker S, Van Velthoven V. Risk of hemorrhage in hemangioblastomas of the central nervous system. Neurosurgery, 2005, 57(1):71–76, discussion 71–76.

[35] Kato M, Ohe N, Okumura A, et al. Hemangioblastomatosis of the central nervous system without von Hippel-Lindau disease: a case report. J Neurooncol, 2005, 72(3):267–270.

[36] Wanebo JE, Lonser RR, Glenn GM, et al. The natural history of hemangioblastomas of the central nervous system in patients with von Hippel-Lindau disease. J Neurosurg, 2003, 98(1):82–94.

[37] Molyneux AJ, Kerr RS, Yu LM, et al; International Subarachnoid Aneurysm Trial (ISAT) Collaborative Group. International Subarachnoid Aneurysm Trial (ISAT) of neurosurgical clipping versus endovascular coiling in 2143

patients with ruptured intracranial aneurysms: a randomised comparison of effects on survival, dependency, seizures, rebleeding, subgroups, and aneurysm occlusion. Lancet, 2005, 366(9488):809–817.

[38] Nehls DG, Mendelow DA, Graham DI, et al. Experimental intracerebral hemorrhage: early removal of a spontaneous mass lesion improves late outcome. Neurosurgery, 1990, 27(5):674–682, discussion 682.

[39] Batjer HH, Reisch JS, Allen BC, et al. Failure of surgery to improve outcome in hypertensive putaminal hemorrhage. A prospective randomized trial. Arch Neurol, 1990, 47(10):1103–1106.

[40] McKissock W, Richardson A, Taylor J. Primary Intracerebral haematoma: a controlled trial of surgical and conservative treatment in 180 unselected cases. Lancet, 1961, 2:221–226.

[41] Mould WA, Carhuapoma JR, Muschelli J, et al. MISTIE Investigators. Minimally invasive surgery plus recombinant tissue-type plasminogen activator for intracerebral hemorrhage evacuation decreases perihematomal edema. Stroke, 2013, 44(3):627–634.

[42] Hemphill JC, Greenberg SM, Anderson CS, et al; American Heart Association Stroke Council. Council on Cardiovascular and Stroke Nursing. Council on Clinical Cardiology. Guidelines for the Management of Spontaneous Intracerebral Hemorrhage: a guideline for healthcare professionals from the American Heart Association/American Stroke Association. Stroke, 2015, 46(7):2032–2060.

[43] Brott T, Broderick J, Kothari R, et al. Early hemorrhage growth in patients with intracerebral hemorrhage. Stroke, 1997, 28(1):1–5.

[44] Mayer SA, Brun NC, Begtrup K, et al; Recombinant Activated Factor Ⅶ Intracerebral Hemorrhage Trial Investigators. Recombinant activated factor Ⅶ for acute intracerebral hemorrhage. N Engl J Med, 2005, 352(8):777–785.

[45] Mayer SA, Brun NC, Broderick J, et al. Europe/AustralAsia NovoSeven ICH Trial Investigators. Safety and feasibility of recombinant factor VIIa for acute intracerebral hemorrhage. Stroke, 2005, 36(1):74–79.

[46] Mayer SA, Brun NC, Begrup K, et al. for the FAST Trial Investigators. Efficacy and safety of recombinant activated factor VII for acute intracerebral hemorrhage. N Engl J Med, 2008, 358:2127–2137.

[47] Teernstra OP, Evers SM, Lodder J, et al. Multicenter randomized controlled trial (SICHPA). Stereotactic treatment of intracerebral hematoma by means of a plasminogen activator: a multicenter randomized controlled trial (SICHPA). Stroke, 2003, 34(4):968–974.

[48] Hattori N, Katayama Y, Maya Y, et al. Impact of stereotactic hematoma evacuation on activities of daily living during the chronic period following spontaneous putaminal hemorrhage: a randomized study. J Neurosurg, 2004, 101(3):417–420.

[49] Hosseini H, Leguerinel C, Hariz M, et al. Stereotactic aspiration of deep intracerebral haematomas under computed tomographic control, a multicentric prospective randomised trial. Cerebrovasc Dis, 2003, 16(57):S4.

[50] Auer LM, Deinsberger W, Niederkorn K, et al. Endoscopic surgery versus medical treatment for spontaneous intracerebral hematoma: a randomized study. J Neurosurg, 1989, 70(4):530–535.

[51] Kirollos RW, Tyagi AK, Ross SA, et al. Management of spontaneous cerebellar hematomas: a prospective treatment protocol. Neurosurgery, 2001, 49(6):1378–1386, discussion 1386–1387.

[52] Mathew P, Teasdale G, Bannan A, et al. Neurosurgical management of cerebellar haematoma and infarct. J Neurol Neurosurg Psychiatry, 1995, 59(3):287–292.

[53] Andaluz N, Zuccarello M, Wagner KR. Experimental animal models of intracerebral hemorrhage. Neurosurg Clin N Am, 2002, 13(3):385–393.

[54] Bullock R, Mendelow AD, Teasdale GM, et al. Intracranial haemorrhage induced at arterial pressure in the rat. Part 1: description of technique, ICP changes and neuropathological findings. Neurol Res, 1984, 6(4):184–188.

[55] Bullock R, Brock-Utne J, van Dellen J, et al. Intracerebral hemorrhage in a primate model: effect on regional cerebral blood flow. Surg Neurol, 1988, 29(2):101–107.

[56] Yang GY, Betz AL, Chenevert TL, et al. Experimental intracerebral hemorrhage: relationship between brain edema, blood flow, and blood-brain barrier permeability in rats. J Neurosurg, 1994, 81(1):93–102.

[57] Yang GY, Betz AL, Hoff JT. The effects of blood or plasma clot on brain edema in the rat with intracerebral hemorrhage. Acta Neurochir Suppl (Wien), 1994, 60:555–557.

[58] Mendelow AD, Bullock R, Teasdale GM, et al. Intracranial haemorrhage induced at arterial pressure in the rat. Part 2: short term changes in local cerebral blood flow measured by autoradiography. Neurol Res, 1984, 6(4):189–193.

[59] Figueroa BE, Keep RF, Betz AL, et al. Plasminogen activators potentiate thrombin-induced brain injury. Stroke, 1998, 29(6):1202–1207, discussion 1208.

[60] Nakamura T, Keep RF, Hua Y, et al. Deferoxamine-induced attenuation of brain edema and neurological deficits in a rat model of intracerebral hemorrhage. J Neurosurg, 2004, 100(4):672–678.

[61] Chu K, Jeong SW, Jung KH, et al. Celecoxib induces functional recovery after intracerebral hemorrhage with reduction of brain edema and perihematomal cell death. J Cereb Blood Flow Metab, 2004, 24(8):926–933.

9 垂体卒中

Farid Hamzei-Sichani, Kalmon D. Post

摘 要

垂体卒中是一种如能快速诊断并手术干预可使患者有较好内分泌及神经功能预后的神经外科疾病。其中的难点在于患者会表现出多种多样的症状及体征。脑膜刺激征、视觉和动眼神经障碍，以及内分泌缺陷都是可能的。CT 和 MRI 在诊断垂体肿瘤、出血及其与周围组织的关系时至关重要。有时可能需要进行血管造影或者磁共振血管成像（MRA）来排除动脉瘤。目前更优选经蝶窦进行垂体瘤切除及出血清除。其对垂体卒中及潜在的肿瘤性病变治疗效果确切。经蝶手术即使在重症患者中的并发症和死亡率也很低。在围手术期有必要进行强化激素辅助支持，术后需要进行内分泌功能评估，以明确是否需要长期内分泌替代治疗。

关键词： 肾上腺危象，急症，大腺瘤，垂体

9.1 引 言

垂体卒中是一种神经外科急症，及时的干预可停止甚至逆转垂体卒中所致的神经功能缺损和可能的死亡。这种情况最常见的原因是垂体大腺瘤出血或坏死，但也可能发生在妊娠期。所有垂体腺瘤中的 0.6%~10.5% 会发生垂体卒中[1]。

一般认为 1898 年 Bailey 报告了第一例垂体出血性坏死，随后在 1950 年 Brougham 等在一系列病例中正式描述了“垂体卒中”作为一种临床综合征[2–3]。这些患者表现为精神状态改变、头痛、脑膜刺激征和眼部受累。从那时起，人们对这种临床症状产生了广泛的兴趣，并进行了大量关于垂体卒中一词含义的争论。事实上，已经有关于垂体卒中的研究报道[4]。Mohr 和 Hardy 估计垂体腺瘤无症状出血的发生率为 9.9%，而有症状者仅 0.6%[5]。此外，Onesti 等报道了 5 例亚临床垂体卒中但垂体腺瘤广泛出血的患者[6]。

目前文献中的解释比较宽泛，可根据临床表现来定义垂体卒中，如突然发作的头痛、脑膜刺激征、视力损害（视野缺损或视力下降）、眼部异常（部分或完全眼肌麻痹）、内分泌功能障碍，以及影像学提示为出血或鞍区内容物突然扩大。关于垂体卒中主要诱发因素的综述已发表于一本很优秀的出版物[7]。

9.2 病 因

通过解剖有助于了解垂体卒中的病因。垂体位于蝶骨的蝶鞍内，通过漏斗与下丘脑相连。海绵窦位于外侧；其间穿行颈内动脉（ICA）、动眼神经（Ⅲ）、滑车神经（Ⅳ）和外展神经（Ⅵ），以及三叉神经（Ⅴ）的眼支。在上方，海绵间窦和圆形窦包围在鞍膈内。鞍上区有视神经、视交叉和视束。

垂体接受 ICA 血供。垂体下动脉起源于颈动脉海绵窦段，供应垂体后叶。垂体上动脉位于海绵窦的远侧，供应垂体柄和前叶的邻近部分。垂体前叶的大部分血液供应来自门脉系统。

Brougham 及其同事提出，快速生长的肿瘤超出了自身的血供能力便会导致缺血性梗死[2]。Rovit 和 Fein 认为，不断扩大的垂体肿瘤必然会压迫垂体上动脉，压迫膈切迹，使远侧部及肿瘤缺血、坏死和出血[8]。Mohanty 等也指出，肿瘤的大小与血管因素直接相关，因此较大的肿瘤更容易发生急性血管事件[9]。然而，也有争议指出，即使是小腺瘤也会出血[6,10]。此外，解剖学研究表明，垂体瘤的主要血供来自脑膜垂体干[11]。也有学者认为主要是肿瘤的“内在”因素导致卒中[12]。多种因素共同导致垂体卒中可能更为准确[13]。

研究还提出了其他预测因素。虽然大多数患

者并没有诱发事件，但有病例报道称垂体卒中与雌激素治疗、糖尿病酮症酸中毒、妊娠、放射治疗、溴隐亭、卡麦角林、氯丙嗪刺激、抗凝、血管造影，甚至心脏手术都有关[5,14–31]。也有报道称闭合性头部创伤后可发生垂体卒中[32]。这些观察结果归因于血管受损、直接肿瘤坏死和全身性低血压。然而，这些情况与垂体卒中之间是否有直接关系仍未得到证实。对文献的全面回顾表明，没有特定类型的肿瘤显示出易出血的倾向，而这些数据实际反映的是每种类型肿瘤的发生率[5,11,17,25,33]。

从资深作者手术治疗的1000多例垂体肿瘤患者中，连续筛选出20例垂体卒中患者，没有明显的矛盾趋势。5例患者存在诱发因素，诱发因素为溴隐亭（2例）、放疗、妊娠和头部创伤。所有患者在手术时均发现有出血，并经组织学检查证实。3例有出血史，腺瘤内有含铁血黄素沉积；20例中有17例坏死。有4例患者的整个样本都是坏死的，故无法在免疫组织化学染色后识别细胞类型。11例为未分化腺瘤；2例为促肾上腺皮质细胞腺瘤；1例为Rathke裂囊肿破裂后伴出血和炎症反应；1例报告为转移性腺癌[6]。

9.3 临床表现

如前所述，并不是所有垂体腺瘤出血的患者都一定会发展成垂体卒中综合征。很多学者认为垂体卒中是一个有垂体出血病理证据的临床病变[2,6,8,11,17]。依此定义，垂体卒中的发病率为0.6%~12.3%[11–12,34–35]。在我们的病例组中，垂体卒中发生率为2%，与这些研究一致。Semple等发现，在一组1605例患者中，垂体卒中的发病率约为4%（62例患者）[36]。

垂体卒中的性别分布大致相等。Wakai及其同事在1981年发表了最大的病例系列报道[35]。在该系列的560例垂体腺瘤患者中，51例（约9%）被诊断为垂体卒中，其中男性28例，女性23例。Cardoso和Peterson注意到，文献报道的241例垂体卒中患者中有141例（58%）是男性[17]。在作者本人的病例组和Semple的病例组中，男性占60%[36]。

Cardoso和Peterson发现，176例患者的平均发病年龄为46.7岁（范围为6~88岁）[17]。垂体卒中可以在几小时到几天内迅速进展[2,6,17,37]。由于临床表现各异，对任何有脑膜刺激征的患者都应进行谨慎的垂体卒中鉴别诊断。在作者的病例系列中，20例垂体卒中患者中只有4例患者已知患有垂体腺瘤，其余的都是在垂体卒中之后才发现肿瘤。在Semple的病例组中，发病时间平均为14.2d[36]。之所以存在延迟，考虑是由于81%的患者之前并未明确诊断为垂体瘤，且常常被误诊为蛛网膜下腔出血[38]。

通过大量研究，垂体卒中的主要症状是一致的[2,5–6,8,11–12,17,25,33–35,39]。眶后或额颞部剧烈的头痛（几乎所有患者均有）通常先于其他症状或体征。考虑头痛是基底部脑膜或鞍膈的刺激或拉伸所致[17,25]。血液渗入蛛网膜下腔可导致脑膜炎样表现，如颈强直、发热和脑脊液细胞增多症[40–41]。精神状态的变化可能很明显。此外，脑脊液可能会变为血性或黄色[33,42]。

垂体腺瘤因出血占位效应而急性向上推挤，加上水肿和坏死，将导致视路和间脑受压。视路受累通常表现为视力下降，即轻度到严重的视力下降和视野缺损。视盘通常看起来正常，但也可能出现视神经萎缩和视神经盘水肿。通常一只眼比另一只眼受影响更大[42–43]。相关的意识障碍可能与间脑受压有关[17]。有报道称，在1例侵犯鞍上的大型垂体瘤中，出血可累及第三脑室[18]。

肿瘤向海绵窦的侧方扩张可导致眼外肌瘫痪、三叉神经功能障碍和血管受压。39例垂体卒中患者中，超过50%的患者出现动眼神经麻痹；另一组病例中，45%的患者表现为眼肌麻痹、复视、上睑下垂和瞳孔散大[38,44]。若伴有眼外肌麻痹的鞍区占位，则高度提示垂体卒中。外展神经（Ⅵ）受累罕见，如果发生也通常是在动眼神经麻痹之后[17,42]。若挤压三叉神经（Ⅴ）的第一分支，则可能会导致面部疼痛和角膜反射受累。伴随第一分支的交感纤维受损可能会导致中枢性的霍纳综合征[25]。已有报道显示颈动脉闭塞可导致精神状态改变或偏瘫[44–45]。

垂体卒中是一种内分泌急症[46]，主要表现为完全或部分的垂体功能减退[36,46–47]。生长激素、促肾上腺皮质激素、促甲状腺激素和促性腺激素的基础或刺激水平都很低。先前存在的内分泌异常的恶化并不罕见[25,46–47]。如果不能及时处理发生的艾迪生危象，可能会带来较高的死残率。

垂体卒中后内分泌异常的自发逆转主要发生在肢端肥大症患者中，在催乳素瘤和库欣病中也有报道[48]。临床上神经垂体的明显紊乱较为罕见[47]。据 Veldhuis 和 Hammond 报道，一过性尿崩症的发病率为 4%，永久性尿崩症的发病率为 2%[47]。

9.4 鉴别诊断

细菌性和病毒性脑膜炎、脑内血肿、视神经炎、脑干梗死、颞动脉炎、脑炎、小脑幕切迹疝和偏头痛都可能以某种形式与垂体卒中相似[17,33,41,43,49]。然而，必须考虑和排除的最重要的疾病是动脉瘤性蛛网膜下腔出血，也是神经外科急症。垂体卒中和动脉瘤性蛛网膜下腔出血均可表现为意识水平改变、突然头痛、眼部症状和蛛网膜下腔出血[17,33]。较大的前交通动脉瘤的占位效应可能与垂体卒中的眼部表现相似[50]。有一点必须牢记在心，在所有垂体瘤患者中，有 7% 伴发有颅内动脉瘤[51–52]。向蝶鞍延伸的表皮样囊肿与卒中表现相似[53]。垂体卒中的诊断需要有出血的影像学证据，并且与临床表现相关。文献表明，出血后 2d 内，非增强 CT 是最有价值的[54–55]，可看到垂体瘤内较大脑密度增高的新发出血（图 9.1）[55]。48h 后，MRI 更灵敏，因其可以更好地区分肿瘤的陈旧出血与坏死区域的囊性改变（图 9.2）[16,39,55–57]。MRI 也有助于估计出血时间。7d 内的出血在 T1 和 T2 加权像上都表现为低信号或等信号。第 2 周血肿周边可见高信号，14d 后在 T1 和 T2 加权像上整个血肿的信号强度会逐渐增强[54]。如果有临床根据，CT 和 MRI 都无法排除伴发动脉瘤，应该行血管造影或磁共振血管造影（MRA）。MRI 也能很好地显示肿瘤或出血扩展到鞍上间隙，以及视交叉压迫和海绵窦扩张。也有报道称弥散加权 MRI 可更早发现[58]。

9.5 治　疗

很多文章均已表明垂体卒中的早期诊治至关重要。未治疗的垂体卒中病死率较高。在 Brougham 最初于 1950 年进行的回顾性报道中，12 例患者中有 10 例死亡[2]。7 年后，Uihlein 等在

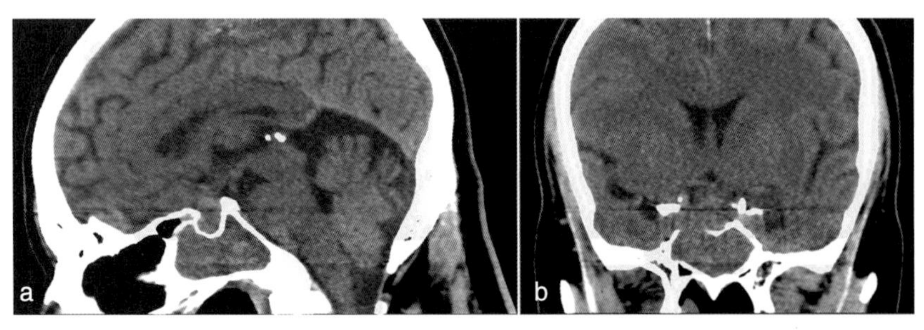

图 9.1　轴位（a）和冠状位（b）CT 提示蝶窦软组织肿块扩张，蝶窦侧壁变薄

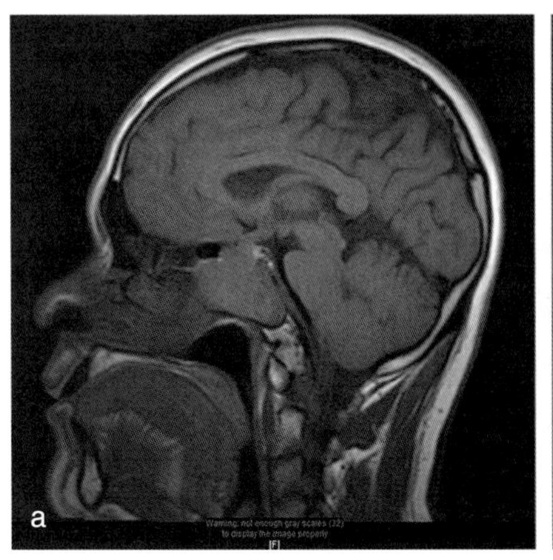

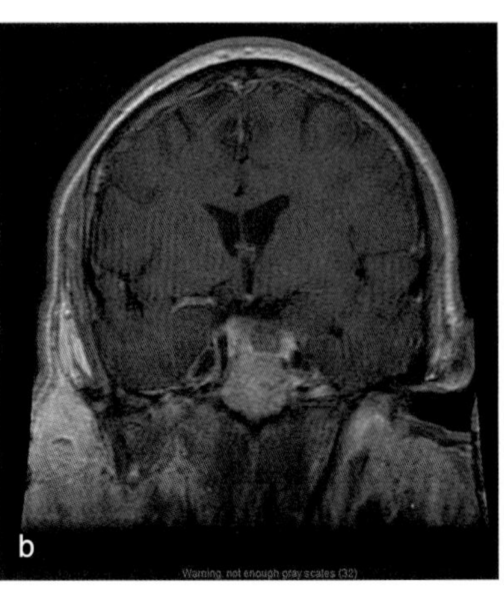

图 9.2　矢状位（a）和冠状位（b）T1 MRI 提示鞍区不均匀信号肿块，并向鞍上延伸，表现与出血性垂体大腺瘤一致

文献中报告的35例病例中，有21例患者死亡[37,41]。经过手术干预，患者预后有了很大改善。Cardoso和Peterson回顾了1970年至1984年的文献，发现105例手术患者的死亡率仅为6.7%[17]。在一定程度上，死亡率的降低可能是由于更好的支持和激素替代治疗。经过药物治疗稳定的部分孕妇可在分娩后进行手术治疗。然而，尽管单靠药物治疗可以稳定急性垂体卒中患者的病情，但不能解决潜在的垂体腺瘤。换句话说，药物治疗并不能消除再出血风险，也不能让患者最大可能地实现内分泌或神经功能的恢复。

在20世纪50年代末，Uihlein是最早倡导手术干预的学者之一。他的方案包括激素支持和早期手术（右侧经额开颅）。目前的文献也支持这种手术激素并举的方式。强化激素替代是围手术期处理中不可缺少的一环[17,39,49,59–62]。作者的方法是术前给予地塞米松16mg/d，术后逐渐减少至轻微的超生理水平。目前多位学者建议早期经蝶窦手术减压肿瘤和出血，可降低发病率和死亡率，且视力改善更好[18,63]。

垂体卒中的保守/对症治疗很少能逆转垂体功能减退，事实上可能会使病情恶化[46]。在内分泌相关文献中，对8例接受手术减压的部分或完全垂体功能减退患者的随访显示，有7例患者的垂体肾上腺功能恢复正常。患者甲状腺和性腺功能障碍相比术前也有较好改善。

垂体卒中患者即使未治疗也可能眼肌麻痹后自动恢复[6,17,60,62–65]。一项前瞻性研究中所有患者都接受了大剂量类固醇治疗，只有在第1周没有改善的情况下才进行手术，最后研究认为视力受损或意识水平下降的患者将从手术中受益。对于眼肌麻痹，保守治疗同样有效[37]。无论是单眼失明还是双眼失明，都是预后不佳的征兆；然而，早期手术治疗可提供最大的恢复机会[6,42,63,66–67]。脱髓鞘所致的早期视力损失可通过手术减压来逆转，而长时间的受压将导致不可逆转的缺血性损害[67]。无论如何，即便发现较晚也应当积极尽快手术。有研究认为，即使在垂体卒中的后期，减压也可能是有价值的。有报道称出血7d后部分视力仍可恢复[6,67]。Semple等报道称，76%的患者视力改善，79%的患者视野改善，与其他报道相似[36,42,63,68]。即使术前完全失明的患者，视力也可有所改善[69]。

出血性垂体瘤的经蝶减压术是垂体卒中的优选手术方式[36,63,70–71]。与经额入路不同的是，它不需要牵拉脑组织，病重患者更易耐受。对于蝶窦气化不良、小鞍区伴大型鞍上占位、致密膈伴哑铃状占位或合并脑内血肿的患者，可选择开颅手术[6,17]。

9.6 指　征

• 垂体卒中的诊断需要CT或MRI上有出血或垂体肿块迅速扩大的证据，并与临床表现相符。

• 患者通常表现为突然发作的头痛、脑膜刺激征、精神状态障碍和眼部表现，如眼肌麻痹、视野缺损、单眼或双眼失明。

• 细菌性和病毒性脑膜炎、脑内血肿、急性脑积水、视神经炎、脑干梗死、颞动脉炎、脑炎、小脑幕切迹疝、海绵窦血栓形成以及偏头痛可能与急性垂体血管意外表现类似[1,72]。

• 动脉瘤性蛛网膜下腔出血是在考虑治疗方案之前要排除的最重要疾病[73–74]。

• Rathke囊肿破裂虽然罕见，但其表现也与垂体卒中类似[75–76]。

• 在所有病例中，都要先药物稳定，包括静脉输液和类固醇，以解决伴随的严重肾上腺功能减退。垂体后叶受累相当少见，据报道仅有约3%的患者出现尿崩症[77]。

• 对于最初保守治疗后持续神经功能障碍的患者，可考虑经蝶窦手术[72]。

• 尽管保守治疗和手术干预对视力恢复的效果类似[63–65]，但手术切除有最大机会能改善视野缺陷和眼肌麻痹[63,78–79]。许多研究表明，为求视力恢复，最好在垂体卒中后1周内进行手术减压[63,80]。也有患者在最初视力丧失几个月后，随着减压而出现改善[67]。Jho及其同事根据临床和影像学结果提出了垂体卒中的分类方案。这种分类是对疾病严重程度分层的有用指南，在选择手术治疗还是保守治疗时可能会彰显其作用[81]。但是，我们想强调每个患者都是独特的，应在个案的基础上进行临床决策。

9.7 术前考虑

9.7.1 影像学检查

• CT 平扫是出血前 2d 最有价值的检查（图 9.1），可能显示鞍区肿块内有液体 / 液体水平的出血腔。

• 48h 后，MRI 在区分肿瘤内的血液和囊性病变的坏死区方面比 CT 更敏感。MRI 也有助于估计出血时间。小于 7d 的出血在 T1 和 T2 加权图像上显示为低信号或等信号。在第 2 周，血肿周围可见高信号。2 周后，血肿的整个区域在 T1 及 T2 像上均为高信号（图 9.2）。

• 如必要，应进行血管造影或 MRA 检查，以排除合并动脉瘤的可能。

• MRI 是评估肿瘤或出血向鞍上间隙延伸、压迫视交叉、累及海绵窦以及进行手术计划（内镜与显微镜经蝶窦手术、开颅手术）的最佳技术。

9.7.2 药　物

• 垂体卒中患者的一线治疗是确保水电解质平衡，并处理任何形式的垂体功能障碍，特别是艾迪生危象。我们通常的做法是在手术前每 6h 给予氢化可的松 100~200mg 或地塞米松 4mg，术后逐渐减少至轻微的超生理水平，因为如果艾迪生危象处理不当，可能会造成重大死亡和残疾。

• 我们还会进行完整的内分泌检查，以便垂体功能减退时进行激素替代（例如甲状腺激素替代）。

• 围手术期抗生素治疗包括切皮前 30min 给予 1.5g 头孢呋辛（如果对青霉素过敏，我们使用万古霉素 / 庆大霉素）。只要鼻腔填塞物到位，我们通常会在术后继续抗生素治疗。

9.8 术野准备

• 插管后，轻轻用胶带粘闭患者眼皮，并将聚维酮碘涂抹在鼻孔、脸颊和上嘴唇上。

• 用聚维酮碘浸渍的棉签清洁两个鼻孔的内部和上嘴唇下面（以备唇下入路）。

• 右下腹部用另一个聚维酮碘盘进行无菌准备，以备取脂肪移植。

• 使用透视或无框架图像神经导航来确定中线平面的适当轨迹（图 9.3，图 9.4）。

9.9 手术步骤

• 患者以仰卧位置于手术台的最右边。右臂肘部弯曲 90°，用垫块和胶带固定在胸部。

• 头部放在柔软的“甜甜圈”或“马蹄形”头架上的中立位。若要进行精确的神经导航，可以使用梅菲尔德头架。

• 透视臂位于床头，以获得颅骨的侧位 X 线片和清晰的鞍区分界；或应用无框架神经导航。

• 以无菌方式准备并覆盖鼻道和左 / 右下腹部术野。如果手术中遇到脑脊液，可能需要取腹部脂肪移植。

• 手术显微镜被无菌覆盖后调整角度，以便更好显示鞍区的鼻内径路。使用内镜以提供通往鞍区的鼻腔入路的宽阔视野。

• 使用手持窥器和透视 / 神经导航将解剖定向到鞍部，确定鼻黏膜中线，并在黏膜和鼻中隔之间注射 1~2mL 1∶100,000 肾上腺素和利多卡因。

• 然后用 15 号刀片在黏膜上做一个线性切口，将黏膜从隔膜上剥离。

• 然后放置一个自动牵开器至犁体一侧。

• 使用 Kerrison 咬骨钳和垂体器械相结合的方法去除犁骨，扩大双侧开口进入蝶窦。切除蝶窦黏膜。

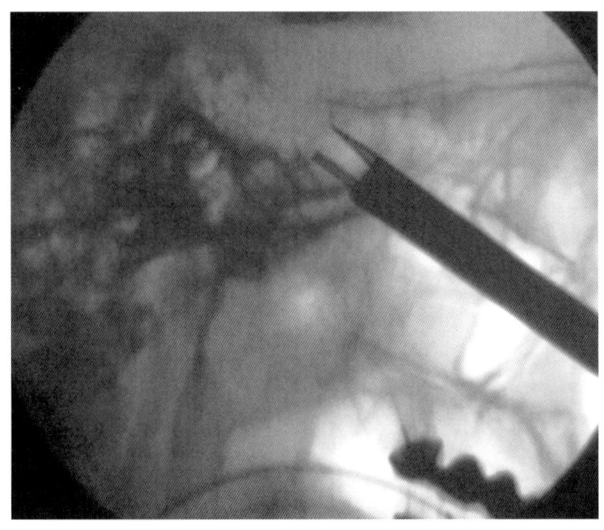

图 9.3　颅骨侧位 X 线片，显示自固定内镜过鼻腔达鞍底

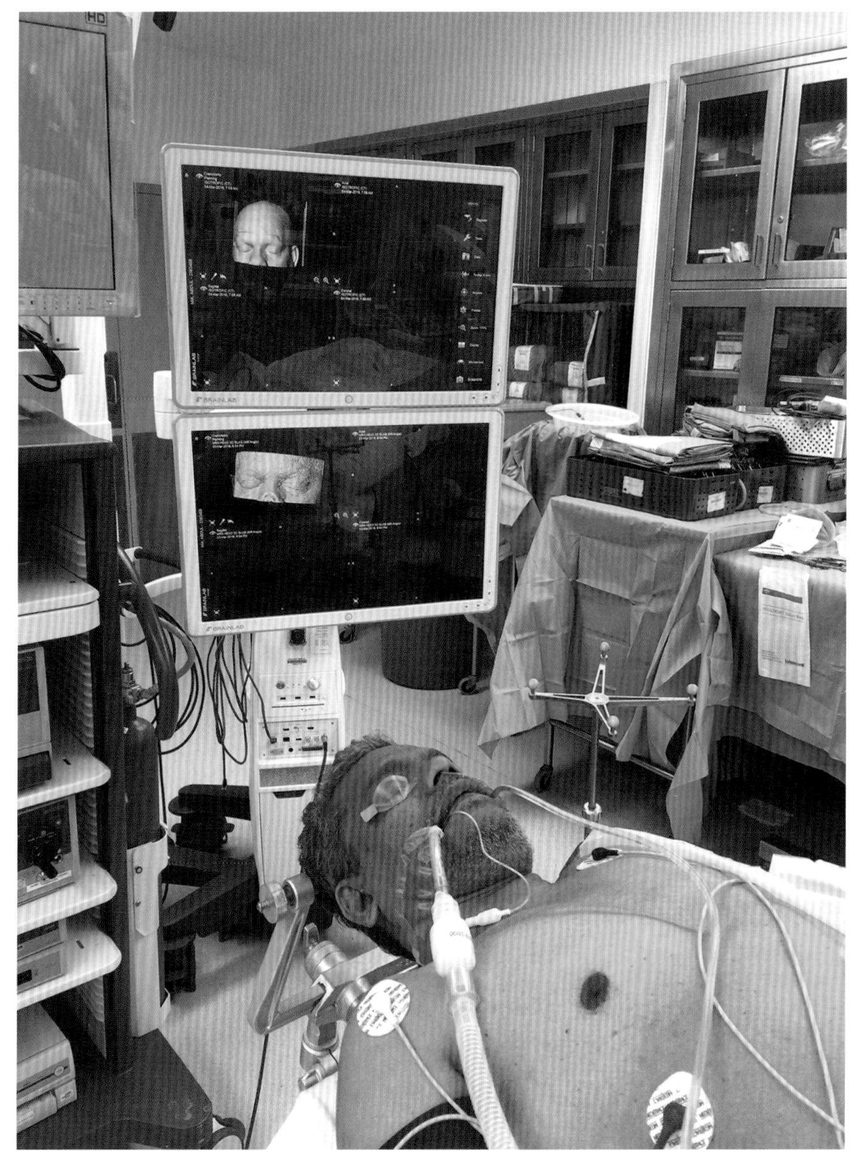

图 9.4 内镜联合无框架导航作为经鼻显微镜手术的替代方法

• 使用骨凿折断鞍底，Kerrison 咬骨钳将其移除。

• 值得注意的是，蝶窦中隔通常不是中线，犁骨所在才是中线。

• 使用 15 号刀片，十字切开暴露的硬脑膜。

• 使用不同大小的环形刮匙，以逐步的方式向下，然后横向到海绵窦的边界，最后向上切除梗死的出血性肿瘤。

• 在生理盐水冲洗后，将先前取出的骨块用于重建鞍底。

• 止血，移除牵开器。通过手持窥器，将鼻腔填塞棉置于鼻孔，确保黏膜瓣与鼻中隔贴合紧密。

• 如果在手术中发现脑脊液漏，可从腹部取皮下脂肪填塞于鼻窦。

• 如若必要，可在右下或左下腹做一个小的线性切口来获取脂肪组织。

• 几乎总是进行右侧鼻腔填塞；如若发现脑脊液漏或为达到更好的止血效果，也可填塞左侧。

9.10 术后管理

• 术后即刻继续使用氢化可的松或地塞米松。

• 左侧鼻腔填塞通常在 24h 后移除。

• 密切观察患者病情变化，看是否有任何艾迪生危象和尿崩症的征兆。因此要严格监测出入量，并测量每日的血清钠和渗透压。如果患者连续 3h 的尿量超过 200mL/h，则再次监测血钠水平。如果血清钠升高，则给予去氨加压素（DDAVP）。

• 术后第 2 天，移除右侧鼻腔填塞，如果情况稳定，患者可出院。

• 门诊行内分泌实验室检查，以评估垂体功能减退的程度。

• 对垂体卒中患者进行神经外科、内分泌和眼科随访。

9.11 特殊注意事项

• 我们倾向于使用手术显微镜进行经蝶入路；但是，内镜技术可能提供更广泛的暴露。外科医生应根据自身习惯与喜好选择哪种手术方式。

• 对于蝶窦气化不良、小鞍区伴大型鞍上占位、致密膈伴哑铃状占位或合并脑内血肿的患者，可选择开颅手术[6,17]。

参考文献

[[1] Nawar RN, AbdelMannan D, Selman WR, et al. Pituitary tumor apoplexy: a review. J Intensive Care Med, 2008, 23(2):75–90.

[2] Brougham M, Heusner AP, Adams RD. Acute degenerative changes in adenomas of the pituitary body—with special reference to pituitary apoplexy. J Neurosurg, 1950, 7(5):421–439.

[3] Bailey P. Pathological report of a case of acromegaly with special reference to the lesions in hypophysis cerebri and in the thyroid gland and of a case of hemorrhage into the pituitary. Philadelphia Med J, 1898, 1:789–792.

[4] Findling JW, Tyrrell JB, Aron DC, et al. Silent pituitary apoplexy: subclinical infarction of an adrenocorticotropin-producing pituitary adenoma. J Clin Endocrinol Metab, 1981, 52(1):95–97.

[5] Mohr G, Hardy J. Hemorrhage, necrosis, and apoplexy in pituitary adenomas. Surg Neurol, 1982, 18(3):181–189.

[6] Onesti ST, Wisniewski T, Post KD. Clinical versus subclinical pituitary apoplexy: presentation, surgical management, and outcome in 21 patients. Neurosurgery, 1990, 26(6):980–986.

[7] Johnston PC, Hamrahian AH, Weil RJ, et al. Pituitary tumor apoplexy. J Clin Neurosci, 2015, 22(6):939–944.

[8] Rovit RL, Fein JM. Pituitary apoplexy: a review and reappraisal. J Neurosurg, 1972, 37(3):280–288.

[9] Mohanty S, Tandon PN, Banerji AK, et al. Haemorrhage into pituitary adenomas. J Neurol Neurosurg Psychiatry, 1977, 40(10):987–991.

[10] Jeffcoate WJ, Birch CR. Apoplexy in small pituitary tumours. J Neurol Neurosurg Psychiatry, 1986, 49(9):1077–1078.

[11] Kaplan B, Day AL, Quisling R, et al. Hemorrhage into pituitary adenomas. Surg Neurol, 1983, 20(4):280–287.

[12] Fraioli B, Esposito V, Palma L, et al. Hemorrhagic pituitary adenomas: clinicopathological features and surgical treatment. Neurosurgery, 1990, 27(5):741–747, discussion 747–748.

[13] De Villiers J, Marcus G. Non-haemorrhagic infarction of pituitary tumours presenting as pituitary apoplexy. Adv Biosci, 1988, 69:461–464.

[14] Alhajje A, Lambert M, Crabbé J. Pituitary apoplexy in an acromegalic patient during bromocriptine therapy. Case report. J Neurosurg, 1985, 63(2):288–292.

[15] Bernstein M, Hegele RA, Gentili F, et al. Pituitary apoplexy associated with a triple bolus test. Case report. J Neurosurg, 1984, 61(3):586–590.

[16] Biousse V, Newman NJ, Oyesiku NM. Precipitating factors in pituitary apoplexy. J Neurol Neurosurg Psychiatry, 2001, 71(4):542–545.

[17] Cardoso ER, Peterson EW. Pituitary apoplexy: a review. Neurosurgery, 1984, 14(3):363–373.

[18] Challa VR, Richards F, II, Davis CH, Jr. Intraventricular hemorrhage from pituitary apoplexy. Surg Neurol, 1981, 16(5):360–361.

[19] Cooper DM, Bazaral MG, Furlan AJ, et al. Pituitary apoplexy: a complication of cardiac surgery. Ann Thorac Surg, 1986, 41(5):547–550.

[20] Goel A, Deogaonkar M, Desai K. Fatal postoperative 'pituitary apoplexy': its cause and management. Br J Neurosurg, 1995, 9(1):37–40.

[21] Knoepfelmacher M, Gomes MC, Melo ME, et al. Pituitary apoplexy during therapy with cabergoline in an adolescent male with prolactin-secreting macroadenoma. Pituitary, 2004, 7(2):83–87.

[22] Matsuura I, Saeki N, Kubota M, et al. Infarction followed by hemorrhage in pituitary adenoma due to endocrine stimulation test. Endocr J, 2001, 48(4):493–498.

[23] Nourizadeh AR, Pitts FW. Hemorrhage into pituitary adenoma during anticoagulant therapy. JAMA, 1965, 193:623–625.

[24] Reichenthal E, Manor RS, Shalit MN. Pituitary apoplexy during carotid angiography. Acta Neurochir (Wien), 1980, 54(3–4):251–255.

[25] Reid RL, Quigley ME, Yen SS. Pituitary apoplexy. A review. Arch Neurol, 1985, 42(7):712–719.

[26] Shapiro LM. Pituitary apoplexy following coronary artery bypass surgery. J Surg Oncol, 1990, 44(1):66–68.

[27] Shirataki K, Chihara K, Shibata Y, et al. Pituitary apoplexy manifested during a bromocriptine test in a patient with a growth hormone- and prolactin-producing pituitary adenoma. Neurosurgery, 1988, 23(3):395–398.

[28] Silverman VE, Boyd AE, III, McCrary JA, III, et al. Pituitary apoplexy following chlorpromazine stimulation. Arch Intern Med, 1978, 138(11):1738–1739.

[29] Slavin ML, Budabin M. Pituitary apoplexy associated with cardiac surgery. Am J Ophthalmol, 1984, 98(3):291–296.

[30] Weisberg LA. Pituitary apoplexy. Association of degenerative change in pituitary ademona with radiotherapy and detection by cerebral computed tomography. Am J Med, 1977, 63(1):109–115.

[31] Yamaji T, Ishibashi M, Kosaka K, et al. Pituitary apoplexy in acromegaly during bromocriptine therapy. Acta Endocrinol (Copenh), 1981, 98(2):171–177.

[32] Holness RO, Ogundimu FA, Langille RA. Pituitary apoplexy following closed head trauma. Case report. J Neurosurg, 1983, 59(4):677–679.

[33] Markowitz S, Sherman L, Kolodny HD, et al. Acute pituitary vascular accident (pituitary apoplexy). Med Clin North Am, 1981, 65(1):105–116.

[34] Müller-Jensen A, Lüdecke D. Clinical aspects of spontaneous necrosis of pituitary tumors (pituitary apoplexy). J Neurol, 1981, 224(4):267–271.

[35] Wakai S, Fukushima T, Teramoto A, et al. Pituitary apoplexy: its incidence and clinical significance. J Neurosurg, 1981, 55(2):187–193.

[36] Semple PL, Webb MK, de Villiers JC, et al. Pituitary apoplexy. Neurosurgery, 2005, 56(1):65–72, discussion 72–73.

[37] McFadzean RM, Doyle D, Rampling R, et al. Pituitary apoplexy and its effect on vision. Neurosurgery, 1991,

29(5):669–675.
[38] Seyer H, Kompf D, Fahlbusch R. Optomotor palsies in pituitary apoplex. Neuroophthalmology, 1992, 12(4):217–224.
[39] Castañeda Adriano H, al-Mondhiry HAB. Hemorrhagic necrosis in pituitary tumors (Pituitary apoplexy). N Y State J Med, 1967, 67(11):1448–1452.
[40] Bjerre P, Lindholm J. Pituitary apoplexy with sterile meningitis. Acta Neurol Scand, 1986, 74(4):304–307.
[41] Uihlein A, Balfour WM, Donovan PF. Acute hemorrhage into pituitary adenomas. J Neurosurg, 1957, 14(2):140–151.
[42] Reutens DC, Edis RH. Pituitary apoplexy presenting as aseptic meningitis without visual loss or ophthalmoplegia. Aust N Z J Med, 1990, 20(4):590–591.
[43] Petersen P, Christiansen KH, Lindholm J. Acute monocular disturbances mimicking optic neuritis in pituitary apoplexy. Acta Neurol Scand, 1988, 78(2):101–103.
[44] Rosenbaum TJ, Houser OW, Laws ER. Pituitary apoplexy producing internal carotid artery occlusion. Case report. J Neurosurg, 1977, 47(4):599–604.
[45] Clark JD, Freer CE, Wheatley T. Pituitary apoplexy: an unusual cause of stroke. Clin Radiol, 1987, 38(1):75–77.
[46] Arafah BM, Harrington JF, Madhoun ZT, et al. Improvement of pituitary function after surgical decompression for pituitary tumor apoplexy. J Clin Endocrinol Metab, 1990, 71(2):323–328.
[47] Veldhuis JD, Hammond JM. Endocrine function after spontaneous infarction of the human pituitary: report, review, and reappraisal. Endocr Rev, 1980, 1(1):100–107.
[48] Armstrong MR, Douek M, Schellinger D, et al. Regression of pituitary macroadenoma after pituitary apoplexy: CT and MR studies. J Comput Assist Tomogr, 1991, 15(5):832–834.
[49] Haviv YS, Goldschmidt N, Safadi R. Pituitary apoplexy manifested by sterile meningitis. Eur J Med Res, 1998, 3(5):263–264.
[50] Aoki N. Partially thrombosed aneurysm presenting as the sudden onset of bitemporal hemianopsia. Neurosurgery, 1988, 22(3):564–566.
[51] Jakubowski J, Kendall B. Coincidental aneurysms with tumours of pituitary origin. J Neurol Neurosurg Psychiatry, 1978, 41(11):972–979.
[52] Pia HW, Obrador S, Martin JG. Association of brain tumours and arterial intracranial aneurysms. Acta Neurochir (Wien), 1972, 27(3):189–204.
[53] Sani S, Smith A, Leppla DC, et al. Epidermoid cyst of the sphenoid sinus with extension into the sella turcica presenting as pituitary apoplexy: case report. Surg Neurol, 2005, 63(4):394–397, discussion 397.
[54] Glick RP, Tiesi JA. Subacute pituitary apoplexy: clinical and magnetic resonance imaging characteristics. Neurosurgery, 1990, 27(2):214–218, discussion 218–219.
[55] Kyle CA, Laster RA, Burton EM, et al. Subacute pituitary apoplexy: MR and CT appearance. J Comput Assist Tomogr, 1990, 14(1):40–44.
[56] Ostrov SG, Quencer RM, Hoffman JC, et al. Hemorrhage within pituitary adenomas: how often associated with pituitary apoplexy syndrome? AJR Am J Roentgenol, 1989, 153(1):153–160.
[57] Piotin M, Tampieri D, Rüfenacht DA, et al. The various MRI patterns of pituitary apoplexy. Eur Radiol, 1999, 9(5):918–923.
[58] Rogg JM, Tung GA, Anderson G, et al. Pituitary apoplexy: early detection with diffusion-weighted MR imaging. AJNR Am J Neuroradiol, 2002, 23(7):1240–1245.
[59] Ayuk J, McGregor EJ, Mitchell RD, et al. Acute management of pituitary apoplexy—surgery or conservative management? Clin Endocrinol (Oxf), 2004, 61(6):747–752.
[60] Bills DC, Meyer FB, Laws ER, Jr, et al. A retrospective analysis of pituitary apoplexy. Neurosurgery, 1993, 33(4):602–608, discussion 608–609.
[61] Brisman MH, Katz G, Post KD. Symptoms of pituitary apoplexy rapidly reversed with bromocriptine. Case report. J Neurosurg, 1996, 85(6):1153–1155.
[62] Lubina A, Olchovsky D, Berezin M, et al. Management of pituitary apoplexy: clinical experience with 40 patients. Acta Neurochir (Wien), 2005, 147(2):151–157, discussion 157.
[63] Randeva HS, Schoebel J, Byrne J, et al. Classical pituitary apoplexy: clinical features, management and outcome. Clin Endocrinol (Oxf), 1999, 51(2):181–188.
[64] Maccagnan P, Macedo CL, Kayath MJ, et al. Conservative management of pituitary apoplexy: a prospective study. J Clin Endocrinol Metab, 1995, 80(7):2190–2197.
[65] Nishioka H, Haraoka J, Miki T. Spontaneous remission of functioning pituitary adenomas without hypopituitarism following infarctive apoplexy: two case reports. Endocr J, 2005, 52(1):117–123.
[66] da Motta LA, de Mello PA, de Lacerda CM, et al. Pituitary apoplexy. Clinical course, endocrine evaluations and treatment analysis. J Neurosurg Sci, 1999, 43(1):25–36.
[67] Parent AD. Visual recovery after blindness from pituitary apoplexy. Can J Neurol Sci, 1990, 17(1):88–91.
[68] Peter M, De Tribolet N. Visual outcome after transsphenoidal surgery for pituitary adenomas. Br J Neurosurg, 1995, 9(2):151–157.
[69] Agrawal D, Mahapatra AK. Visual outcome of blind eyes in pituitary apoplexy after transsphenoidal surgery: a series of 14 eyes. Surg Neurol, 2005, 63(1):42–46, discussion 46.
[70] Ebersold MJ, Laws ER, Jr, Scheithauer BW, et al. Pituitary apoplexy treated by transsphenoidal surgery. A clinicopathological and immunocytochemical study. J Neurosurg, 1983, 58(3):315–320.
[71] Kosary IZ, Braham J, Tadmor R, et al. Trans-sphenoidal surgical approach in pituitary apoplexy. Neurochirurgia (Stuttg), 1976, 19(2):55–58.
[72] Murad-Kejbou S, Eggenberger E. Pituitary apoplexy: evaluation, management, and prognosis. Curr Opin Ophthalmol, 2009, 20(6):456–461.
[73] Suzuki H, Muramatsu M, Murao K, et al. Pituitary apoplexy caused by ruptured internal carotid artery aneurysm. Stroke, 2001, 32(2):567–569.
[74] Okawara M, Yamaguchi H, Hayashi S, et al. A case of ruptured internal carotid artery aneurysm mimicking pituitary apoplexy. No Shinkei Geka, 2007, 35(12):1169–1174.
[75] Onesti ST, Wisniewski T, Post KD. Pituitary hemorrhage into a Rathke's cleft cyst. Neurosurgery, 1990, 27(4):644–646.
[76] Chaiban JT, Abdelmannan D, Cohen M, et al. Rathke cleft cyst apoplexy: a newly characterized distinct clinical entity. J Neurosurg, 2011, 114(2):318–324.
[77] Sweeney AT, Blake MA, Adelman LS, et al. Pituitary apoplexy precipitating diabetes insipidus. Endocr Pract, 2004, 10(2):135–138.
[78] Bujawansa S, Thondam SK, Steele C, et al. Presentation, management and outcomes in acute pituitary apoplexy: a large single-centre experience from the United Kingdom. Clin Endocrinol (Oxf), 2014, 80(3):419–424.
[79] Rajasekaran S, Vanderpump M, Baldeweg S, et al. UK guidelines for the management of pituitary apoplexy. Clin Endocrinol (Oxf), 2011, 74(1):9–20.
[80] Muthukumar N, Rossette D, Soundaram M, et al. Blindness following pituitary apoplexy: timing of surgery and neuro-ophthalmic outcome. J Clin Neurosci, 2008, 15(8):873–879.
[81] Jho DH, Biller BM, Agarwalla PK, et al. Pituitary apoplexy: large surgical series with grading system. World Neurosurg, 2014, 82(5):781–790.

10 蛛网膜下腔出血的急性处理

Agnieszka Ardelt, Issam A. Awad

摘　要

根据地区的不同，每年非创伤性蛛网膜下腔出血（SAH）的发病率估计为（2~22.5）/10 万；尽管近年来有了很大改善，但 SAH 的死亡率仍有 30%~40%。动脉瘤性蛛网膜下腔出血的典型临床表现为“一生当中最严重的头痛”，但有相当一部分患者因前哨出血而出现轻度头痛。经常采用 Fisher 评分和 Hunt-Hess 评分对 SAH 进行分级：它们可反映疾病的严重程度，并有助于判断预后。最具破坏性的原发脑并发症是动脉瘤再破裂、急性脑积水、高颅压和血管痉挛引起的迟发性脑缺血，患者也有癫痫发作、神经源性肺水肿、应激性心肌病、脑性耗盐、感染、其他严重并发症以及潜在慢性病失代偿的风险。主要治疗如下：及时发现和诊断，复苏，转运至有处理经验的诊疗中心，控制血压，逆转抗凝或纠正血小板减少症，急性脑积水的处理，快速处理动脉瘤（栓塞或夹闭），血管痉挛的监测、预防和治疗，并发症的预防和治疗，既往慢性病的处理，以及康复治疗。

关键词：动脉瘤夹闭，动脉瘤栓塞，颅内动脉瘤，脑血管痉挛，脑积水，高颅压，蛛网膜下腔出血

10.1 引　言

根据地区的不同，自发性（非创伤性）蛛网膜下腔出血（SAH）的年发病率估计为（2~22.5）/10 万[1]。能够幸存入院并接受恰当治疗的患者有较高的生存和良好预后的机会，但一些患者仍可能死于再次出血、最初出血的后遗症、血管痉挛或医疗并发症。尽管近年来有明显改善，但 SAH 的死亡率仍有 30%~40%[1]。

许多 SAH 的严重后果发生于出血后的前几个小时或几天内。在这一阶段及时诊断和谨慎处理可很大程度上改善这些患者的整体预后。相反，诊断延误或处理不当可能导致严重的不可逆后果。

尽管现代化诊断和治疗手段应用日益广泛，但许多患者直到出血后几个小时或几天才到达专业的诊疗中心[2]。即使在大城市，诊断延误和未能及时转运至有治疗实力的中心仍然很常见，导致许多患者在急性期无法获得最好的治疗。对于疑似 SAH 的患者，基层医生和社区医生仍然普遍缺乏对最佳诊疗方案的认识。神经外科医生必须参与社区和急诊室医生的培训，并加强公众对这种疾病的认识。很少有像 SAH 这样的神经外科疾病，需要在急性期进行如此紧张和谨慎的诊断与治疗。

应对患者采取综合性处理，使其得到最佳的诊断、系统状况的稳定和神经专科治疗[3]。采取这些措施的同时，应计划尽早对蛛网膜下腔出血的病因进行治疗，防止严重的再出血。

10.2 蛛网膜下腔出血的临床表现

识别 SAH 的常见症状和体征，对于引起临床怀疑和最终诊断至关重要[4]。患者最常见的表现是突然发作的极其痛苦的剧烈“雷击样”头痛[5]，即典型的“一生当中最严重的头痛”。这可能发生在任何时候，如活动或休息期间，但经常发生在剧烈的体力活动、紧张或性交期间。通常为眶后头痛，可辐射到颈区。在经常头痛的患者中，由蛛网膜下腔出血引起的头痛通常不同于平时更有规律的头痛，显然更剧烈。患者有时自述在 SAH 前几天或几周内出现较多的轻微头痛症状，称为前哨头痛[6]。这种警告性头痛可能是由轻微出血、动脉瘤大小改变和（或）严重破裂前对附近结构的占位效应所引起的。

在剧烈头痛的几秒钟或几分钟内，患者可能会失去知觉，出现癫痫样发作，或者死亡。这些现象可能与暂时或持续性的大脑循环暂停，以及

发作时颅内压（ICP）的升高有关。在这一阶段死亡的患者很可能死于与高颅压相关的停搏或其他心律失常，或呼吸骤停所致的心搏骤停。其他患者可能在之后的数小时内持续剧烈头痛，或诉持续不适。SAH 后数小时至数天都会有眼球后疼痛、畏光、颈强直及脑膜刺激表现。如果凭借这些最初症状未能确诊 SAH，那么在最终确诊前可能会出现其他的延迟并发症。新的缺血性神经功能障碍、持续不明原因的脑膜刺激征、非感染性脑膜炎或脑积水可提示前几天或几周发生 SAH 的可能性。在某些临床状况不明的情况下，玻璃体下视网膜出血也可能提示 SAH。同样，不同脑部动脉瘤的破裂可能伴随着各种局灶性神经功能缺损，也应警惕动脉瘤可能。

脑神经受累（如外展神经或动眼神经麻痹）可能是颅内压增高或动脉瘤样压迫所致，如后交通动脉瘤或小脑上动脉瘤压迫动眼神经，这取决于患者的临床状况。除蛛网膜下腔出血外，脑出血（ICH）也可引起其他局灶性神经功能缺损，这在大脑中动脉瘤中很常见（图 10.1）。血管畸形和硬脑膜动静脉瘘也可引起 SAH 和 ICH，ICH 更多。前交通动脉、基底动脉尖或小脑后下动脉的动脉瘤破裂也可能导致脑室出血，进而可导致脑室阻塞和意识水平下降。

10.2.1 蛛网膜下腔出血分级

患者最初的意识水平是 SAH 预后的主要决定因素，也会影响治疗决策。临床分级常用 Hunt-Hess 评分（表 10.1）[7]，或世界神经外科联盟分级（表 10.2）[8]。前者相当简单且应用广泛，而后者对预后有更好的阳性和阴性预测价值，特别是在分级较高的患者中[9–10]。

10.3 明确蛛网膜下腔出血的诊断

必须能够快速诊断蛛网膜下腔出血，因为如果漏诊，未处理的动脉瘤破裂可能会导致严重后果[11]。尽管头部 CT 的灵敏度会随时间的推移而下降，非增强的单纯 CT 平扫可在 95% 的蛛网膜下腔出血患者中发现并确诊之（图 10.2）[12]。蛛网膜下腔出血的量可通过 Fisher 分级进行评估，这对预测血管痉挛的风险和患者总体预后有一定价值（表 10.3）[13–14]。

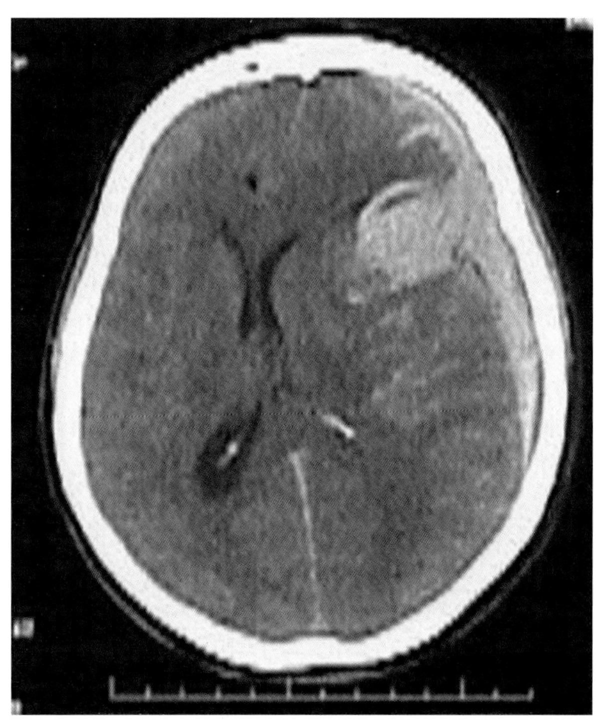

图 10.1 CT 提示大量蛛网膜下腔出血和脑出血（合并硬膜下出血）的昏迷患者。无论有无增强 CT，均应急诊手术，勿浪费时间行常规脑血管造影

表 10.1 Hunt-Hess 评级

分级	神经功能学状态
Ⅰ	无症状，或仅有轻微头痛，或轻度颈强直
Ⅱ	中度至重度头痛；颈强直；除脑神经麻痹外无其他神经功能缺陷
Ⅲ	嗜睡；轻微神经功能缺陷
Ⅳ	昏睡；中重度偏瘫；可能出现早期的去皮质强直或植物状态
Ⅴ	深昏迷；去皮质强直；濒死状态

表 10.2 世界神经外科医生联合会蛛网膜下腔出血分级

WFNS 评分	GCS 评分	明显的功能缺陷
0（完整动脉瘤）	–	–
1	15	无
2	13~14	无
3	13~14	有
4	7~12	有或无
5	3~6	有或无

WFNS：世界神经外科医生联合会；GCS：格拉斯哥昏迷量表

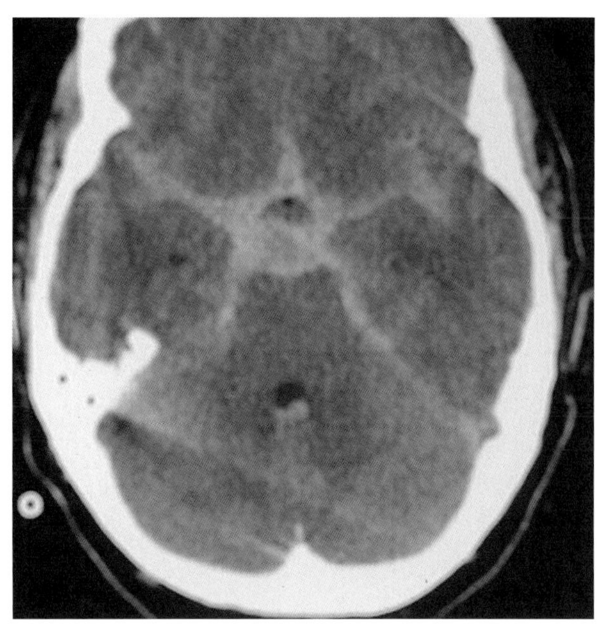

图 10.2 CT 示多脑池蛛网膜下腔出血，可能为动脉瘤所致

表 10.3 蛛网膜下腔出血严重程度的 Fisher 分级系统

Fisher 分级	CT 出血表现
1	未发现蛛网膜下腔出血
2	弥散或纵向层面厚度≤ 1mm
3	局部血块和（或）纵向层面厚度＞ 1mm
4	脑内或脑室内血块，伴或不伴 SAH

CT 也可协助判定出血来源。在 CT 扫描阴性或临床怀疑 SAH 的情况下，排除禁忌证后应进行腰椎穿刺。如果操作得当，脑脊液（CSF）中查及红细胞则提示 SAH，但也可能是穿刺损伤导致出血。在穿刺出血中，第一管到最后一管脑脊液中的红细胞应逐渐减少，但也并不全是。在 SAH 中，连续监测脑脊液会提示红细胞计数较为稳定，没有逐渐减少的倾向。在安全情况下可在更高节段重复进行腰椎穿刺，或在几个小时后进行，可有助于进一步明确出血来源。在某些情况下，如头痛后 6h 内头颅 CT 检查为阴性，则可不进行腰椎穿刺[15]。

脑脊液黄染是由红细胞和血红蛋白的溶解和降解引起的，出现于蛛网膜下腔出血后 12~24h，并可能持续数天。蛛网膜下腔出血后的脑脊液可在离心后仍黄染，而穿刺创伤性脑脊液离心后上清液通常清亮。蛛网膜下腔出血后的前几个小时可能会由于脑膜反应而出现白细胞增多，之后几天可能会逐渐有更多单核细胞。这种反应和伴随的蛋白水平升高可能在 SAH 后的脑脊液中持续 2~3 周，甚至在黄色素和红细胞消失后也可能存在。在 CT 扫描阴性或不确定的情况下，腰椎穿刺若得清亮脑脊液，则可安全可靠地排除显著蛛网膜下腔出血的可能。

10.4 明确蛛网膜下腔出血的病因

人群中脑动脉瘤的患病率估计为 0.2%~7.9%，老年患者的患病率更高[16]。这是 70%~80% 自发性蛛网膜下腔出血的原因。众所周知，Willis 环或囊状动脉瘤常发生在血管分叉处，即血流动力学最大应力点。与感染或创伤相关的动脉瘤倾向于发生在循环的更远端。80%~90% 的动脉瘤影响前（或颈内）循环，位于前交通动脉、后交通动脉、大脑中动脉或其他位置。10%~20% 的动脉瘤影响后（或椎基底）循环，最有可能发生在基底动脉顶端、小脑后下动脉或其他位置。动脉瘤可按形状分类，绝大多数动脉瘤呈囊状或浆果状，涉及动脉壁的偏心病变，通常位于分叉处。小部分动脉瘤呈梭形，伴或不伴囊状突起，提示更多广泛的血管壁病变，包括动脉病、夹层和感染。囊性动脉瘤按大小进行分类：小型，直径小于 10mm（78%）；大型，直径为 10~24mm（20%）；巨大，直径大于 24mm（2%）。

囊性动脉瘤的发病机制尚不完全清楚，先天与后天因素都有。某些全身性疾病与脑动脉瘤相关，包括结缔组织疾病（包括 Ehler-Danlos 综合征和 Marfan 综合征）、常染色体显性遗传性多囊肾病、纤维肌肉发育不良和动脉粥样硬化，但这些只占所有动脉瘤的一小部分。20% 的患者患有多发性动脉瘤。大约 20% 的动脉瘤患者有可影响一级亲属的家族史[17]。高血压和吸烟可能增加了动脉瘤形成的风险，也增加了出血的风险[1]。动脉瘤越大，其破裂和出血的风险就越高[1]。未破裂动脉瘤的年出血风险从每年 0.1% 到 5%~10% 不等，其中巨大动脉瘤的风险最高。既往发生过动脉瘤出血的患者，以及特定部位的动脉瘤（基底动脉和前交通动脉）也有较高的破裂风险[18-19]。

一旦确定蛛网膜下腔出血的诊断，四血管

（常规）脑血管造影是诊断动脉瘤最敏感和特异的方法，通常可提示蛛网膜下腔出血的病因（图10.3）。现代血管造影方案包括数字减影技术和动脉瘤的旋转三维影像评估（图10.4）。这些新方案极大地提高了图像质量，为诊疗计划的制订提供了更多信息。

在血管造影未能明确病因的情况下，应行MRI以排除任何血管造影阴性的病变。应在第一次阴性检查后1~2周再次进行血管造影。增强CT扫描、计算机断层血管造影（CTA）或磁共振血管造影（MRA）也可能明确诊断动脉瘤（图10.5，图10.6，图10.7），且侵袭性较小，但敏感性低于常规血管造影。若对蛛网膜下腔出血诊断有疑问，或患者病情不允许，或由于设备或人员原因不能即刻进行常规血管造影时，可选择以上检查方式。

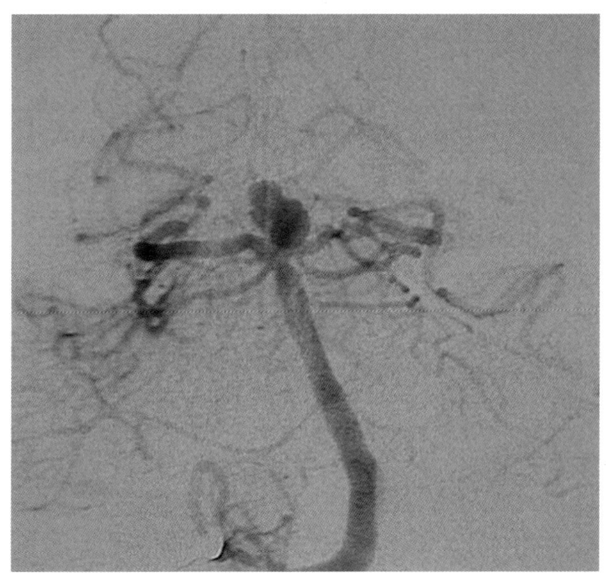
图 10.3 常规脑血管造影提示基底动脉尖动脉瘤

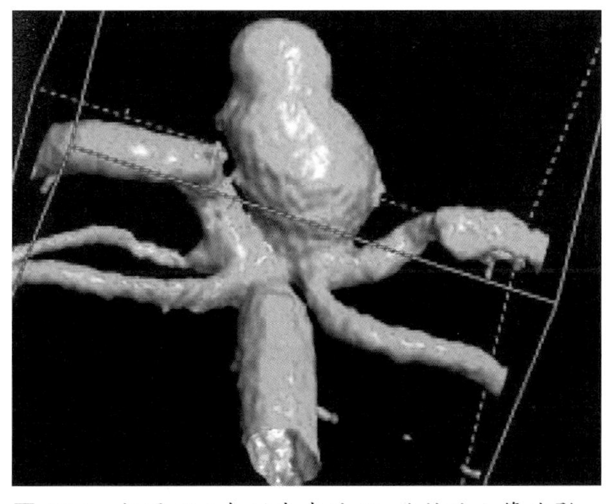
图 10.4 与图 10.3 相同患者的 3D 旋转脑血管造影，较传统脑血管造影空间分辨率更好。3D 血管造影术中的信息有助于指导血管内介入与手术干预的治疗决策

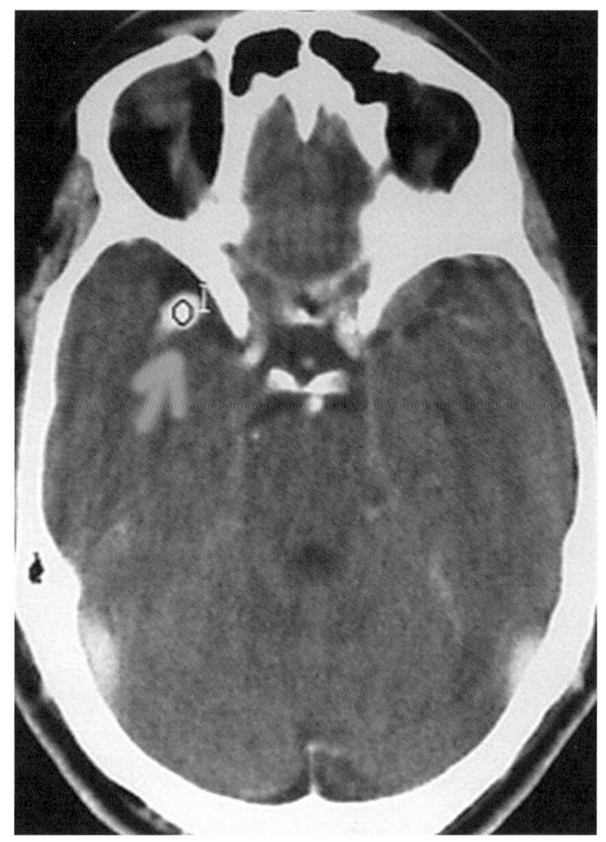
图 10.5 CT 增强扫描提示大脑中动脉瘤

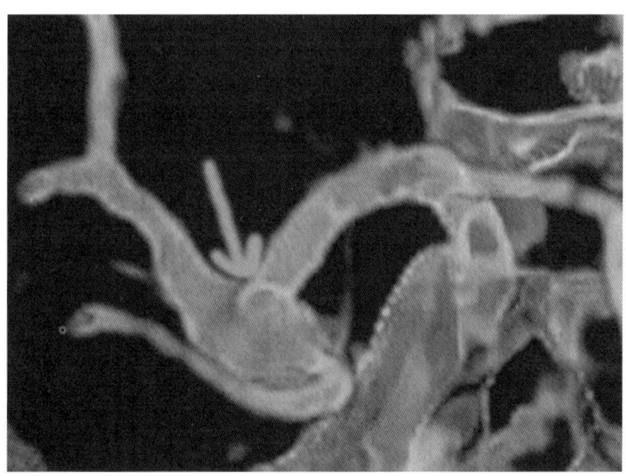
图 10.6 CT 血管造影提示大脑中动脉有动脉瘤样扩张

蛛网膜下腔出血局限于环池，即环池蛛网膜下腔出血，更可能出现血管造影阴性（图10.8）。然而，这种情况必须坚持排除性诊断[20]，可能有必要重复血管造影，因为基底动脉瘤或其他后循

环动脉瘤也可能导致局限于环池区域的出血。

动脉夹层的脑血管造影可显示如下表现：管腔狭窄，管腔闭塞，双腔征，梭形血管扩张，明显造影剂渗出或假性动脉瘤（图 10.9）。动脉夹层在血管造影上有时也表现为正常的管腔充盈，因此造影阴性并不能完全排除动脉夹层。在许多情况下，轴位 T1 序列和 MRA 原始图像对动脉夹层的诊断比导管血管造影（和重建的 MRA）更敏感。这些序列可能会呈现出对应于血管壁血肿的新月征，这是在轴位 T1 加权或原始图像上，围绕颈动脉或椎基底动脉信号的明亮信号。MRI 还可以对动脉瘤的血栓部分进行评估，如若巨大动脉瘤造影时，可能无法显示完全（图 10.10）。

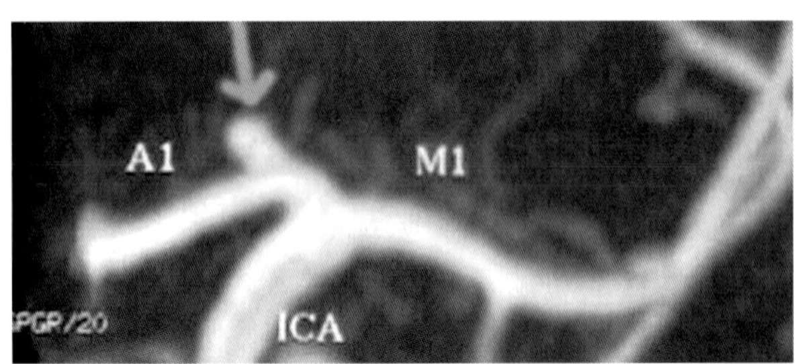

图 10.7　磁共振血管成像（MRA）显示颈内动脉顶端浆果状动脉瘤。MRA 可作为一种很好的筛查动脉瘤的方式。MRA 阴性不足以排除蛛网膜下腔出血患者的动脉瘤。A1 为大脑前动脉的 A1 段；ICA 为颈内动脉；M1 为大脑中动脉的 M1 段

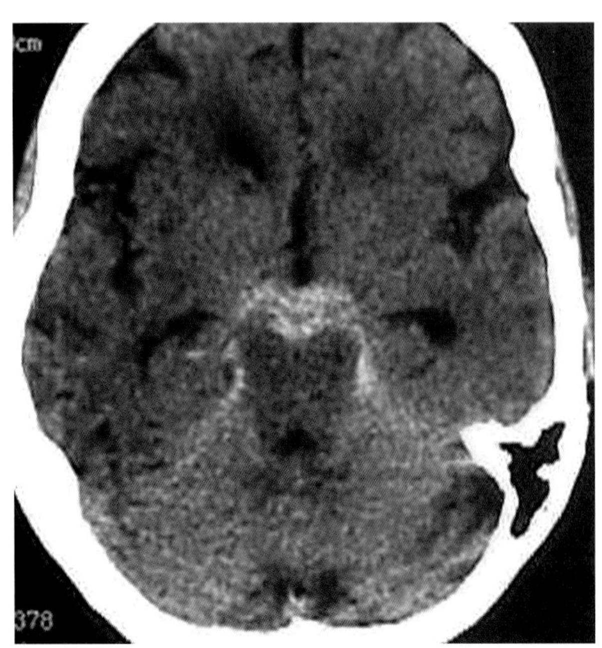

图 10.8　中脑周围蛛网膜下腔出血（SAH）。脑血管造影并未发现动脉瘤。中脑周围 SAH 可能由基底动脉瘤或其他原因所致

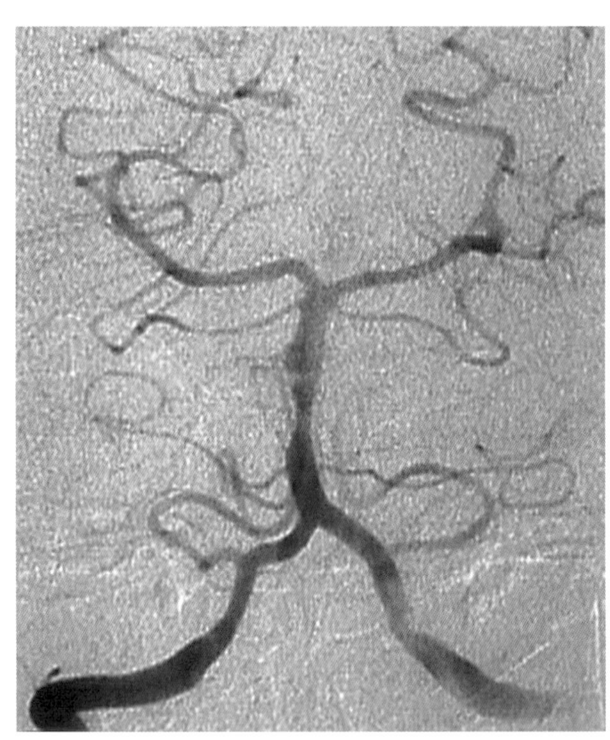

图 10.9　严重蛛网膜下腔出血患者常规脑血管造影提示基底动脉夹层，双腔伴轻度瘤样扩张

总之，如果血管造影未能提示 SAH 的来源，应系统性地进行其他原因筛查，如进行脑部和脊柱的普通或增强 MRI，或使用特殊的检查方式。这可能有助于筛查出隐匿的血管畸形、夹层或肿瘤。如果未发现任何异常，将在一周或更长时间后再次行脑血管造影，此次除了传统的四血管视图外，还应进行颈外选择性造影，以排除硬脑膜瘘。如果找到 SAH 的其他病因，或血肿仅限于环池且第一次血管造影质量良好的特定情况下，无需进行第二次血管造影。

10.5 蛛网膜下腔出血患者管理

目前的指南建议，动脉瘤性蛛网膜下腔出血患者数量较少的医学中心（每年少于 10 例患者），应在这些患者初步稳定后将其转运至具有神经重症管理能力、对动脉瘤性蛛网膜下腔出血夹闭和血管内治疗都有更丰富经验的高容量中心[1]。

10.5.1 初步稳定患者病情

气　道

SAH 患者的急性复苏应遵循 ABC，即首先稳

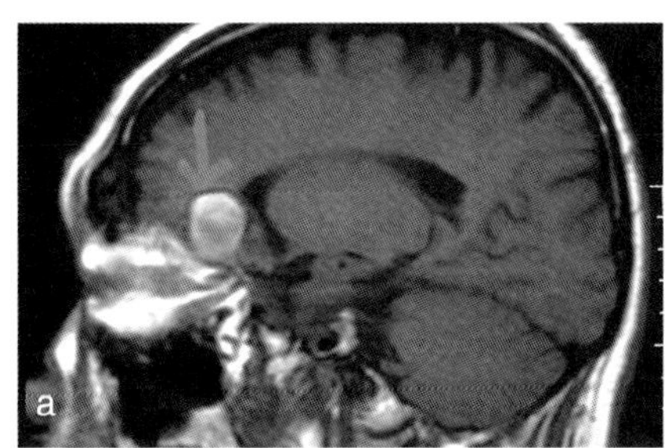

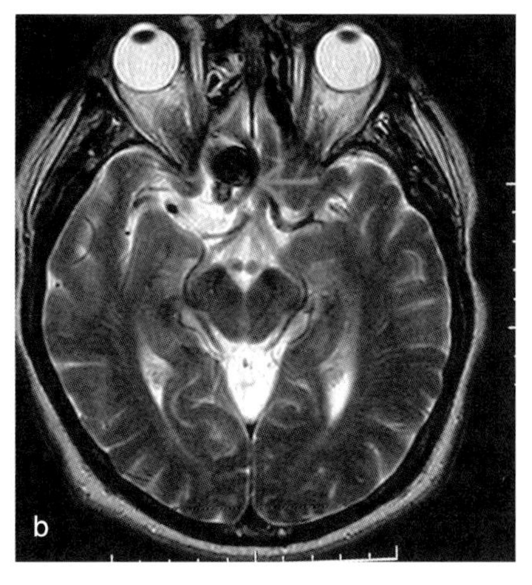

图 10.10 MRI 提示部分血栓化的巨大动脉瘤。(a)T1 像;(b)T2 像

定气道、呼吸和循环[3]。对于格拉斯哥昏迷量表(GCS)评分≤ 8 分的患者，或由于其他原因导致气道保护能力下降的患者，建议气管内插管。插管时要注意血压：如果怀疑有高颅压，不应让血压降到可能导致脑灌注不足的水平，同时也应避免高血压。

血　压

一旦 ABC 有效处理，就应该控制血压，因为推测存在不安全的血管病变，很可能再次出血。虽然具体的血压控制目标尚不明确，但最近的指南建议，将收缩压控制为小于 160mmHg 是合理的[1]。然而，如上所述，应该避免相对低血压，因为它会影响脑灌注，特别是在 ICP 升高的情况下[21]，后文还会更详细地讨论该问题。在特定患者中，可能需要中心静脉和有创动脉血压监测来辅助急性血压管理。脑血管扩张剂(如硝酸盐)不应该用于血压管理，因为有可能会加剧高颅压；而拉贝洛尔和(或)尼卡地平等药物更常用于蛛网膜下腔出血患者。

凝血功能障碍

凝血功能应及时检查，及时纠正。除非有禁忌证，否则应静脉注射维生素 K 和凝血酶原复合物浓缩液来逆转维生素 K 的抑制作用。也可以使用解冻血浆，但其实现国际标准化比值(INR)正常化的时间较凝血酶原复合物浓缩物更久，且可能导致肺淤血及输血相关肺损伤(TRALI)等不良反应。目前已研发出新的靶向特异性口服抗凝剂(TSOAC)的特定解毒剂和逆转剂，对于服用 TSOAC 的患者可考虑应用此类药物。其中第一个是依达塞珠单抗(idarucizumab)(Praxbind，Boehringer Ingelheim)，于 2016 年春季获得美国食品药品监督管理局(FDA)的批准，可特异性逆转直接凝血酶抑制剂(DTI)抗凝剂达比加群(Pradaxa，Boehringer Inglheim)[22]。我们预期凝血因子 Xa 抑制剂的逆转剂(如 andexanet alfa)[23]很快也会获批。

疼　痛

应优化 SAH 患者的疼痛管理，最好使用短效麻醉药，如芬太尼，但应注意不要使患者过度镇静，这可能会影响神经学检查。在一些患者中，使用短疗程的类固醇可能有助于治疗与炎症相关的颈部和下腰部疼痛。

转至大容量医学中心

在患者病情初步稳定后，应尽快将其转移至重症监护环境，严密监测观察患者病情变化，维持内环境稳态，计划进一步的诊断和治疗措施。

急性神经系统并发症

癫痫发作

据报道，多达 25% 的动脉瘤性蛛网膜下腔出血患者可表现为全身性强直 – 阵挛活动，但其病因(即该表现是癫痫发作，还是颅内压增高引起的缺血所致)以及抗癫痫药物的预防和治疗性应用仍存在争议[24-25]。在一项跨越 16 年的单中心研究中，11% 的患者在出现症状 6h 内观察到全身强直 – 阵挛活动，尽管它与较高的住院癫痫发作率及神经系统并发症发生率有关，但对 3 个月的预后没有影响[26]。在另一项近期研究中，13.8% 的患者在蛛网膜下腔出血后出现癫痫发作，其发生与临床分级差及出血负担大相关[27]。持续脑电图（EEG）提示痫样发作多与 SAH 的不良预后独立相关[26]，应对有持续精神状态改变的患者进行持续 EEG 监测，以便及时发现和治疗癫痫。

关于急性 SAH 癫痫发作的争议一直存在，一方面癫痫发作可能导致再出血，希望用药预防；另一方面又希望避免因长期预防性使用某些抗癫痫药物而产生的不良反应。最近的研究和指南建议，预防性使用苯妥英钠（或其他抗癫痫药）3d 可能是比较合理的选择，在动脉瘤治疗后应该停止抗癫痫药物的使用[1,28]。SAH 后癫痫会在后文进行讨论。

脑积水

据报道，15%~20% 的蛛网膜下腔出血患者会出现脑积水[29]，主要是渗出的血液干扰脑室、侧脑室导水管或基底池的脑脊液循环所致。在急性脑积水的情况下，当意识水平恶化的患者 CT 提示脑室扩大时，应该通过脑室造瘘进行紧急脑脊液分流（或某些患者进行腰椎穿刺外引流）来处理脑积水（图 10.11）。脑室造瘘术可应用无菌技术和简易颅脑手术包在床旁钻孔操作。据报道，80% 接受脑室造瘘术的患者临床症状会有改善[30-32]。脑室外引流可在颅内压超过一定水平时允许脑脊液分流，根据颅内压的不同，脑室外引流可以连续进行（通过滴定滴壶的水平），也可以间歇性进行。在任何一种情况下，都应避免过度引流，因为可能会由于动脉瘤跨瘤壁压力的迅速改变而引起动脉瘤再出血[11]，也可能导致脑室狭窄而影响脑脊液进一步引流。通过脑室引流最好将颅内压控制在 15~20mmHg 以下。蛛网膜下腔出血后的慢性脑积水将在后文讨论。

高颅压

蛛网膜下腔出血后急性期高颅压可由多种机制引起，包括脑积水、短暂性脑循环骤停时缺氧缺血性脑损伤所致的广泛脑水肿，以及伴发挫伤、脑出血或硬膜下出血的占位效应和水肿。脑积水应采用如上所述的脑脊液分流治疗，而占位性病变（如硬膜下出血）可评估手术治疗。在手术治疗之前，应紧急短期使用药物控制颅内压；如果不手术，则长期使用[33]。紧急医疗处理包括通过头部居中抬高 30° 以促进静脉回流、过度通气（10 次快速袋式呼吸，然后调整呼吸机频率使 $PaCO_2$ 控制在 25~35mmHg），以及静脉输注甘露醇 1g/kg 或 23.4% 盐水（如果患者有中心静脉）（图 10.12）。应注意不要过度换气使 $PaCO_2$ 低于 25mmHg，因为这可能导致有害的血管收缩和脑低灌注。关于高颅压的进一步处理将在后文予以描述。

急性心脏并发症

动脉瘤性蛛网膜下腔出血有多重心脏反应，包括心电图改变（所谓的“脑 T 波”）、心肌酶升高、室壁运动异常和致命性心律失常[34]。一种

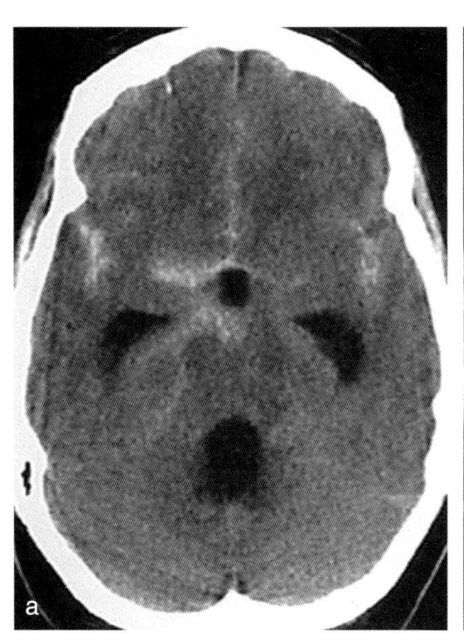

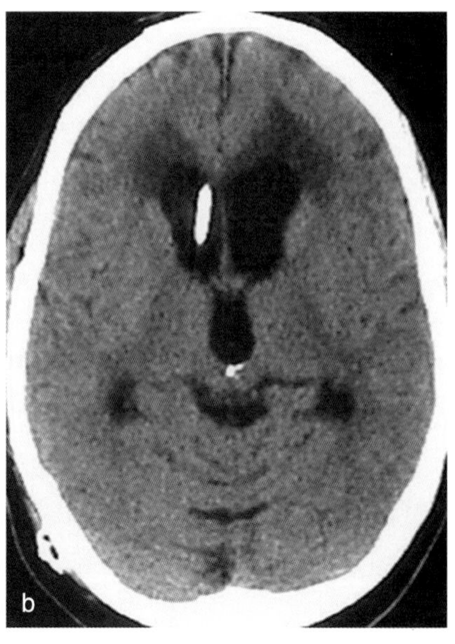

图 10.11 蛛网膜下腔出血（SAH）合并严重脑积水患者。（a）广泛 SAH 并脑室扩大；（b）侧脑室前脚脑室穿刺

开放气道	
头部居中抬高 30°	
如果 EVD 存在，排出 5mL 脑脊液	
过度通气	10 次快速袋式呼吸 一旦插管，设置呼吸机频率使 PCO_2 达到 25~35mmHg
高渗输注	静脉输注甘露醇，1g/kg，超过 30min（或通过中心静脉导管输注 23.4% 盐水）
头颅 CT	一旦指示，手术治疗 持续药物治疗

图 10.12 高颅压的紧急处理。EVD：侧脑室外引流；PCO_2：二氧化碳分压

应激性心肌病，即所谓的 takotsubo 心肌病（因为在超声心动图上观察到的心脏形状类似于日本同名锅的形状而得名），也与 SAH 有关。某些患者可能发生心内膜下缺血，与神经损伤的严重程度成正比，从而与儿茶酚胺的释放量成正比。幸运的是，这些情况不会对太多患者病程造成影响，但急性期和血管痉挛期必须谨慎处理。相比之下，对于伴有心肌病或其他系统性疾病的患者，这些并发症可能是致命的。超声心动图可用于心脏并发症的诊断和随访，但一些患者可能需要有创的血流动力学监测及干预来增强心脏功能，以预防脑缺血，特别是在血管痉挛期。

急性肺部并发症

蛛网膜下腔出血患者可能会出现肺部并发症。神经功能分级差的患者发生吸入、肺不张、肺炎或肺水肿的风险增加[35]。神经源性肺水肿是一种可能在严重的神经损伤后发生的并发症，包括富含蛋白质的液体渗入肺泡内。目前认为，神经源性肺水肿是交感神经系统过度兴奋导致内皮屏障破坏所致。在应激性心肌病患者中，心源性肺水肿可能叠加神经源性肺水肿。

基础疾病情况

蛛网膜下腔出血患者可同时患有多种疾病。一般来讲，蛛网膜下腔出血的治疗是首要的，对于这些复杂的患者，诊疗决策需要高度个体化，权衡各种干预措施在颅脑损伤与既有疾病方面的利弊。在可能的情况下，治疗蛛网膜下腔出血时，应先稳定其他非致死性疾病。越是伴有其他问题，越应早期处理蛛网膜下腔出血。如其他危及生命的问题暂时阻碍了 SAH 的确切治疗，则在最终处理 SAH 前，应密切评估神经功能并做好支持治疗。

在处理妊娠期 SAH 患者时，应同时考虑其对母婴的影响[36]。通常，应紧急对母亲施治，当作其没有怀孕一样，并采取额外预防措施以保护胎儿。对于妊娠晚期（且胎儿存活）的蛛网膜下腔出血患者，应由高危产科团队负责分娩，同时确切处理动脉瘤[37]。应考虑母亲、胎儿、怀孕状况，以及拟治疗脑动脉瘤的处理难度，制订个体化诊疗方案。SAH 的再出血和其他后遗症造成了大量的孕产妇和胎儿死亡，其中很多是可以通过产科与神经外科协作诊治来预防的。同样，在许多此类病例中，漏诊或延误诊断可能会导致严重后果。

多种合法和非法的药物（通常是兴奋剂）都与蛛网膜下腔出血有关。当前情况下，各种形式的可卡因滥用越来越多[38]。应仔细采集 SAH 患者的病史，筛查其药物使用情况，尽管很多人会否认药物滥用。入院时应对尿样进行紧急药物筛查。用药后或用药期间出血的患者很可能存在脑动脉瘤，这应被认为是其最有可能的出血来源。这类患者的管理方式与未使用药物的患者基本相同，但需额外考虑可能的药物过量、戒断，以及长期药物使用的相关并发症，同时应选择适当的降压药来控制血压。

10.5.2 初始病情稳定后的处理

再出血

初次动脉瘤性 SAH 患者的主要死因是再出血，最早可能发生于发病后 2~12h，因此 SAH 必须作为神经外科急症处理[11]。控制血压并迅速治疗动脉瘤是防止再出血的标准做法。即使只是预防了很短暂的高血压，对于避免再出血也很有意义，目前认为收缩压低于 160mmHg 是合理的[1]。蛛网膜下腔出血患者血管病变的最终治疗将在后续单独一节中讨论（参见蛛网膜下腔出血的血管病变的确切治疗）。关于介入治疗动脉瘤的时机，文献支持早期干预以消除循环中的动脉瘤，即在最初的 24h[11] 至 72h[39] 内。导致蛛网膜下腔出血的动脉夹层也需要早期治疗，目的通常是将夹层段排除在循环之外。如果血管病变治疗意外延误，指南建议根据一些医疗中心的惯例短期使用抗纤溶药物（氨基己酸或氨甲环酸，这两种药物都未被 FDA 批准用于该适应证）[1]。这些药物可降低再出血风险，但如果使用超过 3d，则可能增加迟发性缺血风险。

高颅压

脑灌注压（CPP）是决定脑血流的压力梯度，当其不足时会导致脑缺血。CPP 被定义为平均动脉压（MAP）与颅内压（ICP）之差。因此，当怀疑颅内压升高时，应监测 ICP 来指导 CPP 管理[40]。颅内压大于 20mmHg 超过 5min 即定义为颅内压增高，一般 ICP 目标是小于 20mmHg，而 CPP 目标是大于 60mmHg。对于 GCS 评分≤ 8 分的患者，或那些不能进行连续神经功能监测的患者，应考虑使用 ICP 监护。最常用的是脑实质内光纤 ICP 监护仪和脑室内监测；前者更准确，不会阻塞；但后者在允许监护的同时，可引流脑脊液来治疗高颅压。

一般来说，高颅压可以通过分流脑脊液、促进静脉流出（从而减少血容量）、减少脑组织容量、降低脑代谢需求、改善血液流变学或过度通气（如脑动脉收缩）来减少脑血流，从而降低脑动脉血量[33]。头高位、过度通气、静脉输注甘露醇或 23.4% NaCl，以及脑室造瘘术都是高颅压急诊治疗的一部分。如果患者在最初稳定后需要继续控制高颅压，以下方法是合理的，尽管由于缺乏相关试验数据而使临床试验没有明确证据[41]。首先，应该控制体温、癫痫发作和躁动（以减少代谢需求，从而减少血量）。如果常温（36.5~37.5℃）以及使用苯二氮䓬类和（或）麻醉剂等典型镇静 / 镇痛药物仍无法效控制，那么可选择低温（温度目标 33.0~36.0℃）和诱导昏迷（如滴注戊巴比妥）来减少代谢需求。诱导昏迷期间应持续脑电图监测，脑电图显示爆发抑制后无需继续增加给药速度，且几乎所有此类患者都需要中心静脉通路使用升压药以维持 CPP。不应长期进行过度通气，因为快速反应会使其作用变得复杂，而且在恢复正常呼吸频率时要格外小心，因为易发生反跳性高颅压。

脑积水

最初复苏期间急性脑积水的处理已如上所述。也可以在手术时进行脑室造瘘术，以放松脑组织，便于接近动脉瘤；无论脑室大小，当出现不明原因的意识水平下降时，也可通过其监测和辅助 ICP 管理。

在接受脑室造瘘和脑脊液引流的患者中，5%~20% 者会发生感染（脑室炎）[42]。感染的危险因素包括引流时间＞ 5d、脑室内积血、开放性颅骨骨折、全身感染、脑室造瘘管周围渗液、导管冲洗和预防性应用抗生素。通过优化导管插入的无菌技术、使用皮下隧道、仔细护理导管出口，并避免在非无菌情况下对引流系统进行冲洗，可最大限度降低感染的风险。预防性静脉使用抗生素存在争议，不同医疗中心的做法也不尽相同，从仅在脑室引流置管时使用抗生素、使用抗生素浸透导管、整个脑室引流期间预防性使用抗生素，到这些方式的组合使用。在一些研究中，使用抗生素浸透的导管可以降低定植率和感染率[43]，而长期预防性使用全身性抗生素可能会诱导耐药菌生长。可每隔几日采样一次脑脊液来监测感染，留取脑脊液时要确保无菌，同时不要对引流系统破坏太频繁，如每 48~72h 采样一次。应对脑脊液进行革兰氏染色、细胞计数、血糖、蛋白检测和培养。脑室造瘘感染的治疗方法是根据培养结果指导静脉应用抗生素；如可能，可更换感染的导管；或者通过导管直接将抗生素注入脑室[42]。

脑室管可能会在严重的脑室出血中阻塞无效。即使多根导管也可能会全部堵塞，无法防止因脑室系统铸型和相关颅内压升高而导致的严重神经系统恶化（图 10.13）。目前正在研究脑室内溶栓作为一种辅助手段，以清除脑室积血，保证脑室管通畅并控制颅内压。脑室内溶栓不应用于未经治疗的脑动脉瘤或其他血管病变，以免引发动脉瘤样再出血。

半数以上 SAH 急性期行脑室造瘘术的患者可在发病后 2 周内摆脱脑脊液引流。可通过逐渐提高引流阈值或间歇性夹闭脑室引流管来停止引流。对于没有梗阻性脑积水的患者，可间歇性行腰椎穿刺来协助停止脑室引流。对不能脱离脑室外引流的患者，则应行脑室 – 腹腔分流，或永久性植入脑室分流系统[1]。

血钠异常

低钠血症在 SAH 患者中很常见[35]。一般有两种机制：抗利尿激素分泌失调综合征（SIADH）导致的水潴留，心房肽（ANF）和脑钠肽（BNP）

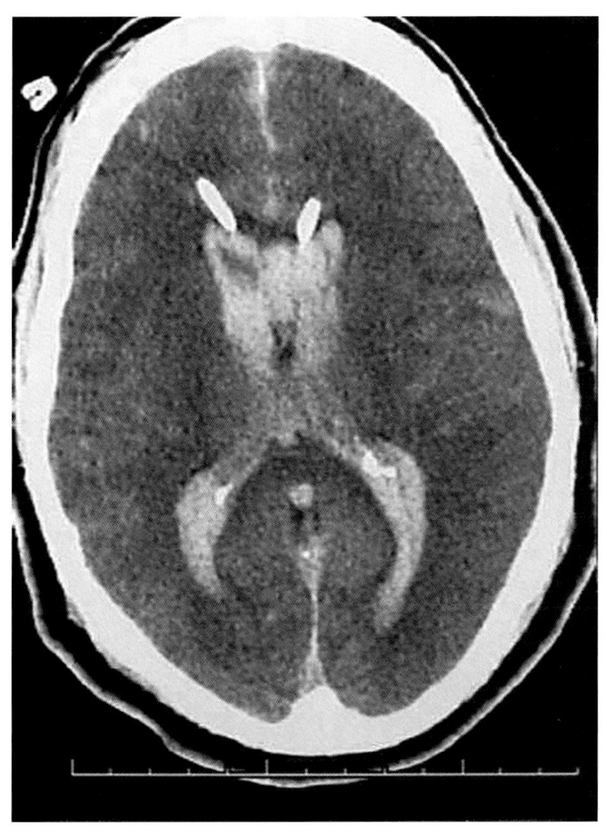

图 10.13 前交通动脉瘤破裂导致严重脑室内出血。注意应在血管内治疗动脉瘤前先行双侧侧脑室穿刺外引流。如血凝块阻塞导管，则需要处理

导致的尿钠丢失过多（即脑性耗盐）[44-45]。因为这两种综合征的处理方式不同，所以确定病因十分重要。脑出血后 SIADH 引起的低钠血症比其在 SAH 后更常见，主要的处理方法是限制液体入量。脑性耗盐所致的低钠血症在 SAH 中更为常见，需要补水补盐。在动脉瘤性 SAH 易发生血管痉挛的时期，区分这两种症状是至关重要的，因为如限制液体入量，患者很可能发展为迟发性脑缺血。因此，应监测每日液体平衡（摄入量与排出量）、血清和尿液的钠浓度与渗透压，以及血清尿酸，并作出正确诊断。

SAH 后自发性高钠血症很少见：有前交通动脉（ACOM）动脉瘤破裂的患者出现尿崩症（DI）的报道[46-48]。应补水并应用血管加压素来治疗尿崩症。

脑血管痉挛

根据确切的定义，据报道，蛛网膜下腔出血后 60%~70% 的患者会发生脑血管痉挛。血管痉挛时间窗在 SAH 后 3~5d 开始出现，持续 2~3 周；在此期间，大脑容易受到缺血性损伤，从而对神经预后产生负面影响[1]。血管痉挛可导致大约 1/3 的 SAH 相关死亡；另有 1/3 的患者因脑梗死导致严重残疾，称为迟发性脑缺血（DCI）或迟发性缺血性神经功能恶化（DIND）。血管痉挛的危险因素包括根据临床和影像学分级评估的 SAH 严重程度。SAH 的分解产物可能在一定程度上造成血管痉挛。

脑血管痉挛并非预后不良的唯一原因[3]，近年来，在研究表明药物减轻血管痉挛并不一定能改善患者结局后，又推测出其他多个 DCI 相关机制[49]。为了降低不良预后的可能性，应在入院当天便开始口服尼莫地平，每 4h 口服 60mg，连续 21d。虽然尼莫地平是一种钙通道阻滞剂，但其缓解血管痉挛的效果并不明显，因此，其对 SAH 患者的积极作用可能是基于其他机制，如神经保护。对处于血管痉挛期的患者要密切监测，最好是在神经科 ICU，并应立即进行治疗（如下所述）。除非有其他证据，SAH 后易损期的任何神经系统恶化都考虑是血管痉挛缺血所致。

脑血管痉挛监测

当有临床怀疑和特定证据支持时，即可诊断

症状性血管痉挛。在血管痉挛期，神经系统恶化应高度怀疑症状性血管痉挛，患者应由具有该情况处理经验的专业 ICU 团队进行照护。在高危时期，应经常进行神经学检查，例如每小时一次。症状性血管痉挛可表现为整体精神状态下降或局灶性神经功能缺损。局灶性表现可能由近端动脉痉挛引起，大多痉挛动脉外周都有蛛网膜下腔血液；因此在很多情况下，可能的临床综合征是高度可预测的，且有助于及时诊断。除了神经学检查外，许多中心还使用超声进行非侵入性血管痉挛监测，如每天进行经颅多普勒超声（TCD）检查（图 10.14）。这种非侵入性的床旁检查手段对血管痉挛有很好的敏感性和特异性，但需要技术、经验以及良好的声窗[49]。超声提示的血管痉挛病程与血管造影发现的血管痉挛病程十分相符，与脑缺血所致后遗症的严重程度密切相关。对于临床症状不明确或 TCD 表现与临床表现不一致的患者，可采用 CT 或 MR 血管造影结合灌注序列进行紧急无创血管成像。诊断血管痉挛的金标准（即常规脑血管造影术）因其卒中风险和腹股沟并发症，在很大程度上已被非侵入性检查所取代，除非考虑对痉挛血管进行血管内治疗。

血管痉挛预防

在易受症状性血管痉挛影响的高危时期，患者的处理包括药物治疗、维持正常血容量和允许性高血压[50]。SAH 后每 4h 口服尼莫地平 60 mg 或经鼻胃管给药一次，连续 21d，尽管它本身不能预防如上所述的血管痉挛，但其已被证明能显著降低症状性血管痉挛的发生率和临床后遗症。

血管痉挛的易损期最早在SAH后2~3d开始，期间应维持适当的血容量和血压，因为脱水和低血压可能导致脑梗死。届时，动脉瘤再出血的风

a

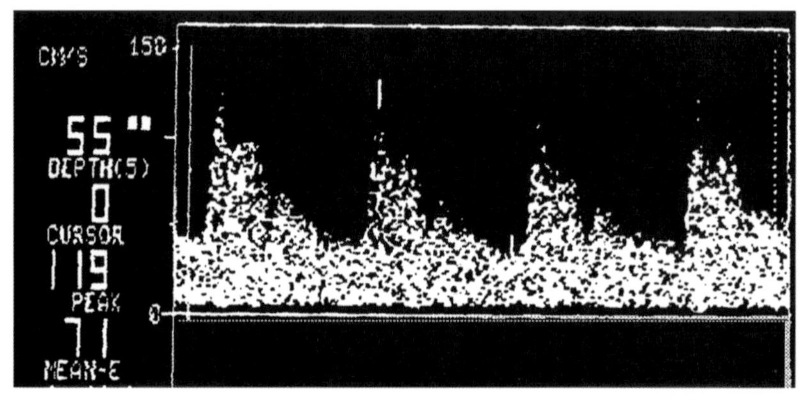

b

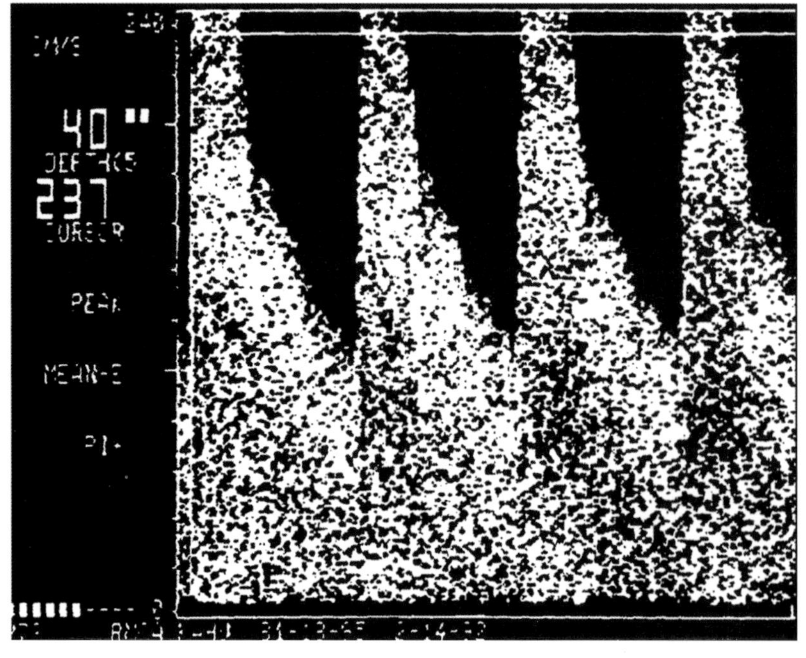

图 10.14 经颅多普勒（TCD）脑血管超声波形图。（a）平均流速 100cm/s，收缩峰速 140cm/s 的正常波形。（b）严重脑血管痉挛平均流速 150cm/s，收缩峰速 240cm/s

险应该已通过手术或血管内治疗消除了，在服用降压药时通常允许血压升高（允许性高血压）。如果发现尼莫地平导致血压降低，可以将剂量改为 30mg/2h，也可暂时停药。

与任何脑损伤患者一样，处于“血管痉挛观察期”的 SAH 患者应根据神经保护和重症管理原则进行处理：监测血糖和体温并维持在正常范围；提供肠内营养；预防深静脉血栓形成、感染和褥疮等并发症，并在发生时迅速诊断和治疗[3]。

症状性血管痉挛的药物治疗

最初表现为症状性血管痉挛的患者通常会出现精神状态改变、低钠血症（由脑性耗盐引起）和发热。症状性血管痉挛是通过所谓的 3H 疗法（高血压、高容量血症、血液稀释）来治疗的，尽管不同医疗机构 3H 的细节会有所不同[51]。后文还会谈到特定患者中的血管内治疗。

与血管痉挛相关的脑性耗盐综合征通常以高渗盐水的形式进行补盐和补液治疗。如果盐水浓度为 3% 或更高，则需要中心静脉通路。使用退热药物和物理降温方式来处理发热；即使发热的原因很可能是血管痉挛，也要努力寻找潜在的感染源。

虽然传统方法包括血液稀释，但由于血液稀释的恰当程度尚不清楚，且血液稀释也可能会降低血液的携氧能力，因此在目前治疗过程中不再继续强调[52]。目前的做法是将血红蛋白浓度维持在 8~10g/dL。

高血压可能是允许性高血压或使用升压药物（通常是去氧肾上腺素或去甲肾上腺素）诱导，应根据神经症状进行血压滴定[53–54]。显然，这种治疗需要中心静脉通路。在一些无法进行血管内治疗的患者中，可能需要非常高的血压（超过 180mmHg）来预防梗死。这种激进的方法甚至适用于其他未破裂的动脉瘤或心肌病，因为与高血压治疗的并发症相比，脑梗死对最终功能结果的负面影响要大得多。然而，如果患者表现出全身不良反应，如心肌梗死、肺充血或急性肾损伤，则应停止该方法。

为达成 3H 的高血容量目标，通常需要放置中心静脉导管用于中心静脉压（CVP）监测（目标是 CVP ＞ 8mmHg），但复杂患者可能需要其他监测设备，如心输出量监测仪，其包括几种非侵入性仪器及肺动脉导管。在这种情况下，经胸超声心动图也是一种有用的辅助检查。最近一些研究建议应谨慎采取高血容量策略，因为收益–风险比可能不像之前认为的那么高[55]。除了高渗盐水外，有时还利用氟氢可的松[56]和（或）间歇性白蛋白输注（例如每 6h 输注 12.5~25g 的 25% 人白蛋白）来增加血管内容量[57]。

症状性血管痉挛的血管内治疗

特定的症状性血管痉挛患者可采用血管内治疗[58]。痉挛的血管内治疗包括处理近端血管痉挛效果较好的球囊血管成形术（图 10.15）和处理远端血管痉挛效果较好的动脉内输注血管扩张剂疗法（图 10.16）。血管成形术造成动脉破裂或夹层

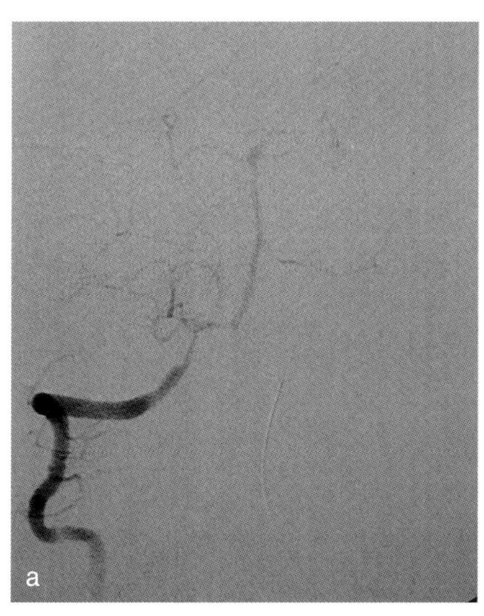

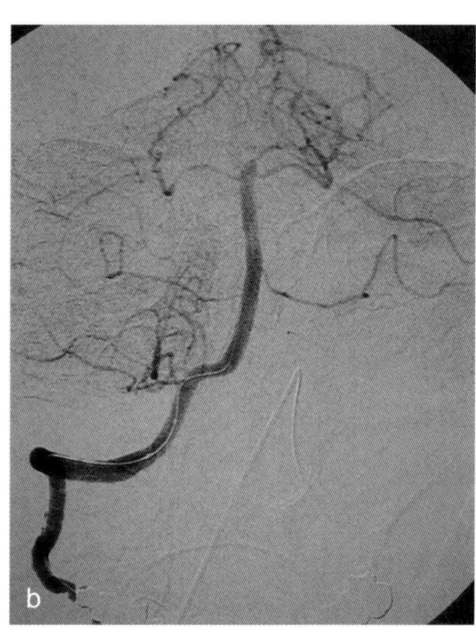

图 10.15 基底动脉血管痉挛在血管成形术之前（a）和之后（b）的脑血管造影

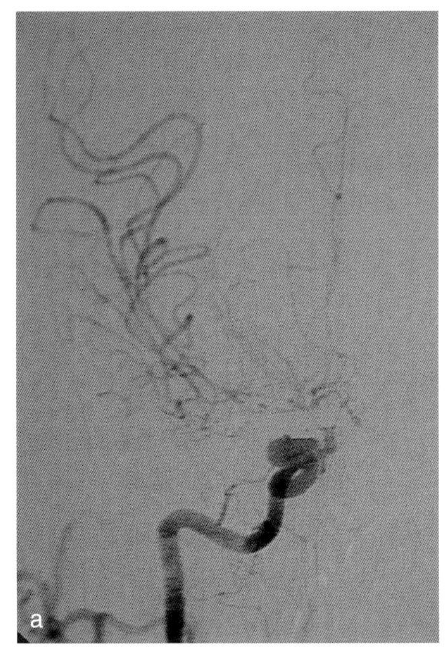

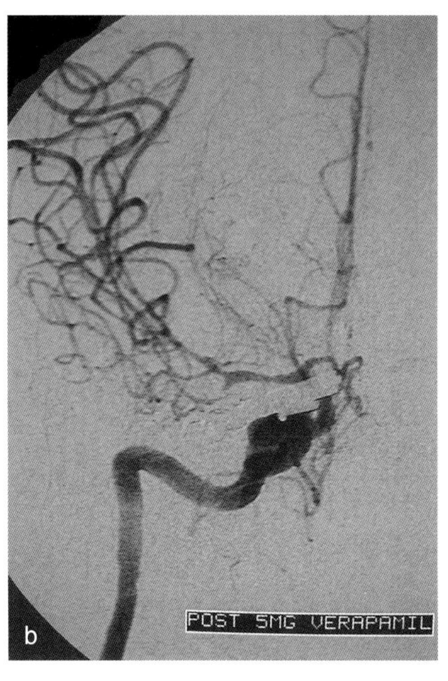

图 10.16 大脑中动脉严重血管痉挛在动脉内注射维拉帕米之前(a)和之后(b)的脑血管造影

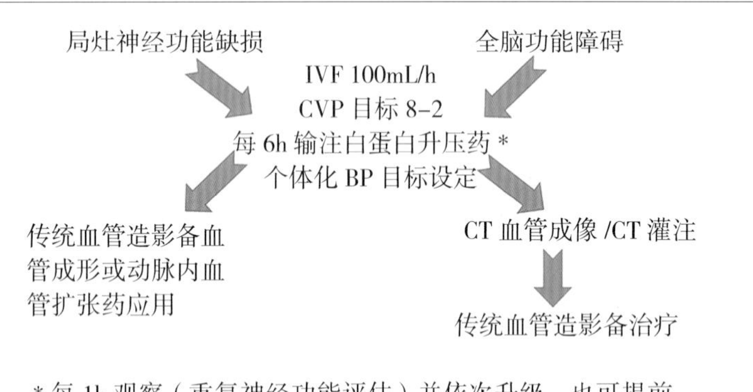

图 10.17 处理症状性脑血管痉挛流程。CT：计算机断层扫描；CVP：中心静脉压；IVF：静脉输注液体；BP：血压

的风险更大，特别是应用于更远端的血管，但其效果比动脉内药物灌注更持久。后者可能需要在检查和成像的指导下重复数次。

选择合适的血管内治疗患者非常重要，但血管内干预的确切阈值仍然存在争议。一些中心主张对血管痉挛进行早期且频繁的血管内治疗，而另一些中心仅用于对药物治疗无效的症状性血管痉挛。用于治疗症状性血管痉挛的流程图示例如图 10.17 所示。

总之，通过积极的监测、预防以及药物和血管内治疗，可以将血管痉挛的发生率降至最低。

癫痫

SAH 后癫痫的发生率为 1%~25%。最近芬兰的一项大型长期随访研究显示，5 年内癫痫的发生率为 12%[59]。SAH 后癫痫在伴脑实质出血的患者中发生率更高。在选择抗癫痫药物时，应考虑患者个体因素，并建议其出院后于癫痫专家处随访检查。

10.6 蛛网膜下腔出血的血管病变的确切治疗

指南建议，最终的治疗决策应考虑到动脉瘤的具体特征，包括动脉瘤的位置、形态以及患者的临床状况，由外科医生、血管内专家和重症医生进行多学科讨论制订[1]。目前为止，已经有三项比较血管内栓塞和手术夹闭的前瞻性随机对照研究：Kuopio 研究；国际蛛网膜下腔动脉瘤试验（ISAT）；Barrow 破裂动脉瘤试验（BRAT）[60]。

10.6.1 血管内治疗

ISAT 是唯一一项纳入同样适合手术夹闭和血管内栓塞的 2143 例破裂动脉瘤患者的随机对照研究。该研究的结论是，与手术治疗相比，介入栓塞组患者在 SAH 1 年后的无残疾生存率明显更高[61]。在 10 年的随访中，其对死亡率的改善（通过栓塞降低死亡率）得以维持，但不是残疾率[62]。值得注意的是，在接受血管内栓塞治疗的患者中，癫痫更少见，且认知功能预后也优于手术夹闭患者[63-64]。最近的指南建议，对两种治疗方法都适用的患者应优先选择血管内治疗[1]。

对 ISAT 的质疑之一是其结果也许并不能推广，因为只有不到 25% 的患者（在不同中心为 1%~40%）进行了随机分组。为在某种程度上应对这种质疑，BRAT 被设计为一项单中心前瞻性随机研究，在该试验中，纳入所有非创伤性 SAH 患者，如果发现动脉瘤，则进行夹闭或栓塞治疗。该研究小组最近公布了其对 408 例患者的 6 年随访结果，表明夹闭和栓塞对前循环动脉瘤患者的效果相似，而对于后循环动脉瘤患者，选择栓塞预后更好[65]。值得注意的是，这项试验并不足以发现微小差异。

动脉瘤栓塞后再出血的可能性比夹闭更大，有可能需要重新治疗。在 ISAT 的长期随访中，栓塞组再出血更多，但风险较低，且不改变其对死亡率的降低效果[62]。总而言之，尽管在某些队列中（如 ISAT；在某些位置的动脉瘤，如基底动脉顶端；在年长或病情较重的患者中），介入栓塞可能更受青睐，但一些学者认为，没有证据表明栓塞治疗可改善大型神经血管中心动脉瘤治疗的总体结果[66]，特别是在考虑长期随访的情况下[67]。

其他血管内介入治疗在 SAH 的治疗中起着重要作用。使用弹簧圈或胶水对载瘤血管进行闭塞，可用于栓塞含有动脉瘤的远端血管，如霉菌性和创伤性动脉瘤，以及动静脉畸形（AVM）供血血管上的动脉瘤。在梭形动脉瘤或夹层破裂的情况下，可使用血管内球囊或弹簧圈闭塞近端载瘤血管[68]。先要在充分的抗凝和临床监测下进行球囊闭塞试验，通常会推迟至患者稳定并清醒到可以耐受时进行，也可以推迟至血管痉挛消退，因为在血管痉挛期间闭塞一条主要动脉会显著增加缺血风险。

其他血管内治疗选择包括支架和球囊辅助栓塞宽颈动脉瘤[69]。血流导向支架可用于治疗解剖复杂的动脉瘤（包括宽颈、梭形或相关的分支动脉），这些动脉瘤无法采取其他治疗方法，目前该技术的适用范围正在进一步拓宽[70]。

利用近端控制、抽吸减压和术中血管造影等血管内治疗进行辅助，可很大程度上协助某些动脉瘤的外科治疗，如巨大病变和床突旁动脉瘤[71]。血管内治疗也可用于手术未能完全夹闭的瘤颈较窄的动脉瘤。

10.6.2 外科治疗

在许多情况下，手术夹闭仍然是处理动脉瘤和防止再出血的最终方法[72]。如果患者不稳定或基础条件不佳使其全身麻醉开放手术风险较大，或颅内压顽固性增高，则不赞成开颅手术；此外，如上所述，与纳入 ISAT 研究相似的患者，应采用血管内栓塞治疗。

如果有动脉瘤相关的脑内血肿已经引起或可能引起脑疝，则需紧急手术，常见于伴有颞叶出血的大脑中动脉瘤和伴有额深部血栓的前交通动脉瘤或颈动脉瘤。如果需紧急进行血肿清除和动脉瘤夹闭手术，则不必行常规血管造影，因为 CT 血管造影通常足以显示动脉瘤或血管畸形，并排除手术中的意外发现，例如比预期更复杂的病变。在血肿清除时，始终应寻找并夹闭动脉瘤，但除非患者病情稳定、病变简单且清晰，否则动静脉畸形并不强求在同一情况下切除。如果对动脉瘤治疗的充分性有任何疑问，可以考虑术中或术后立即进行血管造影，特别是在术前未进行常规血管造影的情况下。

10.6.3 并发症治疗

血管内治疗或手术治疗可能存在一系列的潜在并发症。在夹闭或栓塞过程中，动脉瘤可能破裂。一旦破裂需要紧急处理，但很可能会导致不良后果。弹簧圈或动脉瘤夹可能损伤载瘤血管、载瘤血管分支或穿支血管，在血管内操作或开颅手术过程中可能发生血栓栓塞——所有这些都可导致一系列缺血性并发症。在介入治疗过程中进行抗凝，使用多普勒或血管造影判断血管通畅性等措施可在一定程度上避免这些并发症。应根据具体临床情况对并发症进行处理，脑缺血的干预可参照本书相关章节进行。

10.7 结　论

尽管多年来治疗方面已取得了长足进步，但蛛网膜下腔出血的死残率仍然较高。SAH 受累患者多为中年人，通常不伴有其他疾病，但仍有 30%~40% 的死亡率。常见的死因是最初出血造成的神经损伤，估计有 10%~15% 的患者在到达医疗机构之前便会死亡。许多幸存者在躯体、认知、行为和情绪上都会有长久改变，而影响其日常生活。

SAH 后死亡或严重残疾的最常用预测因素是患者就诊时的临床情况[1]。年龄、伴发疾病、CT 上出血的严重程度和动脉瘤类型（巨大或后循环）也与不良预后相关。其他最初情况良好的患者可能会因误诊、再次出血、医疗并发症、血管痉挛或其他并发症而出现病情恶化。

随着外科技术、血管内治疗及危重症管理的持续进步，蛛网膜下腔出血的死残率会进一步降低。很多疾病的幸存者也可能会从早期康复中受益[73]。一些研究表明，在住院期间进行康复介入后，功能独立性评分（FIM）会有所改善[73-74]。轻度残疾康复者的生活质量仍可能受到认知、心理和情感等后遗症的影响。对这些高级功能缺陷的认识和干预可能会进一步改善患者的生活质量[75]。

在单一时间点判断 SAH 的预后而不考虑动脉瘤是否得到了有效治疗是不现实的。重要的是，要注意动脉瘤是否仍有破裂的风险，以及可能还需要哪些额外的随访和重新治疗。在讨论血管内治疗与开颅手术的相对获益时，必须考虑这些治疗效果的稳定性及其对患者生活质量的影响和远期风险。

10.8 未来方向

10.8.1 血管内治疗动脉瘤

尽管 ISAT 研究中未完全填塞或复发动脉瘤的年度再出血风险似乎很低，但血管内动脉瘤治疗后栓塞不完全仍是一个值得关注的问题，特别是在真实世界的临床实践中。目前，我们正在见证动脉瘤血管内治疗的巨大进步[58]。例如，针对裸露铂金弹簧圈已经有多种改进，旨在促进动脉瘤内血栓的形成，从而降低动脉瘤内再通的风险。Matrix 弹簧圈（Siemens Healthineers）是外层覆盖着一种生物可吸收的聚合物材料的铂金弹簧圈，已经在猪动脉瘤模型中显示出这种材料可以加速动脉瘤纤维化和新内膜的形成，同时动脉瘤颈部组织厚度增加，同时不伴有载瘤动脉狭窄，目前已开始临床试验[76]。另一种不同的生物弹簧圈技术，即 Hydrocoil 栓塞系统（MicroVention），由一个涂有聚合物的铂金弹簧圈组成，这种聚合物与血液接触时会“膨胀”，使线圈体积增加 3~9 倍，但这种弹簧圈的临床效果还有待观察[77]。未来的生物活性血管内技术可能包括在动脉瘤内输送生长因子、基因疗法或细胞底物，从而在动脉瘤颈部产生内皮细胞层[78]。

10.8.2 血管痉挛处理

目前已经进行了各种钙通道拮抗剂和其他血管扩张剂通过鞘内、脑池和动脉内给药的研究[58]，但这些方法还需要进一步的临床验证。未来血管痉挛治疗的目标可能是改善给药系统和开发在细胞水平处理血管痉挛的生物制剂。然而，近期在血管痉挛临床试验中最重要的发现之一是，通过药物减轻血管痉挛并不一定能改善患者预后[79]。因此，未来的方向可能是针对动脉瘤性蛛网膜下腔出血预后不良的机制进行研究，而不是血管痉挛本身。

参考文献

[1] Connolly ES, Jr, Rabinstein AA, Carhuapoma JR, et al. American Heart Association Stroke Council. Council on Cardiovascular Radiology and Intervention. Council on Cardiovascular Nursing. Council on Cardiovascular Surgery and Anesthesia. Council on Clinical Cardiology. Guidelines

for the management of aneurysmal subarachnoid hemorrhage: a guideline for healthcare professionals from the American Heart Association/American Stroke Association. Stroke, 2012, 43(6):1711–1737.

[2] Vermeulen MJ, Schull MJ. Missed diagnosis of subarachnoid hemorrhage in the emergency department. Stroke, 2007, 38(4):1216–1221.

[3] Raya AK, Diringer MN. Treatment of subarachnoid hemorrhage. Crit Care Clin, 2014, 30(4):719–733.

[4] Edlow JA. Diagnosis of subarachnoid hemorrhage. Neurocrit Care, 2005, 2(2):99–109.

[5] Agostoni E, Zagaria M, Longoni M. Headache in subarachnoid hemorrhage and headache attributed to intracranial endovascular procedures. Neurol Sci, 2015, 36(Suppl 1):67–70.

[6] Beck J, Raabe A, Szelenyi A, et al. Sentinel headache and the risk of rebleeding after aneurysmal subarachnoid hemorrhage. Stroke, 2006, 37(11):2733–2737.

[7] Report of World Federation of Neurological Surgeons Committee on a Universal Subarachnoid Hemorrhage Grading Scale. J Neurosurg, 1988, 68(6):985–986.

[8] Hunt WE, Hess RM. Surgical risk as related to time of intervention in the repair of intracranial aneurysms. J Neurosurg, 1968, 28(1):14–20.

[9] Chiang VL, Claus EB, Awad IA. Toward more rational prediction of outcome in patients with high-grade subarachnoid hemorrhage. Neurosurgery, 2000, 46(1):28–35, discussion 35–36.

[10] Yoshikai S, Nagata S, Ohara S, et al. A retrospective analysis of the outcomes of patients with aneurysmal subarachnoid hemorrhages: a focus on the prognostic factors. No Shinkei Geka, 1996, 24(8):733–738.

[11] van Donkelaar CE, Bakker NA, Veeger NJ, et al. Predictive factors for rebleeding after aneurysmal subarachnoid hemorrhage: rebleeding aneurysmal subarachnoid hemorrhage study. Stroke, 2015, 46(8):2100–2106.

[12] Boesiger BM, Shiber JR. Subarachnoid hemorrhage diagnosis by computed tomography and lumbar puncture: are fifth generation CT scanners better at identifying subarachnoid hemorrhage? J Emerg Med, 2005, 29(1):23–27.

[13] Szklener S, Melges A, Korchut A, et al. Predictive model for patients with poor-grade subarachnoid haemorrhage in 30-day observation: a 9-year cohort study. BMJ Open, 2015, 5(6):e007795.

[14] Fink KR, Benjert JL. Imaging of nontraumatic neuroradiology emergencies. Radiol Clin North Am, 2015, 53(4):871–890, x.

[15] Blok KM, Rinkel GJ, Majoie CB, et al. CT within 6 hours of headache onset to rule out subarachnoid hemorrhage in nonacademic hospitals. Neurology, 2015, 84(19):1927–1932.

[16] Wiebers DO, Whisnant JP, Sundt TM, Jr, et al. The significance of unruptured intracranial saccular aneurysms. J Neurosurg, 1987, 66(1):23–29.

[17] Wills S, Ronkainen A, van der Voet M, et al. Familial intracranial aneurysms: an analysis of 346 multiplex Finnish families. Stroke, 2003, 34(6):1370–1374.

[18] Forget TR, Jr, Benitez R, Veznedaroglu E, et al. A review of size and location of ruptured intracranial aneurysms. Neurosurgery, 2001, 49(6):1322–1325, discussion 1325–1326.

[19] Wiebers DO, Whisnant JP, Huston J, III, et al; International Study of Unruptured Intracranial Aneurysms Investigators. Unruptured intracranial aneurysms: natural history, clinical outcome, and risks of surgical and endovascular treatment. Lancet, 2003, 362(9378):103–110.

[20] Kapadia A, Schweizer TA, Spears J, et al. Nonaneurysmal perimesencephalic subarachnoid hemorrhage: diagnosis, pathophysiology, clinical characteristics, and long-term outcome. World Neurosurg, 2014, 82(6):1131–1143.

[21] Zoerle T, Lombardo A, Colombo A, et al. Intracranial pressure after subarachnoid hemorrhage. Crit Care Med, 2015, 43(1):168–176.

[22] Pollack CV, Jr, Reilly PA, Eikelboom J, et al. Idarucizumab for dabigatran reversal. N Engl J Med, 2015, 373(6):511–520.

[23] Lippi G, Sanchis-Gomar F, Favaloro EJ. Andexanet: effectively reversing anticoagulation. Trends Pharmacol Sci, 2016, 37(6):413–414.

[24] Dewan MC, Mocco J. Current practice regarding seizure prophylaxis in aneurysmal subarachnoid hemorrhage across academic centers. J Neurointerv Surg, 2015, 7(2):146–149.

[25] Raper DM, Starke RM, Komotar RJ, et al. Jr. Seizures after aneurysmal subarachnoid hemorrhage: a systematic review of outcomes. World Neurosurg, 2013, 79(5–6):682–690.

[26] De Marchis GM, Pugin D, Lantigua H, et al. Tonic-clonic activity at subarachnoid hemorrhage onset: impact on complications and outcome. PLoS ONE, 2013, 8(8):e71405.

[27] Ibrahim GM, Fallah A, Macdonald RL. Clinical, laboratory, and radiographic predictors of the occurrence of seizures following aneurysmal subarachnoid hemorrhage. J Neurosurg, 2013, 119(2):347–352.

[28] Chumnanvej S, Dunn IF, Kim DH. Three-day phenytoin prophylaxis is adequate after subarachnoid hemorrhage. Neurosurgery, 2007, 60(1):99–102, discussion 102–103.

[29] Graff-Radford NR, Torner J, Adams HP, Jr, et al. Factors associated with hydrocephalus after subarachnoid hemorrhage. A report of the Cooperative Aneurysm Study. Arch Neurol, 1989, 46(7):744–752.

[30] Hasan D, Vermeulen M, Wijdicks EF, et al. Management problems in acute hydrocephalus after subarachnoid hemorrhage. Stroke, 1989, 20(6):747–753.

[31] Roitberg BZ, Khan N, Alp MS, et al. Bedside external ventricular drain placement for the treatment of acute hydrocephalus. Br J Neurosurg, 2001, 15(4):324–327.

[32] Steinke D, Weir B, Disney L. Hydrocephalus following aneurysmal subarachnoid haemorrhage. Neurol Res, 1987, 9(1):3–9.

[33] Ropper AH. Management of raised intracranial pressure and hyperosmolar therapy. Pract Neurol, 2014, 14(3):152–158.

[34] Wybraniec MT, Mizia-Stec K, Krzych Ł. Neurocardiogenic injury in subarachnoid hemorrhage: a wide spectrum of catecholamin-mediated brain-heart interactions. Cardiol J, 2014, 21(3):220–228.

[35] Wartenberg KE, Mayer SA. Medical complications after subarachnoid hemorrhage: new strategies for prevention and management. Curr Opin Crit Care, 2006, 12(2):78–84.

[36] Kataoka H, Miyoshi T, Neki R, et al. Subarachnoid hemorrhage from intracranial aneurysms during pregnancy and the puerperium. Neurol Med Chir (Tokyo), 2013, 53(8):549–554.

[37] Robba C, Bacigaluppi S, Bragazzi NL, et al. Aneurysmal subarachnoid hemorrhage in pregnancy—case series, review and pooled data analysis. World Neurosurg, 2016, 88:383–398.

[38] Murthy SB, Moradiya Y, Shah S, et al. In-hospital outcomes of aneurysmal subarachnoid hemorrhage associated with cocaine use in the USA. J Clin Neurosci, 2014, 21(12):2088–2091.

[39] Oudshoorn SC, Rinkel GJ, Molyneux AJ, et al. Aneurysm treatment < 24 versus 24–72 h after subarachnoid hemorrhage. Neurocrit Care, 2014, 21(1):4–13.

[40] Perez-Barcena J, Llompart-Pou JA, O'Phelan KH. Intracranial pressure monitoring and management of intracranial hypertension. Crit Care Clin, 2014, 30(4):735–750.

[41] Mak CH, Lu YY, Wong GK. Review and recommendations on management of refractory raised intracranial pressure in aneurysmal subarachnoid hemorrhage. Vasc Health Risk Manag, 2013, 9:353–359.

[42] Humphreys H, Jenks PJ. Surveillance and management of ventriculitis following neurosurgery. J Hosp Infect, 2015, 89(4):281–286.

[43] Zabramski JM, Whiting D, Darouiche RO, et al. Efficacy of antimicrobial-impregnated external ventricular drain catheters: a prospective, randomized, controlled trial. J Neurosurg, 2003, 98(4):725–730.

[44] Hannon MJ, Behan LA, O'Brien MM, et al. Hyponatremia following mild/moderate subarachnoid hemorrhage is due to SIAD and glucocorticoid deficiency and not cerebral salt wasting. J Clin Endocrinol Metab, 2014, 99(1):291–298.

[45] Hannon MJ, Thompson CJ. Neurosurgical hyponatremia. J Clin Med, 2014, 3(4):1084–1104.

[46] McMahon AJ. Diabetes insipidus developing after subarachnoid haemorrhage from an anterior communicating artery aneurysm. Scott Med J, 1988, 33(1):208–209.

[47] Nguyen BN, Yablon SA, Chen CY. Hypodipsic hypernatremia and diabetes insipidus following anterior communicating artery aneurysm clipping: diagnostic and therapeutic challenges in the amnestic rehabilitation patient. Brain Inj, 2001, 15(11):975–980.

[48] Savin IA, Popugaev KA, Oshorov AV, et al. [Diabetes insipidus in acute subarachnoidal hemorrhage after clipping of aneurysm of the anterior cerebral artery and the anterior communicating artery] Anesteziol Reanimatol, 2007, Mar-Apr(2):56–59.

[49] Lee Y, Zuckerman SL, Mocco J. Current controversies in the prediction, diagnosis, and management of cerebral vasospasm: where do we stand? Neurol Res Int, 2013, 2013:373458.

[50] Dusick JR, Gonzalez NR. Management of arterial vasospasm following aneurysmal subarachnoid hemorrhage. Semin Neurol, 2013, 33(5):488–497.

[51] Meyer R, Deem S, Yanez ND, et al. Current practices of triple-H prophylaxis and therapy in patients with subarachnoid hemorrhage. Neurocrit Care, 2011, 14(1):24–36.

[52] Chittiboina P, Conrad S, McCarthy P, et al. The evolving role of hemodilution in treatment of cerebral vasospasm: a historical perspective. World Neurosurg, 2011, 75(5–6):660–664.

[53] Dankbaar JW, Slooter AJ, Rinkel GJ, et al. Effect of different components of triple-H therapy on cerebral perfusion in patients with aneurysmal subarachnoid haemorrhage: a systematic review. Crit Care, 2010, 14(1):R23.

[54] Treggiari MM; Participants in the International Multi-disciplinary Consensus Conference on the Critical Care Management of Subarachnoid Hemorrhage. Hemodynamic management of subarachnoid hemorrhage. Neurocrit Care, 2011, 15(2):329–335.

[55] Muench E, Horn P, Bauhuf C, et al. Effects of hypervolemia and hypertension on regional cerebral blood flow, intracranial pressure, and brain tissue oxygenation after subarachnoid hemorrhage. Crit Care Med, 2007, 35(8):1844–1851, quiz 1852.

[56] Nakagawa I, Hironaka Y, Nishimura F, et al. Early inhibition of natriuresis suppresses symptomatic cerebral vasospasm in patients with aneurysmal subarachnoid hemorrhage. Cerebrovasc Dis, 2013, 35(2):131–137.

[57] Suarez JI, Martin RH, Calvillo E, et al. Effect of human albumin on TCD vasospasm, DCI, and cerebral infarction in subarachnoid hemorrhage: the ALISAH study. Acta Neurochir Suppl (Wien), 2015, 120:287–290.

[58] Dabus G, Nogueira RG. Current options for the management of aneurysmal subarachnoid hemorrhage-induced cerebral vasospasm: a comprehensive review of the literature. Interv Neurol, 2013, 2(1):30–51.

[59] Huttunen J, Kurki MI, von Und Zu Fraunberg M, et al. Epilepsy after aneurysmal subarachnoid hemorrhage: a population-based, long-term follow-up study. Neurology, 2015, 84(22):2229–2237.

[60] Sorenson T, Lanzino G. Trials and tribulations: an evidence-based approach to aneurysm treatment. J Neurosurg Sci, 2016, 60(1):22–26.

[61] Molyneux A, Kerr R, Stratton I, et al; International Subarachnoid Aneurysm Trial (ISAT) Collaborative Group. International Subarachnoid Aneurysm Trial (ISAT) of neurosurgical clipping versus endovascular coiling in 2143 patients with ruptured intracranial aneurysms: a randomized trial. J Stroke Cerebrovasc Dis, 2002, 11(6):304–314.

[62] Molyneux AJ, Birks J, Clarke A, et al. The durability of endovascular coiling versus neurosurgical clipping of ruptured cerebral aneurysms: 18 year follow-up of the UK cohort of the International Subarachnoid Aneurysm Trial (ISAT). Lancet, 2015, 385(9969):691–697.

[63] Hart Y, Sneade M, Birks J, et al. Epilepsy after subarachnoid hemorrhage: the frequency of seizures after clip occlusion or coil embolization of a ruptured cerebral aneurysm: results from the International Subarachnoid Aneurysm Trial. J Neurosurg, 2011, 115(6):1159–1168.

[64] Scott RB, Eccles F, Molyneux AJ, et al. Improved cognitive outcomes with endovascular coiling of ruptured intracranial aneurysms: neuropsychological outcomes from the International Subarachnoid Aneurysm Trial (ISAT). Stroke, 2010, 41(8):1743–1747.

[65] Spetzler RF, McDougall CG, Zabramski JM, et al. The Barrow Ruptured Aneurysm Trial: 6-year results. J Neurosurg, 2015, 123(3):609–617.

[66] Sturaitis MK, Rinne J, Chaloupka JC, et al. Impact of Guglielmi detachable coils on outcomes of patients with intracranial aneurysms treated by a multidisciplinary team at a single institution. J Neurosurg, 2000, 93(4):569–580.

[67] Raper DM, Allan R. International subarachnoid trial in the long run: critical evaluation of the long-term follow-up data from the ISAT trial of clipping vs coiling for ruptured intracranial aneurysms. Neurosurgery, 2010, 66(6):1166–1169, discussion 1169.

[68] Lee S, Huddle D, Awad IA. Which aneurysms should be referred for endovascular therapy? Clin Neurosurg, 2000, 47:188–220.

[69] Jabbour P, Koebbe C, Veznedaroglu E, et al. Stent-assisted coil placement for unruptured cerebral aneurysms. Neurosurg Focus, 2004, 17(5):E10.

[70] Dabus G, Grossberg JA, Cawley CM, et al. Treatment of complex anterior cerebral artery aneurysms with Pipeline flow diversion: mid-term results. J Neurointerv Surg, 2017, 9(2):147–151.

[71] Ng PY, Huddle D, Gunel M, et al. Intraoperative endovascular treatment as an adjunct to microsurgical clipping of paraclinoid aneurysms. J Neurosurg, 2000, 93(4):554–560.

[72] Abdulrauf SI, Furlan AJ, Awad I. Primary intracerebral hemorrhage and subarachnoid hemorrhage. J Stroke Cerebrovasc Dis, 1999, 8(3):146–150.

[73] Saciri BM, Kos N. Aneurysmal subarachnoid haemorrhage: outcomes of early rehabilitation after surgical repair of ruptured intracranial aneurysms. J Neurol Neurosurg Psychiatry, 2002, 72(3):334–337.

[74] O'Dell MW, Watanabe TK, De Roos ST, et al. Functional outcome after inpatient rehabilitation in persons with subarachnoid hemorrhage. Arch Phys Med Rehabil, 2002, 83(5):678–682.

[75] Passier PE, Visser-Meily JM, Rinkel GJ, et al. Determinants of health-related quality of life after aneurysmal subarachnoid hemorrhage: a systematic review. Qual Life Res, 2013, 22(5):1027–1043.

[76] Ansari SA, Dueweke EJ, Kanaan Y, et al. Embolization of intracranial aneurysms with second-generation Matrix-2 detachable coils: mid-term and long-term results. J Neurointerv Surg, 2011, 3(4):324–330.

[77] Poncyljusz W, Zarzycki A, Zwarzany Ł, et al. Bare platinum coils vs. HydroCoil in the treatment of unruptured intracranial aneurysms—a single center randomized controlled study. Eur J Radiol, 2015, 84(2):261–265.

[78] Lanzino G, Kanaan Y, Perrini P, et al. Emerging concepts in the treatment of intracranial aneurysms: stents, coated coils, and liquid embolic agents. Neurosurgery, 2005, 57(3):449–459, discussion 449–459.

[79] Cossu G, Messerer M, Oddo M, et al. To look beyond vasospasm in aneurysmal subarachnoid haemorrhage. BioMed Res Int, 2014, 2014:628597.

11 急性缺血性脑卒中的化学溶栓与机械取栓

Michael Jones, Michael J. Schneck, William W. Ashley Jr., Asterios Tsimpas

摘　要

在过去的二十年里，阿替普酶静脉溶栓（IV TPA）已经成为治疗急性缺血性脑卒中的"标准治疗"。以往的机械血栓清除装置（不使用 IV TPA 或使用 IV TPA 作为桥接治疗）在大血管闭塞性缺血性卒中的治疗中与 IV TPA 相比未能显示更多获益。近年来，在颈内动脉远端和大脑中动脉近端闭塞的治疗中，应用支架取栓器进行动脉内（IA）血栓取栓术结合 IV TPA 作为桥接治疗，比单纯 IV TPA 更有效。未来的研究也许会证明不进行桥接治疗的机械取栓术更有益。随机研究也在进行中，以确认 IA 血栓取栓术对后循环卒中的益处。通过优化病例筛选，加上多模态神经成像，均可能进一步改善患者预后。然而，到目前为止，临床评估和 CT（也许联合 CT 血管成像）的快速评估似乎足以立即筛选出可能的 IA 取栓患者。

关键词：急性缺血性脑卒中，动脉内溶栓，阿替普酶静脉溶栓（IV TPA），机械溶栓，支架取栓器，血栓切除术 / 血栓栓子切除术

11.1 引　言

在美国，卒中是导致残疾的首要原因，也是第五大死亡原因，目前造成每年近 80 万人死亡[1]。大约 87% 的卒中是缺血性的[2]。通常可通过详细的病史和神经系统检查来判断血管闭塞的位置。组织灌注重建所需的时间是决定预后和恢复的重要因素[3]。尽管静脉注射组织型纤溶酶原激活物（IV t-PA）仍是脑血流恢复的一线治疗药物，但其疗效有限。对特定患者进行血管内治疗可以提高血管再通率，特别是对于急性大血管闭塞（LVO）患者来说，是一种非常有吸引力的选择[4]。

11.2 评　估

急性缺血性脑卒中患者评估的一个关键因素是症状出现的时间，也被称为"发作"。这有时难以确定。在这种情况下，我们会根据最后一次看到患者正常的时间来推测发作时间。在确保气道、呼吸和循环（ABC）安全之后，应迅速进行神经学检查，其中包括美国国立卫生院卒中量表（NIHSS）。应排除可出现类似症状的其他情况，如低血糖、偏头痛、癫痫发作和晕厥。最初的检查应包括患者的生命体征，以及实验室检查，如血糖、血常规、心肌酶、基础代谢指标和凝血检查。此外，应及时完善心电图检查和头颅 CT 平扫，后者用于排除脑出血（ICH）（表 11.1）。有时可以在 CT 上看到"致密的大脑中动脉（MCA）征"，通常表示其 M1 段血栓形成（图 11.1）。

最近的研究建议进行急诊非侵入性血管成像，如含或不含灌注像的 CTA 或 MRA，以进一步筛选出可能从血管内治疗中获益的 LVO 患者[4–8]。然而，最佳的治疗范式目前仍在研究之中[3]。

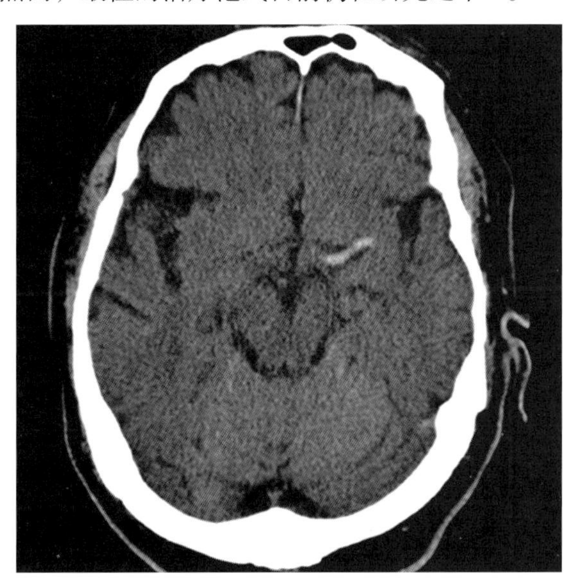

图 11.1　CT 提示左侧大脑中动脉高密度影

表 11.1　1 例疑似急性缺血性脑卒中患者的急诊评估和初步处理

初始评估及处理
1. 明确发病时间：急性缺血性脑卒中的治疗是高度时间敏感的。对于症状符合急性缺血性脑卒中的患者，应予以评估并行急诊血管再通治疗。患者到达急诊后应立刻予以分类治疗
2. 急诊科医生在患者到达后便开始评估（如患者于急诊就诊）
3. 保证 ABC（气道、呼吸和循环）
4. 心电监护
5. 血氧监护，必要时吸氧，维持血氧饱和度＞ 94%
6. 建立两路外周静脉通路
7. 抽血送检（后有详述）
8. 测患者体重
9. 禁食，直至吞咽功能评估
10. 美国国立卫生院卒中量表
立刻完善的诊断学检查
1. 患者到达医院 45min 之内完成 CT 平扫 /CTA，或脑 MRI/MRA
2. 立刻完善血糖、BMP*、CBC*、PT/INR*、PTT*、血型抗体筛查，肌钙蛋白在患者到医院 45min 内采集并回报结果
3. 床旁血糖及肌酐
4. 10min 内完成心电图
*IV t-PA（阿替普酶），不应因等待检验结果而延误溶栓治疗，除非：①临床上怀疑出血或有血小板减少症；②患者已使用肝素、华法林或新型口服抗凝药（达比加群，利伐沙班，阿哌沙班，艾多索班）；③不能确定是否使用抗凝药
必要时完善额外检查
1. 申请 45min 内完善 CXR
2. 红细胞沉降速度
3. 肝功能检查
4. 毒物筛查
5. 镰形红细胞筛查
6. 血酒精含量
7. 育龄期女性筛查怀孕与否
8. 动脉血气
9. 腰椎穿刺（如怀疑蛛网膜下腔出血而 CT 未发现）
10. 脑电图（如怀疑癫痫）

BMP: 基础代谢检查; CBC: 血常规; CT: 计算机断层扫描; CTA: CT 血管成像; CXR: 胸部 X 线片; ECG: 心电图; INR：国际标准化比值；MRA：磁共振血管成像；MRI：磁共振成像；PT：凝血酶原时间；PTT：部分凝血活酶时间；t-PA：组织型纤溶酶原激活物

11.3 管　理

11.3.1 静脉溶栓

美国国立神经疾病和卒中研究中心（NINDS）的开创性 t-PA 研究共纳入 624 例患者，其被随机分为静脉注射 t-PA 组和安慰剂组，研究表明在出现症状后 3h 内使用 t-PA 进行全身静脉溶栓可以有效治疗急性缺血性脑卒中[9]。静脉注射 t-PA 的剂量为 0.9mg/kg（最大剂量为 90mg），其中 10% 的剂量作为初始推注给药超过 1min，其余剂量给药超过 1h[9]。溶栓试验的汇总分析提示，90min 时的调整优势比（OR）为 2.81，91~180min 的 OR 为 1.55[10]。近 30% 的患者在 3 个月后可能有轻微的残疾，或者没有残疾。出血性并发症的风险为 6%。自 1995 年以来发表了一系列临床病例组，与前述结果均一致，且均提示出血风险较低[8]。考虑到重型卒中患者的并发症更高，实际情况可能更缓和一些[5,11]。良好预后的预测因素包括症状出现 90min 内启动治疗、"正常"基线 CT（无脑出血或明确显影的梗死）、基线卒中严重程度较轻、无糖尿病病史，以及治疗前血糖水平和血压正常。不良预后和(或)出血转化的预测因素包括：治疗前 CT 扫描显示广泛的低密度伴占位效应或大脑中动脉供血区超过 1/3 区域密度降低，高龄，静脉注射较大剂量 t-PA，治疗前血糖＞ 11mmol/L，治疗前、治疗期间和治疗后血压（尤其是舒张压）显著升高，需要治疗的高血压，治疗前严重神经功能缺损，以及未依照 NINDS 研究方案治疗[5,9]。

2008 年发表了欧洲合作急性卒中研究Ⅲ（ECASS Ⅲ）试验，将治疗窗延长至 4.5h，适用于符合标准的 IV t-PA 准则、年龄小于 80 岁、未接受任何抗凝治疗、既往无卒中和糖尿病病史的患者。接受静脉注射 t-PA 的患者比服用安慰剂的患者预后更好（52.4% *vs.* 45.2%）。静脉注射 t-PA 的脑出血发生率高于安慰剂组（所有类型的脑出血，27.0% *vs.* 17.6%）。静脉注射 t-PA 组和安慰剂组之间的死亡率无显著差异（分别为 7.7% 和 8.4%）[12]。需要注意的是，对于 3~4.5h 时间窗，除了 0~3h 时间窗的其他 IV TPA 排除标准之外，80 岁以上、接受抗凝治疗 [无论测得的国际标准化比值（INR）如何] 和既往有卒中或糖尿病病史的患者，都不应在此时间窗内接受治疗[3]。

如能早期启动静脉注射 t-PA 会特别有效[10]。与 91~180min 时间窗内启动治疗相比，90min 内静脉注射 t-PA 的效果更好。在汇总分析中，当在 181~270min 给药时，超过 3h 这一有利结果的 OR 是 1.4；在 271~360min 给药时，OR 是 1.15。在 0~90min、91~180min 和 181~270min 的时间窗内，风险比大约是 1.0，而在 271~360min 的时间窗内，风险比增加了 0.45。据溶栓研究的 Cochrane 综述报道，静脉注射 t-PA 伴致死性脑出血的 OR 为 3.60，症状性出血的 OR 为 3.13[13]。在治疗窗长达 6h 的静脉注射 t-PA 的汇总试验中，死亡人数没有显著增加，相当于每 1000 例接受治疗的患者中，有 19 例额外死亡。尽管如此，死亡或残疾的 OR 只有 0.80，这相当于每 1000 例患者接受治疗仅多了 55 例的可独立生活幸存者[10]。Cochrane 对静脉注射 t-PA 研究的荟萃分析可能夸大了静脉注射 t-PA 的并发症发生率，因为其纳入了招募超出 3h 时间窗患者的研究。因此，严格遵守特定协议和纳入排除标准是至关重要的（表 11.2）。

表 11.2 静脉注射 t-PA 的纳入和排除标准

静脉注射 t-PA 评估指南
卒中发生于 3h 之内
适应证： · 症状发生于 3h 之内的急性缺血性脑卒中 · 颅脑 CT 排除出血 · 在卒中症状出现 3h 内输注药物 排除标准： 1. 3 月内有过卒中或严重颅脑损伤 2. 大脑中动脉供血区有 1/3 以上明显低密度，或考虑颅内出血 3. 3 月内曾行颅脑手术或脊髓手术 4. 尽管已采用合理降压手段，但收缩压持续≥ 185mmHg 或舒张压≥ 110mmHg 5. 颅内有出血高风险因素，如肿瘤、动静脉畸形和动脉瘤 6. 有活动性内出血 7. 7d 内有难以压迫区域的动脉穿刺 8. 48h 内使用肝素或华法林以及 APTT* 或 INR* ≥ 1.7，或 48h 内服用其他抗凝药 9. 血小板计数 * ＜ 100,000/μL 10. 血糖＜ 50mg/dL 11. 相对禁忌证包括近期手术、颅脑、胃肠道或泌尿系出血或严重创伤、妊娠、3 月内发生心肌梗死、有左心血栓证据、急性心包炎、亚急性细菌性心内膜炎、糖尿病视网膜病变（或其他出血性眼科疾病）、严重肝功能异常，以及症状缓解迅速或仅有轻微神经功能学异常且考虑恢复可能性较大
* 对于近期无抗凝药物使用史、血小板减少症或临床怀疑有出血倾向的患者，可在实验室检查回报前采用 t-PA 治疗

表 11.2（续）

静脉注射 t-PA 评估指南
卒中发生于 3~4.5h
适应证： · 症状发生于 3~4.5h 的急性缺血性脑卒中 · 必须在 4.5h 内输注药物 除了前述排除标准外，还必须考虑以下所有排除标准： 1. 患者年龄≥ 80 岁 2. 患者既往发生过卒中或糖尿病 3. 患者 NIHSS 评分＞ 25 分 4. 患者口服抗凝药，此时不考虑 INR 具体数值

APTT：活化部分凝血活酶时间；CT：计算机断层扫描；INR：国际标准化比值；NIHSS：美国国立卫生院卒中量表；t-PA：组织型纤溶酶原激活物

11.3.2 动脉内化学溶栓及机械取栓

许多患者未能在可静脉注射 t-PA 的时间窗内到达卒中中心。动脉内（IA）溶栓是一种不错的选择，其可将时间窗延长到 4.5h 以上，对近端急性大血管闭塞（如基底动脉或大脑中动脉近端）可能特别有效 [14–18]。

Prolyse 急性脑血栓 Ⅱ（PROACT Ⅱ）研究表明，对较大大脑中动脉闭塞患者在发病 6h 内进行尿激酶前体药物的 IA 溶栓治疗，其获得血管再通和临床改善的可能性更大 [17]。在这项 IA 治疗大脑中动脉闭塞的双盲随机研究中，共纳入 180 例患者进行了前尿激酶（proUK）的应用评价，这些患者被随机分为 IA proUK 联合 IV 肝素组和单纯 IV 肝素组。40% 的 proUK 患者与 25% 的对照组患者预后良好 [改良 Rankin 评分（mRS）≤ 2 分；P=0.04]。ProUK 组患者的再通率为 66%，对照组患者为 18%（P ＜ 0.001）。proUK 患者中 24h 内出现脑出血伴神经功能恶化的发生率为 10%，而对照组为 2%（P = 0.06）[15]。

这项随机研究的结果不足以使该药物在美国获得批准。然而，其刺激了 t-PA、瑞替普酶和尿激酶在不符合静脉溶栓条件的急性缺血性脑卒中患者中的超说明书用药。值得注意的是，目前还没有很好地确定 IA 溶栓的实际时间窗口。在 PROACT Ⅱ研究中，大脑中动脉闭塞应在症状出现后 6h 内进行治疗。然而，一些病例系列研究表明，前循环卒中可在症状出现后 8h 内接受治疗，而后循环闭塞的时间窗可能更长，接近 12~24h[14–16,18]。Chalela 等报告了他们在冠脉搭桥等外科手术后进行 IA 溶栓治疗脑卒中患者的经验，总 t-PA 剂量为 9~40mg，中位剂量为 21mg[19]。Ochsner 临床机构报道了 11 例患者，其不符合 IV t-PA 的条件，平均给予 15.1mg（± 8.0mg）的 IA t-PA。38% 的患者在 30d 后可恢复生活自理 [20]。这些研究的主要不足在于患者招募及入组量较少，也从侧面反映了过去几十年整个卒中治疗的基础设施建设情况。

卒中的紧急处理（EMS）和卒中介入治疗Ⅲ（IMS Ⅲ）研究了 IV 和 IA 桥接联合溶栓的治疗有效性。Lewandowski 及其同事发表了一项双盲、随机、安慰剂对照的多中心Ⅰ期研究，即 IV t-PA 组与安慰剂对照组，随后立即进行脑血管造影和局部 IA 注射 t-PA。IV/IA 组死亡更多，但两组患者 7~10d 和 3 个月的预后无显著差异。IV/IA 组再通率更高，11 例 IV/IA 患者中有 6 例患者有 3 级心肌梗死溶栓（TIMI 3）血流，10 例安慰剂 /IA 患者中仅有 1 例患者再通（P = 0.03），且再通率与 t-PA 总剂量相关（P = 0.05）。2 例患者发生危及生命的脑出血，均在 IV/IA 组。2 例 IV/IA 患者和 1 例安慰剂 /IA 患者发生了中到重度的脑出血相关并发症 [21]。在最近的 IMS Ⅲ研究中，Broderick 等报告了 80 例 NIHSS 评分＜ 10 分的患者的联合治疗方法。在症状出现后 3h 内静脉注射小剂量 t-PA（0.6mg/kg，最大剂量 60mg，应用时间超过 30min），而后接受 IA t-PA（最大剂量 22mg，应用超过 2h）。研究显示，IV t-PA 后 IA

治疗与单独 IV t-PA 的安全性相似，在功能独立性预后方面也没有显著差异[22]。

除了可更加局部应用溶栓药物、延长患者接受治疗的时间窗之外，IA 溶栓仍然受到全身性溶栓治疗的大多数纳入 / 排除标准的限制。此外，IA 组患者的脑出血发生率比 IV 组高，尽管这也可能反映了血管内治疗组患者的卒中严重程度更高，因此出血性再灌注损伤的基线风险也更高。基于此，人们开始尝试不应用溶栓药物的机械取栓术。目前已经研究了各种各样的装置，包括网套、篮筐、抽吸装置、球囊、激光和血管内超声设备[23]。机械取栓代替 IA 药物溶栓的主要优点是可用于部分凝血活酶时间延长（＜2 倍正常值）、INR＜3.0 或血小板计数＜30,000/μL 的无法使用 IA 药物的患者。

脑缺血机械栓塞清除（MERCI）取栓器（Concentric Medical）最早被批准用于临床（图 11.2）。手术包括在颈内动脉近端对球囊导引导管充气。然后，将一根导丝和 MERCI 微导管通过导引导管穿过血栓，利用开瓶器状的取栓器捕获血块。球囊充气以阻止血液向远端流动，同时将其撤回至导引导管内[24–26]。该设备因 MERCI 研究获批，研究报告颅内血管再通率为 46%（69/151 例患者），而历史对照组的再通率为 18%。治疗时间窗也延长至发病后 8h。在 90d 时，成功再通的患者中有 46% 者表现为良好的神经功能预后

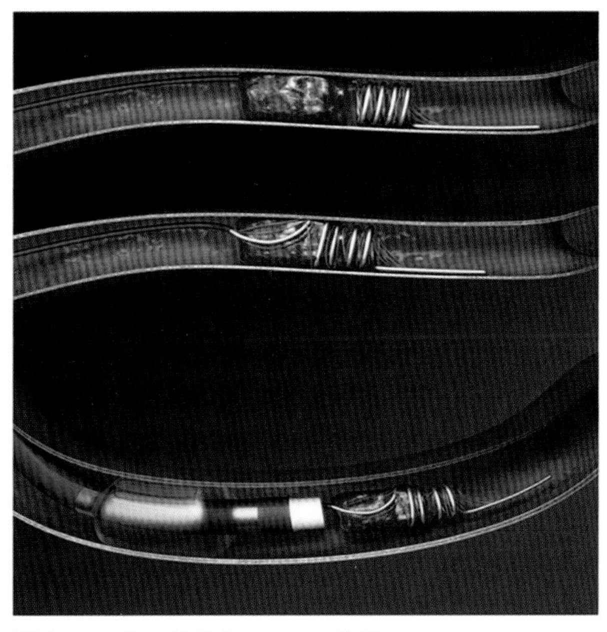

图 11.2 离心式医用 MERCI 装置

（mRS ≤ 2 分），而未再通的患者中仅有 10% 者有良好的神经功能预后（P=0.000 1）。7.8% 的患者出现症状性脑出血。与未再通患者相比，再通患者的死亡率也有所降低（32% *vs.* 54%；P=0.01）[27]。然而，MERCI 试验是一项单组非随机研究，该研究使用的历史对照为 PROACT Ⅱ研究中的安慰剂组。但 PROACT Ⅱ安慰剂组只有 27% 的死亡率，且 MERCI 研究中 46% 的大脑中动脉再通率与 PROACT Ⅱ研究中 proUK 组 66% 的再通率相比，也较为逊色[24–25]。

紧随最初 MERCI 研究的是 3 年后的 Multi MERCI 研究。该研究使用了较新版本的 MERCI 取栓器治疗，57.3% 的患者在没有辅助治疗的情况下血管再通，69.5% 的患者在使用 IA t-PA 辅助治疗后血管再通。36% 的患者预后较好（mRS ≤ 2 分），死亡率为 34%，症状性脑出血发生率为 9.8%[28]。

MERCI 设备使用起来相当累赘。此外，许多神经介入专家对 MERCI 的再通率不满意。作为这些问题的“解决方案”，Penumbra 吸引系统应运而生。该系统由可以同轴组合的抽吸导管和具有泪滴状尖端的分离丝组成。将导管导引至血栓附近，然后将其吸引出。分离丝有双重用途，可浸渍血栓将其吸出，并清除导管末端太大而无法抽吸的血栓残留物。Penumbra Pivotal Stroke 试验纳入了症状出现 8h 内无法进行静脉注射 t-PA 或应用后无效的 125 例 NIHSS 评分[3]为 8 分的患者。治疗后，81.6% 的患者血管再通至 TIMI 2~3 级，其中 25% 的患者 mRS ≤ 2 分，28% 的患者在 24h CT 上发现有脑出血，其中 11.2% 者有症状[29]。

上述两项试验的良好结果刺激了机械性取栓装置在急性缺血性脑卒中患者中的使用。然而，使用第二代设备的随机对照试验（RCT）未能显示 IA 药物溶栓或机械取栓的显著优势。过去几年也发表了数个重要的临床研究，包括 SYNTHESIS 扩展研究、IMS Ⅲ研究和 MRRESCUE 研究[20,30–31]。在所有这些 RCT 中，血管内治疗并不优于静脉注射 t-PA。此外，MRRESCUE 研究表明灌注成像无法筛选出能从血管内治疗特别获益的一组患者。关于这些研究的中性结果，提出了多种解释，包括启动 IA 治疗的相对延迟，缺乏明确的预处理成像，以及使用的是老一代设备技术。同时 CTA 也

远没有得到充分应用，导致在这些试验中有很大比例的患者伴有未发现的大脑前动脉近端闭塞[22]。

2015年发表的最新RCT表明，在恰当选择的患者中，利用新一代设备联合静脉注射t-PA，优于单独使用静脉注射t-PA的标准药物治疗[8]。最近一项对包含2423例患者的8项临床研究进行的荟萃分析显示，在接受血管内治疗的患者中，44.6%的患者在90d内实现功能独立（mRS为0~2分），而接受标准药物治疗的患者中，这一比例为31.8%。24h血管造影提示，介入取栓术与标准药物治疗相比，再通率显著提高（75.8% *vs.* 34.1%；$P < 0.001$）。此外，90d内症状性脑出血的发生率（5.7% *vs.* 5.1%；$P=0.56$）或90d的全因死亡率（15.8% *vs.* 17.8%；$P=0.27$）均无显著差异[27]。

MRCLEAN是新的支架取栓器中第一个显示机械取栓术阳性结果的研究。在这项研究中，如患者在症状出现6h内经动脉血管成像（CTA、MRA或常规血管造影）证实为前循环卒中，则启动IA治疗。该研究纳入了包括颈内动脉（ICA）远端、大脑中动脉M1或M2段或大脑前动脉（ACA）分支闭塞的患者。MRCLEAN研究表明，机械取栓良好功能预后（mRS为0~2分）较对照组的绝对改善率为13.5%（32.6% *vs.* 19.1%）。同时，死亡率或有症状的脑出血发生率无显著差异[4]。

MRCLEAN的结果随后得到了ELEASH、SWIFT PRIME、EXTEND-IA和REVASCAT研究的证实，所有这些研究都采用了支架取栓器，同时尽可能缩短了从症状出现到干预的时间[5–8]。在SWIFT PRIME研究中，从抵达卒中中心到股动脉穿刺的中位时间是90min，目标是70min；而在ESCAPE研究中，从完成影像学检查到再灌注的中位时间是84min。这显示了通过卒中救治系统实现早期卒中干预的重要性[8,32]。此外，MRCLEAN研究显示，结合CT平扫和CTA足以筛选出可能从干预中受益的患者。最近的研究使用了Alberta卒中项目早期CT评分法（ASPECTS），该方法基于非增强CT来估计可挽救的组织和梗死的核心范围。ASPECTS是通过评估大脑中动脉供血区的两个标准化区域来实现的：基底节平面，可以看到丘脑、基底节和尾状核；节上平面，包括放射冠和半卵圆中心。正常的CT扫描得分为10分，而得分为0则表明整个大脑中动脉供血区弥漫性受累[33]。

评估软脑膜侧支循环在一定程度上也可预测血管内治疗后的结果。理想情况下，多期CTA可用于评估动脉阻塞时远端软脑膜动脉回流向脑组织的血流量[34]。侧支循环不良的患者更有可能因血管内治疗而发生并发症，侧支循环较好的患者梗死体积和梗死进展都较少，预后也更好[35–36]。最近的研究还结合了MR扩散加权成像（DWI）和CT灌注成像，这两种成像都可较为准确地预测患者能否从血管内治疗中获益。然而，这些成像方式耗时更长、辐射剂量更大，有些还需要造影剂，而灌注成像的效用目前尚未得到证实[18,37]。在选择成像方式时，需要在效率和可准确排除血管内治疗无效患者之间取得平衡。

11.3.3 串联闭塞

对于存在近端LVO的患者，包括颈内动脉、大脑中动脉或大脑前动脉近端以及椎动脉和基底动脉，研究发现第二个近端LVO的发生率很高[37–38]。与单纯LVO相比，这些串联闭塞的死残率较高，静脉注射t-PA的再通率较低[39–40]。与孤立的前循环大血管闭塞相似，血管内治疗与静脉注射t-PA相比，可以提高再通率和临床预后，但为优化再通和改善预后的设备选择以及操作流程目前仍有争议[41]。一些学者主张先使颈内动脉再通，而后再处理远端闭塞[42]。也有学者主张在处理颈内动脉闭塞之前，先对大脑中动脉或大脑前动脉闭塞进行初步再通处理[43–45]。最近的一项研究发现，处理远端闭塞使受累的大脑区域再通时间减少了近60min[46]，而也有研究认为反倒增加了近20min[47]。顺行性颈内动脉再通可以改善缺血区的侧支循环。而且，在仅进行近端颈内动脉闭塞再通的患者中，可观察到高达50%的患者自发再通[48]。此外，不处理近端颈内动脉闭塞可能导致远端栓塞或反复栓塞，这是一个十分令人担忧的问题[46]。

11.3.4 操作细节

在本中心，我们提倡采用清醒镇静而非全身麻醉进行卒中干预，因为在全身麻醉下治疗的患者出现不良神经结局和死亡的概率似乎更高[49]。使用 8F 股动脉鞘建立血管通路，可在必要时容纳多轴系统，并可放置较大的颈动脉支架。根据手术者习惯，决定是否静脉注射肝素。之后将 8F 鞘送抵受累血管。如果发现颈动脉闭塞，首先行球囊血管成形术和支架置入术。近端保护优于远端保护。如果需要紧急放置颈动脉支架，则有必要进行抗血小板治疗。我们会静脉注射阿昔单抗（0.25mg/kg），之后经鼻胃管给予 650mg 阿司匹林和 600mg 氯吡格雷。颈动脉支架放置完毕后，导引导管穿过支架并进入颈内动脉远端。我们希望能够避免从新放置的颈动脉支架上拖拽支架取栓器。使用中号抽吸导管，例如 Penumbra 5 Max ACE（Penumbra Inc., Alameda, CA）（图 11.3，图 11.4），通过导引导管送抵栓子近端。然后使用诸如 Marksman（Medtronic Neurovascular, Minneapolis, MN） 或 Excelsior XT-27（Stryker Neurovascular, Fremont, CA）这样的微导管来穿过栓子到达其远端。通过中号导管和微导管同时注射造影剂，描绘出栓子的范围。一旦通过血栓，则从远端将支架取栓器拉向近端。注意要使用足够长和足够宽的支架，以便将栓子可靠控制在取栓器内。最近大多数研究都建议使用 Solitaire FR（Medtronic Neurovascular）（图 11.5） 或 Trevo XP ProVue（Stryker Neurovascular）（图 11.6）支架取栓器。支架取栓器可扩张 5min。然后通过栓子近端的中号导管进行抽吸，同时在透视下取出微导管和支架（图 11.7，图 11.8）。然后进行血管造影检查，

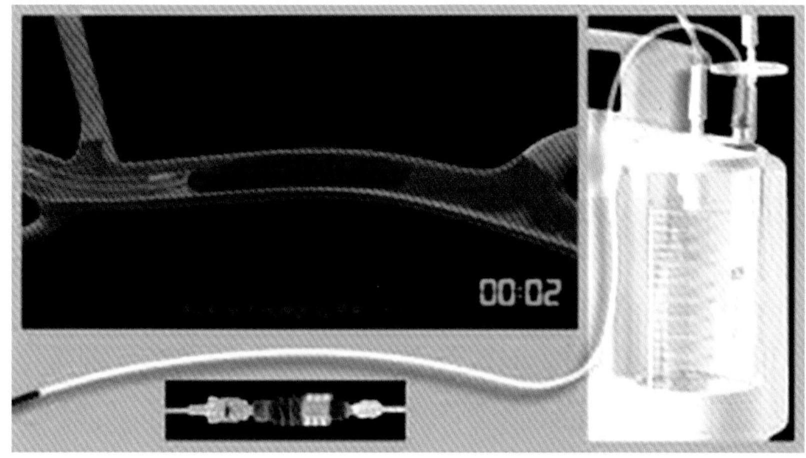

图 11.3 工作中的 Pneumbra 5Max ACE 吸引系统

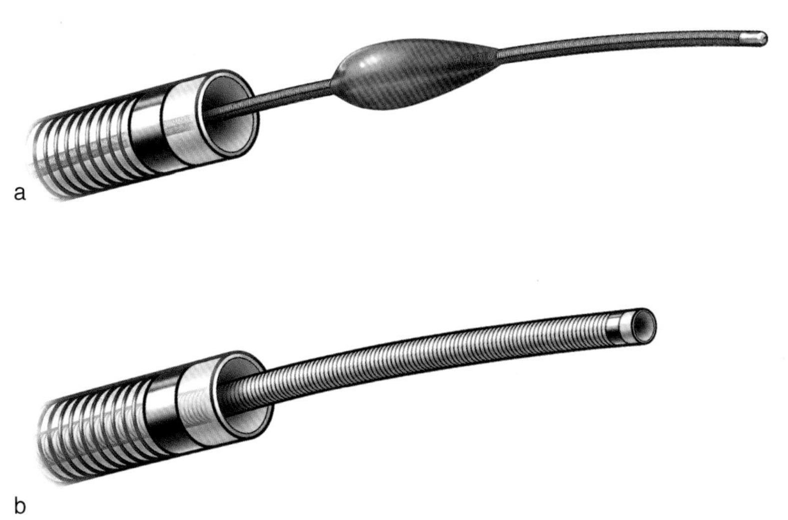

图 11.4 Pneumbra 5Max ACE 吸引系统连接分离器（a）及搭配微导管结合支架取栓器（b）

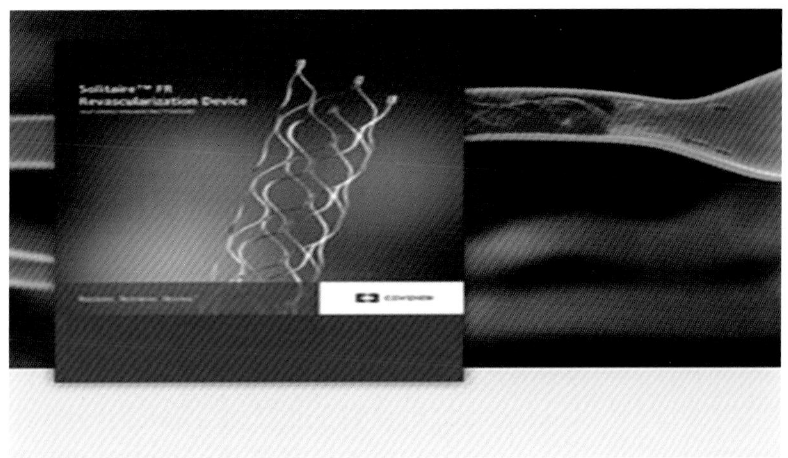

图 11.5　Solitaire FR 支架取栓器

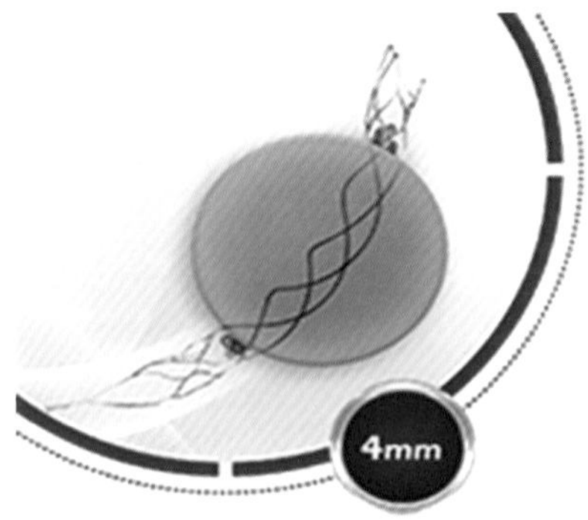

图 11.6　Trevo XP Provue 支架取栓器

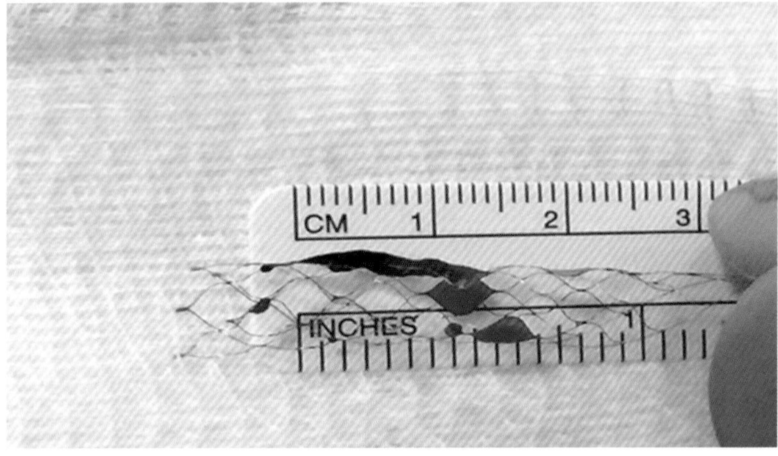

图 11.7　Solitaire FR 捕获血栓

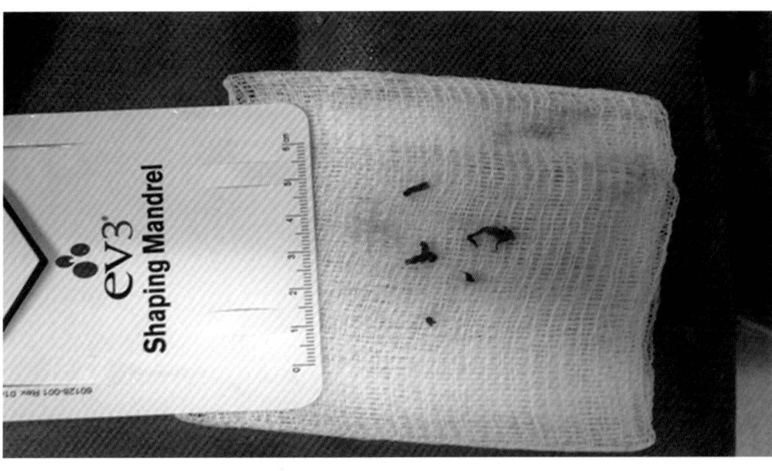

图 11.8　闭塞动脉中取出多块血栓

评估血运重建情况。如必要可重复几次前面提到的操作。如果栓子很硬或钙化，多次尝试均无法卡在取栓器内，那么使用金属丝分离器（Penumbra）（图 11.4）有时会取得良好效果。有时可通过 IA t-PA 来软化栓子。但使用时应谨慎，特别是已全量静脉注射 t-PA 的情况下。通常可使用脑梗死溶栓（TICI）量表评估血运重建[50]。

在闭塞的血管再通之前，我们建议维持较高的平均动脉压，以保证侧支血管的灌注。然而，血管再通后，为避免再灌注损伤，应立即将平均动脉压降至 100mmHg 以下。手术后可早期进行 CT 扫描，以排除再灌注损伤，然后进行 MR 扩散序列成像和表观扩散系数（ADC）像，以明确梗死范围。在本中心，手术后 24h 会再次复查 CT。如果没有再灌注损伤的迹象，则可开始使用阿司匹林。卒中干预后 24h 再次进行 NIHSS 评分。通过 mRS 客观地随访患者预后情况，其范围从 0（无损伤）到 6 分（死亡）[51]。

11.4 结　论

在很长一段时间内，静脉注射 t-PA 是急性缺血性脑卒中唯一被证实的溶栓疗法。之后，使用支架取栓器的机械取栓术（无论是否使用抽吸导管）已被证明对特定的急性缺血性脑卒中患者更为有益。如果符合特定的纳入标准，出现急性大血管闭塞的患者可以考虑在静脉注射 t-PA 后进行血管内介入治疗，或者将介入治疗作为那些不符合静脉注射 t-PA 条件的患者的单一治疗。关于药物和（或）血管内溶栓疗法的进一步研究可能会使更多急性缺血性脑卒中患者有条件接受血管再通治疗。

参考文献

[1] Mozaffarian D, Benjamin EJ, Go AS, et al; American Heart Association Statistics Committee and Stroke Statistics Subcommittee. Heart disease and stroke statistics—2015 update: a report from the American Heart Association. Circulation, 2015, 131(4):e29–e322.

[2] Caplan LR. Intracranial branch atheromatous disease: a neglected, understudied, and underused concept. Neurology, 1989, 39(9):1246–1250.

[3] Jauch EC, Saver JL, Adams HP, Jr, et al; American Heart Association Stroke Council, Council on Cardiovascular Nursing, Council on Peripheral Vascular Disease, Council on Clinical Cardiology. Guidelines for the early management of patients with acute ischemic stroke: a guideline for healthcare professionals from the American Heart Association/American Stroke Association. Stroke, 2013, 44(3):870–947.

[4] Berkhemer OA, Fransen PS, Beumer D, et al; MR CLEAN Investigators. A randomized trial of intraarterial treatment for acute ischemic stroke. N Engl J Med, 2015, 372(1):11–20.

[5] Campbell BC, Mitchell PJ, Kleinig TJ, et al; EXTEND-IA Investigators. Endovascular therapy for ischemic stroke with perfusion-imaging selection. N Engl J Med, 2015, 372(11):1009–1018.

[6] Goyal M, Demchuk AM, Menon BK, et al; ESCAPE Trial Investigators. Randomized assessment of rapid endovascular treatment of ischemic stroke. N Engl J Med, 2015, 372(11):1019–1030.

[7] Molina CA, Chamorro A, Rovira À, et al. REVASCAT: a randomized trial of revascularization with SOLITAIRE FR device vs. best medical therapy in the treatment of acute stroke due to anterior circulation large vessel occlusion presenting within eight-hours of symptom onset. Int J Stroke, 2015, 10(4):619–626.

[8] Saver JL, Goyal M, Bonafe A, et al. SWIFT PRIME Investigators. Stent-retriever thrombectomy after intravenous t-PA vs. t-PA alone in stroke. N Engl J Med, 2015, 372(24):2285–2295.

[9] Molina CA. Futile recanalization in mechanical embolectomy trials: a call to improve selection of patients for revascularization. Stroke, 2010, 41(5):842–843.

[10] Inoue M, Mlynash M, Straka M, et al. Patients with the malignant profile within 3 hours of symptom onset have very poor outcomes after intravenous tissue-type plasminogen activator therapy. Stroke, 2012, 43(9):2494–2496.

[11] Hussein HM, Georgiadis AL, Vazquez G, et al. Occurrence and predictors of futile recanalization following endovascular treatment among patients with acute ischemic stroke: a multicenter study. AJNR Am J Neuroradiol, 2010, 31(3):454–458.

[12] Hacke W, Kaste M, Bluhmki E, et al; ECASS Investigators. Thrombolysis with alteplase 3 to 4.5 hours after acute ischemic stroke. N Engl J Med, 2008, 359(13):1317–1329.

[13] Bang OY, Saver JL, Kim SJ, et al. Collateral flow predicts response to endovascular therapy for acute ischemic stroke. Stroke, 2011, 42(3):693–699.

[14] del Zoppo GJ, Higashida RT, Furlan AJ, et al. PROACT: a phase II randomized trial of recombinant pro-urokinase by direct arterial delivery in acute middle cerebral artery stroke. PROACT Investigators. Prolyse in Acute Cerebral Thromboembolism. Stroke, 1998, 29(1):4–11.

[15] Furlan A, Higashida R, Wechsler L, et al. Intra-arterial prourokinase for acute ischemic stroke. The PROACT II study: a randomized controlled trial. Prolyse in Acute Cerebral Thromboembolism. JAMA, 1999, 282(21):2003–2011.

[16] Ogawa A, Mori E, Minematsu K, et al; MELT Japan Study Group. Randomized trial of intraarterial infusion of urokinase within 6 hours of middle cerebral artery stroke: the Middle Cerebral Artery Embolism Local Fibrinolytic Intervention Trial (MELT) Japan. Stroke, 2007, 38(10):2633–2639.

[17] Caplan LR. Caplan's Stroke: A Clinical Approach. 4th ed. Philadelphia, PA: Elsevier/Saunders, 2009.

[18] Mozaffarian D, Benjamin EJ, Go AS, et al; American Heart Association Statistics Committee and Stroke Statistics Subcommittee. Heart disease and stroke statistics—2015 update: a report from the American Heart Association. Circulation, 2015, 131(4):e29–e322.

[19] Chalela JA, Katzan I, Liebeskind DS, et al. Safety of intra-arterial thrombolysis in the postoperative period. Stroke, 2001, 32(6):1365–1369

[20] Ramee SR, Subramanian R, Felberg RA, et al. Catheter-based treatment for patients with acute ischemic stroke ineligible for intravenous thrombolysis. Stroke, 2004, 35(5):e109–e111.
[21] Lewandowski CA, Frankel M, Tomsick TA, et al. Combined intravenous and intra-arterial r-TPA versus intra-arterial therapy of acute ischemic stroke: Emergency Management of Stroke (EMS) Bridging Trial. Stroke, 1999, 30(12):2598–2605.
[22] Broderick JP, Palesch YY, Demchuk AM, et al; Interventional Management of Stroke (IMS) III Investigators. Endovascular therapy after intravenous t-PA versus t-PA alone for stroke. N Engl J Med, 2013, 368(10):893–903.
[23] Nogueira RG, Lutsep HL, Gupta R, et al; TREVO 2 Trialists. Trevo versus Merci retrievers for thrombectomy revascularisation of large vessel occlusions in acute ischaemic stroke (TREVO 2): a randomised trial. Lancet, 2012, 380(9849):1231–1240.
[24] Demchuk AM, Goyal M, Menon BK, et al; ESCAPE Trial Investigators. Endovascular treatment for Small Core and Anterior circulation Proximal occlusion with Emphasis on minimizing CT to recanalization times (ESCAPE) trial: methodology. Int J Stroke, 2015, 10(3):429–438.
[25] Jovin TG, Chamorro A, Cobo E, et al; REVASCAT Trial Investigators. Thrombectomy within 8 hours after symptom onset in ischemic stroke. N Engl J Med, 2015, 372(24):2296–2306.
[26] Song D, Cho AH. Previous and recent evidence of endovascular therapy in acute ischemic stroke. Neurointervention, 2015, 10(2):51–59.
[27] Badhiwala JH, Nassiri F, Alhazzani W, et al. Endovascular thrombectomy for acute ischemic stroke: a meta-analysis. JAMA, 2015, 314(17):1832–1843.
[28] Smith WS, Sung G, Saver J, et al; Multi MERCI Investigators. Mechanical thrombectomy for acute ischemic stroke: final results of the Multi MERCI trial. Stroke, 2008, 39(4):1205–1212.
[29] Penumbra Pivotal Stroke Trial Investigators. The penumbra pivotal stroke trial: safety and effectiveness of a new generation of mechanical devices for clot removal in intracranial large vessel occlusive disease. Stroke, 2009, 40(8):2761–2768.
[30] Ciccone A, Valvassori L, Nichelatti M, et al; SYNTHESIS Expansion Investigators. Endovascular treatment for acute ischemic stroke. N Engl J Med, 2013, 368(10):904–913.
[31] Kidwell CS, Jahan R, Gornbein J, et al; MR RESCUE Investigators. A trial of imaging selection and endovascular treatment for ischemic stroke. N Engl J Med, 2013, 368(10):914–923.
[32] Bradley EH, Curry LA, Webster TR, et al. Achieving rapid door-to-balloon times: how top hospitals improve complex clinical systems. Circulation, 2006, 113(8):1079–1085.
[33] Pexman JH, Barber PA, Hill MD, et al. Use of the Alberta Stroke Program Early CT Score (ASPECTS) for assessing CT scans in patients with acute stroke. AJNR Am J Neuroradiol, 2001, 22(8):1534–1542.
[34] Smit EJ, Vonken EJ, van Seeters T, et al. Timing-invariant imaging of collateral vessels in acute ischemic stroke. Stroke, 2013, 44(8):2194–2199.
[35] Miteff F, Levi CR, Bateman GA, et al. The independent predictive utility of computed tomography angiographic collateral status in acute ischaemic stroke. Brain, 2009, 132(Pt 8):2231–2238.
[36] Menon BK, Smith EE, Modi J, et al. Regional leptomeningeal score on CT angiography predicts clinical and imaging outcomes in patients with acute anterior circulation occlusions. AJNR Am J Neuroradiol, 2011, 32(9):1640–1645.
[37] El-Mitwalli A, Saad M, Christou I, et al. Clinical and sonographic patterns of tandem internal carotid artery/middle cerebral artery occlusion in tissue plasminogen activator-treated patients. Stroke, 2002, 33(1):99–102.
[38] Christou I, Felberg RA, Demchuk AM, et al. Intravenous tissue plasminogen activator and flow improvement in acute ischemic stroke patients with internal carotid artery occlusion. J Neuroimaging, 2002, 12(2):119–123.
[39] Rubiera M, Ribo M, Delgado-Mederos R, et al. Tandem internal carotid artery/middle cerebral artery occlusion: an independent predictor of poor outcome after systemic thrombolysis. Stroke, 2006, 37(9):2301–2305.
[40] Saqqur M, Uchino K, Demchuk AM, et al; CLOTBUST Investigators. Site of arterial occlusion identified by transcranial Doppler predicts the response to intravenous thrombolysis for stroke. Stroke, 2007, 38(3):948–954.
[41] Lavallée PC, Mazighi M, Saint-Maurice JP, et al. Stent-assisted endovascular thrombolysis versus intravenous thrombolysis in internal carotid artery dissection with tandem internal carotid and middle cerebral artery occlusion. Stroke, 2007, 38(8):2270–2274.
[42] Dababneh H, Guerrero WR, Khanna A, et al. Management of tandem occlusion stroke with endovascular therapy. Neurosurg Focus, 2012, 32(5):E16.
[43] Machi P, Lobotesis K, Maldonado IL, et al. Endovascular treatment of tandem occlusions of the anterior cerebral circulation with solitaire FR thrombectomy system. Initial experience. Eur J Radiol, 2012, 81(11):3479–3484.
[44] Cohen JE, Gomori M, Rajz G, et al. Emergent stent-assisted angioplasty of extracranial internal carotid artery and intracranial stent-based thrombectomy in acute tandem occlusive disease: technical considerations. J Neurointerv Surg, 2013, 5(5):440–446.
[45] Puri AS, Kühn AL, Kwon HJ, et al. Endovascular treatment of tandem vascular occlusions in acute ischemic stroke. J Neurointerv Surg, 2015, 7(3):158–163.
[46] Lockau H, Liebig T, Henning T, et al. Mechanical thrombectomy in tandem occlusion: procedural considerations and clinical results. Neuroradiology, 2015, 57(6):589–598.
[47] Stampfl S, Ringleb PA, Möhlenbruch M, et al. Emergency cervical internal carotid artery stenting in combination with intracranial thrombectomy in acute stroke. AJNR Am J Neuroradiol, 2014, 35(4):741–746.
[48] Loh Y, Liebeskind DS, Shi ZS, et al. Partial recanalization of concomitant internal carotid-middle cerebral arterial occlusions promotes distal recanalization of residual thrombus within 24 h. J Neurointerv Surg, 2011, 3(1):38–42.
[49] Abou-Chebl A, Lin R, Hussain MS, et al. Conscious sedation versus general anesthesia during endovascular therapy for acute anterior circulation stroke: preliminary results from a retrospective, multicenter study. Stroke, 2010, 41(6):1175–1179.
[50] Higashida RT, Furlan AJ, Roberts H, et al; Technology Assessment Committee of the American Society of Interventional and Therapeutic Neuroradiology, Technology Assessment Committee of the Society of Interventional Radiology. Trial design and reporting standards for intra-arterial cerebral thrombolysis for acute ischemic stroke. Stroke, 2003, 34(8):e109–e137.
[51] Farrell B, Godwin J, Richards S, et al. The United Kingdom transient ischaemic attack (UK-TIA) aspirin trial: final results. J Neurol Neurosurg Psychiatry, 1991, 54(12):1044–1054.

12 急性缺血性脑卒中的外科治疗

Michael J. Schneck, Christopher M. Loftus

摘 要

急性缺血性脑卒中的治疗侧重于恢复血供，最大限度地减少脑水肿、再发卒中和急性并发症。急性缺血性脑卒中的外科干预主要是血运重建以避免再发卒中，以及针对卒中后脑肿胀的去骨瓣减压术。这些手术的最佳时间尚不确定，但早期和及时的干预对防止神经功能恶化至关重要。

关键词：急性缺血性脑卒中，颈动脉狭窄，颈动脉支架术（CAS），颈动脉内膜切除术（CEA），颈动脉闭塞，小脑卒中，去骨瓣减压术，血管内血栓切除术，大脑中动脉梗死，枕下开颅手术

12.1 引　言

大多数缺血性卒中继发于血栓栓塞性动脉闭塞[1–3]。急性缺血性脑卒中治疗的一个主要目标是迅速恢复足够的血流灌注，以最大限度地减少组织损伤，从而降低神经系统相关死残率，减少神经功能障碍，提高生活质量。目前主要通过溶栓治疗来快速恢复组织灌注[3–4]。最近的临床研究已证实，在指征合适的患者中，单独使用支架取回器装置进行血管内机械性溶栓，或与静脉注射(IV)组织型纤溶酶原激活剂（t-PA）联合，对急性颅内颈内动脉（ICA）或大脑中动脉（MCA）闭塞均有应用价值[4]。即使核心缺血区未能完全实现血运重建，通过挽救周围脑组织也可将卒中的严重程度降至最低。因此，急性缺血性脑卒中的现代干预模式旨在促进脑组织的快速血运重建，以及处理卒中后脑肿胀[3]。

12.2 一般处理原则

急性缺血性脑卒中的快速诊断对于患者得到及时、恰当的治疗至关重要。1997年，美国国家神经疾病和卒中研究所（NINDS）大会强调了高效且组织良好的卒中治疗系统的重要性[5]。大会着重强调了卒中救治中的若干关键问题，包括及早识别有救治指征的卒中患者，早期启动卒中团队，以及卒中患者的治疗流程。处于不同时间窗的卒中患者的处理策略不同，应优化筛查过程，最大可能地筛选出可从溶栓治疗中获益的患者。

有一些基本的原则适用于所有卒中患者的早期治疗。美国心脏协会（AHA）关于急性缺血性脑卒中早期治疗的两个指南中有详尽阐述[3–4]。快速临床评估对卒中患者而言是必不可少的。可使用美国国立卫生研究院卒中量表（NIHSS）来评估卒中的严重程度[6]。NIHSS可有效且快速地对患者进行评估，被美国许多脑卒中专家使用。在基线NIHSS评分< 10分的患者中，60%~70%者在1年内会有良好的预后，而评分> 20分的患者中，这一比例仅为4%~16%[3,6]。应早期使用CT或MRI，以确定可能的颅内出血或发现早期脑缺血的迹象。MR扩散加权成像（DWI）和MR梯度回波成像在区分急性缺血性脑卒中或出血方面尤其有用。正如AHA指南中所述，如无立刻行MR的条件，不应因等待MR而延误紧急溶栓。

一般应避免降低急性缺血性脑卒中患者的动脉性高血压[3]。目前指南建议，对于收缩压≤ 220mmHg或舒张压≤ 120mmHg的患者，无需控制其血压，除非有其他主要靶器官损害的证据，如主动脉夹层、急性心肌缺血、肺水肿或高血压性脑病。只有当患者考虑接受溶栓治疗但收缩压> 185mmHg或舒张压> 110mmHg时，才应考虑在急性卒中时谨慎降压。如血压较低可静脉扩容，但在急性缺血性脑卒中患者中应用升压药来升高血压以改善脑血流量仍未得到证实。已有两项关于在缺血性脑卒中患者中应用升压药的初步研究，

去氧肾上腺素在这两个研究中均为首选[7-8]。在第一项研究中，滴定血压的目标是经 NIHSS 评估神经系统改善，或控制平均动脉血压在 130mmHg[7]。另一项研究的收缩压控制在 160mmHg 以上，或比入院时收缩压高 20%，最高为 200mmHg[8]。

其他急性缺血性脑卒中治疗的一般原则如下：收治于卒中中心、神经重症监护病房或其他监护环境；积极维持体温、血容量和血糖正常；预防并发症，如心律失常、吸入性肺炎、尿路感染和深静脉血栓形成，并全面开展康复，早期活动[3]。

12.3 血运重建术

外科血运重建术是降低初始或复发脑缺血事件风险的重要措施[9]。1985 年颅外到颅内（EC-IC）搭桥研究的随机对照试验（RCT）发表后，利用 EC-IC 搭桥术来治疗闭塞性颈动脉疾病便不再受欢迎[10]。颈动脉闭塞手术研究（COSS）采用了更为严格的纳入标准，招募了在 120d 内出现大脑半球缺血症状的患者，通过血管造影确定颈动脉闭塞，或通过正电子发射断层扫描（PET）测量的同侧氧摄取分数增加来确定存在血流动力学脑缺血[11]。在 195 例患者中，97 例被随机分配到研究的手术组，98 例被随机分配到非手术组。尽管纳入标准更为严格，但这项研究也未能显示 EC-IC 搭桥的益处。后来因无效而提前终止，手术组和非手术组患者的 2 年卒中或死亡事件的发生率分别为 21.0% 和 22.7%。EC-IC 搭桥手术在特定情况下仍有其应用价值，如烟雾病、某些慢性缺血性眼病等[12-13]。

在一系列针对有症状的颈动脉疾病患者的里程碑式研究后，应用颈动脉内膜剥脱术（CEA）预防首次或复发缺血性事件已经成为一种标准操作[9,14-17]。尤其是北美症状性颈动脉内膜剥脱研究（NASCET）显示，对于颈动脉狭窄程度为 70%~99% 的患者，CEA 明显优于药物治疗，卒中的绝对复发风险降低了 16%[14]。欧洲颈动脉手术试验（ECST）结果也与 NASCET 一致[15]。NASCET 研究还表明，对于颈动脉狭窄 50%~69% 的患者，CEA 与药物治疗相比也更有益，但该获益较少；亚组分析提示在考虑 CEA 之前，有必要对中度严重组患者进行仔细的风险评估[16]。

在最初 NASCET 研究发表后的十年里，血管内血管成形术和支架术［颈动脉支架术（CAS）］开始作为 CEA 或搭桥手术的替代方案，以实现颈部血管的血运重建。比较 CAS 和 CEA 的早期研究表明，手术仍然是颈动脉血运重建的首选方法。Boston Scientific/Schneider Wallstent 研究是 CAS 和 CEA 治疗症状性颈动脉狭窄的首批随机对照试验之一，由于支架组的发病率和死亡率显著较高，该研究被提前终止[18-19]。然而，随着血管内支架经验的积累和技术的成熟，其与 CEA 的差距越来越小。

2004 年，SAPPHIRE 研究人员报告了一项颈动脉狭窄患者的 RCT 结果，该研究纳入 CEA 的高危人群，即颈动脉狭窄 > 80% 的无症状患者或颈动脉狭窄 > 50% 的有症状患者[20]。151 例患者被随机分入 CEA 组，159 例被随机分入 CAS 组。另有 413 例患者登记为高危患者并接受随访，这些患者没有进行随机分组，因为介入医生或外科医生认为其病情不允许随机选择治疗方案（406/413 例患者行 CAS）。主要终点是术后 30d 内死亡、任何形式的卒中或心肌梗死。高危因素包括严重充血性心力衰竭、6 周内开胸心脏手术、近期心肌梗死或不稳定型心绞痛、严重肺部疾病、对侧颈动脉闭塞、对侧喉神经麻痹、颈部放射治疗、既往 CEA 再狭窄、年龄 > 80 岁。总体而言，接受 CAS 的患者与 CEA 相比，30d 不良事件发生率显著较低（4.4% *vs*. 9.9%，P=0.06）。1 年内，支架组患者的不良事件发生率为 12.2%，手术组为 20.1%。CAS 和 CEA 出现症状性问题的概率分别为 4.2% 和 15.4%。对于无症状颈动脉狭窄患者，CAS 组和 CEA 组的不良事件发生率分别为 6.7% 和 11.2%。在 30d 时，卒中发生率无显著差异，主要终点的差异在很大程度上是非 Q 波心肌梗死的发生率不同所致。如使用更常规的 30d 内卒中或死亡以及 1 年内同侧卒中或死亡作为研究终点，那么支架治疗组与手术治疗组患者的终点事件发生率分别为 5% 和 7.5%（P=0.4）。此外，值得注意的是，这项研究中有超过 70% 的患者属于无症状组。SAPPHIRE 研究中有 25% 的患者是重行 CEA，手术风险必然增加，因此研究的检验效能可能不足，可推广性也有限。此外，试验组患者比对照组多，而且与对照组相比，试验组患者表现更差。作者得出结论，对于高危患者，CAS 比 CEA 更有利。这项研究的细微差异评估表明，对于高危患者中的无症状疾病者，药物治疗可能与任何干预措施同等或更合适。

之后几项欧洲的研究（SPACE、EVA-3S 和 ICSS）也未能彰显 CAS 的益处[21-23]。尽管这些研究因术者选择和技术问题，以及未常规使用栓塞防护装置而受到批评，但 CAS 的相对益处直到颈动脉内膜剥脱与支架术比较研究 （CREST）发表后才得以证实。这是一个低风险颈动脉狭窄患者的大型随机对照研究，其招募患者中有 47% 是无症状的颈动脉狭窄患者[24]。CREST 研究发现，术后 30d 内的卒中、心肌梗死或死亡率，或 4 年内任何的同侧卒中发生率，在 CAS 组和 CEA 组分别为 7.2% 和 6.8%，二者无统计学差异。考虑卒中和死亡的总体结果显示，CEA 更优（4.7% *vs.* 6.4%，*P*=0.03）。关于围术期卒中发生，CEA 组也较 CAS 组更少（2.3% *vs.* 4.1%，*P*=0.01）。然而，手术组和支架组的主要卒中发生率是相当的。与 CAS 相比，有症状的患者接受 CEA 治疗也有改善的趋势 [6.0% CAS *vs.* 3.2% CEA；风险比（HR）=1.89，*P*=0.02]。CAS 组较少发生脑神经麻痹。CAS 组心肌梗死的发生率也较低；CAS 组围术期心肌梗死发生率为 1.1%，而 CEA 组为 2.3%（*P*=0.03）。在 CREST 研究中，40~70 岁年龄组的患者接受 CAS 治疗后有更好的结果，这主要是心肌梗死差异所驱动；而 70~80 岁年龄组的患者行 CEA 结果更好，主要是卒中事件发生率所驱动。这些结果是否可以推广到更广泛的非研究人群，尚不清楚。此外，自 25 年前有症状及无症状患者的 CEA 研究结果发表以来，由于药物治疗的进步，支架术或内膜剥脱术较保守治疗的获益可能已经减少。该问题还需要进一步的临床研究以明确[25]。

关于急性卒中后 CEA 的时机，目前尚无指南明确卒中后应何时进行手术。由于担心再灌注损伤或卒中恶化，颈动脉手术时间通常推迟至发病 6 周后。通常不会在卒中后立即进行 CEA，卒中发生后 2 周内进行的 CEA 称为早期 CEA[26-27]。然而，对于稳定的病变，早期手术是合理的。ECST 和 NASCET 的汇总数据显示，手术对男性、75 岁及以上和在最后一次缺血事件后 2 周内的患者益处最大；对 2 周内发生缺血事件的患者，需要治疗（NNT）患者与确实可受益患者之比是 5∶1，而在超过 12 周后的患者中，该比值为 125∶1[27]。在一组卒中发生 1~4 周内接受 CEA 的 228 例患者中，围术期永久性神经功能缺损的发生率低于 3.4%，不同梗死部位、范围和手术时机之间没有差异，1 周内接受 CEA 的患者预后不劣于更晚行 CEA 的患者[28]。只有梗死面积可预测神经功能缺损的程度及可能性。事实上，卒中后 7d 内进行 CEA 的患者出院时间越早，其功能结果似乎就越好。在早期研究中，Welsh 等建议，在无随机对照研究支持的情况下，当前证据不支持在急性期进行 CEA[29]。然而，其他研究表明，在特定的患者中可紧急行 CEA。Meyer 等报道了 34 例急性颈内动脉闭塞的急诊 CEA 患者。所有这些患者都有严重的神经功能缺陷，包括偏瘫和失语；术后血管再通率为 94%。之后随访，13 例患者无功能障碍或轻度功能障碍，4 例有严重偏瘫，7 例死亡。研究者指出，这些结果比不进行手术的急性颈动脉闭塞的“自然病史”要好[30]。Eckstein 等报道了 1980—1998 年间进行的 71 例急诊 CEA，他们将其分为三组：渐进性短暂性脑缺血发作（TLA）（*n*=21）、进展性卒中（*n*=34）和急性重症卒中发作（*n*=16）[31]。改良 Rankin 评分（mRS）为 0~3 分则定义为预后良好。56.3% 的急性重症卒中患者、76.4% 的进展性卒中患者和 80.9% 的渐进性 TIA 患者预后良好。Brandl 等报道了 233 例有症状患者，其中 16 例患者（3.8%）在症状出现后 4~24h 内进行了 CEA[32]。早期手术的标准包括渐进性 TIA 和神经功能波动性缺损。这些患者中有 9 例症状完全缓解，4 例患者好转，3 例保持不变或恶化。Findlay 和 Marchak 报道了 13 例有术后严重功能缺陷的患者；5 例患者在苏醒时便发现功能缺损，7 例患者在手术后 12h 内出现功能缺损[33]。在接受紧急再次手术的 5 例患者中，2 例患者成功解除血管闭塞，1 例患者接受了动脉内注射 TPA。在 7 例首次接受脑血管造影的患者中，发现 2 例颈动脉闭塞和 1 例残留狭窄。在 6 例接受血运重建术的患者中，4 例闭塞患者中的 2 例患者、1 例接受 TPA 治疗的患者以及 1 例残余狭窄患者的病情都有所改善。作者指出，大约一半的卒中有潜在的可纠正病变，其中一半在早期干预后可获得改善。对 1994—2000 年发表的所有文章进行的荟萃分析表明，在症状稳定的患者中，早期 CEA 与晚期 CEA 相比并无额外风险[26]。荟萃分析还表明，渐进性 TIA 或进展期卒中患者发生卒中或死亡的手术风险甚至高达 20%。然而，最近的一项国际多中心研究显示，在 1 周内接受 CEA 治疗的 165 例症状性颈动脉狭窄患者中，非致命性卒中、心肌梗死和死亡的综合事件发生率仅为 5.5%[34]。其中 20 例（12%）进行了紧急 CEA，并未增加不良事件。此外，在这项研究中，渐进性 TIA 或对侧颈内动脉闭塞并未表现出与 30d 卒中发生率增高有关。

高度颈动脉狭窄或急性颈动脉闭塞引起的"超急性"卒中或渐进性 TIA 的外科治疗已被机械取栓术和（或）颈动脉成形术联合支架术所取代[4]。已有很多病例系列证明了球囊血管成形术或支架术在急性颈动脉闭塞患者中的作用，包括那些 CEA 术后发生神经系统并发症的患者[35–42]；与急诊 CEA 相比，血管内手术是治疗急性颈动脉闭塞的首选方法。

12.4 卒中后脑肿胀的"挽救性"治疗

12.4.1 小脑梗死的手术治疗

小脑梗死约占所有缺血性卒中的 3%，但可能存在漏诊情况，甚至造成严重后果[43–44]。急性小脑梗死或出血的表现千变万化[43–49]。这种类型的卒中可能表现为非特异性共济失调、眩晕、恶心、呕吐、构音障碍，或者只是单纯的严重头痛。其局灶性表现并不常见，且正是因为小脑卒中可能表现为非局灶症状，故起初可能会漏诊[43–48]。那些入院时表现为收缩压＞ 200mmHg，凝视麻痹，意识水平下降，CT 表现为中线病变、第四脑室和基底池阻塞、小脑上疝、脑室内积血和（或）脑积水的患者预后较差[47]。在 1/4 以上的患者中，最初的 CT 检查异常并不明显。初始梗死体积是较差预后或病情恶化最好的指标之一[50–52]。此外，梗死范围＞ 3cm 的患者有很大的恶化风险。患者可能最初情况稳定，之后迅速恶化，这是由于脑干受压或梗死，或是梗死小脑肿胀导致的脑积水所致。近一半的最初神志清楚的小脑出血患者病情会恶化，尤其是小脑蚓部受累的患者[47]。这些患者在小脑水肿最严重的前 3~5d 内应在重症监护环境中密切观察（图 12.1）。

对于逐步进展的卒中，因占位效应导致脑干直接受压病情恶化时，建议幕下开颅减压并清除梗死组织[43,49]。对于因脑积水病情恶化的患者，特别是年龄较大或进展不太快的患者，可考虑先行脑室造瘘术，如果病情并未显著改善或继续恶化，则应行后颅窝减压术[43,49,53–60]。目前暂无随机或前瞻性研究对比早期手术与期望治疗，也无任何脑室造瘘术与开颅手术比较的前瞻性研究。在德国 – 奥地利小脑研究中，84 例大面积小脑梗死

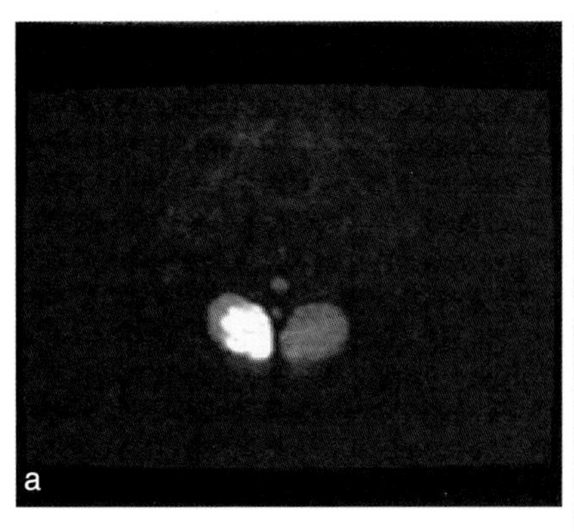

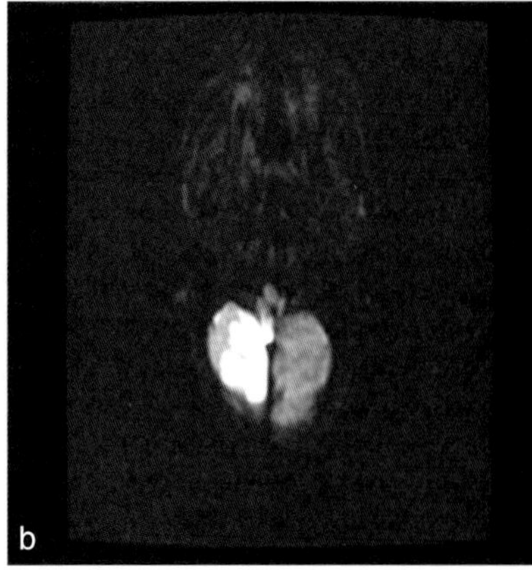

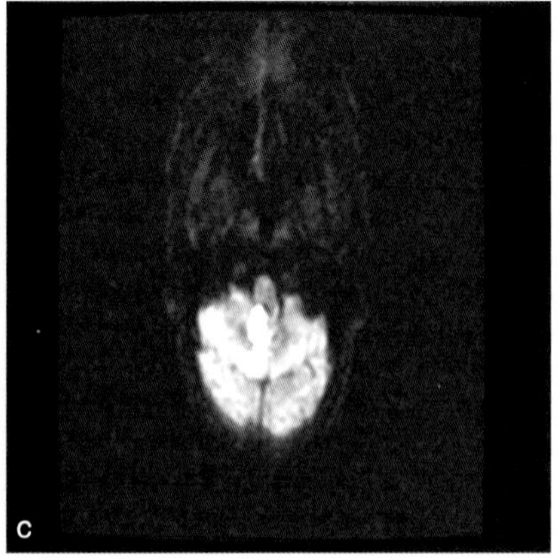

图 12.1 （a~c）一例表现为头痛、头晕、步态不稳且持续 2d 的 73 岁女性患者的 MRI。检查发现轻微眼震、辨距不能和步态不稳。磁共振弥散加权成像显示急性小脑后下动脉（PICA）区梗死并压迫第四脑室。该患者在监护环境中观察了 1 周，随后被送往早期康复单元，在无手术干预的情况下恢复得很好

的患者根据医生偏好接受治疗，其中34例接受了开颅手术，14例行脑室造瘘，36例予以单纯内科治疗[54]。预后不良的主要预测因子是病情恶化后的意识水平[比值比（OR）=2.88]。尽管在接受某种手术干预的大面积脑梗死患者中约有一半恢复较为理想，但无论是在清醒/嗜睡还是昏睡/昏迷的患者亚组中，都未发现手术治疗大面积小脑梗死优于内科治疗。其他一些小规模的回顾性研究则表明，手术患者预后确实更好。例如，在加勒比海马提尼克岛的53例患者中，Mostofi报告了手术患者的生存率和功能预后均较好[55]。即使是意识水平下降或年龄较大的小脑梗死患者，也可以从减压术中受益。然而，还有一些病例系列报道了仅行脑室造瘘术便可有效处理[56-58]。Raco等报道了44例患者，其中17例进行了减压手术，8例仅行脑室造瘘术[56]。这组患者中总体死亡率为13.6%；保守治疗的患者中，89%的患者预后良好；17例手术治疗患者中，10例预后良好。Kirollos等报道了一组50例的病例系列，提出可根据觉醒程度和四脑室形态来决定治疗方案。当四脑室形态正常时，可单纯保守治疗[57]。如患者GCS评分逐渐恶化，则行脑室造瘘术。如果四脑室受压但并未完全消失且存在脑积水，则仅行侧脑室外引流。如果不存在脑积水、患者GCS评分恶化、四脑室受压，或脑室外引流后病情未见好转，则应行开颅手术。对于四脑室完全消失的患者，则应早期行幕下开颅减压以及脑室外引流。该组患者的死亡率较高，为40%，但80%的存活患者预后较好。目前国际上很多学会建议，对于非濒危患者，如果其病情恶化，首选幕下开颅减压[43,49]。

12.4.2 “恶性”大脑中动脉梗死的去骨瓣减压术

大脑中动脉（MCA）闭塞导致的大面积大脑半球梗死有超过50%的死亡率[61]。所有卒中患者中，约5%为MCA梗死[62]。这些较大的半球卒中占所有幕上梗死的10%~15%，通常预后不佳[1,3,43,49,61-67]。大约13%的MCA近端梗死可引起严重的脑水肿及脑疝，7%的患者在卒中后1周内死于脑肿胀[67]。Kasner等报道了201例大面积MCA梗死患者，其中94例（47%）死于脑水肿，12例（6%）死于非神经系统原因，95例（47%）30d后存活[62]。致死性脑水肿的危险因素包括高血压病史、充血性心力衰竭病史、白细胞计数升高、MCA供血区50%以上低密度，以及并发其他脑血管梗死。虽然在单因素分析中，意识状态、NIHSS评分、早期恶心呕吐和血糖水平与神经系统相关死亡有关，但在多因素分析中，这些因素并无显著影响。临床表现为大脑半球受累，可能伴有大脑前动脉（ACA）或大脑后动脉（PCA）梗死。症状包括偏瘫、偏身感觉障碍、偏盲、失语（主要发生在左侧，优势半球梗死）、单侧忽略（通常发生在右侧，非优势半球梗死）、单侧凝视、可能的头部偏斜以及意识水平的进行性恶化。Hacke等还表明，ICA或MCA闭塞和侧支循环不良是患者预后不良的危险因素[63]。其他作者也发现MCA供血区CT低密度是一个重要的危险因素[65,68]。

预测MCA梗死所致恶性脑水肿的影像学指标包括头颅CT提示皮质大面积低密度、1/3以上的MCA供血区早期受累以及早期中线偏移≥2mm[65,68]。6h内MR DWI测得缺血体积＞80cm^{3}及12h的MR DWI测得缺血体积≥145cm^{3}提示预后不良[62,65,68-70]。Mori等发现3/4梗死体积＞240cm^{3}的患者预后不良[70]。临床因素仍然比任何影像学特征更能预测患者预后，NIHSS评分高或意识水平改变是不良预后的最佳预测因素。

在恶性MCA梗死的情况下，人们一直假设病情的恶化是由于缺血脑组织肿胀加剧，而不是颅内压（ICP）的整体升高和脑灌注压（CPP）的下降所致[61]。脑水肿的高峰期在4d左右（通常发生于3~7d），是大面积脑梗死的主要死亡原因，但大面积MCA梗死恶化的速度可能更快[61-63]。最近一项对53例未手术患者的多中心回顾性研究表明，2/3的患者在48h时出现了病情恶化。这类患者死亡率很高；有25例（25/53，47%）患者在院内死亡，其中大部分死于卒中发生后3d[66]。

大约13%的MCA近端梗死会引起严重的脑水肿及脑疝，7%的患者在卒中后1周内死于脑肿胀[67]。传统的ICP降低措施，如过度通气、脑室引流和渗透性利尿（如甘露醇），已被用于恶性MCA梗死。然而，目前尚未证实这些疗法确实有益。而使用糖皮质激素控制脑水肿也未显示可增加卒中后患者的生存率[71]。有报道称甘露醇可减轻梗死后脑水肿，已广泛应用于急性卒中以控制恶性脑肿胀，但目前还缺乏支持甘露醇使用的随机对照研究，其应用依据更多是基于临床经验和动物研究[72]。

过去十年的一系列临床试验表明，手术治疗可很大程度上挽救生命，与药物治疗相比，其可将死亡减少一半。对于颈内动脉末端或MCA大面积脑梗死且有恶性脑肿胀高风险的患者来说，去骨瓣减压和脑膜切开术可挽救患者生命（图12.2）。去骨瓣可降低15%的颅内压；当切开硬膜后，ICP可显著降低约70%[73]。去骨瓣减压术的获益机制主要归因于减轻了非梗死区脑组织的压力，但减压后症状好转也与CPP改善有关。单纯的颅内压升高并不是手术干预的明确指征[74]。

三项欧洲的随机对照研究表明，在发病96h内，最好是48h内进行去骨瓣减压可使患者获益：伴有可致命脑水肿的大脑中动脉梗死去骨瓣减压研究（HAMLET，荷兰）；恶性大脑中动脉梗死去骨瓣减压研究（DESTINY，德国）；大脑中动脉梗死去骨瓣减压研究（DECIMAL，法国）[75-77]。这些研究的目的、设计和主要观察指标都较为相似，因此可以对这些数据进行汇总，纳入发病48h内的严重梗死（NIHSS评分＞15分，影像学表明MCA供血区有50%以上梗死）患者以研究[78]。排除预期寿命小于3年、病前功能状态较差、入选时双侧瞳孔扩大、卒中出血性转化或含MCA区域以外其他梗死的患者。mRS是主要的预后指标，据此将患者分为预后较好组（mRS为0~4分）和预后不良组（mRS为5~6分）。在这些临床试验中，患者相对年轻（＜60岁）。共有93例患者纳入研究（52例手术患者和41例非手术患者）。1年时，32例非手术患者（32/41，78%）和13例手术患者（13/52，25%）的预后不良。综合分析表明，手术并未增加重度残疾患者的数量。

梗死相关脑肿胀去骨瓣及脑膜切开试验（HeADDFIRST）是一项初步研究，其中26例患者被随机分组，结果表明，保守组死亡率（46%）相较于手术组死亡率（27%）并无显著差异。研究共计筛选了4909例患者，但只有66例患者（1.3%）符合条件，其中40例参加了研究。HeADDFIRST大约在同一时间启动，但直到欧洲研究结果公布后很久才发表。HeEADDFIRST研究中单纯内科治疗组和外科治疗组的6个月死亡率分别为40%（4/10）和36%（5/14）。有趣的是，这项研究的保守组死亡率比欧洲的研究要低得多[79]。

去骨瓣减压术对死亡率的改善并不局限于年轻患者。DESTINY Ⅱ研究表明，早期去骨瓣减压可降低老年患者的死亡率，而不增加其严重残疾的风险[80]。这项研究招募了112例发病48h内的恶性MCA梗死患者，接受药物治疗或行去骨瓣减压术。患者年龄在61岁或以上（中位数：70岁；范围：61~82岁）。主要观察指标是6个月时无严重残疾（mRS＜5分）的生存率；手术组患者幸存且mRS≤4分的比例为38%，而内科治疗组

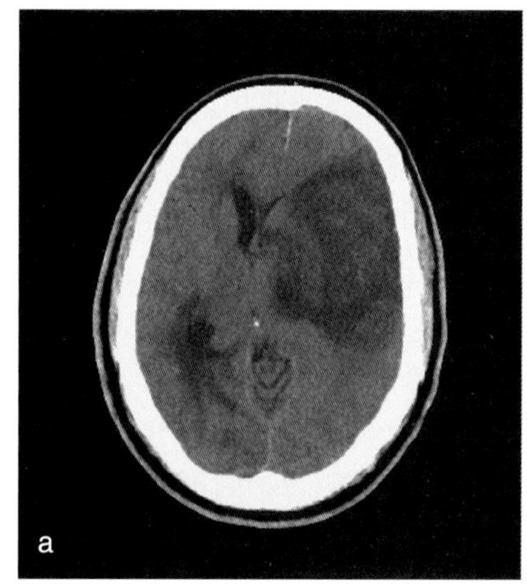

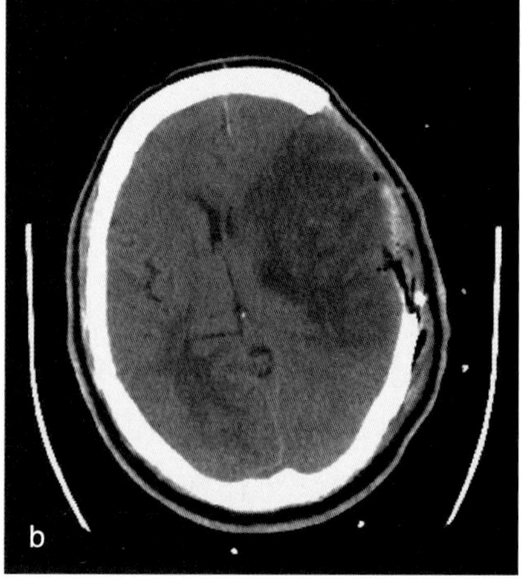

图12.2 （a）左侧大脑中动脉缺血性卒中后第7d的CT。患者表现为失语及右侧偏瘫，并提示大脑镰下疝。（b）第8d，行左侧去骨瓣后，患者意识较前好转，可完成指令性活动

为 18%（OR=2.91）。然而，这一结果主要是由手术组较低的死亡率（33% *vs*. 70%）所驱动的，并且没有患者的 mRS 评分为 0~2 分（代表没有或只有轻度残疾）。在之后中国的去骨瓣减压 RCT 中，Zhao 等报道了年龄为 18~80 岁患者的结果，以 6 个月时的 mRS 为主要观察指标 [81]。该研究还专门对 60 岁以上患者进行了亚组分析。这项研究提前结束，共招募了 47 例患者（24 例外科治疗，23 例内科治疗）。手术显著降低了患者 6 个月和 12 个月的死亡率（12.5% *vs*. 60.9%，P=0.001；16.7% *vs*. 69.6%，P < 0.001），术后 mRS > 4 分的患者明显减少（33.3 *vs*. 82.6%，P=0.001）。老年亚组也有类似的结果。

对最初欧洲研究中 60 岁以下患者进行的 Cochrane 荟萃分析的结果表明，手术患者生存率增高，同时不增加重度残疾风险 [82]。然而，之后对包括老年患者在内的 6 个去骨瓣减压随机对照试验进行的荟萃分析发现，去骨瓣减压可降低死亡率，但会增加严重残疾患者的比例 [83]。与单纯药物治疗相比，减压手术患者在 6 个月时死亡的 OR 为 0.19。然而，在减压手术组中，mRS 为 4 分的患者比例更高（OR=3.29）。此外，在手术组中，远期 mRS 为 2 分的患者比例较高（OR=4.51）。

此外，亚低温治疗 MCA 梗死的作用尚未确定，目前正在进行亚低温联合去骨瓣减压术治疗恶性 MCA 梗死的研究 [84]。最近的一项研究显示，对 11 例不符合去骨瓣减压条件的 MCA 梗死患者（中位年龄为 76 岁）单独进行低温治疗的效果良好，其死亡率为 18%，而治疗后 3 个月的 mRS 高达（4.9 ± 0.8）分 [85]。

Karolisnka 研究所的一项回顾性研究调查了良好预后的预测因素，采用术后 3 个月 mRS 的二分法评分定义，mRS ≤ 4 分定义为预后良好，结果提示术前 GCS 评分、血糖水平和合并基底节梗死是临床结局的有力预测因素 [86]。然而，在 Logistic 回归分析中，唯一具有统计学意义的独立预测因素是术前 GCS 评分；术前 GCS 评分每增加 1 分，预后较好的概率增加 59.6%（P=0.035）。因此，术前状态越好，长期功能结果良好的可能性越大 [86]。

回顾性系列研究表明，功能结果主要与合并症有关 [87–91]。在所有这些回顾性系列和随后的前瞻性随机对照试验，左半球卒中和右半球卒中与功能预后的差异无关。此外，无论是在老年患者的随机对照试验中，还是在回顾性病例系列中，高龄实际上都与功能预后不良有关 [80–81,87–91]。因此，尽管随机对照试验显示生存率有所提高，但 Leonhardt 等指出，其病例系列的 18 例患者中有 4 例因术后生活质量较差而拒绝再次手术，这一点不足为奇 [91]。不良功能预后带来的伦理影响当然是复杂的 [92–93]。尽管去骨瓣减压术的功能预后很差，但许多患者和家属似乎对其选择手术的决定很满意 [94]。然而，医学专业人士似乎有不同的观点。ORACLE 卒中研究对西澳大利亚州 773 例医护人员进行的调查显示，只有少数受访者认为 mRS 为 4~5 分是可以接受的结果，他们认为严重残疾是不可接受的，但考虑到有望实现功能独立，也会同意进行去骨瓣减压术 [95]。此外，DESTINY-S 是一项多中心的国际横断面调查，对 1860 例可能参与恶性 MCA 梗死治疗的医生进行了调查，报告称 79% 的受访者认为可以接受 mRS ≤ 3 分，但只有 38% 的受访者能接受 mRS 为 4 分 [96]。尽管随机对照研究表明不同受累大脑半球的功能预后没有差异，但对于优势半球病变和非优势半球病变，分别有 47% 和 73% 的受访者表示愿意选择去骨瓣减压术。不同区域、医学专业和不同工作经验的受访者在可接受的残疾和治疗选择上也存在显著差异。特别是与有卒中单元经验的神经科医生（48%）相比，神经外科医生（65%）和没有卒中单元经验的医生（60%）更有可能认为是否存在优势半球受累是一个重要的决策因素。

从技术上讲，去骨瓣减压术与其他神经外科手术相比较为简单：去除颅骨、切开硬膜并行硬脑膜成形术以适应进一步的脑肿胀，3~6 个月后进行颅骨修补。临床试验还未证明是否应该在去骨瓣减压术的同时进行脑叶切除，通常仅在少数几种颞叶严重肿胀的情况下考虑清除坏死组织。较大的切除范围可能与较好的预后相关 [67]。到目前为止，尚无前瞻性研究比较去骨瓣减压及硬脑膜成形术在梗死后 24h 内早期进行与之后进行的结果差异，或比较去骨瓣减压及硬脑膜成形术时颞叶切除与否所带来的预后差异 [61,67]。

Demchuk 描述了基于以下骨性边界的最小减压范围：内侧位于瞳孔中线前方，后方距外耳道约 4cm，上方位于矢状窦，下方至中颅窝底，在整个骨质减压区行十字或环状硬膜切开术[97]。基于随机试验和荟萃分析，目前去骨瓣减压术的病例选择原则包括识别高危患者。这些患者包括 NIHSS 评分较高的患者（右半球 15 分，左半球 20 分），早期 CT 提示大脑中动脉供血区受累 > 50%，以及高并发症风险。患者应在首次扫描后 6~12h 内重新扫描，如果出现完全性 MCA，或 MCA 合并 ACA，或 PCA 梗死，则可考虑去骨瓣减压术[97]。此外，必须进行意识水平的持续监测，观察瞳孔改变。如果神经状态有任何改变，则立即进行 CT 扫描。中线水平偏移> 1cm 也是行去骨瓣减压术的一个指征。及时的干预是至关重要的；当发现脑干功能异常时，往往提示预后极差，此类患者往往不适宜进一步手术干预[74,98]。

12.5 结　论

缺血性卒中的外科干预主要在亚急性期或作为挽救性治疗中是有益的。随着急性缺血性脑卒中血管内治疗方式的出现，外科干预更像是一种"挽救手术"，防止其对正常脑组织的持续损害。神经外科医生将继续在急性卒中患者的评估和管理中发挥重要作用，并应熟悉目前的各种指南[3–4,43,49,99]。正如 Loftus 之前所言[35]，神经外科医生理应了解卒中患者紧急手术干预的严格、明确的适应证，并熟悉所涉及的手术技术。

参考文献

[1] Fisher M, Ratan R. New perspectives on developing acute stroke therapy. Ann Neurol, 2003, 53(1):10–20.
[2] Dalal PM. Ischaemic strokes: management in first six hours. Neurol India, 2001, 49(2):104–115.
[3] Jauch EC, Saver J, Adams HR, Jr, et al; American Heart Association Stroke Council, Council on Cardiovascular Nursing, Council on Peripheral Vascular Disease, Council on Clinical Cardiology. Guidelines for the early management of patients with acute ischemic stroke: a guideline for healthcare professionals from the American Heart Association/American Stroke Association. Stroke, 2013, 44(3):870–947.
[4] Powers WJ, Derdeyn CP, Biller J, et al; American Heart Association Stroke Council. 2015 American Heart Association/American Stroke Association Focused Update of the 2013 Guidelines for the Early Management of Patients with Acute Ischemic Stroke Regarding Endovascular Treatment: a guideline for healthcare professionals from the American Heart Association/American Stroke Association. Stroke, 2015, 46(10):3020–3035.
[5] National Institute of Neurological Disorders and Stroke (NINDS). Proceedings of a National Symposium on Rapid Identification and Treatment of Acute Stroke. Bethesda, MD: NINDS, 1997, NIH Publication No. 97–4239.
[6] Brott T, Adams HP, Jr, Olinger CP, et al. Measurements of acute cerebral infarction: a clinical examination scale. Stroke, 1989, 20(7):864–870.
[7] Hillis AE, Ulatowski JA, Barker PB, et al. A pilot randomized trial of induced blood pressure elevation: effects on function and focal perfusion in acute and subacute stroke. Cerebrovasc Dis, 2003, 16(3):236–246.
[8] Rordorf G, Koroshetz WJ, Ezzeddine MA, et al. A pilot study of drug-induced hypertension for treatment of acute stroke. Neurology, 2001, 56(9):1210–1213.
[9] Loftus CM. Emergency surgery for stroke // Loftus CM, ed. Neurosurgical Emergencies. Vol. I. American Association of Neurosurgeons, 1994, 151–164.
[10] The EC/IC Bypass Study Group. Failure of extracranial-intracranial arterial bypass to reduce the risk of ischemic stroke. Results of an international randomized trial. N Engl J Med, 1985, 313(19):1191–1200.
[11] Powers WJ, Clarke WR, Grubb RL, Jr, et al. COSS Investigators. Extracranial-intracranial bypass surgery for stroke prevention in hemodynamic cerebral ischemia: the Carotid Occlusion Surgery Study randomized trial. JAMA, 2011, 306(18):1983–1992.
[12] Grubb RL, Jr, Powers WJ. Risks of stroke and current indications for cerebral revascularization in patients with carotid occlusion. Neurosurg Clin N Am, 2001, 12(3):473–487, vii.
[13] Barrall JL, Summers CG. Ocular ischemic syndrome in a child with moyamoya disease and neurofibromatosis. Surv Ophthalmol, 1996, 40(6):500–504.
[14] North American Symptomatic Carotid Endarterectomy Trial Collaborators. Beneficial effect of carotid endarterectomy in symptomatic patients with high-grade carotid stenosis. N Engl J Med, 1991, 325(7):445–453.
[15] European Carotid Surgery Trialist's Collaborative Group. Randomised trial of endarterectomy for recently symptomatic carotid stenosis: final results of the MRC European Carotid Surgery Trial (ECST). Lancet, 1998, 351(9113):1379–1387.
[16] Barnett HJ, Taylor DW, Eliasziw M, et al. Benefit of carotid endarterectomy in patients with symptomatic moderate or severe stenosis. North American Symptomatic Carotid Endarterectomy Trial Collaborators. N Engl J Med, 1998, 339:1415–1425.
[17] Rothwell PM, Eliasziw M, Gutnikov SA, et al; Carotid Endarterectomy Trialists' Collaboration. Analysis of pooled data from the randomised controlled trials of endarterectomy for symptomatic carotid stenosis. Lancet, 2003, 361(9352):107–116.
[18] Alberts MJ, McCann R, Smith TP, et al. A randomized trial of carotid stenting versus endarterectomy in patients with symptomatic carotid stenosis: study design. J Neurovasc Dis, 1997, 2:228–234.
[19] Alberts MJ. Results of a multicentre prospective randomized trial of carotid artery stenting vs. carotid endarterectomy. Stroke, 2001, 32:325.
[20] Yadav JS, Wholey MH, Kuntz RE, et al. Stenting and Angioplasty with Protection in Patients at High Risk for Endarterectomy Investigators. Protected carotid-artery stenting versus endarterectomy in high-risk patients. N Engl J Med, 2004, 351(15):1493–1501.
[21] Mas JL, Chatellier G, Beyssen B, et al. EVA-3S Investigators. Endarterectomy versus stenting in patients with symptomatic severe carotid stenosis. N Engl J Med, 2006, 355(16):1660–1671.
[22] Ringleb PA, Allenberg J, Brückmann H, et al. SPACE Collaborative Group. 30 day results from the SPACE trial of stent-protected angioplasty versus carotid endarterectomy

in symptomatic patients: a randomised non-inferiority trial. Lancet, 2006, 368(9543):1239–1247.
[23] Ederle J, Dobson J, Featherstone RL, et al; International Carotid Stenting Study investigators. Carotid artery stenting compared with endarterectomy in patients with symptomatic carotid stenosis (International Carotid Stenting Study): an interim analysis of a randomised controlled trial. Lancet, 2010, 375(9719):985–997.
[24] Brott TG, Hobson RW, II, Howard G, et al. CREST Investigators. Stenting versus endarterectomy for treatment of carotid-artery stenosis. N Engl J Med, 2010, 363(1):11–23.
[25] Brott TG. Carotid revascularization and medical management for asymptomatic carotid stenosis trial (CREST II). https://clinicaltrials.gov/ct2/show/NCT02089217. Accessed March 2017
[26] Bond R, Rerkasem K, Rothwell PM. Systematic review of the risks of carotid endarterectomy in relation to the clinical indication for and timing of surgery. Stroke, 2003, 34(9):2290–2301
[27] Rothwell PM, Eliasziw M, Gutnikov SA, et al; Carotid Endarterectomy Trialists Collaboration. Endarterectomy for symptomatic carotid stenosis in relation to clinical subgroups and timing of surgery. Lancet, 2004, 363(9413):915–924.
[28] Paty PS, Darling RC, III, Feustel PJ, et al. Early carotid endarterectomy after acute stroke. J Vasc Surg, 2004, 39(1):148–154.
[29] Welsh S, Mead G, Chant H, et al. Early carotid surgery in acute stroke: a multicentre randomised pilot study. Cerebrovasc Dis, 2004, 18(3):200–205.
[30] Meyer FB, Sundt TM, Jr, Piepgras DG, et al. Emergency carotid endarterectomy for patients with acute carotid occlusion and profound neurological deficits. Ann Surg, 1986, 203(1):82–89.
[31] Eckstein HH, Schumacher H, Klemm K, et al. Emergency carotid endarterectomy. Cerebrovasc Dis, 1999, 9(5):270–281.
[32] Brandl R, Brauer RB, Maurer PC. Urgent carotid endarterectomy for stroke in evolution. Vasa, 2001, 30(2):115–121.
[33] Findlay JM, Marchak BE. Reoperation for acute hemispheric stroke after carotid endarterectomy: is there any value? Neurosurgery, 2002, 50(3):486–492, discussion 492–493.
[34] Tsivgoulis G, Krogias C, Georgiadis GS, et al. Safety of early endarterectomy in patients with symptomatic carotid artery stenosis: an international multicenter study. Eur J Neurol, 2014, 21(10):1251–1257, e75–e76.
[35] Mori T, Kazita K, Mima T, et al. Balloon angioplasty for embolic total occlusion of the middle cerebral artery and ipsilateral carotid stenting in an acute stroke stage. AJNR Am J Neuroradiol, 1999, 20(8):1462–1464.
[36] Anzuini A, Briguori C, Roubin GS, et al. Emergency stenting to treat neurological complications occurring after carotid endarterectomy. J Am Coll Cardiol, 2001, 37(8):2074–2079.
[37] Hayashi K, Kitagawa N, Takahata H, et al. Endovascular treatment for cervical carotid artery stenosis presenting with progressing stroke: three case reports. Surg Neurol, 2002, 58(2):148–154, discussion 154.
[38] Zaidat OO, Alexander MJ, Suarez JI, et al. Early carotid artery stenting and angioplasty in patients with acute ischemic stroke. Neurosurgery, 2004, 55(6):1237–1242, discussion 1242–1243.
[39] Kim SH, Qureshi AI, Levy EI, et al. Emergency stent placement for symptomatic acute carotid artery occlusion after endarterectomy. Case report. J Neurosurg, 2004, 101(1):151–153.
[40] Ko JK, Choi CH, Lee SW, et al. Emergency placement of stent-graft for symptomatic acute carotid artery occlusion after endarterectomy. BMJ Case Rep, 2015, 2015:bcr2014011553.
[41] Paciaroni M, Inzitari D, Agnelli G, et al. Intravenous thrombolysis or endovascular therapy for acute ischemic stroke associated with cervical internal carotid artery occlusion: the ICARO-3 study. J Neurol, 2015, 262(2):459–468.
[42] Son S, Choi DS, Oh MK, et al. Emergency carotid artery stenting in patients with acute ischemic stroke due to occlusion or stenosis of the proximal internal carotid artery: a single-center experience. J Neurointerv Surg, 2015, 7(4):238–244.
[43] Wijdicks EF, Sheth KN, Carter BS, et al; American Heart Association Stroke Council. Recommendations for the management of cerebral and cerebellar infarction with swelling: a statement for healthcare professionals from the American Heart Association/American Stroke Association. Stroke, 2014, 45(4):1222–1238.
[44] Edlow JA, Newman-Toker DE, Savitz SI. Diagnosis and initial management of cerebellar infarction. Lancet Neurol, 2008, 7(10):951–964.
[45] Amarenco P. The spectrum of cerebellar infarctions. Neurology, 1991, 41(7):973–979.
[46] Kase CS, Norrving B, Levine SR, et al. Cerebellar infarction. Clinical and anatomic observations in 66 cases. Stroke, 1993, 24(1):76–83.
[47] Jensen MB, St Louis EK. Management of acute cerebellar stroke. Arch Neurol, 2005, 62(4):537–544.
[48] Caplan LR. Cerebellar infarcts: key features. Rev Neurol Dis, 2005, 2(2):51–60.
[49] Michel P, Arnold M, Hungerbühler HJ, et al; Swiss Working Group of Cerebrovascular Diseases with the Swiss Society of Neurosurgery and the Swiss Society of Intensive Care Medicine. Decompressive craniectomy for space occupying hemispheric and cerebellar ischemic strokes: Swiss recommendations. Int J Stroke, 2009, 4(3):218–223.
[50] Hwang DY, Silva GS, Furie KL, et al. Comparative sensitivity of computed tomography vs. magnetic resonance imaging for detecting acute posterior fossa infarct. J Emerg Med, 2012, 42(5):559–565.
[51] Koh MG, Phan TG, Atkinson JL, et al. Neuroimaging in deteriorating patients with cerebellar infarcts and mass effect. Stroke, 2000, 31(9):2062–2067.
[52] Tsitsopoulos PP, Tobieson L, Enblad P, et al. Surgical treatment of patients with unilateral cerebellar infarcts: clinical outcome and prognostic factors. Acta Neurochir (Wien), 2011, 153(10):2075–2083.
[53] Tchopev Z, Hiller M, Zhuo J, et al. Prediction of poor outcome in cerebellar infarction by diffusion MRI. Neurocrit Care, 2013, 19(3):276–282.
[54] Jauss M, Krieger D, Hornig C, et al. Surgical and medical management of patients with massive cerebellar infarctions: results of the German-Austrian Cerebellar Infarction Study. J Neurol, 1999, 246(4):257–264.
[55] Mostofi K. Neurosurgical management of massive cerebellar infarct outcome in 53 patients. Surg Neurol Int, 2013, 4:28.
[56] Raco A, Caroli E, Isidori A, et al. Management of acute cerebellar infarction: one institution's experience. Neurosurgery, 2003, 53(5):1061–1065, discussion 1065–1066.
[57] Kirollos RW, Tyagi AK, Ross SA, et al. Management of spontaneous cerebellar hematomas: a prospective treatment protocol. Neurosurgery, 2001, 49(6):1378–1386, discussion 1386–1387.
[58] Kudo H, Kawaguchi T, Minami H, et al. Controversy of surgical treatment for severe cerebellar infarction. J Stroke Cerebrovasc Dis, 2007, 16(6):259–262.
[59] Neugebauer H, Witsch J, Zweckberger K, et al. Space-occupying cerebellar infarction: complications, treatment, and outcome. Neurosurg Focus, 2013, 34(5):E8.
[60] Pfefferkorn T, Eppinger U, Linn J, et al. Long-term outcome after suboccipital decompressive craniectomy for malignant cerebellar infarction. Stroke, 2009, 40(9):3045–3050.
[61] Wijdicks EFM. Hemicraniotomy in massive hemispheric stroke: a stark perspective on a radical procedure. Can J Neurol Sci, 2000, 27(4):271–273.
[62] Kasner SE, Demchuk AM, Berrouschot J, et al. Predictors of fatal brain edema in massive hemispheric ischemic stroke. Stroke, 2001, 32(9):2117–2123.
[63] Hacke W, Schwab S, Horn M, et al. 'Malignant' middle

cerebral artery territory infarction: clinical course and prognostic signs. Arch Neurol, 1996, 53(4):309–315.
[64] Wijdicks EF, Diringer MN. Middle cerebral artery territory infarction and early brain swelling: progression and effect of age on outcome. Mayo Clin Proc, 1998, 73(9):829–836.
[65] Krieger DW, Demchuk AM, Kasner SE, et al. Early clinical and radiological predictors of fatal brain swelling in ischemic stroke. Stroke, 1999, 30(2):287–292.
[66] Qureshi AI, Suarez JI, Yahia AM, et al. Timing of neurologic deterioration in massive middle cerebral artery infarction: a multicenter review. Crit Care Med, 2003, 31(1):272–277.
[67] Robertson SC, Lennarson P, Hasan DM, et al. Clinical course and surgical management of massive cerebral infarction. Neurosurgery, 2004, 55(1):55–61, discussion 61–62.
[68] von Kummer R, Meyding-Lamadé U, Forsting M, et al. Sensitivity and prognostic value of early CT in occlusion of the middle cerebral artery trunk. AJNR Am J Neuroradiol, 1994, 15(1):9–15, discussion 16–18.
[69] Oppenheim C, Samson Y, Manaï R, et al. Prediction of malignant middle cerebral artery infarction by diffusion-weighted imaging. Stroke, 2000, 31(9):2175–2181.
[70] Mori K, Aoki A, Yamamoto T, et al. Aggressive decompressive surgery in patients with massive hemispheric embolic cerebral infarction associated with severe brain swelling. Acta Neurochir (Wien), 2001, 143(5):483–491, discussion 491–492.
[71] Qizilbash N, Lewington SL, Lopez-Arrieta JM. Corticosteroids for acute ischaemic stroke. Cochrane Database Syst Rev, 2000, (2):CD000064.
[72] Bereczki D, Liu M, Prado GF, et al. Cochrane report: a systematic review of mannitol therapy for acute ischemic stroke and cerebral parenchymal hemorrhage. Stroke, 2000, 31(11):2719–2722.
[73] Smith ER, Carter BS, Ogilvy CS. Proposed use of prophylactic decompressive craniectomy in poor-grade aneursymal subarachnoid patients presenting with associated large sylvian hematomas. Neurosurgery, 2002, 51:117–124, discussion 124.
[74] Lanzino DJ, Lanzino G. Decompressive craniectomy for space-occupying supratentorial infarction: rationale, indications, and outcome. Neurosurg Focus, 2000, 8(5):e3.
[75] Hofmeijer J, Kappelle LJ, Algra A, et al. HAMLET investigators. Surgical decompression for space-occupying cerebral infarction (the Hemicraniectomy After Middle Cerebral Artery infarction with Life-threatening Edema Trial [HAMLET]): a multicentre, open, randomised trial. Lancet Neurol, 2009, 8(4):326–333.
[76] Jüttler E, Schwab S, Schmiedek P, et al; DESTINY Study Group. Decompressive Surgery for the Treatment of Malignant Infarction of the Middle Cerebral Artery (DESTINY): a randomized, controlled trial. Stroke, 2007, 38(9):2518–2525.
[77] Vahedi K, Vicaut E, Mateo J, et al; DECIMAL Investigators. Sequential-design, multicenter, randomized, controlled trial of early decompressive craniectomy in malignant middle cerebral artery infarction (DECIMAL Trial). Stroke, 2007, 38(9):2506–2517.
[78] Vahedi K, Hofmeijer J, Juettler E, et al; DECIMAL, DESTINY, and HAMLET investigators. Early decompressive surgery in malignant infarction of the middle cerebral artery: a pooled analysis of three randomised controlled trials. Lancet Neurol, 2007, 6(3):215–222.
[79] Frank JI, Schumm LP, Wroblewski K, et al; HeADDFIRST Trialists. Hemicraniectomy and durotomy upon deterioration from infarction-related swelling trial: randomized pilot clinical trial. Stroke, 2014, 45(3):781–787.
[80] Jüttler E, Unterberg A, Woitzik J, et al; DESTINY II Investigators. Hemicraniectomy in older patients with extensive middle-cerebral-artery stroke. N Engl J Med, 2014, 370(12):1091–1100.
[81] Zhao J, Su YY, Zhang Y, et al. Decompressive hemicraniectomy in malignant middle cerebral artery infarct: a randomized controlled trial enrolling patients up to 80 years old. Neurocrit Care, 2012, 17(2):161–171.
[82] Cruz-Flores S, Berge E, Whittle IR. Surgical decompression for cerebral oedema in acute ischaemic stroke. Cochrane Database Syst Rev, 2012, 1:CD003435.
[83] Back L, Nagaraja V, Kapur A, et al. Role of decompressive hemicraniectomy in extensive middle cerebral artery strokes: a meta-analysis of randomised trials. Intern Med J, 2015, 45(7):711–717.
[84] Neugebauer H, Kollmar R, Niesen WD, et al; DEPTH-SOS Study Group. IGNITE Study Group. DEcompressive surgery Plus hypoTHermia for Space-Occupying Stroke (DEPTH-SOS): a protocol of a multicenter randomized controlled clinical trial and a literature review. Int J Stroke, 2013, 8(5):383–387.
[85] Jeong HY, Chang JY, Yum KS, et al. Extended use of hypothermia in elderly patients with malignant cerebral edema as an alternative to hemicraniectomy. J Stroke, 2016, 18(3):337–343.
[86] von Olnhausen O, Thorén M, von Vogelsang AC, et al. Predictive factors for decompressive hemicraniectomy in malignant middle cerebral artery infarction. Acta Neurochir (Wien), 2016, 158(5):865–872, discussion 873.
[87] Kastrau F, Wolter M, Huber W, et al. Recovery from aphasia after hemicraniectomy for infarction of the speech-dominant hemisphere. Stroke, 2005, 36(4):825–829.
[88] Curry WT, Jr, Sethi MK, Ogilvy CS, et al. Factors associated with outcome after hemicraniectomy for large middle cerebral artery territory infarction. Neurosurgery, 2005, 56(4):681–692, discussion 681–692.
[89] Holtkamp M, Buchheim K, Unterberg A, et al. Hemicraniectomy in elderly patients with space occupying media infarction: improved survival but poor functional outcome. J Neurol Neurosurg Psychiatry, 2001, 70(2):226–228.
[90] Kilincer C, Asil T, Utku U, et al. Factors affecting the outcome of decompressive craniectomy for large hemispheric infarctions: a prospective cohort study. Acta Neurochir (Wien), 2005, 147(6):587–594, discussion 594.
[91] Leonhardt G, Wilhelm H, Doerfler A, et al. Clinical outcome and neuropsychological deficits after right decompressive hemicraniectomy in MCA infarction. J Neurol, 2002, 249(10):1433–1440.
[92] Debiais S, Gaudron-Assor M, Sevin-Allouet M, et al. Ethical considerations for craniectomy in malignant middle cerebral artery infarction: should we still deny our patient a life-saving procedure? Int J Stroke, 2015, 10(7):E71.
[93] Honeybul S, Ho KM, Gillett G. Outcome following decompressive hemicraniectomy for malignant cerebral infarction: ethical considerations. Stroke, 2015, 46(9):2695–2698.
[94] Rahme R, Zuccarello M, Kleindorfer D, et al. Decompressive hemicraniectomy for malignant middle cerebral artery territory infarction: is life worth living? J Neurosurg, 2012, 117(4):749–754.
[95] Honeybul S, Ho KM, Blacker DW. ORACLE Stroke Study: opinion regarding acceptable outcome following decompressive hemicraniectomy for ischemic stroke. Neurosurgery, 2016, 79(2):231–236.
[96] Neugebauer H, Creutzfeldt CJ, Hemphill JC, III, et al. DESTINY-S: attitudes of physicians toward disability and treatment in malignant MCA infarction. Neurocrit Care, 2014, 21(1):27–34
[97] Demchuk AM. Hemicraniectomy is a promising treatment in ischemic stroke. Can J Neurol Sci, 2000, 27(4):274–277
[98] Schwab S, Hacke W. Surgical decompression of patients with large middle cerebral artery infarcts is effective. Stroke, 2003, 34(9):2304–2305.
[99] Kim DH, Ko SB, Cha JK, et al. Updated Korean clinical practice guidelines on decompressive surgery for malignant middle cerebral artery territory infarction. J Stroke, 2015, 17(3):369–376.

13 脑静脉血栓形成

José M. Ferro, Diana Aguiar de Sousa

摘　要

脑静脉血栓形成（CVT）的临床表现比其他卒中类型更为多样。CVT 的确诊依赖于 MRI/MR 静脉成像或 CT 静脉造影显示脑静脉和（或）窦内血栓。CVT 可表现为静脉性梗死、脑出血，也可以是罕见的蛛网膜下腔出血或硬膜下血肿。头部创伤和脑膜瘤是众所周知的 CVT 相关疾病。有意或意外刺穿硬脑膜的诊疗操作（如腰椎穿刺，脊髓麻醉），以及置入中心静脉导管也是 CVT 的危险因素。一些神经外科手术，如切除脑膜瘤和其他脑瘤，可能会因 CVT 而复杂化。CVT 的预后总体良好，急性期死亡率约为 4%，患者残疾或死亡率共计 15%。CVT 急性期的基本治疗是抗凝。对于入院时病情危重或抗凝后病情恶化的患者，可选择局部溶栓或血栓切除。对于颅内大面积静脉性梗死或出血以及即将发生脑疝的患者，减压手术可能是挽救生命的方法。急性期过后，患者应根据其既有的血栓形成风险，进行不同时程的抗凝治疗。少数患者发展为慢性高颅压综合征。在这些患者中，可以使用乙酰唑胺，或反复腰椎穿刺，或最终进行腰椎 - 腹腔引流或脑室 - 腹腔分流术来改善症状。少数情况下，硬脑膜瘘可能是永久性静脉窦闭塞的晚期并发症。

关键词：抗凝，脑损伤，脑静脉血栓形成，减压手术，鉴别诊断，脑出血，蛛网膜下腔出血

13.1 引　言

脑静脉血栓形成（CVT）是硬脑膜窦或脑静脉的静脉血栓形成。与内脏、盆腔和视网膜静脉血栓形成相似，CVT 是一种罕见部位的静脉血栓形成 [1]，远比下肢深静脉血栓形成的发生率低。与缺血性卒中或脑出血（ICH）相比，CVT 的发生率也较低。CVT 的发病率与成人的急性细菌性脑膜炎相当 [2]。CVT 在发展中国家更为常见，因其怀孕率较高。CVT 主要影响新生儿、儿童、年轻人和女性。随着人们对 CVT 认识的提高，以及 MRI 在急性和亚急性头痛和新发癫痫患者中的使用，越来越多的 CVT 得以诊断。

CVT 的临床表现比其他卒中类型更多样，很少表现为卒中综合征。CVT 最常见的临床表现是孤立性头痛、高颅压综合征、癫痫发作、局灶性脑叶综合征和脑病。CVT 的确诊依赖于 MRI 或 CT 静脉造影。CVT 的危险因素很多，可分为永久性和暂时性两类。最常见的永久性危险因素是遗传性易栓疾病，即可导致血栓风险增高的疾病，如抗磷脂综合征、肾病综合征和癌症。暂时性危险因素如口服避孕药、产褥期和妊娠期、感染，特别是乳突炎、中耳炎和鼻窦炎，以及使用促血栓形成药物。CVT 的预后总体良好，急性期死亡率约为 4%，患者残疾或死亡率共计 15%。急性期的基本治疗是抗凝，使用低分子量肝素或普通肝素。对于入院时病情严重或抗凝后病情恶化的患者，也可进行局部溶栓或血栓切除。对于颅内静脉性梗死面积或出血量较大的患者，也可行去骨瓣减压术作为挽救性治疗手段。急性期过后，患者应根据其既有的血栓形成风险，进行不同时程的抗凝治疗。CVT 患者可能会反复癫痫发作，建议在首次癫痫发作后使用抗癫痫药物进行预防，特别是对那些有大脑半球出血性病变的患者。少数患者发展为慢性高颅压综合征。在这些患者中，可以使用乙酰唑胺，或反复腰椎穿刺，或最终进行腰椎 - 腹腔引流或脑室 - 腹腔分流术来改善症状。如果采取了这些措施后仍有视力受损的危险，则应行视神经减压术以防永久性的视力丧失。幸运的是，目前这种情况已经很少见了。少数情况下，硬脑膜瘘可能是永久性静脉窦闭塞的晚期并发症。关于 CVT 的其他综述，参见参考文献 [3–5]。

13.2 神经外科医生与脑静脉血栓形成

神经外科医生可能在以下四种场景中遇到CVT患者：

1. CVT临床表现与神经外科相关疾病类似(如肿瘤)。

2. 某种导致CVT发生风险增高的神经外科疾病(如颅脑损伤，脑膜瘤)。

3. 某种导致CVT风险增高的神经外科操作(如窦旁脑膜瘤手术)。

4. 需要神经外科干预的CVT(如血肿清除，去骨瓣减压，分流)。

13.3 类似神经外科干预指征的脑静脉血栓形成

CVT的诊断有时存在一定挑战。CVT患者通常有颅内压增高和(或)局灶性颅脑损伤表现。一些CVT的临床表现与神经外科疾病相似。与CVT相关的静脉性梗死和脑出血通常很难与其他类型的卒中或肿瘤性疾病相鉴别。由于其“恶性”表现，CT或MRI中有占位效应或异常强化的与CVT相关的病变可能遭受不必要的活检。

13.3.1 静脉性梗死

静脉性梗死的CVT患者的病情严重程度介于无实质性病变的患者和有脑出血的患者之间[6]。大多数静脉性梗死的CVT患者都有局灶性综合征，定义为局灶性缺陷(如肢体无力、感觉障碍、失语、偏盲)和(或)部分性癫痫发作[7-8]。深部静脉系统血栓形成导致的双丘脑受累，或矢状窦血栓导致窦旁两侧受累的患者可查出双侧运动体征(图13.1a，b)。几乎一半的CVT患者和非出血性脑部病变的患者有癫痫发作[6]。亚急性脑病综合征在某些情况下与CVT表现类似，如以精神状态、进行性精神错乱和意识受损(伴或不伴癫痫发作)为主要表现。精神状态障碍是约30%的静脉性梗死患者的主要症状[6]。这些症状的进展存在多样性，无论是进展的时间(从几小时到几天不等)，还是症状的严重程度，都不能将CVT与其他情况区分开来。只有大约1/3的非出血性CVT患者为急性发作，即4d内表现出完整的临床特征[6]。

CVT的诊断主要依赖影像学支持。临床怀疑CVT时，应及时进行无创性影像学检查，发现静脉腔血栓是诊断的必要条件。正常的静脉解剖变异有时与血栓表现类似，如静脉窦闭锁/发育不全、双侧静脉引流不对称、正常静脉窦蛛网膜颗粒突出导致的充盈缺损和窦内间隔；因此不能仅凭CT或MR血管成像即确诊。闭塞性血栓在CT上表现为静脉结构的高密度，在上矢状窦闭塞时称为“致密三角形”，静脉血栓形成时表现为“索状”征。然而，它只可见于大约1/4的患者中，可在1周或2周内消失，而且没有特异性，因其也可见于红细胞压积增高、脱水、蛛网膜下腔或硬膜下出血[9-10]。MRI对CVT血栓的检测也有重要价值，信号也会随着时间的推移而变化。在急性期，由于T1和T2像并不可靠，可使用对含铁血黄素中铁原子敏感的序列[T2*加权梯度回波序列或磁敏感加权序列(SWI)]，以提高诊断准确性。由于

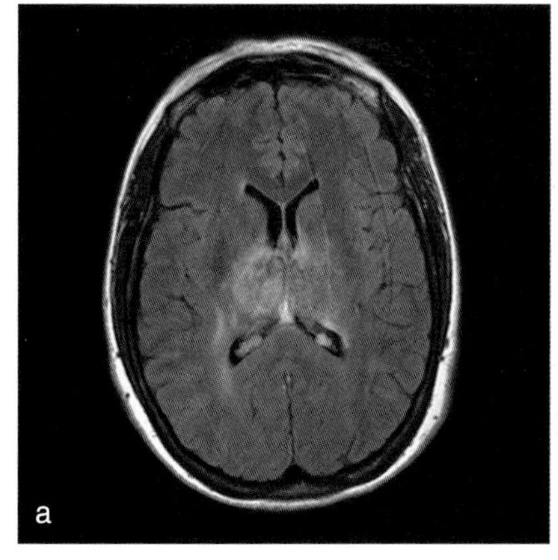

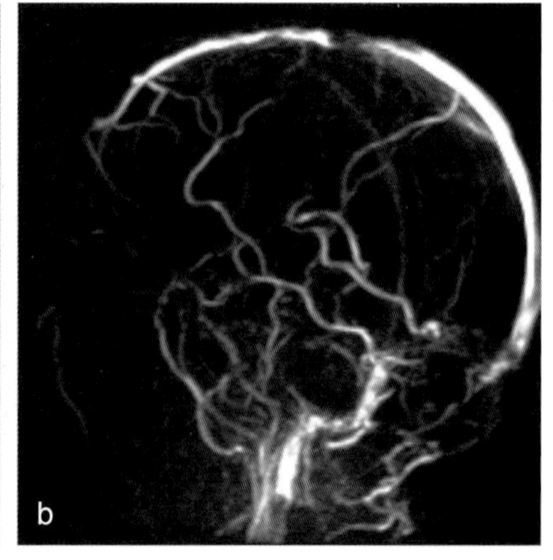

图13.1　39岁女性患者表现为进行性行为异常及意识障碍。(a)轴位FLAIR像MR提示双侧丘脑不对称病变，右侧为著。(b)MR血管成像提示深部静脉系统血栓形成(大脑内静脉，直窦，Galen静脉)

皮质静脉的数量和位置各不相同，而且在 MR 或 CT 静脉成像上只能检测到较大的静脉，因此孤立性皮质静脉血栓的诊断取决于皮质静脉血栓的显影（图 13.2a，b）。其在能够识别顺磁性血液成分的序列中（T2*/SWI）可十分明显地表现为低密度管状影 [11]。孤立性皮质静脉血栓形成一般与头痛或其他高颅压的体征无关，但通常会导致脑实质损害 [12]，从而导致局灶性功能缺损或癫痫。

CT 或 MRI 增强扫描也可显示出“空三角征”，这是由于血栓形成的静脉窦窦壁因侧支循环存在而强化。随着血栓机化，这种征象在慢性期可逐渐消失。在窦汇高度分叉或不对称分叉时，也会出现假阳性 [10]。目前使用 MRI 不同序列的诊断准确率较高，尤其是 T2*/SWI，因此在 CVT 诊断中很少需要常规的血管造影。直接的脑静脉造影的典型表现包括：闭塞所致的静脉窦不显影；静脉充血表现为皮质、头皮或面部静脉扩张；侧支代偿引起的典型小静脉增大；静脉血流逆行；脑静脉循环延迟。

与 CVT 相关的特征性脑实质改变有助于鉴别诊断。如果出现跨越动脉供血边界的缺血性病变，且常伴有出血成分，特别是当病变靠近静脉窦时，应警惕 CVT。静脉窦血栓形成会有各自的受累区域，例如，额叶、顶叶和枕叶的脑实质改变通常考虑上矢状窦血栓形成，颞叶实质改变考虑横窦和乙状窦血栓形成（图 13.3a，b），深部脑实质

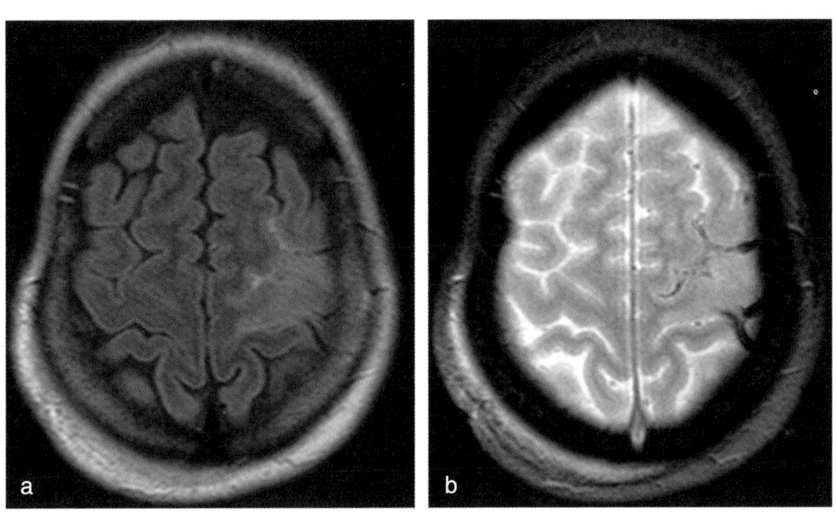

图 13.2 左侧皮质静脉血栓患者的 MRI。（b）T2* 梯度回波序列条索状低密度影。（a，b）伴发的脑实质病变和凸面蛛网膜下腔出血也很明显：（a）FLAIR 脑沟高密度影，（b）T2*GRE 低密度

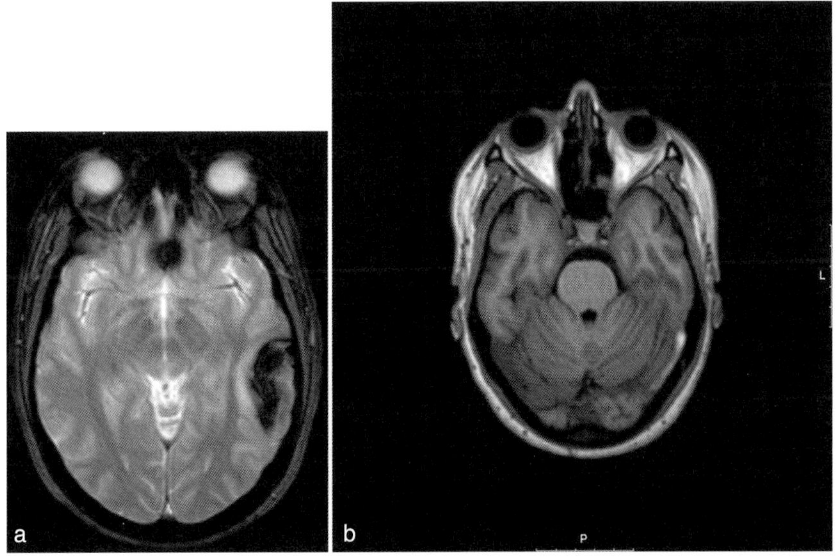

图 13.3 （a）T2* 梯度回波（GRE）显示颞顶出血性静脉性梗死。（b）T1 加权轴位像显示左侧横窦内有高信号血栓

异常（包括丘脑病变）多考虑大脑内静脉、Galen静脉或直窦的血栓形成（图 13.1a，b）。静脉性病变与其他类型的卒中还有一些区别，例如早期CT出现分界以及异常肿胀的存在，这些异常肿胀在局灶性体征出现后几个小时内就已经很明显，与梗死的大小不成比例，或者超出了梗死的边界（表 13.1）。同时也要考虑到，在与CVT相关的非出血性病变的患者中，约有1/3会出现双侧脑实质改变[6]。静脉性梗死很少发生在后颅窝，因为幕下区的静脉侧支循环远多于幕上区。在一大群CVT患者中，只有8%的非出血性病变发生于幕下[6]。MRI对CVT相关脑部病变的检测比CT更准确。弥散加权技术可将异常进一步区分为血管源性水肿或细胞毒性水肿。可在小脑幕和大脑镰观察到强化模式改变，提示侧支循环开放或静脉充血。

13.3.2 脑出血

鉴于CVT潜在的治疗意义，在脑出血患者中识别CVT至关重要。大约40%的CVT患者都会发生脑出血[8]。尤其要注意避免误诊其他可能与CVT相关的类似脑出血的情况，如创伤性脑实质挫伤[13-15]、肿瘤[16]和脑脓肿[17]。

有些特征提示CVT是脑出血的原因，包括前驱头痛史、双侧出血、同时合并出血性和非出血性病变，以及有证据提示高凝状态[18]。脑出血合并CVT的临床表现往往更严重。这些患者更有可能出现急性发作、昏迷、局灶性体征（失语、瘫痪）和癫痫发作[19-20]。当然，不能仅凭头痛来预测CVT患者是否存在出血[21]。CVT合并脑出血的患者入院时往往年龄较大，血压较高[20]。CVT合并脑出血往往伴有多个静脉窦及静脉受累[20]，同时脑组织损伤也更为严重[19]。静脉性梗死出血的分布也可有助于诊断。静脉性梗死出血倾向于从中心向外围扩展，有时呈指状分布，而动脉梗死的出血通常更靠边缘[22]。此外，出血通常扩展到皮质表面，这可能有助于与典型的高血压脑实质出血相鉴别（表 13.1）。如前所述，对于与CVT相关的非出血性病变，病变位置是评估CVT可能性的重要考虑因素，静脉窦血栓形成会产生与其引流区域相关的特征性病变。如在上矢状窦和皮质静脉血栓形成中发现双侧矢状旁出血，或在侧窦血栓形成中出现颞叶出血（图 13.3a，b），则高度提示CVT合并脑出血。

表 13.1 影像特征提示可能的静脉性梗死 / 出血

位置	非严格意义上的动脉供血区
	累及双侧大脑半球
	主要为幕上受累
	可能为双层
肿胀	早
	与梗死面积不相符
	超过梗死范围
出血	常出现
	从中心到外周
	手指样
增强	存在

引自 Bakac 和 Warlaw 1997[22]

CVT合并脑出血的预后较差，患者在急性期神经功能恶化或死亡的比例较高，幸存者的功能预后较差。在一个CVT合并早期脑出血的大型病例组的随访研究中，发现高龄、男性、运动障碍、大脑深静脉系统或右侧横窦受累是死亡或残疾的预测因素[19]。

针对其他所有CVT的临床表现，推荐对CVT相关性脑出血的患者启动抗凝治疗。对于内科治疗后神经功能仍持续恶化的患者，可考虑血管内治疗。

13.3.3 蛛网膜下腔出血

CVT罕见情况下（1%）表现为孤立的弥漫性或凸面蛛网膜下腔出血（SAH），或合并脑实质病变[8]。随着现代MRI应用越来越成熟，实际发现的患病率会越来越高[23-24]。典型CVT相关的SAH位置一般位于大脑凸面，靠近静脉窦或静脉，而不是在基底脑池和颅底[23-24]（图 13.2a，b），但也有很多报道称其可与动脉瘤破裂的弥漫性SAH类似[25]。与CVT相关的SAH的确切机制尚不清楚，但推测可能是由于静脉压升高导致脆弱的皮质静脉扩张和破裂[26-27]。此外，在伴发静脉出血性梗死的病例中，SAH可能与继发血肿破裂进入蛛网膜下腔有关。

在一组 26 例 CVT 相关性 SAH 患者的回顾性研究中，大约 2/3 的患者出现急性发作的严重头痛，1/3 的患者表现为颈部僵硬，1/3 的患者伴有癫痫发作[23]。在一组 22 例患者中，只有 3 例患者称有雷击样头痛。常见的静脉血栓类型有 Labbé 静脉伴侧方静脉窦受累，或额静脉与上矢状窦受累[24]。MRI 比 CT 更敏感，在液体衰减反转恢复（FLAIR）序列上会显示典型的蛛网膜下腔高信号。但诊断仍然存在挑战，特别是在孤立性皮质静脉血栓形成的患者中[24,28–29]。最近的一系列报道表明，大多数 CVT 和 SAH 患者都有皮质静脉血栓形成，伴或不伴窦血栓[11,28]。一些病例个案和小型病例系列报道了 CVT 合并 SAH 抗凝治疗成功的案例[26,28,30]。

13.3.4 硬膜下血肿

1942 年，Bucy 和 Lesemann 最早发表了关于并发 CVT 的硬膜下血肿（SDH）的报告[31]。从那时起，一些关于 CVT 患者并发 SDH 的个案报道和一些小型病例系列也开始发表[32–33]。另一些报道认为 CVT 与 SDH 的因果关系存在争议[34–35]。颅内压减低也可能是一种混杂情况，因其也是 CVT 和 SDH 的危险因素[36]。这种联系在一些个案中得以证实，例如可能是血栓引起的静脉阻塞导致小血管破裂而最终导致 SDH。在未识别的潜在 CVT 患者中，SDH 成功治疗后复发考虑也与此相关[32]。SDH 合并 CVT 的处理较为复杂，因为症状性 SDH 是抗凝治疗的相对禁忌证，特别是在考虑手术干预的情况下。有报道称血栓切除术可成功治疗该情况下的 CVT[32]。

13.4 神经外科疾病为脑静脉血栓形成的危险因素

13.4.1 颅脑创伤

创伤性 CVT 的报道最早见于第一次及第二次世界大战中颅顶受枪伤的士兵中。一些（但不是全部）患者有凹陷性颅骨骨折。引流中央静脉的顶窦受伤，导致血栓形成，而后血栓继续扩展到上矢状窦，最终影响到其他皮质静脉，导致静脉性梗死。患者可出现以单侧或双侧为主的下肢瘫，伴有即刻的肌张力增高，腿部和足部皮质感觉丧失，偶有癫痫发作和尿失禁[37–39]。闭合性脑外伤后也可发生 CVT[40–41]。近年来，大多数创伤后 CVT 都是由交通事故引起的。对于儿童，则应警惕虐待。钝性颅脑损伤后硬脑膜窦上骨折的患者易发生 CVT。事实上，有超过 10% 的颅骨骨折都涉及静脉窦[42]。CVT 是闭合性颅脑损伤后继发迟发性神经恶化的原因之一，常导致难以控制的颅内压增高和死亡率增加。由于 CT 静脉造影显示颅脑创伤后 CVT 的发生率为 22%[42–43]，有学者建议在颅脑创伤的初步检查中包含 CT 静脉成像[42–43]。针对颅脑创伤后 CVT，启动抗凝治疗是安全的[44–45]。

13.4.2 肿　瘤

脑膜瘤[46–47]、脑膜瘤病[48]、颅骨脑脊膜肿瘤性病变（肉瘤，尤文氏肉瘤，浆细胞瘤，转移瘤）[39]可直接造成肿瘤性血栓形成[49]，或压迫皮质静脉或静脉窦继发血栓形成[50]。因为梗阻可能发生得很缓慢，所以有时间发展为侧支静脉通路，如易于看到的扩张的头皮静脉。同时，颅内肿瘤患者的静脉血栓栓塞风险也会增高；在脑膜瘤患者中，该风险更高[51–52]。除了偏瘫和手术次数等临床因素外，还有一种亚临床血栓前状态与脑源性组织因子的释放有关，这可能导致慢性、轻度的弥散性血管内凝血[53]。

13.4.3 其他神经外科情况

与 CVT 相关的其他神经外科疾病包括动静脉畸形和硬脑膜动静脉瘘[8,39]。

13.5 神经外科及相关操作为脑静脉血栓形成的危险因素

一般来说，与 CVT 相关的诊疗措施可对硬脑膜窦、脑静脉或脑膜造成机械损伤或压力变化，或可导致短暂的血栓前状态。

13.5.1 腰椎穿刺、硬膜外麻醉及相关操作

CVT 患者的检查通常包括腰椎穿刺（LP）留取脑脊液（CSF）标本，以排除 / 确认脑膜炎或其他颅内感染[4]。来自大型观察性研究的明确证据表

明，在急性 CVT 患者中进行 LP 是安全的，其与临床恶化或不良结局无关[54]。此外，众所周知，CVT 是诊断性 LP 的一种可能的并发症，尽管很少见[55]。LP 可导致脑脊压力梯度变化，大脑向下移位，最终可导致对窦和桥静脉的牵引。LP 前后的经颅多普勒检查显示，LP 导致直窦的平均静脉血流速度下降 47%。LP 后立刻就会出现这种静脉血流速度的下降，并可在 LP 后维持超过 6h[56]。如果 LP 后头痛模式改变，则应怀疑 CVT（以及 SDH），例如头痛不能通过卧位缓解，并持续疼痛。在这种情况下，应该进行影像学检查以排除 CVT[57]。

诊断和治疗性 LP 后出现 CVT 均有报道。后者如鞘内[58]或硬膜外（意外穿透硬膜）给予糖皮质激素，以治疗腰椎根性疼痛[59]。

在碘帕醇脊髓造影术[60]、脊柱手术后放置腰椎引流管[61]和硬膜血液修补后发生脊椎 CVT 也有报道[62-63]。

很少有硬膜外麻醉后发生 CVT 的报道，可能是意外穿刺硬脑膜所致。文献报道，在 8 年中，每年进行的 3500 次硬膜外麻醉中只有 3 例被诊断为 CVT[63]。在大多数情况下，头痛最初是典型的 LP 后低脑脊液压力性头痛[64]。之后头痛的特性会发生改变，变得持续和严重，且水平姿势也无法使之改善。在一些患者中，会出现嗜睡、癫痫或神经系统的定位体征[65]。有报道称，CVT 表现与蛛网膜下腔出血类似。在一些患者中，除硬膜外麻醉外，还发现了其他可导致 CVT 的危险因素[62,66]。

13.5.2 涉及静脉窦和静脉的手术操作

在硬脑膜窦、颈静脉或邻近静脉处放置诊断或治疗导管可能会引起 CVT。血栓一开始形成于导管尖端或置管位置，之后随静脉延伸。首批病例是在 20 世纪 80 年代报告的，一批患者置入了长期导管，用于输液、肠外营养和药物治疗[39]。

这些病例大多发生在颈内静脉置入导管后，但也有报道称在肱静脉和锁骨下静脉[67]或上腔静脉置入静脉导管后也会发生 CVT[68-70]。颈内静脉和脑静脉窦血栓形成是颈静脉支架置入术的潜在并发症之一[71-72]。颈部肿瘤根治性手术和颈静脉结扎术也可伴发 CVT。

13.5.3 神经外科

神经外科医生很清楚枕下[73]、经岩骨[73]以及经胼胝体[74]入路可能产生 CVT。Nakase 等[75]报道了神经外科术后患者中有 0.3%（8 例）会发生症状性 CVT。脑膜瘤、听神经瘤、转移瘤、海绵状血管瘤、硬膜动静脉瘘和三叉神经痛均可能经以上入路行神经外科手术。为到达前颅窝，通常需要结扎和分离上矢状窦前 1/3，这可能导致静脉窦血栓形成，伴双额静脉性梗死[76]。术后 CVT 可分为急性和慢性两种[77]。急性型在手术中便可表现出来，通常相当严重，可导致脑水肿和静脉性梗死。最常见的是由岩静脉损伤或结扎而引起。慢性型症状较轻，可表现为手术后一天或几天头痛、癫痫或局灶性神经功能缺损，通常是桥接或皮质静脉受损或闭塞所致。一些患者可能之前有静脉血栓事件和获得性（如抗磷脂综合征）或遗传性易栓症[78]。

脑膜瘤手术有 2%~3% 的 CVT 风险，其中侵犯上矢状窦的矢状窦旁脑膜瘤风险更高（7%）[79]。除位置（矢状面旁、凸面、镰状）外，肿瘤大小和病灶周围水肿也是 CVT 的危险因素。为预防静脉性脑梗死，应最大限度地保持在蛛网膜界面操作。如果使用扩大的双额叶手术入路，则应避免骚扰血管以降低 CVT 风险[79-80]。

后颅窝手术后侧方静脉窦血栓形成的症状通常不明显。CVT 的危险因素包括深静脉血栓史、口服避孕药、中线手术入路和手术涉及静脉窦[81]。

有 2 例脑室 – 腹腔分流术中及术后发生 CVT 的报道[82-83]，分别归因于术中电凝皮质旁正中大静脉和碰巧压迫蛋白 C 缺乏症患者的皮质静脉。

最近报道了 2 例脊柱手术后并发 CVT 的病例。一例患者有 V 因子 Leiden 突变[84]。另一例患者在脊柱手术后发生脑脊液漏，之后闭合，而 CVT 发生在瘘管闭合后[85]。

上矢状窦血栓形成是开颅手术重建复杂颅面畸形的并发症，可能与脑肿胀和静脉流出受阻有关[86]。

神经外科手术中使用液体止血材料可更快止血。651 例幕下手术中有 5 例（0.8%）发生了液体止血材料引起的医源性脑静脉阻塞，而 3318 例幕上手术中无一例发生[87]。

动静脉血管畸形治疗也可并发 CVT，无论是血管内治疗还是直接手术，抑或是放射外科治疗。CVT 可能是无症状的，或导致头痛、癫痫发作或局灶性体征，或大量的、有时可致命的脑出血。这可能是脑动静脉畸形治疗后迟发性神经恶化的原因。

13.6 脑静脉血栓的神经外科治疗

13.6.1 分流手术

无论是侧脑室穿刺外引流还是脑室－腹腔分流，均可有效降低 CVT 所致的颅内压增高。我们最近对已发表的采用分流治疗的急性 CVT 病例进行了系统回顾，排除了其中行去骨瓣减压的患者。我们只发现了病例报告和无对照的小型病例系列。共计 15 例患者，其中 9 例纳入了关于脑静脉和硬膜窦血栓形成的国际研究（ISCVT）[8]，仅进行了分流治疗。分流类型：脑室外引流 6 例，脑室－腹腔分流 8 例，未明确分流 1 例[88]。分流患者的死亡率为 26.7%，死亡或残疾率为 46.7%，重度残疾率为 13.3%。分流术后 3 例患者有高颅压，但无实质性病变。他们接受了脑室－腹腔分流术治疗，术后均可独立生活[88]。最近报道了 1 例表现为高颅压综合征、无脑损伤或脑积水、有广泛的硬脑膜窦血栓形成且未经抗凝改善的 CVT 患者，在腰椎－腹腔分流术后病情得到了明显改善[89]。

可从分流中获益的是脑积水 CVT 患者亚组，但 CVT 很少引起严重脑积水[90–92]。然而，轻症脑积水更为常见。Zuurbier 等[93]在 20% 的急性 CVT 患者中发现了定义为双侧尾状核指数大于其年龄第 95 百分位数和（或）颞角径向宽度大于 5mm 的脑积水。急性静脉血栓所致的脑积水可能由于脑膜炎、脑室内出血、压迫，或是大脑半球占位、小脑静脉性梗死或出血引起的脑室系统扭曲所致。深部静脉血栓致丘脑水肿或较大的对侧大脑半球病变也可导致脑积水[93]。在这篇系统综述中，4 例分流患者有脑积水：1 例可独立生活，2 例残疾，1 例死亡。在最近一组 14 例急性脑积水的 CVT 患者中，只有 1 例进行了分流[93]。即使进行了分流手术，患者仍然死亡。

将急性 CVT 分流术的系统综述结果与采用同样分析方法的去骨瓣减压术的系统综述结果（见下节）进行间接比较，发现单独分流的死亡率（38% *vs.* 16%）和重度残疾率（25% *vs.* 6%）都较高。因此，对于急性 CVT 和因实质性病变即将发生脑疝的患者，不应该单独使用分流术（而不进行其他手术治疗），因为它不能有效挽救患者生命。对于有症状性高颅压且无脑病变或脑积水的急性或近期 CVT 患者，尚不确定分流手术可否减少死亡或改善预后。

少数 CVT 患者会出现持续高颅压表现，如严重头痛或视力受损。这些病例的处理与特发性高颅压患者类似，包括控制体重、乙酰唑胺及其他利尿剂、托吡酯和反复腰椎穿刺[94–95]。对于这些干预措施未能改善或视力下降或视野缺陷增加的患者，分流被认为是一种选择。可以进行脑室－腹腔分流或腰大池－腹腔分流，但目前暂无这两种术式的随机对照研究。描述性系列研究显示，脑室－腹腔分流术的失败率较高，而腰大池－腹腔分流术的返修率较高[94]。横窦支架术适用于双侧横窦狭窄、不能接受分流或分流失败的难治性高颅压患者。关于 CVT 患者同时采用分流术和支架术，目前只有少量成功个案报道和小型病例系列支持。

13.6.2 血肿清除及去骨瓣减压术

绝大多数 CVT 患者[8]的预后都较好，只有少部分（4%）可能会在急性期死亡。急性期死亡的主要原因是静脉性梗死引起的大面积水肿性或出血性病变所致的脑疝。多发性静脉性梗死或双侧严重脑水肿也可引起致死性脑疝[96]。最近有数个随机对照研究表明[97–99]，对于恶性大脑中动脉梗死患者，去骨瓣减压术可降低其死亡率，同时改善其功能预后（图 13.4）。

20 世纪 90 年代末，开展了第一批针对占位效应明显的出血性梗死的研究[100–101]。目前，关于 CVT 患者减压手术（血肿清除或去骨瓣减压）的经验仍十分有限。最近我们更新了 2011 年的系统综述[102]，只发现了一些观察性研究。研究包括病例报告（39 例患者）、病例系列（166 例患者）、两个系统综述以及两项非随机对照研究（表 13.2）。

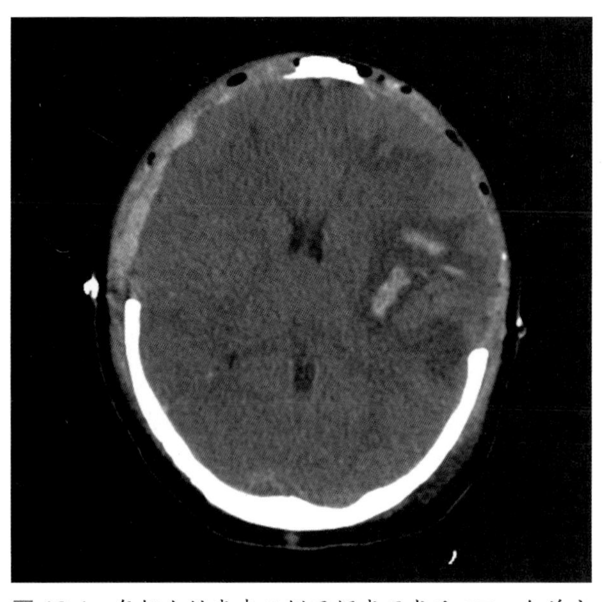

图 13.4 年轻女性患者双侧开颅减压术后 CT，合并广泛静脉窦血栓形成，并伴有双侧实质病变（静脉性梗死和出血）

在观察性研究中，接受减压术（去骨瓣减压或血肿清除术）的 CVT 患者的平均死亡率为 18.5%，死亡或致残率为 32.2%，严重残疾率仅为 3.4%，完全恢复率为 30.7%。CVT 的减压术在死亡率（22%）、严重残疾 [改良 Rankin 量表评分（mRS）为 4~5 分]（35%）尤其是完全恢复（mRS 为 0~1 分）（0%）方面，比汇总分析中的动脉梗死后的减压术效果要好很多。法国进行的非随机多中心研究 [103] 比较了 12 例“恶性 CVT”患者行减压手术和非手术治疗的效果，其中 8 例患者接受了手术。所有未手术的患者均死亡，而手术组只有 1 例患者死亡（P= 0.02）。1 例手术患者 mRS 为 3 分，4 例患者完全恢复。另一项非随机研究在 ISCVT 队列中采用“巢式”设计。此研究纳入 ISCVT 的患者（8 例）与 3 个对照组 [实质病

表 13.2 脑静脉血栓减压术病例系列（> 5 例手术）总结

作者	年份（年）	国家	手术患者例数	中位随访时间（月）	预后				
					mRS 为 0~1 分	mRS 为 0~2 分	mRS 为 3 分	mRS 为 4~5 分	死亡
Théaudin 等 [103]	2010	法国	8	23.1	6（75%）	6（75%）	1（12.5%）	0	1（12.5%）
Lath 等 [108]	2010	印度	11	7.4	7（63.6%）	8（72.7%）	0（0%）	0（0%）	3（27.3%）
Ferro 等 [102]	2011	多中心	69	12	26（37.7%）	39（56.5%）	15（21.7%）	4（5.8%）	11（15.9%）
系统综述 [102]	–	–	31	12	14（45.2%）	18（58.1%）	8（25.8%）	1（3.2%）	4（12.9%）
登记	–	–	38	14.5	12（31.6%）	21（55.3%）	7（18.4%）	3（7.9%）	7（18.4%）
Ferro 等 [104]	2011	多中心	8	16	4（50%）	4（50%）	3（37.5%）	1（12.5%）	0（0%）
Mohindra 等 [109]	2011	印度	13	35	–	5（38.5%）	6（46.2%）	–	2（15.4%）
Vivakaran 等 [110]	2011	印度	34	11.7	15（44.1%）	26（76.5%）	2（5.9%）	0（0%）	6（17.6%）
Zuurbier 等 [111]	2012	荷兰	10	12	5（50%）	6（60%）	1（10%）	1（10%）	2（20%）
Aaron 等 [112]	2013	印度	44	25.5	–	27（61.4%）	1（2.3%）	1（2.3%）	9（20.5%）
Raza 等 [113]	2014	巴基斯坦	7	18	–	4（22.2%）	–	1（5.6%）	2（11.1%）

mRS：改良 Rankin 量表评分

变＞5cm，GCS 评分＜14 分（36 例）；或 GCS 评分＜9 分（9 例）；或因占位效应和脑疝引起病情恶化（22 例）] 进行比较 [102,104]。手术组无一例死亡，而 3 个对照组的死亡率分别为 19%、22% 和 41%。3 例手术患者的 mRS 为 3 分，只有 1 例患者的 mRS 为 4 分，4 例患者完全恢复。尽管这些病例数很少，但这些病例表明，减压手术可以减少死亡，且不会导致更多的严重残疾患者。

在我们的系统综述和回顾性多中心研究中，减压手术的预后是相似的，无论是去骨瓣减压术还是血肿清除术，或同时进行这两种手术。虽然病例数很少，但后颅窝减压术的结果非常好，2 例接受双侧去骨瓣减压的患者术后可独立生活。术者经验似乎对手术患者预后无显著影响，因为手术结果未受手术年份或报告的手术患者数量影响。术前双眼固定瞳孔的患者中，有 1/3 者完全恢复。昏迷患者和有双侧病变的患者更有可能预后不良；然而即使在这些患者中，仍有约 1/3 者完全恢复。失语以及诊断和手术之间的时间间隔也不影响预后 [102]。

手术患者需要密切的临床和影像监护。减压手术通常会有各种各样的并发症，如癫痫发作、皮瓣下沉、反常疝、大脑外填塞、脑出血、颅内或全身感染及肺栓塞，但具体的发生率尚未明确。

手术前必须停止抗凝，但 12h 后可以恢复抗凝。有一些联合使用血管内取栓和减压手术的病例报道，取得了良好的结果。在 1 例恶性 CVT 患者中，序贯采用了静脉注射肝素、局部溶栓和去骨瓣减压术，最终挽救了患者生命，功能结果（mRS 为 3 分）也尚可接受 [105]。

1 例去骨瓣减压术后症状无改善的患者，行溶栓治疗后取得了良好的功能预后（mRS 为 2 分）[106]。Poulsen 等 [107] 描述了 3 例因严重 CVT 导致昏迷而接受去骨瓣减压术的患者，尽管其进行了局部溶栓/取栓和神经重症监护治疗，但颅内压仍然很高。最终 1 例患者死亡，2 例患者完全恢复（mRS 为 0 和 1 分）。

对即将发生脑疝的“恶性”CVT 患者常规进行减压手术的支持证据质量仍然较低，但出于伦理和可行性原因，不太可能进行随机对照研究。手术可以挽救患者生命，很多患者可完全康复或伴有可接受的并发症，只有少数患者会重度残疾。考虑到 CVT 患者通常更年轻，这一点尤为重要。综合考虑以上因素，指南建议对于急性 CVT 和实质性病变即将发生脑疝的患者，应行去骨瓣减压术以挽救生命 [18]。

所有关于 CVT 减压手术的研究都是回顾性的。回顾性研究的设计和发表偏移可能会高估手术干预的效果。为了证实回顾性研究声称的良好预后，我们设计并启动了一个前瞻性多中心研究，旨在描述接受减压手术的 CVT 患者的生命和功能预后，以及手术的所有并发症。研究的第二个目标是确定可从该手术中获益最多的 CVT 患者亚组。研究连续纳入接受去骨瓣减压术或血肿清除术治疗的 CVT 合并实质性病变的患者。在患者出院时、6 个月和 12 个月时由不直接参与手术的研究人员评估患者预后。同时记录患者及其主要照顾者对手术结果的看法。采用简易精神状态检查（MMSE）、医院焦虑和抑郁量表（HADS）、EuroQol 问卷、护理者紧张指数扩展问卷和卒中后工作活动问卷，在 6 个月和 12 个月的随访中对认知、情绪、焦虑、生活质量、照顾者负担和职业生活进行评估。我们的目标是在 80 个中心的帮助下纳入 100 例患者。此研究起始于 2012 年 1 月；目前已有 66 个中心参与了这项研究，共纳入了 32 例患者。

13.7 结　论

CVT 往往难以诊断，其可能被误诊为脑瘤或蛛网膜下腔出血。涉及硬脊膜穿刺的诊断和治疗在少数情况下会引起 CVT，一些神经外科手术（即靠近静脉窦的脑膜瘤手术）也可引起。神经外科医生在治疗严重的 CVT 方面扮演着重要角色，“恶性”的大静脉性梗死可导致脑疝。减压手术可挽救患者生命，且患者常可完全恢复。

参考文献

[1] Ageno W, Beyer-Westendorf J, Garcia DA, et al. Guidance for the management of venous thrombosis in unusual sites. J Thromb Thrombolysis, 2016, 41(1):129–143.

[2] Coutinho JM, Zuurbier SM, Aramideh M, et al. The incidence of cerebral venous thrombosis: a cross-sectional study. Stroke, 2012, 43(12):3375–3377.

[3] Stam J. Thrombosis of the cerebral veins and sinuses. N Engl J Med, 2005, 352(17):1791–1798.
[4] Bousser MG, Ferro JM. Cerebral venous thrombosis: an update. Lancet Neurol, 2007, 6(2):162–170.
[5] Ferro JM, Canhão P. Cerebral venous sinus thrombosis: update on diagnosis and management. Curr Cardiol Rep, 2014, 16(9):523.
[6] Ferro JM, Canhão P, Bousser MG, et al. ISCVT Investigators. Cerebral venous thrombosis with nonhemorrhagic lesions: clinical correlates and prognosis. Cerebrovasc Dis, 2010, 29(5):440–445.
[7] Preter M, Tzourio C, Ameri A, et al. Long-term prognosis in cerebral venous thrombosis. Follow-up of 77 patients. Stroke, 1996, 27(2):243–246.
[8] Ferro JM, Canhão P, Stam J, et al. ISCVT Investigators. Prognosis of cerebral vein and dural sinus thrombosis: results of the International Study on Cerebral Vein and Dural Sinus Thrombosis (ISCVT). Stroke, 2004, 35(3):664–670.
[9] Virapongse C, Cazenave C, Quisling R, et al. The empty delta sign: frequency and significance in 76 cases of dural sinus thrombosis. Radiology, 1987, 162(3):779–785.
[10] Leach JL, Fortuna RB, Jones BV, et al. Imaging of cerebral venous thrombosis: current techniques, spectrum of findings, and diagnostic pitfalls. Radiographics, 2006, 26(Suppl 1):S19–S41, discussion S42–S43.
[11] Boukobza M, Crassard I, Bousser MG, et al. MR imaging features of isolated cortical vein thrombosis: diagnosis and follow-up. AJNR Am J Neuroradiol, 2009, 30(2):344–348.
[12] Coutinho JM, Gerritsma JJ, Zuurbier SM, et al. Isolated cortical vein thrombosis: systematic review of case reports and case series. Stroke, 2014, 45(6):1836–1838.
[13] Muthukumar N. Cerebral venous sinus thrombosis and thrombophilia presenting as pseudo-tumour syndrome following mild head injury. J Clin Neurosci, 2004, 11(8):924–927.
[14] Zhao X, Rizzo A, Malek B, et al. Basilar skull fracture: a risk factor for transverse/sigmoid venous sinus obstruction. J Neurotrauma, 2008, 25(2):104–111.
[15] Krasnokutsky MV. Cerebral venous thrombosis: a potential mimic of primary traumatic brain injury in infants. AJR Am J Roentgenol, 2011, 197(3):W503–7.
[16] Raizer JJ, DeAngelis LM. Cerebral sinus thrombosis diagnosed by MRI and MR venography in cancer patients. Neurology, 2000, 54(6):1222–1226.
[17] Barua NU, Bradley M, Patel NR. Haemorrhagic infarction due to transverse sinus thrombosis mimicking cerebral abscesses. Annals of Neurosurgery, 2008, 8(3):1–4.
[18] Saposnik G, Barinagarrementeria F, Brown RD, Jr, et al; American Heart Association Stroke Council and the Council on Epidemiology and Prevention. Diagnosis and management of cerebral venous thrombosis: a statement for healthcare professionals from the American Heart Association/American Stroke Association. Stroke, 2011, 42(4):1158–1192.
[19] Girot M, Ferro JM, Canhão P, et al; ISCVT Investigators. Predictors of outcome in patients with cerebral venous thrombosis and intracerebral hemorrhage. Stroke, 2007, 38(2):337–342.
[20] Kumral E, Polat F, Uzunköprü C, et al. The clinical spectrum of intracerebral hematoma, hemorrhagic infarct, non-hemorrhagic infarct, and non-lesional venous stroke in patients with cerebral sinus-venous thrombosis. Eur J Neurol, 2012, 19(4):537–543.
[21] Wasay M, Kojan S, Dai AI, et al. Headache in Cerebral Venous Thrombosis: incidence, pattern and location in 200 consecutive patients. J Headache Pain, 2010, 11(2):137–139.
[22] Bakaç G, Wardlaw JM. Problems in the diagnosis of intracranial venous infarction. Neuroradiology, 1997, 39(8):566–570.
[23] Benabu Y, Mark L, Daniel S, et al. Cerebral venous thrombosis presenting with subarachnoid hemorrhage. Case report and review. Am J Emerg Med, 2009, 27(1):96–106.
[24] Boukobza M, Crassard I, Bousser MG, et al. Radiological findings in cerebral venous thrombosis presenting as subarachnoid hemorrhage: a series of 22 cases. Neuroradiology, 2016, 58(1):11–16.
[25] Anderson B, Sabat S, Agarwal A, et al. Diffuse subarachnoid hemorrhage secondary to cerebral venous sinus thrombosis. Pol J Radiol, 2015, 80:286–289.
[26] Sztajzel R, Coeytaux A, Dehdashti AR, et al. Subarachnoid hemorrhage: a rare presentation of cerebral venous thrombosis. Headache, 2001, 41(9):889–892.
[27] Kato Y, Takeda H, Furuya D, et al. Subarachnoid hemorrhage as the initial presentation of cerebral venous thrombosis. Intern Med, 2010, 49(5):467–470.
[28] Chang R, Friedman DP. Isolated cortical venous thrombosis presenting as subarachnoid hemorrhage: a report of three cases. AJNR Am J Neuroradiol, 2004, 25(10):1676–1679.
[29] Kim J, Huh C, Kim D, et al. Isolated cortical venous thrombosis as a mimic for cortical subarachnoid hemorrhage. World Neurosurg, 2016, 89:727.e5–727.e7.
[30] Geraldes R, Sousa PR, Fonseca AC, et al. Nontraumatic convexity subarachnoid hemorrhage: different etiologies and outcomes. J Stroke Cerebrovasc Dis, 2014, 23(1):e23–e30.
[31] Bucy P, Lesemann F. Idiopathic recurrent thrombophlebitis—with cerebral venous thromboses and an acute subdural hematoma. JAMA, 1942, 119:402–405.
[32] Akins PT, Axelrod YK, Ji C, et al. Cerebral venous sinus thrombosis complicated by subdural hematomas: case series and literature review. Surg Neurol Int, 2013, 4:85.
[33] Chu K, Kang DW, Kim DE, et al. Cerebral venous thrombosis associated with tentorial subdural hematoma during oxymetholone therapy. J Neurol Sci, 2001, 185(1):27–30.
[34] Takamura Y, Morimoto S, Uede T, et al. Cerebral venous sinus thrombosis associated with systemic multiple hemangiomas manifesting as chronic subdural hematoma—case report. Neurol Med Chir (Tokyo), 1996, 36(9):650–653.
[35] Singh S, Kumar S, Joseph M, et al. Cerebral venous sinus thrombosis presenting as subdural haematoma. Australas Radiol, 2005, 49(2):101–103.
[36] Mao YT, Dong Q, Fu JH. Delayed subdural hematoma and cerebral venous thrombosis in a patient with spontaneous intracranial hypotension. Neurol Sci, 2011, 32(5):981–983.
[37] Holmes G, Sargent P. Injuries of the superior longitudinal sinus. BMJ, 1915, 2(2857):493–498.
[38] Barker GB. Injuries to the superior longitudinal sinus. BMJ, 1949, 1(4616):1113–1116.
[39] Bousser MG, Russel RR. Cerebral Venous Thrombosis. Vol. 33. London, UK: Saunders, 1997.
[40] Hesselbrock R, Sawaya R, Tomsick T, et al. Superior sagittal sinus thrombosis after closed head injury. Neurosurgery, 1985, 16(6):825–828.
[41] Giladi O, Steinberg DM, Peleg K, et al. Head trauma is the major risk factor for cerebral sinus-vein thrombosis. Thromb Res, 2016, 137:26–29.
[42] Rivkin MA, Saraiya PV, Woodrow SI. Sinovenous thrombosis associated with skull fracture in the setting of blunt head trauma. Acta Neurochir (Wien), 2014, 156(5):999–1007, discussion 1007.
[43] Fujii Y, Tasaki O, Yoshiya K, et al. Evaluation of

posttraumatic venous sinus occlusion with CT venography. J Trauma, 2009, 66(4):1002–1006, discussion 1006–1007.
[44] Matsushige T, Nakaoka M, Kiya K, et al. Cerebral sinovenous thrombosis after closed head injury. J Trauma, 2009, 66(6):1599–1604.
[45] Awad AW, Bhardwaj R. Acute posttraumatic pediatric cerebral venous thrombosis: case report and review of literature. Surg Neurol Int, 2014, 5:53.
[46] DiMeco F, Li KW, Casali C, et al. Meningiomas invading the superior sagittal sinus: surgical experience in 108 cases. Neurosurgery, 2004, 55(6):1263–1272, discussion 1272–1274.
[47] Mathiesen T, Pettersson-Segerlind J, Kihlström L, et al. Meningiomas engaging major venous sinuses. World Neurosurg, 2014, 81(1):116–124.
[48] Acebes X, Arruga J, Acebes JJ, et al. Intracranial meningiomatosis causing Foster Kennedy syndrome by unilateral optic nerve compression and blockage of the superior sagittal sinus. J Neuroophthalmol, 2009, 29(2):140–142.
[49] Nadel L, Braun IF, Muizelaar JP, et al. Tumoral thrombosis of cerebral venous sinuses: preoperative diagnosis using magnetic resonance phase imaging. Surg Neurol, 1991, 35(3):189–195.
[50] Wang S, Ying J, Wei L, et al. Guidance value of intracranial venous circulation evaluation to parasagittal meningioma operation. Int J Clin Exp Med, 2015, 8(8):13508–13515.
[51] Gerber DE, Segal JB, Salhotra A, et al. Venous thromboembolism occurs infrequently in meningioma patients receiving combined modality prophylaxis. Cancer, 2007, 109(2):300–305.
[52] Sjavik K, Bartek J, Jr, Solheim O, et al. Venous thromboembolism prophylaxis in meningioma surgery—a population based comparative effectiveness study of routine mechanical prophylaxis with or without preoperative low-molecular-weight heparin. World Neurosurg, 2016, 88:320–326.
[53] Sawaya R, Glas-Greenwalt P. Postoperative venous thromboembolism and brain tumors: part II. Hemostatic profile. J Neurooncol, 1992, 14(2):127–134.
[54] Canhão P, Abreu LF, Ferro JM, et al; ISCVT Investigators. Safety of lumbar puncture in patients with cerebral venous thrombosis. Eur J Neurol, 2013, 20(7):1075–1080.
[55] Albucher JF, Vuillemin-Azaïs C, Manelfe C, et al. Cerebral thrombophlebitis in three patients with probable multiple sclerosis. Role of lumbar puncture or intravenous corticosteroid treatment. Cerebrovasc Dis, 1999, 9(5):298–303.
[56] Canhão P, Batista P, Falcão F. Lumbar puncture and dural sinus thrombosis—a causal or casual association? Cerebrovasc Dis, 2005, 19(1):53–56.
[57] Aidi S, Chaunu MP, Biousse V, et al. Changing pattern of headache pointing to cerebral venous thrombosis after lumbar puncture and intravenous high-dose corticosteroids. Headache, 1999, 39(8):559–564.
[58] Ergan M, Hansen von Bünau F, Courthéoux P, et al. Cerebral vein thrombosis after an intrathecal glucocorticoid injection. Rev Rhum Engl Ed, 1997, 64(7–9):513–516.
[59] Milhaud D, Heroum C, Charif M, et al. Dural puncture and corticotherapy as risks factors for cerebral venous sinus thrombosis. Eur J Neurol, 2000, 7(1):123–124.
[60] Brugeilles H, Pénisson-Besnier I, Pasco A, et al. Cerebral venous thrombosis after myelography with iopamidol. Neuroradiology, 1996, 38(6):534–536.
[61] Miglis MG, Levine DN. Intracranial venous thrombosis after placement of a lumbar drain. Neurocrit Care, 2010, 12(1):83–87.
[62] Wilder-Smith E, Kothbauer-Margreiter I, Lämmle B, et al. Dural puncture and activated protein C resistance: risk factors for cerebral venous sinus thrombosis. J Neurol Neurosurg Psychiatry, 1997, 63(3):351–356.
[63] Mullane D, Tan T. Three cerebral venous sinus thromboses following inadvertent dural puncture: a case series over an eight-year period. Can J Anaesth, 2014, 61(12):1134–1135.
[64] Ravindran RS, Zandstra GC. Cerebral venous thrombosis versus postlumbar puncture headache. Anesthesiology, 1989, 71(3):478–479.
[65] Oz O, Akgun H, Yücel M, et al. Cerebral venous thrombosis presenting with subarachnoid hemorrhage after spinal anesthesia. Acta Neurol Belg, 2011, 111(3):237–240.
[66] Kueper M, Goericke SL, Kastrup O. Cerebral venous thrombosis after epidural blood patch: coincidence or causal relation? A case report and review of the literature. Cephalalgia, 2008, 28(7):769–773.
[67] Birdwell BG, Yeager R, Whitsett TL. Pseudotumor cerebri. A complication of catheter-induced subclavian vein thrombosis. Arch Intern Med, 1994, 154(7):808–811.
[68] Holmes FA, Obbens EA, Griffin E, et al. Cerebral venous sinus thrombosis in a patient receiving adjuvant chemotherapy for stage II breast cancer through an implanted central venous catheter. Am J Clin Oncol, 1987, 10(4):362–366.
[69] Mazzoleni S, Putti MC, Simioni P, et al. Early cerebral sinovenous thrombosis in a child with acute lymphoblastic leukemia carrying the prothrombin G20210A variant: a case report and review of the literature. Blood Coagul Fibrinolysis, 2005, 16(1):43–49.
[70] Souter RG, Mitchell A. Spreading cortical venous thrombosis due to infusion of hyperosmolar solution into the internal jugular vein. Br Med J (Clin Res Ed), 1982, 285(6346):935–936.
[71] Thapar A, Lane TR, Pandey V, et al; Imperial College CCSVI Investigation Group. Internal jugular thrombosis post venoplasty for chronic cerebrospinal venous insufficiency. Phlebology, 2011, 26(6):254–256.
[72] Burton JM, Alikhani K, Goyal M, et al. Complications in MS patients after CCSVI procedures abroad (Calgary, AB). Can J Neurol Sci, 2011, 38(5):741–746.
[73] Keiper GL, Jr, Sherman JD, Tomsick TA, et al. Dural sinus thrombosis and pseudotumor cerebri: unexpected complications of suboccipital craniotomy and translabyrinthine craniectomy. J Neurosurg, 1999, 91(2):192–197
[74] Garrido E, Fahs GR. Cerebral venous and sagittal sinus thrombosis after transcallosal removal of a colloid cyst of the third ventricle: case report. Neurosurgery, 1990, 26(3):540–542.
[75] Nakase H, Shin Y, Nakagawa I, et al. Clinical features of postoperative cerebral venous infarction. Acta Neurochir (Wien), 2005, 147(6):621–626, discussion 626.
[76] Salunke P, Sodhi HB, Aggarwal A, et al. Is ligation and division of anterior third of superior sagittal sinus really safe? Clin Neurol Neurosurg, 2013, 115(10):1998–2002.
[77] Roberson JB, Jr, Brackmann DE, Fayad JN. Complications of venous insufficiency after neurotologic-skull base surgery. Am J Otol, 2000, 21(5):701–705.
[78] Lega BC, Yoshor D. Postoperative dural sinus thrombosis in a patient in a hypercoagulable state. Case report. J Neurosurg, 2006, 105(5):772–774.
[79] Raza SM, Gallia GL, Brem H, et al. Perioperative and long-term outcomes from the management of parasagittal meningiomas invading the superior sagittal sinus. Neurosurgery, 2010, 67(4):885–893, discussion 893.

[80] Jang WY, Jung S, Jung TY, et al. Predictive factors related to symptomatic venous infarction after meningioma surgery. Br J Neurosurg, 2012, 26(5):705–709.
[81] Apra C, Kotbi O, Turc G, et al. Presentation and management of lateral sinus thrombosis following posterior fossa surgery. J Neurosurg, 2017, 126:8–16.
[82] Son WS, Park J. Cerebral venous thrombosis complicated by hemorrhagic infarction secondary to ventriculoperitoneal shunting. J Korean Neurosurg Soc, 2010, 48(4):357–359.
[83] Matsubara T, Ayuzawa S, Aoki T, et al. Cerebral venous thrombosis after ventriculoperitoneal shunting: a case report. Neurol Med Chir (Tokyo), 2014, 54(7):554–557.
[84] Yilmaz B, Eksi MS, Akakin A, et al. Cerebral venous thrombosis following spinal surgery in a patient with factor V Leiden mutation. Br J Neurosurg, 2016, 30(4):456–458.
[85] Lourenço Costa B, Shamasna M, Nunes J, et al. Cerebral venous thrombosis: an unexpected complication from spinal surgery. Eur Spine J, 2014, 23(Suppl 2):253–256.
[86] Ghizoni E, Raposo-Amaral CA, Mathias R, et al. Superior sagittal sinus thrombosis as a treatment complication of non-syndromic Kleeblattschädel. J Craniofac Surg, 2013, 24(6):2030–2033.
[87] Singleton RH, Jankowitz BT, Wecht DA, et al. Iatrogenic cerebral venous sinus occlusion with flowable topical hemostatic matrix. J Neurosurg, 2011, 115(3):576–583.
[88] Lobo S, Ferro JM, Barinagarrementeria F, et al. ISCVT Investigators. Shunting in acute cerebral venous thrombosis: a systematic review. Cerebrovasc Dis, 2014, 37(1):38–42.
[89] Torikoshi S, Akiyama Y. Report of dramatic improvement after a lumboperitoneal shunt procedure in a case of anticoagulation therapy-resistant cerebral venous thrombosis. J Stroke Cerebrovasc Dis, 2016, 25(2):e15–e19.
[90] Stavrinou LC, Stranjalis G, Bouras T, et al. Transverse sinus thrombosis presenting with acute hydrocephalus: a case report. Headache, 2008, 48(2):290–292.
[91] Mullen MT, Sansing LH, Hurst RW, et al. Obstructive hydrocephalus from venous sinus thrombosis. Neurocrit Care, 2009, 10(3):359–362.
[92] Leblebisatan G, Yis U, Doğan M, et al. Obstructive hydrocephalus resulting from cerebral venous thrombosis. J Pediatr Neurosci, 2011, 6(2):129–130.
[93] Zuurbier SM, van den Berg R, Troost D, et al. Hydrocephalus in cerebral venous thrombosis. J Neurol, 2015, 262(4):931–937.
[94] Biousse V, Bruce BB, Newman NJ. Update on the pathophysiology and management of idiopathic intracranial hypertension. J Neurol Neurosurg Psychiatry, 2012, 83(5):488–494.
[95] Batra R, Sinclair A. Idiopathic intracranial hypertension; research progress and emerging themes. J Neurol, 2014, 261(3):451–460.
[96] Canhão P, Ferro JM, Lindgren AG, et al. ISCVT Investigators. Causes and predictors of death in cerebral venous thrombosis. Stroke, 2005, 36(8):1720–1725.
[97] Vahedi K, Hofmeijer J, Juettler E, et al; DECIMAL, DESTINY, and HAMLET investigators. Early decompressive surgery in malignant infarction of the middle cerebral artery: a pooled analysis of three randomised controlled trials. Lancet Neurol, 2007, 6(3):215–222.
[98] Hofmeijer J, Kappelle LJ, Algra A, et al. HAMLET investigators. Surgical decompression for space-occupying cerebral infarction (the Hemicraniectomy After Middle Cerebral Artery infarction with Life-threatening Edema Trial [HAMLET]): a multicentre, open, randomised trial. Lancet Neurol, 2009, 8(4):326–333.
[99] Jüttler E, Unterberg A, Woitzik J, et al; DESTINY II Investigators. Hemicraniectomy in older patients with extensive middle-cerebral-artery stroke. N Engl J Med, 2014, 370(12):1091–1100.
[100] Stefini R, Latronico N, Cornali C, et al. Emergent decompressive craniectomy in patients with fixed dilated pupils due to cerebral venous and dural sinus thrombosis: report of three cases. Neurosurgery, 1999, 45(3):626–629, discussion 629–630.
[101] Kuroki K, Taguchi H, Sumida M, et al. Dural sinus thrombosis in a patient with protein S deficiency—case report. Neurol Med Chir (Tokyo), 1999, 39(13):928–931.
[102] Ferro JM, Crassard I, Coutinho JM, et al; Second International Study on Cerebral Vein and Dural Sinus Thrombosis (ISCVT 2) Investigators. Decompressive surgery in cerebrovenous thrombosis: a multicenter registry and a systematic review of individual patient data. Stroke, 2011, 42(10):2825–2831.
[103] Théaudin M, Crassard I, Bresson D, et al. Should decompressive surgery be performed in malignant cerebral venous thrombosis?: a series of 12 patients. Stroke, 2010, 41(4):727–731.
[104] Ferro JM, Bousser MG, Canhão P, et al. A case-control study of decompressive surgery in cerebrovenous thrombosis. Cerebrovasc Dis, 2010, 29(Suppl 2):67.
[105] Dohmen C, Galldiks N, Moeller-Hartmann W, et al. Sequential escalation of therapy in "malignant" cerebral venous and sinus thrombosis. Neurocrit Care, 2010, 12(1):98–102.
[106] Coutinho JM, Hama-Amin AD, Vleggeert-Lankamp C, et al. Decompressive hemicraniectomy followed by endovascular thrombosuction in a patient with cerebral venous thrombosis. J Neurol, 2012, 259(3):562–564.
[107] Poulsen FR, Høgedal L, Stilling MV, et al. Good clinical outcome after combined endovascular and neurosurgical treatment of cerebral venous sinus thrombosis. Dan Med J, 2013, 60(11):A4724.
[108] Lath R, Kumar S, Reddy R, et al. Decompressive surgery for severe cerebral venous sinus thrombosis. Neurol India, 2010, 58:392–397.
[109] Mohindra S, Umredkar A, Singla N, et al. Decompressive craniectomy for malignant cerebral oedema of cortical venous thrombosis: an analysis of 13 patients. Br J Neurosurg, 2011, 25:422–429.
[110] Vivakaran TT, Srinivas D, Kulkarni GB, et al. The role of decompressive craniectomy in cerebral venous sinus thrombosis. J Neurosurg, 2012, 117:738–744.
[111] Zuurbier SM, Coutinho JM, Majoie CB, et al. Decompressive hemicraniectomy in severe cerebral venous thrombosis: a prospective case series. J Neurol, 2012, 259(6):1099–1105
[112] Aaron S, Alexander M, Moorthy RK, et al. Decompressive craniectomy in cerebral venous throm-bosis: a single centre experience. J Neurol Neurosurg Psychiatry, 2013, 84:995–1000.
[113] Raza E, Shamim MS, Wadiwala MF, et al. Decompressive surgery for malignant cerebral venous sinus thrombosis: a retrospective case series from Pakistan and comparative literature review. J Stroke Cerebrovasc Dis, 2014, 23:e13–22.

14 颅内感染过程

Alexa Bodman, Walter A. Hall

摘　要

神经外科实践中遇到的严重感染需要快速识别，并进行内外科联合治疗。细菌、病毒、真菌和寄生虫感染可通过血行传播穿过血脑屏障，或直接接触进入中枢神经系统。脑膜炎在神经外科领域很常见，一度导致极高的死亡率。脑膜炎可在头部创伤、全身感染和神经外科手术后发生，通常表现出明显的症状和体征，应早期识别并治疗，以降低神经系统的发病率和死亡率。脑炎可能很难诊断，因其病因多种多样。脑外的感染灶常需要紧急神经外科干预，以明确诊断并治疗。脑脓肿通常可采用抽吸引流或切除的形式进行手术治疗，以明确诊断并实现神经组织减压。现代中枢神经系统影像学的进展有助于减少颅内感染的诊断和治疗等待时间，改善了此类致死性疾病的临床预后。本章将对每种中枢神经系统感染进行深入概述。

关键词：脑脓肿，脑炎，硬膜外脓肿，脑膜炎，神经外科感染，硬膜下积脓

14.1 引　言

颅内感染是神经外科医生经常遇到的问题，及时识别和治疗至关重要。一旦病原体穿透血脑屏障（BBB），就可能形成脑膜炎、脑炎、轴外脓肿和脑脓肿，这可能是由于血行扩散或局部感染的直接侵袭。颅内感染的诊断通常需要结合血液检查、脑脊液（CSF）检查和神经影像学检查。确诊后，需要立即开始治疗，以最大限度降低死残率。本章重点介绍颅内感染的病因、诊断、内科和神经外科治疗。

14.2 脑膜炎

脑膜炎是一种潜在的威胁生命的感染，需要及时识别和治疗。最常见的是细菌性脑膜炎，其引起颅内感染的能力取决于其毒力、宿主的防御能力和病原接种量[1]。每克组织大约需要 10 万个细菌才能导致感染[1]。细菌可通过血液传播或乳突炎等局部感染到达脑膜[2]。厌氧菌和革兰氏阴性菌可通过穿透性颅脑损伤进入大脑，而当颅底骨折合并脑脊液渗漏时，鼻咽菌群易进入中枢神经系统（CNS）[3]。血液传播过程中，细菌必须能够避免被吞噬以维持菌血症，方可实现传播[2]。大量菌血症是脑膜炎发展的必要条件[4]。细菌可通过数种机制逃过免疫系统而在血液内循环，可能包括形成荚膜或存于中性粒细胞内。在中枢神经系统，细菌与细胞外基质蛋白结合。一旦结合，细菌就会通过跨细胞或旁细胞途径穿过血脑屏障[2]。病原体也可能通过感染巨噬细胞，继而进入中枢神经系统[4]。肺炎链球菌可通过跨细胞和旁细胞途径侵入脑实质。该细菌可通过受体介导的过程穿过血脑屏障，也可通过引起内皮细胞破坏直接穿过血脑屏障。一旦进入中枢神经系统，细菌便开始复制，释放出引起强烈免疫反应的成分，导致炎症、神经元死亡和血管炎[2]。神经组织的损伤是宿主免疫系统和细菌毒素相关的缺血、颅内压升高、细胞凋亡和水肿共同引起的[2]。中枢神经系统通过血脑屏障与身体其他部分隔绝，其免疫球蛋白和补体水平较低，这导致细菌穿过血脑屏障时宿主的防御能力较低。创伤、肿瘤、炎症和手术造成的血脑屏障破坏，会降低中枢神经系统对细菌的天然防御能力，使细菌更易进入中枢神经系统[1,3]。

脑膜炎有典型的三联症，即颈强直、发热和精神状态改变。Kernig 征和 Brudzinski 征也是脑膜炎的经典体征[3]。脑膜炎患者出现全部典型三联症的比例很低；在荷兰，只有 44% 的患者同时出现了这三种症状[5]。最常见的症状是头痛，其

次是颈强直、发热、恶心和精神状态改变。大约1/3的患者存在局灶性神经功能缺陷。少数情况下，早期还会出现癫痫和偏瘫[5]。入院时，对于患有脑膜炎的老年患者，神经系统查体更易发现异常[6]。入院时已有精神状态改变、癫痫发作和低血压与预后较差相关[7]。

评估脑膜炎的初始实验室检查包括全血细胞计数（CBC）、血沉（ESR）和C反应蛋白（CRP）。还应检测降钙素原，因其对儿童细菌性脑膜炎和病毒性脑膜炎的鉴别很有用[8]。只要没有可致脑疝的颅内占位等禁忌证，当怀疑颅内感染时都应进行腰椎穿刺（LP）。应对脑脊液进行蛋白、葡萄糖、细胞计数、革兰氏染色、培养和药敏等检查[3]。腰椎穿刺初压通常会高达200~500mmH_2O[3,9]。在细胞计数上，白细胞通常升高到100个/mm^{3}以上。葡萄糖明显降低，而蛋白质浓度升高。革兰氏染色可检出60%~90%患者中的微生物，在使用抗生素前采集的脑脊液样本中70%~85%培养呈阳性[3,9]。

头部CT通常不会有特异性改变，但其可在腰椎穿刺前评估患者，明确是否存在颅内占位[10]。MRI对脑膜炎的初步诊断作用有限，只有约50%的研究提示存在软脑膜强化，但其可用于评估其他潜在原因或与脑膜炎相关的并发症，如卒中、脑炎和静脉窦血栓形成[10]。MRI在婴儿细菌性脑膜炎相关疾病中尤其有应用价值，如脑炎（26%）、硬膜下积脓（52%）、梗死（43%）、脑积水（20%）和脓肿（11%）[11]。在多达1/3的脑膜炎患者中可观察到轴外积液，表现为可自行消退的积液，或需要外科干预的脓肿[10]。脑室炎也与脑膜炎有关，MRI增强扫描可见室管膜增厚，脑室周围T2长信号，有时可见脑室内液位[10,12]。

在美国，引起细菌性脑膜炎的五种最常见的微生物是肺炎链球菌（58%）、B组链球菌（18%）、脑膜炎奈瑟菌（14%）、流感嗜血杆菌（7%）和单核细胞性李斯特菌（3%）[13]。在新生儿中，脑膜炎可由阴道常见病原菌引起。其最常见的病原体是B组链球菌、革兰氏阴性菌，通常是大肠杆菌和单核细胞性李斯特菌。在发展中国家，克雷伯菌、铜绿假单胞菌和沙门氏菌是新生儿脑膜炎的常见原因[14]。人类免疫缺陷病毒（HIV）感染者患细菌性脑膜炎的风险更高[15]。

自引入脑膜炎球菌结合疫苗（MCV）和肺炎球菌结合疫苗（PCV）以来（即MCV4和PCV7），美国的脑膜炎发病率一直在下降，2010年肺炎链球菌所致脑膜炎的发病率已下降到0.3/10万，脑膜炎奈瑟菌所致脑膜炎的发病率降至0.123/10万[16]。在德国引入肺炎球菌结合疫苗后，肺炎球菌所致的脑膜炎也有减少[17]。2010年，美国PCV13取代了PCV7，应用后切实减少了侵袭性肺炎球菌所致疾病[18]。此外，在广泛接种疫苗后，非洲国家的脑膜炎奈瑟菌也有所减少[19]。引入PCV7后，与肺炎球菌脑膜炎相关的死亡率也有所下降[16]。在荷兰，应用C群脑膜炎球菌结合疫苗后，感染发生减少了99%，同时产生了群体免疫，而未接种疫苗者感染发生也减少了93%[20]。流感嗜血杆菌曾经是儿童脑膜炎的主要原因。自1990年引入b型流感嗜血杆菌疫苗后，细菌性脑膜炎的发病率下降了55%[21]。这些疫苗的应用使脑膜炎发病的平均年龄也增高，现在更多是影响老年人[13]。新生儿中B群链球菌性脑膜炎的发病率也有所下降，这可能与孕期筛查和预防性使用抗生素有关[22]。

神经外科手术后也可能发生脑膜炎。表皮葡萄球菌和金黄色葡萄球菌是神经外科术后脑膜炎最常见的病原菌，其次是革兰氏阴性菌[23]。开颅术后发生脑膜炎的危险因素包括使用糖皮质激素、脑脊液漏和存在脑室外引流[24]。革兰氏阴性菌在开颅术后脑膜炎中更为常见；常见病原体包括鲍曼不动杆菌、肺炎克雷伯菌、铜绿假单胞菌、阴沟肠杆菌和奇异变形杆菌。开颅术后脑膜炎很可能为耐药菌所致，应在确定药物敏感性后为患者量身定做治疗方案[24]。与脑脊液分流相关的脑膜炎中最常见的细菌原因包括凝固酶阴性葡萄球菌、金黄色葡萄球菌和铜绿假单胞菌[25-27]。神经外科手术后的革兰氏阴性脑膜炎往往会导致极差预后；因此，可考虑脑室内应用抗生素。最常用于脑室给药的是庆大霉素和万古霉素[28]。如果在脑室内使用抗生素，只能使用不含防腐剂的制剂[29]。

表皮葡萄球菌、金黄色葡萄球菌和革兰氏阴性菌在脑室外引流（EVD）相关感染中占主导地位[30]。脑脊液常规分析在EVD患者细菌性脑膜炎筛查中的价值有限[31]。在置入EVD后到移除之前，预防性使用抗生素并不会降低感染的概率，反而可能会诱导耐药菌产生[32]。脑室出血、蛛网膜下腔出血、颅底骨折、开放性凹陷性颅骨骨折、既往神经外科手术、EVD冲洗、EVD留置时间较长和全身感染都是EVD置入术后脑膜炎的危险因素[30]。

脑膜炎的发病率和死亡率很高。尤其在20世纪30年代发现抗生素之前，其治疗相当受限[3]。在有抗生素之前，肺炎链球菌或流感嗜血杆菌所致脑膜炎的死亡率几乎为100%，而脑膜炎奈瑟菌性脑膜炎的死亡率也超过75%[33]。近年来，肺炎链球菌性脑膜炎的死亡率最高，为20%~30%[5,13]。细菌性脑膜炎可导致儿童死亡或严重后遗症，包括运动障碍、听力障碍和语言发育迟滞[34]。卒中是社区获得性细菌性脑膜炎已知的一种并发症，在肺炎链球菌所致脑膜炎中更常见，有较高的住院死亡率和较差的预后[35]。在儿童中，B组链球菌也可导致缺血性卒中和脑静脉窦血栓形成，从而可能导致神经功能障碍和癫痫发作[36]。

由于脑膜炎的死残率极高，因此应立即开始治疗。疑似细菌性脑膜炎的3月龄以上患者可经验性应用第三代头孢菌素、头孢噻肟或头孢曲松，以及万古霉素[29,37]。启用抗生素不应迟疑，否则会对预后有不良影响[7]。应在入院3h内启动抗生素治疗[29,37]。也应及时使用地塞米松，早期使用地塞米松可以改善急性细菌性脑膜炎患者的预后[38]。在病原学及药敏结果送回后，应及时修正抗生素选用，并根据不同病原确定适当的治疗时长。50岁以上患者和免疫功能低下的患者应使用氨苄青霉素，以保证对单核细胞性李斯特菌的覆盖。在新生儿中，氨苄青霉素和庆大霉素是治疗疑似细菌性脑膜炎的一线药物[29,37]。新生儿细菌性脑膜炎不应行脑室内给药，因为一项Cochrane分析表明，接受脑室内抗生素治疗的新生儿死亡率风险比增加了3倍[39]。

由于存在血脑屏障，中枢神经系统感染的治疗额外困难。小分子亲脂性药物与极化的蛋白结合型药物相比，更容易通过血脑屏障[29]。在炎症反应期间，血脑屏障可能更容易通过，使抗生素浓度比正常状态时更高[29,40]。在细菌性脑膜炎时，脑脊液的pH较低，青霉素的穿透性会较差[40]。耐药菌对脑膜炎的治疗提出了挑战，但已成功应用美罗培南和第四代头孢菌素（如头孢吡肟）治疗耐药菌株。达托霉素和利奈唑胺可替代万古霉素用于耐青霉素的革兰氏阳性菌[37]。

脑膜炎有时也可隐匿起病。慢性脑膜炎最常见的病因是结核、隐球菌和癌症[41]。在撒哈拉以南的非洲地区，最常见的脑膜炎病因是结核[42]。症状可能会从发热、体重减轻、头痛和呕吐开始而逐渐出现，因此可能延误诊断[42]。脑脊液检查会提示白细胞计数降低，淋巴细胞增多，蛋白质水平升高，典型情况下葡萄糖浓度降低[42]。在MRI检查中可发现脑积水、脑膜异常强化，特别是基底池的异常强化，以及血管受累的并发症[10]。通常是大脑中动脉和豆纹动脉受累，在MRI和尸检中可见其供血区的梗死[10,43]。在MRI上也可看到脑部结核瘤，儿童比成人更常见[10]。结核菌素皮肤测试呈阳性，或胸部X光检查与结核表现一致，则可支持该诊断，但这些检查不是总可获得[42]。对于疑似结核性脑膜炎，应开始使用异烟肼、利福平、乙胺丁醇和吡嗪酰胺进行初始治疗[29]。一旦确诊，应持续应用该方案2个月，然后继续服用利福平和异烟肼至少4个月[29,42]。

急性或结核性脑膜炎引起的脑积水是由于炎症导致蛛网膜绒毛纤维性粘连，影响脑脊液循环，有时可能需要进行脑室–腹腔分流术[44]。结核性脑膜炎期间发生脑积水的预测因素包括基底池渗出物、脑神经受累和视力损害[45]。脑积水可以在结核性脑膜炎的初期发展，也可以在治疗后发生，可能需要脑室–腹腔分流术[45]。在结核性脑膜炎中，扩大的脑室并不总意味着有颅内压增高，因此也可能不需要脑室–腹腔分流术[44]。

隐球菌病可始于吸入孢子后的肺部感染，而后通过血液传播到中枢神经系统[46]。新生隐球菌是引起HIV感染患者脑膜炎的最常见的真菌病原体[47]。隐球菌性脑膜炎在非洲和亚洲的发病率较高，发达国家的发病率在出现高效抗逆转录病毒疗法后有所下降[47]。隐球菌性脑膜炎通常表现为严重的头痛和不适，可导致颅内压升高、神经功能缺损和脑积水。格特隐球菌在免疫力正常的患者中更为常见。治疗后，免疫功能低下的患者可能会出现免疫重建综合征。可以通过测定血清和脑脊液中的隐球菌抗原滴度来诊断隐球菌感染。也可对脑脊液进行印度墨汁染色和隐球菌培养，但是假阴性很常见[48]。隐球菌感染时颅内压会升高，通常不会显示脑室，但可能仍需要脑室外引流、腰椎引流或连续腰椎穿刺。对于已行脑脊液持续引流或连续腰椎穿刺但颅内压仍继续升高的患者，一旦其急性疾病得到治疗，就应该放置脑室－腹腔分流管[46,49]。当怀疑隐球菌感染时，应开始使用两性霉素 B 和氟胞嘧啶进行治疗。对于肾功能不全的患者，应使用两性霉素 B 脂质体。应至少使用 2 周的两性霉素 B，再转为口服制剂[46–47]。对于 HIV 阴性的患者，可能需要更长时间的静脉治疗[47]。如为敏感真菌菌株，可在应用两性霉素 B 初步治疗 8 周后过渡到口服氟康唑[46–47]。当炎症反应较强时，也可使用糖皮质激素[46]。对于 HIV 阳性的患者，需要继续进行抑制治疗，直到其 CD4 细胞计数增加并稳定[47]。

HIV 感染可导致慢性无菌性脑膜炎。在 HIV 感染患者中，常会发现脑脊液化验异常[50]。只有在排除任何机会性感染或肿瘤后，才能作出此诊断[41]。与梅毒螺旋体相关的急性脑膜炎可见于 HIV 感染患者。在这些患者中，可以在 MRI 上看到梅毒瘤，也被称为软脑膜肉芽肿，并可能被误认为原发性脑瘤[10]。神经梅毒也可慢性进展，甚至没有症状。可对患者脑脊液行性病研究实验室（VDRL）检验，以协助诊断神经梅毒[41]。

球孢子菌是其流行区慢性脑膜炎的常见病因[47]。根据患者的流行地区旅行史，脑成像上出现基底脑膜炎或脑积水，以及血清抗体试验阳性，可进行球孢子菌病的诊断[47]。针对此病原，通常采用氟康唑治疗，其相关的脑积水可能需行脑室－腹腔分流术[47]。脑膜炎中最常见的真菌病原体是白色念珠菌[47]。其他引起脑膜炎的真菌原因包括荚膜组织胞浆菌和皮炎芽生菌[47]。

14.3 脑　炎

脑炎患者可能出现发热、头痛、呕吐、癫痫发作、性格和精神状态改变[51]。脑炎的诊断基于几项标准，其中一项主要标准是精神状态改变超过 24h 而没有其他病因解释。诊断脑炎的次要标准包括发热、新发癫痫、新的局灶性神经功能缺损、提示脑炎的 MRI 表现、脑脊液白细胞增多，以及与脑炎相一致的脑电图（EEG）表现且排除了其他原因[52]。CT 最初显示部分区域密度减低，特别是单纯疱疹病毒（HSV）感染时的颞叶，之后还可见脑实质内出血[51]。所有怀疑脑炎的患者都应该进行血液培养、梅毒螺旋体检测、HIV 检测、神经影像学检查、胸部 X 线、脑电图，如无颅内占位等禁忌证，还应行腰椎穿刺检查。仔细采集患者病史很重要，因为近期的长途旅行史和特定暴露（如近期的动物咬伤）可指导我们选择更有针对性的检查[52]。脑脊液的聚合酶链反应（PCR）可用于筛查单纯疱疹病毒（HSV）、水痘带状疱疹病毒（VZV）、巨细胞病毒（CMV）、JC 病毒、弓形虫病和结核病等[51]。HSV–1 和 VZV 是最常见的可引起脑炎的病毒。脑炎的潜在原因千差万别，可能包括病毒、细菌、真菌、寄生虫病和朊病毒疾病。病毒引起的疾病包括登革热、日本脑炎、西尼罗河病毒、东部马脑炎、拉克罗斯脑炎、圣路易斯脑炎和狂犬病。EB 病毒、巨细胞病毒、JC 病毒和人类疱疹病毒（HHV）6/7 是免疫低下患者脑炎的常见原因[51–52]。由朊病毒引起的克雅氏病可能会出现一些少见症状，如运动障碍或精神错乱。寄生虫性脑炎的病因包括疟疾、弓形虫病和阿米巴。最初的脑炎治疗应包括使意识受损或癫痫持续状态的患者稳定下来，这可能需要对患者进行气管插管和机械通气。如果脑水肿伴有颅内压升高，则可能需要使用甘露醇或高渗盐水[52]。严重的单纯疱疹病毒性脑炎甚至可能需要行去骨瓣减压术[53–54]。免疫功能低下的患者发生 HSV 再激活的风险较高[54]。此外，应紧急行脑电图检查，以评估潜在的癫痫发作活动和潜在的癫痫持续状态，一旦发现应积极治疗。对于疑似单纯疱疹病毒性脑炎，应经验性使用阿昔洛韦治疗[52]。如怀疑为单纯疱疹病毒性脑炎，则应完成 14~21d 的疗程，并重复进行腰椎穿刺，因为单纯疱疹病毒性脑炎的脑脊液 PCR 在感染前 3d 可能呈阴性[29,55]。在巨细胞病毒性脑炎中，即使更昔洛韦和膦甲酸钠可能有严重的不良反应，也应当被使用[29,56]。当脑炎的病因尚不清楚时，可能需要进行立体定向脑组织活检[51]。

HIV 感染患者中常见中枢神经系统弓形虫感染，其在该人群中的发病率为 3%~50%。MRI 可见多发脑实质内病变，偶见出血 [10]。引入高效抗逆转录病毒疗法后，HIV 患者中枢神经系统弓形虫病的发病率有所下降 [57]。

阿米巴虫中枢神经系统感染通常会很严重，甚至致命。阿米巴脑炎最常见的病原是福氏耐格里原虫、棘阿米巴属和狒狒巴拉姆希阿米巴。福氏耐格里原虫通过嗅黏膜进入中枢神经系统，引起原发性阿米巴脑膜脑炎（PAM）。该原虫可引起皮质出血、脑水肿和嗅球坏死，导致患者在一周内昏迷和死亡。在脑脊液中，福氏耐格里原虫通常可经 PCR 检测到，有时也可在湿涂片上看到。棘阿米巴属感染常见于免疫功能低下的患者中；而狒狒巴拉姆希阿米巴感染可逐渐进展，导致肉芽肿性阿米巴脑炎。这些阿米巴虫从皮肤或肺部通过血液进入大脑，一旦侵入，就会导致坏死和肉芽肿形成，同时伴随脑水肿。为明确诊断，通常需要行脑组织活检 [58]。

14.4 轴外脓肿

轴外脓肿是神经外科急症，一旦发现，需要紧急治疗。轴外脓肿包括硬膜下脓肿（SDE）和颅内硬膜外脓肿（CEA）。CEA 并不常见，一项研究表明，其只占颅内感染的 1.6%。CEA 可在硬脑膜和颅骨之间形成 [51]。同 SDE 一样，CEA 也通常与鼻窦炎和中耳炎有关。未经治疗的复杂颅骨骨折也可导致 CEA[59–60]。CEA 患者入院时通常不会表现出神经功能缺损 [59–60]。常见的体征和症状有波特氏头皮肿胀、头痛、呕吐和颈强直 [59,61]。波特氏头皮肿胀是一种伴有额部骨髓炎的骨膜下脓肿，最初可能被误诊为头皮脓肿，常在神经外科专业评估之前就进行了浅表切开引流，以及抗生素治疗 [61]。如骨髓炎严重，可能要进行骨切除 [61]。CEA 预后较好，硬膜外积脓患者常可完全恢复 [59–62]。米氏链球菌和奇异链球菌是 CEA 常见的病原菌。金黄色葡萄球菌是创伤后最常见的致病菌 [59]。当与中耳炎相关时，脓肿往往与胆脂瘤伴发，且常由革兰氏阴性菌引起 [63]。

头颅 CT 增强扫描可显示硬膜外存在中心低密度而周边强化的病灶 [51]。T1 加权像提示轴外高信号病灶，伴周围环形强化。在 MRI 上，硬膜外脓肿通过其双凸形状、可致静脉窦移位以及不跨越骨缝的特点，与硬膜下脓肿区别开来 [10]。MRI 上的 CEA 表现如图 14.1 所示。考虑到可能使病情恶化，不建议在 CEA 情境下进行腰椎穿刺 [51,59]。

初始应使用广谱抗生素治疗，包括头孢曲松、万古霉素和甲硝唑，病原一旦明确则应进行目标性抗感染治疗 [29]。绝大多数患者都需要紧急引流。首选开颅手术，彻底清创和冲洗受感染的间隙，但有时也会采用钻孔引流术 [51,59]。如果神经外科手术后出现 CEA，且骨瓣发生骨髓炎，则可能需要取出并丢弃骨瓣 [51]。必要时，可在引流 CEA 的

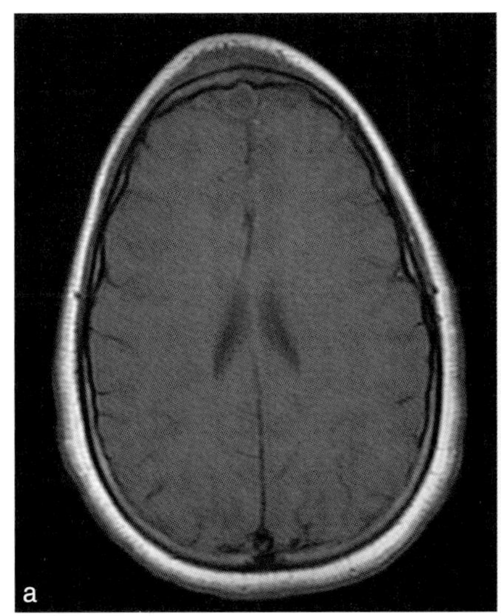

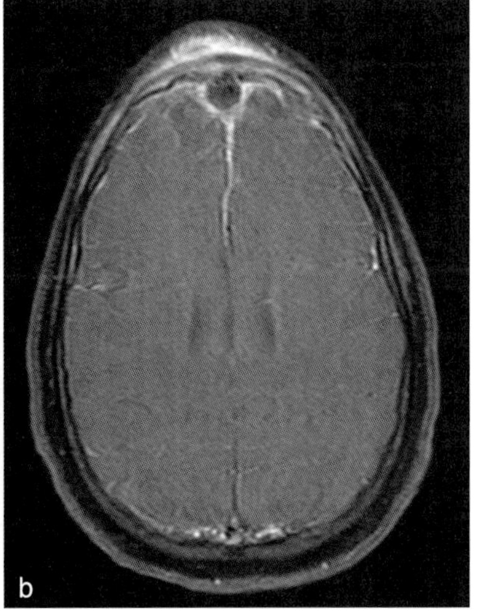

图 14.1 男童额部硬膜外脓肿伴发骨下水肿的 MRI。（a）无增强轴位 T1 加权像；（b）轴位 T2 增强像

同时进行耳鼻喉科手术以治疗原发感染[59]。

SDE 的临床症状比硬膜外脓肿更严重[64]。与硬膜外脓肿患者相比，SDE 患者入院时格拉斯哥昏迷量表评分较低，症状持续时间较长，更可能需要多次手术，住院时间较长，发病率较高，更有可能出现癫痫[60]。发热、呕吐、头痛和精神状态改变是最常见的症状。就诊之前，这些症状可能已持续 2 周或更长时间[51]。男性较女性更多受累[51]。波特氏头皮肿胀在 SDE 中很罕见[65-66]。对于有鼻窦炎和额部或眶周肿胀的患者，临床医生应评估潜在的 SDE 可能[65]。SDE 最常见的原因是既往曾行神经外科手术，其次是鼻窦炎和耳源性感染源，如中耳炎或较少见的乳突炎[67]。在儿童患者中，大多数自发性 SDE 为鼻源性或耳源性[64]。随着广谱抗生素的应用，鼻窦炎、中耳炎和乳突炎的颅内并发症已显著减少[63]。在婴儿中，硬膜下积脓通常与细菌性脑膜炎有关[64]。

儿科 SDE 中最常见的病原体是革兰氏阳性球菌，其中米勒链球菌最常见[64]。目前认为细菌通过两种机制进入硬膜下间隙：骨髓炎直接污染或逆行性血栓性静脉炎[60,68]。逆行性血栓性静脉炎在鼻窦炎中更为常见，而当 SDE 为耳源性时，直接侵犯更为常见[68]。金黄色葡萄球菌在术后 SDE 中最为常见[65]。

入院时应完善 CBC、CRP 和 ESR。白细胞计数（WBC）、CRP 和血沉通常升高[64]。应进行血液培养，而且其可能是阳性的[51]。SDE 切忌腰椎穿刺，因其可能造成神经功能水平下降[66]。CT 增强扫描可见硬膜下周边强化的低密度病灶[51]。图 14.2 是 SDE 患者的非增强 CT 示例。MRI 可显示硬膜下病灶周围膜性强化，弥散减弱，在 T1 加权像上呈高信号[10]。邻近脑实质可能会有很明显的脑炎表现[10]。SDE 可与脑血栓伴发，在影像学检查上可明显看到这样的情况[64]。

大多数患者需要紧急神经外科引流[51,67]。与开颅清除相比，钻孔引流术的复发率较高[64]。广泛脑水肿患者可能需行去骨瓣减压术[65]。与年龄更大的患者相比，婴儿 SDE 的钻孔引流成功率更高[69]。对于婴儿复发性 SDE，可通过头颅超声进行筛查[69]。与 CEA 一样，应在清除 SDE 时请耳鼻喉科医生协助，尝试根除原发感染灶[60,66]。

幕下 SDE 较为罕见，但是需要紧急处理。该部位的 SDE 患者中有 77% 者会导致脑积水，且死亡率（23%）高于幕上部位患者[70]。如果这些患者存在脑积水，需要紧急处理，同时应进行后颅窝开颅以清除脓肿。幕下脓肿最常见的来源是耳源性，大多数患者可接受乳突切除术以处理其原发感染灶[70]。

大多数幕上 SDE 患者在接受紧急治疗和适当的抗生素治疗后预后良好，格拉斯哥预后评分为 4 分或 5 分[66]。SDE 发生时伴明显的神经系统体征常提示预后较差，且 SDE 通常比硬膜外脓肿的预后更差[60]。癫痫是 SDE 的常见并发症[65-66]。

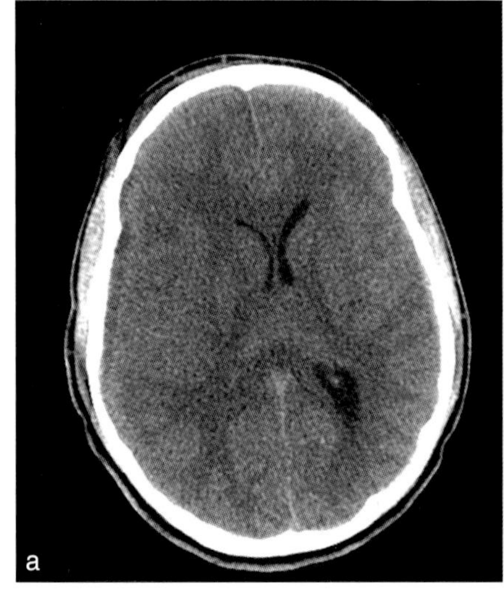

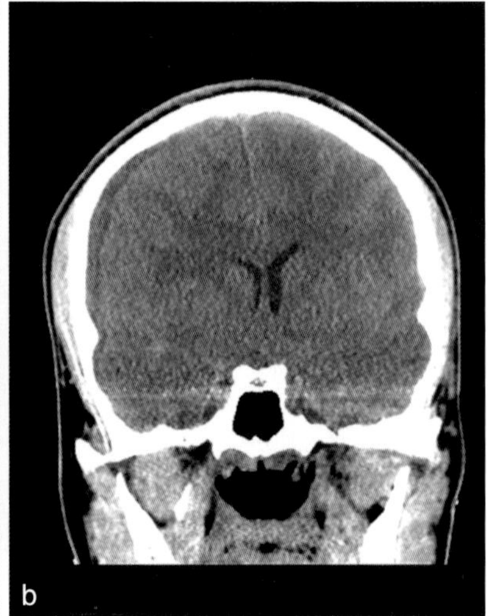

图 14.2 青春期男性，头部 CT 提示示右侧硬膜下脓肿。（a）轴位 CT 图像；（b）冠状位 CT 图像

14.5 脑脓肿

免疫抑制的患者发生脑脓肿的风险更高，如中性粒细胞减少症、接受免疫抑制治疗和艾滋病病毒携带者[71]。脑脓肿可经鼻窦炎和中耳炎（常见原发感染部位）的直接毗邻扩散而发展，或通过血源性扩散（心内膜炎和肺部感染常为原发感染部位）而发展[71]。头部穿透性创伤也是脑脓肿发生的危险因素[72]。在儿童患者中，先天性心脏病伴右向左分流是脑脓肿常见的潜在来源[51]。

脑脓肿患者可出现各种症状，通常包括发热、头痛、局灶性神经功能障碍、精神状态改变、癫痫发作和呕吐[71,73]。血常规可能会提示白细胞升高，但这一发现并不可靠。血沉和 CRP 升高有助于诊断感染，并可用于追踪治疗反应[51]。脑脓肿的诊断通常建立在脑部 CT 或 MRI 上。LP 通常为禁忌证，因为病变存在占位效应[71]。

脑脓肿可能在其四个阶段的任何一个阶段被发现。脑脓肿的影像表现取决于脓肿的分期。MRI 上脑脓肿分为四期。前 1~4d 表现为早期脑炎，4~10d 出现晚期脑炎表现，11~14d 早期包膜形成，14d 晚期包膜开始形成[12,74]。头部 CT 中，脑炎区为低密度，在注射造影剂后弥漫性增强，尽管增强的存在并不一致[12,51]。在脑炎期，随着 T1 和 T2 加权像的延长，MRI 上几乎没有增强。一旦包膜形成，病变在 T1 加权像上将呈高信号，T2 像上外周环强化呈低信号，周围有血管源性水肿（图 14.3）[10]。在 CT 上，包膜脓肿表现为环形强化病灶，周围低密度。这种表现可能与恶性肿瘤、转移瘤、溶解的血肿、放射性坏死或缺血性卒中类似[51]。可使用弥散加权成像（DWI）协助诊断，因脓肿 DWI 上表现为高信号，表观扩散系数（ADC）信号降低；而肿瘤通常在 DWI 上表现为低信号，在 ADC 图像上表现为高信号[12,75]。当脑脓肿脑室侧囊壁较薄时，可破入脑室形成脑室炎[51]。

在免疫功能正常的患者中，脑脓肿通常为细菌来源，且能鉴定出不止一种微生物[71]。最常见的菌种为链球菌属[71,73]。若在引流或活组织检查前使用抗生素，则可能培养呈阴性[71]。HIV 患者中，脑脓肿最常见的原因是弓形虫。免疫抑制患者的其他常见病原体包括新生葡萄球菌、分枝杆菌、单核细胞性李斯特菌、星形诺卡菌、曲霉和念珠菌[71]。在接受骨髓移植的患者中，真菌是引起脑脓肿的最常见原因，其中曲霉属和假丝酵母属是最常见的感染源[76]。曲霉属感染虽然罕见，但引起的脑血管感染可导致卒中[47]。

疑似细菌性脑脓肿的经验性治疗应包括万古霉素、第三代头孢菌素（如头孢曲松或头孢噻肟）和甲硝唑[29,71]。同时应考虑感染来源，相应地调整经验性应用抗生素[71]。在真菌性脓肿中，通常最初使用两性霉素 B 联合氟胞嘧啶治疗[29]。这些患者通常可首选 CT 或 MRI 引导下抽吸，但经常需要重复，且有脓肿破裂进入脑室的风险。对于小脑病变、多房性病变、真菌性脓肿和怀疑有异物者，应进行开颅脓肿切除[51]。既有证据已证明立体定向脑组织活检的确诊率高，并发症和死亡率较低[77]。对于处于脑炎期和病灶位置较深的患者，不应进行开颅脓肿切除[51]。如果打算紧急行脓肿抽吸、活检或切除术，则不应在获取样本之前使用抗生素。在术后继续抗生素治疗期间，应该每周或每 2 周重复一次影像学检查，以评估疗效[71]。药物治疗后应再次进行影像学检查，以评估是否复发[71]。此外，应对这些患者进行至少 1 年的随访，以监测其复发情况。对于直径小于

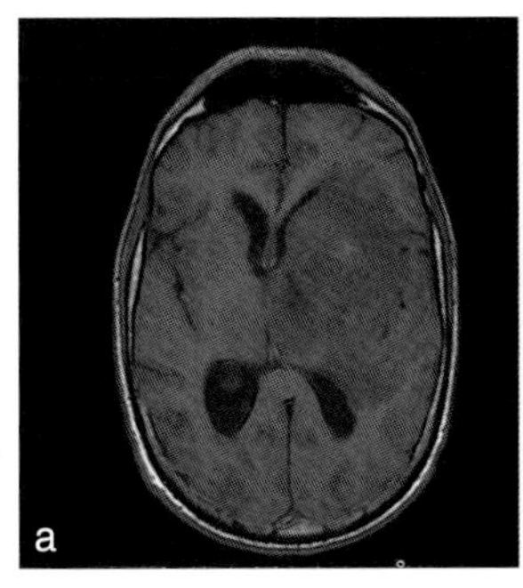

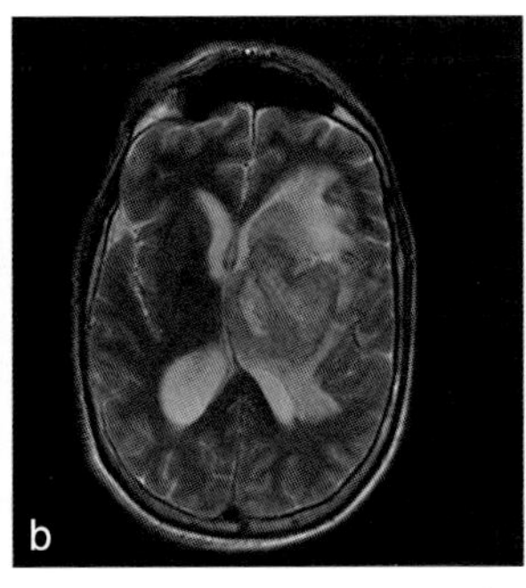

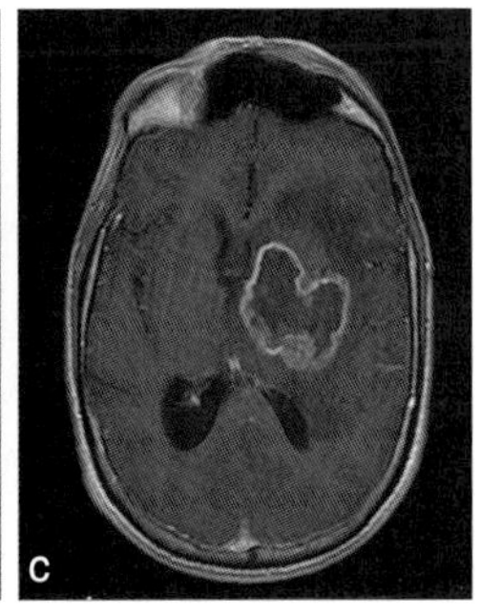

图 14.3 成年男性左侧大脑环形强化。（a）轴位无增强 T1 加权像；（b）轴位 T2 加权像；（c）轴位 T1 增强像

2.5cm 的不适合手术的患者，可考虑仅进行内科治疗[51]。活检和抽吸的一个常见例外是血清弓形虫检测呈阳性的 HIV 患者，其病变往往没有明显的占位效应。在这些患者中，可以开始使用乙胺嘧啶和磺胺嘧啶进行抗菌治疗，并进行影像学检查以监测治疗反应[71]。经过及时治疗，脑脓肿患者的死亡率通常较低。但骨髓或实体器官移植后免疫抑制的患者死亡率仍然很高[71,76]。

发生脑脓肿的患者还要警惕寄生虫性中枢神经系统感染。最常见的寄生虫是猪带绦虫的幼虫，这是一种猪肉绦虫，人类是其最终宿主[78]。中枢神经系统受累很常见，最常发生在脑实质和蛛网膜下腔[78–79]。一旦进入中枢神经系统，寄生虫就会经历以下几个阶段：从囊泡期开始，变性后进入胶质期，然后是颗粒期，最后是钙化期[78]。患者可能会出现癫痫发作，因为脑囊虫病是发展中国家癫痫、脑炎症状和脑积水性高颅压的常见原因[78–79]。第四脑室囊肿造成梗阻可引起脑积水，可能需要急诊脑室造瘘并最终行脑室－腹腔分流术[78,80]。血清、粪便和脑脊液的检测价值有限，但粪便中可能检出虫卵，脑脊液可提示伴有嗜酸性粒细胞增多的低血糖[78]。通常可通过 MRI 或 CT 进行诊断，感染的表现取决于疾病阶段。现已应用神经内镜治疗脑室内囊肿[78,80]。阿苯达唑是治疗脑囊虫病的首选药物，其次是吡喹酮，在抗蠕虫治疗之前应先使用糖皮质激素[78,80]。棘球蚴病是另一种不太常见的寄生虫感染，可导致脑内囊肿，需要手术治疗[78]。

14.6 结　论

颅内感染是神经外科急症，需要快速诊断和处理。抗菌治疗的发展显著改善了脑膜炎、脑炎、轴外脓肿和脑脓肿的预后。即使内科治疗取得了长足进步，许多情况下仍然需要紧急的神经外科干预，以降低神经系统相关的发病率和死亡率。

参考文献

[1] Borges LF. Infections in neurologic surgery. Host defenses. Neurosurg Clin N Am, 1992, 3(2):275–278.

[2] Doran KS, Fulde M, Gratz N, et al. Host-pathogen interactions in bacterial meningitis. Acta Neuropathol, 2016, 131(2):185–209.

[3] Hall WA. erebral infectious processes // Loftus CM, ed. Neurosurgical Emergencies. New York: Thieme Medical Publishers, 2008:115–124.

[4] Kim KS. Mechanisms of microbial traversal of the blood-brain barrier. Nat Rev Microbiol, 2008, 6(8):625–634.

[5] van de Beek D, de Gans J, Spanjaard L, et al. Clinical features and prognostic factors in adults with bacterial meningitis. N Engl J Med, 2004, 351(18):1849–1859.

[6] Wang AY, Machicado JD, Khoury NT, et al. Community-acquired meningitis in older adults: clinical features, etiology, and prognostic factors. J Am Geriatr Soc, 2014, 62(11):2064–2070.

[7] Aronin SI, Peduzzi P, Quagliarello VJ. Community-acquired bacterial meningitis: risk stratification for adverse clinical outcome and effect of antibiotic timing. Ann Intern Med, 1998, 129(11):862–869.

[8] Henry BM, Roy J, Ramakrishnan PK, et al. Procalcitonin as a serum biomarker for differentiation of bacterial meningitis from viral meningitis in children: evidence from a meta-analysis. Clin Pediatr (Phila), 2016, 55(8):749–764.

[9] Tunkel AR, Hartman BJ, Kaplan SL, et al. Practice guidelines for the management of bacterial meningitis. Clin Infect Dis, 2004, 39(9):1267–1284.

[10] Hazany S, Go JL, Law M. Magnetic resonance imaging of infectious meningitis and ventriculitis in adults. Top Magn Reson Imaging, 2014, 23(5):315–325.

[11] Oliveira CR, Morriss MC, Mistrot JG, et al; MD CRO. Brain magnetic resonance imaging of infants with bacterial meningitis. J Pediatr, 2014, 165(1):134–139.

[12] Foerster BR, Thurnher MM, Malani PN, et al. Intracranial infections: clinical and imaging characteristics. Acta Radiol, 2007, 48(8):875–893.

[13] Thigpen MC, Whitney CG, Messonnier NE, et al; Emerging Infections Programs Network. Bacterial meningitis in the United States, 1998–2007. N Engl J Med, 2011, 364(21):2016–2025.

[14] Pong A, Bradley JS. Bacterial meningitis and the newborn infant. Infect Dis Clin North Am, 1999, 13(3):711–733, viii.

[15] van Veen KEB, Brouwer MC, van der Ende A, et al. Bacterial meningitis in patients with HIV: a population-based prospective study. J Infect, 2016, 72(3):362–368.

[16] Castelblanco RL, Lee M, Hasbun R; MD RLC. Epidemiology of bacterial meningitis in the USA from 1997 to 2010: a population-based observational study. Lancet Infect Dis, 2014, 14(9):813–819.

[17] Imöhl M, Möller J, Reinert RR, et al. Pneumococcal meningitis and vaccine effects in the era of conjugate vaccination: results of 20 years of nationwide surveillance in Germany. BMC Infect Dis, 2015, 15:61.

[18] Moore MR, Link-Gelles R, Schaffner W, et al. Effect of use of 13-valent pneumococcal conjugate vaccine in children on invasive pneumococcal disease in children and adults in the USA: analysis of multisite, population-based surveillance. Lancet Infect Dis, 2015, 15(3):301–309.

[19] Kristiansen PA, Ba AK, Ouédraogo AS, et al. Persistent low carriage of serogroup A Neisseria meningitidis two years after mass vaccination with the meningococcal conjugate vaccine, MenAfriVac. BMC Infect Dis, 2014, 14:663.

[20] Bijlsma MW, Brouwer MC, Spanjaard L, et al. A decade of herd protection after introduction of meningococcal

serogroup C conjugate vaccination. Clin Infect Dis, 2014, 59(9):1216–1221.

[21] Schuchat A, Robinson K, Wenger JD, et al; Active Surveillance Team. Bacterial meningitis in the United States in 1995. N Engl J Med, 1997, 337(14):970–976.

[22] Dery MA, Hasbun R. Changing epidemiology of bacterial meningitis. Curr Infect Dis Rep, 2007, 9(4):301–307.

[23] Federico G, Tumbarello M, Spanu T, et al. Risk factors and prognostic indicators of bacterial meningitis in a cohort of 3580 postneurosurgical patients. Scand J Infect Dis, 2001, 33(7):533–537.

[24] Kourbeti IS, Vakis AF, Ziakas P, et al. Infections in patients undergoing craniotomy: risk factors associated with post-craniotomy meningitis. J Neurosurg, 2015, 122(5):1113–1119.

[25] Filka J, Huttova M, Tuharsky J, et al. Nosocomial meningitis in children after ventriculoperitoneal shunt insertion. Acta Paediatr, 1999, 88(5):576–578.

[26] Turgut M, Alabaz D, Erbey F, et al. Cerebrospinal fluid shunt infections in children. Pediatr Neurosurg, 2005, 41(3):131–136.

[27] Arnell K, Cesarini K, Lagerqvist-Widh A, et al. Cerebrospinal fluid shunt infections in children over a 13-year period: anaerobic cultures and comparison of clinical signs of infection with Propionibacterium acnes and with other bacteria. J Neurosurg Pediatr, 2008, 1(5):366–372.

[28] Remeš F, Tomáš R, Jindrák V, et al. Intraventricular and lumbar intrathecal administration of antibiotics in postneurosurgical patients with meningitis and/or ventriculitis in a serious clinical state. J Neurosurg, 2013, 119(6):1596–1602.

[29] Ziai WC, Lewin JJ, III. Update in the diagnosis and management of central nervous system infections. Neurol Clin, 2008, 26(2):427–468, viii.

[30] Lozier AP, Sciacca RR, Romagnoli MF, et al. Ventriculostomy-related infections: a critical review of the literature. Neurosurgery, 2002, 51(1):170–181, discussion 181–182.

[31] Schade RP, Schinkel J, Roelandse FWC, et al. Lack of value of routine analysis of cerebrospinal fluid for prediction and diagnosis of external drainage-related bacterial meningitis. J Neurosurg, 2006, 104(1):101–108.

[32] Alleyne CH, Jr, Hassan M, Zabramski JM. The efficacy and cost of prophylactic and perioprocedural antibiotics in patients with external ventricular drains. Neurosurgery, 2000, 47(5):1124–1127, discussion 1127–1129.

[33] Swartz MN. Bacterial meningitis—a view of the past 90 years. N Engl J Med, 2004, 351(18):1826–1828.

[34] Klobassa DS, Zoehrer B, Paulke-Korinek M, et al. The burden of pneumococcal meningitis in Austrian children between 2001 and 2008. Eur J Pediatr, 2014, 173(7):871–878.

[35] Bodilsen J, Dalager-Pedersen M, Schønheyder HC, et al. Stroke in community-acquired bacterial meningitis: a Danish population-based study. Int J Infect Dis, 2014, 20:18–22.

[36] Tibussek D, Sinclair A, Yau I, et al. Late-onset group B streptococcal meningitis has cerebrovascular complications. J Pediatr, 2015, 166(5):1187–1192.e1.

[37] Tan YC, Gill AK, Kim KS. Treatment strategies for central nervous system infections: an update. Expert Opin Pharmacother, 2015, 16(2):187–203.

[38] de Gans J, van de Beek D; European Dexamethasone in Adulthood Bacterial Meningitis Study Investigators. Dexamethasone in adults with bacterial meningitis. N Engl J Med, 2002, 347(20):1549–1556.

[39] Shah SS, Ohlsson A, Shah VS. Intraventricular antibiotics for bacterial meningitis in neonates. Cochrane Database Syst Rev, 2012, 7(7):CD004496.

[40] Nau R, Sörgel F, Eiffert H. Penetration of drugs through the blood-cerebrospinal fluid/blood-brain barrier for treatment of central nervous system infections. Clin Microbiol Rev, 2010, 23(4):858–883.

[41] Hildebrand J, Aoun M. Chronic meningitis: still a diagnostic challenge. J Neurol, 2003, 250(6):653–660.

[42] Donald PR, Schoeman JF. Tuberculous meningitis. N Engl J Med, 2004, 351(17):1719–1720.

[43] Chatterjee D, Radotra BD, Vasishta RK, et al. Vascular complications of tuberculous meningitis: an autopsy study. Neurol India, 2015, 63(6):926–932.

[44] Chatterjee S, Chatterjee U. Overview of post-infective hydrocephalus. Childs Nerv Syst, 2011, 27(10):1693–1698.

[45] Raut T, Garg RK, Jain A, et al. Hydrocephalus in tuberculous meningitis: Incidence, its predictive factors and impact on the prognosis. J Infect, 2013, 66(4):330–337.

[46] Franco-Paredes C, Womack T, Bohlmeyer T, et al. Management of Cryptococcus gattii meningoencephalitis. Lancet Infect Dis, 2015, 15(3):348–355.

[47] Murthy JMK, Sundaram C. Fungal Infections of the Central Nervous System. Vol. 121. 1st ed. Amsterdam, the Netherlands: Elsevier B.V., 2014:1383–1401.

[48] Chen SCA, Slavin MA, Heath CH, et al; Australia and New Zealand Mycoses Interest Group (ANZMIG)-Cryptococcus Study. Clinical manifestations of Cryptococcus gattii infection: determinants of neurological sequelae and death. Clin Infect Dis, 2012, 55(6):789–798.

[49] Cherian J, Atmar RL, Gopinath SP. Shunting in cryptococcal meningitis. J Neurosurg, 2016, 125(1):177–186.

[50] Marshall DW, Brey RL, Cahill WT, et al. Spectrum of cerebrospinal fluid findings in various stages of human immunodeficiency virus infection. Arch Neurol, 1988, 45(9):954–958.

[51] Hall WA, Truwit CL. The surgical management of infections involving the cerebrum. Neurosurgery, 2008, 62(Suppl 2):519–530, discussion 530–531.

[52] Venkatesan A, Geocadin RG. Diagnosis and management of acute encephalitis: a practical approach. Neurol Clin Pract, 2014, 4(3):206–215.

[53] Adamo MA, Deshaies EM. Emergency decompressive craniectomy for fulminating infectious encephalitis. J Neurosurg, 2008, 108(1):174–176.

[54] Sánchez-Carpintero R, Aguilera S, Idoate M, et al. Temporal lobectomy in acute complicated herpes simplex encephalitis: technical case report. Neurosurgery, 2008, 62(5):E1174–E1175, discussion E1175.

[55] De Tiège X, Héron B, Lebon P, et al. Limits of early diagnosis of herpes simplex encephalitis in children: a retrospective study of 38 cases. Clin Infect Dis, 2003, 36(10):1335–1339.

[56] Anduze-Faris BM, Fillet AM, Gozlan J, et al. Induction and maintenance therapy of cytomegalovirus central nervous

system infection in HIV-infected patients. AIDS, 2000, 14(5):517–524.
[57] Mayor AM, Fernández Santos DM, Dworkin MS, et al. Toxoplasmic encephalitis in an AIDS cohort at Puerto Rico before and after highly active antiretroviral therapy (HAART). Am J Trop Med Hyg, 2011, 84(5):838–841.
[58] Hall WA. Free-living amoebas: is it safe to go in the water? World Neurosurg, 2012, 78(6):610–611.
[59] Nathoo N, Nadvi SS, van Dellen JR. Cranial extradural empyema in the era of computed tomography: a review of 82 cases. Neurosurgery, 1999, 44(4):748–753, discussion 753–754.
[60] Patel AP, Masterson L, Deutsch CJ, et al. Management and outcomes in children with sinogenic intracranial abscesses. Int J Pediatr Otorhinolaryngol, 2015, 79(6):868–873.
[61] Salomão JF, Cervante TP, Bellas AR, et al. Neurosurgical implications of Pott's puffy tumor in children and adolescents. Childs Nerv Syst, 2014, 30(9):1527–1534.
[62] Kombogiorgas D, Solanki GA. The Pott puffy tumor revisited: neurosurgical implications of this unforgotten entity. Case report and review of the literature. J Neurosurg, 2006, 105(2, Suppl):143–149.
[63] Migirov L, Duvdevani S, Kronenberg J. Otogenic intracranial complications: a review of 28 cases. Acta Otolaryngol, 2005, 125(8):819–822.
[64] Legrand M, Roujeau T, Meyer P, et al. Paediatric intracranial empyema: differences according to age. Eur J Pediatr, 2009, 168(10):1235–1241.
[65] Gupta S, Vachhrajani S, Kulkarni AV, et al. Neurosurgical management of extraaxial central nervous system infections in children. J Neurosurg Pediatr, 2011, 7(5):441–451.
[66] Nathoo N, Nadvi SS, van Dellen JR, et al. Intracranial subdural empyemas in the era of computed tomography: a review of 699 cases. Neurosurgery, 1999, 44(3):529–535, discussion 535–536.
[67] French H, Schaefer N, Keijzers G, et al. Intracranial subdural empyema: a 10-year case series. Ochsner J, 2014, 14(2):188–194.
[68] Brook I. Microbiology and antimicrobial treatment of orbital and intracranial complications of sinusitis in children and their management. Int J Pediatr Otorhinolaryngol, 2009, 73(9):1183–1186.
[69] Liu ZH, Chen NY, Tu PH, et al. The treatment and outcome of postmeningitic subdural empyema in infants. J Neurosurg Pediatr, 2010, 6(1):38–42.
[70] Nathoo N, Nadvi SS, van Dellen JR. Infratentorial empyema: analysis of 22 cases. Neurosurgery, 1997, 41(6):1263–1268, discussion 1268–1269.
[71] Calfee DP, Wispelwey B. Brain abscess. Semin Neurol, 2000, 20(3):353–360.
[72] Rish BL, Caveness WF, Dillon JD, et al. Analysis of brain abscess after penetrating craniocerebral injuries in Vietnam. Neurosurgery, 1981, 9(5):535–541.
[73] Seydoux C, Francioli P. Bacterial brain abscesses: factors influencing mortality and sequelae. Clin Infect Dis, 1992, 15(3):394–401.
[74] Haimes AB, Zimmerman RD, Morgello S, et al. MR imaging of brain abscesses. AJR Am J Roentgenol, 1989, 152(5):1073–1085.
[75] Burtscher IM, Holtas S. In vivo proton MR spectroscopy of untreated and treated brain abscesses. AJNR Am J Neuroradiol, 1999, 20(6):1049–1053.
[76] Hagensee ME, Bauwens JE, Kjos B, et al. Brain abscess following marrow transplantation: experience at the Fred Hutchinson Cancer Research Center, 1984–1992. Clin Infect Dis, 1994, 19(3):402–408.
[77] Hall WA. The safety and efficacy of stereotactic biopsy for intracranial lesions. Cancer, 1998, 82(9):1749–1755.
[78] Hall WA, Kim PD, eds. Parasitic infections of the central nervous system // Neurosurgical Infectious Disease. Surgical and Nonsurgical Management. New York, NY: Thieme Medical Publishers, 2013:81–94.
[79] White AC, Jr. Neurocysticercosis: updates on epidemiology, pathogenesis, diagnosis, and management. Annu Rev Med, 2000, 51(1):187–206.
[80] Sinha S, Sharma BS. Intraventricular neurocysticercosis: a review of current status and management issues. Br J Neurosurg, 2012, 26(3):305–309.

15 脑瘤的紧急治疗

Pierpaolo Peruzzi, E. Antonio Chiocca

摘　要

脑瘤不太可能表现为神经急症。常见原因是已经存在的病变突然出血转化，引起梗阻性脑积水和（或）癫痫发作，导致肿瘤与大脑预先形成的平衡被打破。颅内肿瘤出血多数为黑色素瘤、绒毛膜癌和甲状腺转移瘤。在神经功能快速进行性下降的情况下，必须紧急手术干预，术前应紧急行CT检查以指导手术，最好能进行CT血管成像，以排除可能需要不同手术方法的潜在血管病变。当CT提示大量出血时，手术的首要目的则为清除颅内出血。在梗阻性脑积水的情况下，脑室外引流是一种简单而安全的选择，通常可用于紧急处理，以争取时间来处理潜在病变。当在CT扫描中观察到的占位效应程度与临床/神经表现不匹配时，在开始过早的手术干预之前，应先排除是否为癫痫发作和血管源性水肿的影响。在这种情况下，应首先采用抗癫痫药物、类固醇和高渗治疗，为实现最佳手术治疗争取一些时间。

关键词：脑成像，脑瘤，水肿，急诊，出血，脑积水，占位效应

15.1 引　言

神经外科急症的处理思路适用于任何需要立即干预以恢复神经系统功能或防止因中枢神经系统突然受损而破坏关键神经功能的情况。在神经肿瘤学中，这些情况通常是由肿瘤对周围脑组织的占位效应引起的。

事实上，颅内肿瘤有时会突然出现神经功能恶化，需要及时干预。肿瘤（包括最恶性的肿瘤）不会仅仅因其生物侵袭性，就迅速生长而突然危及生命。更常见的情况是在相对无症状地生长一段时间后，当其占位效应到达临界状态并与周围大脑处于不稳定的平衡状态时，病情可急剧进展恶化。无论是在肿瘤本身还是大脑的其他部分，任何轻微的急性改变都可能诱发病情恶化。颅内肿瘤可通过多种方式损害神经功能，不同情况的处理方式各不相同，必须考虑急性过程的病理生理学。

15.2 病理生理学

颅内内容物主要由三种不同的成分组成：脑实质、血液和脑脊液（CSF）。在生理环境下，三者的体积之和是恒定的。任何时候，当三者中的任何一种增加时，其他两种都会在一定限度内发生相应改变，以维持颅内总容积不变。当这种代偿机制耗尽时，随着颅内容积的进一步增加，颅内压（ICP）会逐步增高到病理水平（即Monro-Kellie定理）[1–2]。为了在封闭且不可扩张的颅内空间内容纳额外的容积，大脑会发生移位，导致枕骨大孔或小脑幕切迹疝。大脑可在某种程度上耐受这种移位，只要其缓慢渐进地发生（就像肿瘤生长一样）；但当它突然发生时，如颅内大量出血或急性脑积水，则是十分严重的。

神经肿瘤患者出现病情急剧恶化的病理生理原因大致可分为肿瘤特异性原因（主要是肿瘤内出血或缺血）、肿瘤相关原因（主要是血管源性水肿或癫痫发作）和代谢原因（低钠血症、低碳酸血症）。不管病因是什么，之所以会出现显著变化，是由于占位效应突然增加，这种效应表现为对大脑重要结构（如脑干或视神经）产生直接和急性的作用力，或表现为对脑脊液流动的阻碍，从而导致梗阻性脑积水。

15.2.1 肿瘤相关性出血

据报道，在所有原发性或转移性颅内肿瘤中，症状性自发性脑出血的发生率为1.5%~14.5%[3–5]，

高达 4.4% 的脑出血继发于潜在的脑瘤 [5]。在一组 300 例患者的病例系列中，45% 的患者出血量小于 5mL，通常保守治疗 [6]。在出血倾向最高的肿瘤中，转移瘤和多形性胶质母细胞瘤占总病例的 75% 以上 [7]。脑胶质瘤的出血率约为 3%[8]。在转移瘤中，绒毛膜癌、甲状腺癌、肝细胞癌、黑色素瘤和肾癌易发生自发性出血 [9]。前三种相当罕见，因此从统计上看，大部分出血性转移瘤由黑色素瘤和肾癌构成。据报道，血小板减少和化疗是导致脑瘤自发性出血的危险因素 [10]。最新的证据表明，抗凝治疗并不会显著增加出血风险 [6,9]。

从组织学上来看，肿瘤易出血是由于其新生血管形成，即形成新的未成熟的脆弱血管以支持肿瘤的生长。此外，放射治疗会导致肿瘤内和肿瘤周围小血管变性、破裂和出血 [11-12]。从病理学上讲，肿瘤相关出血可通过直接破坏神经组织，或产生占位效应，或二者兼有而导致神经功能障碍。

15.2.2 肿瘤相关性缺血

肿瘤相关性缺血比出血要罕见得多，但偶有文献称肿瘤患者因突发脑血管意外而出现急性神经功能缺损。其机制一般为侵犯、压迫和包裹脑血管结构。偶有报道称脑膜瘤 [13]、表皮样囊肿 [14] 和胶质母细胞瘤 [15-16] 可累及脑底大动脉，发生大脑凸面硬脑膜转移，浸润 Virchow-Robin 间隙，导致局部缺血 [17]。总体而言，回顾性分析表明，颅底脑膜瘤相关的缺血性卒中的发病率为 0.2%[13]。

15.2.3 肿瘤相关性脑水肿

与出血不同的是，脑瘤并不突发水肿，而是随着病变的发展而逐渐演变的。通常，水肿的严重程度与肿瘤的组织学分级和侵袭性成正比。肿瘤相关性水肿直接促成了占位效应的产生，因此，其参与构成了肿瘤病理生理学的基本组成部分。此外，与肿瘤相反的是，水肿可更为迅速地进展，特别是在出现突发性事件时（如低钠血症），可导致神经功能迅速恶化。

有三种不同类型的水肿：间质性水肿、细胞毒性水肿和血管源性水肿。

第一种通常与水分子从蛛网膜下腔 / 脑室内空间流入脑实质有关，常见于慢性脑积水 [18]，因此其与肿瘤所致的神经急症关系不大。

细胞毒性水肿是细胞毒性或新陈代谢损伤的结果，与缺血、药物或代谢物失衡有关 [19]。这是 Na^+/K^+ 转运功能丧失导致细胞渗透压调节失败所致 [19]。这会导致细胞净吸水、肿胀以及功能丧失 [20]，从而导致脑实质水肿，产生明显的占位效应。

血管源性水肿与脑瘤关系最为密切。这是由于肿瘤性和渗透性分子从血管 异常“泄漏”到间质，导致水分子从血管内移动到间质 / 细胞外腔。肿瘤血管功能不全及其引起的炎症反应导致血管内皮细胞紧密连接松动，最终使血管通透性增加 [21]。

无论机制如何，脑水肿可显著加重占位效应，影响肿瘤周围大脑的正常功能。了解脑水肿的不同病理生理机制是其治疗的基础，因为三种形式的水肿对不同的干预措施会有不同的反应。

15.2.4 癫　痫

癫痫发作与高达 60% 的原发性脑瘤和 25%~35% 的转移性病损有关 [22-23]。癫痫发作是瘤周脑组织受到刺激（如转移瘤）或原发性肿瘤直接浸润所致。这就解释了为什么低级别的相对良性病变（如少突胶质细胞瘤）通常比侵袭性更高的恶性病变（如胶质母细胞瘤）更易导致癫痫 [22]。只要控制得当且持续时间短，癫痫发作就相对良性。相反，长时间的“癫痫持续状态”则是一种真正的神经学急症，与神经元兴奋性毒性引起的脑损伤有关。然而，在肿瘤存在的情况下，癫痫发作可能会带来更高风险，导致不良神经后果。尤其是较大的肿瘤，或占位效应明显的肿瘤，可因发作时引发的短暂颅内改变而打破平衡。全身性强直 – 阵挛发作会一过性地增加 ICP [24]，可能是由于脑充血和高代谢、肌肉僵硬以及低碳酸血症 / 高碳酸血症的综合作用。

15.2.5 脑积水

颅内肿瘤可通过三种不同的机制影响脑脊液的动力学：①脑脊液流动异常；②脑脊液重吸收障碍；③脑脊液过度分泌。第一种情况是梗阻性脑积水，在这三种情况中通常表现最为严重。

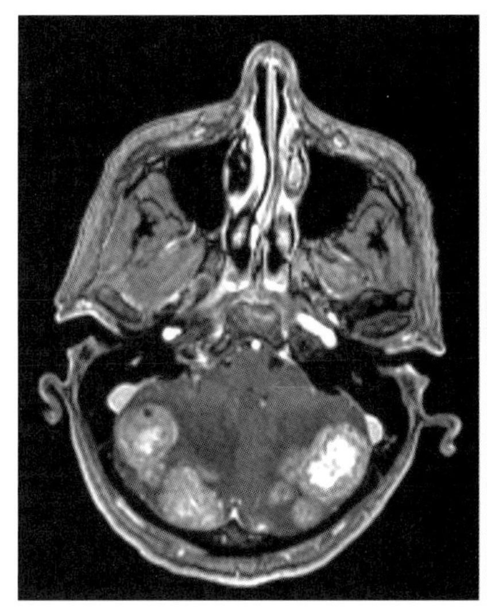
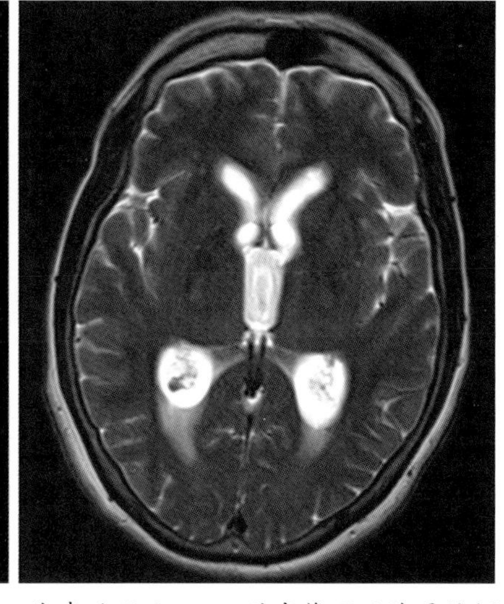

图 15.1 57 岁女性患者，有乳腺癌病史，主诉为头痛 2d 伴嗜睡呕吐 24h。脑成像显示弥漫性颅内转移性病变，特别是在后颅窝，导致第四脑室闭塞性急性梗阻性脑积水（红色箭头）。由于现有病情无法完成有意义的肿瘤切除，患者急行脑室－腹腔分流术后病情缓解，术后查体恢复正常

梗阻通常局限于特定的解剖点，包括 Monro 孔和 Sylvius 导水管 / 第四脑室。肿瘤可因其发生在这些区域（如侧脑室胶样囊肿，或第四脑室肿瘤如室管膜瘤），或因占位效应导致脑组织扭曲和脑室系统受压 / 闭塞，而引起梗阻（图 15.1）。

相反，脑脊液吸收障碍通常导致交通性脑积水，这通常是由于弥漫性软脑膜癌或肿瘤压迫导致颅内主要引流静脉闭塞。在这两种情况下，静脉系统排出脑脊液的能力都会受到影响，导致脑脊液蓄积。

最后，一些脑室内肿瘤，特别是脉络丛肿瘤，会产生过多脑脊液。当脑脊液的生成速度超过大脑的处理能力时，脑脊液就会蓄积起来。交通性脑积水和脑脊液过度生成引起的脑积水在临床上很少进展为神经外科急症，因为此类患者往往会有进行性的亚急性 / 慢性头痛和神经功能恶化。

15.3 肿瘤部位

颅内肿瘤可以发生在大脑及其包裹物内的任何地方。然而，某些区域更易引起急性和严重的并发症，如发生在后颅窝、前颞叶沿小脑幕切迹的肿瘤和 Monro 孔区域的肿瘤。在这些区域，即使肿瘤生长、出血或相关水肿引起微小的急性占位效应变化，也可能导致严重后果。

例如，颞叶肿瘤可能会突然进展导致颞叶钩回疝，压迫脑干和脑池以及周围血管。Monro 孔肿瘤可突然阻断侧脑室流向第三脑室的脑脊引流，导致急性梗阻性脑积水。后颅窝肿瘤可致 Sylvius 导水管闭塞，引起梗阻性脑积水。此外，它们还可以对脑干直接施加占位效应，造成神经学上的后果。建议在面对所有出现在这些“敏感区域”的肿瘤时，即使没有症状，也要迅速处理，因为处理神经急症的最好方法便是预防（图 15.2）。

15.4 患者评估

15.4.1 表　现

迅速判断患者的症状是原有病症的进展还是新发急症，至关重要。这有助于了解临床情况演变的速度，以及下一步应该采取的措施。

作为基本初步评估的一部分，应该仔细检查患者的生命体征，如心动过缓伴高血压，可提示脑干受压。同样，应有针对性地进行神经学检查，迅速评估患者的精神状态、脑神经功能和大肌肉运动功能。这将提供一些与病变位置有关的线索，但最重要的是，其有助于确定疾病的紧急程度，并建立临床和神经学检查基线，以判断之后病情的进展情况。正确执行这些基本操作非常关键；与发现急症同样重要的是，尽量避免将一些非紧急情况误判为成紧急情况，因为对于非急症，使用非紧急模式处理的效果更好。

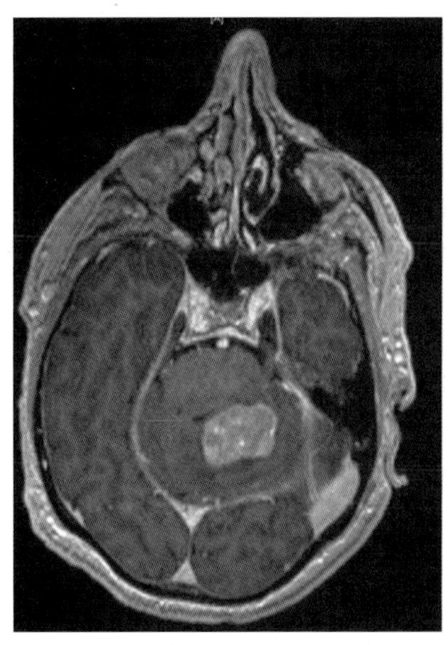
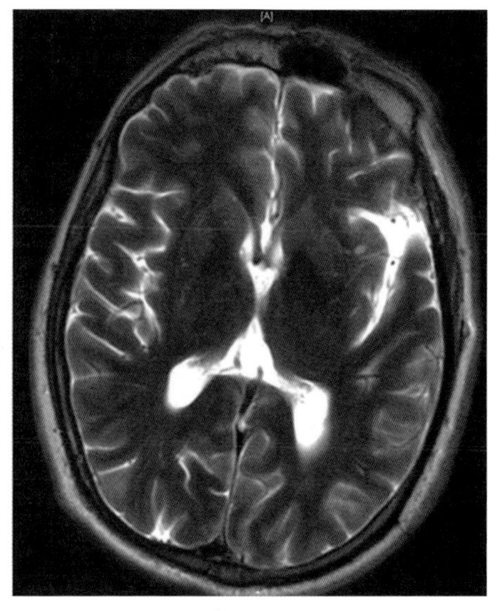

图 15.2　58 岁男性患者，新近诊断为肺腺癌，有 1 周的左侧轻度心律失常病史。脑 MRI 提示后颅窝的巨大占位性病变严重扭曲了第四脑室（红色箭头），但尚未出现脑积水。患者 48h 内行肿瘤切除，以防急性梗阻性脑积水

15.4.2 影像学

在紧急情况下，无静脉造影剂的头颅计算机断层扫描（HCT）是首选的影像检查，因其快速又容易获得，并且少有禁忌证或不良反应。从 HCT 检查可明确：①颅内结构是否存在异常；②异常的位置；③异常的性质（即颅内巨大占位，出血，或水肿）；④是否存在脑积水；⑤是否存在占位效应。

唯一的缺点是，在急性情况下 HCT 不够敏感，无法检测到缺血性卒中（至少在发病后 6~12h 内不能）。任何情况下发现超急性或急性脑出血区域周围水肿，都应怀疑是否为肿瘤所致。

如果 HCT 结果不良，同时神经学状态（如即将出现的临床脑疝迹象）迅速恶化，则建议立刻干预。然而，即使在真正的紧急情况下，通常的做法是先行增强 HCT 和（或）CT 血管造影，以进一步明确病变性质，并排除任何潜在的血管病变。

如果患者情况稳定，则可行 MRI（无论增强与否）。这有助于确定颅内病变的原因及其与周围脑组织的解剖关系。例如，HCT 仅能发现脑出血，而 MRI 可明确其为肿瘤所致。获得这些信息是计划手术的基础，以便处理急性异常（如血肿或出血）和导致出血的恶性肿瘤。

15.4.3 实验室检查

在评估患者的最初几分钟内，应对其血液电解质、细胞计数和凝血功能进行基线分析，以发现可能致病的代谢异常，并决定是否需要干预。

尤其重要的是，应测定血清钠水平，因为低钠血症（＜ 134mEq/L）会导致脑水肿，而严重低钠血症（＜ 128mEq/L）是癫痫发作的危险因素。血小板计数和国际标准化比值（INR）也是需要了解的基本信息，特别是在脑出血的情况下。

需要特别注意的是，某些药物可能会影响凝血和血小板功能，但又不会反映在实验室数值中；因此，要明确了解患者是否定期服用抗血小板药物（阿司匹林或氯吡格雷）或新一代口服抗凝剂，如达比加群酯（直接凝血酶抑制剂）和利伐沙班（X 因子抑制剂）。

15.5 干　预

在对患者进行临床评估和 MRI 复查后，最重要的决定是下一步应进行内科治疗还是外科治疗（要知道这两种方法可能是共存的，并不相互排斥）。

除了少数几种简单情况外，如颞叶钩回疝和严重脑积水，实际上没有任何规定或方法可以明确何时手术，通常根据常识和经验决定。事实上，首要目标仍应该是保留神经功能；然

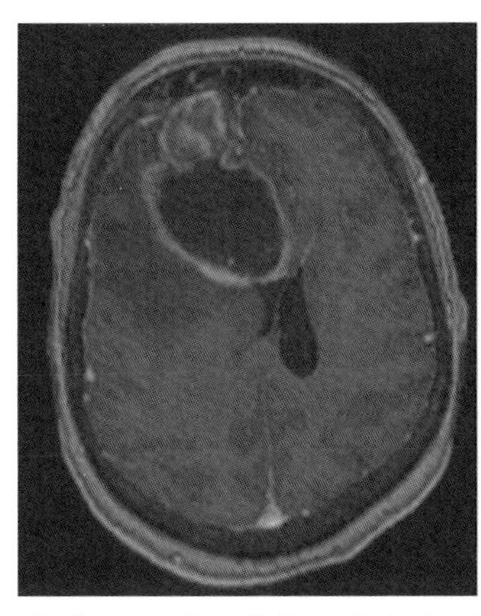
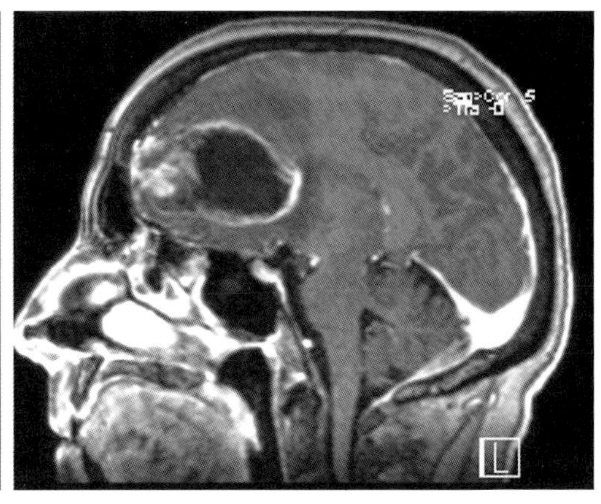

图 15.3 70 岁女性患者，无明显病史，丈夫发现其在浴室里严重语无伦次。患者 1 周前曾诉头痛。入院时 MRI 提示右侧前额叶巨大占位性病变，伴有血管源性水肿，对前脑叶和右侧丘脑有明显的占位效应。其病情进展迅速，在入院后数小时出现反应迟钝。同一天行肿瘤切除术（胶质母细胞瘤）。手术后 3d 出院，神经功能完好

而在脑瘤存在的情况下，也希望能通过仔细的术前规划来协助手术，以最大限度地安全切除病变（图 15.3）。

15.5.1 内科治疗

稳定基本生命体征

在存在脑出血的情况下，要特别注意防止收缩压（SBP）升至 160mmHg 以上，超过这个值后，进一步出血的可能性会大大增加。β 受体阻滞剂和（或）静脉注射（IV）肼屈嗪（根据需要）是首选药物，但在难治性病例中可能需要输注尼卡地平或艾司洛尔。

相反，在占位效应明显的患者中，应避免 SBP 降至 90mmHg 以下，这会增加占位效应明显的大脑区域脑实质灌注不良的风险，从而导致缺血性卒中。此种情况下，应立即开始 0.9% NaCl 输注，至 1mL/（kg・h）。有时，可静脉使用升压药（如去氧肾上腺素或去甲肾上腺素）以维持血压至可接受的水平。

脑水肿

当需要快速减轻脑水肿时，无论其原因如何，甘露醇都是首选药物。通常在 15~20min 给予 20% 甘露醇。标准的初始剂量范围通常是 1g/kg。可以重复给药，通常是每 6h 25g。甘露醇在大脑中的作用是通过增加血管内和间质之间的渗透梯度，使水分子从脑实质流出，进入循环。甘露醇也有较强的利尿作用，可导致高钠血症和血清渗透压升高。因此，在使用甘露醇时应监测这两种指标，若渗透压超过 320mOsm/kg，可导致急性肾功能衰竭。袢利尿剂（呋塞米）还可增强甘露醇的作用：通过进一步刺激利尿，同时在某种程度上预防高钠血症，因为袢利尿剂会使钠经肾流失。其用量通常为 0.3mg/kg。

糖皮质激素具有抗水肿特性，可降低肿瘤所致的异常血脑屏障的血管通透性。一般选择地塞米松（10mg IV，之后每 6h 4~6mg IV）。但要注意，糖皮质激素对脑水肿的作用远慢于高渗治疗，在给药后 12~24h 内效果不明显。

开始高渗治疗后，血钠的目标浓度应控制在 145~155mEq/L。可静脉持续使用生理盐水来维持。

癫 痫

患者一旦出现癫痫发作，应静脉注射 2mg 的劳拉西泮。持续 1min 后如仍发作，可再给予 2mg 静脉注射。如果癫痫持续时间超过 5min，可以重复该过程一次。同时，应静脉使用负荷剂量的苯妥英（20mg/kg）。如癫痫仍持续，可给予 15~20mg/kg 的苯巴比妥推注。需注意，用药可能引起呼吸抑制，所以应做好机械通气准备。对于已经气管插管的患者，可使用 2~4mg/（kg・h）的丙泊酚或 0.2~0.4mg/（kg・h）的咪达唑仑。最后，可静脉推注 5mg/kg 戊巴比妥钠，作为难治性癫痫持续状态治疗的最后手段 [25]。

对于发作后患者，可静脉推注左乙拉西坦（Keppra, UCB, Inc.）500mg，以预防其再次发作。开浦兰比苯妥英更为安全，但在发作期不推荐使用。

优化凝血

对于肿瘤相关性出血患者，需检测其血小板及INR，若异常则应纠正。事实上，癌症患者出现凝血障碍的情况并不少见，其中许多人经常使用口服抗凝剂或抗血小板药物。

在急性脑出血的情况下，INR大于1.5就需要处理。INR为1.6~2.5时，应输入新鲜冷冻血浆。若INR更高，则应输注浓缩的凝血因子；最常见的是Ⅱ因子、Ⅶ因子和Ⅸ因子组成的凝血酶原复合物（PCC），在输注30min后便可纠正INR。但随着这些凝血因子的代谢，数小时后可观察到INR反跳的现象。新一代口服抗凝药处理起来更为棘手，因其作用不像华法林那样在INR等实验室检查中有明确反应。一般认为，在末次服药24h后，其抗凝作用便会消失。但是当需要逆转时，只有达比加群有一种临床获批的“解药”（依达鲁珠单抗）[26]。

血小板小于100,000/mL时，应输注纠正。如患者使用阿司匹林或氯吡格雷（波立维），情况便更复杂了，因为二者皆是血小板聚集的不可逆抑制剂。在这类患者中首选血小板输注，但即便是输注的血小板，也可能因血液中残留药物而失活。对于那些输注血小板后仍持续出血的患者，可考虑使用去氨加压素（DDAVP），0.4mg/kg [27]。

进一步床旁操作

在某些危重情况下，特别是那些神经学检查极差以及有影像学证据表明存在严重占位效应的极端情况下，可考虑尝试过度通气来降低ICP。达到这一目标的最快方法是调节呼吸机参数，将呼气末二氧化碳分压（PCO_2）降至25mmHg，即较正常值低10mmHg。这将导致脑血管的反应性收缩，从而减少脑脊液生成，并减少颅内血液成分。但这只能解一时之急，通常是为了争取一些时间来实现更确切的干预，因为持续过度通气后，ICP将在30~60min内反弹。

15.5.2 外科干预

脑积水

一旦发生急性脑积水，应紧急处理，甚至在急诊科就要干预。

如上所述，脑积水可以由不同的机制引起，最让人担心的便是梗阻性脑积水。

理论上，梗阻性脑积水的治疗最好是消除梗阻原因。然而，在大多数情况下，通过脑室外引流（EVD）就可很好地控制梗阻性脑积水，其相对安全易操作，并可以在床边进行。我们常规的处理流程是尽可能在梗阻性脑积水患者手术前尝试EVD：其一是为计划手术赢得时间，在大多数情况下将急诊患者转变为限期手术患者；二是通过脑脊液引流降低颅内压以便于手术，减少术中对脑组织的牵拉，防止开颅部位发生脑疝。

脑室外引流通常经额部（更常见）或后顶部置于侧脑室。一般选择最大的脑室置管，但也有例外情况：①如果脑室充血，通常选对侧脑室为靶点；②在较大占位效应和脑移位的情况下，病变对侧的脑室往往更大。在这种情况下，脑室外引流减压可能会使脑疝进一步加重。

当梗阻继发于后颅窝的肿块效应时，EVD放置可能并发小脑幕切迹上疝（UTH）。这是由于引流导致幕上颅内压突然下降，因此后颅窝的内容物倾向于通过小脑幕切迹向上移动，导致脑干扭曲和中脑周围血管闭塞伴弥漫脑干缺血。这种并发症很少见，只有约1%的病例报告会有，但几乎总是致命的[28]。我们认为，在决策时应始终考虑到这种潜在并发症存在的可能，但总体而言，我们认为如能谨慎行事而不过度引流脑脊液，获益的可能性会更大。在留置EVD后，应进行影像学复查，以确认导管位置，并确保手术未引起颅内新发问题。

血肿清除

一旦发生颅内出血，必须立刻决定是否进行手术干预。对于占位效应明显、中线偏移且神经学检查恶化的患者，应当机立断进行手术。而对于意识状态及其他神经学功能显著恶化但占位效应不明显者，可能是出血破坏脑组织所致；对于此类情况，手术与否便存在争议了。

一旦决定手术，应尽可能达成以下几个目标：减轻脑组织压迫，获取病变组织，如能在术中完成病理诊断应尽可能切除病变。

15.6 总 结

• 颅内肿瘤可表现为出血、严重脑水肿、脑积水及癫痫发作。

• 无论临床表现有多严重，一定要进行准确的神经学检查，并获得非增强 HCT，以指导下一步治疗方案。在紧急情况下，可考虑行 CT 血管造影和 CT 增强。在其他情况下，建议行 MRI 检查（无论增强与否）。

• 在决定患者是需要立即手术干预还是首先尝试药物治疗时，应仅在真正紧急的情况下进行紧急手术。

• 无论手术与否，都应该维持患者的基本生命体征、水电解质平衡和凝血功能。

参考文献

[1] Kellie G. An account with some reflections on the pathology of the brain. Edinburgh Med Chir Soc Trans, 1824, 1:84–169.

[2] Monro A. Observations on the Structure and Function of the Nervous System. Edinburgh: Creech & Johnson, 1783.

[3] Iwama T, Ohkuma A, Miwa Y, et al. Brain tumors manifesting as intracranial hemorrhage. Neurol Med Chir (Tokyo), 1992, 32(3):130–135.

[4] Kondziolka D, Bernstein M, Resch L, et al. Significance of hemorrhage into brain tumors: clinicopathological study. J Neurosurg, 1987, 67(6):852–857.

[5] Licata B, Turazzi S. Bleeding cerebral neoplasms with symptomatic hematoma. J Neurosurg Sci, 2003, 47(4):201–210, discussion 210.

[6] Donato J, Campigotto F, Uhlmann EJ, et al. Intracranial hemorrhage in patients with brain metastases treated with therapeutic enoxaparin: a matched cohort study. Blood, 2015, 126(4):494–499.

[7] Schrader B, Barth H, Lang EW, et al. Spontaneous intracranial haematomas caused by neoplasms. Acta Neurochir (Wien), 2000, 142(9):979–985.

[8] Seidel C, Hentschel B, Simon M, et al. A comprehensive analysis of vascular complications in 3,889 glioma patients from the German Glioma Network. J Neurol, 2013, 260(3):847–855.

[9] Pan E, Tsai JS, Mitchell SB. Retrospective study of venous thromboembolic and intracerebral hemorrhagic events in glioblastoma patients. Anticancer Res, 2009, 29(10):4309–4313.

[10] Galicich JH, Arbit E. Metastatic brain tumors // Youmans JR, ed. Neurological Surgery. 3rd ed. Philadelphia, PA: WB Saunders, 1990:3204–3222.

[11] Chung E, Bodensteiner J, Hogg JP. Spontaneous intracerebral hemorrhage: a very late delayed effect of radiation therapy. J Child Neurol, 1992, 7(3):259–263.

[12] Burger PC, Boyko OB. The pathology of central nervous system radiation injury // Gutin PH, Leibel SA, Sheline GE, eds. Radiation injury to the nervous system. New York: Raven Press, 1991:191–208.

[13] Komotar RJ, Keswani SC, Wityk RJ. Meningioma presenting as stroke: report of two cases and estimation of incidence. J Neurol Neurosurg Psychiatry, 2003, 74(1):136–137.

[14] Yilmazlar S, Kocaeli H, Cordan T. Brain stem stroke associated with epidermoid tumours: report of two cases. J Neurol Neurosurg Psychiatry, 2004, 75(9):1340–1342.

[15] Aoki N, Sakai T, Oikawa A, et al. Dissection of the middle cerebral artery caused by invasion of malignant glioma presenting as acute onset of hemiplegia. Acta Neurochir (Wien), 1999, 141(9):1005–1008.

[16] Züchner S, Kawohl W, Sellhaus B, et al. A case of gliosarcoma appearing as ischaemic stroke. J Neurol Neurosurg Psychiatry, 2003, 74(3):364–366.

[17] Rudolph J, Kats J. Cerebrovascular complication of malignancy // Newton HB, Malkin MG, eds. Neurologic Complication of Systemic Cancers and Antineoplastic Therapy. New York: Informa Healthcare, 2010:109–119.

[18] Milhorat TH. Classification of the cerebral edemas with reference to hydrocephalus and pseudotumor cerebri. Childs Nerv Syst, 1992, 8(6):301–306.

[19] Rama Rao KV, Jayakumar AR, Norenberg MD. Brain edema in acute liver failure: mechanisms and concepts. Metab Brain Dis, 2014, 29(4):927–936.

[20] Simard JM, Sheth KN, Kimberly WT, et al. Glibenclamide in cerebral ischemia and stroke. Neurocrit Care, 2014, 20(2):319–333.

[21] Gerstner ER, Duda DG, di Tomaso E, et al. VEGF inhibitors in the treatment of cerebral edema in patients with brain cancer. Nat Rev Clin Oncol, 2009, 6(4):229–236.

[22] van Breemen MS, Wilms EB, Vecht CJ. Epilepsy in patients with brain tumours: epidemiology, mechanisms, and management. Lancet Neurol, 2007, 6(5):421–430.

[23] Armstrong TS, Grant R, Gilbert MR, et al. Epilepsy in glioma patients: mechanisms, management, and impact of anticonvulsant therapy. Neuro Oncol, 2016, 18(6):779–789.

[24] Solheim O, Vik A, Gulati S, et al. Rapid and severe rise in static and pulsatile intracranial pressures during a generalized epileptic seizure. Seizure, 2008, 17(8):740–743.

[25] Al-Mufti F, Claassen J. Neurocritical care: status epilepticus review. Crit Care Clin, 2014, 30(4):751–764.

[26] Abo-Salem E, Becker RC. Reversal of novel oral anticoagulants. Curr Opin Pharmacol, 2016, 27:86–91.

[27] Frontera JA, Lewin JJ, III, Rabinstein AA, et al. Guideline for reversal of antithrombotics in intracranial hemorrhage: a statement for healthcare professionals from the Neurocritical Care Society and Society of Critical Care Medicine. Neurocrit Care, 2016, 24(1):6–46.

[28] El-Gaidi MA, El-Nasr AH, Eissa EM. Infratentorial complications following preresection CSF diversion in children with posterior fossa tumors. J Neurosurg Pediatr, 2015, 15(1):4–11.

16 视神经和面神经急性骨性减压术

Stephen J. Johans, Zach Fridirici, Jason Heth, Christine C. Nelson, H. Alexander Arts, Matthew Kircher, Anand V. Germanwala

摘　要

颅面部损伤后，尤其视神经（Ⅱ）和面神经（Ⅶ）受累时，应考虑神经外科干预和减压。这些脑神经穿过额部和颞部骨孔的走行过程，使其极易在颅底骨折或变形后受到损伤。这类损伤的手术减压存在很多争议。在一些患者中，使用大剂量激素便可改善其预后，而无需手术干预。主要处理策略的数据都来自对回顾性研究的分析。虽然现在更希望有随机对照研究的结果，但在视神经和面神经病变方面，这类研究仍是空白。医生对于此类神经病变的治疗决策都依赖于对过往数据的分析。

关键词： 面神经压迫，神经减压，视神经压迫，创伤性视神经病

16.1 创伤性视神经损伤

16.1.1 引　言

颅脑损伤患者中，2%~11% 者有视觉系统受累 [1–6]，而在面部骨折的患者中，高达 67% 者受累 [7]。据估计，0.5%~1.5% 的闭合性颅脑损伤患者 [8–9] 和 3% 的面部骨折患者 [7] 会有间接的视神经损伤。眼眶外伤患者可能出现视力下降或丧失、传入损伤性瞳孔改变、失明和眼肌麻痹（眶尖综合征）、眼球突出、瞳孔散大和上睑下垂（眶上裂综合征）[10–12]。

解剖学上视神经可分为四部分：眼球内段，眼眶段，视神经管段，颅内段。视神经管刚性部分内的视神经最容易受到损伤，该部分视神经固定在脑膜和骨膜上 [13–14]。外伤后即刻失明的患者通常是视神经撕裂伤，视力恢复的可能性较低，预后不佳。如仍有部分视力保留，则提示视神经受压而无撕裂，处理得当便有机会恢复视力。使用大剂量糖皮质激素也许能够改善此类患者的视力情况 [15–17]。

视神经管内减压术中的作用一直存在争议。外伤后视神经减压的临床结果差异很大 [18–21]。损伤和可能导致视神经功能障碍的病理生理机制十分复杂，导致对这些结果的解释愈发困难。临床上常使用大剂量的类固醇作为一线治疗 [22–24]。多数学者认为，对于严重颅脑损伤或面部骨折后视力下降，应考虑视神经减压，特别是使用大剂量糖皮质激素后初有改善而后再次恶化的患者 [17,20,25]。如果考虑手术，应根据病损情况选择相应入路。额眶 [17,20,25]、眶外侧 [26–29] 和经筛骨入路 [5,15,18,30–33] 均可考虑。目前仍然没有比较手术治疗和非手术治疗的大型前瞻性临床研究，因此，对于头面部损伤后视力下降的患者，外科医生最好基于现有的回顾性研究来指导治疗。

16.1.2 视神经损伤的病理生理学

多种病理情况均可导致视神经受压。最常见的原因是眼眶复合体骨折 [34]，包括筛骨、视神经管、前眶板、眶底、蝶骨、眼眶外侧壁和眼眶的"击入性"骨折 [4–5,10,17,26,35–38]。在一些外伤后视神经功能障碍的患者中未发现骨折 [15,20]。许多学者认为压迫性水肿或血管功能不全是外伤后视神经病变最可能的病理机制 [38–39]。视神经鞘内出血 [25,40–42] 以及骨折碎片造成的管内视神经割裂也有报道[18–19]。Walsh[25] 将与头部损伤同时发生的视神经损伤分为原发和继发两类。原发性损伤指的是在外力作用下发生的改变，如出血、神经纤维剪切和挫伤。继发性损伤则是外力作用的后效应，如局部血管受损继发的水肿、坏死，以及眼动脉血栓形成继发的梗死。

Kline 等 [20] 描述了间接性视神经损伤的六种

类型：撕裂、骨变形或骨折、血管功能不全、震荡、挫伤和出血。撕裂伤或牵张撕脱伤通常见于视神经管的颅骨开口区域，多是由于神经管内部分相对固定而大脑和眼球活动度较大产生的栓系效应。碎骨片直接压迫视神经，减压后视力改善的情况常有报道。Hughes[38] 和 Ramsay[39] 报道了血管功能不全继发视神经梗死的病理学证据，认为间接视神经损伤的机制是血管受损。其研究主要着眼于视神经的管内部分，考虑该段损伤后易因压迫而缺血。Pringle[43]、Walsh[25] 和 Niho 等 [41] 在术中和尸检中发现了视神经鞘或视神经内的出血。在 Hammer 和 Ambos 报道的病例系列中 [40]，有 4 例患者存在视神经鞘血肿，且均在血肿清除后有所改善。

16.1.3 外伤性视神经损伤的评估

由于头颅及面部损伤，视力检查往往困难。间接视神经损伤可分为前后两种 [20]。在任何一种类型的损伤中，视力都可能不可查、丧失、减退或正常。累及视神经眼内部分的前部损伤通常可在眼底镜检查中发现异常，包括视盘弥漫性肿胀、继发于视网膜中央动脉破裂的视网膜水肿，以及视神经头的完全撕脱。后部损伤指的是眼底镜检查正常的视神经功能障碍，通常是视神经管内视神经受损所致。检眼镜下所见的退行性异常，如视盘苍白和视网膜神经纤维层丢失，在最初的评估中并不明显，但可在损伤后几周观察到。虽然两类情况分开讨论，但可同时发生。

如有可能，应分别对每只眼睛的视力进行初步评估。最理想的情况下，应该使用标准视力表来完成。应评估并记录每只眼睛阅读印刷材料、数手指或简单感知光线的能力。在意识水平降低的患者中，如对光反应正常且对强光有回避反应，则认为光感正常。如存在明确的颅脑损伤后视力进行性下降，应考虑视神经减压术。

根据 Edmund 和 Godtfredsen 的说法，瞳孔直接对光反应降低是视神经受损的最可靠表现 [36]。对于单侧视神经损伤，初始两侧瞳孔大小是相等的；与正常眼睛相比，当直接光刺激受损侧眼睛时，瞳孔收缩的发生速度更慢、程度更小或者根本没有。这种瞳孔收缩的差异称为相对性瞳孔传入性障碍（RAPD），因此得名为 Marcus Gunn 瞳孔 [44]。然而，值得注意的是，如果存在双侧视神经损伤，RAPD 可能不明显或不存在。

如前所述，当严重颅脑损伤患者的意识水平下降时，视觉通路的评估通常较为困难。视觉诱发反应和视网膜电图可能会提供一些有用信息。实际应用中，在急性创伤的环境下，视觉诱发反应和视网膜电图的监测有时难以获得或存在技术性困难，限制了其临床应用。

研究表明，初始视觉诱发反应能力和最终视力之间存在明显相关性 [45–47]。此外，在某些情况下，视觉诱发反应可能比临床检查更好评估视力预后。Greenberg 等 [48] 报道了一组球后功能障碍患者，在受伤后 3 天内检查，并在 3 个月或更长时间内再次检查，视觉诱发反应测试的预测准确率为 90%，而临床检查的预测准确率仅为 30%。

16.1.4 神经影像学检查

鉴于视神经损伤与面部和眼眶骨折的相关性，及其在去除受压骨碎片后改善的案例报道，应在视力受损的情况下进行彻底的神经影像学检查。推荐选用薄层 CT，因其可分辨眼眶尖区的骨性细节（图 16.1）[13,49–50]。应同时获取轴位和冠状位 CT 成像，以明确眼眶骨折和骨碎片。通过三维重建还有助于详细评估面部和眼眶损伤。然而应注意，仍有报道称在手术中发现了术前 CT 成像中未观察到的压缩性骨碎片 [51]。MRI 可显示软组织损伤和硬脑膜鞘或视神经内的出血或血肿。

16.1.5 外伤性视神经损伤处理

非手术治疗与手术治疗

糖皮质激素在外伤性视神经损伤的治疗中起着重要作用。与此同时，脊髓损伤相关研究也表明患者可从糖皮质激素治疗中获益。目前已有多种药物剂量研究，但最常见的方案要求初始采用 30mg/kg 的负荷量，然后每 6h 输注 15mg/kg，连续 3d。多个使用糖皮质激素的病例系列均报道了视力的显著改善 [15–17,23–24,52–54]。在一项荟萃分析中，任何治疗（使用糖皮质激素，手术减压，或联合糖皮质激素与手术减压）都比单独观察更能改善患者视力 [52]。各种治疗方式之间目前未发现差异。

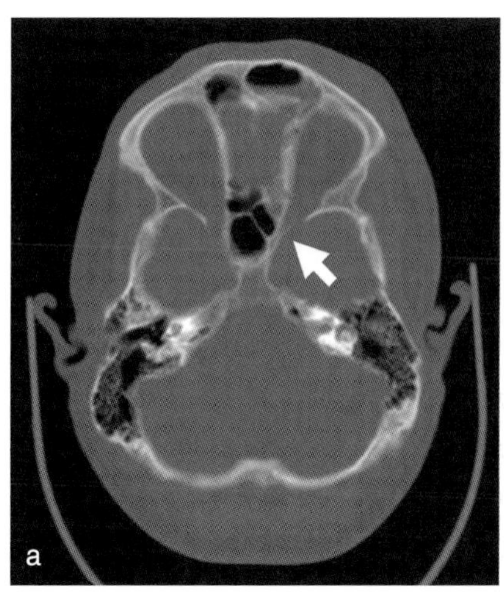

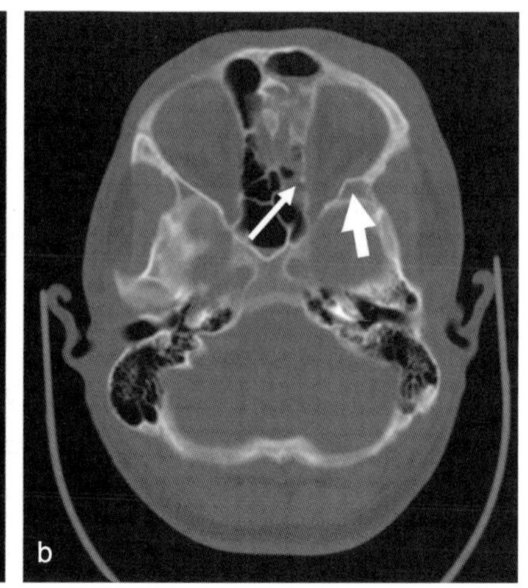

图 16.1 CT 提示 24 岁男性轴位眼眶尖部和视神经孔骨折。（a）视神经孔和眶上裂区的眶尖骨折（白色箭头）。（b）眶壁内侧（细箭头）和外侧（大箭头）骨折。眼眶外侧壁骨折直抵眼外直肌

相反，其他病例系列未显示糖皮质激素较单纯的期待疗法有任何益处，最典型的是来自国际视神经创伤研究的报告[55]。该研究旨在比较颅外视神经减压术联合糖皮质激素与单独使用糖皮质激素的治疗效果。不幸的是，其纳入患者不足，难以提供有效统计。之后，这项研究改为观察性研究。其研究结果表明，观察组、糖皮质激素组和手术减压组在外伤性视神经损伤结局上没有差异。2011 年，《美国眼科杂志》（*American Journal of Ophthalmology*）发表了一篇综述文章，得出结论：大剂量糖皮质激素应用于头部创伤的视神经损伤患者时，可能是有害的。同时还建议，仅应对存在迟发性视力丧失的清醒患者，或者视力在 4d 内无改善的患者考虑手术治疗[56]。

视神经减压术的适应证

传入性瞳孔光反应异常而眼底镜检查正常提示视神经损伤。一旦诊断出视神经损害，就必须决定是否采取适当的治疗措施。尤其应注意受伤后时间和视力障碍进展的关系。虽然有视力恢复的报道[18-19]，但一般认为受伤后即刻视力丧失提示预后不佳，大部分学者建议在此类情况下使用糖皮质激素[17,20,27]。减压手术对视力有一定程度保留的患者个体的适应证略有不同。一种更常见的适应证建议，如果在糖皮质激素治疗期间或之后出现视觉功能恶化，则应行视神经减压术。也有学者将手术应用于糖皮质激素治疗期间视觉功能未改善的患者中。还有一些学者主张，如果在影像上发现任何视神经血肿或可致视神经管压缩的眼眶骨折，则应行减压术。Emanuelli 及其同事在 10 年内遇到了 26 例创伤性视神经病变患者。所有患者均接受糖皮质激素治疗。由于内科治疗效果较差，之后对所有患者都进行了手术，包括内镜下的视神经减压术。最终 65% 的患者视力有所改善。随访 41 个月，无并发症发生。创伤后尽早手术可使视力在一定程度上改善，尽管在某些情况下十分有限。他们的结论是，如果药物治疗失败，应在 12~24h 内完成手术减压，以取得最好效果[57]。

关于最佳减压时间的争论仍在继续。有报道称，在受伤后 7d 内进行减压的视力改善效果较伤后 7d 以上的效果更好[22,24,53]。其他研究则并未发现此段时间是影响视觉效果的重要因素[51,58-59]。Thakar 团队报道[60]，伤后 1 年内接受减压的患者视觉功能也有改善，并建议对受伤后 1 年的外伤性视神经病变伴视力下降患者进行减压。另一个重要的因素可能是存在眼眶、眶尖或视神经管骨折。同样，对于这种骨折的存在是否可预测视力结果，目前也没有达成一致。一些报道称眼眶尖部骨折患者的视力预后较差[2,24,59]，然而也有研究者发现，伴和不伴骨折患者的预后并没有差异[23,51-53,55]。有些学者考虑也可能是样本量较小影响了检验效能，因而没有发现其中的差异。

手术选择

如考虑手术干预，应根据损伤的机制和位置，以及是否存在其他相关损伤来确定手术方式。成

功的视神经减压术需要切除整个视神经管全段的一半骨周。如果有骨折，最好根据术前影像学检查明确骨折类型和压缩方向来选择入路。在病理未明确的情况下，无论入路如何，都应该充分减压。1922 年，Dandy[61] 报道称可通过颅内额眶入路达视神经管，以处理眼眶肿瘤。当存在相关颅内病变时，这种方式尤其适用。Sewall[62] 在 1926 年首次报道了经筛骨入路，之后由 Niho 等 [41]、Fukado[19]、Sofferman[63] 和其他学者 [5] 逐步改进并发扬光大，避免了传统的开颅手术，且以最小创伤暴露了内侧眶尖。当继发眼眶外侧壁骨折压迫时，可采用面侧入路或颞侧入路，对视神经和视神经管进行减压 [26-29]。这一方法提供了进入外侧眼眶的宽广入路，包括眶上裂区通道，可最大限度地减少对眼眶内容物的牵拉。

经额入路

神经外科医生非常熟悉经额入路以显示视神经和视交叉（图 16.2）。如存在额颞部损伤，通过此入路可直抵视交叉、视神经颅内段和视神经管后部 [2,8,41,59]。通过此入路，可修复撕裂硬脑膜和骨折眶板，同时处理相关的颅内损伤；可去除视神经管顶，切开视神经硬脑膜鞘，对视神经进行充分的减压和检查。该技术应用广泛，Sofferman 称其为“几乎所有报道的视神经减压术所依据的标准基础技术”[63]。

经筛骨入路

在外伤性视神经减压术中，经筛骨入路具有重要作用。这有以下几个原因：经筛骨入路不用开颅，一些外科医生认为开颅手术风险更高；经筛骨入路比较流行，手术操作时间更短；这些方法往往侵袭性较小，尤其在内镜下操作时 [64]，并且符合现在微创手术的趋势。然而，这些入路有两个明显缺点。其中最重要的是，颈动脉走行于毗邻蝶窦外侧壁的视神经附近（图 16.3）。切除视神经上方骨质时必须小心翼翼，以免损伤颈内动脉。这个部位的颈内动脉撕裂可能是致死性的，因为没有血管阻断。这些入路的另一个风险是脑脊液漏，有两种情况可导致。首先，暴露或钻孔过高可能穿过蝶骨平面硬脑膜，导致脑脊液鼻漏。其次，视神经鞘可能在创伤中撕裂，也可能作为手术的一部分被切开。视神经鞘上的这种开口也可能导致脑脊液漏。

经筛骨入路可细分为经面入路、内镜经鼻入路和经结膜入路。经面至眶尖内侧的经筛骨入路需要颜面部切口。于内眼角内侧做垂直切口（Lynch 切口），切开眼睑内侧韧带（图 16.4）。切除靠近上颌骨、筛骨和额骨交界处的椭圆形部分（1 × 1.5cm），暴露筛窦。切除鼻窦黏膜和骨间隔后，于鼻窦外侧隐窝深处可见视神经管隆起。如果鼻窦内侧薄壁骨折，则小心地取出骨碎片。沿视神

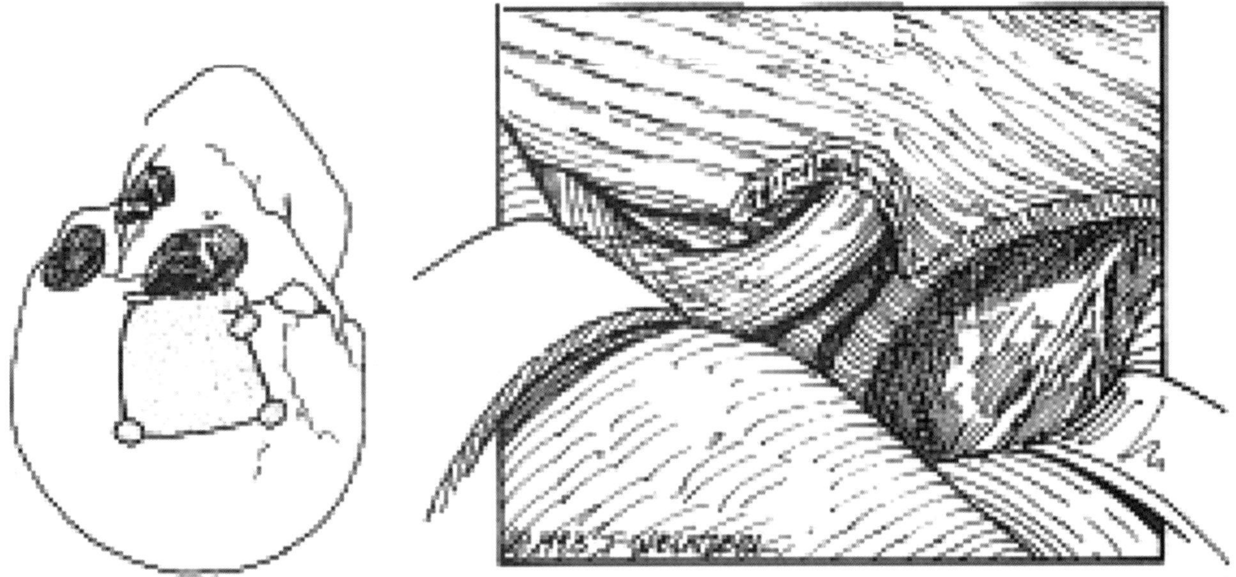

图 16.2　右额开颅经额视神经减压术。到达视神经管的入路如图所示。额叶已经牵开，部分骨性视神经管无顶，便于检查视神经和硬脑膜鞘

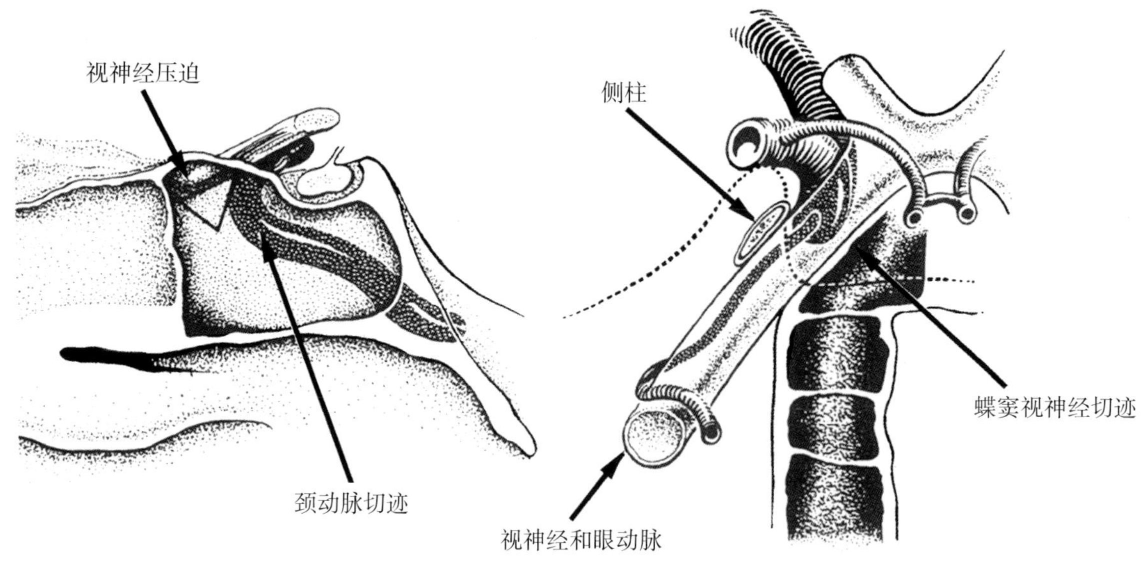

图 16.3 蝶窦侧壁。视神经和颈动脉于侧壁形成压迹。颈动脉位于视神经的后部及下部，因此，应该从视神经压迹的前部和上部开始显露视神经。经许可引自 Goldberg RA, Steinsapir KD. Extracranial optic canal decompression: indications and technique. Ophthal Plast Reconstr Surg, 1996, 12: 163–170.

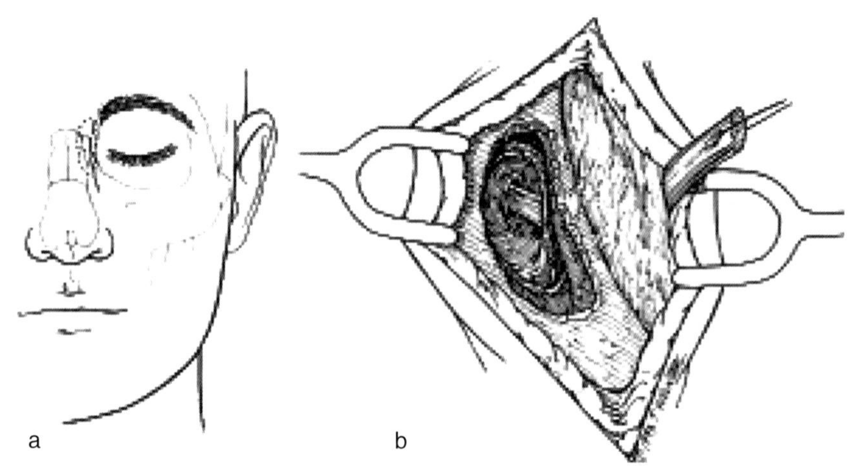

图 16.4 左侧经鼻窦视神经减压术。（a）展示切口和骨切除的范围。（b）切除筛窦内容物，视神经管斜行通过筛窦外侧隐窝。一部分骨性视神经管已去顶，以便检查视神经和视鞘。用缝线固定分开的眼睑内侧韧带

经管内侧壁进行减压。对于是否切开视神经鞘，目前没有达成共识，有些学者会选择切开视神经鞘[33,51,63,65]，有些则会尽量避免[23,66]，还有些态度不明[24,30,67]。该入路因能见度有限且达视神经管角度较窄而应用受限。Sofferman[63] 报道了一种角度更佳的改良蝶筛入路。

内镜经筛入路始于内镜筛窦切除术。蝶窦更是一经发现便开始尝试突破。在窦侧壁可发现视神经和颈动脉突起（图 16.3）。骨质切除从筛骨纸样板开始，逐步向后进行。磨除骨质时应持续冲洗，防止对视神经产生热损伤。如前所述，可考虑切开视神经鞘。如考虑有脑脊液漏，应采用相关方法处理（纤维蛋白胶、硬脑膜替代物、身体阔筋膜等）。经结膜内镜入路可增加眼眶暴露。可单独通过眼眶[24]（图 16.5）或同时通过眼眶和鼻腔入路[32]来更好显露。

外侧入路

治疗眼眶外侧壁骨折可采用眼眶外侧、面部和颞侧入路[26–29]。做垂直或半冠状切口，部分颞骨前开颅（切除颧突）。这样便可以于硬膜外暴露前颞叶、前外侧额叶和眶周外侧。通过直接暴露眶上裂和视神经管的内容物，可获得较为宽阔

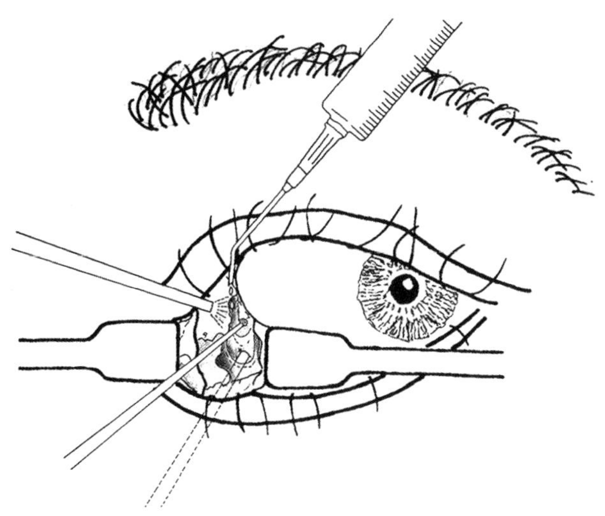

图 16.5 内镜辅助经眶视神经减压术。已行结膜切口，从眶壁仔细剥离，电凝并切开筛动脉。移除筛骨纸样板，钻开视神经管。经鼻于蝶窦内放置一支吸引器。经许可引自 Yang WG, Chen CT, Tsay PK, et al. Outcome for traumatic optic neuropathy—surgical versus nonsurgical treatment. Ann Plast Surg, 2004, 52:36−42.

的侧眶通路。可在视神经管上方减压，切开视鞘硬脑膜。这项技术一直因其涉及广泛暴露眶上裂和部分海绵窦，使二者都面临受伤的风险而受到批评。

16.2 创伤性面神经损伤概述

创伤后面神经损伤在所有头部损伤中占 2%，是导致成人面瘫的第二大原因 [68-69]。14%~22% 的颅骨骨折患者会有颞骨骨折，可导致听力受损、脑脊液漏和面神经瘫痪 [70-71]。掌握面神经和颞骨的解剖结构可以定位病变，并有助于选择适当的治疗方法。与视神经相似，面神经手术减压的适应证仍然存在争议。一般来说，手术与否取决于损伤部位、面瘫的时间进展、影像学证据和电生理诊断。与颞外面神经损伤相关的即刻面神经瘫痪应在损伤后 72h 内修复 [72]。与颞骨骨折相关的面瘫分为即刻面瘫和迟发性面瘫。多数学者主张对颞骨骨折伴面神经完全瘫痪且影像学提示面神经管不连续的患者，或伤后 3d 符合面神经麻痹电生理诊断标准的患者进行早期手术 [73]。人们普遍认为，迟发性面瘫患者的预后比即刻神经功能障碍的患者更好，尽管这一观点已受到了挑战 [73]。有高达 95% 的局部面部损伤患者在不进行任何干预的情况下也会有所改善。因此，外科干预很具争议性，一些学者倾向于采取更保守的方法。面神经减压术的方法和程度取决于病变部位和患者的听力水平。

16.3 颞骨骨折的病理学

颞骨倾向于沿着薄弱点（孔）骨折，并与外伤性力量平行。颞骨骨折通常被描述为与岩椎长轴相关的纵向或横向骨折 [72]。然而，基于耳囊（包裹耳蜗和半规管的骨头）的新方法已逐步将其取代。

耳囊不受累的骨折常是颞顶区创伤造成的。这类骨折往往会导致混合性或传导性听力受损，而面瘫发生率较低。耳囊破裂性骨折通常由枕部创伤引起，常引起感觉神经性听力丧失，并有较高的脑脊液漏、脑膜炎和面神经麻痹风险 [74]。

16.4 面神经解剖

面神经是一种混合神经，含有 7000~10,000 个纤维。从桥延沟外侧发出两根，正好在前庭耳蜗神经的前面。较大的是面神经运动部分，位于较小的面神经中间支前方。中间支主司感觉和节前自主神经纤维。面神经进入内耳道（IAC）后，与耳蜗神经和前庭神经一起穿过内耳道，并沿内耳道的前上象限分布。神经通过横嵴上方的内耳道外侧缘，在垂直嵴（Bill’s Bar）前方的内耳孔进入面神经管。此孔为面神经管最窄的一段，自此面神经迷路段起始。迷路段的远侧是膝状神经节，其分支延伸为岩大神经（为翼状神经丛提供节前纤维，司流泪），一支至鼓室丛，一支至脑膜中动脉的交感神经丛。在膝状部，面神经突然向后转，从乳突窦内侧半规管隆起处的正下方穿过。在入口的内侧，其在骨间隔中再次突然向下走行，分出神经支配镫骨肌（抑制镫骨的活动）、鼓索（加入舌神经，为舌前 2/3 提供味觉，并将副交感神经纤维传给下颌下神经节）以及迷走神经（X）的交通支（外耳道的感觉纤维），最后出茎乳孔。随后，该神经在茎突与二腹肌后腹之间前外侧走行，支配二腹肌和茎突舌骨肌，并发出耳后支，供应固有肌和耳郭肌。神经进入腮腺后，内侧面分支供应面部表情肌肉，同时将腮腺分为浅叶和深叶。

16.4.1 面神经损伤的病理生理

1926 年，Ulrich[75] 首次报道了膝状神经节附近的面神经损伤。这在之后的临床研究中得到了支持，即这是颞骨创伤中最常见的面神经损伤部位。据 Yanagihara[76] 报道，在颅脑损伤后的面瘫患者中，55% 者都与骨折所致的膝状神经受损有关。Fisch[77-78]、Fisch 和 Esslen[79] 报告称在术中可见迷路段（包括膝状神经节）受累的概率为 93%，而鼓室下降段受累较少，仅有 7%。迷路段因为直径小、蛛网膜带狭窄、神经外膜较有限，是面神经损伤的主要部位。因此，哪怕是轻微的水肿，都会迅速占满管内神经外的间隙，导致灌注减少，进而导致水肿进一步加重，引起恶性循环。

颞骨骨折导致面神经受损的组织病理学特点 [10,80-87] 与神经近端受损表现一致（即明显的远端变性，神经束紊乱，以及施万细胞近端和远端增生）。膝状神经节脱髓鞘，神经节细胞丢失，神经外膜和神经内膜纤维化，同时神经纤维严重变性，纤维化一直延伸到面神经的鼓室和乳突部。

16.4.2 面神经损伤的评估

在面神经损伤的评估中，记录发病时间、损伤部位和功能缺损程度十分重要。伤后 24h 内的急性面瘫意味着损伤程度严重，有神经拉伸、撕裂或剪切而造成的机械性破坏，自然恢复的可能性较低，预后较差。迟发性面瘫甚至可在伤后两周发生，往往是继发于面神经管内的压缩性水肿或出血，自然恢复的可能性较大，预后较好 [73,88]。最常用的面神经功能评估标准是 House-Brackmann 面神经分级量表。该量表共分为 6 级，从 1 级（正常）到 6 级（全面性瘫痪）。

面神经地形图和神经兴奋性测试（NET）在很大程度上已经被更客观的电生理测试所取代。

神经电图（ENoG）在伤后 3~21d 均有效，记录当面神经离开茎乳孔时被施加超强刺激时鼻唇沟处面部肌肉的反应 [70,89-90]。与对侧结果进行比较，并记录缺陷百分比。应用超强刺激以确保每个工作的神经纤维都能被测试到。损伤后 1~2 周内监测的缺陷率超过 90%，提示面神经受损严重，是手术探查的指征 [70]。

肌电图（EMG）与 ENoG 的不同之处在于不进行刺激。肌肉内留置电极针，记录基线和尝试自主收缩时面部肌肉的电位变化。如运动电位可维持或早期恢复，则提示面神经至少部分连续。研究表明，这一发现也提示面神经有更好的功能恢复可能，即使 ENoG 提示患侧减少了 90% 以上 [70,91-92]。如出现纤颤电位，则提示严重失神经。除了可在任何时候记录到自主运动电位外，肌电图在损伤后 14~21d 之前是没有用的，因为这段时间过后神经变性才会明确显现。

电生理测试可根据面部肌肉的失神经程度提供与损伤程度相关的信息，对意识水平下降的患者尤其有益 [70,77,89-90,93-96]。在评估面神经损伤方面，电生理学研究十分有用，但需要有专家来进行解释。

16.4.3 影像学评估

颞骨的首选成像方式是轴位和冠状位的高分辨率 CT 扫描（图 16.6，图 16.7）[71-72]。在初步评估和处理颅内病变后，可着重对颞骨进行扫描。对其进行多平面重建，以识别面神经管受累或骨折 [97]。颞骨的解剖和相关骨折在 CT 上的表现已有详尽阐述 [97-100]。也可以通过 CT 来判断头面的合并骨折、听骨链断裂、中耳或乳突气房内的出血、以及颈动脉的潜在损伤。Resnick 及团队发现，在颈动脉管骨折的患者中，颈动脉损伤的发生率为 18%，如不合并骨折，颈动脉损伤的发生率为 5%[101]。

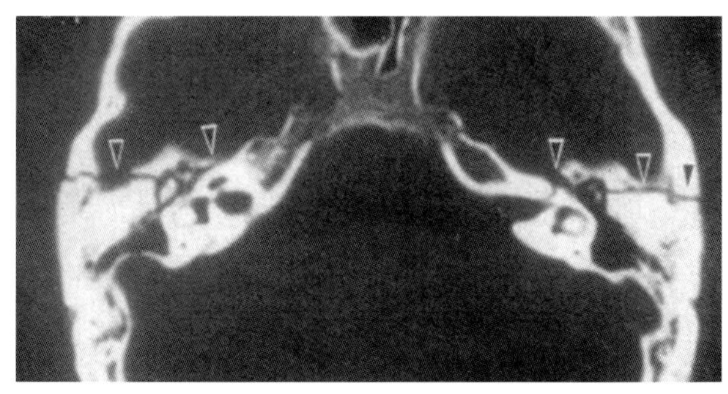

图 16.6 颞骨轴位 CT 扫描显示双侧颞骨纵向骨折（箭头）

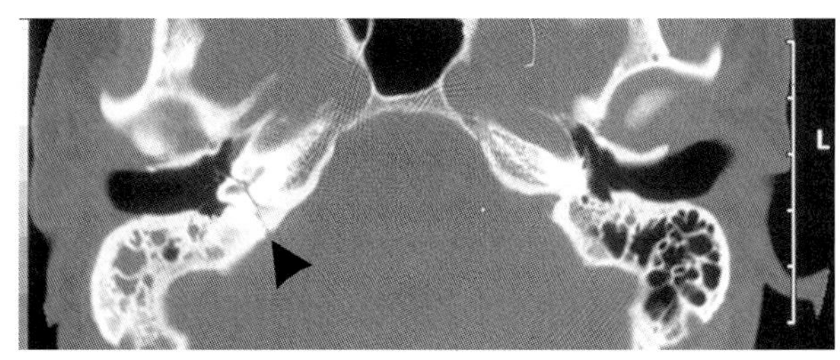

图 16.7 颞骨轴位 CT 扫描显示右侧颞骨横向骨折（箭头）

16.4.4 面神经损伤处理

面神经减压手术指征

在确定面神经麻痹及其严重程度后，应当进行处理[80,85,94,102–112]。一开始最重要的是保护角膜。干预措施包括保守措施（如润滑药膏和间歇性贴闭双眼），以及更具侵入性的手术（如上眼睑植入黄金配重以及眼睑修补）。常短期使用糖皮质激素。虽然没有得到确切证实，但目前考虑糖皮质激素可改善患者预后，且与保守治疗相比可减轻神经水肿[73,108]。

对于没有进展到完全瘫痪的面神经麻痹患者，不建议行手术治疗，因为超过 95% 的此类患者最终会达到 House-Brackman1 级或 2 级。伤后即刻完全性面瘫和（或）有影像学支持的面神经管受损患者适合早期手术。没有骨折证据的即刻发病面瘫患者的治疗目前存在争议。大多数外科医生现在倾向于根据电生理标准决定减压与否。最常用的是以 ENoG 为标准。在受伤 72h 之后，对患者进行连续 ENoG 检查，最长至 21d。如果变性达到 90% 或以上[70]，且在肌电图上无自发性运动单位电位，则可能需要手术探查。如患者 ENoG 低于 90% 变性，或在肌电图上可见随意运动单位电位，则应继续保守治疗，因为这类患者的预后很好。大多数学者建议早期减压（在损伤后 1~3 周内），防止缺血性损伤、退行性变性和广泛的神经纤维化改变。该观点基于回顾性的手术系列和减压手术后无改善的患者尸检。在 Alford 等[94]报道的病例系列中，伤后超过 48h 手术的患者预后更差，面肌联动症发生率更高。但其他学者发现，延迟减压的面神经麻痹患者的面神经功能也得到了改善[104,109]。因此，并不意味着在特定患者中延迟处理就一定不会有好结果。

手术减压在迟发性面瘫患者中的作用尚不清楚，因为人们普遍认为，无论采取何种治疗，迟发性面瘫的预后都是良好的[73,88]。延迟发作的面瘫表明神经连续性存在，随后继发水肿或形成血肿，导致面神经管内的神经受压，但这一论断受到 Adesbit 等的质疑[73]。回顾 25 例即刻和迟发性创伤性面瘫患者，未能证明即刻起病和延迟性面瘫患者的预后有显著差异。这些学者发现，决定预后的是损伤程度，而不是发病时间。考虑到 95% 的患者都会有部分功能恢复，故提倡保守治疗。这项研究发现，无论发病时间如何，完全性瘫痪患者保守治疗的预后都很差，这可能更支持早期手术，以避免不可挽回的损害[110]。据此，一些外科医生建议对 ENoG 表现出 90% 或以上变性的迟发性瘫痪患者进行手术减压，类似于急性发作的患者。

手术入路选择

手术入路的选择取决于损伤位置，应根据查体、面神经分支功能测试、听力状况和听力测定数据以及影像学检查来明确[73,112]。应了解手术入路的选择也可能是试探性的，因为最终可能需要暴露整个面神经。

55%~90% 的患者会发生膝状神经节近端或累及膝状神经节的病变；当听力未受累时，最好通过硬膜外中颅窝开颅手术进行探查[112]。尽管一些学者称通过乳突入路可成功显露膝状神经节[85,103,105–106]，但这种入路可能会导致面神经膝状神经节或近端迷路部分显露不完全，很难同时保证听力不受损。当听力已完全丧失时，经迷路入路可广泛暴露面神经，以进行减压和（或）修复。颅中窝开颅术通常与经乳突减压术相结合，以确保面神经完全减压，因为 7%~20% 的患者在远端鼓室段有第二个损伤灶[79,85,103]。如果病变明显位于膝状神经节的远端，且患者听力正常，那么经乳突减压术可能就足够了。

颅中窝入路

颅中窝入路往往通过垂直线性或颞瓣切口进行，从颧骨根部延伸至颞上线。行小骨瓣开颅，并抬高中颅窝硬脑膜（图 16.8）。硬脑膜抬高时必须小心，因为在 16% 的患者中，膝状神经节可能没有骨质覆盖[113]。在中颅窝入路中，有两种众

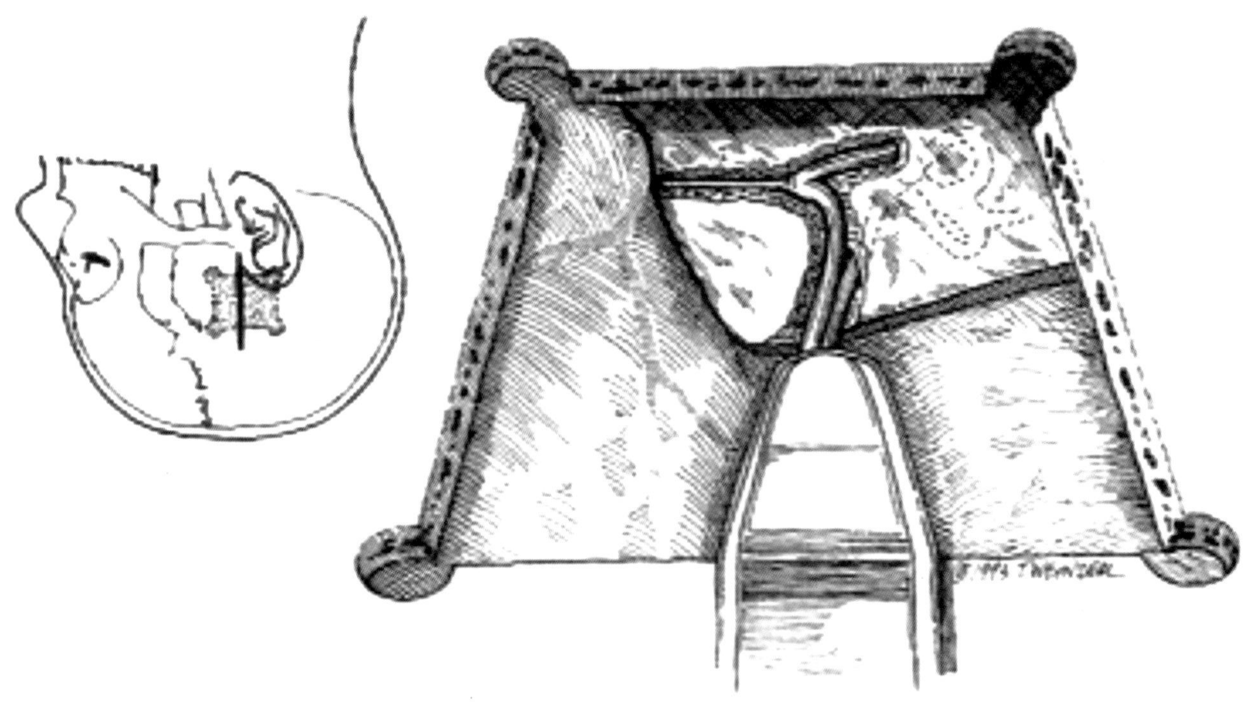

图 16.8　一种用于面神经减压术的右侧颅中窝入路。通过小骨瓣开颅，抬高中颅窝硬脑膜，暴露中颅窝底板。在内耳道或通过追踪岩大浅神经至膝状神经节来识别面神经。可从内耳道通过膝状神经节减压面神经至耳蜗突水平。这项技术与经乳突减压术相结合，可实现面神经的颞内完全减压

所周知的方法来识别膝状神经节和面神经。第一种是利用岩大浅神经（GSPN）为标志。从 GSPN 近端开始磨除，向后进行，直到确定膝状神经节；继续磨除至识别面神经的内听道和内耳道部分。第二种方法是利用颅中窝底部的标志。设想在长轴和 GSPN 之间有一个角度，约为 120°，向内开口。该角度被平分，且平分线近似于内耳道的位置。然后可以打开内耳道顶，而后横向钻孔以暴露内听道段，最后是膝状神经节。一旦确定了膝状神经节，就可以在耳蜗突的水平面上暴露神经的鼓室部分。该入路可显露颞内面神经的最近端和迷路段，并可完全显露膝状神经节 [77,105–107]。如果神经被切断，可以直接修复，或使用间置移植物修复。耳大神经可以作为供体，因其易于暴露，且直径接近面神经。与随后的经乳突入路相结合，该技术可使面神经在颞内完全显露。据报道，经颅中窝入路的并发症包括感觉神经性听力损失和前庭功能障碍（2.6%~4%）、脑脊液漏（2%~5.1%）、脑膜炎（2%~2.6%）、硬膜外血肿（2.6%）和继发性颞叶皮质损伤 [111–112]。

经乳突入路

经乳突入路可从膝状神经节到茎乳孔显露面神经。虽然有成功暴露膝状神经节的报道，但一些外科医生认为近端显露不充分，倾向于联合经乳突入路和中颅窝入路以实现完全显露 [77,97]。

经皮质乳突切除术可通过耳后切口进行（图 16.9）。确定水平半规管和砧骨的短突起。在砧骨短突起的下方开口，进入面神经隐窝。通过这个开口，可以辨认出砧骨关节和面神经的第二膝。磨薄并去除覆盖在面神经下降部至茎乳孔的骨质。通过分离和移除砧骨，可获得额外的暴露，以显示膝状神经节，但这会导致传导性听力丧失。这种传导性听力丧失通常可经听骨成形术纠正。

经迷路入路

经迷路入路可实现从内耳道到茎乳孔的暴露，用于减压或神经修复。耳大神经作为移植供体以备修复。使用经迷路入路的先决条件是听力已经完全丧失。

行耳后切口，并用高速钻头进行全乳突切除（图 16.10a）。磨除后颅窝乙状窦后硬膜外、乙状窦前内侧的硬膜外和中颅窝的骨质。应于外侧半规管下方或乳突部发现面神经（图 16.10a）。迷路切除术从切除外侧半规管开始，向后延伸，进入后半规管。后半规管开口进入总骨脚，再将

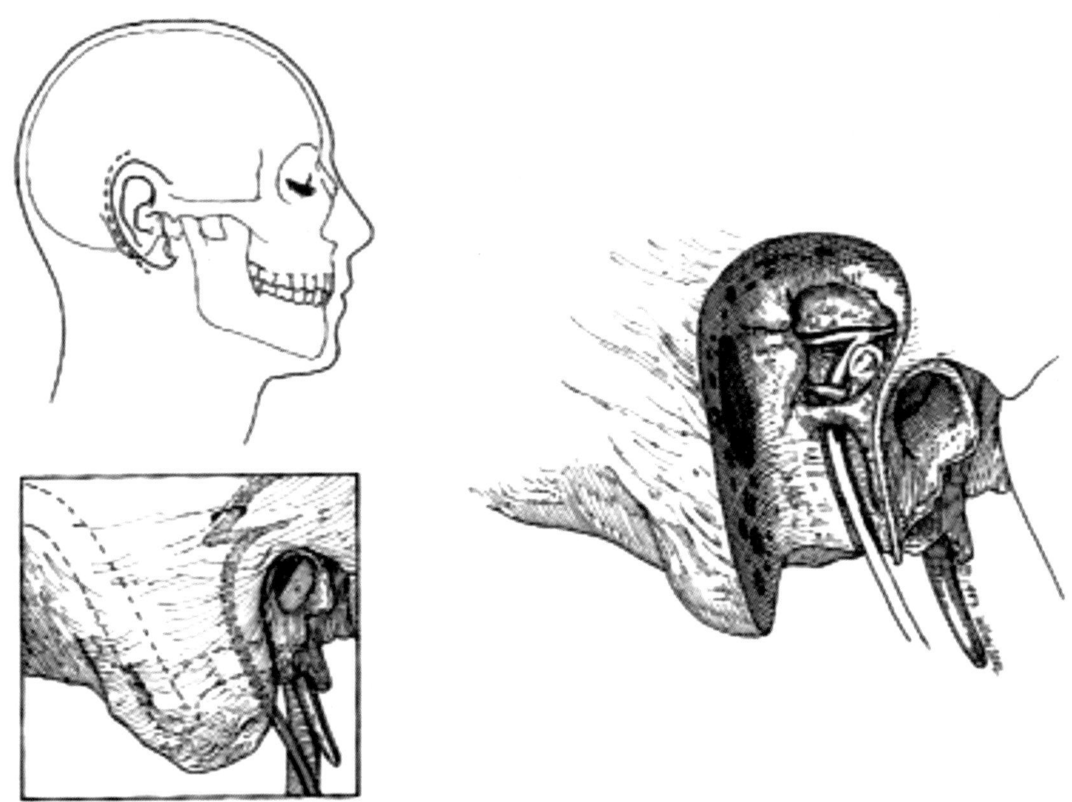

图 16.9 用于面神经远端部分减压的右侧经乳突入路。在经皮质部乳突切除术后，识别并追踪面神经至面窝的近端。可以脱位、旋转或移除砧骨，以显露面神经的第二膝和远端膝状神经节。之后，可以在其骨管中从膝状神经节水平到茎乳孔进行面神经减压

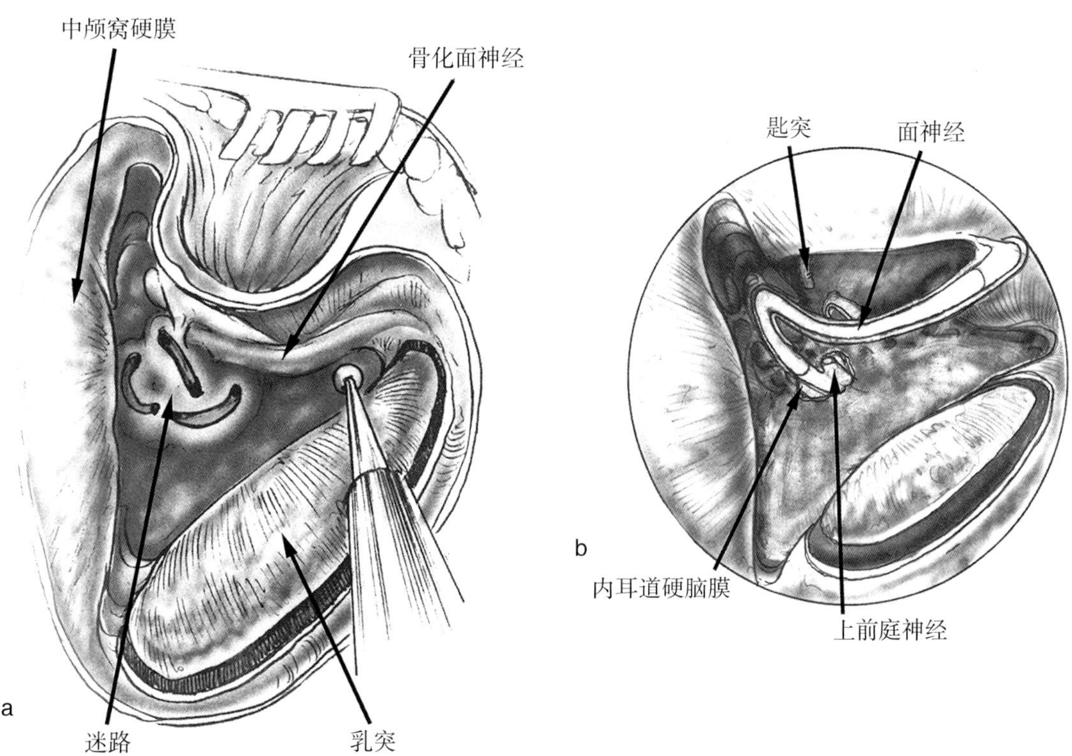

图 16.10 经迷路面神经入路。（a）已进行乳突切除术，并已由外侧半规管至茎乳孔确定面神经管。打开骨迷路。（b）已打开迷路并显露面神经。从内耳道到茎乳孔显露面神经。经许可引自 Brackman DE, Shelton C, Arriaga MA. Translabyrinthine approach//Otologic Surgery. 2nd ed. St. Louis, MO: Elsevier,2001:512,Copyright 2001.

切除范围延伸至上半规管。在内耳道后方去除骨质。应在所有骨性结构磨除完毕后再打开内耳道的硬脑膜，以保护内耳道内的神经。此时可从内耳道显露面神经到茎乳孔（图 16.10b）。

16.5 结　论

手术减压在视神经和面神经损伤中的作用仍然存在争议。现有文献的综述为此类损伤患者的治疗提供了指南，但仍缺乏随机前瞻性研究。大多数学者赞同颅脑损伤后视力下降者需进行视神经减压术，而即刻或早期起病的迟发性创伤后面瘫，伴 ENoG 变性大于或等于 90%，且缺乏自主运动单位电位者，应进行探查。手术干预在创伤后即刻失明和迟发性面瘫中的作用尚不清楚。虽然目前广泛使用糖皮质激素，但其在这类患者治疗中的作用更多是基于轶事证据。回顾这些病变的治疗文献，更表明需要一项系统的对照研究来优化治疗。

许多面部和（或）视神经损伤的患者同时由神经外科医生、眼科医生和耳鼻喉科医生进行治疗。神经外科医生在协调这些学科进行治疗时，需要对视神经和面神经损伤的自然病史和现有文献有透彻的了解。

参考文献

[1] Gjerris F. Traumatic lesions of the visual pathways // Vinken PJ, Bruyn GW, eds. Handbook of Clinical Neurology. Vol 24. New York: Elsevier, 1976:27–57.

[2] Hooper RS. Orbital complications of head injury. Br J Surg, 1951, 39(154):126–138.

[3] Ioannides C, Treffers W, Rutten M, et al. Ocular injuries associated with fractures involving the orbit. J Craniomaxillofac Surg, 1988, 16(4):157–159.

[4] Nayak SR, Kirtane MV, Ingle MV. Fracture line in post head injury optic nerve damage. J Laryngol Otol, 1991, 105(3):203–204.

[5] Nayak SR, Kirtane MV, Ingle MV. Transethmoid decompression of the optic nerve in head injuries: an update. J Laryngol Otol, 1991, 105(3):205–206.

[6] Osguthorpe JD. Transethmoid decompression of the optic nerve. Otolaryngol Clin North Am, 1985, 18(1):125–137.

[7] Holt GR, Holt JE. Incidence of eye injuries in facial fractures: an analysis of 727 cases. Otolaryngol Head Neck Surg, 1983, 91(3):276–279.

[8] Brandle K. Post-traumatic optic nerve lesions (especially optic atrophy). Confin Neurol, 1955, 15(3):169–208.

[9] Turner JWA. Indirect injuries of the optic nerve. Brain, 1943, 66:140–151.

[10] Ghobrial W, Amstutz S, Mathog RH. Fractures of the sphenoid bone. Head Neck Surg, 1986, 8(6):447–455.

[11] Stuzin JM, Cutting CB, McCarthy JG, et al. Radiographical documentation of direct injury of the intracanalicular segment of the optic nerve in the orbital apex syndrome. Ann Plast Surg, 1988, 20(4):368–373.

[12] Zachariades N. The superior orbital fissure syndrome. Review of the literature and report of a case. Oral Surg Oral Med Oral Pathol, 1982, 53(3):237–240.

[13] Manfredi SJ, Raji MR, Sprinkle PM, et al. Computerized tomographic scan findings in facial fractures associated with blindness. Plast Reconstr Surg, 1981, 68(4):479–490.

[14] Tao H, Ma Z, Dai P, et al. Computer-aided three-dimensional reconstruction and measurement of the optic canal and intracanalicular structures. Laryngoscope, 1999, 109(9):1499–1502.

[15] Anderson RL, Panje WR, Gross CE. Optic nerve blindness following blunt forehead trauma. Ophthalmology, 1982, 89(5):445–455.

[16] Krausen AS, Ogura JH, Burde RM, et al. Emergency orbital decompression: a reprieve from blindness. Otolaryngol Head Neck Surg, 1981, 89(2):252–256.

[17] Lipkin AF, Woodson GE, Miller RH. Visual loss due to orbital fracture. The role of early reduction. Arch Otolaryngol Head Neck Surg, 1987, 113(1):81–83.

[18] Fukado Y. Results in 350 cases of surgical decompression of the optic nerve. Trans Ophthalmol Soc N Z, 1973, 25:96–99.

[19] Fukado Y. Results in 400 cases of surgical decompression of the optic nerve. Mod Probl Ophthalmol, 1975, 14:474–481.

[20] Kline LB, Morawetz RB, Swaid SN. Indirect injury of the optic nerve. Neurosurgery, 1984, 14(6):756–764.

[21] Spoor TC, Mathog RH. Restoration of vision after optic canal decompression. Arch Ophthalmol, 1986, 104(6):804–806.

[22] Rajiniganth MG, Gupta AK, Gupta A, et al. Traumatic optic neuropathy: visual outcome following combined therapy protocol. Arch Otolaryngol Head Neck Surg, 2003, 129(11):1203–1206.

[23] Spoor TC, McHenry JG. Management of traumatic optic neuropathy. J Craniomaxillofac Trauma, 1996, 2(1):14–26, discussion 27.

[24] Yang WG, Chen CT, Tsay PK, et al. Outcome for traumatic optic neuropathy—surgical versus nonsurgical treatment. Ann Plast Surg, 2004, 52(1):36–42.

[25] Walsh FB. Pathological-clinical correlations. I. Indirect trauma to the optic nerves and chiasm. II. Certain cerebral involvements associated with defective blood supply. Invest Ophthalmol, 1966, 5(5):433–449.

[26] Funk GF, Stanley RB, Jr, Becker TS. Reversible visual loss due to impacted lateral orbital wall fractures. Head Neck, 1989, 11(4):295–300.

[27] Knox BE, Gates GA, Berry SM. Optic nerve decompression via the lateral facial approach. Laryngoscope, 1990, 100(5):458–462.

[28] Obwegeser HL. Temporal approach to the TMJ, the orbit, and the retromaxillary-infracranial region. Head Neck Surg, 1985, 7(3):185–199.

[29] Stanley RB, Jr. The temporal approach to impacted lateral orbital wall fractures. Arch Otolaryngol Head Neck Surg, 1988, 114(5):550–553.

[30] Goldberg RA, Steinsapir KD. Extracranial optic canal

decompression: indications and technique. Ophthal Plast Reconstr Surg, 1996, 12(3):163–170.
[31] Karnik PP, Maskati BT, Kirtane MV, et al. Optic nerve decompression in head injuries. J Laryngol Otol, 1981, 95(11):1135–1140.
[32] Kuppersmith RB, Alford EL, Patrinely JR, et al. Combined transconjunctival/intranasal endoscopic approach to the optic canal in traumatic optic neuropathy. Laryngoscope, 1997, 107(3):311–315.
[33] Sofferman RA. Sphenoethmoid approach to the optic nerve. Laryngoscope, 1981, 91(2):184–196.
[34] Romanes GJ. Cunningham's Textbook of Anatomy. New York: Oxford University Press, 1981.
[35] Antonyshyn O, Gruss JS, Kassel EE. Blow-in fractures of the orbit. Plast Reconstr Surg, 1989, 84(1):10–20.
[36] Edmund J, Godtfredsen E. Unilateral optic atrophy following head injury. Acta Ophthalmol (Copenh), 1963, 41:693–697.
[37] Gonzalez MG, Santos-Oller JM, de Vicente Rodriguez JC, et al. Optic nerve blindness following a malar fracture. J Craniomaxillofac Surg, 1990, 18(7):319–321.
[38] Hughes B. Indirect injury of the optic nerves and chiasma. Bull Johns Hopkins Hosp, 1962, 111:98–126.
[39] Ramsay JH. Optic nerve injury in fracture of the canal. Br J Ophthalmol, 1979, 63(9):607–610.
[40] Hammer G, Ambos E. Traumatic hematoma of the optic nerve sheath and the possibilities of its surgical treatment [in German]. Klin Monatsbl Augenheilkd, 1971, 159(6):818–819.
[41] Niho S, Niho M, Niho K. Decompression of the optic canal by the transethmoidal route and decompression of the superior orbital fissure. Can J Ophthalmol, 1970, 5(1):22–40.
[42] Steinsapir KD, Goldberg RA. Traumatic optic neuropathies // Miller NR, Newman NJ, eds. Walsh and Hoyt's Clinical Neuro-Ophthalmology. Baltimore, MD: Williams and Wilkins, 1998:715–739.
[43] Pringle JH. Atrophy of the optic nerve following diffuse violence to the skull. BMJ, 1922, 2:1156–1157.
[44] Kestenbaum A. Clinical Methods of Neuro-ophthalmologic Examination. New York: Grune and Stratton, 1961.
[45] Feinsod M, Selhorst JB, Hoyt WF, et al. Monitoring optic nerve function during craniotomy. J Neurosurg, 1976, 44(1):29–31.
[46] Holmes MD, Sires BS. Flash visual evoked potentials predict visual outcome in traumatic optic neuropathy. Ophthal Plast Reconstr Surg, 2004, 20(5):342–346.
[47] Mashima Y, Oguchi Y. Clinical study of the pattern electroretinogram in patients with optic nerve damage. Doc Ophthalmol, 1985, 61(1):91–96.
[48] Greenberg RP, Becker DP, Miller JD, et al. Evaluation of brain function in severe human head trauma with multimodality evoked potentials. Part 2: localization of brain dysfunction and correlation with posttraumatic neurological conditions. J Neurosurg, 1977, 47(2):163–177.
[49] Avrahami E, Sperber F, Cohn DF. Computerized tomographic demonstration of intraorbital bone fragments caused by penetrating trauma. Ophthalmic Surg, 1986, 17(1):41–43.
[50] Grove AS, Jr. Computed tomography in the management of orbital trauma. Ophthalmology, 1982, 89(5):433–440.
[51] Wohlrab TM, Maas S, de Carpentier JP. Surgical decompression in traumatic optic neuropathy. Acta Ophthalmol Scand, 2002, 80(3):287–293.
[52] Cook MW, Levin LA, Joseph MP, et al. Traumatic optic neuropathy. A meta-analysis. Arch Otolaryngol Head Neck Surg, 1996, 122(4):389–392.
[53] Mine S, Yamakami I, Yamaura A, et al. Outcome of traumatic optic neuropathy. Comparison between surgical and nonsurgical treatment. Acta Neurochir (Wien), 1999, 141(1):27–30.
[54] Spoor TC, Hartel WC, Lensink DB, et al. Treatment of traumatic optic neuropathy with corticosteroids. Am J Ophthalmol, 1990, 110(6):665–669.
[55] Levin LA, Beck RW, Joseph MP, et al. The treatment of traumatic optic neuropathy: the International Optic Nerve Trauma Study. Ophthalmology, 1999, 106(7):1268–1277.
[56] Steinsapir KD, Goldberg RA. Traumatic optic neuropathy: an evolving understanding. Am J Ophthalmol, 2011, 151(6):928–933.e2.
[57] Emanuelli E, Bignami M, Digilio E, et al. Post-traumatic optic neuropathy: our surgical and medical protocol. Eur Arch Otorhinolaryngol, 2015, 272(11):3301–3309.
[58] Lübben B, Stoll W, Grenzebach U. Optic nerve decompression in the comatose and conscious patients after trauma. Laryngoscope, 2001, 111(2):320–328.
[59] Wang BH, Robertson BC, Girotto JA, et al. Traumatic optic neuropathy: a review of 61 patients. Plast Reconstr Surg, 2001, 107(7):1655–1664.
[60] Thakar A, Mahapatra AK, Tandon DA. Delayed optic nerve decompression for indirect optic nerve injury. Laryngoscope, 2003, 113(1):112–119.
[61] Dandy WE. Prechiasmal intracranial tumors of the optic nerves. Am J Ophthalmol, 1922, 5(3):169–188.
[62] Sewall EC. External operation on the ethmosphenoid-frontal group of sinuses under local anesthesia: technic for removal of part of optic foramen wall for relief of pressure on optic nerve. Arch Otolaryngol, 1926, 4(5):377–411.
[63] Sofferman RA. Sphenoethmoid approach to the optic nerve // Schmidek HH, Sweet WH, eds. Operative Neurosurgical Techniques. Orlando, FL: Grune and Stratton, 1988:269–278.
[64] Horiguchi K, Murai H, Hasegawa Y, et al. Endoscopic endonasal trans-sphenoidal optic nerve decompression for traumatic optic neuropathy—technical note. Neurol Med Chir (Tokyo), 2010, 50(6):518–522.
[65] De Ganseman A, Lasudry J, Choufani G, et al. Intranasal endoscopic surgery in traumatic optic neuropathy—the Belgian experience. Acta Otorhinolaryngol Belg, 2000, 54(2):175–177.
[66] Jiang RS, Hsu CY, Shen BH. Endoscopic optic nerve decompression for the treatment of traumatic optic neuropathy. Rhinology, 2001, 39(2):71–74.
[67] Kountakis SE, Maillard AA, El-Harazi SM, et al. Endoscopic optic nerve decompression for traumatic blindness. Otolaryngol Head Neck Surg, 2000, 123(1 Pt 1):34–37.
[68] Cannon CR, Jahrsdoerfer RA. Temporal bone fractures. Review of 90 cases. Arch Otolaryngol, 1983, 109(5):285–288.
[69] Fisch U. Prognostic value of electrical tests in acute facial paralysis. Am J Otol, 1984, 5(6):494–498.
[70] Nageris B, Hansen MC, Lavelle WG, et al. Temporal bone fractures. Am J Emerg Med, 1995, 13(2):211–214.
[71] Hasso AN, Ledington JA. Traumatic injuries of the temporal bone. Otolaryngol Clin North Am, 1988, 21(2):295–316.

[72] Gantz BJ. Traumatic facial paralysis // Gates GA, ed. Current therapy in otolaryngology head and neck surgery. Toronto, Canada: BC Decker, 1987:112–115.
[73] Rhoton AL. The temporal bone and transtemporal approaches // Cranial Anatomy and Surgical Approaches. Philadelphia, PA: Lippincott Williams and Wilkins, 2003:643–698.
[74] Vrabec JT. Otic capsule fracture with preservation of hearing and delayed-onset facial paralysis. Int J Pediatr Otorhinolaryngol, 2001, 58(2):173–177.
[75] Ulrich K. Verletzungen des Gehororgans bei Schadelbasisfrakturen. Acta Otolaryngol Suppl (Helsingfors), 1926, 6:S1–S150.
[76] Yanagihara N. Transmastoid decompression of the facial nerve in temporal bone fracture. Otolaryngol Head Neck Surg, 1982, 90(5):616–621.
[77] Fisch U. Facial paralysis in fractures of the petrous bone. Laryngoscope, 1974, 84(12):2141–2154.
[78] Fisch U. Management of intratemporal facial nerve injuries. J Laryngol Otol, 1980, 94(1):129–134.
[79] Fisch U, Esslen E. Total intratemporal exposure of the facial nerve. Pathologic findings in Bell's palsy. Arch Otolaryngol, 1972, 95(4):335–341.
[80] Curtin JM. Fracture of the skull and intratemporal lesions affecting the facial nerve. Adv Otorhinolaryngol, 1977, 22:202–206.
[81] Eby TL, Pollak A, Fisch U. Histopathology of the facial nerve after longitudinal temporal bone fracture. Laryngoscope, 1988, 98(7):717–720.
[82] Eby TL, Pollak A, Fisch U. Intratemporal facial nerve anastomosis: a temporal bone study. Laryngoscope, 1990, 100(6):623–626.
[83] Felix H, Eby TL, Fisch U. New aspects of facial nerve pathology in temporal bone fractures. Acta Otolaryngol, 1991, 111(2):332–336.
[84] Grobman LR, Pollak A, Fisch U. Entrapment injury of the facial nerve resulting from longitudinal fracture of the temporal bone. Otolaryngol Head Neck Surg, 1989, 101(3):404–408.
[85] Lambert PR, Brackmann DE. Facial paralysis in longitudinal temporal bone fractures: a review of 26 cases. Laryngoscope, 1984, 94(8):1022–1026.
[86] May M. Trauma to the facial nerve. Otolaryngol Clin North Am, 1983, 16(3):661–670.
[87] Ylikoski J. Facial palsy after temporal bone fracture: (light and electron microscopic findings in two cases). J Laryngol Otol, 1988, 102(4):298–303.
[88] Wilberger J, Chen DA. Management of head injury. The skull and meninges. Neurosurg Clin N Am, 1991, 2(2):341–350.
[89] Gantz BJ, Gmuer AA, Holliday M, et al. Electroneurographic evaluation of the facial nerve. Method and technical problems. Ann Otol Rhinol Laryngol, 1984, 93(4 Pt 1):394–398.
[90] Gordon AS, Friedberg J. Current status of testing for seventh nerve lesions. Otolaryngol Clin North Am, 1978, 11(2):301–324.
[91] Gantz BJ, Gmür A, Fisch U. Intraoperative evoked electromyography in Bell's palsy. Am J Otolaryngol, 1982, 3(4):273–278.
[92] Sillman JS, Niparko JK, Lee SS, et al. Prognostic value of evoked and standard electromyography in acute facial paralysis. Otolaryngol Head Neck Surg, 1992, 107(3):377–381.
[93] Alford BR. Electrodiagnostic studies in facial paralysis. Arch Otolaryngol, 1967, 85(3):259–264.
[94] Alford BR, Sessions RB, Weber SC. Indications for surgical decompression of the facial nerve. Laryngoscope, 1971, 81(5):620–635.
[95] May M, Harvey JE, Marovitz WF, et al. The prognostic accuracy of the maximal stimulation test compared with that of the nerve excitability test in Bell's palsy. Laryngoscope, 1971, 81(6):931–938.
[96] Silverstein H, McDaniel AB, Hyman SM. Evoked serial electromyography in the evaluation of the paralyzed face. Am J Otol, 1985(Suppl):80–87.
[97] Murakami M, Ohtani I, Aikawa T, et al. Temporal bone findings in two cases of head injury. J Laryngol Otol, 1990, 104(12):986–989.
[98] Chakeres DW, Spiegel PK. A systematic technique for comprehensive evaluation of the temporal bone by computed tomography. Radiology, 1983, 146(1):97–106.
[99] Ghorayeb BY, Yeakley JW, Hall JW, III, et al. Unusual complications of temporal bone fractures. Arch Otolaryngol Head Neck Surg, 1987, 113(7):749–753.
[100] Johnson DW, Hasso AN, Stewart CE, III, et al. Jr. Temporal bone trauma: high-resolution computed tomographic evaluation. Radiology, 1984, 151(2):411–415.
[101] Resnick DK, Subach BR, Marion DW. The significance of carotid canal involvement in basilar cranial fracture. Neurosurgery, 1997, 40(6):1177–1181.
[102] Jackler RK. Facial, auditory, and vestibular nerve injuries associated with basilar skull fractures // Youmans JR, ed. Neurological Surgery. Vol 4. Philadelphia, PA: WB Saunders, 1990:2305–2316.
[103] Adegbite AB, Khan MI, Tan L. Predicting recovery of facial nerve function following injury from a basilar skull fracture. J Neurosurg, 1991, 75(5):759–762.
[104] Brodsky L, Eviatar A, Daniller A. Post-traumatic facial nerve paralysis: three cases of delayed temporal bone exploration with recovery. Laryngoscope, 1983, 93(12):1560–1565.
[105] Coker NJ. Management of traumatic injuries to the facial nerve. Otolaryngol Clin North Am, 1991, 24(1):215–227.
[106] Coker NJ, Kendall KA, Jenkins HA, et al. Traumatic intratemporal facial nerve injury: management rationale for preservation of function. Otolaryngol Head Neck Surg, 1987, 97(3):262–269.
[107] McCabe BF. Injuries to the facial nerve. Laryngoscope, 1972, 82(10):1891–1896.
[108] Briggs M, Potter JM. Prevention of delayed traumatic facial palsy. BMJ, 1971, 3(5772):458–459.
[109] Quaranta A, Campobasso G, Piazza F, et al. Facial nerve paralysis in temporal bone fractures: outcomes after late decompression surgery. Acta Otolaryngol, 2001, 121(5):652–655.
[110] Gates GA. Facial nerve decompression following a basilar skull fracture. J Neurosurg, 1992, 77(2):332.
[111] Bento RF, Pirana S, Sweet R, et al. The role of the middle fossa approach in the management of traumatic facial paralysis. Ear Nose Throat J, 2004, 83(12):817–823.
[112] May M, Klein SR. Facial nerve decompression complications. Laryngoscope, 1983, 93(3):299–305.
[113] Steenerson RL. Bilateral facial paralysis. Am J Otol, 1986, 7(2):99–103.

改变[8-10]。泰国也出现了类似的现象：SE 的发病率从 2004 年的 1.29/10 万上升到 2012 年的 5.20/10 万[11]。大约 1/3 的 SE 为首次无端发作，1/3 发生在已确诊的癫痫患者中，1/3 发生在没有癫痫病史的患者中[12-13]。在神经科 ICU，多达 1/3 的患者为非惊厥性癫痫（NCSz），其中大部分会发生 NCSE[14-15]。NCSz 和 NCSE 的危险因素包括急性脑损伤（如脑出血、蛛网膜下腔出血、颅脑损伤、缺血性卒中、中枢神经系统感染）、既往颅内肿瘤史、癫痫和 MRI 提示的脑软化灶[15-17]。在内科和外科 ICU 中，NCSz 的发生率也很高（11%），即使患者并没有已知的急性神经系统疾病[18-20]。约 15% 的新诊断癫痫患者的首次癫痫发作为 SE。0.5%~1.0% 的癫痫患者每年会经历 SE，10%~20% 的癫痫患者一生中至少会经历一次 SE[21]。

17.3.2 病因和结果

CSE 住院患者的死亡率为 2.6%（< 10 岁）~20%（> 80 岁）[8]。不良预后的预测因素包括高龄、急性症状性病因、意识改变、每小时 20% 或更高的癫痫负担、脑电图表现为周期性癫痫样放电或爆发抑制，以及 SE 期间发生呼吸衰竭和感染等并发症[8,22-23]。20%~50% 的幸存者会出现严重的功能残疾[24]。根据一项针对成年人的研究，SE 最常见的急性病因是卒中（死亡率为 20.5%），SE 最常见的慢性病因是既往癫痫病史（通常由于抗癫痫药物水平较低；死亡率为 2.38%），缺氧造成的 SE 预后最差（死亡率为 42.4%）[8]。幼儿最常见的病因为隐源性和感染伴发热，这两种情况的死亡率都很低[25-26]。表 17.4 列出了 SE 一些最常见的原因。

表 17.4 癫痫持续状态的病因分析

A. 急性病因

- 代谢紊乱：如低钠血症、低钙血症、低镁血症、低磷血症、高渗透压、低血糖、尿毒症、肝功能衰竭
- 脓毒症
- CNS 感染：如脑膜炎、脑炎、脑脓肿
- 卒中：缺血性卒中、脑出血、蛛网膜下腔出血、脑静脉窦血栓形成
- 头部外伤，伴或不伴硬膜外或硬膜下血肿
- 未遵嘱服用 AED
- 戒断：如阿片类药物、苯二氮䓬类药物、巴比妥酸盐、酒精、AED
- 药物毒性
  - a. 镇痛药：哌替啶、芬太尼、曲马多
  - b. 抗心律失常药：美西林、利多卡因、地高辛
  - c. 抗生素：β－内酰胺类药物（例如，苄基青霉素＞半合成青霉素、头孢吡肟、亚胺培南）、喹诺酮类、异烟肼（联用吡哆醇治疗）、抗疟药（例如伯氨喹）、甲硝唑
  - d. 精神安定药：尤其是氯氮平、吩噻嗪类、氟哌啶醇、安非他酮
  - e. 化疗药物：氯苯丁酸、白消安、α 干扰素、他克莫司、霉酚酸酯
  - f. 多发性硬化症药物：达芬吡啶、4－氨基吡啶
  - g. 其他：巴氯芬、锂、茶碱、环孢菌素
- 低氧或无氧损伤：如心搏骤停
- 高血压性脑病，可逆性后部白质脑综合征
- 免疫性：自身免疫性脑炎（如抗 NMDA 受体抗体、抗 VGKC 复合抗体）、副肿瘤综合征、Rasmussen 脑炎、狼疮性脑病、成人发病的斯蒂尔病、Goodpasture 综合征、血栓性血小板减少性紫癜、抗体阴性边缘脑炎
- 非法药物：可卡因；苯丙胺；苯环利定；合成大麻素（“香料”）[72]、MDMA（“摇头丸”）[73]、合成卡西酮（“浴盐”）[74] 的病例报告

B. 慢性病因

- 既往癫痫：突破性癫痫发作，停用 AED
- 长期滥用乙醇的情况下乙醇中毒或戒断
- CNS 肿瘤
- 远期中枢神经系统病变：例如卒中、脓肿、颅脑损伤、皮质发育不良

C. 隐源性

AED：抗癫痫药；CNS：中枢神经系统；MDMA：3,4－亚甲基二氧基甲基苯丙胺；NMDA：N－甲基－D－天冬氨酸；VGKC：电压门控钾离子通道。经许可引自 Brophy GM, Bell R, Claassen J, et al. Guidelines for the evaluation and management of status epilepticus. Neurocrit Care 2012,17:3−23，以及 Trinka E, Hofler J, Zerbs A. Causes of status epilepticus. Epilepsia 2012,53(Suppl 4):127−138.

17.4 临床特征及诊断

CSE因其显著的节律性运动活动在临床中识别率更高；而NCSE可能要隐蔽得多（表17.5），通常除意识水平下降外没有明确的临床表现。对于任何患有不明原因意识障碍（尽管其在可解释的情况下也很常见）、精神状态波动、CSE后觉醒较慢（抽搐后30~60min仍未觉醒）或简单神经外科手术后意识长期改变的神经外科患者，都应该考虑NCSz或NCSE的可能。为了正确诊断亚临床或隐蔽性临床SE，脑电图仍然是唯一最有用的工具。然而，常规脑电图有时并不足以达到这一目的，因此强烈建议使用cEEG。常规脑电图通常只记录30~60min，大概只能发现一半在cEEG监测中发现的NCSz患者[16,27]。对于非昏迷患者，24h脑电图可以检测超过90%的NCSz患者的首次发作，但昏迷患者有时需要48h或更长时间[16]。因此，建议对非昏迷患者进行24h筛查，对昏迷患者进行48h筛查。

17.5 癫痫持续状态治疗的紧迫性

随着人们对SE的基本机制及其直接相关并发症的逐步了解，SE需要紧急治疗已毋庸置疑。动物模型让我们更加认识到SE存在时间依赖性的不良适应改变[28]。在SE发病后的几分钟到几天内，离子通道动力学、膜去极化、转录后调节和早期基因激活都会发生变化。在接下来的几周里，蛋白质功能的进一步改变、神经元死亡和炎症将导致神经网络的重组。这一系列事件将导致癫痫的发生，最终导致自发性反复发作和（潜在的）抗癫痫药物的耐药性。促进SE提前终止的另一个原因是，在许多情况下SE是公认的不良预后的独立预测因素[15,20,29-30]。

17.5.1 癫痫持续状态时分子和细胞水平的变化

自持性癫痫持续状态的神经肽调节与耐药性

时间依赖性的分子变化在单次癫痫发作后不久便会发生，如果内源性机制或外源性治疗（如抗癫痫药物）不能阻断该级联反应，则可开始转变为自持性SE。在癫痫发作后的几毫秒到几秒内，蛋白磷酸化、神经递质的释放以及离子通道的打开和关闭都会发生，为潜在的长时间癫痫发作活

表 17.5　非惊厥性癫痫持续状态的可能表现

行为 / 认知 / 感觉	自主神经系统 / 植物神经系统	运动
激越 / 攻击性	感觉异常	自动症
失忆	窒息 / 过度通气	肌张力障碍姿势
厌食	心动过缓 / 过速	眨眼
失语症 / 哑巴	胸痛	偏侧凝视
紧张症	流汗	面部抽搐
昏迷	瞳孔缩小 / 瞳孔散大 / 呃逆	手指抽搐
意识模糊 / 谵妄	恶心 / 呕吐	眼球震颤
妄想 / 幻觉		颤抖
模仿言语		
大笑		
嗜睡		
持续言语		
人格改变		
精神病		
唱歌		

经许可引自 Hirsch LJ, Gaspard N. Status epilepticus. Continuum (Minneap, Minn), 2013, 19:767–794.

动做准备[31]。之后，抑制性 γ－氨基丁酸 A 型（$GABA_A$）受体的胞吞作用[32–33]和兴奋性 α－氨基－3－羟基－5－甲基－4－异噁唑基丙酸（AMPA）和 N－甲基－D－天冬氨酸（NMDA）受体的增加[34]会同时发生。目前认为，苯二氮䓬类药物（GABA 激动剂）逐渐丧失抗癫痫效力的主要原因是 $GABA_A$ 受体表达减少[35]；在持续 SE 发作后 30min，其效力降低幅度高达 20 倍[36]。在几分钟到几小时内，神经肽的不当调节还会进一步增加兴奋性神经肽的表达[32,37]，同时减少抑制性神经肽的表达[38–42]。在 SE 后的几天和几周内，DNA 甲基化和微 RNA 调控的变化进一步促进了癫痫的发生，以及神经元的损伤和死亡[43–44]。

神经元损伤和死亡

SE 导致神经元损伤和死亡的病理生理机制有多种，包括神经元代谢需求增加、炎症机制的启动、活性氧的产生、NMDA 和非 NMDA 谷氨酸受体介导的兴奋性毒性、钙内流、坏死、凋亡和线粒体功能障碍[45–50]。研究发现，儿童长时间发热性惊厥后可发生海马水肿，动物模型也证实了这一点，该模型证实了水肿程度与海马体积丧失的严重程度有关[46]。颅脑损伤引起的 NCSz 似乎也与 NCSz 同侧长期的海马萎缩有关[51]。神经元损伤标志物——血清神经元特异性烯醇化酶[50]在 SE 之后也有所升高[52–53]。SE 所致的神经损伤可在 MRI T2 上表现为高信号且扩散受限[54–55]，随后还会在磁共振波谱上发现代谢改变[56]。全身性的不良因素，特别是缺氧、低血压、发热、低血糖、高血糖以及其他代谢异常，会进一步加重神经元的损伤。虽然神经元损伤可以在 SE 60min 后清楚地显示出来，但在这些无处不在的恶化因素存在的情况下，它可能发生得更早。

17.5.2 癫痫持续状态的临床并发症

若未能及时治疗，SE 可能会导致全身和（或）神经系统并发症[57]。在癫痫发作期间，内在的代偿机制被启动，以满足增加的代谢需求。这些机制会导致儿茶酚胺释放，引起心动过速、高血压、高热、高血糖和白细胞脱黏附。在 5~30min 的癫痫发作活动之后，如 SE，多器官衰竭接踵而至，因为身体难以维持内环境稳定。大多数早期系统并发症的发生是由于前述的一连串事件。还有与 SE 治疗相关的多种系统并发症（例如非麻醉药和麻醉药的不良反应）和长期 ICU 滞留（例如肺栓塞、医院获得性感染、危重症神经病）。其中部分并发症详见表 17.6。

表 17.6 癫痫持续状态的全身性并发症

早期系统并发症	治疗相关并发症	长期重症监护室滞留相关并发症
酸中毒（呼吸＞代谢） · 二氧化碳产生增多 · 二氧化碳排出减少 · 糖原储存耗尽 · 碳酸酐酶抑制剂加重（例如托吡酯、唑尼沙胺、乙酰唑胺）	非麻醉药 · 苯二氮䓬类药物：呼吸抑制、镇静 · 丙戊酸：血小板和凝血功能障碍、高氨血症 · 磷苯妥英 / 苯妥英：心律失常、低血压 · 左乙拉西坦：精神病 · 拉科酰胺：PR 延长	静脉血栓栓塞性疾病 · 肺栓塞 · 深静脉血栓形成
缺氧 · 呼吸暂停 · 上气道阻塞 · 吸入胃内容物 · 黏液堵塞 · 神经心源性肺水肿	丙泊酚 · 丙泊酚输注综合征 · 低血压	肺部并发症 · 反复黏液栓塞 · 胸腔积液 · 肺不张 · 气管切开术 · 呼吸机相关性肺炎
高肾上腺素能状态 · 高热 · 高血压 · 心动过速 · 高血糖 · 外周白细胞增多	咪达唑仑 · 因肥胖和肾脏或肝脏功能障碍引起的药物积累 · 低血压	其他感染性并发症 · 导管相关性尿路感染 · 脓毒症 · 血行感染 · 伪膜性肠炎

表 17.6（续）

早期系统并发症	治疗相关并发症	长期重症监护室滞留相关并发症
心脏损伤 ·左心室颤动 ·心律失常 ·心肌肌钙蛋白升高 ·电传导异常 ·心脏收缩带坏死 /takotsubo 心肌病	巴比妥类 ·低血压 ·麻痹性肠梗阻 ·感染风险增加 ·丙二醇毒性 ·肝毒性 ·胰腺炎 ·舌水肿	皮肤并发症 ·皮肤分解 ·酵母菌感染
肌肉骨骼损伤 ·咬舌 ·长骨骨折 ·椎体压缩性骨折 ·肩关节后脱位	氯胺酮 ·快速性心律失常	重症监护室获得性无力 ·危重症肌病 ·危重症神经病变
肾损伤 ·横纹肌溶解和急性肾功能衰竭	吸入麻醉剂 ·低血压 ·感染风险增加 ·麻痹性肠梗阻 低温 ·酸碱和电解质紊乱 ·凝血功能障碍 ·免疫力受损 ·心律失常 ·麻痹性肠梗阻 ·血栓形成	

经许可引自 Hocker S. Systemic complications of status epilepticus-an update. Epilepsy Behav 2015, 49:83−87.

17.6 治　疗

17.6.1 总原则

“时间就是大脑。”鉴于上述原因，在 SE 的治疗中，快速治疗至关重要。在实际操作中，应在持续发作活动后 5min 内开始治疗。如果能在 30min 内开始治疗，80% 的 SE 患者可以得到控制，但如果在发病后 2h 开始，只能控制 40% 的 SE[58−59]。发热、低血压、缺氧、低血糖和高血糖等代谢异常必须同时治疗。从实际应用的角度看，SE 可以分为两大类：伴发惊厥的 CSE 和无惊厥的 NCSE。AES 提出的处理流程主要针对 CSE，将在后文讨论。NCSE 的治疗与之类似，但通常不那么紧急和激进（特别是关于麻醉用药）。在 NCSE 治疗中，要评估积极治疗的益处与插管和镇静的风险。还需注意在特定的癫痫发作中应避免使用某些抗癫痫药物：拉莫三嗪、卡马西平、奥卡西平、艾司利卡西平和苯妥英，可能会加重肌阵挛发作[60−62]；卡马西平、奥卡西平、艾司利卡西平和苯妥英可加重失神发作[62−63]。最后，请注意，如果患者没有及时醒来，很可能在临床惊厥停止后发生持续的亚临床癫痫或 NCSE。一项研究发现，在控制 CSE 后（24h 监测期间），48% 的患者有亚临床癫痫活动，其中 14% 的患者发生 NCSE[64]。

17.6.2 随机对照研究

成人患者的研究

AES 回顾了 1940 年至 2014 年的随机对照试验（RCT）。在成人患者中进行了 9 项随机对照试验，评估了苯二氮䓬类、苯妥英钠、苯巴比妥、丙戊酸和左乙拉西坦的初始治疗疗效。结论如下：在成人中，肌肉注射咪达唑仑、静脉注射劳拉西泮、静脉注射地西泮（加或不加苯妥英）和静脉注射苯巴比妥可有效终止持续至少 5min 的癫痫发作；肌肉注射咪达唑仑与静脉注射劳拉西泮相比，对没有建立静脉通路的成人惊厥持续状态的疗效更好；静脉注射劳拉西泮比静脉注射苯妥英钠可更为有效地阻止持续 10min 以上的癫痫发作；静脉注射劳拉西泮后静脉注射苯妥英钠、静脉注射地西泮加苯妥英钠后静脉注射劳拉西泮、静脉注射苯巴比妥后静脉注射苯妥英钠的疗效没有差异；在苯二氮草类治疗失败后，静脉注射丙戊酸与静脉注射苯妥英钠或持续静脉注射地西泮作为二线治疗的疗效相似；关于左乙拉西坦作为一线或二线治疗的疗效，在成人中还没有足够的数据[6]。在这些指南完成后，又发表了一些前瞻性随机试验：Chakravarthi 等发现静脉注射左乙拉西坦与静脉注射苯妥英钠作为 SE 二线治疗的疗效没有显著差异[65]；Mundlamuri 等表明在劳拉西泮失败后，苯妥英钠、丙戊酸和左乙拉西坦在治疗 CSE 中是同样有效和安全的，其中左乙拉西坦组有 3/50 的患者出现了精神症状后遗症，而其他两个组患者中没有[66]；Navarro 等发现，在静脉注射氯硝西泮中加入左乙拉西坦作为 SE 的一线治疗，没有提供额外益处[67]。

儿童患者的研究

AES 对 26 项针对儿童患者的随机对照试验进行了回顾，以评估不同药物初始治疗的疗效，这些药物包括苯二氮草类、苯妥英、苯巴比妥、丙戊酸和左乙拉西坦。结论如下：在儿童中，静脉注射劳拉西泮和静脉注射地西泮在终止发作 5min 以上的癫痫方面同样有效；地西泮直肠给药、肌肉注射咪达唑仑、咪达唑仑鼻腔和口腔给药，在终止持续时间至少为 5min 的癫痫发作方面可能有效；关于鼻腔、舌下或直肠使用劳拉西泮、丙戊酸、左乙拉西坦、苯巴比妥和苯妥英钠作为初始治疗的疗效，在儿童患者中数据不足；作为苯二氮草类药物失效后的二线治疗，静脉注射丙戊酸与静脉注射苯巴比妥的疗效相似，但耐受性更好；关于苯妥英或左乙拉西坦作为苯二氮草类失效后二线治疗的疗效，在儿童患者中没有足够的数据[6]。

正在进行的研究

多项正在进行的药物试验可能会进一步优化 SE 的管理和治疗。

“已确诊癫痫持续状态治疗试验”（ESETT；临床试验编号：NCT01960075）目前正在进行，旨在确定以下哪种药物——磷苯妥英、左乙拉西坦或丙戊酸——是治疗 2 岁以上患者难治性癫痫持续状态的最有效方法。

“心肺复苏后脑电确诊癫痫持续状态的治疗”（TELESTAR；临床试验编号：NCT02056236）是另一项正在进行的试验，该试验比较了使用抗癫痫药物与不使用抗癫痫药物对伴有脑电图 SE 或周期性放电的缺氧昏迷患者神经预后的影响。

关于难治性 SE 的治疗，也有几项研究正在进行中，包括“左乙拉西坦、拉科酰胺和氯胺酮作为难治性癫痫持续状态的辅助治疗”（临床试验编号：NCT02726867）、“用于难治性癫痫持续状态的生酮饮食”试验（临床试验编号：NCT01796574）和“难治性惊厥持续状态的氯胺酮”试验（KETASER01；临床试验编号：NCT02431663）。

17.6.3 治疗指南

以下是 AES 建议的 CSE 处理流程[6]，包括三个不同的治疗阶段（图 17.1）。

AES CSE 指南：稳定期（0~5min）

这一阶段主要集中于稳定患者（如气道、呼吸、循环），建立静脉（IV）通道，并开始基础代谢检查，以寻找 SE 的病因。

AES CSE 指南：初始治疗期（5~20min）

一旦癫痫发作持续时间达到 5min（尽可能早），建议首选苯二氮草类药物，特别是肌肉注射咪达唑仑、IV 劳拉西泮或 IV 地西泮。IV 劳拉西泮：每剂 0.1 mg/kg，最多 4mg/ 剂，可重复 1 次。肌肉注射咪达唑仑：体重＞ 40kg，10mg；体重为 13~40kg，5mg，单剂。IV 地西泮：每剂 0.15~0.2mg/kg，最多 10mg/ 剂，可重复 1 次。如无上述药物，可考虑：IV 苯巴比妥，每剂 15mg/kg，单剂；地西泮直肠给药，0.2~0.5mg/kg，最多 20mg/ 剂，单剂；咪达唑仑鼻腔或口腔用药。

AES CSE 指南：第二治疗期（20~40min）

如果癫痫发作持续时间达到 20min（注：本章的作者认为这个时间太慢，第二个治疗阶段应

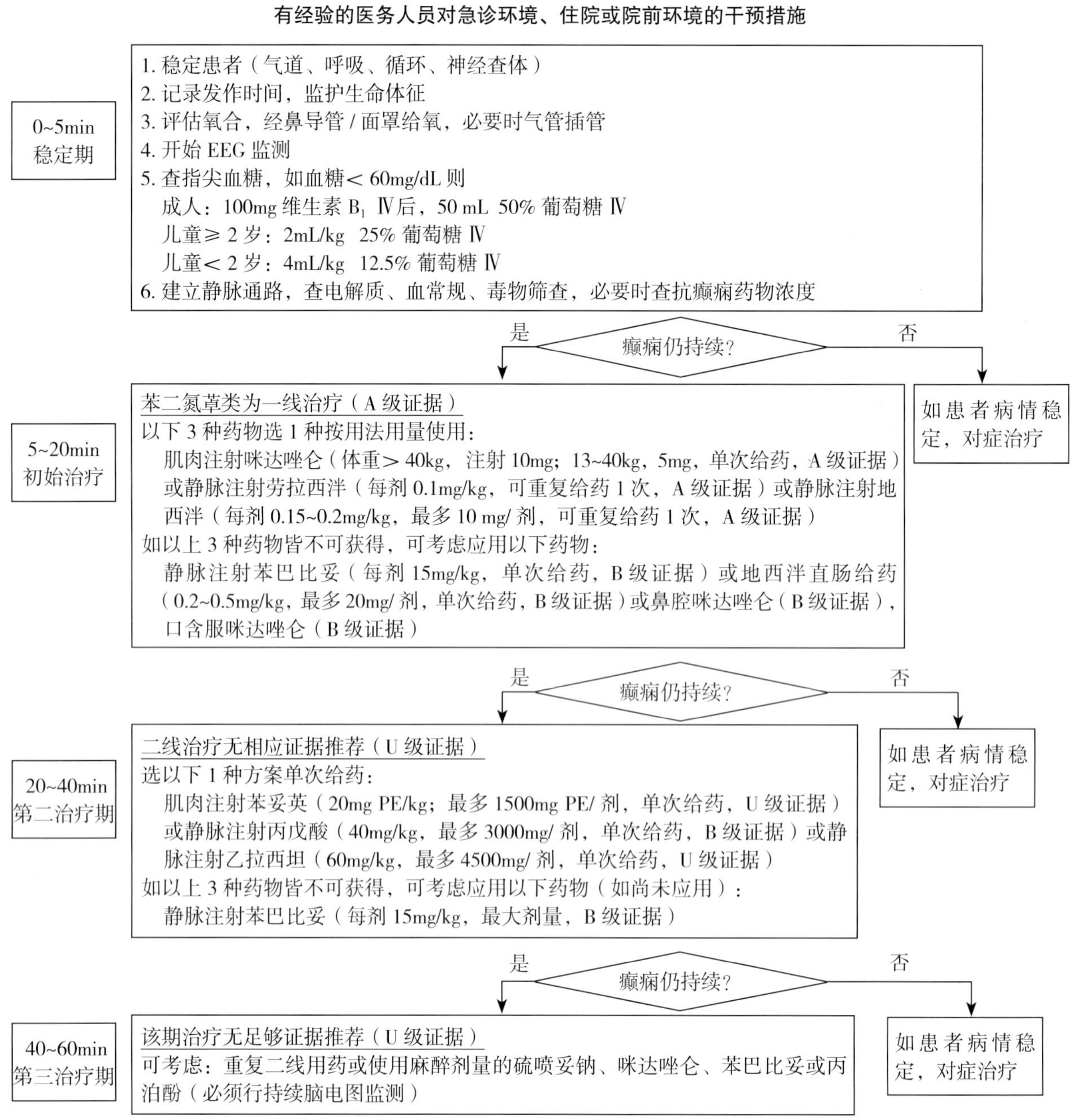

有经验的医务人员对急诊环境、住院或院前环境的干预措施

0~5min 稳定期

1. 稳定患者（气道、呼吸、循环、神经查体）
2. 记录发作时间，监护生命体征
3. 评估氧合，经鼻导管 / 面罩给氧，必要时气管插管
4. 开始 EEG 监测
5. 查指尖血糖，如血糖＜ 60mg/dL 则
   成人：100mg 维生素 B_1 Ⅳ后，50 mL 50% 葡萄糖 Ⅳ
   儿童≥ 2 岁：2mL/kg 25% 葡萄糖 Ⅳ
   儿童＜ 2 岁：4mL/kg 12.5% 葡萄糖 Ⅳ
6. 建立静脉通路，查电解质、血常规、毒物筛查，必要时查抗癫痫药物浓度

癫痫仍持续？ 是 → 下一阶段；否 → 如患者病情稳定，对症治疗

5~20min 初始治疗

苯二氮䓬类为一线治疗（A 级证据）
以下 3 种药物选 1 种按用法用量使用：
肌肉注射咪达唑仑（体重＞ 40kg，注射 10mg；13~40kg，5mg，单次给药，A 级证据）或静脉注射劳拉西泮（每剂 0.1mg/kg，可重复给药 1 次，A 级证据）或静脉注射地西泮（每剂 0.15~0.2mg/kg，最多 10 mg/ 剂，可重复给药 1 次，A 级证据）
如以上 3 种药物皆不可获得，可考虑应用以下药物：
静脉注射苯巴比妥（每剂 15mg/kg，单次给药，B 级证据）或地西泮直肠给药（0.2~0.5mg/kg，最多 20mg/ 剂，单次给药，B 级证据）或鼻腔咪达唑仑（B 级证据），口含服咪达唑仑（B 级证据）

癫痫仍持续？ 是 → 下一阶段；否 → 如患者病情稳定，对症治疗

20~40min 第二治疗期

二线治疗无相应证据推荐（U 级证据）
选以下 1 种方案单次给药：
肌肉注射苯妥英（20mg PE/kg；最多 1500mg PE/ 剂，单次给药，U 级证据）或静脉注射丙戊酸（40mg/kg，最多 3000mg/ 剂，单次给药，B 级证据）或静脉注射乙拉西坦（60mg/kg，最多 4500mg/ 剂，单次给药，U 级证据）
如以上 3 种药物皆不可获得，可考虑应用以下药物（如尚未应用）：
静脉注射苯巴比妥（每剂 15mg/kg，最大剂量，B 级证据）

癫痫仍持续？ 是 → 下一阶段；否 → 如患者病情稳定，对症治疗

40~60min 第三治疗期

该期治疗无足够证据推荐（U 级证据）
可考虑：重复二线用药或使用麻醉剂量的硫喷妥钠、咪达唑仑、苯巴比妥或丙泊酚（必须行持续脑电图监测）

图 17.1 美国癫痫学会提出的癫痫持续状态治疗流程 *。经许可引自 Glauser T, Shinnar S, Gloss D, et al. Evidence-based guideline: treatment of convulsive status epilepticus in children and adults: report of the Guideline Committee of the American Epilepsy Society. Epilepsy Curr,2016,16:48-61. * 本章作者认为，上述阶段的时间太慢，应该为：0~10min 内为初始治疗阶段（而不是 5~20min），10~25min 为第二治疗阶段（而不是 20~40min），≥ 25min 为第三治疗阶段（而不是＞ 40min）

该在前 10~25min 内；见下文），治疗应该升级到第二个治疗阶段，通常包括磷苯妥英、丙戊酸、左乙拉西坦和苯巴比妥等药物。其中孰效果更佳，目前尚无定论。以下所有药物均应一次性给药：IV 磷苯妥英 20mg/kg，最大剂量 1500mg/ 剂；IV 丙戊酸 40mg/kg，最大剂量 3000mg/ 剂；IV 左乙拉西坦 60mg/kg，最大剂量 4500mg/ 剂；苯巴比妥 15mg/kg（因不良反应和用药缓慢而保留为最后选择）。

AES CSE 指南：第三治疗期（40~60min）

如果 SE 对一线和二线治疗无效而持续发作超过 30min （占 SE 的 35%~40%）[68]，则考虑为难治性 SE；如其在开始使用麻醉剂后 24h 或更长时间仍持续或复发，则为极难治性 SE[65]。这一阶

段的治疗没有明确的循证指南。治疗包括重复二线治疗，或持续输注麻醉剂并进行 cEEG 监测。但是，应当权衡输注麻醉剂的风险和益处，特别是在 NCSE 中，因为输注麻醉剂可能会导致感染和死亡风险增加[69]。

在此阶段，请根据耶鲁纽黑文医院的 SE 方案考虑以下麻醉剂[70]：咪达唑仑 0.2mg/kg 静脉注射，重复 5min 至惊厥停止（最多 10 次），然后维持输注 0.1~2.9mg/（kg・h）；丙泊酚 1~2mg/kg 静脉注射，每隔 3~5min 重复一次，直至惊厥停止（最多为 10mg/kg），然后以 33μg/（kg・min）[1.98mg/（kg・h）] 初始静脉滴注，维持剂量 17~250μg/（kg・h）[1.02~15mg/（kg・h）]；戊巴比妥钠 5mg/kg 静脉注射，维持量 1~5mg/（kg・h）；氯胺酮负荷量 1.5mg/kg 静脉注射，每 3~5min 一次，直至惊厥停止（最多 4.5mg/kg），首次输注 1.2mg/（kg・h），维持 0.3~7.5mg/（kg・h）；利多卡因 100~400mg 静脉注射，而后 1~3mg/kg，或持续输注 2~4mg/（kg・h），无需推注[71]。

作者对 AES 治疗指南的看法

每个治疗阶段的时间表都太慢了。我们主张在 SE 的治疗中采取更快的行动方案。考虑在 10min 内（尽快，而不是 5~20min）启动并完成第一阶段（苯二氮䓬类）治疗，在 10~25min（而不是 20~40min）内启动并完成第二阶段治疗，在 > 25min（而不是 40~60min）内启动并完成第三阶段治疗。如果仍然抽搐，我们的目标是在 30min 内开始使用麻醉药物，此时如果仍持续 CSE，很可能会造成神经元损伤。

17.7 结　论

SE 是一种神经急症，病因不同则疾病转归不同。快速而专业的评估和治疗是改善预后的关键，因为所有类型 SE 持续的时间越长，治疗就越难治。对于特定的病因，发作活动的持续时间与患者预后成反比。应当认识到危重患者的大多数癫痫发作都是非惊厥性的。如果没有明确的病因而患者意识状态波动或持续异常，或有易导致癫痫发作的病因（如急性或慢性幕上损伤，既往癫痫，或脓毒症），应高度怀疑 NCSE。强烈建议对 NCSz 或 NCSE 患者进行连续脑电图监测。目前的技术已经可以详细研究此类患者的脑血流量、脑组织氧、脑代谢和能量状态、颅内压、神经元损伤标志物和其他参数。这些领域的研究进展迅速。结合神经保护和抗癫痫的相关研究，将帮助我们更有效地识别、治疗和预防 SE。

参考文献

[1] Penberthy LT, Towne A, Garnett LK, et al. Estimating the economic burden of status epilepticus to the health care system. Seizure, 2005, 14(1):46–51.

[2] Strzelczyk A, Knake S, Oertel WH, et al. Inpatient treatment costs of status epilepticus in adults in Germany. Seizure, 2013, 22(10):882–885.

[3] Proposal for revised clinical and electroencephalographic classification of epileptic seizures. From the Commission on Classification and Terminology of the International League Against Epilepsy. Epilepsia, 1981, 22(4):489–501.

[4] Treatment of convulsive status epilepticus. Recommendations of the Epilepsy Foundation of America's Working Group on Status Epilepticus. JAMA, 1993, 270(7):854–859.

[5] Trinka E, Cock H, Hesdorffer D, et al. A definition and classification of status epilepticus—report of the ILAE Task Force on Classification of Status Epilepticus. Epilepsia, 2015, 56(10):1515–1523.

[6] Glauser T, Shinnar S, Gloss D, et al. Evidence-based guideline: treatment of convulsive status epilepticus in children and adults: report of the Guideline Committee of the American Epilepsy Society. Epilepsy Curr, 2016, 16(1):48–61.

[7] Brophy GM, Bell R, Claassen J, et al; Neurocritical Care Society Status Epilepticus Guideline Writing Committee. Guidelines for the evaluation and management of status epilepticus. Neurocrit Care, 2012, 17(1):3–23.

[8] Dham BS, Hunter K, Rincon F. The epidemiology of status epilepticus in the United States. Neurocrit Care, 2014, 20(3):476–483.

[9] Gilmore EJ, Hirsch LJ. Epilepsy: status epilepticus epidemiology—tracking a moving target. Nat Rev Neurol, 2015, 11(7):377–378.

[10] Betjemann JP, Josephson SA, Lowenstein DH, et al. Trends in status epilepticus-related hospitalizations and mortality: redefined in US practice over time. JAMA Neurol, 2015, 72(6):650–655.

[11] Tiamkao S, Pranboon S, Thepsuthammarat K, et al. Incidences and outcomes of status epilepticus: a 9-year longitudinal national study. Epilepsy Behav, 2015, 49:135–137.

[12] Hesdorffer DC, Logroscino G, Cascino G, et al. Incidence of status epilepticus in Rochester, Minnesota, 1965–1984. Neurology, 1998, 50(3):735–741.

[13] DeLorenzo RJ, Hauser WA, Towne AR, et al. A prospective, population-based epidemiologic study of status epilepticus in Richmond, Virginia. Neurology, 1996, 46(4):1029–1035.

[14] Al-Mufti F, Claassen J. Neurocritical care: status epilepticus review. Crit Care Clin, 2014, 30(4):751–764.
[15] Laccheo I, Sonmezturk H, Bhatt AB, et al. Non-convulsive status epilepticus and non-convulsive seizures in neurological ICU patients. Neurocrit Care, 2015, 22(2):202–211.
[16] Claassen J, Mayer SA, Kowalski RG, et al. Detection of electrographic seizures with continuous EEG monitoring in critically ill patients. Neurology, 2004, 62(10):1743–1748.
[17] Carrera E, Claassen J, Oddo M, et al. Continuous electroencephalographic monitoring in critically ill patients with central nervous system infections. Arch Neurol, 2008, 65(12):1612–1618.
[18] Kamel H, Betjemann JP, Navi BB, et al. Diagnostic yield of electroencephalography in the medical and surgical intensive care unit. Neurocrit Care, 2013, 19(3):336–341.
[19] Gilmore EJ, Gaspard N, Choi HA, et al. Acute brain failure in severe sepsis: a prospective study in the medical intensive care unit utilizing continuous EEG monitoring. Intensive Care Med, 2015, 41(4):686–694.
[20] Kurtz P, Gaspard N, Wahl AS, et al. Continuous electroencephalography in a surgical intensive care unit. Intensive Care Med, 2014, 40(2):228–234.
[21] Hauser WA. Status epilepticus: frequency, etiology, and neurological sequelae. Adv Neurol, 1983, 34:3–14.
[22] Sutter R, Kaplan PW, Rüegg S. Outcome predictors for status epilepticus—what really counts. Nat Rev Neurol, 2013, 9(9):525–534.
[23] Payne ET, Zhao XY, Frndova H, et al. Seizure burden is independently associated with short term outcome in critically ill children. Brain, 2014, 137(Pt 5):1429–1438.
[24] Claassen J, Lokin JK, Fitzsimmons BF, et al. Predictors of functional disability and mortality after status epilepticus. Neurology, 2002, 58(1):139–142.
[25] Kravljanac R, Djuric M, Jankovic B, et al. Etiology, clinical course and response to the treatment of status epilepticus in children: a 16-year single-center experience based on 602 episodes of status epilepticus. Eur J Paediatr Neurol, 2015, 19(5):584–590.
[26] Sahin S, Yazici MU, Ayar G, et al. Seizures in a pediatric intensive care unit: a prospective study. J Trop Pediatr, 2016, 62(2):94–100.
[27] Pandian JD, Cascino GD, So EL, et al. Digital video-electroencephalographic monitoring in the neurological-neurosurgical intensive care unit: clinical features and outcome. Arch Neurol, 2004, 61(7):1090–1094.
[28] Auvin S, Dupuis N. Outcome of status epilepticus. What do we learn from animal data? Epileptic Disord, 2014, 16(Spec No 1):S37–S43.
[29] Herman ST, Abend NS, Bleck TP, et al; Critical Care Continuous EEG Task Force of the American Clinical Neurophysiology Society. Consensus statement on continuous EEG in critically ill adults and children, part I: indications. J Clin Neurophysiol, 2015, 32(2):87–95.
[30] Hirsch LJ, Gaspard N. Status epilepticus. Continuum (Minneap Minn), 2013, 19(3 Epilepsy):767–794.
[31] Chen JW, Wasterlain CG. Status epilepticus: pathophysiology and management in adults. Lancet Neurol, 2006, 5(3):246–256.
[32] Naylor DE, Liu H, Wasterlain CG. Trafficking of GABA(A) receptors, loss of inhibition, and a mechanism for pharmacoresistance in status epilepticus. J Neurosci, 2005, 25(34):7724–7733.
[33] Scharfman HE, Brooks-Kayal AR. Is plasticity of GABAergic mechanisms relevant to epileptogenesis? Adv Exp Med Biol, 2014, 813:133–150.
[34] Naylor DE, Liu H, Niquet J, et al. Rapid surface accumulation of NMDA receptors increases glutamatergic excitation during status epilepticus. Neurobiol Dis, 2013, 54:225–238.
[35] Wasterlain CG, Liu H, Naylor DE, et al. Molecular basis of self-sustaining seizures and pharmacoresistance during status epilepticus: the receptor trafficking hypothesis revisited. Epilepsia, 2009, 50(Suppl 12):16–18.
[36] Treiman DM, Walton NY, Kendrick C. A progressive sequence of electroencephalographic changes during generalized convulsive status epilepticus. Epilepsy Res, 1990, 5(1):49–60.
[37] Liu H, Mazarati AM, Katsumori H, et al. Substance P is expressed in hippocampal principal neurons during status epilepticus and plays a critical role in the maintenance of status epilepticus. Proc Natl Acad Sci U SA, 1999, 96(9):5286–5291.
[38] Sloviter RS. Decreased hippocampal inhibition and a selective loss of interneurons in experimental epilepsy. Science, 1987, 235(4784):73–76.
[39] Vezzani A, Sperk G, Colmers WF. Neuropeptide Y: emerging evidence for a functional role in seizure modulation. Trends Neurosci, 1999, 22(1):25–30.
[40] Sperk G, Wieser R, Widmann R, et al. Kainic acid induced seizures: changes in somatostatin, substance P and neurotensin. Neuroscience, 1986, 17(4):1117–1126.
[41] Mazarati AM, Liu H, Soomets U, et al. Galanin modulation of seizures and seizure modulation of hippocampal galanin in animal models of status epilepticus. J Neurosci, 1998, 18(23):10070–10077.
[42] Mazarati A, Liu H, Wasterlain C. Opioid peptide pharmacology and immunocytochemistry in an animal model of self-sustaining status epilepticus. Neuroscience, 1999, 89(1):167–173.
[43] Jimenez-Mateos EM, Henshall DC. Epilepsy and microRNA. Neuroscience, 2013, 238:218–229.
[44] Miller-Delaney SF, Das S, Sano T, et al. Differential DNA methylation patterns define status epilepticus and epileptic tolerance. J Neurosci, 2012, 32(5):1577–1588.
[45] Lopez-Meraz ML, Niquet J, Wasterlain CG. Distinct caspase pathways mediate necrosis and apoptosis in subpopulations of hippocampal neurons after status epilepticus. Epilepsia, 2010, 51(Suppl 3):56–60.
[46] Scott RC. What are the effects of prolonged seizures in the brain? Epileptic Disord, 2014, 16(Spec No 1):S6–S11.
[47] Torolira D, Suchomelova L, Wasterlain CG, et al. Widespread neuronal injury in a model of cholinergic status epilepticus in postnatal day 7 rat pups. Epilepsy Res, 2016, 120:47–54.
[48] Wang C, Xie N, Wang Y, et al. Role of the mitochondrial calcium uniporter in rat hippocampal neuronal death after pilocarpine-induced status epilepticus. Neurochem Res, 2015, 40(8):1739–1746.
[49] Williams S, Hamil N, Abramov AY, et al. Status epilepticus results in persistent overproduction of reactive oxygen

species, inhibition of which is neuroprotective. Neuroscience, 2015, 303:160–165.

[50] Johnson EA, Guignet MA, Dao TL, et al. Interleukin-18 expression increases in response to neurovascular damage following soman-induced status epilepticus in rats. J Inflamm (Lond), 2015, 12:43.

[51] Vespa PM, McArthur DL, Xu Y, et al. Nonconvulsive seizures after traumatic brain injury are associated with hippocampal atrophy. Neurology, 2010, 75(9):792–798.

[52] Rabinowicz AL, Correale JD, Bracht KA, et al. Neuron-specific enolase is increased after nonconvulsive status epilepticus. Epilepsia, 1995, 36(5):475–479.

[53] DeGiorgio CM, Gott PS, Rabinowicz AL, et al. Neuron-specific enolase, a marker of acute neuronal injury, is increased in complex partial status epilepticus. Epilepsia, 1996, 37(7):606–609.

[54] Cianfoni A, Caulo M, Cerase A, et al. Seizure-induced brain lesions: a wide spectrum of variably reversible MRI abnormalities. Eur J Radiol, 2013, 82(11):1964–1972.

[55] Cartagena AM, Young GB, Lee DH, et al. Reversible and irreversible cranial MRI findings associated with status epilepticus. Epilepsy Behav, 2014, 33:24–30.

[56] Wu Y, Pearce PS, Rapuano A, et al. Metabolic changes in early poststatus epilepticus measured by MR spectroscopy in rats. J Cereb Blood Flow Metab, 2015, 35(11):1862–1870.

[57] Hocker S. Systemic complications of status epilepticus—an update. Epilepsy Behav, 2015, 49:83–87.

[58] Lowenstein DH, Alldredge BK. Status epilepticus at an urban public hospital in the 1980s. Neurology, 1993, 43(3 Pt 1):483–488.

[59] Lowenstein DH, Alldredge BK. Status epilepticus. N Engl J Med, 1998, 338(14):970–976.

[60] Genton P, Gelisse P, Crespel A. Lack of efficacy and potential aggravation of myoclonus with lamotrigine in Unverricht-Lundborg disease. Epilepsia, 2006, 47(12):2083–2085.

[61] Larch J, Unterberger I, Bauer G, et al. Myoclonic status epilepticus in juvenile myoclonic epilepsy. Epileptic Disord, 2009, 11(4):309–314.

[62] Thomas P, Valton L, Genton P. Absence and myoclonic status epilepticus precipitated by antiepileptic drugs in idiopathic generalized epilepsy. Brain, 2006, 129(Pt 5):1281–1292.

[63] Osorio I, Reed RC, Peltzer JN. Refractory idiopathic absence status epilepticus: a probable paradoxical effect of phenytoin and carbamazepine. Epilepsia, 2000, 41(7):887–894.

[64] DeLorenzo RJ, Waterhouse EJ, Towne AR, et al. Persistent nonconvulsive status epilepticus after the control of convulsive status epilepticus. Epilepsia, 1998, 39(8):833–840.

[65] Chakravarthi S, Goyal MK, Modi M, et al. Levetiracetam versus phenytoin in management of status epilepticus. J Clin Neurosci, 2015, 22(6):959–963.

[66] Mundlamuri RC, Sinha S, Subbakrishna DK, et al. Management of generalised convulsive status epilepticus (SE): a prospective randomised controlled study of combined treatment with intravenous lorazepam with either phenytoin, sodium valproate or levetiracetam—pilot study. Epilepsy Res, 2015, 114:52–58.

[67] Navarro V, Dagron C, Elie C, et al; SAMUKeppra investigators. Prehospital treatment with levetiracetam plus clonazepam or placebo plus clonazepam in status epilepticus (SAMUKeppra): a randomised, double-blind, phase 3 trial. Lancet Neurol, 2016, 15(1):47–55.

[68] Shorvon S, Ferlisi M. The treatment of super-refractory status epilepticus: a critical review of available therapies and a clinical treatment protocol. Brain, 2011, 134(Pt 10):2802–2818.

[69] Sutter R, Marsch S, Fuhr P, et al. Anesthetic drugs in status epilepticus: risk or rescue? A 6-year cohort study. Neurology, 2014, 82(8):656–664.

[70] Grover EH, Nazzal Y, Hirsch LJ. Treatment of convulsive status epilepticus. Curr Treat Options Neurol, 2016, 18(3):11.

[71] Zeiler FA, Zeiler KJ, Kazina CJ, et al. Lidocaine for status epilepticus in adults. Seizure, 2015, 31:41–48.

[72] de Havenon A, Chin B, Thomas KC, et al. The secret "spice": an undetectable toxic cause of seizure. Neurohospitalist, 2011, 1(4):182–186.

[73] Armenian P, Mamantov TM, Tsutaoka BT, et al. Multiple MDMA (Ecstasy) overdoses at a rave event: a case series. J Intensive Care Med, 2013, 28(4):252–258.

[74] Gerona RR, Wu AH. Bath salts. Clin Lab Med, 2012, 32(3):415–427.

18 颅脑、脊柱和多系统联合创伤的评估和处理

Daphne D. Li, Hieu H. Ton-That, G. Alexander Jones, Paolo Nucifora, Vikram C. Prabhu

摘　要

颅脑和脊柱损伤是创伤相关死残的重要因素。其也可能伴发骨骼或内脏的创伤性损伤，构成多系统创伤（MST）。MST 最常见的原因是高速坠落或机动车事故。参与 MST 诊治的医生必须格外警惕远隔区域受伤的可能，急救现场人员、创伤外科医生、骨科医生和神经外科医生之间的密切沟通至关重要。本章描述了 MST 的流行病学、机制、评估和管理，特别强调了在急性创伤背景下诊断损伤所必需的影像学检查，以及为实现最好的结果对这些情况的权宜性处理。

关键词：头部损伤，多系统损伤，多发伤，脊髓损伤

18.1 引　言

颅脑和脊柱损伤是与创伤相关死残的重要因素。它们可能单独发生，但也经常一起发生；有时可伴发骨骼或内脏的创伤性损伤，使问题变得更加复杂。最常见的原因是高速损伤，例如行人被车辆撞到、机动车事故或从高度坠落。由于多种力量的共同作用，其极易导致广泛的多系统创伤（MST）。通常将涉及两个或更多机体系统的严重创伤定义为多系统创伤，参与 MST 诊治的医生必须格外警惕远隔区域受伤的可能，急救现场人员、创伤外科医生、骨科医生以及参与颅脑和脊柱损伤患者诊治的神经外科医生之间的沟通至关重要，同时要合理安排救治顺序。

一般来说，外科创伤主诊医师为团队的领导角色；这是一个关键角色，要从事故现场开始有条不紊地进行多学科干预和治疗，直到患者得到恰当处理并稳定后，安全转至外科 ICU。本章旨在 MST 患者背景下处理颅脑和脊柱创伤，重点放在对这些复杂患者的评估和处理上。

18.2 流行病学

关于 MST 发病率的流行病学数据并未公布，原因很简单，它通常被归类在不同系统下，而不是作为一个单独的数据库。然而，某些基本信息可以帮助我们了解 MST。创伤是美国人在 50 岁之前的主要死亡原因，几乎占该年龄段所有死亡人数的一半，远远超过了癌症或心脏病 [1–4]。在所有年龄段中，创伤是第三大死因，而在创伤相关性死亡中，有相当一部分涉及颅脑损伤（TBI）[1–4]。来自美国国家创伤研究所（NTI）的统计数据显示，每年创伤可导致 4100 万人次的急诊（ED）就诊和 230 万人次的住院（NTI，2016 年 8 月 27 日访问数据）。年轻男性尤甚，特别是在机动车事故（MVA）方面。青少年（15~19 岁）和老年人（65 岁及以上）则更常因跌倒而就诊。

轻微 TBI 很常见，美国每年约有 250 万人次因此急诊就诊，但它往往是孤立发生的，并非在 MST 环境下。同样，轻微的脊柱损伤也很常见，但可能不伴有其他器官或系统的重大损伤。此外，严重的颅脑损伤通常与颅面、骨科、全身性或胸腹联合损伤相关 [5]。解剖相近的系统通常更易受累；格拉斯哥昏迷量表（GCS）评分较低的重型颅脑损伤患者和面部骨折患者，发生颅颈交界处和颈椎损伤的风险较高；而胸腰椎损伤可能与胸腹脏器或血管结构损伤相关 [6–10]。

18.3 损伤机制

高速创伤易导致严重的颅脑或脊柱损伤。严重颅脑损伤或多节段脊柱骨折的患者发生 MST 的风险很高 [11]。其损伤机制各不相同，钝器伤、穿

透伤、加减速伤均可引起 MST。MST 的严重程度取决于以下几个因素：钝挫伤的力量和程度、穿透伤的力量和轨迹、加减速损伤的速度[7]。高速（＞56km/h）机动车损伤，特别是涉及弹射、行人被机动车撞倒、从 3m 以上的高度跌落或高能坠落，是导致头部和脊柱合并损伤的主要机制，伴或不伴相关的骨骼及内脏损伤[5-6]。众所周知，直线和旋转的加 / 减速力与颅脑损伤和脊柱损伤有关，但也可能导致胸部和腹部脏器损伤。例如，主动脉损伤可能是由于加 / 减速力导致固定的胸主动脉静止区域撕裂（图 18.1）。“安全带”损伤也有类似的机制，其与腹壁、结肠、小肠、肠系膜、腹膜内和腹膜后实体器官损伤以及脊柱损伤有关。累及面部结构、颅骨和大脑的颅面复合创伤也常见于严重高速机动车故事、跌倒或直接面部打击。面部骨骼和鼻旁窦的骨折 – 塌陷有时会分散传递到大脑的力量，实际上可能会减轻颅内损伤程度（图 18.2）。

脊柱结构损伤的具体机制是复杂多样的，且经常重叠。当外物与脊椎直接接触时，直接力会导致损伤；通常会导致椎弓或棘突骨折。穿透性创伤（如枪伤）可能会产生沿穿透轨迹的骨折（图 18.3）；如果情况严重，可能会出现硬脊膜破损

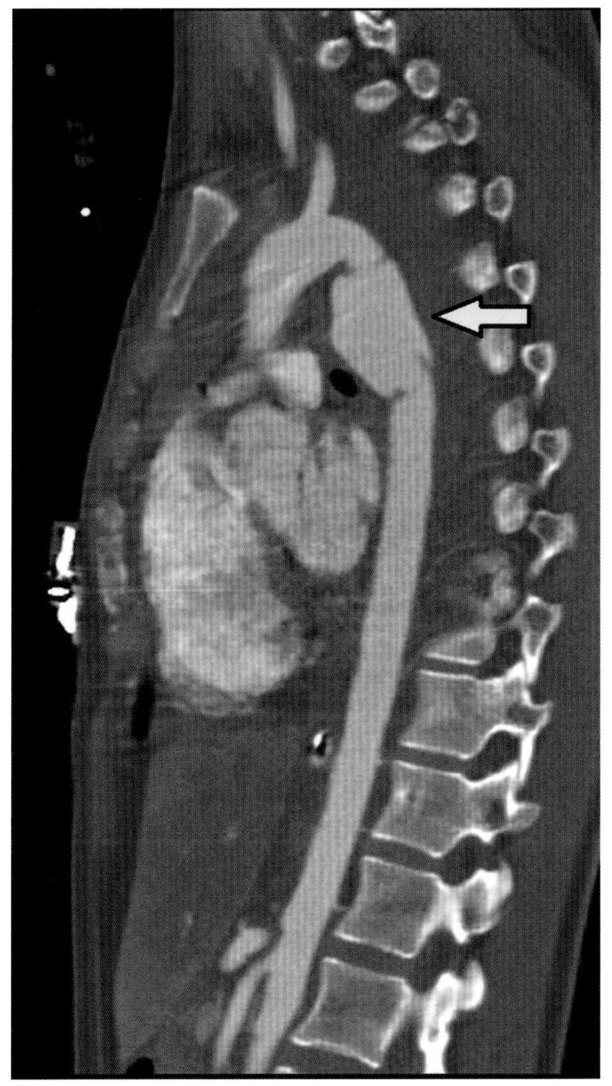

图 18.1　主动脉胸部增强 CT 扫描的矢状图。主动脉下降段扩张伴内膜瓣，符合外伤性主动脉夹层表现

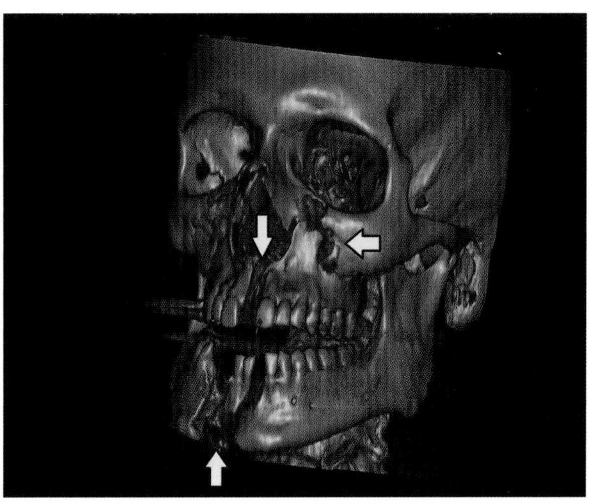

图 18.2　颅面骨 CT 三维重建。多处急性面部骨折，包括下颌中线骨折、硬腭骨折和勒福（Le Fort）Ⅱ型骨折

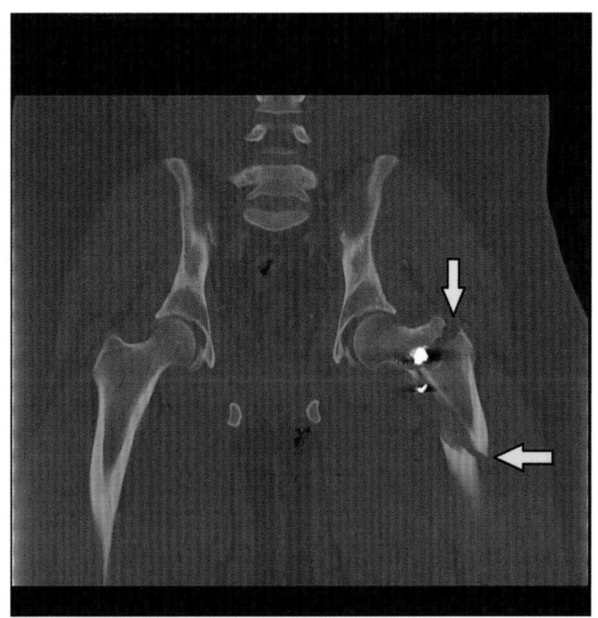

图 18.3　下肢 CT 血管成像重建股骨颈冠状位图像。提示股骨颈一处粉碎性骨折，骨折处可见子弹碎片

和脊髓损伤，并伴有内脏损伤。此外，间接力会导致脊柱超出正常生理范围运动，从而造成伤害。

颈椎特殊的解剖结构，如活动度和小关节的方向，使其容易受到损伤。相比之下，胸腰椎可较好应对外力损伤，因其小关节为冠状方向且有胸廓稳定[12-13]。腰椎椎体更大，可以承受更大的轴向负荷，但因其小关节矢状向更多，易平移，故比胸椎更容易受伤[14-15]。胸腰椎骨折的外力往往巨大，有较高的神经损伤和邻近内脏与血管结构损伤的风险[16-17]。

脊柱受力的方向可以预测损伤类型。轴向负荷过大会导致椎体压缩性骨折（通常累及前柱）或爆裂性骨折（累及前柱和中柱），影响脊柱稳定性。爆裂性骨折或累及中柱和后柱的 Chance 骨折，更常伴神经损伤（图 18.4）。屈曲损伤可导致韧带断裂而不伴骨折，也可导致小关节断裂和脱位。屈曲 – 压缩联合损伤也可能发生于典型的颈椎“撕脱性”骨折，这些与高发病率的神经损伤有关。屈曲 – 牵张损伤可导致韧带断裂或小关节损伤；外伤的旋转成分则可能导致单侧小关节滑脱。伸展损伤常导致椎板或棘突骨折。骨折 – 脱位损伤常涉及多种不同力量的三柱损伤，包括前柱压缩、中柱 / 后柱伸展，常伴有旋转或剪切力。这些损伤最常发生在胸腰椎交界处，极不稳定。大多会造成脊髓损伤，需手术干预。

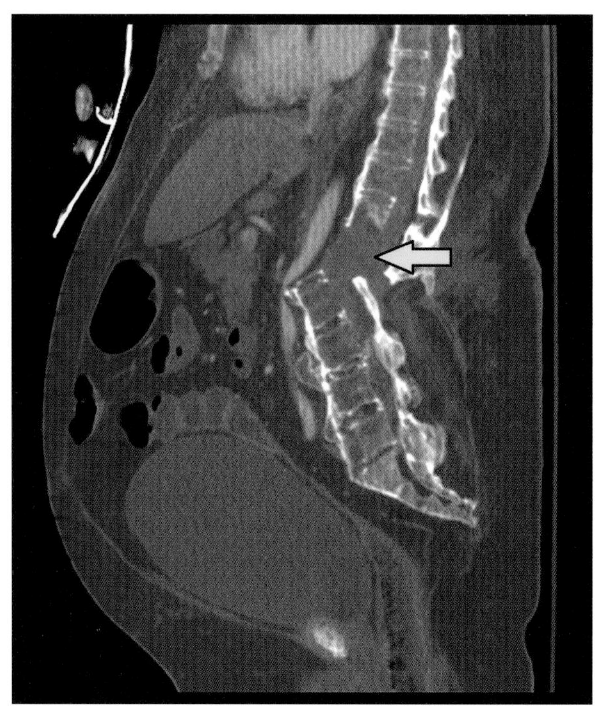

图 18.4　骨盆增强 CT 重建的腰椎矢状位图像。L_1 急性 Chance 骨折伴腰椎明显移位

18.4 临床评估

18.4.1 初步处理

对 MST 患者初步的现场评估和同时的处理很是关键，这可能在一定程度上决定了患者是死亡和（或）残疾还是康复。尤其讲究快速，现场与急诊的处理应当是平稳过渡、互有重叠且互相补充的。一次快速的初步检查应评估和解决以下问题：气道、呼吸和循环。根据基本生命支持（BLS）和高级心脏生命支持（ACLS）原则，快速稳定生命体征，颈托固定患者并将其置于硬质长板上进行转运[18]。

气道管理是第一要务。MST 患者，特别是那些有严重颅脑损伤和脊髓损伤的患者，气道受损风险较高，这可能是由于机械因素（喉部或气管创伤，异物阻塞）或神经因素（低张力或肌肉无力，意识水平下降）。最初的生命体征可提供最早期的线索并指导治疗；应注意紫癜或呼吸暂停，或伴胸壁活动受限的快速浅呼吸模式（常提示胸部损伤，如气胸或连枷胸）。对于气道闭塞患者，最基本的动作包括仰头举颏，以将舌头前移并打开气道[18]。检查患者口咽部，清除异物。清醒、血流动力学稳定、发声和呼吸正常的患者不需要插管；其他所有患者都需要气道保护。留置口咽通气道或鼻咽管是首要措施，但如需避免长时间缺氧，应立即进行气管插管[18]。根据脉搏血氧仪监测，应常规输氧以维持血氧饱和度在 95% 以上。在极少数情况下，解剖或创伤相关因素可能造成经鼻或经口气管插管困难，此时需要行紧急环甲膜切开术。应全程绝对顺行固定颈椎，特别是在现场。不了解颈椎损伤程度可能会对患者的神经功能预后造成严重后果。

通过观察胸部起伏、有无缺氧和发绀，以及胸部听诊是否有正常且对称的呼吸音，来判断通气是否充分。持续性低氧、发绀、听诊呼吸音低、不对称或叩诊浊音时，应高度怀疑气胸或血胸，此时可能需要紧急胸腔穿刺，即使是在现场行 X

线确认之前。MST 或颅脊髓轴损伤的患者面临特殊挑战；其意志消沉，不利于收集可靠的病史和供集中检查的主诉。脊髓损伤引起的感觉丧失可能掩盖下肢或腹部创伤的症状。这些患者也有呼吸暂停和（或）误吸的风险。

下一步应关注循环是否充足。若桡动脉搏动强烈、皮肤温暖、毛细血管充盈时间不到 2s，则提示灌注充足。而如果没有这些表现，则应高度怀疑是否存在低灌注，其最常见的原因是 MST 大出血。低血压休克还会影响循环，导致意识水平下降[18]。至少应留置两路大口径外周静脉通路（对于小于 6 岁的儿童，可使用骨内输液）；避免在受伤严重的肢体建立静脉通路。低血压可能会使外周输液困难，在急诊条件下可行中心静脉置管，而后应行胸片，以排除医源性气胸。生命体征有时会有欺骗性；年轻患者可能会对低血容量症产生强烈的交感缩血管反应，表现为心动过速伴血压正常或轻度升高[18]。一方面，心动过速和低血压可能意味着低血容量状态。另一方面，心动过缓和低血压可能意味着脊髓损伤或神经源性休克，而非低血容量，特别是对于 T_5 水平以上的脊髓损伤。前者需要快速液体复苏并控制出血，后者如需处理严重的心动过缓（心率＜ 50 次 / 分），可使用升压药和阿托品。

MST 的复杂性阻碍了现场进一步的详细处理，因此应迅速转运患者至创伤中心。所有外科住院医师都应学习由美国外科医师学会（ACS）制定的高级创伤生命支持（ATLS）初步处理流程，在第一个“黄金小时”应进行持续快速评估和复苏[19]。初步处理主要关注 5 个关键领域：气道，呼吸，循环，活动障碍及暴露情况。同时应进行血常规、代谢、毒物筛查、凝血、血型检查，在明确血型的同时，保证血库有 4~10 单位的通用 O 型血可用。输注大量的晶体或胶体或者输血有可能导致 MST 患者体温过低，应对患者和这些液体进行复温[18]。

这些患者的病情可随时变化，所以必须动态决策，兼顾多方会诊意见；若有性命之忧，即使刚开始评估，也应当及时处理。脊髓损伤会因为神经或机械因素而影响通气。高颈段或脑干损伤会影响呼吸驱动力，而颈中段脊髓损伤可导致膈肌瘫痪。胸髓损伤可致呼吸肌瘫痪。脊髓损伤可引起肠梗阻，增加误吸风险，因而留置口胃管或鼻胃管十分重要。咳嗽反射较差也是误吸的另一个危险因素。机械损伤（如肋骨或胸骨骨折、血胸或气胸）也可能伴随胸椎损伤，导致通气问题。

骨盆和四肢骨折以及胸部和腹部的隐匿性损伤是常见的出血原因。其可通过查体或影像学成像来评估，但根据情况可进行诊断性腹腔灌洗、剖腹手术或开胸手术。应从头到脚暴露并检查患者，轴线固定翻身检查背部。检查胸部是否有挫伤、裂伤或肋骨畸形，听诊呼吸音是否对称，触诊是否有肋骨骨折相关的皮下气肿。在腹部检查中，应特别注意挫裂伤表现或典型的“安全带征”等标志。腹痛、肿胀、压痛、抵抗及腹壁紧张，或肠鸣音缺失提示的肠梗阻都与腹部创伤有关，但严重的腹部创伤或出血有时也会被漏诊，或被相关的损伤特别是脑和脊髓损伤所掩盖。腹腔出血的特征性标志为卡伦征（脐周淤血）或格雷·特纳征（躯体两侧淤血），其出现具有滞后性，在初始接诊时可能表现不明显。

肢体评估时要注意脉搏减弱或不对称、瘀斑、出血、畸形和肿胀。要快速进行骨损伤评估；着重关注骨骼畸形和神经血管完整性，并迅速进行骨折复位及固定。血管损伤或难以控制的出血，以及横纹肌溶解综合征和间隔室综合征等其他并发症，可能伴发肢体缺血。因此，创伤骨科医生的早期介入是至关重要的。明显的四肢骨折可以暂时使用夹板固定，可先应用止血带或敷料压迫控制出血，同时稳定患者完善评估。

18.4.2 颅脑和脊髓损伤的评估

颅脑和脊髓损伤有时会掩盖其他损伤。同样地，内脏或骨骼损伤也可能会掩盖颅脑和脊髓损伤；在接诊 MST 患者时，特别是面对那些意识改变的患者，应高度警惕颅脑和脊髓损伤，避免延误诊治[20]。应快速完善头面部检查，明确是否存在挫裂伤或涉及颅面骨的损伤。寻找活动性头面部出血和脑脊液（CSF）或脑组织渗漏。之后评估格拉斯哥昏迷量表（GCS），以及瞳孔大小和反应性。GCS 的分值为 3~15 分，根据睁眼、言语能力和运动功能三个方面进行分级（表 18.1）。

对于插管患者，用 1T 替代语言得分。GCS 评分低于 8 分为重型颅脑损伤，9~12 分为中型，13~15 分为轻型。瞳孔大小、反应性和对称性很重要：GCS 评分正常的患者若瞳孔散大无反应则提示外伤性动眼神经损伤，而昏迷或意识障碍患者同样的表现可能提示颞叶钩回疝致动眼神经受压。在重型颅脑损伤（GCS ＜ 8 分）患者中，缺氧、高碳酸血症或吸入性肺炎的风险很大，这类患者的气道保护与通气保障十分重要 [21-22]。重点神经学检查应在气道、呼吸和循环稳定后进行。

在脊柱骨折患者中，20% 者伴有颅脑损伤 [23]。脊柱损伤最常见的是颈椎段，也是与颅脑损伤最相关的节段 [24-25]；入院时意识改变或脑外伤的患者中，2%~6% 者有相关的颈椎损伤 [23-28]，因此，在所有创伤中均强调对颈椎损伤的及时发现与处理。脊柱其余节段也很重要，因为近 20% 的患者有多椎体损伤；因此建议对全脊柱进行影像学检查和评估。由于漏诊可造成神经损伤，一些学者建议对所有 MST 患者进行胸腰椎影像学检查 [15]。在钝性创伤患者中，胸腰椎损伤更为常见，7%~9% 的患者合并腹部或骨盆损伤 [29]。此外，大约 14% 的胸部创伤患者伴有腹部或骨盆损伤 [5]。内脏损伤可能掩盖脊柱损伤；近 20% 的胸腰椎骨折存在诊断延迟，平均延迟诊断达 48h[30]。此类延迟诊断多是因为早期全力复苏或优先急诊手术干预内脏或血管损伤，但在某些情况下，可能是未考虑周全所致 [30]。

所有严重创伤患者均应预先假定存在脊髓损伤，除非可被排除；应使用硬质颈托和长背板固定患者。到达急诊室后，对患者进行快速的初步检查，沿其长轴翻身并撤除长背板。在这个动作中，检查患者的背部是否有外伤、皮肤撕裂或挫伤，并触摸有无畸形；询问清醒的患者是否有触痛，并检查是否存在脊柱旁肌肉痉挛。快速行脊柱创伤神经学检查，评估上下肢活动及感觉，评估会阴感觉及直肠张力。主要的反射是球海绵体反射、提睾反射和肛门反射。行直肠检查以评估直肠张力，以及下消化道有无明显出血或隐血。如果怀疑脊髓损伤（SCI），可以使用美国脊髓损伤协会（ASIA）的损伤评分法。该量表根据患者脊髓损伤的严重程度进行评估（A~E）：A 表示完全性损伤，E 表示正常（表 18.2）。

创伤患者的某些临床表现，尤其是伴有意识障碍，应怀疑为脊髓损伤 [26,31-32]：心动过缓的低血压休克；反常呼吸；膈肌收缩明显而胸壁活动不足；勃起异常或不自主勃起；未使用相应药物的情况下四肢迟缓性瘫痪，或不对称的四肢无力，疼痛刺激无反应或仅有痛苦表情；或存在霍纳综合征。Beevor 征是由于 T_9 或以下节段损伤导致腹直肌部分瘫痪，继而造成患者在屈颈时肚脐向上偏移 [33]。

18.5 影像学评估

18.5.1 一般影像学检查

本中心是一个大型三级创伤中心，患者常规行胸部及骨盆平片检查。如存在肢体损伤，也是先行平片检查。对于 MST 患者，通常遵循“创伤流程”进行检查，包括头颈部 CT 平扫以及胸部、腹部、盆腔的 CT 增强扫描 [34]，主要是为了定位

表 18.1 格拉斯哥昏迷量表

得分	睁眼反应	言语反应	运动反应
6			遵嘱活动
5		正常交流	疼痛刺激定位
4	自发睁眼	答非所问	疼痛刺激肢体回避
3	呼唤睁眼	可说单词	疼痛刺激肢体屈曲（去皮质强直）
2	疼痛刺激睁眼	可发音	疼痛刺激肢体伸直（去大脑强直）
1	刺激无反应	无反应	无反应

来源：Glasgow Coma Scale. Centers for Disease Control and Prevention Web site. http://www.cdc.gov/masstrauma/resources/gcs.pdf. 2016 年 9 月 22 日访问

表 18.2 美国脊髓损伤协会（ASIA）损伤量表

评级	脊髓损伤	描述
A	完全性	在骶节段 S_4~S_5 中未保留感觉或运动功能
B	感觉不完全	损伤水平以下感觉功能（但不是运动功能）保留，包括骶骨节段 S_4~S_5[轻触、S_4~S_5 处的针刺或深肛压力（DAP）]，损伤水平 3 个节段以下两侧的身体运动功能无保留
C	运动不完全	损伤水平以下运动功能保留 **，神经损伤水平（NLI）以下超过一半的关键肌肉肌力＜ 3 级
D	运动不完全	损伤水平以下运动功能保留 **，神经损伤水平（NLI）以下超过一半的关键肌肉肌力≥ 3 级
E	正常	所测试的感觉和运动功能在所有节段均被评定为正常，但患者既往有功能缺陷

来源：Standard Neurological Classification of Spinal Cord Injury. American Spinal Injury Association and International Spinal Cord Society (ISCoS). http://asia-spinalinjury.org/wp-content/uploads/2016/02/International_Stds_Diagram_Worksheet.pdf. Archived from the original on June 18, 2011. 2016 年 9 月 22 日访问

** 要获得 C 级或 D 级，患者必须有：主动肛门括约肌收缩；或骶骨感觉保留，损伤平面侧以下大于 3 个节段有运动功能

可能危及生命的损伤。胸片上很容易辨别可能存在的气胸或血胸。其他损伤，例如膈肌破裂、纵隔气肿、心包气肿和纵隔血肿，有时也可仅凭胸片诊断，但 CT 更为精确。骨盆平片可显示骨盆环、髋臼或股骨近端骨折，以及股骨头脱位。骨盆骨折有时会导致血流动力学不稳定的大出血，以及尿道和膀胱损伤。创伤超声重点评估（FAST）可进行标准心脏四切面、左右上腹和盆腔检查，以明确是否存在心包和腹腔积血。该检查可靠、快速、无痛，并可连续间断复查。但其对实质脏器损伤的敏感性有限，如怀疑此类器官受损，应行 CT 以明确 [35–36]。胸部、腹部、盆腔的增强 CT 扫描可明确大多数实质性器官损伤（图 18.5）。

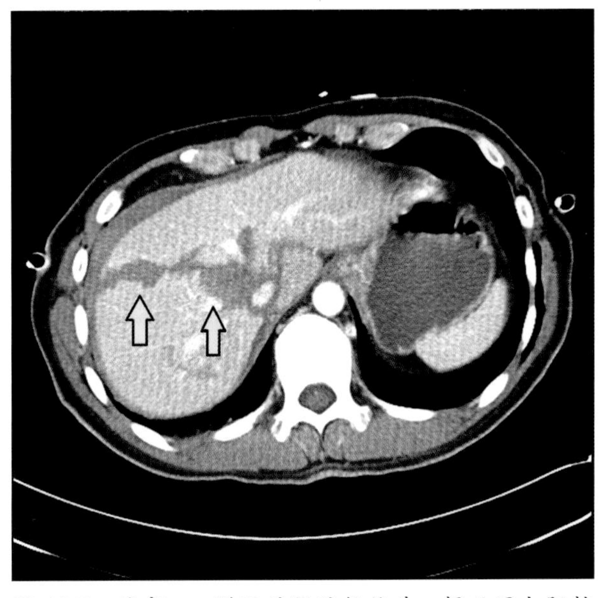

图 18.5 腹部 CT 增强的肝脏轴位片，提示巨大肝挫裂伤伴周围腹腔出血

胸腔内病变可通过增强 CT 扫描识别。其可很好地显示纵隔结构，特别是大血管，以及气管和肺。增强 CT 可有效识别肺挫伤和撕裂伤、较小的气胸、血胸或异物，以及严重的损伤，如创伤性主动脉破裂（图 18.1）。如果怀疑有小血管损伤，则应进行 CT 扫描，传统的血管造影仍然是血管损伤的诊断标准，可提供具有时间分辨的图像，这对定位出血来源十分有用。关于腹部和盆腔损伤，CT 扫描对肝、脾和肾脏等实质性器官损伤的敏感性较高。多层 CT 可通过一次增强剂推注，实现对胸部、腹部和盆腔的成像。对于髋臼和骨盆骨折、复杂血管损伤或胸腰椎损伤，也可行三维重建，以指导治疗 [37–38]。可在最初的创伤 CT 检查后一天或更长时间进行脊柱三维重建，以减少 CT 扫描次数。CT 扫描存在的一个问题是难以发现中空内脏和膈肌损伤。在创伤情况下，由于无法使用口服造影剂，故其对食管或肠道损伤的敏感性较低。肠道损伤的征象包括腹腔内漏气或造影剂外渗、肠壁增厚或不连续、无实质器官损伤却有游离液体、肠系膜增厚和血肿。这些征象相当不敏感，CT 检测膈肌损伤的假阴性率高达 25%。在评估这些结构时（特别是食道），透视检查的诊断价值很高 [39–40]。必要时可行腹腔镜检查、胸腔镜检查，甚至行剖腹探查 [41–42]。CT 扫描可准确诊断肾挫伤和撕裂伤，且 CT 和静脉肾盂造影通常足以筛查输尿管损伤。在腹部和盆腔的初始 CT 扫描时，可同时进行 CT 膀胱

造影[43-44]。如果怀疑尿道完整性存在问题，可床旁使用 Angiocath 或 Foley 导尿管，向尿道通道内注入造影剂逆行尿道造影，行前后位（AP）和斜位平片以明确渗出。

大多数长骨损伤即使是闭合性的，在最初接诊时也易查及。然而有时也会有较为隐蔽易漏诊的骨折。因此，任何畸形、查体疼痛或外伤瘀斑（挫伤、擦伤或肿胀）的区域都应至少进行平片双平面成像。在骨折平片检查时，应上下各包含一个关节或相应区域。任何骨折或脱位都应进行仔细的神经和血管检查；若脉搏减弱或不对称，则应进一步行血管造影或 CT 血管造影（CTA）检查，因为可能存在需要干预的血管损伤[45]。对于大的肢体损伤，应先平片定位骨折，行 CTA 或正血管造影排查血管异常。

CT 静脉造影剂过敏发生较少，术前静脉注射类固醇（100mg 甲泼尼龙）、苯海拉明或 H_2 阻滞剂通常足以预防过敏反应以外的其他反应。在时间允许的情况下，可多次使用糖皮质激素以预防过敏反应[46]。静脉造影剂的第二个顾虑是肾损伤。现在发现其并没有之前所认为的严重，一些研究已经支持在肾功能不全时也可应用造影剂。当然，保持肾脏灌注和充分的水合及血流对预防损伤是必要的[47-48]。如果需要，也可以考虑 MRI/MRA。

怀孕也是一种特殊情况。母体休克会显著增加胎儿死亡率，创伤检查不应延误，并应进行必要的影像学检查。然而，应始终权衡辐射暴露的风险和对患者的潜在益处，尤其是考虑多次检查的情况。任何辐射剂量是否安全目前仍有争议，需要考虑的是，一次全身 CT 的辐射剂量远远超过怀孕 CT 技术人员、血管造影人员和其他放射工作人员的年职业剂量限值。由于 CT 使用的辐射剂量较高，因此除盆腔扫描外，都必须屏蔽胎儿。但是也仅能在一定程度上保护胎儿，因为胎儿大部分剂量都是间接吸收的（从实体器官分散）。超声和 MRI 在怀孕期间是安全的，可作为 CT 的替代方法[49]。

18.5.2 颅脊髓轴影像检查

头颅 CT 成像可快速检出大多数患者的头皮、颅骨和颅内损伤（图 18.6）。要注意颅内病变的位置、大小和程度，如硬膜外或硬膜下血肿、脑挫伤或出血。由病变占位效应引起的中线结构偏移可导致侧脑室和第三脑室消失，并阻塞 Monro 孔，导致进一步的脑室扩张。如出现钩回疝、大脑镰下疝或小脑扁桃体疝，则应迅速手术干预。颅骨骨折可以是无需手术的简单的线性、无移位骨折，也可以是需要手术干预的复杂的凹陷性颅骨骨折。如存在凹陷性颅骨骨折伴头皮裂伤、颅内积气或出血以及额窦壁破坏，则更倾向于手术治疗。

脊柱损伤时，插管和手术治疗其他相关的全身损伤会变得更为复杂。因此要对脊柱进行快速、适合的影像学检查以全面评估。平片在颈椎损伤评估中的作用存在争议，目前共识认为，考虑到脊柱平片的假阴性率较高，CT 平扫更适合作为首诊筛查手段（图 18.4）[25,50-59]。MRI 在急诊和 ICU 中排除脊柱相关肌腱韧带损伤的应用价值目前还未完全明确。受伤后 48h 内如 MRI 筛查阴性，则很有意义，但在 T2 加权像上会看到许多在临床上无明显意义的软组织损伤表现[60-61]。在 Benzel 等的研究中，174 例钝性创伤患者中，62 例为腰椎脱位损伤患者，其中只有 1 例患者需要手术融合，且没有临床或影像学证据支持脊髓完整性受损[60]。

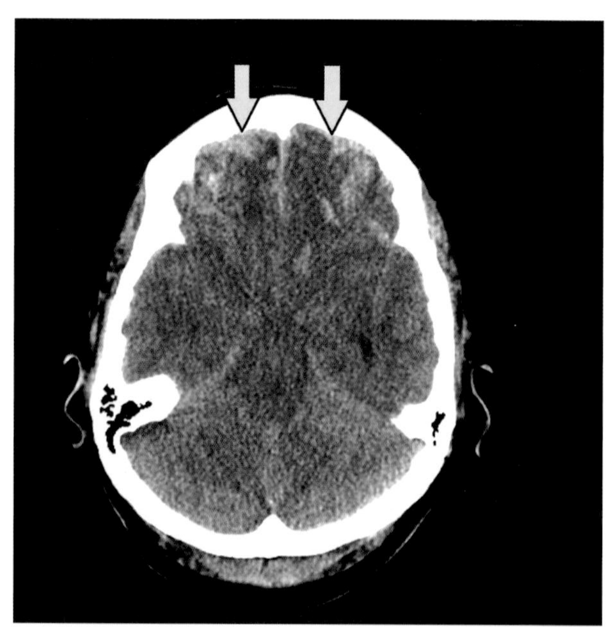

图 18.6 头颅 CT 额叶下部轴位像。多发颅内出血，伴有双额叶出血性挫伤

D'Alise 等研究了 121 例高危、插管、意识障碍的颈椎 X 线阴性患者，发现 31 例患者（25.6%）有椎间盘、韧带或骨性颈椎损伤，这 31 例患者中有 8 例需要手术治疗；121 例患者中有 90 例患者无颈椎损伤，因此被排除 [61]。MRI 对颈椎骨折的诊断意义不大。Klein 等对 32 例患者的 75 处已知骨折进行了研究，MRI 检出脊柱后部和前部骨折的敏感性分别为 11.5% 和 36.7%，该组患者的阴性预测值分别为 46% 和 64%[62]。

对于有局部疼痛或其他急性脊髓损伤表现的 MST 患者，均应行胸腰椎影像学检查。普通 X 线片的劣势主要是敏感性差、诊断不准确且获得理想图像的耗时较长。这些问题在难以配合的颅脑损伤患者中更为突出 [54,58]。随着胸、腹和盆腔常规 CT 后多平面重建技术应用的日益广泛，CT 已经成为胸腰段脊柱评估的主要手段（图 18.4）。除了易于获得外，CT 的诊断效率和准确性比普通平片更高 [12,52–54,57–58]。Brown 等评估了 3537 例于创伤中心就诊的钝性创伤患者。这组患者中，112 例有腰椎骨折，66 例有胸椎骨折，45 例为多节段骨折。平片识别胸椎和腰椎骨折的敏感性分别为 64% 和 69%。CT 扫描对胸椎骨折的敏感性为 98.5%，对腰椎骨折的敏感性为 100%。CT 可诊断出 99.3% 的脊柱骨折。漏诊的骨折是胸部压缩性骨折，仅在一例没有神经损伤且无需治疗的患者的 X 线平片中可见。他们得出结论，在评估钝性创伤患者时，应使用 CT 作为首选的影像学检查，而非 X 线平片 [58]。

在一项针对 222 例创伤患者的前瞻性研究中，Hauser 等比较了胸部 / 腹部 / 骨盆（CAP）的 CT 扫描与 X 线平片在识别胸腰椎骨折方面的差异。在该研究中，CAP CT 的准确率为 99%，而平片的准确率为 87%。平片的错误率为 12.6%，而 CT 仅 1.4%。两种检查均未漏诊不稳定骨折 [54]。Wintermark 等在一组 100 例连续钝性创伤患者中评估了胸腰椎 CT 代替 X 线片的结果。26 例患者共 67 处胸腰椎骨折，常规 X 线检查对骨折的敏感性和观察者一致性分别为 32.0% 和 0.661，而多排 CT 分别为 78.1% 和 0.787。X 线和 CT 均未发现假阳性，特异性均为 100%。12 例患者有不稳定脊柱骨折，X 线对这些骨折的敏感性和观察者一致性分别为 33.3% 和 0.368，而 CT 分别为 97.2% 和 0.951。8 例患者的 X 线平片显示无骨折或无不稳定骨折，CT 检查后发现有不稳定骨折。在 X 线检查中，13% 的骨折水平识别错误，而在 CT 检查中无此类问题 [63]。

Sheridan 等报道了一项为期 12 个月的评估胸腰椎骨折患者的前瞻性研究。19 例胸椎骨折患者同时接受了 X 线和 CT 重建扫描，其中 1 处（5%）T_8 压缩性骨折在 CT 漏诊而 X 线检出，8 处骨折（42%）在 CT 检出而 X 线漏诊。多数漏诊的骨折是横突和棘突骨折，但包括两处椎体骨折和一处压缩性骨折。CT 诊断胸部骨折的敏感性为 97%，而 X 线为 62%。27 例腰椎骨折患者同时接受了 X 线和腹部 CT 重建扫描，其中一处 L_5 横突骨折在二者皆漏诊，在针对腰椎的 CT 扫描中才得以识别。3 例患者（11%）的骨折在 CT 检出但 X 线漏诊（1 例 L_3 爆裂骨折和 2 例多横突骨折）。2 例患者在 X 线上考虑为稳定性骨折，而 CT 认为是不稳定骨折。腰椎 X 线检查的敏感性为 86%，而 CT 为 95%[57]。

除了提高准确性外，CT 还可一次性筛查脑、内脏和脊柱损伤，节约时间。Brandt 等发现，在一组接受胸腰椎放射学评估的 50 例患者中，平片所需的时间是 CAP CT 的 2 倍 [52]。Wintermark 等报道称，9% 的胸腰椎平片因质量不佳而需重新拍摄。在该研究中，对整个脊柱进行常规 X 线检查所需的平均时间为 33min，其中 70%（23/33min）用于对胸腰椎进行成像；而 CT 进行胸 / 腹 / 颅和颈椎检查的中位时间为 40min，其中包括 7min 技术人员进行影像格式化及重建 [63]。高分辨率 CT 和 CTA 发现闭合性脑血管损伤的发生率为 1%~3%，但死亡率高达 10%~40%[64–65]。除 CTA 外的另一种选择是 MRA[66]。但 MRA 更耗时，且相对不易完成；因此，在急诊情况下并不常用 [67]。

18.6 处　理

很大比例的严重 MST 患者死于事故现场的损伤；这通常是由于严重的颅脑损伤、脊髓损伤或严重的全身损伤，如心脏、主动脉或其他较大的胸腔内血管破裂 [18]。现场初步稳定后，应立刻转运至合适的创伤医院。患者抵达急诊创伤病房后，应立刻由创伤外科人员接诊处理；神经外科和骨科医生应早期介入，同时激活创伤传呼机代码，请相关科室会诊。这是第二个危险期，该阶段的死亡与气道损害或张力性气胸、低血容量性休克或心脏压塞引起的缺氧或低血压最为相关[18]。期间应迅速干预，挽救患者生命。创伤专业医护应按照流程维持生命体征、评估、干预和会诊，并仔细记录用药情况；如果情况不明，应注射破伤风类毒素。

即刻评估和保证气道通畅极为重要。在此期间，应格外注意保护颈椎和胸腰椎，直至排除脊柱损伤[68]。事实上，头颅和脊髓损伤的患者出现气道和呼吸问题的风险很高；95% 的高位脊髓损伤患者需要在住院前 24h 内插管，第 5 颈椎以上的颈髓损伤患者呼吸衰竭的风险尤其高[69]。经口气管插管是此类患者目前最常用的可靠人工气道建立方式。对于无法经口插管的患者，可采用外科方式建立气道，如急诊环甲膜切开或气管切开。在建立气道时应注意保护颈椎；应默认患者存在颈椎损伤，除非被排除，否则必须使用颈托和硬长背板固定脊柱，并保持脊柱处于中立位。

气道保护后，应保证充足通气与氧合。警惕危及生命的严重胸部损伤，颅脑或脊髓损伤的患者极有可能发展为张力性气胸、血胸或连枷胸。同样，膈肌破裂（伴或不伴腹部脏器移位进入胸腔）可能会影响呼吸。气道问题处理完毕后，应对这些问题进行快速筛查，并及时处理。应根据医疗资源以及患者的肺部状况和伴随损伤，采用不同的机械通气模式与策略。通常使用标准的容控模式，但在急性肺损伤中也会用到其他模式。对于颅脑损伤患者，应避免高碳酸血症［即二氧化碳分压（PCO_2）升高超过 40mmHg］，以维持正常颅内压，避免继发性脑损伤。

下一步便是维持适当容量，并处理出血。除了外出血，还要注意体腔也可容纳大量出血，如腹腔、胸腔、大腿、骨盆及腹膜后。结合查体与影像学检查，例如胸部平片或创伤超声重点评估（FAST），通常足以评估这些体腔内的出血。若想更精确地定位出血点，可能需要行 CT 或 MRI 血管成像。为应对休克及酸中毒，应迅速控制出血并快速复苏；这对 TBI 患者而言尤其重要，因为低血压会导致脑灌注不足，造成患者预后显著恶化[21-22]。此外，颈髓损伤的患者可能会因神经源性休克而出现低血压，对大脑的功能和恢复造成不良影响。要特别留意严重颅脑损伤和颅内压（ICP）升高的患者，因为胸部、腹部或骨科手术中的体位和补液可能会导致 ICP 增高。

留置鼻胃管可以减压胃内容物，但对筛板骨折的患者是禁忌；这一点在 MST 患者中往往很难明确，但若出现颅内积气或出血（特别是在前颅窝）或脑脊液鼻漏，则应高度怀疑。此时最好经口留置胃管。颈髓损伤患者应避免过度吸痰，因为此类患者的迷走神经对抗受损，易导致心搏骤停。应常规留置 Foley 尿管以监测尿量，若存在尿道损伤（严重的骨盆、会阴、阴茎或阴囊损伤患者可能会出现尿道损伤）等禁忌证，导尿前需请泌尿科会诊并行尿道造影检查[18]。

18.6.1 颅脑损伤处理

如上所述，快速的临床和影像学评估可较为清楚地明确伤情，同时也有较为明确的指南及流程来指导此类患者的治疗。MST 患者凝血异常的可能性较高，在进行颅脑手术干预前必须纠正。大多数患者可进行快速逆转剂治疗，如新鲜冰冻血浆和凝血因子Ⅶ；补充维生素 K 对凝血的改善效果大约在 12h 后才会显现，而且需要肝功能正常。

对 GCS 评分在 8 分或以下、低血压或查体运动异常的患者，需要放置颅内压监测仪。脑实质或脑室内监测仪均可。后者的优点是在颅内压升高时，可以根据需要引流脑脊液。然而，脑实质内探头更易植入；小脑室和脑肿胀的患者留置脑室导管可能会比较困难。对于颅内压升高，有一些简单的处理方法，如抬头、维持常温或亚低温、血容量正常化，以及镇痛、镇静和肌松药的联合应用。顽固性高颅压的患者可静脉滴注巴比妥，以治疗在连续床旁脑电图上监测的爆发抑制，或行包括颅骨额、颞、顶区的开颅减压术，辅以松弛的扩张性硬脑膜成形术。对于病变占位效应明显而引起的颅内压升高或神经功能缺损患者，应在其血流动力学稳定后行手术治疗，如硬膜外、硬膜下或实质内血肿。

在 MST 患者稳定并明确颅脑损伤程度后，主要目标便是减轻继发的颅脑损伤。这常是缺氧或低血压引起；因此需要维持血容量、正常血压和血氧饱和度。使用利尿剂（如甘露醇和高渗盐水）治疗颅内压升高时，要注意平衡潜在的低血压和低血容量风险。类似地，过度通气以诱导低碳酸血症可以短暂处理高颅压，但会增加已损伤脑组织的缺血风险。

18.6.2 意识障碍患者颈部损伤的评估

对于意识障碍患者颈部损伤的评估，目前仍充满挑战。对于清醒的无症状患者，可通过临床检查排除颈髓损伤。对于清醒的颈部疼痛明显的患者，或昏迷患者，则应完善影像学检查。2013 年，由美国神经外科医师协会和神经外科医师大会成员组成的脊柱和周围神经疾病联合小组，发布了修订后的急性颈椎和脊髓损伤处理指南 [70]。

对于意识障碍的患者，建议选择高分辨率 CT 行颈椎影像学检查。如果可行 CT 检查，不推荐行三位平片，但若无 CT 可用，则可退而求其次选之。这些推荐均有高质量的研究支持 [71]。对于 CT 扫描正常的昏迷患者，最佳的具体治疗流程尚不明确。神经外科指南提供了几种选择：继续颈托固定，直至症状消失；伤后 48h 行 MRI 若正常，则停止颈托固定（该建议的证据有限，且有争议）；或由医生具体决定是否继续固定。这种情况下，动态成像（如屈伸位平片）的意义有限，并不推荐 [71]。显然，这种情况需要医生决断，必须考虑以下因素：损伤机制（包括能量转移）、患者关于其他损伤的生理稳定性、延长固定时间的并发症（如褥疮）风险，以及总体预后。

18.6.3 脊柱损伤处理

脊柱骨折治疗的一般原则是对齐椎体、神经减压，并将有损伤风险的节段固定于生理活动范围内 [72]。目前有多种评分系统对枢椎下颈椎损伤和胸腰椎损伤进行分级，并指导治疗。对于这两个分级，损伤严重程度评分（ISS）≤ 3 分可不进行手术干预，ISS ≥ 5 分则需要手术（表 18.3，表 18.4）。目前不再推荐静脉使用大剂量类固醇来治疗脊髓损伤。医疗条件允许的情况下，任何需要手术固定的脊柱骨折都应尽快治疗。患者的神经功能对手术治疗的时机也有影响。一方面，完全性脊髓损伤的患者可以在血流动力学优化和营养支持后，择期治疗。另一方面，对于影像学明显的不完全性脊髓损伤患者，如关节脱位或严重的椎管损伤，治疗应更加积极；对于进行性神经功能缺损或有可能导致进行性功能缺损的患者，建议紧急手术减压。

对于非急症的脊柱或骨科骨折，一旦患者充分复苏，且可在手术过程中保持血流动力学稳定，便可开始手术。其他损伤，如急性呼吸窘迫综合征（ARDS），可致患者难以安全麻醉并保持所需体位，而影响手术。对于非急诊脊柱损伤的患者，越来越建议早期手术治疗，最好是在伤后 72h 内。延迟手术与较长的住院时间、皮肤破裂、

表 18.3 枢椎下颈椎损伤评分系统

损伤形态学	评分
无异常	0
压缩	1
· 爆裂（通过后壁延伸，包括垂直骨折、“泪滴”骨折）	+1
牵张分离	3
· 关节镶嵌面或双侧关节面增宽（无跳跃）	
· 过度伸展损伤（前纵韧带 + 椎间盘撕裂）	
旋转 / 平移（大于 11° 或 3.5mm 的变形）	4
· 小关节面脱位，不稳定的“泪滴”	
· 双侧椎弓根骨折，漂浮的侧向肿块	
椎间盘复合体	
· 完好	0
· 轻微问题 棘间加宽，或仅 MR STIR 有异常	1
· 损伤 椎间盘增宽，关节镶嵌面或错位	3
神经功能状态	
· 完好	0
· 神经根损伤	1
· 完全性脊髓损伤（ASIA A）	2
· 不完全性脊髓损伤（ASIA B、C、D）	3
· 持续脊髓压迫伴神经功能缺损（修饰）	+1

ASIA：美国脊髓损伤协会；MRI：磁共振；STIR：短时反转恢复序列

来源：Vaccaro AR. The subaxial cervical spine injury classification system. Spine, 2007, 32: 2365–2374.

表 18.4　胸腰椎损伤分类及严重评分

损伤形态学	评分
压缩	1
· 轴向压缩或爆裂性骨折	
· 屈曲受压、屈曲爆裂、后向部分爆裂牵拉	
· 横向受压、侧向爆裂	
爆裂性骨折（任何类型）（修饰）	+1
平移 / 旋转	3
· 平移 / 旋转 +/– 压缩或爆裂	
· 单侧或双侧小关节脱位 +/– 压缩或爆裂	
牵张	4
· 屈曲 – 牵张 +/– 压缩或爆裂	
· 延伸 – 牵张	
后韧带复合物	
· 完好	0
· 疑似或轻微损伤	2
· 损伤	3
神经功能状态	
· 完好	0
· 神经根损伤	2
· 完全脊髓损伤（ASIA A）	2
· 不完全脊髓损伤（ASIA B、C、D）	3
· 马尾神经损伤	3

来源：Vaccaro AR. A new classifcation of thoracolumbar injuries. Spine, 2005, 30: 2325–2333.

脓毒症、肺部并发症和深静脉血栓形成有关[73–76]。手术固定后的患者可早期活动以避免这些并发症，这也是支持早期手术的主要依据之一。其他优势还有疼痛控制、改善神经预后、防止进行性畸形（特别是后凸畸形），且病床上的体位也可更自由。

在治疗过程中，神经外科或骨科脊柱外科医生必须与创伤外科医生和麻醉医师合作，不断评估患者的病情进展和脊柱骨折固定术的可行性。尽管近几十年来，创伤的初始处理已日益标准化，但其之后的治疗决策，包括合并脑和脊柱损伤的多发性创伤的治疗，必须针对特定的患者进行个体化处理。

18.7 结　论

MST 患者的评估和管理是复杂的、多学科的。应与相关科室保持沟通，对重叠疾病及干预效果要有敏锐的认识，同时要警惕可能漏诊的情况。尤其是颅脑及脊柱损伤，会使 MST 患者的治疗更加复杂，如果处理不当，可能发生继发性损伤。漏诊的骨折可能造成新的或恶化的神经功能损伤，液体管理不当可导致脑水肿加重，这些都是例子。特别强调要进行快速准确的影像学检查与评估。能否实现从受伤现场至医院的无缝转运，决定着很多患者的预后。最后，处理此类患者时，创伤团队与会诊医生的高效协作堪称典范，是高质量创伤中心的标志。

参考文献

[1] World Health Organization. Injuries and Violence: The Facts. http://apps.who.int/iris/bitstream/10665/149798/1/9789241508018_eng.pdf?ua=1&ua=1. Published 2014. Accessed September 22, 2016.

[2] Centers for Disease Control and Prevention, National Center for Injury Prevention and Control. Web-based Injury Statistics Query and Reporting System (WISQARS). https://www.cdc.gov/injury/wisqars/. Accessed June, 19, 2016.

[3] National Trauma Institute. Trauma statistics. http://www.nationaltraumainstitute.org/home/trauma_statistics.html. Published 2014. Accessed September 22, 2016.

[4] Faul M, Xu L, Wald MM, et al. Traumatic Brain Injury in the United States: Emergency Department Visits, Hospitalizations, and Deaths. Atlanta, GA: Centers for Disease Control and Prevention, National Center for Injury Prevention and Control, 2010.

[5] Cooper C, Dunham CM, Rodriguez A. Falls and major injuries are risk factors for thoracolumbar fractures: cognitive impairment and multiple injuries impede the detection of back pain and tenderness. J Trauma, 1995, 38(5):692–696.

[6] Hanson JA, Blackmore CC, Mann FA, et al. Cervical spine injury: a clinical decision rule to identify high-risk patients for helical CT screening. AJR Am J Roentgenol, 2000, 174(3):713–717.

[7] Kaups KL, Davis JW. Patients with gunshot wounds to the head do not require cervical spine immobilization and evaluation. J Trauma, 1998, 44(5):865–867.

[8] Patton JH, Kralovich KA, Cuschieri J, et al. Clearing the cervical spine in victims of blunt assault to the head and neck: what is necessary? Am Surg, 2000, 66(4):326–330, discussion 330–331.

[9] Holly LT, Kelly DF, Counelis GJ, et al. Cervical spine trauma associated with moderate and severe head injury: incidence, risk factors, and injury characteristics. J Neurosurg, 2002, 96(3, Suppl):285–291.

[10] Iida H, Tachibana S, Kitahara T, et al. Association of head trauma with cervical spine injury, spinal cord injury, or both. J Trauma, 1999, 46(3):450–452.

[11] Leucht P, Fischer K, Muhr G, et al. Epidemiology of traumatic spine fractures. Injury, 2009, 40(2):166–172.

[12] Post MJ, Green BA. The use of computed tomography in spinal trauma. Radiol Clin North Am, 1983, 21(2):327–375.

[13] el-Khoury GY, Whitten CG. Trauma to the upper thoracic spine: anatomy, biomechanics, and unique imaging features.

AJR Am J Roentgenol, 1993, 160(1):95–102.

[14] Kaye JJ, Nance EP, Jr. Thoracic and lumbar spine trauma. Radiol Clin North Am, 1990, 28(2):361–377.

[15] Brandser EA, el-Khoury GY. Thoracic and lumbar spine trauma. Radiol Clin North Am, 1997, 35(3):533–557.

[16] Reid DC, Henderson R, Saboe L, et al. Etiology and clinical course of missed spine fractures. J Trauma, 1987, 27(9):980–986.

[17] Buduhan G, McRitchie DI. Missed injuries in patients with multiple trauma. J Trauma, 2000, 49(4):600–605.

[18] Ali J. Priorities in multisystem trauma // Hall JB, Schmidt GA, Wood LH, eds. Principles of Critical Care. 3rd ed., 2005. http://accesssurgery.mhmedical.com/content.aspx?bookid=361&Sectionid=39866466. Published 2005. Accessed September 22, 2016.

[19] American College of Surgeons Committee on Trauma. Advanced Trauma Life Support (ATLS) Student Course Manual. 9th ed. Chicago, IL: American College of Surgeons, 2012.

[20] Lee WC, Chen CW, Lin YK, et al. Association of head, thoracic and abdominal trauma with delayed diagnosis of co-existing injuries in critical trauma patients. Injury, 2014, 45(9):1429–1434.

[21] Chesnut RM. The management of severe traumatic brain injury. Emerg Med Clin North Am, 1997, 15(3):581–604.

[22] Chesnut RM, Marshall SB, Piek J, et al. Early and late systemic hypotension as a frequent and fundamental source of cerebral ischemia following severe brain injury in the Traumatic Coma Data Bank. Acta Neurochir Suppl (Wien), 1993, 59:121–125.

[23] Hoffman JR, Wolfson AB, Todd K, et al. Selective cervical spine radiography in blunt trauma: methodology of the National Emergency X-Radiography Utilization Study (NEXUS). Ann Emerg Med, 1998, 32(4):461–469.

[24] Roth BJ, Martin RR, Foley K, et al. Roentgenographic evaluation of the cervical spine. A selective approach. Arch Surg, 1994, 129(6):643–645.

[25] Chiu WC, Haan JM, Cushing BM, et al. Ligamentous injuries of the cervical spine in unreliable blunt trauma patients: incidence, evaluation, and outcome. J Trauma, 2001, 50(3):457–463, discussion 464.

[26] Hasler RM, Exadaktylos AK, Bouamra O, et al. Epidemiology and predictors of cervical spine injury in adult major trauma patients: a multicenter cohort study. J Trauma Acute Care Surg, 2012, 72(4):975–981.

[27] Hoffman JR, Mower WR, Wolfson AB, et al. National Emergency X-Radiography Utilization Study Group. Validity of a set of clinical criteria to rule out injury to the cervical spine in patients with blunt trauma. N Engl J Med, 2000, 343(2):94–99.

[28] Hoffman JR, Schriger DL, Mower W, et al. Low-risk criteria for cervical-spine radiography in blunt trauma: a prospective study. Ann Emerg Med, 1992, 21(12):1454–1460.

[29] Katsuura Y, Osborn JM, Cason GW. The epidemiology of thoracolumbar trauma: a meta-analysis. J Orthop, 2016, 13(4):383–388.

[30] Dai LY, Yao WF, Cui YM, et al. Thoracolumbar fractures in patients with multiple injuries: diagnosis and treatment—a review of 147 cases. J Trauma, 2004, 56(2):348–355.

[31] Stephan K, Huber S, Häberle S, et al; TraumaRegister DGU. Spinal cord injury—incidence, prognosis, and outcome: an analysis of the TraumaRegister DGU. Spine J, 2015, 15(9):1994–2001.

[32] Varma A, Hill EG, Nicholas J, et al. Predictors of early mortality after traumatic spinal cord injury: a population-based study. Spine, 2010, 35(7):778–783.

[33] Desai JD. Beevor's sign. Ann Indian Acad Neurol, 2012, 15(2):94–95.

[34] Blackwood GA, Blackmore CC, Mann MD, et al. The importance of trauma series radiographs: have we forgotten the ABC's? Presented at the 13th Annual Scientific Meeting of the American Society of Emergency Radiology, March 13–20, 2002, Orlando, Florida.

[35] Ballard RB, Rozycki GS, Knudson MM, et al. The surgeon's use of ultrasound in the acute setting. Surg Clin North Am, 1998, 78(2):337–364.

[36] Shackford SR, Rogers FB, Osler TM, et al. Focused abdominal sonogram for trauma: the learning curve of non-radiologist clinicians in detecting hemoperitoneum. J Trauma, 1999, 46(4):553–562, discussion 562–564.

[37] Hoff WS, Holevar M, Nagy KK, et al; Eastern Asociation for the Surgery of Trauma. Practice management guidelines for the evaluation of blunt abdominal trauma: the East practice management guidelines work group. J Trauma, 2002, 53(3):602–615.

[38] Miller LA, Shanmuganathan K. Multidetector CT evaluation of abdominal trauma. Radiol Clin North Am, 2005, 43(6):1079–1095, viii.

[39] Fakhry SM, Watts DD, Luchette FA; EAST Multi-Institutional Hollow Viscus Injury Research Group. Current diagnostic approaches lack sensitivity in the diagnosis of perforated blunt small bowel injury: analysis from 275,557 trauma admissions from the EAST multi-institutional HVI trial. J Trauma, 2003, 54(2):295–306.

[40] Menegaux F, Trésallet C, Gosgnach M, et al. Diagnosis of bowel and mesenteric injuries in blunt abdominal trauma: a prospective study. Am J Emerg Med, 2006, 24(1):19–24.

[41] Friese RS, Coln CE, Gentilello LM. Laparoscopy is sufficient to exclude occult diaphragm injury after penetrating abdominal trauma. J Trauma, 2005, 58(4):789–792.

[42] Sliker CW. Imaging of diaphragm injuries. Radiol Clin North Am, 2006, 44(2):199–211, vii.

[43] Deck AJ, Shaves S, Talner L, et al. Computerized tomography cystography for the diagnosis of traumatic bladder rupture. J Urol, 2000, 164(1):43–46.

[44] Quagliano PV, Delair SM, Malhotra AK. Diagnosis of blunt bladder injury: a prospective comparative study of computed tomography cystography and conventional retrograde cystography. J Trauma, 2006, 61(2):410–421, discussion, 421–422.

[45] Peng PD, Spain DA, Tataria M, et al. CT angiography effectively evaluates extremity vascular trauma. Am Surg, 2008, 74(2):103–107.

[46] Hagan JB. Anaphylactoid and adverse reactions to radiocontrast agents. Immunol Allergy Clin North Am, 2004, 24(3):507–519, vii–viii.

[47] Kandzari DE, Rebeiz AG, Wang A, et al. Contrast nephropathy: an evidence-based approach to prevention. Am J Cardiovasc Drugs, 2003, 3(6):395–405.

[48] Tremblay LN, Tien H, Hamilton P, et al. Risk and benefit

of intravenous contrast in trauma patients with an elevated serum creatinine. J Trauma, 2005, 59(5):1162–1166, discussion 1166–1167.
[49] Barraco RD, Chiu WC, Clancy TV, et al. Practice Management Guidelines for the Diagnosis and Management of Injury in the Pregnant Patient. EAST Practice Management Guidelines Work Group, 2005.
[50] Berne JD, Velmahos GC, El-Tawil Q, et al. Value of complete cervical helical computed tomographic scanning in identifying cervical spine injury in the unevaluable blunt trauma patient with multiple injuries: a prospective study. J Trauma, 1999, 47(5):896–902, discussion 902–903.
[51] Blackmore CC, Ramsey SD, Mann FA, et al. Cervical spine screening with CT in trauma patients: a cost-effectiveness analysis. Radiology, 1999, 212(1):117–125.
[52] Brandt MM, Wahl WL, Yeom K, et al. Computed tomographic scanning reduces cost and time of complete spine evaluation. J Trauma, 2004, 56(5):1022–1026, discussion 1026–1028.
[53] Gestring ML, Gracias VH, Feliciano MA, et al. Evaluation of the lower spine after blunt trauma using abdominal computed tomographic scanning supplemented with lateral scanograms. J Trauma, 2002, 53(1):9–14.
[54] Hauser CJ, Visvikis G, Hinrichs C, et al. Prospective validation of computed tomographic screening of the thoracolumbar spine in trauma. J Trauma, 2003, 55(2):228–234, discussion 234–235.
[55] Holmes JF, Akkinepalli R. Computed tomography versus plain radiography to screen for cervical spine injury: a meta-analysis. J Trauma, 2005, 58(5):902–905.
[56] Schenarts PJ, Diaz J, Kaiser C, et al. Prospective comparison of admission computed tomographic scan and plain films of the upper cervical spine in trauma patients with altered mental status. J Trauma, 2001, 51(4):663–668, discussion 668–669.
[57] Sheridan R, Peralta R, Rhea J, et al. Reformatted visceral protocol helical computed tomographic scanning allows conventional radiographs of the thoracic and lumbar spine to be eliminated in the evaluation of blunt trauma patients. J Trauma, 2003, 55(4):665–669.
[58] Brown CV, Antevil JL, Sise MJ, et al. Spiral computed tomography for the diagnosis of cervical, thoracic, and lumbar spine fractures: its time has come. J Trauma, 2005, 58(5):890–895, discussion 895–896.
[59] Diaz JJ, Jr, Gillman C, Morris JA, Jr, et al. Are five-view plain films of the cervical spine unreliable? A prospective evaluation in blunt trauma patients with altered mental status. J Trauma, 2003, 55(4):658–663, discussion 663–664.
[60] Benzel EC, Hart BL, Ball PA, et al. Magnetic resonance imaging for the evaluation of patients with occult cervical spine injury. J Neurosurg, 1996, 85(5):824–829.
[61] D'Alise MD, Benzel EC, Hart BL. Magnetic resonance imaging evaluation of the cervical spine in the comatose or obtunded trauma patient. J Neurosurg, 1999, 91(1, Suppl):54–59.
[62] Klein GR, Vaccaro AR, Albert TJ, et al. Efficacy of magnetic resonance imaging in the evaluation of posterior cervical spine fractures. Spine, 1999, 24(8):771–774.
[63] Wintermark M, Mouhsine E, Theumann N, et al. Thoracolumbar spine fractures in patients who have sustained severe trauma: depiction with multi-detector row CT. Radiology, 2003, 227(3):681–689.
[64] Schneidereit NP, Simons R, Nicolaou S, et al. Utility of screening for blunt vascular neck injuries with computed tomographic angiography. J Trauma, 2006, 60(1):209–215, discussion 215–216.
[65] Stallmeyer MJ, Morales RE, Flanders AE. Imaging of traumatic neurovascular injury. Radiol Clin North Am, 2006, 44(1):13–39, vii.
[66] Bok AP, Peter JC. Carotid and vertebral artery occlusion after blunt cervical injury: the role of MR angiography in early diagnosis. J Trauma, 1996, 40(6):968–972.
[67] Bromberg WJ, Collier BC, Diebel LN, et al. Blunt cerebrovascular injury practice management guidelines: the Eastern Association for the Surgery of Trauma. J Trauma, 2010, 68(2):471–477.
[68] Stuke LE, Pons PT, Guy JS, et al. Prehospital spine immobilization for penetrating trauma—review and recommendations from the Prehospital Trauma Life Support Executive Committee. J Trauma, 2011, 71(3):763–769, discussion 769–770.
[69] Como JJ, Sutton ER, McCunn M, et al. Characterizing the need for mechanical ventilation following cervical spinal cord injury with neurologic deficit. J Trauma, 2005, 59(4):912–916, discussion 916.
[70] Walters BC. Methodology of the guidelines for the management of acute cervical spine and spinal cord injuries. Neurosurgery, 2013, 72(Suppl 2):17–21.
[71] Ryken TC, Hadley MN, Walters BC, et al. Radiographic assessment. Neurosurgery, 2013, 72(Suppl 2):54–72.
[72] Dimar JR, Carreon LY, Riina J, et al. Early versus late stabilization of the spine in the polytrauma patient. Spine, 2010, 35(21, Suppl):S187–S192.
[73] Cengiz SL, Kalkan E, Bayir A, et al. Timing of thoracolomber spine stabilization in trauma patients; impact on neurological outcome and clinical course. A real prospective (rct) randomized controlled study. Arch Orthop Trauma Surg, 2008, 128(9):959–966.
[74] Vallier HA, Moore TA, Como JJ, et al. Complications are reduced with a protocol to standardize timing of fixation based on response to resuscitation. J Orthop Surg, 2015, 10:155.
[75] Kerwin AJ, Griffen MM, Tepas JJ, III, et al. Best practice determination of timing of spinal fracture fixation as defined by analysis of the National Trauma Data Bank. J Trauma, 2008, 65(4):824–830, discussion 830–831.
[76] Frangen TM, Ruppert S, Muhr G, et al. The beneficial effects of early stabilization of thoracic spine fractures depend on trauma severity. J Trauma, 2010, 68(5):1208–1212.

19 脑外伤基金会颅脑损伤指南总结与概要

Courtney Pendleton, Jack Jallo

摘　要

颅脑损伤（TBI）是美国人群中致死和致残的最主要原因之一。本指南由脑外伤基金会和美国神经外科医师协会制定，旨在为重型颅脑损伤的成年和儿童患者提供院前和急诊抢救的最优治疗方案。战斗相关TBI的最优治疗决策并不包含在本章节，将在独立的指南中描述。本指南的关键主题是为具备流水线式和多学科综合诊疗模式的创伤中心接诊的成人和儿童复合伤患者提供建议。院内治疗的指南多数是Ⅱ级或Ⅲ级推荐，而只有避免预防性类固醇的应用为Ⅰ级推荐。总而言之，这些推荐有助于美国TBI患者诊疗策略的编纂，并为住院患者提供了最优的循证医学证据。

关键词：重症监护，循证医学，指南，创伤，颅脑损伤

19.1 引　言

在美国，每年因颅脑损伤（TBI）收住急诊室观察的患者约100万人，其中约1/4的患者需要住院治疗。而每年死于创伤的15万人中，1/3者死于继发性颅脑损伤。虽然准确数据难以统计，但每年用于创伤治疗的花费接近400亿美元。为此，已经发布了一系列关于TBI诊治的指南，协助多学科综合诊疗团队为TBI患者制订最优化的临床决策。

以下指南改编自脑外伤基金会（BTF）和美国神经外科医师协会联合制定的重型颅脑损伤临床诊疗策略。这些指南可以分为三部分：一般成年人创伤诊疗策略，创伤性损伤的外科治疗策略，一般儿科创伤诊疗策略。

第三版BTF指南将前版中“标准”“指南”和“选择”的分类方法修改为Ⅰ、Ⅱ、Ⅲ级推荐的新方式。新的分类系统与循证医学中Ⅰ、Ⅱ、Ⅲ级证据的等级分组相一致。简言之，Ⅰ级推荐基于Ⅰ级证据，确定性最强，而Ⅲ级推荐基于Ⅱ、Ⅲ级证据，确定性最低。Ⅰ级证据主要指高质量的前瞻性随机对照试验；Ⅱ级证据包括中等质量的随机研究和高质量的回顾性分析，如队列研究和病例对照研究；Ⅲ级证据则基于可靠性较低的随机试验、回顾性分析、病例研究、数据库及病案等。

受限于有限的前瞻性数据，指南为临床医师和患者的个体化情况留下了思考空间。本章总结了儿童和成人重型颅脑损伤的诊疗指南，并描述了创伤性损伤的外科诊疗指南。

19.2 院前指南

19.2.1 创伤系统

两项研究结果发现，有组织的创伤救治体系可显著降低覆盖地区的死亡率（分别为50%和20%）[1-2]，因此指南推荐所有地区都应建立有组织的创伤治疗体系。尽管该体系的形式并无明确的定义，但仍有一些重要的参考意见需要关注：神经外科医师在TBI诊疗过程中的角色，24h的创伤和神经外科团队，以及指南所需的用于保障评估、监护和管理的基础设施。尤其是对于儿童患者，在可能的条件下应尽快由急诊医疗系统（EMS）将其转移至专业的儿童创伤中心，以便获得最佳的诊疗方案。数据显示，当儿童重型TBI患者就诊于儿童创伤中心或具备儿科资质的成人创伤中心时，其生存率高于就诊于Ⅰ级或Ⅱ级成人创伤中心，而需要外科治疗的儿童重型TBI患者在Ⅱ级成人创伤中心的生存率远低于其他中心[3]。此外，在大城市地区，直接将患儿转运至儿童创伤中心救治，能够提高患儿的总体生存率[4]。

19.2.2 最优化的医学治疗

目前研究已证实，院前处理过程中的低氧血症与 TBI 患者的不良预后相关[5]。此外，多项研究结果表明，大多数儿童 TBI 患者在院前处理过程中都存在低氧血症。数据表明，近 1/3 的儿童重型 TBI 患者在就诊于急诊科之前就存在低氧血症[6]。因此，对于所有重型 TBI 或有低氧血症表现的患儿，似乎应立即行气管插管。然而，包括美国国家儿童创伤登记系统在内的两项大型前瞻性随机试验结果证实，院外气管插管和面罩通气并不能改善 TBI 患者的预后[7]。一项纳入 16 例儿童 TBI 患者的小规模研究表明，院外气管插管引发的“严重呼吸道事故”导致 4 例患儿死亡[8]。尽管低氧血症与儿童及成人 TBI 患者的不良预后高度相关，且低氧血症通常发生于院前过程中，但有证据表明，对婴儿和儿童的院前气管插管需要专业的培训，且总体成功率低于成年人。

多项研究结果表明，低氧血症和低血压与成年及儿童 TBI 患者的预后呈负相关。Pigula 等针对低氧血症和低血压对重症 TBI 患者死亡率的影响进行了研究[9]。结果显示，18% 的患者在到达急诊室时存在低血压，合并低血压患者的死亡率高达 61%，无低血压的患者死亡率仅为 22%；而当低血压合并低氧血症时，死亡率高达 85%[9]。

传统的神经外科文献将成年人收缩压＜90mmHg 的情况定义为低血压。在儿童患者中，血压低于同龄正常儿童收缩压的第五百分位数则诊断为低血压。对儿童来说，低血压是休克晚期的表现之一。即使已经出现明显的低血容量和休克的临床表现，儿童患者的血压仍有可能保持正常。低灌注的症状包括心动过速、中心动脉脉搏消失、尿量少于 1mL/（kg・h）以及毛细血管充盈时间增加＞ 2s。当儿童出现低灌注的临床表现时，即使血压正常，也应该给予液体复苏。对于已出现休克症状的儿童 TBI 患者，不应该为避免发生脑水肿或脑水肿恶化而限制液体入量[10]。

19.3 一般成人创伤管理指南

表 19.1 是对成人 TBI 患者住院治疗指导原则的总结。

表 19.1　成人创伤管理指南的总结

治疗方法	指南
血压及血氧饱和度	Ⅰ级：不充分的证据
	Ⅱ级：监测血压，避免低血压（收缩压＜ 90mmHg）
	Ⅲ级：监测氧饱和度，避免低氧血症（PaO_2 ＜ 60mmHg 或血氧饱和度＜ 90%）
高渗治疗	Ⅰ级：不充分的证据
	Ⅱ级：甘露醇能够有效降低 ICP，剂量为 0.25~1g/kg，避免收缩压＜ 90mmHg
	Ⅲ级：当不具备 ICP 监测时，应减少甘露醇的使用；而对于出现神经系统症状恶化或脑疝的患者，即使没有 ICP 监测也可使用
预防性低温治疗	Ⅰ级：不充分的证据
	Ⅱ级：不充分的证据
	Ⅲ级：根据 BTF 的 meta 分析，低温治疗超过 48h 能够降低死亡率并改善 GCS 结果
预防感染	Ⅰ级：不充分的证据
	Ⅱ级：气管插管过程中应用抗生素可降低肺炎风险，但对住院时间和死亡率无影响。推荐早期行气管切开，但不能改善死亡率
	Ⅲ级：对于符合临床标准的患者，较早拔除气管插管并不影响肺炎风险。对于脑室造瘘术患者，并不推荐术中使用抗生素
预防深静脉血栓	Ⅰ级：不充分的证据
	Ⅱ级：不充分的证据

表 19.1（续）

治疗方法	指南
	Ⅲ级：推荐使用弹力袜或充气泵等机械性疗法，直到患者能够行走；推荐药物预防，但有颅内出血增加的风险
ICP 监测应用指征	Ⅰ级：不充分的证据
	Ⅱ级：对 GCS 评分为 3~8 分并伴有颅内挫裂伤、血肿、水肿或 CT 提示基底池小的 TBI 患者，应使用 ICP 监测
	Ⅲ级：对 GCS 评分为 3~8 分且 CT 正常的患者，如果以下标准满足 2 项或以上，应给予 ICP 监测：年龄＞ 40 岁，单侧或双侧运动姿势异常，收缩压＜ 90mmHg
ICP 监测技术	脑室导管被认为是最经济准确的 ICP 监测方法
ICP 阈值	Ⅰ级：不充分的证据
	Ⅱ级：ICP ＞ 20mmHg 时开始治疗
	Ⅲ级：ICP 管理时需要临床检查、ICP 评估以及影像学表现
脑灌注压阈值	Ⅰ级：不充分的证据
	Ⅱ级：避免强行维持 CPP ＞ 70mmHg，以降低急性呼吸窘迫综合征风险
	Ⅲ级：维持 CPP 在 50~70mmHg
脑氧监测阈值	Ⅰ级：不充分的证据
	Ⅱ级：不充分的证据
	Ⅲ级：颈静脉氧饱和度＜ 50%，或脑组织氧分压＜ 15%
麻醉、镇痛和镇静	Ⅰ级：不充分的证据
	Ⅱ级：不推荐使用巴比妥类药物进行预防性爆发抑制，避免应用高浓度巴比妥类药物来控制 ICP；推荐应用丙泊酚来控制 ICP，但应避免高剂量使用
营养	Ⅰ级：不充分的证据
	Ⅱ级：7d 内应实现全热量营养支持
预防性抗癫痫	Ⅰ级：不充分的证据
	Ⅱ级：不推荐使用苯妥英或丙戊酸类药物来预防迟发性创伤后癫痫
过度通气	Ⅰ级：不充分的证据
	Ⅱ级：不推荐预防性过度通气（$PaCO_2$ ＜ 25mmHg）
	Ⅲ级：过度通气可作为临时措施，但在伤后 24h 不推荐过度通气；推荐颈静脉氧饱和度监测和脑氧张力监测
类固醇	Ⅰ级：不推荐类固醇药物用于 ICP 管理

BTF：脑外伤基金会；CPP：脑灌注压；CT：电子计算机断层扫描；GCS：格拉斯哥昏迷量表；$PaCO_2$：二氧化碳分压；PaO_2：氧分压；TBI：颅脑损伤

19.3.1 血压及氧饱和度的恢复

低氧血症和低血压已被证实是造成脑外伤患者不良预后的原因之一[6,11-12]。研究表明，约 44% 的患者在院外和转运途中存在低氧血症[13]。

指南中对血压监测和避免出现低血压（收缩压＜ 90mmHg）的推荐等级为Ⅱ级推荐，而对血氧监测和避免低氧血症[氧分压（PaO_2）＜ 60mmHg 或血氧饱和度＜ 90%]的推荐等级为Ⅲ级推荐。

指南建议临床医师应当将血压维持在合适的程度，以保证充足的脑灌注压（50~70mmHg）。对于低氧血症患者，尤其是格拉斯哥昏迷量表（GCS）评分小于9分的患者，强烈推荐予以气管插管。

创伤性昏迷数据库（TCDB）提供的前瞻性采集的数据揭示，低血压与低氧血症同时或单独出现是不良预后最重要的预测因素[5,14]。与正常血压的患者相比，低血压可以使死亡率增加1倍，并增加致残率。

尽管美国外科医师协会（ACS）推荐对创伤患者快速输注晶体液，但高级创伤生命支持（ATLS）警告，液体输注可能会不经意间加重脑水肿，并导致颅内压（ICP）升高。值得注意的是，一项研究表明，ICP与液体输注和血容量之间并不存在关联[15]。高渗盐水可作为TBI患者液体复苏的替代物：其可使TBI患者ICP下降[16]，而一项meta分析[17]发现高渗盐溶液能使患者的生存期提升1倍。

19.3.2 高渗治疗

甘露醇作为Ⅱ级推荐的药物，当具备ICP监测条件时，使用剂量应为0.25~1g/kg。对于无ICP监测且表现出临床恶化的患者，甘露醇使用为Ⅲ级推荐。这些推荐是基于第二版BTF指南的数据而制定的，在此期间没有符合指南纳入标准的新的临床试验。

甘露醇通常被应用于TBI患者的治疗。多项研究证实，甘露醇对ICP、脑灌注压（CPP）等多种指标有积极的作用。甘露醇最可能通过即时机制和延时机制发挥作用。快速静脉注射甘露醇几分钟后即可有效降低ICP，其原因是血管内容量增加，红细胞比容被稀释，血液黏滞度下降，最终导致CPP和脑血流量（CBF）增加。

甘露醇的延时作用发生于静脉注射20min后，在血浆和细胞之间形成了浓度梯度，此作用可能持续6h。应用甘露醇的风险包括急性肾衰竭和ICP升高。肾衰竭的风险因素包括血浆渗透压＞320mOsm以及存在肾脏疾病。

尽管BTF指南描述了高渗盐水在神经损伤患者ICP管理和容量复苏中的应用，但由于缺乏高质量的临床研究，因此无法对其提出推荐。

19.3.3 预防性低温治疗

鉴于围绕预防性低温治疗所展开的争议，BTF对现有的Ⅱ级证据进行了meta分析，以得出预防性低温应用的推荐等级[18-22]。被纳入的研究具备足够的质量用于Ⅲ级推荐，也就是说，尽管预防性低温治疗并不能明确降低死亡率，但如果TBI患者能够接受48h以上的持续低温治疗，其良好预后的概率（GCS评分为4或5分）会显著提高。

19.3.4 预防感染

BTF指南指出，TBI患者感染的主要来源是脑室引流管和ICP监测器感染，以及呼吸机相关性肺炎。对于植入脑室引流管和ICP监测器的患者，预防感染为Ⅲ级推荐。没有证据推荐对使用此类设备的患者进行常规抗生素预防，且不推荐经验性更换脑室引流管。尽管一项研究表明抗生素浸泡脑室引流管可减少感染和菌落形成[23]，但其数据并不满足BTF作出正式推荐的标准；然而，BTF仍强调该领域可作为新的临床研究，并使患者获益。为降低肺炎风险而在围手术期短期应用抗生素为Ⅱ级推荐，尽管其并不能缩短患者的总体住院时间。此外，早期气管切开为Ⅱ级推荐，且能够降低机械通气时间，但并不能降低死亡率和肺炎风险。对满足呼吸道条件的患者，如果有较好的咳嗽反射和咽反射，应力求早期拔除气管插管，推荐级别为Ⅲ级。

19.3.5 预防深静脉血栓形成

梯度压力弹力袜或间歇性充气泵等机械性预防治疗为Ⅲ级推荐，并应持续使用，直至患者能够行走。使用低分子量肝素或普通肝素进行药物性预防，并联合机械性预防治疗为Ⅲ级推荐。

美国国家创伤数据库的回顾分析证实，TBI患者合并DVT和肺栓塞（PE）等静脉栓塞事件的风险较高[24]。对于危重患者，PE的管理较复杂，尤其是在神经外科和神经创伤患者中，应用抗凝药物有可能增加脑出血的风险。

机械性预防已被证实能够降低症状性静脉血栓栓塞（VTE）的发生，以及无症状VTE的检出风险（如下肢多普勒超声检查）[25-26]。预防性使用低分子量肝素或普通肝素被证实能够降低TBI患者发生VTE的风险，但两项研究表明，使用低分子量肝素或普通肝素后新发脑出血或脑出血进展的风险上升3%[27-28]。

19.3.6 颅内压监测的适应证

ICP监测可作为Ⅱ级推荐应用于GCS评分为3~8分及CT提示急性颅内异常的患者。当患者CT结果无异常时，如果合并以下情况中的两项，ICP监测可作为Ⅲ级推荐应用：年龄＞40岁，收缩压＜90mmHg，出现单侧或双侧运动姿势异常。

通常认为正常ICP波动为0~10mmHg，而正常ICP一般不超过20mmHg。全身性低血压或高颅压能够降低CPP（平均动脉压与ICP之差），并对TBI患者产生不利影响。持续监测能够为ICP管理提供更好的参考，有助于临床医师评估并维持充分的脑灌注。

对于GCS评分＜8分的TBI患者，如果存在异常CT表现，高颅压的发生率为53%~63%，而CT表现正常的患者仅13%出现高颅压[29]。

ICP监测的一个重要作用是评估和指导高颅压的预防及治疗。过度通气、甘露醇、镇静及肌松药等的适应证和效率均基于ICP监测所提供的数据。此外，多项研究证实，ICP数值与预后相关，较低的ICP值预示患者的预后较好。

在TBI患者伤后急性期内动态监测ICP的另一个原因是患者伤情可能发生变化，初期影像学检查表现正常的患者也可能随后出现影像学或临床异常。有研究表明，在影像学无异常表现的TBI患者中，15%者会进展为脑出血[30]。

多项研究表明，无论是为了监测ICP还是引流脑脊液（CSF），应用ICP监测仪能够降低死亡率和致残率[31-32]。

BTF指南指出，关于ICP监测在用于或未用于治疗TBI患者高颅压时的益处，因受限于伦理学要求，无法开展相应的随机对照试验；但是，指南仍建议对那些伤后病情进展或出现新发颅内疾病的患者开展研究，可能有助于判定哪些患者能够从ICP监测和治疗中获益最大。

拉丁美洲多家医院开展了一项名为BEST TRIP的随机对照试验，将患者分为两个研究组，一组应用ICP监测，另一组应用目前标准的临床监护观察和CT影像学检查。结果显示，两组患者的死亡率和长期功能预后无明显差异[33]。尽管以上研究结果存在争议[34]，作者仍作出了评论[35]，并展开了一致性分析以强调研究目的，同时提出应当进一步开展针对ICP监测的随机对照试验（RCT），尤其是在北美/欧洲具备标准的临床观察和断层影像的创伤中心[36]。

19.3.7 颅内压监测技术

BTF指南并没有对ICP监测技术提出正式推荐。脑室引流管因其能够传导ICP并引流脑脊流的特点，被认为是最有效的ICP监测手段。最初使用脑实质监测器可能与脑室引流管一样准确，但容易产生测量偏移。此外，脑实质内监测器在放置后无法重新调零，如果需要持续ICP监测，必须更换监测器。

数据显示，通过硬膜下或脑实质监测器读取的数值和真实的脑室压力有偏差[37]。考虑到多数研究中关于ICP的监测都是基于脑室压，故此类监测手段有可能导致对患者ICP的不当处理。

ICP监测较少引起并发症，且很少引起长期后遗症。监测器植入所引起的血肿发生率约为1.4%[29,38]，其中约0.5%的出血患者需要外科治疗[29]。功能障碍和阻塞的发生率变化较大，脑室引流管约为6.3%，而在另一些使用脑实质监测器的研究中可高达40%[39-40]。

19.3.8 颅内压治疗阈值

当颅内压升高超过20mmHg时，应当给予干预措施（Ⅱ级推荐）。尽管有研究表明ICP为20mmHg和25mmHg对预后的影响并无差异[41]，但目前最大规模的一项基于前瞻性非随机数据的研究发现，ICP为20mmHg与临床预后的相关性最高[14]。由于ICP＜20mmHg的患者也有发生脑疝的风险，而一些患者尽管ICP＞20mmHg却没有临床变化，因此ICP监测数据应该联合临床查体和神经影像检查，以制订最优的治疗方案。

19.3.9 脑灌注压阈值

脑灌注压是指平均动脉压与ICP之间的差值。血管内失血及低血压、自动调节能力丧失、外伤后血管痉挛、ICP升高等因素都能显著降低CPP，并导致脑缺血。维持 CPP > 60mmHg 能够有效降低 TBI 患者的死亡率和致残率。在一项早期的研究中，McGraw 发现 CPP 每降低 10mmHg，死亡率升高 20%；CPP > 80mmHg 的患者死亡率为 35%~40%，而 CPP < 60mmHg 的患者死亡率高达 95%，其差异十分显著[41]。值得注意的是，虽然此研究将维持 CPP 作为 TBI 治疗的关键组成部分，但它并没有分析不依赖 ICP 监测和对症治疗的 CPP 管理。对于 TBI 患者，维持 CPP > 50mmHg 为Ⅲ级推荐。

与低 CPP 同样有害的是强行维持 CPP > 70mmHg，这可能诱发急性呼吸窘迫综合征[42-43]。因此，应避免强行维持 CPP > 70mmHg，推荐等级为Ⅱ级。

19.3.10 脑氧合监测及阈值

本节是 BTF 指南在新版本中新增加的推荐。当颈静脉氧饱和度（SjO_2）< 50% 或脑组织氧分压（$PBrO_2$）< 15% 时，应当给予处理（Ⅲ级推荐）。

脑实质氧含量依靠脑血流量和血液中氧合血红蛋白。院前气道管理指南中完全明确了避免低氧血症的重要性。TBI 后脑血流量立刻下降至正常以下，并诱导患者出现脑缺血。与 CPP 和 ICP 不同，脑血流量应当维持在什么水平尚无统一定论。

SjO_2 被用于评估脑实质内氧摄取，其高饱和度与不良预后相关[43]。与之相反，过低的 SjO_2 也和患者的不良预后相关[44-45]。

$PBrO_2$ 降低被证实与患者死亡率直接相关。一项研究表明，患者死亡风险的增加与 $PBrO_2$ < 15mmHg 的持续时间成正比[46]。另一项研究表明，$PBrO_2$ < 15mmHg 超过 4h，患者死亡率高达 50%[47]。

19.3.11 麻醉、镇痛和镇静

巴比妥类药物可用于其他药物或外科治疗无效的难治性 ICP 升高的临床管理（Ⅱ级推荐）。同时，指南建议应避免预防性应用巴比妥类药物来实现爆发抑制。自 1979 年以来，多项研究表明，巴比妥类药物诱导的昏迷能够降低其他原因导致的难治性 ICP 升高。在一项研究中，25 例患者中有 19 例在应用巴比妥类药物后 ICP 降低，其中 50% 恢复良好，而对治疗无反应的患者中有 83% 者死亡[48]。Eisenberg 等的一项随机试验发现，巴比妥处理组可使 ICP 下降的可能性增加一倍。在对巴比妥有反应的患者中，92% 者在 1 个月后仍存活，而在无反应患者中仅有 17%。在 ICP 无反应的患者中，90% 者在 6 个月后死亡或处于植物状态，而在反应良好的患者中，该发生率为 36%。一项随机对照试验发现，预防性使用巴比妥与对照组相比，预后无显著差异，且巴比妥组发生低血压的可能性是对照组的近 8 倍[49]，支持巴比妥类药物用于难治性 ICP 管理而非对 TBI 患者预防性应用的推荐。Cochrane 的回顾研究发现，巴比妥治疗的患者中有近 25% 者出现低血压，最终导致 CPP 下降，并抵消其 ICP 下降作用的获益[50]。

其他镇静剂和镇痛剂也被用于 ICP 管理。一项比较丙泊酚和吗啡控制 TBI 患者 ICP 效果的研究发现，两组间死亡率和预后 GCS 评分无显著差异[51]。长期使用丙泊酚，尤其是大剂量应用，会导致丙泊酚输注综合征。丙泊酚用于 ICP 管理为Ⅲ级推荐；需要注意的是，丙泊酚并不能降低死亡率，且在高剂量应用时可能导致显著的致残率。

19.3.12 营　养

伤后第 7d 即应开始全热量替代治疗，无论是通过肠内营养还是肠外营养，在无瘫痪的患者中应达到代谢需求的 140%，对于瘫痪患者也应达到代谢需求的 100%。在无瘫痪的颅脑损伤患者中，代谢率平均增加 60%，而在瘫痪患者中也增加 20%~30%，提示增加的肌肉功能占据了绝大部分的能量需求。一位 25 岁的男性，体重 70kg，24h 热量需求为 1700kcal，而伤后大约需要 2400kcal。如果没有营养支持，颅脑损伤患者每周体重丢失约 15%，并且主要是以氮（蛋白）的形式。当体重下降 30% 后，死亡率升高。推荐热量替代治疗中的 15% 应以蛋白形式供给。一项研究发现，如果患者在伤后两周无法得到充足的能量供应，其死亡率会增加[52]。

相较于肠外营养，应更推荐肠内营养途径，因为肠内营养能够减少高血糖和感染，且花费更低。高血糖会加重低氧性脑缺血，并可能导致不良预后[53-54]。对于TBI患者，应用肠外营养比肠内营养需要更大剂量的胰岛素以维持正常血糖水平，这也为TBI患者早期应用肠内营养提供了有力的论据[55]。一项独立的小型研究提示，补充锌元素能够改善TBI患者的GCS运动评分结果[56]，但关于特异性补充微量元素的推荐仍需更多数据支持。

19.3.13 头部外伤后预防性抗癫痫治疗

根据起病时间的不同，外伤后癫痫（PTS）可分为早期外伤后癫痫（7d内）和迟发性外伤后癫痫（＞7d）。在伤后36个月仍有近42%的脑外伤患者出现癫痫发作。癫痫可导致ICP升高、血流动力学不稳定和脑氧含量下降，最终导致TBI患者病情恶化。

应用抗癫痫药预防早期癫痫为Ⅱ级推荐，但也应注意早期PTS和不良预后无相关性。另一项Ⅱ级推荐是苯妥英和丙戊酸药物不适用于迟发性PTS的预防。

由于抗癫痫药物存在潜在的不良反应（从行为学异常到Stevens-Johnson综合征），因此抗癫痫药物的使用应限定于存在PTS风险的患者中。研究发现，特定的颅脑损伤，如大脑内和轴外出血、凹陷性骨折以及较低的GCS评分（＜10分），均可诱导患者发生癫痫[57-58]。这些患者很可能从预防性抗癫痫治疗中获益。

苯妥英是最早发现的能够阻断PTS进展的药物之一。在一项最大规模的前瞻性随机试验中，通过对404例患者进行分析，发现苯妥英能够降低早期癫痫的风险，但并未减少迟发性癫痫的发作[59]。值得注意的是，两组患者的生存率并没有显著差异。

一项前瞻性研究对比了苯妥英和丙戊酸盐在控制癫痫发作方面的作用[60]，发现两种药物在降低早期癫痫方面的作用相当，但丙戊酸盐可能与较高的死亡率相关。

19.3.14 过度通气

两项重要的发现解决了TBI患者应用过度通气的时机问题：研究表明40%的TBI患者会发生脑水肿并导致ICP升高[61]，且有研究表明脑血流量在伤后1d会降低为正常值的一半[62]。尽管过度通气可能通过诱导大脑血管收缩来阻止ICP失控导致的损伤，但也可能无意间增加脑缺血的风险。

避免预防性过度通气（$PaCO_2$ ＜ 25mmHg）为Ⅱ级推荐。由于在伤后24h内脑血流量已经受到影响，因此该期间不应预防性过度通气（Ⅲ级推荐）。另一项Ⅲ级推荐是过度通气可作为难治性ICP危象的姑息性治疗。如果应用过度通气，应当监测脑缺血，如通过脑组织氧浓度监测等。

脑血流量在伤后几小时内会急剧下降至20mL/（100g·min）。其降低与脑氧浓度（通过SjO_2或$PBrO_2$评估）的相关性并不完全明确[63-65]。一项前瞻性的随机研究证实，应用过度通气的患者GCS预后评分显著下降，但远期随访结果无差异[66]。

19.3.15 类固醇的作用

TBI患者应当避免应用类固醇（Ⅰ级推荐），这是由于ICP管理的获益尚不明确，且有可能增加死亡率。虽然类固醇被成功应用于减轻脑瘤患者的脑水肿[67]，但20世纪70年代以来的多项研究表明，类固醇在改善预后、ICP管理或死亡率方面的作用尚不明确[68-69]。

一项1997年完成的meta分析推断，TBI患者应用类固醇并不能改善预后[70]。此外，2004年完成的CRASH研究发现，对于颅脑损伤患者，甲强龙治疗组的死亡率显著高于对照组[71]。

19.4 创伤性损伤的外科治疗

表19.2总结了创伤性损伤的外科治疗指南。

19.4.1 急性硬膜外血肿的外科治疗

手术治疗急性硬膜外血肿（EDH）需要取决于患者的神经功能状态和血肿大小。对于EDH＞$30cm^3$的患者，无论神经功能状态如何，均应行手术治疗。对于连续颅脑CT扫描和临床检查符合以下标准的患者，应考虑保守治疗：EDH＜$30cm^3$，血肿厚度＜15mm，中线偏移＜5mm，GCS评分＞8分，以及无局灶性神经功能损害。关于手术时机，指南特别强调对于GCS评分＜9分和瞳孔不等大的患者，应该立即行手术治疗。

近4%的TBI患者伴有EDH[65-66]，且9%者

表 19.2 颅脑损伤的外科治疗指南

外科损伤	指南
急性硬膜外血肿	连续颅脑 CT 和临床检查： · EDH < 30cm^3，厚度< 15mm，中线移位< 5mm，GCS 评分> 8 分且无局灶性神经功能损害 急诊外科手术： · EDA > 30cm^3，GCS 评分< 9 分且瞳孔不等大
急性硬膜下血肿	ICP 监测： · GCS 评分< 9 分 急诊外科手术： · SDH 厚度> 10mm，或中线移位> 5mm · GCS 评分< 9 分、SDH 厚度< 10mm 和中线移位< 5mm，GCS 评分下降> 2 分，ICP > 20mmHg 或瞳孔不等大
创伤性脑实质损伤	严密观察： · 神经状态稳定，且无中线移位、占位效应或 ICP 升高 急诊外科手术： · 神经功能损伤或丧失，存在占位效应或难治性 ICP 升高 · GCS 评分 6~8 分，伴额叶或颞叶 IPH > 20cm^3 和中线移位> 5mm，或颅脑 CT 提示脑池消失 · IPH > 50cm^3
后颅窝脑组织损伤	观察： · 患者无占位效应或神经功能损害 急诊外科手术： · 患者存在占位效应或神经功能损害
凹陷性颅骨骨折	观察： · 下陷< 1cm，无硬脑膜缺损、大型血肿、额窦开放、颅内积气或创伤性感染 外科干预： · 开放性损伤移位超过颅骨厚度者，应行手术治疗

CT：计算机断层扫描；GCS：格拉斯哥昏迷量表；ICP：颅内压；IPH：脑实质内血肿；SDH：硬膜下血肿

存在昏迷[72–73]。经典理论认为出血的来源是脑膜中动脉，但一项新近的研究表明，该原因在成人中仅占 36%，在儿童中仅占 18%[74]。其他出血来源包括静脉窦和板障静脉。多项研究表明，外伤性 EDH 偏向于颅外损伤的患者。尽管预后数据存在矛盾，但 95% 的 EDH 患者合并有颅骨骨折。

EDH 患者的一系列临床表现包括从无受损表现到昏迷。接近一半（47%）的患者存在典型的“中间清醒期”，而多达27% 的患者始终神志清楚[75–76]。

EDH 的死亡率在成年人中约为 10%，在儿童中约为 5%。年龄、GCS 评分等多种因素影响了 EDH 患者的预后。多项研究表明，即时的 GCS 评分是预示患者预后最重要的独立因素。Gennarelli 等的研究证实，EDH 患者 GCS 评分为 6~8 分时死亡率约为 9%，而 GCS 评分为 3~5 分时死亡率上升至 36%[77]。

虽然对于 GCS 评分高于 12 分的患者推荐非手术治疗，但对于需要手术治疗的患者，应当立即行急诊手术[78]。

尽管研究已经表明从出现神经症状到手术治疗的间隔时间对总体预后有影响[77–79]，但目前尚无充分的数据证实在初级医院接受非手术治疗与转运至专科中心接受手术治疗的患者在治疗效果上存在差异。

19.4.2 急性硬膜下血肿的外科治疗

指南推荐，无论 GCS 评分为多少，对所有血肿厚度＞ 10mm 或 CT 中线移位＞ 5mm 的急性硬膜下血肿（SDH）患者都应该行手术治疗。对于 GCS 评分＜ 9 分的患者，推荐使用 ICP 监测。对于 GCS 评分＜ 9 分且 SDH 厚度＜ 10mm、中线移位＜ 5mm 的患者，如合并以下情况应行手术清除：GCS 评分下降 2 分或以上；ICP ＞ 20mmHg；瞳孔不等大或出现瞳孔固定。

对于 GCS 评分＜ 9 分需行手术治疗的 SDH 患者，指南推荐开颅手术，并行硬脑膜修补；去骨瓣减压术应当由临床医师慎重评估。关于 GCS 评分＞ 9 分的 SDH 患者是否需行手术干预，指南并未作出推荐。

急性 SDH 在 TBI 患者中的发病率约为 29%，其中大多数发生于 31~47 岁的男性。病因主要是交通事故（中青年患者）和跌落伤（老年患者）[65]。不考虑 GCS 评分，具备手术指征的 SDH 患者死亡率为 40%~60%[80-81]。

多项研究证实，随着患者年龄增加，其预后也随之变差；大多数研究发现，65 岁以上患者的生存较差[82-83]。意料之中地，年龄增长合并低 GCS 评分也与不良预后相关。Hatashita 等发现，GCS 评分为 4~6 分且接受手术治疗的 65 岁以上患者的死亡率为 75%，而 19~40 岁患者的死亡率为 34%[83]。

大多数研究都支持早期手术的急性 SDH 患者预后优于较晚期手术的患者。Haselsberger 等开展的一项大型研究表明，在出现临床衰退表现后 2h 以上接受手术治疗的昏迷患者死亡率为 80%，而 2h 内接受手术的患者死亡率为 47%[76]。与之类似，Seeling 等证实伤后 4h 以上接受手术的患者死亡率高达 90%，而在 4h 内接受手术的患者死亡率为 30%[84]。

较少有研究评估不同外科技术（如磨孔环钻术和颅骨切开术）对预后的影响。Hatashita 等发现对于 GCS 评分为 4~6 分的患者，磨孔环钻术比颅骨切开术的死亡率高[83]。

对于需要手术的患者，60% 以上合并有颅内或颅外其他病灶，这在 GCS 评分小于 10 分的患者中更为常见。为此，指南在制定推荐建议时参考了抢救率，结果发现在多系统创伤患者中，SDH 清除术并不能改善严重的非神经系统创伤所导致的死亡率和致残率。

19.4.3 脑实质损伤的外科治疗

对于有神经功能损害 / 丧失、CT 可见占位效应或难治性 ICP 升高的患者，应行手术干预。对于 GCS 评分为 6~8 分的前额叶或颞叶脑实质内出血（IPH）＞ 20cm^3 合并中线移位＞ 5mm 或 CT 可见脑池受压的患者，应行手术治疗；而对于所有 IPH ＞ 50cm^3 的患者，都应行手术治疗。对于无神经功能损害、中线移位或 ICP 危象的患者，推荐给予连续 CT 和临床检查等保守治疗。

对于需要外科手术的患者，推荐行开颅手术清除病灶；对于难治性 ICP 升高和弥漫性脑损伤的患者，可行去骨瓣减压术。特别是对 48h 内的弥漫性脑实质损伤患者，双侧额部去骨瓣减压术可作为选择。

广义上的外伤性脑实质损伤发生于超过 1/3 的 TBI 患者中，且有约 1/5 的患者需要手术干预。在决定手术治疗还是药物治疗时，除了评估脑实质的损伤程度外，还需考虑影像学检查、临床状态和过程，以及相关损伤。

脑实质损伤可表现为局限性或弥漫性，包括血肿、挫裂伤、梗死和弥漫性脑水肿。无论哪种类型，脑实质损伤都可能引起占位效应、中线移位、ICP 升高和脑疝形成。

研究发现，非手术治疗与多种临床表现呈负相关，包括低氧、脑池消失、蛛网膜下腔出血（SAH）和高颅压等。Bullock 等为了确定是否需要手术，尝试使用 ICP 监测[80,85]。虽然不能预测远期的临床衰退，但该研究确实发现 ICP 峰值与手术清除的必要性之间存在正相关关系。

由于影像学检查仅能提供“静态”信息而脑实质损伤表现为“动态”过程，因此推荐临床检查作为神经影像学检查的补充手段，以决定手术治疗与否。Yamaki 等发现，只有 80% 的脑实质内出血会在伤后 12h 内达到最大体积[86]。通常来说，迟发性创伤性脑内血肿（DTICH）发生于多数有异常 CT 表现但早期无明显神经系统表现的患者，并且与不良预后相关[86-87]。

19.4.4 后颅窝占位性病变的外科治疗

虽然后颅窝（PF）外伤性损伤仅占全部颅脑外伤的一小部分（＜ 3%），但该部位极少量的体积变化也可导致患者出现脑积水的快速进展、占位效应及神经功能损害。

对于存在占位效应（第四脑室受压或消失，脑积水征象）或局灶性神经功能损害的患者，推荐行手术干预；对于无占位效应或局灶性神经功能损害的患者，推荐临床观察。对于有快速恶化倾向的患者，如存在手术指征，推荐紧急或急诊手术。枕骨下去骨瓣减压是推荐的外科技术。尽管保守治疗也可行，但应谨慎选择患者，避免临床死亡和不良预后[88]。

19.4.5 凹陷性颅骨骨折的外科治疗

对于骨折下陷超过颅骨厚度的凹陷性骨折，推荐行手术治疗。对于需要手术的患者，推荐早期手术干预，以最大限度降低感染风险。

对于骨折下陷小于 1cm 的凹陷性骨折，推荐保守治疗，但应排除硬脑膜损伤、巨大血肿、额窦受累、颅内积气、伤口感染或大面积感染等禁忌证。无论是手术还是非手术治疗，都推荐应用抗生素。

颅骨凹陷性骨折在 TBI 患者中的发病率约为 6%，但极易导致患者出现多种并发症，开放性颅骨骨折在其中占绝大多数（近 90%）。开放性颅骨骨折的风险不仅表现为感染（近 10.6%），还有迟发性癫痫（高达 15%），并可增加神经系统的致残率（11% 的患者）和死亡率（19%）[89-91]。

19.5 一般儿童创伤治疗指南

儿童神经创伤指南与成人 TBI 患者相似，但其可用的数据通常不足以支持Ⅰ级或Ⅱ级推荐。因此，儿童 TBI 治疗指南主要是Ⅲ级推荐。表 19.3 对该指南进行了总结。这里我们对儿童指南中与成年人指南相对应的不同点进行讨论。

19.5.1 颅内压监测适应证

儿童 TBI 患者发生 ICP 升高的概率较高[92-95]，且多项研究表明 ICP 与预后相关[96]。此外，有证

表 19.3　一般儿童创伤治疗指南的总结

治疗	指南
颅内压监测适应证	Ⅰ级、Ⅱ级：不充分的证据 Ⅲ级：对 TBI 婴儿和儿童考虑行 ICP 监测
颅内压治疗阈值	Ⅰ级、Ⅱ级：不充分的证据 Ⅲ级：治疗应考虑维持 ICP ＞ 20mmHg
脑灌注压阈值	Ⅰ级、Ⅱ级：不充分的证据 Ⅲ级：CPP 不低于 40mmHg，控制范围为 40~50mmHg；婴儿应维持在较低水平，年龄稍大的儿童应维持在较高水平
神经监测	Ⅰ级、Ⅱ级：不充分的证据 Ⅲ级：如果行脑氧合监测，应考虑维持 $PBrO_2$ ＞ 10mmHg
神经影像	Ⅰ级、Ⅱ级：不充分的证据 Ⅲ级：伤后 24h 内常规 CT 检查，如无临床恶化或 ICP 危象则不需复查
高渗治疗	Ⅰ级：不充分的证据 Ⅱ级：当 ICP 升高时，可考虑使用高渗盐水，剂量为 6.5~10mL/kg 选择方案：高渗盐水 [3%，0.1~1.0mL/（kg・h）] 对治疗 ICP 升高有效，当 ICP ＜ 20mmHg 时可应用最小剂量；维持血浆渗透压＜ 360mOsm/L

表 19.3（续）

治疗	指南
体温控制	Ⅰ级：不充分的证据
	Ⅱ级：如果治疗时间＜ 24h，应避免中度低温（32~33℃）。对伤后 8h 内的患者，应考虑给予不超过 48h 的中度低温。避免复温速度超过 0.5℃/h
	Ⅲ级：应考虑早期中度低温治疗并持续 48h
CSF 引流	Ⅰ级、Ⅱ级：不充分的证据
	Ⅲ级：应考虑经脑室引流管行 CSF 引流。对于功能性脑室造瘘和难治性 ICP 升高患者，应行腰大池引流术
巴比妥类药物	Ⅰ级、Ⅱ级：不充分的证据
	Ⅲ级：难治性 ICP 升高患者可给予大剂量巴比妥药物，并联合动脉血压监测，以维持充足的 CPP
去骨瓣减压术	Ⅰ级、Ⅱ级：不充分的证据
	Ⅲ级：对于难治性高颅压患者，应早期行去骨瓣减压和硬脑膜修补术
过度通气	Ⅰ级、Ⅱ级：不充分的证据
	Ⅲ级：48h 内避免预防性过度通气（$PaCO_2$ ＜ 30mmHg）。如果应用过度通气来控制 ICP，应考虑联合神经监测
类固醇药物	Ⅰ级：不充分的证据
	Ⅱ级：不推荐使用类固醇药物
镇痛、镇静及神经肌肉阻滞	Ⅰ级、Ⅱ级：不充分的证据
	Ⅲ级：可使用依托咪酯，但可能导致肾上腺抑制。可考虑应用硫喷妥钠
糖和营养	Ⅰ级：不充分的证据
	Ⅱ级：尚无证据支持免疫调节饮食
	Ⅲ级：没有预后数据，由临床医师判定是否行血糖控制
预防性抗癫痫	Ⅰ级、Ⅱ级：不充分的证据
	Ⅲ级：可考虑使用苯妥英预防早期癫痫

CPP：脑灌注压；CSF：脑脊液；ICP：颅内压；$PaCO_2$：二氧化碳分压；$PBrO_2$：脑组织氧分压；TBI：颅脑损伤

据表明针对 ICP 升高的治疗可改善预后[97–98]。虽然 GCS 评分和神经查体是临床评估 TBI 患者的标准，但这些方法在婴儿和儿童中的敏感性较低。CT 基底池消失等高颅压表现在儿童中可能会出现误导。临床上较难对 TBI 婴儿进行评估，且初始表现正常的 CT 并不能排除 ICP 升高的可能。重型 TBI 婴儿存在开放性前囟和骨缝并不能排除高颅压的发展，也不能否定 ICP 监测的应用。

19.5.2 脑灌注压阈值

与成年患者的指南类似，儿童指南详细说明了 CPP 的可接受范围，数据支持 CPP 小于 40mmHg 与高死亡率相关，而与年龄无关[99–100]。尚无研究表明将儿童 TBI 患者的 CPP 控制在某个阈值以上能够改善死亡率和致残率。

19.5.3 神经影像

与成人 TBI 指南并无关联，儿童指南基于一项纳入 40 例儿童的回顾性研究[101]。该研究得出结论，为评估儿童患者临床检查变化或 ICP 危象而进行的影像学检查，更可能为需要的干预措施（即外科治疗）提供新的信息。

19.5.4 脑脊液引流

儿童指南基于四项研究，其中两项研究对儿童 TBI 患者行脑室外引流术，另两项研究对功能性脑室穿刺患儿行腰大池引流以治疗继发性 ICP 危象[98,102-104]。在重型 TBI 及高颅压患儿中，经脑室脑脊液引流联合 ICP 监测是一种常见的治疗方式。随着脑室穿刺术成为测量 TBI 患者 ICP 的常规手段，脑脊液引流的潜在治疗效果开始被重视。但是，脑脊液引流并不仅限于经脑室途径，控制性腰大池引流也能改善重型 TBI 和高颅压患儿的预后[102-103]。

总之，经脑室脑脊液引流可作为重型 TBI 儿童患者难治性高颅压的治疗选择；此外，对于影像学表现出脑池开放且没有严重的肿块病变或移位的患者，也可使用腰大池引流。

19.5.5 高渗治疗

鉴于成年患者指南中已对甘露醇的应用作出了推荐，因此儿童指南中仅对高渗盐水在 ICP 控制中的应用作出推荐。虽然指南作者建议甘露醇可作为儿童 TBI 患者的常规用药，但尚无相关证据作为这些推荐的依据。

与甘露醇相似，高渗盐水可提供渗透梯度效应，并降低 ICP。高渗盐水同样存在几种理论上的有益作用，包括重建正常的细胞静息膜电位和细胞容积[105]，促进心房钠尿肽释放[106]，抑制炎症反应，以及增加心输出量。高渗盐水可能的不良反应包括 ICP 反弹、中枢脑桥脱髓鞘以及 SAH。根据比例，持续 3% 盐水注射的有效浓度应为 0.1~1mL/（kg・h）。维持 ICP < 20mmHg 时应当使用最低剂量，应维持血浆渗透压< 360mOsm/L。

19.5.6 体温控制

如果需要预防性应用低温治疗，应当在 8h 内开始，并持续干预至 48h。早期预防性应用低温治疗应避免少于 24h。

19.5.7 巴比妥类药物

自 20 世纪 70 年代开始，便有报道称应用巴比妥类药物治疗重型头部损伤患儿的 ICP 升高[48]，然而只有两项关于儿童的研究被用于制定指南。两项关于成年患者的研究证实，巴比妥类药物能够有效降低 ICP 并改善预后[107-108]。

关于高剂量巴比妥类药物的小规模研究表明，在重型 TBI 患儿中选择性使用大剂量巴比妥类药物可有效降低 ICP。但是，应用巴比妥类药物可能有心肌抑制和低血压风险，且需要静脉输液与正性肌力药物进行血压支持。因此，其使用应仅限于有适当系统监测的重症监护条件下，以避免或快速纠正血流动力学不稳定。

19.5.8 镇痛、镇静及神经肌肉阻滞剂

虽然镇静、镇痛和神经肌肉阻滞剂在儿童重型 TBI 患者急诊插管和 ICP 控制等治疗中被广泛应用，但几乎没有关于此类药物临床应用的正式研究。在儿童患者中，依托咪酯[109]和硫喷妥钠[110]被证实能够降低 ICP。尽管丙泊酚被推荐用于成年人，但美国食品药品管理局（FDA）并不推荐对儿童注射丙泊酚。

19.5.9 预防性抗癫痫治疗在重型颅脑损伤中的作用

尽管年龄与迟发性外伤后癫痫（PTS）以及早期 PTS 的发生没有关联，但迟发性 PTS 在儿童 TBI 患者中的发生率为 7%~12%，而在成年人中为 9%~13%[111-112]。一项尝试将颅骨骨折与迟发性癫痫发作相联系的研究表明，年龄对迟发性癫痫有显著影响：5 岁以下患儿的发生率为 12%，5~16 岁患儿为 20%，16 岁以上为 9%[91]。另一项研究发现，在小于 3 岁的 TBI 患儿中，有 12% 者同时发生早期 PTS 和迟发性 PTS[113]。Young 等的随机试验发现，治疗组中迟发性 PTS 的发生率较对照组略高（12% *vs.* 6%），尽管统计学差异不显著[112]，但该研究的质量因依从性差而被降低。

Lewis 等的研究回顾了早期 PTS 发展的预防性治疗，发现未接受药物治疗患儿的癫痫发生率为 53%，而接受药物治疗的患儿仅为 15%[114]。

19.5.10 儿童高颅压的外科治疗

如外科治疗指南中所述，去骨瓣减压联合硬脑膜修补术是局限性或弥漫性颅内损伤所致高颅

压的一种治疗选择。Polin 等完成了一项纳入 35 例 TBI 患者的病例对照研究，其中成年或儿童患者都接受了双额去骨瓣减压术以治疗难治性高颅压[115]。在一项评价继发于虐待的 TBI 患儿的研究中，Cho 等发现在 ICP > 30mmHg 的患儿中，手术联合药物治疗的患儿预后比单纯药物治疗的患儿有显著改善[116]。在大多数情况下，外科手术都是在伤后 1d 内完成。

参考文献

[1] Mullins RJ, Veum-Stone J, Hedges JR, et al. Influence of a statewide trauma system on location of hospitalization and outcome of injured patients. J Trauma, 1996, 40(4):536–545, discussion 545–546.
[2] Sampalis JS, Lavoie A, Boukas S, et al. Trauma center designation: initial impact on trauma-related mortality. J Trauma, 1995, 39(2):232–237, discussion 237–239.
[3] Potoka DA, Schall LC, Gardner MJ, et al. Impact of pediatric trauma centers on mortality in a statewide system. J Trauma, 2000, 49(2):237–245.
[4] Johnson DL, Krishnamurthy S. Send severely head-injured children to a pediatric trauma center. Pediatr Neurosurg, 1996, 25(6):309–314.
[5] Chesnut RM, Marshall LF, Klauber MR, et al. The role of secondary brain injury in determining outcome from severe head injury. J Trauma, 1993, 34(2):216–222.
[6] Cooke RS, McNicholl BP, Byrnes DP. Early management of severe head injury in Northern Ireland. Injury, 1995, 26(6):395–397.
[7] Gausche M, Lewis RJ, Stratton SJ, et al. Effect of out-of-hospital pediatric endotracheal intubation on survival and neurological outcome: a controlled clinical trial. JAMA, 2000, 283(6):783–790.
[8] Nakayama DK, Gardner MJ, Rowe MI. Emergency endotracheal intubation in pediatric trauma. Ann Surg, 1990, 211(2):218–223.
[9] Pigula FA, Wald SL, Shackford SR, et al. The effect of hypotension and hypoxia on children with severe head injuries. J Pediatr Surg, 1993, 28(3):310–314, discussion 315–316.
[10] Armstrong PF. Initial management of the multiply injured child: the ABC's. Instr Course Lect, 1992, 41:347–350.
[11] Manley G, Knudson MM, Morabito D, et al. Hypotension, hypoxia, and head injury: frequency, duration, and consequences. Arch Surg, 2001, 136(10):1118–1123.
[12] Stocchetti N, Furlan A, Volta F. Hypoxemia and arterial hypotension at the accident scene in head injury. J Trauma, 1996, 40(5):764–767.
[13] Silverston P. Pulse oximetry at the roadside: a study of pulse oximetry in immediate care. BMJ, 1989, 298(6675):711–713.
[14] Marmarou A, Anderson, et al. Impact of ICP instability and hypotension on outcome in patients with severe head trauma. J Neurosurg, 1991, 75(1, Suppl):S59–S66.
[15] Scalea TM, Maltz S, Yelon J, et al. Resuscitation of multiple trauma and head injury: role of crystalloid fluids and inotropes. Crit Care Med, 1994, 22(10):1610–1615.
[16] Härtl R, Ghajar J, Hochleuthner H, et al. Hypertonic/hyperoncotic saline reliably reduces ICP in severely head-injured patients with intracranial hypertension. Acta Neurochir Suppl (Wien), 1997, 70:126–129.
[17] Wade CE, Grady JJ, Kramer GC, et al. Individual patient cohort analysis of the efficacy of hypertonic saline/dextran in patients with traumatic brain injury and hypotension. J Trauma, 1997, 42(5, Suppl):S61–S65.
[18] Aibiki M, Maekawa S, Yokono S. Moderate hypothermia improves imbalances of thromboxane A2 and prostaglandin I2 production after traumatic brain injury in humans. Crit Care Med, 2000, 28(12):3902–3906.
[19] Clifton GL, Allen S, Barrodale P, et al. A phase II study of moderate hypothermia in severe brain injury. J Neurotrauma, 1993, 10(3):263–271, discussion 273.
[20] Jiang J, Yu M, Zhu C. Effect of long-term mild hypothermia therapy in patients with severe traumatic brain injury: 1-year follow-up review of 87 cases. J Neurosurg, 2000, 93(4):546–549.
[21] Marion DW, Penrod LE, Kelsey SF, et al. Treatment of traumatic brain injury with moderate hypothermia. N Engl J Med, 1997, 336(8):540–546.
[22] Qiu WS, Liu WG, Shen H, et al. Therapeutic effect of mild hypothermia on severe traumatic head injury. Chin J Traumatol, 2005, 8(1):27–32.
[23] Zabramski JM, Whiting D, Darouiche RO, et al. Efficacy of antimicrobial-impregnated external ventricular drain catheters: a prospective, randomized, controlled trial. J Neurosurg, 2003, 98(4):725–730.
[24] Knudson MM, Ikossi DG, Khaw L, et al. Thromboembolism after trauma: an analysis of 1602 episodes from the American College of Surgeons National Trauma Data Bank. Ann Surg, 2004, 240(3):490–496, discussion 496–498.
[25] Skillman JJ, Collins RE, Coe NP, et al. Prevention of deep vein thrombosis in neurosurgical patients: a controlled, randomized trial of external pneumatic compression boots. Surgery, 1978, 83(3):354–358.
[26] Turpie AG, Hirsh J, Gent M, et al. Prevention of deep vein thrombosis in potential neurosurgical patients. A randomized trial comparing graduated compression stockings alone or graduated compression stockings plus intermittent pneumatic compression with control. Arch Intern Med, 1989, 149(3):679–681.
[27] Kleindienst A, Harvey HB, Mater E, et al. Early antithrombotic prophylaxis with low molecular weight heparin in neurosurgery. Acta Neurochir (Wien), 2003, 145(12):1085–1090, discussion 1090–1091.
[28] Gerlach R, Scheuer T, Beck J, et al. Risk of post-operative hemorrhage after intracranial surgery after early nadroparin administration: results of a prospective study. Neurosurgery, 2003, 53(5):1028–1034, discussion 1034–1035.
[29] Narayan RK, Kishore PR, Becker DP, et al. Intracranial pressure: to monitor or not to monitor? A review of our experience with severe head injury. J Neurosurg, 1982, 56(5):650–659.
[30] Eisenberg HM, Gary HE, Jr, Aldrich EF, et al. Initial CT findings in 753 patients with severe head injury. A report from the NIH Traumatic Coma Data Bank. J Neurosurg, 1990, 73(5):688–698.
[31] Cremer OL, van Dijk GW, van Wensen E, et al. Effect of intracranial pressure monitoring and targeted intensive care on functional outcome after severe head injury. Crit Care Med, 2005, 33(10):2207–2213.
[32] Lane PL, Skoretz TG, Doig G, et al. Intracranial pressure monitoring and outcomes after traumatic brain injury. Can J Surg, 2000, 43(6):442–448.
[33] Chesnut RM, Temkin N, Carney N, et al; Global Neurotrauma Research Group. A trial of intracranial-pressure monitoring in traumatic brain injury. N Engl J Med, 2012, 367(26):2471–2481.
[34] Sahuquillo J, Biestro A. Is intracranial pressure monitoring still required in the management of severe traumatic brain injury? Ethical and methodological considerations on conducting clinical research in poor and low-income countries. Surg Neurol Int, 2014, 5:86.
[35] Chesnut RM, Temkin N, Dikmen S, et al. Ethical and methodological considerations on conducting clinical

research in poor and low-income countries: viewpoint of the authors of the BEST TRIP ICP randomized trial in Latin America. Surg Neurol Int, 2015, 6:116.
[36] Chesnut RM, Bleck TP, Citerio G, et al. A consensus-based interpretation of the Benchmark Evidence From South American Trials: Treatment of Intracranial Pressure Trial. J Neurotrauma, 2015, 32(22):1722–1724.
[37] Chambers IR, Mendelow AD, Sinar EJ, et al. A clinical evaluation of the Camino subdural screw and ventricular monitoring kits. Neurosurgery, 1990, 26(3):421–423.
[38] Holloway KL, Barnes T, Choi S, et al. Ventriculostomy infections: the effect of monitoring duration and catheter exchange in 584 patients. J Neurosurg, 1996, 85(3):419–424.
[39] Gambardella G, Zaccone C, Cardia E, et al. Intracranial pressure monitoring in children: comparison of external ventricular device with the fiberoptic system. Childs Nerv Syst, 1993, 9(8):470–473.
[40] Smith RW, Alksne JF. Infections complicating the use of external ventriculostomy. J Neurosurg, 1976, 44(5):567–570.
[41] McGraw CP. A cerebral perfusion pressure greater than 80 mm Hg is more beneficial//Hoff JT, Betz AL, eds. Intracranial Pressure VII. Berlin: Springer-Verlag, 1989:839–841.
[42] Contant CF, Valadka AB, Gopinath SP, et al. Adult respiratory distress syndrome: a complication of induced hypertension after severe head injury. J Neurosurg, 2001, 95(4):560–568.
[43] Cormio M, Valadka AB, Robertson CS. Elevated jugular venous oxygen saturation after severe head injury. J Neurosurg, 1999, 90(1):9–15.
[44] Robertson C. Desaturation episodes after severe head injury: influence on outcome. Acta Neurochir Suppl (Wien), 1993, 59:98–101.
[45] Robertson CS, Gopinath SP, Goodman JC, et al. SjvO2 monitoring in head-injured patients. J Neurotrauma, 1995, 12(5):891–896.
[46] Valadka AB, Gopinath SP, Contant CF, et al. Relationship of brain tissue PO2 to outcome after severe head injury. Crit Care Med, 1998, 26(9):1576–1581.
[47] van den Brink WA, van Santbrink H, Steyerberg EW, et al. Brain oxygen tension in severe head injury. Neurosurgery, 2000, 46(4):868–876, discussion 876–878.
[48] Marshall LF, Smith RW, Shapiro HM. The outcome with aggressive treatment in severe head injuries. Part I: the significance of intracranial pressure monitoring. J Neurosurg, 1979, 50(1):20–25.
[49] Eisenberg HM, Frankowski RF, Contant CF, et al. High-dose barbiturate control of elevated intracranial pressure in patients with severe head injury. J Neurosurg, 1988, 69(1):15–23.
[50] Roberts I, Sydenham E. Barbiturates for acute traumatic brain injury. Cochrane Database Syst Rev, 2012, (12):CD000033.
[51] Kelly DF, Goodale DB, Williams J, et al. Propofol in the treatment of moderate and severe head injury: a randomized, prospective double-blinded pilot trial. J Neurosurg, 1999, 90(6):1042–1052.
[52] Rapp RP, Young B, Twyman D, et al. The favorable effect of early parenteral feeding on survival in head-injured patients. J Neurosurg, 1983, 58(6):906–912.
[53] Lam AM, Winn HR, Cullen BF, et al. Hyperglycemia and neurological outcome in patients with head injury. J Neurosurg, 1991, 75(4):545–551.
[54] Young B, Ott L, Dempsey R, et al. Relationship between admission hyperglycemia and neurologic outcome of severely brain-injured patients. Ann Surg, 1989, 210(4):466–472, discussion 472–473.
[55] Suchner U, Senftleben U, Eckart T, et al. Enteral versus parenteral nutrition: effects on gastrointestinal function and metabolism. Nutrition, 1996, 12(1):13–22.
[56] Young B, Ott L, Kasarskis E, et al. Zinc supplementation is associated with improved neurologic recovery rate and visceral protein levels of patients with severe closed head injury. J Neurotrauma, 1996, 13(1):25–34.
[57] Temkin NR, Dikmen SS, Wilensky AJ, et al. A randomized, double-blind study of phenytoin for the prevention of post-traumatic seizures. N Engl J Med, 1990, 323(8):497–502.
[58] Wohns RN, Wyler AR. Prophylactic phenytoin in severe head injuries. J Neurosurg, 1979, 51(4):507–509.
[59] Young B, Rapp R, Brooks WH, et al. Posttraumatic epilepsy prophylaxis. Epilepsia, 1979, 20(6):671–681.
[60] Temkin NR, Dikmen SS, Anderson GD, et al. Valproate therapy for prevention of posttraumatic seizures: a randomized trial. J Neurosurg, 1999, 91(4):593–600.
[61] Miller JD, Becker DP, Ward JD, et al. Significance of intracranial hypertension in severe head injury. J Neurosurg, 1977, 47(4):503–516.
[62] Obrist WD, Langfitt TW, Jaggi JL, et al. Cerebral blood flow and metabolism in comatose patients with acute head injury. Relationship to intracranial hypertension. J Neurosurg, 1984, 61(2):241–253.
[63] Imberti R, Bellinzona G, Langer M. Cerebral tissue PO2 and SjvO2 changes during moderate hyperventilation in patients with severe traumatic brain injury. J Neurosurg, 2002, 96(1):97–102.
[64] Oertel M, Kelly DF, Lee JH, et al. Efficacy of hyperventilation, blood pressure elevation, and metabolic suppression therapy in controlling intracranial pressure after head injury. J Neurosurg, 2002, 97(5):1045–1053.
[65] Sheinberg M, Kanter MJ, Robertson CS, et al. Continuous monitoring of jugular venous oxygen saturation in head-injured patients. J Neurosurg, 1992, 76(2):212–217.
[66] Muizelaar JP, Marmarou A, Ward JD, et al. Adverse effects of prolonged hyperventilation in patients with severe head injury: a randomized clinical trial. J Neurosurg, 1991, 75(5):731–739.
[67] French LA, Galicich JH. The use of steroids for control of cerebral edema. Clin Neurosurg, 1964, 10:212–223.
[68] Braakman R, Schouten HJ, Blaauw-van Dishoeck M, et al. Megadose steroids in severe head injury. Results of a prospective double-blind clinical trial. J Neurosurg, 1983, 58(3):326–330.
[69] Cooper PR, Moody S, Clark WK, et al. Dexamethasone and severe head injury. A prospective double-blind study. J Neurosurg, 1979, 51(3):307–316.
[70] Alderson P, Roberts I. Corticosteroids in acute traumatic brain injury: systematic review of randomised controlled trials. BMJ, 1997, 314(7098):1855–1859.
[71] Roberts I, Yates D, Sandercock P, et al; CRASH trial collaborators. Effect of intravenous corticosteroids on death within 14 days in 10008 adults with clinically significant head injury (MRC CRASH trial): randomised placebo-controlled trial. Lancet, 2004, 364(9442):1321–1328.
[72] Cordobés F, Lobato RD, Rivas JJ, et al. Observations on 82 patients with extradural hematoma. Comparison of results before and after the advent of computerized tomography. J Neurosurg, 1981, 54(2):179–186.
[73] Gupta SK, Tandon SC, Mohanty S, et al. Bilateral traumatic extradural haematomas: report of 12 cases with a review of the literature. Clin Neurol Neurosurg, 1992, 94(2):127–131.
[74] Schutzman SA, Barnes PD, Mantello M, et al. Epidural hematomas in children. Ann Emerg Med, 1993, 22(3):535–541.
[75] Cucciniello B, Martellotta N, Nigro D, et al. Conservative management of extradural haematomas. Acta Neurochir (Wien), 1993, 120(1–2):47–52.
[76] Haselsberger K, Pucher R, Auer LM. Prognosis after acute subdural or epidural haemorrhage. Acta Neurochir (Wien), 1988, 90(3–4):111–116.
[77] Gennarelli TA, Spielman GM, Langfitt TW, et al. Influence of the type of intracranial lesion on outcome from severe

head injury. J Neurosurg, 1982, 56(1):26–32.
[78] Cohen JE, Montero A, Israel ZH. Prognosis and clinical relevance of anisocoria-craniotomy latency for epidural hematoma in comatose patients. J Trauma, 1996, 41(1):120–122.
[79] Lee EJ, Hung YC, Wang LC, et al. Factors influencing the functional outcome of patients with acute epidural hematomas: analysis of 200 patients undergoing surgery. J Trauma, 1998, 45(5):946–952.
[80] Bullock R, Smith RM, van Dellen JR. Nonoperative management of extradural hematoma. Neurosurgery, 1985, 16(5):602–606.
[81] Mathew P, Oluoch-Olunya DL, Condon BR, et al. Acute subdural haematoma in the conscious patient: outcome with initial non-operative management. Acta Neurochir (Wien), 1993, 121(3–4):100–108.
[82] Wilberger JE, Jr, Harris M, Diamond DL. Acute subdural hematoma: morbidity and mortality related to timing of operative intervention. J Trauma, 1990, 30(6):733–736.
[83] Hatashita S, Koga N, Hosaka Y, et al. Acute subdural hematoma: severity of injury, surgical intervention, and mortality. Neurol Med Chir (Tokyo), 1993, 33(1):13–18.
[84] Seelig JM, Becker DP, Miller JD, et al. Traumatic acute subdural hematoma: major mortality reduction in comatose patients treated within four hours. N Engl J Med, 1981, 304(25):1511–1518.
[85] Bullock R, Golek J, Blake G. Traumatic intracerebral hematoma—which patients should undergo surgical evacuation? CT scan features and ICP monitoring as a basis for decision making. Surg Neurol, 1989, 32(3):181–187.
[86] Yamaki T, Hirakawa K, Ueguchi T, et al. Chronological evaluation of acute traumatic intracerebral haematoma. Acta Neurochir (Wien), 1990, 103(3–4):112–115.
[87] Tseng SH. Delayed traumatic intracerebral hemorrhage: a study of prognostic factors. J Formos Med Assoc, 1992, 91(6):585–589.
[88] Wong CW. The CT criteria for conservative treatment—but under close clinical observation—of posterior fossa epidural haematomas. Acta Neurochir (Wien), 1994, 126(2–4):124–127.
[89] Jennett B, Miller JD. Infection after depressed fracture of skull. Implications for management of nonmissile injuries. J Neurosurg, 1972, 36(3):333–339.
[90] Wylen EL, Willis BK, Nanda A. Infection rate with replacement of bone fragment in compound depressed skull fractures. Surg Neurol, 1999, 51(4):452–457.
[91] Jennett B. Early traumatic epilepsy. Incidence and significance after non-missile injuries. Arch Neurol, 1974, 30(5):394–398.
[92] Barzilay Z, Augarten A, Sagy M, et al. Variables affecting outcome from severe brain injury in children. Intensive Care Med, 1988, 14(4):417–421.
[93] Cruz J, Nakayama P, Imamura JH, et al. Cerebral extraction of oxygen and intracranial hypertension in severe, acute, pediatric brain trauma: preliminary novel management strategies. Neurosurgery, 2002, 50(4):774–779, discussion 779–780.
[94] Pfenninger J, Santi A. Severe traumatic brain injury in children—are the results improving? Swiss Med Wkly, 2002, 132(9–10):116–120.
[95] White JR, Farukhi Z, Bull C, et al. Predictors of outcome in severely head-injured children. Crit Care Med, 2001, 29(3):534–540.
[96] Wahlström MR, Olivecrona M, Koskinen LO, et al. Severe traumatic brain injury in pediatric patients: treatment and outcome using an intracranial pressure targeted therapy—the Lund concept. Intensive Care Med, 2005, 31(6):832–839.
[97] Bruce DA, Raphaely RC, Goldberg AI, et al. Pathophysiology, treatment and outcome following severe head injury in children. Childs Brain, 1979, 5(3):174–191
[98] Jagannathan J, Okonkwo DO, Yeoh HK, et al. Long-term outcomes and prognostic factors in pediatric patients with severe traumatic brain injury and elevated intracranial pressure. J Neurosurg Pediatr, 2008, 2(4):240–249.
[99] Chambers IR, Treadwell L, Mendelow AD. Determination of threshold levels of cerebral perfusion pressure and intracranial pressure in severe head injury by using receiver-operating characteristic curves: an observational study in 291 patients. J Neurosurg, 2001, 94(3):412–416.
[100] Downard C, Hulka F, Mullins RJ, et al. Relationship of cerebral perfusion pressure and survival in pediatric brain-injured patients. J Trauma, 2000, 49(4):654–658, discussion 658–659.
[101] Figg RE, Stouffer CW, Vander Kolk WE, et al. Clinical efficacy of serial computed tomographic scanning in pediatric severe traumatic brain injury. Pediatr Surg Int, 2006, 22(3):215–218.
[102] Baldwin HZ, Rekate HL. Preliminary experience with controlled external lumbar drainage in diffuse pediatric head injury. Pediatr Neurosurg, 1991–1992, 17(3):115–120.
[103] Levy DI, Rekate HL, Cherny WB, et al. Controlled lumbar drainage in pediatric head injury. J Neurosurg, 1995, 83(3):453–460.
[104] Shapiro K, Marmarou A. Clinical applications of the pressure-volume index in treatment of pediatric head injuries. J Neurosurg, 1982, 56(6):819–825.
[105] McManus ML, Soriano SG. Rebound swelling of astroglial cells exposed to hypertonic mannitol. Anesthesiology, 1998, 88(6):1586–1591.
[106] Arjamaa O, Karlqvist K, Kanervo A, et al. Plasma ANP during hypertonic NaCl infusion in man. Acta Physiol Scand, 1992, 144(2):113–119.
[107] Pittman T, Bucholz R, Williams D. Efficacy of barbiturates in the treatment of resistant intracranial hypertension in severely head-injured children. Pediatr Neurosci, 1989, 15(1):13–17.
[108] Kasoff SS, Lansen TA, Holder D, et al. Aggressive physiologic monitoring of pediatric head trauma patients with elevated intracranial pressure. Pediatr Neurosci, 1988, 14(5):241–249.
[109] Bramwell KJ, Haizlip J, Pribble C, et al. The effect of etomidate on intracranial pressure and systemic blood pressure in pediatric patients with severe traumatic brain injury. Pediatr Emerg Care, 2006, 22(2):90–93.
[110] de Bray JM, Granry JC, Monrigal JP, et al. Effects of thiopental on middle cerebral artery blood velocities: a transcranial Doppler study in children. Childs Nerv Syst, 1993, 9(4):220–223.
[111] Yablon SA. Posttraumatic seizures. Arch Phys Med Rehabil, 1993, 74(9):983–1001.
[112] Young B, Rapp RP, Norton JA, et al. Failure of prophylactically administered phenytoin to prevent post-traumatic seizures in children. Childs Brain, 1983, 10(3):185–192
[113] Raimondi AJ, Hirschauer J. Head injury in the infant and toddler. Coma scoring and outcome scale. Childs Brain, 1984, 11(1):12–35.
[114] Lewis RJ, Yee L, Inkelis SH, et al. Clinical predictors of post-traumatic seizures in children with head trauma. Ann Emerg Med, 1993, 22(7):1114–1118.
[115] Polin RS, Shaffrey ME, Bogaev CA, et al. Decompressive bifrontal craniectomy in the treatment of severe refractory posttraumatic cerebral edema. Neurosurgery, 1997, 41(1):84–92, discussion 92–94.
[116] Cho DY, Wang YC, Chi CS. Decompressive craniotomy for acute shaken/impact baby syndrome. Pediatr Neurosurg, 1995, 23(4):192–198.

20 关于神经外科急症中抗血小板、抗凝治疗和拮抗上述治疗的特别注意事项

Drew A. Spencer, Paul D. Ackerman, Omer Q. Iqbal, Christopher M. Loftus

摘 要

神经外科急症是指一系列严重威胁患者生命和功能状态的病理状况。当患者在就诊前接受长期抗血小板或抗凝治疗时，患者的病情可能加重，因为这些药物有可能加重出血和压迫性病变。考虑到适应证的扩大和人口老龄化，已努力开发大量新的抗凝药物，以服务患者。然而比起这些努力，拮抗治疗已经明显落后。作者相信神经外科手术医师必须至少掌握抗血小板和抗凝药物的相关知识，以及可用于外科干预前拮抗治疗的方法。在此，我们回顾了可用的治疗药物、拮抗药物以及目前关于其在急诊手术干预时用法的文献。

关键词：抗凝，抗血小板，凝血障碍，开颅手术，急症，椎板切除术，脊柱融合

20.1 引　言

神经外科急症需要外科医生迅速解除中枢神经系统（CNS）的直接风险，同时考虑可能使外科干预成为附加损害的混淆因素。在此情况下，两类患者最易受到影响：老年患者和那些神经功能可能被抗血小板及抗凝治疗危害的患者。老年患者存在与年龄相关的外伤风险，而颅脑损伤是其中最主要的风险之一[1-2]。因此，年龄分组导致了不成比例的颅脑损伤相关死亡率[1,3]。接受抗血小板（AP）和（或）抗凝（AC）药物治疗的患者也是高危险分组，并有量化的证据证实其较高的死亡率和致残率[1,3-5]。由于老龄人口不断增长，且其患合并症的可能性更高，因此这两个分组的患者经常出现重叠。AP 和 AC 的适应证持续扩大，目前已包括多个系统（脑血管、心血管、外周血管）和疾病（心房纤颤、凝血异常）。

接受抗血小板（30%）、抗凝（3%）以及二者联合治疗的患者仍在增加，并已成为神经外科医师更常遇到的情况[6-9]。一个现实的难题是缺乏高质量的证据来指导这些患者的治疗。随机对照研究可能存在危险，且会将一部分患者置于不当风险之下。此外，病例队列研究和其他小规模研究可提供已被证实的安全有效的一般性指南。利用这些数据，同时结合对现有治疗和拮抗药物的深入理解，现实中这些患者能够实时得到安全的治疗。

20.2 抗血小板治疗

多种药物可用于抗血小板治疗。这些药物的靶点包括血小板激活和聚合，这两个过程既可以单独阻断，也可以联合阻断，以使治疗效果最大化。目前抗血小板的临床应用有三个主要类别。第一个也是最早确立的类别为环氧合酶 -1（COX-1）抑制剂。包括阿司匹林等在内的这类药物不可逆地抑制 COX-1，并阻断花生四烯酸向血栓素转化，这也是血小板激活、聚合和脱颗粒的早期过程。氯吡格雷是最为人熟知且应用最广泛的能够抑制血小板表面 $P2Y_{12}$ 或二磷酸腺苷（ADP）受体的药物。在出血开始时，这些受体被激活，能够与纤维蛋白结合，并参与血小板交联，形成初步的血凝块。最后一个类别的药物包括阿昔单抗、依替巴肽和替罗非班，能够抑制糖蛋白Ⅱb/Ⅲa（GPⅡb/Ⅲa）受体。这些药物通过阻断表面受体，与血管性血友病因子（vWF）和纤维蛋白结合，进而抑制血小板聚集。

由于血小板是外伤后凝血级联过程中最早激活的因子，通常认为所有的抗血小板药物类

别都作用于外伤后立即发生的早期血凝块形成过程。这些药物不仅通过阻断血凝块形成过程，同时也通过阻断血小板与 vWF 及纤维蛋白等因子的相互作用，来延长出血时间；这些因子也被认为是剩余的血凝块形成级联过程的催化剂。因此，在一些患者中，简单纠正血小板缺乏不是充分的治疗，这将在随后关于拮抗治疗的章节中加以陈述。

20.3 抗凝治疗

抗凝药物的应用频率在老年患者中明显增加[6-8]。近年来，抗凝药物的种类显著增加，并越来越多地应用于临床实践。根据特点，药物适用于急性、住院或长期门诊患者的治疗，或在以上情况下通用。所有药物都以凝血过程中的关键催化点为靶点，例如凝血酶和激活的X因子，并对凝血能力产生重大影响。普通肝素（UFH）和低分子量肝素（LMWH）可通过皮下或静脉注射应用于急性期治疗。其主要适应证包括预防急性血栓和抑制新发的血管内凝血。当需要静脉内注射时，UFH 的效果最好。LMWH 在门诊患者的预防和早期治疗中效果较好。肝素能够结合并激活抗凝血酶Ⅲ，使其阻断凝血酶、X因子和其他凝血因子的能力增加约 1000 倍。LMWH 对X因子的特异性更强，而对凝血酶（Ⅱ因子）的作用较弱。LMWH 具有更稳定的状态和临床效果，免去了应用肝素时反复进行实验室检查的需要。所有肝素治疗都可能导致肝素诱导性血小板减少症（HIT），因此至少需要间断监测血小板水平和凝血情况。近期，一些新的药物被归入 LMWH 类，其中应用最广的是磺达肝癸钠（Fondaparinux）。磺达肝癸钠是一类戊多糖，与 UFH 作用相似，可激活抗凝血酶Ⅲ，抑制X因子激活，阻止静脉血栓栓塞（VTE）。

华法林（Warfarin）是最早和应用最广的抗凝药物，最早可追溯到 1954 年。华法林能够抑制凝血因子Ⅱ、Ⅶ、Ⅸ、X的肝羧化。尽管对于患者或内科医师来说，华法林从来都不是最容易使用的药物，但其疗效极少被质疑。即使是遵照完善的用药方式，长期应用华法林也必须经常监测国际标准化比值（INR）。简单的饮食变化可能影响维生素 K 摄入或肝酶活性，进而导致 INR 的极大变化。华法林的半衰期较长，在需要调整剂量和因任何原因需要中断治疗时，都必须仔细考虑。

华法林的局限性促进了新型、更方便药物的研发，此类药物被统称为新型或靶向口服抑制剂（NOACs/ TSOACs）。其具有比华法林更好的功能，可直接抑制激活的X因子（Xa）（利伐沙班、阿哌沙班、依度沙班）或凝血酶（达比加群酯）。此类药物与华法林相比有明显的优势，最重要的是半衰期较短，因此能够快速调整治疗，且无需频繁的实验室监测就能保证可靠的治疗效果[10]。与华法林相比，应用 NOACs 患者的安全性有所提高。文献表明，应用 NOACs 患者的出血风险显著低于华法林，其大出血的年均风险为 2%~3%，颅内出血的年均风险约为 0.2%[9,11-12]。这些药物的半衰期较短，适用于创伤、外科手术或因其他情况需要快速恢复正常凝血功能的患者。对于接诊 NOACs 患者的外科医师，目前的问题是缺少特异性的拮抗剂。这也给创伤和其他出血性疾病带来了诊疗上的困境，尽管目前的经验至少为非特异性拮抗治疗提供了基本构架，并有望为 NOACs 提供即将出现的直接拮抗剂 [依达赛珠单抗（Idarucizumab），一种可用于拮抗达比加群酯的药物，在本书的编写过程中实际上已经得到美国食品药品管理局的批准]。

20.4 神经重症患者抗血小板和抗凝治疗的拮抗药物

药物抗血小板和抗凝措施的治疗需求促进了急诊手术时高效拮抗药物的研究。相关文献持续为这类困难的患者提供安全治疗的模板。在此，我们对目前已批准的可有效拮抗外科手术前凝血障碍的药物及用法进行了回顾。

抗血小板拮抗治疗相对简单，且大部分非常有效[13]。拮抗治疗的明确适应证包括所有符合手术指征的颅内或脊髓出血。随着证据支持在大多数情况下应用拮抗治疗，一个更模糊的适应证存在于无需手术治疗的出血患者中[3,14-17]。血小板输注是唯一被证实可有效纠正抗血小板药物导致的不可逆性血小板功能紊乱的方法。其只是治疗总体计划中的临时措施，患者在前 48h 内每隔 12h

需要再次输注血小板，直到患者有充足的时间来充满功能正常的血小板池[15,18]。在极端的病例中，唯一被证实的辅助疗法是应用 1-去氨基-8-D-精氨酸加压素（DDAVP）。0.3μg/kg 的 DDAVP 联合血小板输注能够增加 vWF，并对其他促凝因子有潜在的激活作用，从而增强血小板功能[19-20]。

抗凝药物的拮抗不仅基于药物使用，也依靠急症的性质，最重要的可能是患者的临床情况。在选择正确的药物时，不仅需要考虑药物的作用机制，还应该考虑患者耐受大量液体的能力（如充血性心力衰竭），或血栓形成的风险（机械瓣膜，颈动脉疾病）。华法林仍然是最常用的抗凝药物，同时也是相关拮抗治疗文献报道最多的药物。华法林拮抗治疗的传统方法是应用维生素 K 和新鲜冰冻血浆（FFP），但需要较长时间和重复剂量才能将凝血障碍纠正至外科干预的安全阈值。UFH 唯一的拮抗剂是硫酸鱼精蛋白。尽管作用较弱，但鱼精蛋白对依诺肝素钠也有一定的拮抗效果。FFP 的作用尚不明确，但经常被用作辅助治疗[18]。NOACs 的快速拮抗治疗变化非常快。如前所述，这些临床药物最初都是在没有特异性拮抗剂的情况下被使用。作为直接的凝血酶抑制剂（DTI）抗凝药，达比加群酯现在已经能够被依达赛珠单抗所拮抗。目前可用的针对Ⅹa 因子抑制剂的非直接拮抗疗法包括 FFP、激活的Ⅶ因子、浓缩凝血酶原复合物和旁路活性Ⅷ因子抑制剂（FEIBA）。显然，Ⅹa 抑制剂的直接拮抗剂引起了关注，正如本文其他部分中所述，我们推测这些药物很快可供外科医师使用。其中一个药物 Andexanet alfa（AndexXa，Portola 制药，南旧金山，加利福尼亚州）作为Ⅹa NOACs（利伐沙班、阿哌沙班、依度沙班）的拮抗剂，已经开始初期临床试验[21-22]。

包括 NOACs 等在内的抗凝治疗存在非直接拮抗剂。FFP 已被用于临床治疗超过 40 年，大多数医师对此都非常熟悉。FFP 能够补充凝血因子Ⅱ、Ⅴ、Ⅶ、Ⅸ、Ⅹ和 XI，能够有效替代这些凝血因子，并克服华法林和Ⅹ因子抑制剂的作用，以及内因子（Ⅷ因子）缺乏导致的出血[23]。一个罕见的并发症是单独的因子也可能有不同的敏感度，或有效凝血的最低浓度[7,18]，这就需要大量输血才能最终拮抗抗凝作用。这也使得那些创伤后合并心脏并发症或多系统损伤的高颅压患者的治疗变得复杂。FFP 作为新型抗凝药物的单独或补充治疗方案，可继续用于急症患者的抗凝拮抗治疗。

新的药物目前已应用于抗凝的早期－快速纠正治疗，其机制是补充凝血过程中重要节点的活化凝血因子。这些药物的主要优势是改善了纠正时间，并能够灵活地为特定患者制订适当的治疗方案。新的药物还能够提供附加的获益，即能够与传统 FFP 发生协同作用，补充被激活的凝血过程中所消耗的凝血因子[7]。活化因子Ⅶ作为激活Ⅴ和Ⅹ因子所必需的催化剂，最终完成凝血级联反应。活化因子Ⅶ的起效时间短，因此需要同时给予 FFP[7,18,24]。凝血酶原复合物（PCC）是一种靶向拮抗剂，主要由浓缩因子Ⅱ、Ⅸ、Ⅹ和活性因子Ⅶ组成[7,18,24]。标准的 PCC 有多种紧急用法，当需要紧急干预时，具有高浓度活化Ⅶ因子的衍生物（Kcentra；CSL Behring，普鲁士王市，宾夕法尼亚州）对此种情况效果最好[9,25]。临床研究表明，尽管实验室监测的适当时间间隔和效果持续时间尚未确定，但这些药物逆转凝血障碍的速度比 FFP 快 4 倍以上（且容量负荷小得多）。FEIBA 是另一种较新的药物，除了每毫升 1~6 单位的Ⅷ因子凝血抗原（FⅧ C:Ag）外，还包括Ⅱ、Ⅸ、Ⅹ因子（主要为非活化形式）和凝血因子Ⅶ a（主要为活化形式）。这些药物的优势在于提供浓缩的凝血因子，使其足以在凝血级联反应中重建正常凝血因子的功能。激活的Ⅶ因子、Kcentra、PCC 和 FEIBA 在处理这类患者的神经外科急症中是非常宝贵的手段，随着我们对其临床特征的不断了解，它们的效用会继续增加。越来越多的学者建议 FFP 与这些药物同时使用，以补充所有凝血因子，避免消耗性并发症或拮抗受限[7]。所有接受抗凝拮抗治疗的患者在术后发生血栓的风险也显著增加[7]。因此，必须仔细考虑每例患者的临床情况，包括他们的容量情况，以得出理想的拮抗策略。

20.5 最终治疗后抗血小板和抗凝药物的恢复

在急症患者接受最终治疗后，患者的最大风险变为最初的强制性抗血小板或抗凝治疗。神经外科医师在重新开始这些治疗前必须作出精准决定，以避免出现并发症和二次手术风险。幸运的是，这一决定基于越来越多的其他外科医生经验文献的指导。虽然没有高质量的证据，但整个工作体系仍提供了一个安全和有效的框架。对于抗血小板药物，现有数据表明其最早可在术后第 5d 开始应用[26]。然而在高风险患者中，有学者认为抗血小板药物可以持续到手术结束，且出血性并发症的发生率很低[27-28]。对于创伤患者，目前文献并没有明确的建议，而在作者所在的机构，抗血小板药物通常用于门诊随访前。

在两个不同临床分组的患者中重新应用抗凝治疗：能够忍受围手术期治疗间隔的患者和需要桥接的患者。对于不需要桥接的患者，外科医师可以自行决定是否重新开始治疗。如果必须在住院基础上恢复，华法林最早可在术后 24h 内开始使用，并进行住院或门诊 INR 监测。对于非紧急患者，谨慎之选是延迟重新开始治疗的时间，直至启动门诊手术随访，以减少出血风险。对于需要桥接的患者，许多学者发表了他们的经验，最终取得了安全可靠的结果[29-30]。对于低风险的患者，目前的推荐是在术中桥接应用 UFH 或 LMWH，并在术后 24h 重启华法林治疗。低分子量肝素的优点是可作为门诊治疗之选而无需实验室监测，可以缩短住院时间。大多数神经外科患者都被认为存在较高的出血风险，目前的措施是在术后 48~72h 重启华法林治疗，若桥接效果满意则应在术后尽快（~6h）开始治疗。

虽然治疗的适当时机仍有待解释，但在如何使用抗凝剂方面，临床经验则更为可靠[29-32]。在大多数情况下，应使用术前剂量或逐渐增加华法林剂量，直至 INR 达到治疗预期。最近一项研究主张初始剂量应该是维持剂量的 2 倍，并发现接受初始剂量的患者在第 5d 达到治疗性 INR 的数量比接受维持剂量的患者多（50% *vs.* 13%）[31]。快速升高的 INR 并未增加不良事件的发生。当应用 NOACs 时，最新的证据建议在术后 24~72h 给予术前剂量[10]。在桥接或非桥接的极端患者中，只要医生和患者对血栓形成的内在风险有明确认识，术后抗凝可以维持 1~4 周。

20.6 结　论

神经外科急症患者是一个脆弱群体，需要谨慎有效的判断。当这些患者还在接受长期抗血小板或抗凝治疗时，情况可能是危险的。治疗这些疾病的神经外科医生必须了解这些药物的药理作用，以及如何安全地逆转和重启它们。我们应对这种动态平衡有深刻的理解，以便作出精明的临床决策，并持续关注患者可能的最佳治疗效果。

参考文献

[1] Grandhi R, Harrison G, Voronovich Z, et al. Preinjury warfarin, but not antiplatelet medications, increases mortality in elderly traumatic brain injury patients. J Trauma Acute Care Surg, 2015, 78(3):614–621.

[2] Peck KA, Calvo RY, Schechter MS, et al. The impact of preinjury anticoagulants and prescription antiplatelet agents on outcomes in older patients with traumatic brain injury. J Trauma Acute Care Surg, 2014, 76(2):431–436.

[3] Cull JD, Sakai LM, Sabir I, et al. Outcomes in traumatic brain injury for patients presenting on antiplatelet therapy. Am Surg, 2015, 81(2):128–132.

[4] Pakraftar S, Atencio D, English J, et al. Dabigatran etixilate and traumatic brain injury: evolving anticoagulants require evolving care plans. World J Clin Cases, 2014, 2(8):362–366.

[5] Moussouttas M. Challenges and controversies in the medical management of primary and antithrombotic-related intracerebral hemorrhage. Ther Adv Neurol Disord, 2012, 5(1):43–56.

[6] Goy J, Crowther M. Approaches to diagnosing and managing anticoagulant-related bleeding. Semin Thromb Hemost, 2012, 38(7):702–710

[7] McCoy CC, Lawson JH, Shapiro ML. Management of anticoagulation agents in trauma patients. Clin Lab Med, 2014, 34(3):563–574.

[8] Labuz-Roszak B, Pierzchala K, Skrzypek M, et al. Oral anticoagulant and antiplatelet drugs used in prevention of cardiovascular events in elderly people in Poland. BMC Cardiovasc Disord, 2012, 12:98.

[9] Suryanarayan D, Schulman S. Potential antidotes for reversal of old and new oral anticoagulants. Thromb Res, 2014, 133(Suppl 2):S158–S166.

[10] Mavrakanas TA, Samer C, Fontana P, et al. Direct oral anticoagulants: efficacy and safety in patient subgroups. Swiss Med Wkly, 2015, 145:w14081.

[11] Fox BD, Kahn SR, Langleben D, et al. Efficacy and safety of novel oral anticoagulants for treatment of acute venous thromboembolism: direct and adjusted indirect meta-analysis of randomised controlled trials. BMJ, 2012, 345:e7498.

[12] Chatterjee S, Sardar P, Biondi-Zoccai G, et al. New oral anticoagulants and the risk of intracranial hemorrhage: traditional and Bayesian meta-analysis and mixed treatment comparison of randomized trials of new oral anticoagulants in atrial fibrillation. JAMA Neurol, 2013, 70(12):1486–1490.

[13] Thiele T, Sümnig A, Hron G, et al. Platelet transfusion for reversal of dual antiplatelet therapy in patients requiring urgent surgery: a pilot study. J Thromb Haemost, 2012, 10(5):968–971.

[14] Gordon JL, Fabian TC, Lee MD, et al. Anticoagulant and antiplatelet medications encountered in emergency surgery patients: a review of reversal strategies. J Trauma Acute Care Surg, 2013, 75(3):475–486.

[15] Campbell PG, Sen A, Yadla S, et al. Emergency reversal of antiplatelet agents in patients presenting with an intracranial hemorrhage: a clinical review. World Neurosurg, 2010, 74(2–3):279–285.

[16] Campbell PG, Yadla S, Sen AN, et al. Emergency reversal of clopidogrel in the setting of spontaneous intracerebral hemorrhage. World Neurosurg, 2011, 76(1–2):100–104, discussion 59–60.

[17] Washington CW, Schuerer DJ, Grubb RL, Jr. Platelet transfusion: an unnecessary risk for mild traumatic brain injury patients on antiplatelet therapy. J Trauma, 2011, 71(2):358–363.

[18] Levi M, Eerenberg E, Kamphuisen PW. Bleeding risk and reversal strategies for old and new anticoagulants and antiplatelet agents. J Thromb Haemost, 2011, 9(9):1705–1712.

[19] Sarode R. How do I transfuse platelets (PLTs) to reverse anti-PLT drug effect? Transfusion, 2012, 52(4):695–701, quiz 694.

[20] Colucci G, Stutz M, Rochat S, et al. The effect of desmopressin on platelet function: a selective enhancement of procoagulant COAT platelets in patients with primary platelet function defects. Blood, 2014, 123(12):1905–1916.

[21] Na SY, Mracsko E, van Ryn J, et al. Idarucizumab improves outcome in murine brain hemorrhage related to dabigatran. Ann Neurol, 2015, 78(1):137–141.

[22] Glund S, Moschetti V, Norris S, et al. A randomised study in healthy volunteers to investigate the safety, tolerability and pharmacokinetics of idarucizumab, a specific antidote to dabigatran. Thromb Haemost, 2015, 113(5):943–951.

[23] Agus N, Yilmaz N, Colak A, et al. Levels of factor VIII and factor IX in fresh-frozen plasma produced from whole blood stored at 4℃ overnight in Turkey. Blood Transfus, 2012, 10(2): 191–193.

[24] Medow JE, Dierks MR, Williams E, et al. The emergent reversal of coagulopathies encountered in neurosurgery and neurology: a technical note. Clin Med Res, 2015, 13(1):20–31

[25] Majeed A, Meijer K, Larrazabal R, et al. Mortality in vitamin K antagonist-related intracerebral bleeding treated with plasma or 4-factor prothrombin complex concentrate. Thromb Haemost, 2014, 111(2):233–239.

[26] Carragee EJ, Golish SR, Scuderi GJ. A case of late epidural hematoma in a patient on clopidogrel therapy postoperatively: when is it safe to resume antiplatelet agents? Spine J, 2011, 11(1):e1–e4.

[27] Rahman M, Donnangelo LL, Neal D, et al. Effects of perioperative acetyl salicylic acid on clinical outcomes in patients undergoing craniotomy for brain tumor. World Neurosurg, 2015, 84(1):41–47.

[28] Ogawa Y, Tominaga T. Sellar and parasellar tumor removal without discontinuing antithrombotic therapy. J Neurosurg, 2015, 123(3):794–798.

[29] Spyropoulos AC. Bridging therapy and oral anticoagulation: current and future prospects. Curr Opin Hematol, 2010, 17(5):444–449.

[30] Ortel TL. Perioperative management of patients on chronic antithrombotic therapy. Hematology (Am Soc Hematol Educ Program), 2012, 2012:529–535.

[31] Schulman S, Hwang HG, Eikelboom JW, et al. Loading dose vs. maintenance dose of warfarin for reinitiation after invasive procedures: a randomized trial. J Thromb Haemost, 2014, 12(8):1254–1259.

[32] Yorkgitis BK, Ruggia-Check C, Dujon JE. Antiplatelet and anticoagulation medications and the surgical patient. Am J Surg, 2014, 207(1):95–101.

21 急性颈、胸、腰椎间盘疾病的急诊干预

Mazda K. Turel, Vincent C. Traynelis

摘 要

椎间盘疾病是一种良性的自限性疾病，多数患者接受保守治疗，且大多数对单纯内科治疗反应良好。相比之下，只有不到 1% 的椎间盘突出症患者表现为严重的神经功能损害或迅速恶化。虽然对于“急性”的定义尚无统一结论，但大多数外科医师都赞同以症状持续 2~4 周为时间节点。这些患者的症状和体征可能包括明显的神经根支配区域功能障碍、脊髓病变以及肠或膀胱功能障碍。对这些患者不适当或不及时的治疗可能导致发病率上升或持续性神经功能损害。本章回顾了急性颈、胸、腰椎间盘疾病的临床放射学表现，并对治疗时机以及继发于椎间盘疾病的严重或进行性神经症状患者行急性手术干预的作用进行了讨论，也提及了多种可用的开放性、微创和内镜手术入路。此外，我们对结局和预后也进行了相应的描述，以便在读者面对相似情况时为其提供指导临床实践的整体范例。

关键词：急性，马尾，颈椎，椎间盘疾病，腰椎，胸椎

21.1 引 言

椎间盘突出症通常发生于有轻度到中度退行性改变的患者。这些退变过程使椎间盘易形成纤维环裂隙，椎间盘内压力的增加可通过这些裂隙导致髓核突出[1]。了解胶原和超微结构基质在椎间盘退行性疾病中的变化，是规划康复治疗的必要步骤[2]。目前研究还强调了微小RNA、细胞因子、酶、生长因子和促凋亡蛋白在症状性椎间盘疾病中的作用[3–4]。在脊柱相对正常的椎间盘中，极端的轴向负荷和旋转可能会导致其急性突出。

21.2 临床评估

对患者的初步评估包括仔细的病史询问，这通常有助于区分急性神经系统恶化的血管性、感染性、肿瘤性和外伤性病因，也为后续检查提供了功能基准。Nurick 评分、改良的日本骨科协会评分（mJOA）、Oswestry 残疾指数（ODI）和颈部残疾指数（NDI）的纳入为病情严重程度的客观评估提供了依据，有助于预后评估[5–8]。

21.3 影像学评估

X 线平片可用来评估对线、稳定性、骨骼解剖形态和退行性椎间盘疾病，但不足以诊断急性椎间盘突出症，20%~50% 的急性髓核突出可能被 X 线平片诊断为“正常”。约 1/3 的腰椎间盘突出症患者可在 X 线平片上表现为椎间隙狭窄，但这是一种非特异性的影像学表现，尤其是在 50 岁以上的人群中[9]。

CT 能够提供骨骼细节的最佳影像，对骨折的敏感性较高，在有创伤史的患者中可能与椎间盘突出症有关[10]。CT 也能够根据软组织和骨骼的解剖特点帮助鉴别神经压迫。对于进一步描绘侧隐窝等特定解剖结构，或临床症状不明确的患者在 MRI 检查中未发现明确病因时，脊髓造影后 CT 检查是一种很好的辅助检查手段。值得注意的是，在硬膜神经鞘远端椎间盘突出并压迫神经根的情况下，脊髓造影不能作出明确诊断，尽管在这种特殊情况下脊髓造影后 CT 扫描是非常有用的。

MRI 是在诊断急性椎间盘突出症中应用最广泛的影像学检查。MRI 能够直接观察神经结果，并提供最清晰的软组织细节。尽管非强化的 T1 和 T2 加权多层面重建图像有助于诊断椎间盘突出症、挫伤、脊髓空洞、梗死、血肿和脊髓脱髓鞘疾病，但钆造影剂强化序列有助于区分神经系统症状是感染引起还是肿瘤引起。弥散张量成像和纤维束

造影已经开始应用于椎间盘突出疾病的评估，但临床研究仍处于起步阶段[11]。由于约 20% 的 20~40 岁的无症状患者可发现椎间盘突出，因此 MRI 必须与临床症状相关联。尽管有先进的影像学手段，神经系统检查仍然是临床决策的基础，这对于确诊和制订治疗方案以及临床治疗的成功有重要价值。

21.4 急诊手术干预的适应证

症状性椎间盘突出的手术干预时机仍存在争议。对于严重的或进展迅速的神经根病变、脊髓病变或大小便功能异常的患者，应行急诊手术治疗。而对于无脊柱不稳定表现并伴有疼痛、感觉异常、轻度或局灶性运动功能障碍或神经功能有好转的患者，则不应行急诊减压手术。相反，这些患者应采用保守治疗和支持治疗。如上述治疗失败，可考虑择期手术治疗。

21.5 颈 椎

急性颈椎神经根性疾病通常由颈椎间盘向外侧或后外侧突出引起。早期退行性改变可造成继发于骨赘形成或小关节面肥大的轻微椎间孔狭窄。这些改变可以压迫或拉伸神经根，因此即使是相对较小的椎间盘突出，也可能导致严重的神经功能损害。神经根病变的确切病理生理学机制尚不清楚；然而，压迫、神经根缺血和炎性介质似乎都参与了此过程。最常受累的部位依次是 C_5~C_6、C_6~C_7 和 C_4~C_5[12]。

急性椎间盘突出继发的脊髓病可能是脊髓压迫和血管损害的结果，尽管突然的椎间盘挤压可能导致继发于直接脊髓压迫或挫伤或二者皆有的神经系统恶化。在没有外伤的情况下，急性发作的神经功能缺陷通常是血管损害所致。长的横穿支动脉起源于脊髓前动脉，供应脊髓腹侧灰质和脊髓外侧索。脊髓腹背侧受压使这些横行动脉受累，导致前灰质和外侧白质束缺血。这种缺血可导致受压平面以下的运动神经元出现受损症状，脊髓前角细胞和上运动神经元受累，以及皮质脊髓侧束功能障碍。

21.5.1 临床表现

颈椎间盘突出症患者中男性偏多，发病高峰年龄为 40~60 岁。症状性颈椎间盘疾病的发病风险随先天性或退行性椎管狭窄程度的增加而增加。虽然急性颈椎间盘突出症最常见的症状是疼痛和感觉异常，但约 60% 的患者在评估时表现出无力和反射减退[12]。仅有 15% 的患者在出现症状前有过劳累或外伤史[13]。症状性颈椎病患者可能表现为神经根病变、脊髓病或二者兼有。中央和中央外侧椎间盘突出压迫颈髓可导致四肢瘫痪、无痛性感觉障碍和反射亢进（图 21.1）。

快速进展性急性非创伤性脊髓病合并颈椎间盘突出症（伴或不伴后纵韧带骨化）在临床上较为少见[14]。颈椎间盘突出症和快速进展性脊髓病的患者在年龄、性别、发病的急性程度、四肢

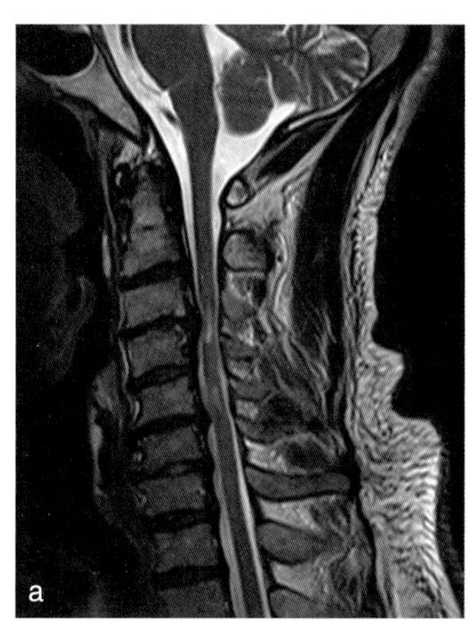

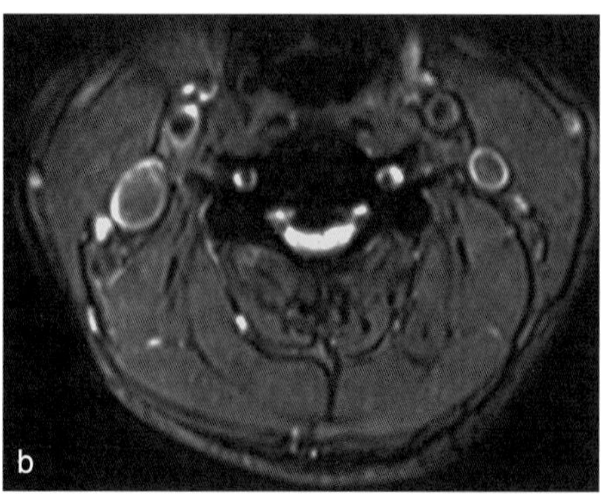

图 21.1 一例急性四肢轻瘫 2 周的 54 岁男性患者，T2 加权矢状位（a）和轴位（b）影像显示 C_3~C_4 较大的椎间盘突出，脊髓内有信号改变。我们进行了 C_3~C_4 颈椎前路椎间盘切除融合术，术后患者有明显改善

轻瘫的发病速度和椎间盘突出的脊柱水平等方面存在差异。神经功能障碍的发生和消失也是多变的[15-22]。

21.5.2 颈椎创伤

对于有颈椎创伤表现，尤其是那些有单侧或双侧关节突脱位的患者，应当给予特别关注。关节突脱位伴外伤性椎间盘突出可在关节突脱位水平压迫颈髓[23]，然而确定椎间盘突出的影响仍然比较困难。尽管神经损伤常见于双侧关节突脱位患者，但单侧关节突脱位患者也可能表现出孤立的神经根损伤。一些研究者推荐通过闭合牵引快速调整，然后通过手术来稳定脊柱，因其能够为清醒患者提供快速脊髓减压和神经功能恢复的机会，也使得更进一步检查成为可能[24]。Eismont等[25]提出了另一种办法，即在复位前行MRI检查，并试图通过牵引来排除外伤性椎间盘突出的可能性。这是为了避免闭合复位后出现罕见的神经系统退化，特别是在麻醉状态下。在存在大型前部外伤性椎间盘突出症的情况下，双侧锁定关节面需要进行腹侧减压，然后尝试在有或没有后部开放复位的情况下减少脱位。各种手术入路治疗外伤性关节面脱位的安全性和有效性一直存在争议[26]。根据循证医学指南，几项大型临床系列研究发现，在清醒患者中，复位前存在椎间盘突出症与试行闭合牵引复位后神经功能恶化并无关联[27]。目前的指南仍推荐早期闭合复位[28]。然而，对于试图闭合性复位时无法检查的颈椎骨折 / 脱位患者和需要开放复位的患者，MRI检查具有重要作用。

21.5.3 手术入路

对于急性椎间盘突出症的患者，可以通过多种手术途径切除颈椎管或神经孔，而每种方法都有其适应证和优缺点。

后入路

后入路采用中线切口和骨膜下剥离。采用这种入路，需要行椎板半切除和内侧关节切开术，以充分显露椎间盘外侧间隙和椎管外侧隐窝。采用后入路暴露多节段时所需的手术操作较少，且通常不需要融合。如果切除的小关节小于1/3，则术后脊柱不稳定的风险最低。后入路可通过套管进行操作，很好地适应了目前微创外科手术的趋势[29]。然而，中央型椎间盘突出症应经腹侧入路，以降低术后不稳定的风险。中央型椎间盘突出症的后入路需要广泛的骨和小关节切除以暴露腹侧，这也增加了术后不稳定的风险。这一因素连同脊髓操作的潜在需求，使后入路成为一个不利的选择，特别是那些更易于行经腹侧入路手术的患者。

侧入路

尽管现在已经很少采用，但从历史的观点来看，侧入路也应该被包括在内，而前外侧入路可作为严格挑选患者的后路椎骨关节面切除术或前路椎间盘切除术的替代选择[30]。皮肤切口沿胸锁乳突肌前缘切开，继续行软组织剥离，直到暴露横突。这种方法需要分离椎动脉，并向外侧牵拉以进入神经孔。侧入路的优点包括能够直视神经根出椎间孔，并保留后部的小关节和支撑韧带。其缺点主要包括椎动脉和交感神经节损伤的风险，以及视野局限于同侧椎间孔。

前入路

经前入路颈椎间盘切除融合术（ACDF）最早在50年前由Cloward Robinson和Smith报道[31-32]。该入路可以进入整个前椎管和每个脊椎水平的双侧椎间孔。大多数患者在前入路手术后都进行了融合术。在美国，几乎所有的患者也都如此。颈椎间盘置换术似乎是一种很有前景的非融合手术选择，尤其是在急性椎间盘突出症的情况下[33]。

21.5.4 预　后

术后神经功能的预后与术前神经功能损害的类型、持续时间、起病缓急和严重程度相关。一项前瞻性研究结果表明，在颈椎间盘突出（无脊髓病变）引起的颈椎神经根术后2年，75%的患者神经根疼痛症状得到缓解[34]。与脊髓病相比，神经根症状在手术减压后更容易改善；然而，一些小规模研究指出，如果早期手术，脊髓病患者的病情将会显著改善[14]。通过简明健康状况调查表（Short-Form 36 inventory）和ODI评估的患者总体生活质量也得到改善[35]。急性椎间盘突出症患者的手术效果要优于脊椎病患者。与临床病史短、神经功能损害轻微的患者相比，表现出严重或长期症状和体征的患者功能预后较差。

21.6 胸　椎

与颈椎和腰椎相比，急性胸椎间盘突出症较为少见，压迫胸椎脊髓和（或）神经根并导致脊髓病或神经根病变较为少见，发生率约为1/100 万[36]。胸椎间盘切除术占所有椎间盘手术的 0.15%~4%[37-38]。男性患者稍多，发病年龄多为30~60 岁[36-38]。胸椎各个水平的椎间盘突出症都有报道；但是，70%~80% 发生在 T_8 节段以下[38]。T_{11}~T_{12} 是最常受累的节段，这被认为与低位椎体活动度更大有关[39]。多发性胸椎间盘突出症并不常见。椎间盘突出最常发生的部位依次是中线（>70%）、中间外侧和外侧（图 21.2）。急性椎间盘突出症的危险因素包括搬举重物、弯腰、外伤和 Scheuermann 病。

21.6.1 临床表现

急性胸椎间盘突出症可分为神经根症状或脊髓病症状。椎间盘侧方突出更易导致神经根症状。胸部和腹部的束带样疼痛及感觉异常是最常见的症状。这些症状经常被误诊为胸膜炎、心绞痛或胆囊炎。神经根性运动功能障碍累及 T_1 神经根时可能导致骨间肌萎缩和手无力。中线或中线外侧椎间盘突出可压迫脊髓并导致缺血，进而产生脊髓病症状[40]。从截面来看，胸髓所占的椎管腔隙比颈髓大，因此即使是轻微的椎间盘突出，也会导致明显的椎管狭窄，进而产生脊髓病症状。胸髓功能障碍的病理生理学过程在一定程度上与血管受压导致的脊髓前动脉局部缺血有关[41]。

20%~30% 的中央型椎间盘突出症患者的首发症状为下肢无力，而超过 50% 的患者在临床评估时无脊髓病症状。30%~70% 的患者存在大小便功能障碍[36-39]。症状性椎间盘突出的自然病程一般可持续数年，并表现为渐进性的神经功能恶化。急性的表现极为少见。

脊髓圆锥压迫继发于 T_{11}~T_{12} 或 T_{12}~L_1 椎间盘突出，最先表现为马鞍状分布的感觉和运动功能障碍，但比马尾神经压迫所致的功能障碍在分布上更为对称。骶尾部痛温觉的丧失和椎间盘突出压迫脊髓圆锥的表现不一致，脊髓圆锥受压出现膀胱和肛门括约肌功能障碍比上段胸椎间盘突出压迫马尾神经产生症状的时间更早。

21.6.2 手术入路

症状性胸椎间盘疾病表现为与脊髓病类似的自然病程，且呈进行性恶化，因此需要尽早手术

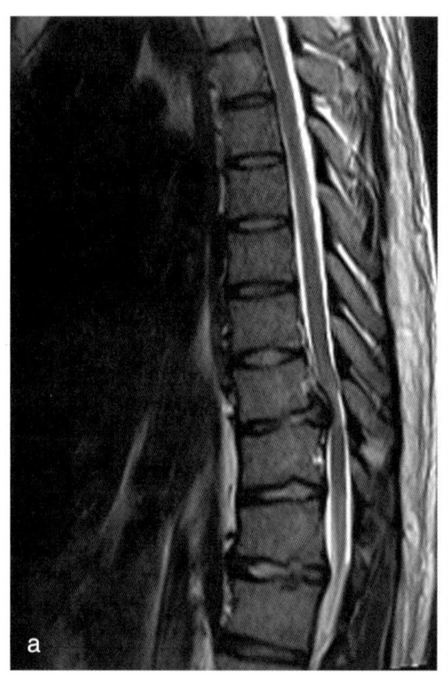

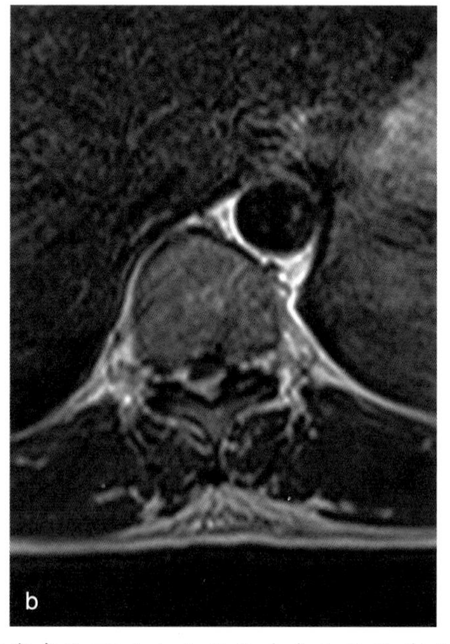

图 21.2　一例表现为急性进行性痉挛性偏瘫的 24 岁男性患者的 T2 加权矢状位（a）和轴位（b）图像。MRI 检查提示 T_9~T_{10} 中央型椎间盘突出。我们通过经椎弓根入路完成了 T_9~T_{10} 椎间盘切除术。术后双下肢的痉挛症状显著改善

干预。对于病情快速进展或突然出现严重神经功能损害的患者，应行急诊手术。胸椎间盘突出症可通过后外侧入路和前入路行减压术[42]。手术方式取决于解剖学因素（包括骨骼解剖、肋骨位置、肩胛骨位置）及纵隔内结构（包括肺和膈肌）的评估。钙化程度和椎间盘突出的偏侧性是选择手术入路的重要因素。选择手术方法时最重要的目标是最大限度地减少对已受损胸脊髓的外科操作。

确定正确的椎体水平

胸椎间盘切除术定位水平错误的问题并不罕见[39]。椎体计数常因个别区域的解剖差异、皮下脂肪的含量、棘突的倾斜程度和较差的可见度而受到阻碍，尤其是在高胸椎水平。多种术前定位策略已被应用，但是仍然会发生错误，尽管数量很少。影像学皮肤标记、美兰染料经皮注射、在椎弓根部位放置不透射线的蒂标记、CT 引导下在软组织内植入弹性带钩金属导丝（hook-wire）、影像学引导下在“固定点”（如特定的椎弓根）经皮植入克氏针等方法，都旨在把错误降到最低[43-45]。随着导航技术的广泛应用，上述技术可能不再是必需的，尤其是一些有创操作。

后入路

以往，胸椎间盘切除术是通过后正中入路联合广泛椎板切开或椎板切除，来实现脊髓减压。为充分暴露椎管腹侧面，通常需要牵拉脊髓。这些牵拉操作导致术后神经功能损害加重的概率最高可达 50%，也是此入路应用减少的直接原因[46]。

多种后入路的改良术式被用于暴露椎管腹侧，包括内侧关节切除、齿状韧带分离及脊神经根切断，然而这些操作并未降低术后神经功能损害的高发生率[47]。目前，开放性后正中直接入路不再用于治疗胸椎间盘突出症。但随着内镜被应用于脊柱外科，此入路可能会被再次重视[48-49]。

经椎弓根入路

经椎弓根入路后外侧减压最早由 Patterson 和 Arbit 于 1978 年报道，为中央外侧或外侧椎间盘突出症提供了更好的椎管腹侧显露[50]。经椎弓根入路椎间盘切除可通过正中切口，但需要在骨膜下向外侧分离，直到暴露整个小关节。应尽量减少骨切除，进入椎间盘只需切除一个关节和下位椎弓根的上部。经椎弓根入路的侵袭性较低，因其显著减少了进入椎间隙所需的脊髓操作。该手术入路避免了开胸、肋骨切除和广泛的肌肉剥离等相关问题。手术时间和失血也低于其他入路。双侧椎板切除术和背侧融合也可以在行腹侧减压后通过同一皮肤切口完成，而无需重新定位。虽然经椎弓根入路增加了不稳定的风险，但由于骨性胸腔的固定作用而不常发生。经此入路足以切除侧方突出的柔软的椎间盘，但是对于较大的向中线突出的椎间盘，通常需要同时行广泛的腹侧减压。受限于经腹正中线到脊髓的通路，单侧经椎弓根入路对这些较大腹侧病变的效果不如经前入路暴露。双侧经椎弓根手术可以从后中线切口到达椎管腹侧，但需要脊柱重建。

肋骨横突切除术

Humle 修改了肋骨横突切除术的入路，该手术曾用于 Pott 病中脊柱结核的治疗，也被用于胸椎间盘突出症的治疗[51]。约 6cm 以内的肋骨需要被切除，以暴露椎体侧面和椎间孔。与经椎弓根入路相比，肋骨横突切除术能够以最小程度的关节切除获得更好的椎管腹侧暴露[52]。同样，如果有需要，可在椎管腹侧减压术后行椎体后部融合，且无需重新调整患者体位[53]。此种手术的缺点包括广泛的软组织分离和气胸的风险。

外侧腔外入路

Larson 等提出外侧腔外入路作为肋骨横突切除术的改良术式[54]。由于此入路是完全的胸膜外入路，因此避免了经胸腔入路及留置胸腔导管相关的并发症，同时还能充分暴露棘突旁隙前部。此入路需要切除 6~8cm 的后部肋骨和部分椎弓根，以扩大椎间孔，拓宽后椎体沟，因此椎间盘和骨赘可以从上述通道中取出，最终降低硬膜囊压力[55]。外侧腔外入路的另一个主要优势是增强了椎间盘切除术的安全性，这是由于切除椎弓根以及通过同一切口行前椎体融合和后椎体融合之后，在减压前和过程中能够直视硬脑膜。此入路存在术后疼痛、手术时间延长以及大量失血的潜在可能，因此难度较大。

前外侧入路

经胸腔入路最早由 Crafoord 等于 1958 年提出，与其他入路相比，此入路在脊髓腹侧减压时能够最大限度地暴露胸椎前部[56]。从侧方开胸，并经胸腔或胸膜外分离显露椎体的前外侧面。如果需要更大程度的暴露，可切除 1~2 个节段的肋骨。腹侧减压可通过椎体正中部以直视硬膜囊前部。此入路行椎间盘切除术后不稳定的风险低于后外侧入路。其缺点包括增加了肺部并发症的风险、蛛网膜下腔 – 胸膜瘘以及大血管、心脏、肝脏或膈肌的损伤。肺部疾病是应用此入路的相对禁忌证。

微创侧方经胸后 / 经胸腔入路椎间盘切除术

近期，使用管状牵开器的微创前外侧入路被用作经内镜和开放入路治疗胸椎间盘切除术的中间选择。手术进入胸腔肋骨之间的间隙，使用直接可视化手段为椎间盘切除提供足够的空间[57]。如果采用胸膜后入路，则不需要采用单肺插管或胸管。

胸腔镜

胸椎前入路也得益于微创手术技术的发展。胸腔镜椎间盘切除手术的效果为大家所接受，且有几个显著优势，包括减少术后疼痛、致残率、住院时间和恢复时间，同时提升美容效果。其主要的缺点是需要迅速学习掌握相应技能。其并发症包括硬膜损伤和血胸[58]。胸腔镜手术的技术可行性已被充分证实，极其适用于向腹侧的胸椎间盘突出。

21.6.3 预　后

减压术后的长期功能预后似乎与病因、进展速度、严重程度和症状持续时间有关。神经功能预后似乎也与手术时机和手术入路的选择有关。神经功能预后在只有神经根症状的患者中是多变的，尤其是以疼痛为主的急性胸椎间盘突出症患者。在 8 例因胸椎间盘突出所致的急性脊髓病患者中，Cornips 等[59]证实不仅在脊髓病患者中可观察到明显的恢复，在括约肌功能障碍甚至持续数天的严重神经功能障碍患者中也可观察到，提示脊髓应当充分减压。最佳的神经恢复时机通常是在 6 周内，但一些患者可能在长达 2 年的时间内持续改善。目前经后外侧和前路行手术切除的胸椎间盘突出症患者中，有 75%~100% 的患者神经功能可得到改善[39,48,55,57–59]。因此，无论症状有多严重，对于所有因胸椎间盘突出引发的急性脊髓病患者，都应该推荐手术治疗。

21.7 腰　椎

腰椎间盘切除术占所有椎间盘手术的近 2/3。急性腰椎间盘突出症多发生于 40~50 岁，明显早于症状性脊柱退行性病变的发病高峰年龄。急性腰椎间盘突出症患者中男性占 60%，且发病年龄早于女性[60]。80% 的急性椎间盘疾病发生在 L_4~L_5 和 L_5~S_1 椎间隙。这可能与腰椎前凸的曲线、活动度较大以及关节面的方向有关[61]。腰椎间盘突出多发生于纤维环后外侧，此处相对较薄。除此之外，后纵韧带对纤维环的黏附和支持力小于前纵韧带（图 21.3）。

21.7.1 临床表现

正中或旁正中巨大椎间盘突出可导致马尾综合征，占腰椎间盘切除术的 2%~4%[62–63]。马尾受压的症状和体征包括非对称性感觉异常、疼痛及下肢无力。症状可能会突然出现，但多数患者存在背痛或神经根症状的病史。症状常以背痛和肛周疼痛为主，而神经根性症状可能不明显。有超过 50% 的患者马尾综合征突然发作，且合并括约肌功能障碍[63]。由于膀胱传入冲动消失，尿潴留可能不引起疼痛。硬膜内椎间盘破裂与马尾综合征也有密切联系[64]。

21.7.2 手术入路

对于由腰椎间盘突出引起的急性神经根症状，硬膜外和外周注射、脊柱手法、局部注射、臭氧治疗和其他药物疗法等多种非手术治疗措施均取得了不同程度的效果[65–66]。一项针对随机对照试验的荟萃分析表明，与安慰剂组相比，短期口服类固醇可略微改善功能，但没有改善疼痛[67]。几乎被普遍接受的早期手术适应证包括明显的运动障碍、持续 6~12 周以上的难治性疼痛，以及马尾综合征[68]。尽管关于马尾综合征的手术时机仍存在争议，但大多数外科医生建议在 24h 内进行手术减压[69]。

后入路 / 正中入路

巨大的正中椎间盘突出可能需要暴露双侧，

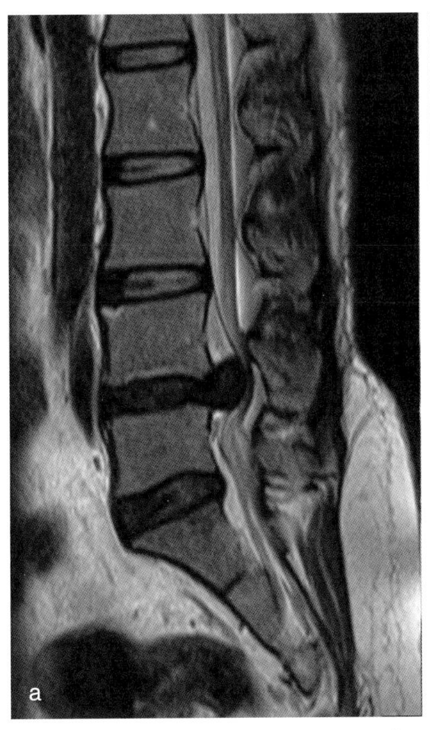

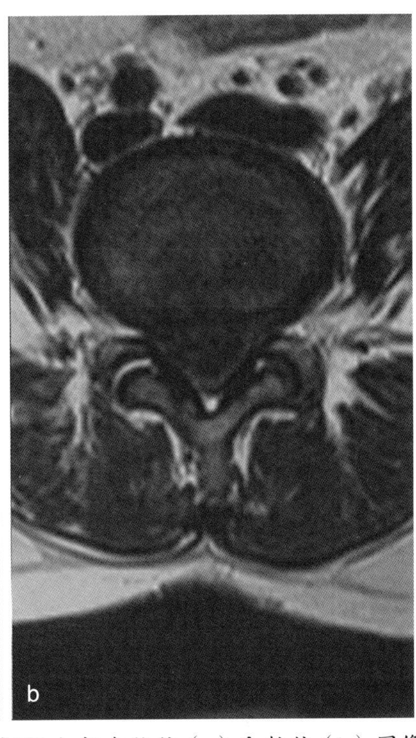

图 21.3 一例表现为急性马尾综合征的 34 岁女性患者的 T2 加权矢状位（a）和轴位（b）图像。MRI 提示 L_4~L_5 节段巨大中央型椎间盘突出压迫双侧 L_5 神经根。行 L_4~L_5 椎间盘切除术后患者完全治愈。

以实现马尾减压。为达到充分暴露而不过度牵拉神经根或硬膜囊，可能需要大范围的双侧半椎板切除术或椎板切除术。后外侧椎间盘突出也可经后路中线入路完成，但常需联合部分内侧面切除术。远侧椎间盘突出可通过广泛甚至完全的椎骨关节面切除术来治疗，但这种入路会相对增加术后不稳定的风险。在约 5% 的患者中，单侧全面切除术会导致进行性不稳定[70]。

旁正中入路

旁正中入路主要用于远外侧椎间盘突出的微创减压术，约占所有腰椎间盘突出的 10%[71]。经旁正中切口分离肌肉，或经正中切口向侧方分离暴露关节侧面。这些入路可更好地显露向侧方突出的椎间盘，保留关节和关节囊，还可能减轻疼痛和不适，有利于患者早期术后活动。

前入路 / 前外侧入路

对于急性腰椎间盘疾病，急诊手术干预很少使用经腹或腹膜后入路暴露棘突前部。这些入路常用于肿瘤或前部椎体融合。前或前外侧入路可充分显露椎管的腹侧面，手术减压时可直视前脊膜囊。应用这些入路时，如果需要后方稳定，则需要重新定位患者，并使用单独的皮肤切口。

微创腰椎间盘切除术

在传统的显微外科椎间盘切除与内镜辅助观察的联合下，产生了现代的显微内镜椎间盘切除术（MED）[72]。这种技术和开放手术的本质是一样的，但它是通过外科内镜或者现在更常见的手术显微镜来完成的。目前，与二维的内镜相比，我们更推荐能够提供立体影像的显微镜。其基本目的是缩小切口的范围和大小，以及由此造成的组织破坏，从而减少住院时间和术后恢复时间。总体来说，平均住院时间缩短至 9.5h，使患者能够在手术当天出院。从理论上讲，手术通路是通过分离中线旁的肌肉组织来实现的，然后通过一系列逐渐增大的通道来扩张，最终创建一个宽度为 22~26mm 的工作区以完成手术操作。手术工作区的概念从根本上改变了手术，骨膜下肌肉截断也被更有效的肌肉剥离术所取代。一旦表面标志与荧光图像匹配，可按照椎板切开、内侧关节切除术、椎间孔切开、黄韧带切除、神经根 / 硬膜囊牵拉、椎间盘切开取出等传统方式进行手术。关闭切口包括缝合筋膜和皮肤的小切口。根据笔者的经验，这种方法对严重肥胖的患者来说实际上更容易，这是由于肌肉分裂扩张在技术上比深层骨膜下剥离和助手牵拉肌肉更容易实现。尽管微创椎间盘切除术越来越受欢迎且有很高的成功率，但需要承认的是，一项前瞻性随机试验的荟萃分析证实其并不优于传统的开放式显微外科椎间盘切除术 [73]。

21.7.3 预　后

术后功能恢复的预后指标包括术前神经功能状态、症状的缓急和持续时间，以及膀胱功能障碍。一般情况下，症状和体征进展较快的患者术后功能完全恢复的可能性比病情进展缓慢的患者要小 [68,70,73]。然而，在症状持续时间延长和手术延迟的患者中，神经功能预后也会下降。与膀胱、肠道或感觉功能障碍相比，手术干预后运动功能障碍更容易恢复 [69]，而感觉障碍是最难恢复的。广泛运动功能障碍或括约肌受累患者的神经功能恢复相对较差。

21.8 结　论

急性椎间盘突出导致严重或进展性神经功能损害需要急诊减压的情况并不常见。急性椎间盘突出症比强直性脊柱疾病更容易导致严重的神经功能障碍。多数研究表明，继发于创伤、弯腰及抬举重物的急性椎间盘突出症并不常发生。初步评估包括详细的神经系统检查和高分辨率 MRI。急诊手术的指征包括急性重型或进展迅速的神经系统恶化、脊髓病和大小便功能障碍。

手术入路的选择取决于椎间盘突出症的临床表现、水平和位置，以及术后稳定性的需要。神经功能恢复的预后指标包括症状的类型、严重程度和持续时间。关于减压的最佳时机尚无定论，然而早期的外科治疗似乎比延迟的外科治疗有更好的预后。

参考文献

[1] Harris RI, Macnab I. Structural changes in the lumbar intervertebral discs; their relationship to low back pain and sciatica. J Bone Joint Surg Br, 1954, 36-B(2):304–322.

[2] Fontes RB de V, Baptista JS, Rabbani SR, et al. Structural and ultrastructural analysis of the cervical discs of young and elderly humans. PLoS ONE. 2015, 10(10):e0139283.

[3] Dagistan Y, Cukur S, Dagistan E, et al. Importance of IL-6, MMP-1, IGF-1, and BAX levels in lumbar herniated disks and posterior longitudinal ligament in patients with sciatic pain. World Neurosurg, 2015, 84(6):1739–1746.

[4] Wang C, Wang WJ, Yan YG, et al. MicroRNAs: new players in intervertebral disc degeneration. Clin Chim Acta, 2015, 450(X):333–341.

[5] Nurick S. The pathogenesis of the spinal cord disorder associated with cervical spondylosis. Brain, 1972, 95(1):87–100.

[6] Revanappa KK, Rajshekhar V. Comparison of Nurick grading system and modified Japanese Orthopaedic Association scoring system in evaluation of patients with cervical spondylotic myelopathy. Eur Spine J, 2011, 20(9):1545–1551.

[7] Fairbank JCT. Why are there different versions of the Oswestry Disability Index? J Neurosurg Spine, 2014, 20(1):83–86.

[8] Vernon H. The Neck Disability Index: state-of-the-art, 1991–2008. J Manipulative Physiol Ther, 2008, 31(7):491–502.

[9] Frymoyer J (ed). The adult spine: Principles and practice (2nd edition). Lippincott-Raven, 1997.

[10] Nuñez DB, Jr, Zuluaga A, Fuentes-Bernardo DA, et al. Cervical spine trauma: how much more do we learn by routinely using helical CT? Radiographics, 1996, 16(6):1307–1318, discussion 1318–1321.

[11] Oikawa Y, Eguchi Y, Inoue G, et al. Diffusion tensor imaging of lumbar spinal nerve in subjects with degenerative lumbar disorders. Magn Reson Imaging, 2015, 33(8):956–961.

[12] Lunsford LD, Bissonette DJ, Jannetta PJ, et al. Anterior surgery for cervical disc disease. Part 1: treatment of lateral cervical disc herniation in 253 cases. J Neurosurg, 1980, 53(1):1–11.

[13] Radhakrishnan K, Litchy WJ, O'Fallon WM, et al. Epidemiology of cervical radiculopathy. A population-based study from Rochester, Minnesota, 1976 through 1990. Brain, 1994, 117(Pt 2):325–335.

[14] Westwick HJ, Goldstein CL, Shamji MF. Acute spontaneous cervical disc herniation causing rapidly progressive myelopathy in a patient with comorbid ossified posterior longitudinal ligament: case report and literature review. Surg Neurol Int, 2014, 5(Suppl 7):S368–S372.

[15] Goh HK, Li YH. Non-traumatic acute paraplegia caused by cervical disc herniation in a patient with sleep apnoea. Singapore Med J, 2004, 45(5):235–238.

[16] Liu C, Huang Y, Cai HX, et al. Nontraumatic acute paraplegia associated with cervical disk herniation. J Spinal Cord Med, 2010, 33(4):420–424.

[17] Suzuki T, Abe E, Murai H, et al. Nontraumatic acute complete paraplegia resulting from cervical disc herniation: a case report. Spine, 2003, 28(6):E125–E128.

[18] Ueyama T, Tamaki N, Kondoh T, et al. Non-traumatic acute paraplegia associated with cervical disc herniation: a case report. Surg Neurol, 1999, 52(2):204–206, discussion 206–207.

[19] Cheong HS, Hong BY, Ko YA, et al. Spinal cord injury incurred by neck massage. Ann Rehabil Med, 2012, 36(5):708–712.

[20] Eisenberg RA, Bremer AM, Northup HM. Intradural herniated cervical disk: a case report and review of the literature. AJNR Am J Neuroradiol, 1986, 7(3):492–494.

[21] Hsieh JH, Wu CT, Lee ST. Cervical intradural disc herniation after spinal manipulation therapy in a patient with ossification of posterior longitudinal ligament: a case report and review of the literature. Spine, 2010, 35(5):E149–E151.

[22] Lourie H, Shende MC, Stewart DH, Jr. The syndrome of central cervical soft disk herniation. JAMA, 1973, 226(3):302–305.

[23] Doran SE, Papadopoulos SM, Ducker TB, et al. Magnetic resonance imaging documentation of coexistent traumatic locked facets of the cervical spine and disc herniation. J Neurosurg, 1993, 79(3):341–345.

[24] Cotler JM, Herbison GJ, Nasuti JF, et al. Closed reduction of traumatic cervical spine dislocation using traction weights up to 140 pounds. Spine, 1993, 18(3):386–390.

[25] Eismont FJ, Arena MJ, Green BA. Extrusion of an intervertebral disc associated with traumatic subluxation or dislocation of cervical facets. Case report. J Bone Joint Surg Am, 1991, 73(10):1555–1560.

[26] Lee JY, Nassr A, Eck JC, et al. Controversies in the treatment of cervical spine dislocations. Spine J, 2009, 9(5):418–423.

[27] Hadley MN, Walters BC, Grabb PA, et al. Guidelines for the management of acute cervical spine and spinal cord injuries. Clin Neurosurg, 2002, 49:407–498.

[28] Walters BC, Hadley MN, Hurlbert RJ, et al; American

Association of Neurological Surgeons, Congress of Neurological Surgeons. Guidelines for the management of acute cervical spine and spinal cord injuries: 2013 update. Neurosurgery, 2013, 60(Suppl 1):82–91.
[29] Branch BC, Hilton DL, Jr, Watts C. Minimally invasive tubular access for posterior cervical foraminotomy. Surg Neurol Int, 2015, 6:81.
[30] Verbiest H. The lateral approach to the cervical spine. Clin Neurosurg, 1973, 20:295–305.
[31] Cloward RB. The anterior approach for removal of ruptured cervical disks. J Neurosurg, 1958, 15(6):602–617.
[32] Robinson RA, Smith GW. Anterolateral cervical disc removal and interbody fusion for cervical disc syndrome. Bull Johns Hopkins Hosp, 1955, 96:223–224.
[33] Burkus JK, Traynelis VC, Haid RW, Jr, et al. Clinical and radiographic analysis of an artificial cervical disc: 7-year follow-up from the Prestige prospective randomized controlled clinical trial. J Neurosurg Spine, 2014, 21(4):516–528.
[34] Hacker RJ, Cauthen JC, Gilbert TJ, et al. A prospective randomized multicenter clinical evaluation of an anterior cervical fusion cage. Spine, 2000, 25(20):2646–2654, discussion 2655.
[35] Röllinghoff M, Zarghooni K, Hackenberg L, et al. Quality of life and radiological outcome after cervical cage fusion and cervical disc arthroplasty. Acta Orthop Belg, 2012, 78(3):369–375.
[36] Carson J, Gumpert J, Jefferson A. Diagnosis and treatment of thoracic intervertebral disc protrusions. J Neurol Neurosurg Psychiatry, 1971, 34(1):68–77.
[37] Stillerman CB, Chen TC, Couldwell WT, et al. Experience in the surgical management of 82 symptomatic herniated thoracic discs and review of the literature. J Neurosurg, 1998, 88(4):623–633.
[38] Arce CA, Dohrmann GJ. Herniated thoracic disks. Neurol Clin, 1985, 3(2):383–392.
[39] Vanichkachorn JS, Vaccaro AR. Thoracic disk disease: diagnosis and treatment. J Am Acad Orthop Surg, 2000, 8(3):159–169.
[40] Yano S, Hida K, Seki T, et al. A case of thoracic disc herniation with sudden onset paraplegia on toilet straining: case report No Shinkei Geka, 2003, 31(12):1297–1301.
[41] Reynolds JM, Belvadi YS, Kane AG, et al. Thoracic disc herniation leads to anterior spinal artery syndrome demonstrated by diffusion-weighted magnetic resonance imaging (DWI): a case report and literature review. Spine J, 2014, 14(6):e17–e22.
[42] Yoshihara H. Surgical treatment for thoracic disc herniation: an update. Spine, 2014, 39(6):E406–E412.
[43] Paolini S, Ciappetta P, Missori P, et al. Spinous process marking: a reliable method for preoperative surface localization of intradural lesions of the high thoracic spine. Br J Neurosurg, 2005, 19(1):74–76.
[44] Binning MJ, Schmidt MH. Percutaneous placement of radiopaque markers at the pedicle of interest for preoperative localization of thoracic spine level. Spine, 2010, 35(19):1821–1825.
[45] Hsu W, Sciubba DM, Sasson AD, et al. Intraoperative localization of thoracic spine level with preoperative percutaneous placement of intravertebral polymethylmethacrylate. J Spinal Disord Tech, 2008, 21(1):72–75
[46] Logue V. Thoracic intervertebral disc prolapse with spinal cord compression. J Neurol Neurosurg Psychiatry, 1952, 15(4):227–241.
[47] Ravichandran G, Frankel HL. Paraplegia due to intervertebral disc lesions: a review of 57 operated cases. Paraplegia, 1981, 19(3):133–139.
[48] Choi KY, Eun SS, Lee SH, et al. Percutaneous endoscopic thoracic discectomy; transforaminal approach. Minim Invasive Neurosurg, 2010, 53(1):25–28.
[49] Smith JS, Eichholz KM, Shafizadeh S, et al. Minimally invasive thoracic microendoscopic diskectomy: surgical technique and case series. World Neurosurg, 2013, 80(3–4):421–427.
[50] Patterson RH, Jr, Arbit E. A surgical approach through the pedicle to protruded thoracic discs. J Neurosurg, 1978, 48(5):768–772.
[51] Hulme A. The surgical approach to thoracic intervertebral disc protrusions. J Neurol Neurosurg Psychiatry, 1960, 23:133–137.
[52] Kshettry VR, Healy AT, Jones NG, et al. A quantitative analysis of posterolateral approaches to the ventral thoracic spinal canal. Spine J, 2015, 15(10):2228–2238.
[53] Sagan LM, Madany L, Lickendorf M. Costotransversectomy and interbody fusion for treatment of thoracic dyscopathy Ann Acad Med Stetin, 2007, 53(1):23–26.
[54] Larson SJ, Holst RA, Hemmy DC, et al. Lateral extracavitary approach to traumatic lesions of the thoracic and lumbar spine. J Neurosurg, 1976, 45(6):628–637.
[55] Maiman DJ, Larson SJ, Luck E, et al. Lateral extracavitary approach to the spine for thoracic disc herniation: report of 23 cases. Neurosurgery, 1984, 14(2):178–182.
[56] Crafoord C, Hiertonn T, Lindblom K, et al. Spinal cord compression caused by a protruded thoracic disc; report of a case treated with antero-lateral fenestration of the disc. Acta Orthop Scand, 1958, 28(2):103–107.
[57] Kasliwal MK, Deutsch H. Minimally invasive retropleural approach for central thoracic disc herniation. Minim Invasive Neurosurg, 2011, 54(4):167–171.
[58] Han PP, Kenny K, Dickman CA. Thoracoscopic approaches to the thoracic spine: experience with 241 surgical procedures. Neurosurgery, 2002, 51(5, Suppl):S88–S95.
[59] Cornips EMJ, Janssen MLF, Beuls EAM. Thoracic disc herniation and acute myelopathy: clinical presentation, neuroimaging findings, surgical considerations, and outcome. J Neurosurg Spine, 2011, 14(4):520–528.
[60] Friberg S, Hirsch C. Anatomical and clinical studies on lumbar disc degeneration. Acta Orthop Scand, 1949, 19(2):222–242, illust.
[61] Farfan HF, Sullivan JD. The relation of facet orientation to intervertebral disc failure. Can J Surg, 1967, 10(2):179–185.
[62] Raaf J. Removal of protruded lumbar intervertebral discs. J Neurosurg, 1970, 32(5):604–611.
[63] Gleave JR, MacFarlane R. Prognosis for recovery of bladder function following lumbar central disc prolapse. Br J Neurosurg, 1990, 4(3):205–209.
[64] Dinning TA, Schaeffer HR. Discogenic compression of the cauda equina: a surgical emergency. Aust N Z J Surg, 1993, 63(12):927–934.
[65] Spijker-Huiges A, Vermeulen K, Winters JC, et al. Costs and cost-effectiveness of epidural steroids for acute lumbosacral radicular syndrome in general practice: an economic evaluation alongside a pragmatic randomized control trial. Spine, 2014, 39(24):2007–2012.
[66] Melchionda D, Milillo P, Manente G, et al. Treatment of radiculopathies: a study of efficacy and tollerability of paravertebral oxygen-ozone injections compared with pharmacological anti-inflammatory treatment. J Biol Regul Homeost Agents, 2012, 26(3):467–474.
[67] Goldberg H, Firtch W, Tyburski M, et al. Oral steroids for acute radiculopathy due to a herniated lumbar disk: a randomized clinical trial. JAMA, 2015, 313(19):1915–1923.
[68] Baldwin NG. Lumbar disc disease: the natural history. Neurosurg Focus, 2002, 13(2):E2.
[69] Srikandarajah N, Boissaud-Cooke MA, Clark S, et al. Does early surgical decompression in cauda equina syndrome improve bladder outcome? Spine, 2015, 40(8):580–583.
[70] Garrido E, Connaughton PN. Unilateral facetectomy approach for lateral lumbar disc herniation. J Neurosurg, 1991, 74(5):754–756.
[71] Pirris SM, Dhall S, Mummaneni PV, et al. Minimally invasive approach to extraforaminal disc herniations at the lumbosacral junction using an operating microscope: case series and review of the literature. Neurosurg Focus, 2008, 25(2):E10.
[72] Maroon JC. Current concepts in minimally invasive discectomy. Neurosurgery, 2002, 51(5, Suppl):S137–S145.
[73] Rasouli MR, Rahimi-Movaghar V, Shokraneh F, et al. Minimally invasive discectomy versus microdiscectomy/open discectomy for symptomatic lumbar disc herniation. Cochrane Database Syst Rev, 2014(9):CD010328.

22 颈椎管狭窄是急症吗?

Daipayan Guha, Allan R. Martin, Michael G. Fehlings

摘　要

颈椎管狭窄可引起静态和（或）动态压迫而导致慢性进行性脊髓病。然而，在某些患者中，颈椎管狭窄可导致病情迅速恶化，或使健康人在相对轻微的创伤后发生急性脊髓损伤。对疑似颈椎管狭窄患者的评估包括骨性椎管和软组织管受累的X线诊断，多重分级系统对未来神经系统恶化可能性的预测价值较差。虽然颈椎管狭窄患者发生严重损伤的可能性很小，但本章对需仔细考虑急诊手术干预的三种临床情况进行了回顾。对于快速进展的退行性颈脊髓病患者，尽管手术减压的确切时间尚无定论，但术后神经功能预后高度依赖于基线状态，因此，在临床症状刚出现的数天内行手术减压是恰当的。在急性外伤性中央脊髓综合征的病例中，应密切监测患者，并考虑在1~3d内行早期手术减压，以治疗持续性神经功能损害和影像学上的压迫征象。颈髓神经失用在运动员中较为常见，在伤后1~3d需要严密监测神经功能情况，以区分此诊断与其他需要紧急手术干预的损伤。

关键词： 中央脊髓综合征，颈髓神经失用，颈椎管狭窄，脊髓病，手术减压，手术时机

22.1 引　言

颈椎管狭窄可引起静态和（或）动态压迫，进而导致进行性脊髓病，这一慢性过程可能持续几个月至几年[1]。然而，在一些患者中，颈椎管狭窄可能引起病情迅速恶化[2]。此外，颈椎管狭窄可能使患者在创伤性损伤后易发生急性脊髓损伤（SCI），这可能以相对无害的机制发生[3]。

尸体解剖研究发现，在北美成年人中，骨性颈椎管狭窄的发生率为4.9%，在50岁以上的人群中为6.8%，而在70岁以上的人群中上升到9%[4]。若考虑软组织管的受累，颈椎管狭窄的真实发病率可能更高，尤其是在亚洲易感人群中。在以日本人群为基础的997例受试患者中，24.4%的患者在MRI中显示颈髓受压，其中绝大多数无临床症状[5]。退行性疾病是目前导致颈椎管狭窄最常见的病因，包括椎间盘突出症或突出造成的软组织侵犯、屈曲、肥大和（或）椎间韧带骨化、骨重塑（脊椎病）和骨赘形成、关节过度活动和椎体滑脱[1]。

虽然有学者主张预防性手术减压以防止急性或进行性四肢瘫痪[6]，但对已有颈椎管狭窄的患者来说，发生严重损伤的可能性较小[7-8]。本章旨在回顾先天性或退行性颈椎管狭窄患者临床症状的相关治疗，其中可能需要急诊手术干预。

22.2 初始评估

对于临床症状表现为颈髓或神经根功能障碍的患者，应进行完整的病史采集和深入的神经病学评估，这可能有助于区分血管、肿瘤、感染、炎症或创伤等导致病情急性恶化的病因。临床检查也可以指导后续影像学检查的选择。根据改良日本骨科协会（mJOA）评分，退行性颈脊髓病（DCM）通常表现为以下一种或多种症状：手协调运动障碍，步态异常，手部麻木和感觉异常，以及大小便功能障碍。患者还可表现为轴性颈痛、Lhermitte征、上肢和下肢反射亢进、无力和肌肉萎缩、肌束震颤和神经性疼痛。然而，DCM的临床表现较为多变，且没有单独的症状或体征能够明确诊断[1,5]。

22.3 影像学评估

目前，如果患者存在任何与颈椎脊髓病相符的症状或体征且无禁忌证，都应行放射影像学检查，以评估脊髓受压情况。放射影像学检查还包

括颈椎正位（AP）和侧位 X 线检查，选择能够从动态侧屈 – 伸展图像中获益的患者，以评估骨的不稳定性。CT 也可能有助于观察骨骼解剖，确定韧带结构的骨化程度。对无法行 MRI 检查的患者，CT 脊髓造影是评估和观察脊髓受压情况的一种较好的替代方法。

过去，颈椎管狭窄在平片上的定义是根据矢状面椎管节段的直径，即从椎体的后中点到相应的脊柱椎板线的最前面点进行测量（图 22.1）[9]。矢状径小于 14mm 被认为是椎管狭窄。为尽可能减少观察者可变性的影响，并考虑 X 射线放大率的差异，Torg 和 Pavlov 等随后对矢状管直径与锥体直径的比值进行了定义（图 22.1）[10]。已有许多关于 Torg-Pavlov 比值临界值的报道，最早的研究结果表明，该比值＜ 0.8 预示颈髓神经失用的风险增加 [10]，而比值＜ 0.7 与轻微创伤后急性脊髓损伤（SCI）的风险增加相关 [11]。然而，X 线平片检查存在一些不足，Torg-Pavlov 比值与 CT 测量的真实椎管直径 [12] 的对应性较差，且随着年龄、性别和种族的不同而有明显差异 [13]。因此，Torg-Pavlov 比值对已有狭窄患者的神经系统恶化的预测价值有限 [14–16]。

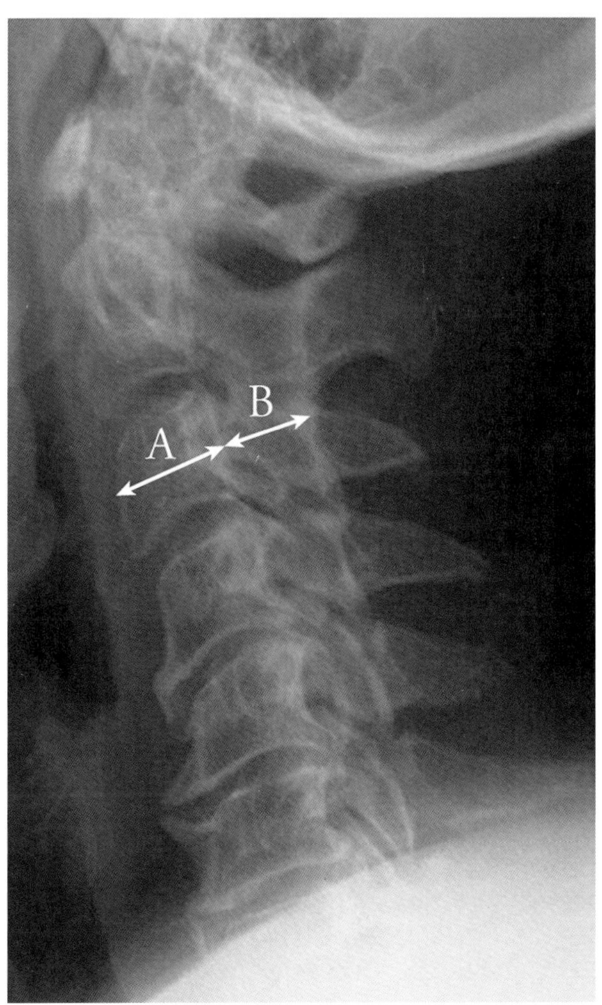

图 22.1 侧位颈椎 X 线片。箭头 A 表示椎体宽度，箭头 B 表示该节段椎管矢状径，B/A 被定义为 Torg-Pavlov 比值

虽然 CT 成像可以精确测量骨性椎管直径，但 MRI 在评估软组织管受累情况以及脊髓的真实可用空间方面的分辨率是无可比拟的。有学者提出了利用 MRI 评估颈椎管狭窄的多重分级系统。Muhle 等制定了一种四分量表：0 级定义为正常；1 级定义为前部或后部脑脊液（CSF）间隙部分闭塞；2 级为 CSF 空间完全闭塞；3 级为脊髓受压或移位 [17]。随后，Kang 等对该评分进行了改进以提高其预测效果：0 级为正常；1 级为 CSF 前后间隙闭塞大于 50%；2 级为脊髓受压或位移；3 级为脊髓受压或移位伴髓内 T2 高信号 [18]。Torg 等也定义了 MRI 上颈髓的“功能储备”，即相邻椎间盘的矢状正位脊髓直径与椎管直径的比值（图 22.2）[19]。

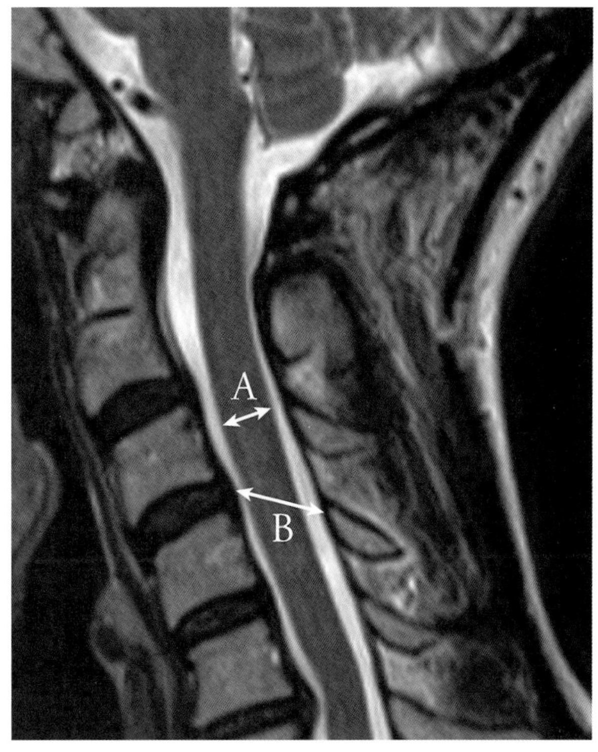

图 22.2 颈椎 MRI 矢状面 T2 加权像。箭头 A 表示脊髓直径，箭头 B 表示相邻椎间盘的椎管直径。“可供脊髓使用的空间（SAC）”定义为（B–A）。“功能储备”定义为 A/B

22.4 急诊手术指征

颈椎管狭窄患者急诊手术干预的时机还存在争议。对于急性创伤后有快速进展的脊髓病或存在持续性神经功能损害的患者，如影像学检查显示脊髓持续受压，则需要考虑急诊手术减压。相反，对于无神经系统症状或有改善缺陷且无明显脊柱不稳定的患者，即使影像学检查有脊髓压迫征象，也不一定适合行急诊手术。在已存在颈椎管狭窄的情况下，我们对 3 种需要考虑紧急减压的临床综合征进行了回顾：进展迅速的退行性颈髓病，急性颈脊髓损伤伴肢体瘫痪 [其中包括急性创伤性中央脊髓综合征（tCCS）]，以及颈髓神经失用症（CCN）。

22.4.1 退行性颈髓病

非创伤性退行性颈髓病是老年人脊髓损伤最常见的原因[20]。退行性颈髓病包括退行性椎间盘病（DDD）、脊髓型颈椎病（CSM）、后纵韧带骨化（OPLL）和黄韧带骨化（OLF）。

据估计，退行性颈髓病在北美地区的发病率高达 605/100 万，发病率随年龄增长而增加，且在男性中更为常见[21]。根据研究人群，后纵韧带骨化的独立发病率估计为 1.5%~4.3%[22]。在横断面研究中，3.8% 的亚洲人群中发现了黄韧带骨化，主要集中在胸椎下段[23]。黄韧带骨化作为颈髓病的独立病灶，较少见于病例报道[24]。

病理生理学

退行性颈髓病的神经功能障碍可能是脊髓静态压迫、颈椎整体错位引起的脊髓张力改变以及节段性过度活动引起的重复性动力损伤所致。在退行性椎间盘病中，纤维环突出或髓核突出可导致脊髓受压，更严重的脊椎病可导致后部骨赘增生，以及与脊髓型颈椎病相关的椎管韧带弯曲和松弛。脊髓前部或后部的骨性狭窄分别见于后纵韧带骨化和黄韧带骨化（图 22.3）。慢性脊髓压迫的后续反应涉及多种缺血、炎症和免疫途径[21]。

自然史

绝大多数颈椎管狭窄患者并不发展为临床的脊髓病。在一项主要针对老年人的大型研究中，24% 的患者表现为颈脊髓压迫，而脊髓压迫与脊髓病体征的发展并无关联[5]。在 MRI 发现的任何病因导致的无症状性颈髓受压患者中，一项系统回顾发现 1 年内临床脊髓病的发生风险为 8%，而 23% 的患者发作时间平均为 44 个月[25]。年龄、性别、Torg-Pavlov 比值和颈髓受压的机制与无症状性脊髓病患者的临床发展无关[25-26]。在确诊发展为临床脊髓病的患者中，据估计 20%~60% 的

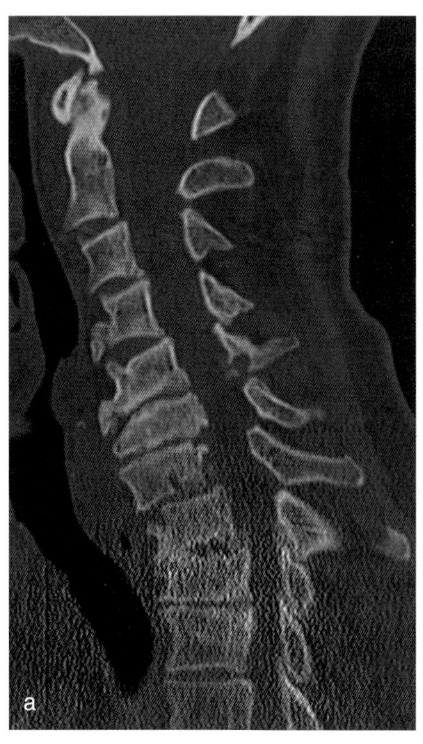

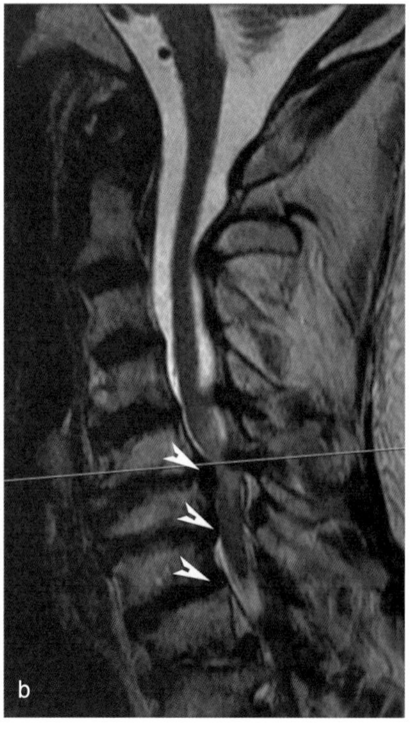

图 22.3　颈椎 CT 矢状位成像（a）和 MRI T2 加权像（b），显示脊髓型颈椎病和椎间盘退变性的证据，在 C_5~C_6、C_6~C_7 和 C_7~T_1 节段最显著（箭头），脊髓受压伴髓内 T2 信号改变也被证实

患者在无外科手术干预的情况下会在2年内出现神经功能恶化[1,26]。

一般来说，75%的临床脊髓病患者神经系统恶化的时间进程表现为阶梯式，另外20%则表现为持续数年的缓慢进展[27]。对于这些患者，如果有需要，可以选择性地行手术减压。急性起病或快速进展的脊髓病比较少见，约占5%，应考虑在症状出现后几天内行急诊手术。这些患者可被分为三组：

1. 第Ⅰ组：快速进展性脊髓病，无外伤史。

2. 第Ⅱ组：既往存在狭窄的患者在轻微创伤后，出现新的脊髓病。

3. 第Ⅲ组：既往存在狭窄的患者在轻微创伤后，现有的脊髓病迅速加重。

在症状性脊髓病患者中，5%~18%的患者可归为第Ⅰ组[2,27]。在一项针对亚洲人群的回顾性研究中，28%的颈椎病患者被归为第Ⅱ组，另有20%归为第Ⅲ组[28]。虽然对快速进展性脊髓病患者进行手术减压的确切时间尚未得到明确研究，但众所周知，基线神经功能和状态预示着术后功能预后[29]。因此，在临床症状出现数天内行早期手术减压，是最合理的外科治疗方式。尚未发现可用于预测症状迅速进展的标记物，然而一些研究报道了术中局灶性节段的纤维脂肪－血管硬膜与快速进展性脊髓病发展之间的关系[2,30]。

22.4.2 急性创伤性中央脊髓综合征

急性创伤性中央脊髓综合征（tCCS）最早由Schneider于1954年报道，以上肢无力、伴有尿潴留的典型膀胱功能障碍以及损伤平面以下的各种感觉功能障碍为主要特点[31]。tCCS是最常见的不完全性脊髓损伤，占所有脊髓损伤的16%~25%，且随着年龄的增长而增加[32]。

tCCS最常发生于机动车事故、跌倒和潜水事故所导致的过伸或较少见的过屈损伤。患者被分为三个独立的组：重型创伤性骨折/错位合并脊髓受压的年轻患者（年龄＜50岁），无骨折的过伸性损伤合并颈椎管狭窄的年长患者（年龄＞50岁），以及持续低速损伤导致急性中央椎间盘突出且无骨性损伤的较年轻患者[33-36]。50%~65%的tCCS患者伴有不同病因的颈椎管狭窄（图22.4）[36-37]。患者的椎管狭窄程度越大，其神经功能恢复越差，且与手术干预无关[38]。

病理生理学

在脊椎管过伸损伤后，黄韧带向内侧屈曲，被认为与椎间盘－骨赘生物复合体一起向前方压迫脊髓。微血管缺血可选择性损伤位于外侧索管最内侧的白质束，这与外侧皮质脊髓束和红核脊髓束的解剖位置一致。这些神经束在进化上已被证实对上肢和手部功能越来越重要，支持以上肢无力为主的临床特点[34]。

自然史

在经保守治疗的tCCS患者中，75%的患者神经系统有不同程度的恢复。年龄似乎是最有力

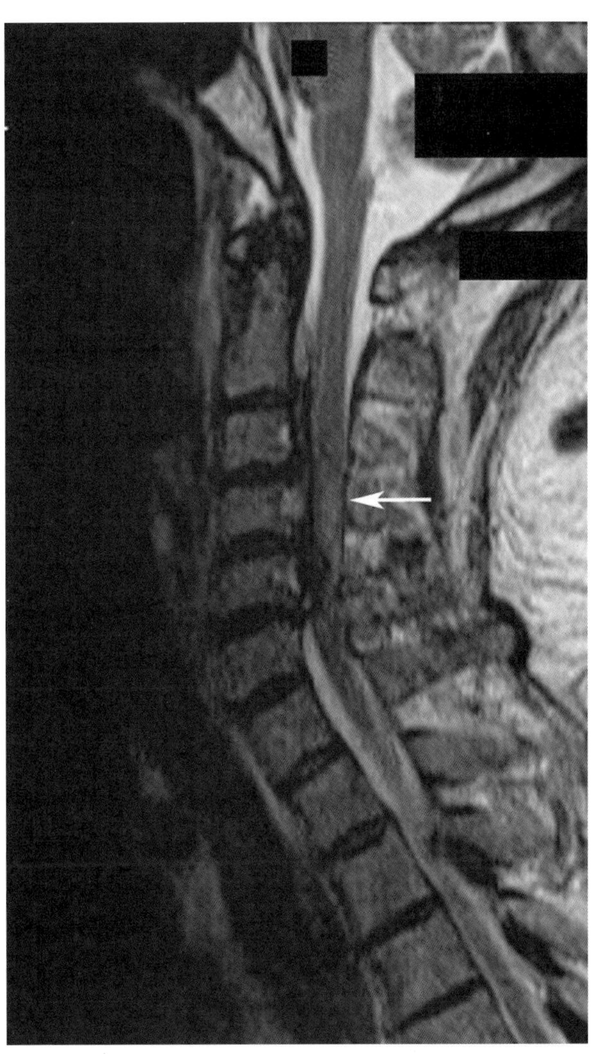

图22.4 急性创伤性中央脊髓综合征患者的颈椎正中矢状位T2加权MRI。图像显示颈椎管狭窄合并髓内T2信号改变（箭头），继发于后纵韧带骨化和轻度颈椎病

的预后相关预测因素，50 岁以下的患者几乎都能恢复独立行走，而 70 岁以上的患者恢复独立行走的比例不到 40%[39]。通常是下肢神经功能首先恢复，然后是膀胱和上肢近端。手部功能的恢复往往有限，这也是 tCCS 患者长期功能障碍的主要原因[40]。

治疗选择

根据 Schneider 对 6 例 tCCS 患者神经功能恢复的初步观察，多次短期随访证实了非手术干预的功能恢复潜力[39-41]。然而，在损伤后数年内进行的随访中，有 25% 的患者最终由于脊髓持续压迫而出现神经功能恢复停滞，且随后出现进一步下降[42]。因此，对于无改善的神经功能损伤患者和影像学显示脊髓受压的患者，可再次行手术减压。多项研究表明，手术减压可使神经系统功能更快、更彻底地恢复，同时最大限度地减少与不动相关的并发症和住院时间（LOS）[43-45]。

tCCS 手术减压的最佳时机仍不确定。尽管早期手术能够有效改善 tCCS 患者的神经功能预后，但即使是在保守治疗失败后几个月才行手术治疗，患者的神经功能也仍有改善；越来越多的证据也表明在亚急性期进行手术仍是有益的[43-44]。在一项纳入了 114 例患者回顾性研究中，Chen 等证实手术减压可改善运动和感觉恢复，特别是对于年轻患者，损伤后 1~2 周内接受手术的患者运动功能恢复更快[46]。通过对 24 例患者进行长达 44 个月的随访，Yamazaki 等证实，与两周后接受手术的患者相比，两周内行手术治疗的患者运动功能恢复和术后 JOA 评分都有所提高[38]。其他研究表明，24h 内手术能够改善术后运动功能，特别是对于急性骨折 / 脱位或椎间盘突出症的患者[47]，或具有严重的初始神经功能损害 [美国脊髓损伤协会（ASIA）分级为 C 级或以下] 和持续性脊髓压迫的患者[32]。一项颈脊髓损伤的前瞻性队列研究显示，在 6 个月的随访中，24h 内手术减压显著提高了 ASIA 损伤分级评定量表（AIS）2 级改善的概率；然而，这项研究并不局限于 tCCS 患者，大约 1/3 的患者有完全性脊髓损伤[48]。与之相反，一项纳入 49 例手术患者的近 5 年随访的回顾性研究发现，4d 前和 4d 后进行手术减压患者的 AIS 评分没有差异[49]。相似地，Kepler 等发现，在合并骨折或过伸性椎管损伤的患者中，24h 内手术干预对运动功能恢复和 ICU 以及总体住院时间无影响[50]。

Anderson 等的一篇系统综述对目前有关 tCCS 手术时机的证据进行了最好的总结[51]。损伤后 2 周内的早期手术减压可能有利于长期的神经功能预后，特别是对于那些影像学检查有持续脊髓压迫和几天后持续存在或无改善的运动功能障碍患者。然而，对于骨折脱位或颈椎不稳定的患者，为促进其早期活动并减少长期卧床所致的并发症，可以考虑在 72h 内再进行手术，而不是 2 周以后。2 周后接受手术减压的患者，尽管保留了神经功能长期改善的潜在可能，但与早期手术相比，其神经功能恢复可能发生得更慢且不完全[52]。

22.4.3 颈髓神经失用

颈髓神经失用（CCN）定义为创伤性损伤后的一过性颈神经功能障碍[10]。此病最常见于运动员，特别是橄榄球和职业足球运动员，发病率为（1.3~6）/10,000[53]。而非运动型 CCN 也有相关报道[54]。

对于 Torg-Pavlov 比值＜ 0.8 的患者，86% 者合并有颈椎管狭窄[19]。然而，多项研究证实，Torg-Pavlov 比值对运动员无症状性 CCN 的远期进展具有较高的敏感性，但阳性率较低[15]。“功能储备”和与之相似的“脊髓可用空间（SAC）”等 MRI 评估手段，以及矢状脊髓直径和椎间盘水平椎管直径的差值，已经被证实具有较好的预测价值：SAC ＜ 5mm 的敏感性为 80%，对未来发生 CCN 风险的阴性预测值为 0.23[55]。

病理生理学

典型的 CCN 由合并颈椎管狭窄的患者发生急性过伸性损伤引起，并导致暂时性轴突渗透性紊乱[56]。轴突的快速伸展导致离子电流的改变和长时间的去极化，以及微血管收缩和血管痉挛。

自然史

根据定义，CCN 的神经功能损害是一过性的，最终所有运动和感觉缺陷都能完全恢复。根据患者神经症状的持续时间，可将其分为 3 个级别：Ⅰ级，小于 15min；Ⅱ级，15min~24h；Ⅲ级，24h 以上[19]。也可根据神经功能损害的解剖学特征对患者进行分类：四肢受累，仅影响上肢，仅影响下肢，或半侧躯体分布等类型[19]。

高达56%的患者可出现CCN复发，并可能导致一些运动员职业生涯的结束[19]。Torg-Pavlov比值和椎间盘水平的椎管直径越低，患者的复发风险似乎越高，然而如果脊髓周围仍保留有脑脊液间隙，则发生永久性严重脊髓损伤的风险不会明显增加[7]。

治疗选择

CCN的手术减压适用于在神经损伤水平以上有持续局灶性压迫病理的患者[19,57]。如有需要，手术通常在运动员恢复活动之前进行。因此，临床病史和体格检查成为区分tCCS和Ⅲ级CCN患者的首要标准。特别是创伤后颈椎管狭窄和过伸性损伤导致的神经功能障碍且不伴有骨和韧带损伤的年轻患者，可推迟手术至24h后进行，为症状的自发恢复提供充足的时间。但应排除重型或影像学检查提示脊髓受压的患者。

22.5 结　论

椎管狭窄在老年人中很常见，但很少出现症状。对于无症状的椎管狭窄患者，不推荐预防性手术减压。大多数症状呈隐匿性起病，尤其是脊髓病或神经根病变；择期手术是一个适当的治疗选择。然而，无论是否存在外伤，椎管狭窄都可导致急性神经功能恶化。对于进展迅速的脊髓病患者，应考虑在发病后几天内进行紧急手术减压。急性创伤性中央脊髓综合征患者应给予严密监测，对于有持续性无改善的神经功能损害和持续性影像学压迫的患者，应考虑在1~3d内早期行手术减压。疑似颈髓神经失用的病例最常见于轴向负荷或过伸性损伤的运动员，应在受伤后1~3d内仔细评估，以将该诊断与其他可能需要紧急手术治疗的损伤进行鉴别。

参考文献

[1] Karadimas SK, Erwin WM, Ely CG, et al. Pathophysiology and natural history of cervical spondylotic myelopathy. Spine, 2013, 38(22, Suppl 1):S21–S36.

[2] Morishita Y, Matsushita A, Maeda T, et al. Rapid progressive clinical deterioration of cervical spondylotic myelopathy. Spinal, 2015, 53(5):408–412.

[3] Kang JD, Figgie MP, Bohlman HH. Sagittal measurements of the cervical spine in subaxial fractures and dislocations. An analysis of two hundred and eighty-eight patients with and without neurological deficits. J Bone Joint Surg Am, 1994, 76(11):1617–1628.

[4] Lee MJ, Cassinelli EH, Riew KD. Prevalence of cervical spine stenosis. Anatomic study in cadavers. J Bone Joint Surg Am, 2007, 89(2):376–380.

[5] Nagata K, Yoshimura N, Muraki S, et al. Prevalence of cervical cord compression and its association with physical performance in a population-based cohort in Japan: the Wakayama Spine Study. Spine, 2012, 37(22):1892–1898.

[6] Boden SD, Dodge LD, Bohlman HH, et al. Rheumatoid arthritis of the cervical spine. A long-term analysis with predictors of paralysis and recovery. J Bone Joint Surg Am, 1993, 75(9):1282–1297.

[7] Bailes JE. Experience with cervical stenosis and temporary paralysis in athletes. J Neurosurg Spine, 2005, 2(1):11–16.

[8] Bednarik J, Kadanka Z, Dusek L, et al. Presymptomatic spondylotic cervical cord compression. Spine, 2004, 29(20):2260–2269.

[9] Edwards WC, LaRocca H. The developmental segmental sagittal diameter of the cervical spinal canal in patients with cervical spondylosis. Spine, 1983, 8(1):20–27.

[10] Torg JS, Pavlov H, Genuario SE, et al. Neurapraxia of the cervical spinal cord with transient quadriplegia. J Bone Joint Surg Am, 1986, 68(9):1354–1370.

[11] Aebli N, Wicki AG, Rüegg TB, et al. The Torg-Pavlov ratio for the prediction of acute spinal cord injury after a minor trauma to the cervical spine. Spine J, 2013, 13(6):605–612.

[12] Blackley HR, Plank LD, Robertson PA. Determining the sagittal dimensions of the canal of the cervical spine. The reliability of ratios of anatomical measurements. J Bone Joint Surg Br, 1999, 81(1):110–112.

[13] Lim JK, Wong HK. Variation of the cervical spinal Torg ratio with gender and ethnicity. Spine J, 2004, 4(4):396–401.

[14] Chen IH, Liao KK, Shen WY. Measurement of cervical canal sagittal diameter in Chinese males with cervical spondylotic myelopathy. Zhonghua Yi Xue Za Zhi (Taipei), 1994, 54(2):105–110.

[15] Herzog RJ, Wiens JJ, Dillingham MF, et al. Normal cervical spine morphometry and cervical spinal stenosis in asymptomatic professional football players. Plain film radiography, multiplanar computed tomography, and magnetic resonance imaging. Spine, 1991, 16(6, Suppl):S178–S186.

[16] Yue WM, Tan SB, Tan MH, et al. The Torg–Pavlov ratio in cervical spondylotic myelopathy: a comparative study between patients with cervical spondylotic myelopathy and a nonspondylotic, nonmyelopathic population. Spine, 2001, 26(16):1760–1764.

[17] Muhle C, Metzner J, Weinert D, et al. Classification system based on kinematic MR imaging in cervical spondylitic myelopathy. AJNR Am J Neuroradiol, 1998, 19(9):1763–1771.

[18] Kang Y, Lee JW, Koh YH, et al. New MRI grading system for the cervical canal stenosis. AJR Am J Roentgenol, 2011, 197(1):W134–40.

[19] Torg JS, Corcoran TA, Thibault LE, et al. Cervical cord neurapraxia: classification, pathomechanics, morbidity, and management guidelines. J Neurosurg, 1997, 87(6):843–850.

[20] Kalsi-Ryan S, Karadimas SK, Fehlings MG. Cervical spondylotic myelopathy: the clinical phenomenon and the current pathobiology of an increasingly prevalent and devastating disorder. Neuroscientist, 2013, 19(4):409–421.

[21] Nouri A, Tetreault L, Singh A, et al. Degenerative cervical myelopathy: epidemiology, genetics, and pathogenesis.

Spine, 2015, 40(12):E675–E693.

[22] Matsunaga S, Sakou T. OPLL: ossification of the posterior longitudinal ligament // Yonenobu K, Nakamura K, Toyama Y, eds. Tokyo: Springer Japan, 2006:11–17.

[23] Guo JJ, Luk KDK, Karppinen J, et al. Prevalence, distribution, and morphology of ossification of the ligamentum flavum: a population study of one thousand seven hundred thirty-six magnetic resonance imaging scans. Spine, 2010, 35(1):51–56.

[24] Kotani Y, Takahata M, Abumi K, et al. Cervical myelopathy resulting from combined ossification of the ligamentum flavum and posterior longitudinal ligament: report of two cases and literature review. Spine J, 2013, 13(1):e1–e6.

[25] Wilson JR, Barry S, Fischer DJ, et al. Frequency, timing, and predictors of neurological dysfunction in the nonmyelopathic patient with cervical spinal cord compression, canal stenosis, and/or ossification of the posterior longitudinal ligament. Spine, 2013, 38(22, Suppl 1):S37–S54.

[26] Oshima Y, Seichi A, Takeshita K, et al. Natural course and prognostic factors in patients with mild cervical spondylotic myelopathy with increased signal intensity on T2-weighted magnetic resonance imaging. Spine, 2012, 37(22):1909–1913.

[27] Lees F, Turner JW. Natural history and prognosis of cervical spondylosis. BMJ, 1963, 2(5373):1607–1610.

[28] Yoo DS, Lee SB, Huh PW, et al. Spinal cord injury in cervical spinal stenosis by minor trauma. World Neurosurg, 2010, 73(1):50–52, discussion e4.

[29] Tetreault L, Kopjar B, Côté P, et al. A clinical prediction rule for functional outcomes in patients undergoing surgery for degenerative cervical myelopathy: analysis of an international prospective multicenter data set of 757 subjects. J Bone Joint Surg Am, 2015, 97(24):2038–2046.

[30] Miyauchi A, Sumida T, Manabe H, et al. Morphological features and clinical significance of epidural membrane in the cervical spine. Spine, 2012, 37(19):E1182–E1188.

[31] Schneider RC, Cherry G, Pantek H. The syndrome of acute central cervical spinal cord injury; with special reference to the mechanisms involved in hyperextension injuries of cervical spine. J Neurosurg, 1954, 11(6):546–577.

[32] Lenehan B, Fisher CG, Vaccaro A, et al. The urgency of surgical decompression in acute central cord injuries with spondylosis and without instability. Spine, 2010, 35(21, Suppl):S180–S186.

[33] Dai L, Jia L. Central cord injury complicating acute cervical disc herniation in trauma. Spine, 2000, 25(3):331–335, discussion 336.

[34] Harrop JS, Sharan A, Ratliff J. Central cord injury: pathophysiology, management, and outcomes. Spine J, 2006, 6(6, Suppl):198S–206S.

[35] Hayes KC, Askes HK, Kakulas BA. Retropulsion of intervertebral discs associated with traumatic hyperextension of the cervical spine and absence of vertebral fracture: an uncommon mechanism of spinal cord injury. Spinal Cord, 2002, 40(10):544–547.

[36] Ishida Y, Tominaga T. Predictors of neurologic recovery in acute central cervical cord injury with only upper extremity impairment. Spine, 2002, 27(15):1652–1658, discussion 1658.

[37] Song J, Mizuno J, Nakagawa H, et al. Surgery for acute subaxial traumatic central cord syndrome without fracture or dislocation. J Clin Neurosci, 2005, 12(4):438–443.

[38] Yamazaki T, Yanaka K, Fujita K, et al. Traumatic central cord syndrome: analysis of factors affecting the outcome. Surg Neurol, 2005, 63(2):95–99, discussion 99–100.

[39] Newey ML, Sen PK, Fraser RD. The long-term outcome after central cord syndrome: a study of the natural history. J Bone Joint Surg Br, 2000, 82(6):851–855.

[40] Roth EJ, Lawler MH, Yarkony GM. Traumatic central cord syndrome: clinical features and functional outcomes. Arch Phys Med Rehabil, 1990, 71(1):18–23.

[41] Penrod LE, Hegde SK, Ditunno JF, Jr. Age effect on prognosis for functional recovery in acute, traumatic central cord syndrome. Arch Phys Med Rehabil, 1990, 71(12):963–968.

[42] Bosch A, Stauffer ES, Nickel VL. Incomplete traumatic quadriplegia. A ten-year review. JAMA, 1971, 216(3):473–478.

[43] Bose B, Northrup BE, Osterholm JL, et al. Reanalysis of central cervical cord injury management. Neurosurgery, 1984, 15(3):367–372.

[44] Brodkey JS, Miller CF, Jr, Harmody RM. The syndrome of acute central cervical spinal cord injury revisited. Surg Neurol, 1980, 14(4):251–257.

[45] Chen TY, Dickman CA, Eleraky M, et al. The role of decompression for acute incomplete cervical spinal cord injury in cervical spondylosis. Spine, 1998, 23(22):2398–2403.

[46] Chen TY, Lee ST, Lui TN, et al. Efficacy of surgical treatment in traumatic central cord syndrome. Surg Neurol, 1997, 48(5):435–440, discussion 441.

[47] Guest J, Eleraky MA, Apostolides PJ, et al. Traumatic central cord syndrome: results of surgical management. J Neurosurg, 2002, 97(1, Suppl):25–32.

[48] Fehlings MG, Vaccaro A, Wilson JR, et al. Early versus delayed decompression for traumatic cervical spinal cord injury: results of the Surgical Timing in Acute Spinal Cord Injury Study (STASCIS). PLoS ONE, 2012, 7(2):e32037.

[49] Chen L, Yang H, Yang T, et al. Effectiveness of surgical treatment for traumatic central cord syndrome. J Neurosurg Spine, 2009, 10(1):3–8.

[50] Kepler CK, Kong C, Schroeder GD, et al. Early outcome and predictors of early outcome in patients treated surgically for central cord syndrome. J Neurosurg Spine, 2015, 23(4):490–494.

[51] Anderson KK, Tetreault L, Shamji MF, et al. Optimal timing of surgical decompression for acute traumatic central cord syndrome: a systematic review of the literature. Neurosurgery, 2015, 77(Suppl 4):S15–S32.

[52] Park MS, Moon SH, Lee HM, et al. Delayed surgical intervention in central cord syndrome with cervical stenosis. Global Spine J, 2015, 5(1):69–72.

[53] Clark AJ, Auguste KI, Sun PP. Cervical spinal stenosis and sports-related cervical cord neurapraxia. Neurosurg Focus, 2011, 31(5):E7.

[54] Andrews FJ. Transient cervical neurapraxia associated with cervical spine stenosis. Emerg Med J, 2002, 19(2):172–173.

[55] Presciutti SM, DeLuca P, Marchetto P, et al. Mean subaxial space available for the cord index as a novel method of measuring cervical spine geometry to predict the chronic stinger syndrome in American football players. J Neurosurg Spine, 2009, 11(3):264–271.

[56] Torg JS, Thibault L, Sennett B, et al. The Nicolas Andry Award. The pathomechanics and pathophysiology of cervical spinal cord injury. Clin Orthop Relat Res, 1995(321):259–269.

[57] Maroon JC, El-Kadi H, Abla AA, et al. Cervical neurapraxia in elite athletes: evaluation and surgical treatment. Report of five cases. J Neurosurg Spine, 2007, 6(4):356–363.

23 脊柱和脊髓损伤患者的重症监护管理

Christopher D. Baggott, Joshua E. Medow, Daniel K. Resnick

摘 要

在北美，每年有 1.2 万 ~1.4 万人发生急性脊髓损伤，已有 20 万人患有严重的脊髓损伤。患者平均年龄为 34 岁，男性患者约为女性的 4 倍。这些患者中有许多合并有其他危及生命的创伤，包括四肢、腹部、胸部、头部及其内部的血管损伤。脊髓损伤患者的治疗需要训练有素的院前人员、完善的分诊和复苏流程、多学科协作的内 / 外科急诊处理以及适当的康复护理。本章旨在对这些患者从院前护理到康复服务的医疗管理进行回顾，同时对患者肺部症状、血流动力学症状、血栓栓塞及营养需求等方面进行叙述。

关键词：危重症监护，诱发高血压，脊髓损伤，血栓栓塞

23.1 引　言

在北美，每年有 1.2 万 ~1.4 万人发生急性脊髓损伤[1]，已有 20 万人患有严重的脊髓损伤[1-2]。患者的平均年龄为 34 岁，男性患者约为女性的 4 倍。3%~25% 的脊髓损伤继发于原发创伤[3-8]。这些患者中有许多合并有其他危及生命的创伤，包括四肢、腹部、胸部、头部及其内部的血管损伤。脊髓损伤患者的治疗需要训练有素的院前人员、完善的分诊和复苏流程、多学科协作的内科 / 外科急诊处理以及适当的康复护理。

23.2 院前管理

脊柱损伤的早期治疗始于就地制动。虽然还没有一个有效、可靠、敏感的院前分诊方案来确定哪些患者需要固定，但存在头颈损伤或有可能导致颈椎损伤的患者都应该被制动。神经功能完整、意识清醒、定向力良好的患者，以及未醉酒、无颈部疼痛 / 压痛、无神经系统异常、无干扰损伤的患者，则不需要固定[9]。此外，确有报道表明应用脊柱固定术可能增加致残率。脊柱固定术可能延迟复苏，这已被证明会增加穿透性创伤患者的致残率和死亡率[10]。在强直性脊柱炎中，固定也可能导致神经功能损伤[11]。为限制继发性神经损伤和固定导致的致残率，有必要针对脊柱固定制定适当的纳入 / 排除标准。一旦清除了脊柱的潜在损伤，应终止脊柱固定。

23.3 排除脊柱损伤

排除明显的脊柱损伤十分重要，可以停止不必要的固定，促进复苏、护理和患者活动。

对于无症状的清醒患者，如无干扰损伤、未接受疼痛 / 镇静药物治疗且脊柱无疼痛或压痛，则应该进行活动范围检查。如果无活动范围受限且无疼痛，可以在没有脊柱影像学检查的情况下停止颈椎固定。对于合并颈部疼痛或压痛的清醒患者，推荐行 CT 作为首要检查[12-13]。正位、侧位和齿状突 X 线平片可用于无法完成 CT 检查的情况，但当存在可疑或不可见的情况时，需要行补充 CT 检查。颅颈交界及颈胸交界区域必须有清晰的成像，以明确颈椎有无损伤。在正常影像学检查环境下，颈部疼痛 / 压痛的清醒患者可以保持颈椎固定制动，直到无症状；或者可以在损伤后 48h 内行常规 MRI 或正常的动力位 X 线检查后，停止颈椎固定[13]。

绝大多数收住 ICU 治疗的患者都有多重损伤，且可能伴有不同程度的意识障碍。对于有障碍或检查结果不可靠的患者，颈椎 CT 是首选的影像学检查[13]。如果高质量的颈椎 CT 无明显异常，损伤后 48h 内的 MRI 检查可用于评估颈椎韧带或神经损伤[13-14]。若 MRI 无明显异常，可停止颈椎

固定。严格的颈椎制动应持续至排除颈椎损伤。

胸椎和腰椎损伤需要行正、侧位 X 线片排除 [13]。这些平片必须显示所有椎骨视图，以排除脊柱的畸形、对线不齐或骨折。在胸椎和腰椎，X 线片完全正常者无需行其他检查。应尽快将患者从坚硬的固定背板上取下，以防皮肤破损。如果对是否存在骨折有疑问，CT 可作为排除骨折的最权威检查。棘突和横突的骨折通常是无关紧要的，除非患者有症状，一般不需要进一步检查。无骨损伤或脊柱对线不齐的单独韧带损伤是罕见的，但也有可能发生。如果存在持续性疼痛或有任何相关的神经功能障碍，应采用 MRI 来排除韧带损伤或硬膜外血肿的可能。

与胸、腰椎损伤不同，颈椎韧带损伤并不少见。对于清醒的、定向力良好且未接受止痛药治疗的患者，可通过其在所有方向上转动颈部来明确诊断。如果伴有疼痛，那么这种方法是不适合的。在损伤后 48h 内，颈椎 MRI 可以评估软组织水肿，这是韧带损伤的预测指标 [14]。考虑到 MRI 的敏感性，阴性的 MRI 结果提示患者无脊髓损伤。同样地，由于 MRI 检查的特异性较低，阳性的发现并不一定意味着损伤。当 MRI 检查呈阳性时，动力位 X 线有助于决定是否停止颈椎固定。

23.4 制动与解除

有证据显示，脊柱骨折脱位的患者应该保持在固定装置中，直到可以安全地进行复位；根据损伤的程度和类型，可能需要使用某些外部矫正器，而其他损伤可能需要安全的手术干预。

23.4.1 选择固定器械

硬质的颈托为枕部到 T_1 节段的许多骨折或轻微韧带损伤提供了一定程度的稳定性，但通常对枕部到 C_3 的效果最好 [15]。颈胸矫正器（CTO）提供了从枕骨到 T_3 的更多稳定性 [15]。放置合适的环形器械可在同一层面（枕骨到 T_3）提供比 CTO 更多的稳定性 [15]。Lerman Minerva 矫形器（Trulife, Inc., Poulsbo, WA）在颈胸部 C_2~T_3 起固定作用，但在 C_2 以上水平作用减弱 [16]。胸腰椎矫正器（TLSO）提供 T_9~S_1 的支撑，但对腰椎下段和腰骶交界处的作用较小 [16]。如果在 TLSO 结构中添加下颌托，即可额外获得 T_2~T_8 的稳定性。Jewett 支架（Florida brace Corporation, Winter Park, FL）可用于治疗 T_8~L_2 之间胸腰椎连接处的损伤，对于 2 个或 3 个椎体损伤一般无效 [16]。因此，对于脊柱受损的患者，有几种支撑方式可供选择。固定器的选择是由损伤的程度和生物力学特征决定的。

23.4.2 固定器械的并发症

矫正器并不是完全有益的，其使用与各种并发症有关。在脊髓损伤和需要长期佩戴支架的患者中，一些并发症更为常见。

压　疮

44% 的患者在放置固定装置后 6d 内发现压疮 [17]。这些压疮的后果很严重，可能包括骨髓炎、皮肤瘢痕、神经压迫和功能障碍、局部感染以及败血症。因此，确保合适的固定装置是非常重要的，特别是当患者需要长期佩戴时。必须定期检查压疮并及早治疗。在满足安全性的前提下，应尽早去除矫正器，以防压疮的发生。

脊柱固定也会增加身体其他部位发生压疮的风险，如果患者翻身不够频繁，2h 内就会发生皮肤压疮 [18]。在硬板上停留时间的长短也与压疮的发展有关。预防压疮的最好方法包括经常给患者翻身、使用合适的矫形器以及保持皮肤清洁干燥 [19-20]。

高颅压和颈托

硬质颈托可导致颅内压显著升高，应用颈托时颅内压平均升高 4.5mmHg [21]。这很可能是由于颈内静脉受压引起的静脉充血。

肺功能

正常应用颈托可显著影响正常受试者的呼吸参数，也可能增加误吸风险 [22]，这与限制性肺病患者行肺功能测试的结果相一致。这意味着矫形器可能使急性脊髓损伤患者的呼吸功能受损加重。

23.4.3 颈椎脱位的闭合复位

对于无上颈髓损伤的清醒患者，行颈椎小关节脱位闭合复位安全性较好 [23]。当畸形导致持续的神经压迫时，虽然可以及时行脊髓减压，但也可考虑早期行闭合复位。由于在复位中经常使用复位钳，因此必须排除颅骨骨折，以免因放置固定针而导致不良后果。对于清醒患者，无需行MRI检查来排除急性椎间盘突出；但对于不完全清醒、闭合复位失败或全麻下切开复位的患者，需要行MRI以排除急性椎间盘突出。30%~50%的颈椎骨折半脱位患者被发现合并有创伤性椎间盘突出。这一发现的重要性目前尚不明确[23]。闭合复位期间，肌松剂可用于预防颈部肌肉痉挛，而轻度镇静能够缓解患者的焦虑症状。局部麻醉后，将复位钳放置于耳郭上方。轻微调整复位钳的位置，可在一定程度上增加上颈椎的屈曲或伸展。根据经验，每次增加5~10磅的牵引力，每个节段的牵引力约为10磅[24]。因此，若C_6相对C_7发生半脱位，60磅的牵引力是安全的。一些作者提倡使用更重的牵引力，但各中心在技术上存在差异，因此牵引力也不同。每次调整牵引重量后都要行X线或透视成像。一旦病情缓解，应减轻牵引重量，以防过度牵伸；但患者应该保持牵引或固定，直到椎体完全稳定。如果出现神经系统症状、患者无法耐受手术以及在影像学上出现牵引过度等表现，则均提示闭合复位失败。在这种情况下，应解除牵引，固定脊柱，并进一步分析复位失败的原因。闭合复位失败的患者应行MRI检查，以便于切开复位。

23.5 快速治疗

与其他创伤患者一样，首先要评估气道、呼吸和心血管状况，并对整个脊柱进行同轴固定，直到临床和（或）影像学检查排除脊髓损伤。评估应该继续使用能够反映受伤程度的功能评分。急性颈椎和脊髓损伤的治疗指南推荐了有效的临床评估工具，以促进交流、预测和研究[12]。推荐使用美国脊髓损伤协会（ASIA）评分来评估患者的运动和感觉功能[12]。指南还推荐脊髓独立性测量（SCIM Ⅲ）作为首选的功能预后评估工具[12]。建议使用国际脊髓损伤基本疼痛数据集（ISCIBPDS）评估疼痛的严重程度，以及疼痛对身体和情绪功能的影响[12]。

对于急性脊髓损伤，尤其是上颈椎损伤，推荐在ICU内接受治疗[25]。监测应包括血压、脉搏、呼吸状态和神经功能。对急性脊髓损伤患者的辅助治疗通常较为困难，而且在治疗方法或治疗时间方面不一定有统一的证据支持。因此，护理人员往往难以解决这一患者群体中存在的多种医疗问题。

23.5.1 类固醇

在最新的急性颈椎和脊髓损伤治疗指南中，不建议使用甲泼尼龙治疗急性脊髓损伤[26]。

全国急性脊髓损伤研究（NASCIS Ⅰ）报告，经类固醇治疗后患者的运动或感觉功能无显著变化[27]。然而，动物研究表明，NASCIS Ⅰ中使用的甲泼尼龙剂量过低，可导致预后无显著改善[28-32]。这也进一步促进了NASCIS Ⅱ研究的进展[29]。在这项研究中，甲泼尼龙被给予了更高的剂量。当在受伤后8h内开始治疗时，患者的神经功能预后有明显改善。然而，这一结论是在超过一半的随机患者被排除后得出的，因为这些患者在伤后8h的时间窗之外接受治疗[33]。尽管NASCIS Ⅱ的结果对临床实践产生了广泛的影响，但通过随机对照双盲数据的事后分析得出的结论在方法上是存在缺陷的。对整个NASCIS Ⅱ数据集的分析是Ⅰ类医学证据，表明有更严重并发症的趋势，而广泛报道的受益至多是Ⅲ类医学证据[26]。NASCIS Ⅲ在没有安慰剂对照的情况下比较了各种类固醇给药方案，证明高剂量类固醇出现并发症的风险更高[26]。

虽然已经开展了大量关于类固醇治疗急性脊髓损伤疗效的研究，但仍有分散的报道表明，应用类固醇对运动或感觉功能的改善效果很小，且类固醇治疗从未带来显著的功能或行为上的改善。再加上类固醇已被证实存在明确的有害作用，因此建议急性脊髓损伤后不考虑使用类固醇。急性颈椎和脊髓损伤的治疗指南增加了不推荐使用类固醇的声明：“考虑使用甲泼尼龙的临床医生应该明白，该药物并不是FDA批准的应用于急性颈椎和脊髓损伤的药物。Ⅰ、Ⅱ和Ⅲ类证据表明，高剂量类固醇与包括死亡在内的有害作用相关。”[26]

23.5.2 血压管理

建议脊髓损伤后5d内维持平均动脉血压

（MAP）在 85~90mmHg。由于多种因素的影响，脊髓血流可能在损伤后会受到损害。脊髓损伤患者通常会出现全身性低血压和局部血管改变，包括直接损伤和局灶性血管痉挛 [28,34–40]。脊髓损伤本身可能由于失去正常交感神经张力而引起神经源性休克，进而导致血压下降。典型的神经源性休克表现包括心动过缓和节律紊乱，全身血管阻力（SVR）降低，引起 MAP 减少，进而导致心输出量减少 [7,28,34,38–43]。窦房和血管舒缩神经支配的缺乏导致心输出量减少。一旦维持灌注的能力因无法自动调节血流而受损，脊髓就会发生缺血 [28,40,42]。手术后的第一周，大多数患者出现心血管血流不稳定 [41]。联合使用升压药和液体复苏以维持收缩压大于 90mmHg 和 MAP 大于 85mmHg，可以改善临床预后 [25,42,44–48]。多巴胺等典型的血管升压素具有激动 α 和 β 受体的作用。其他药物除可引起血管收缩外，还可引起向肌力/时相反应，可根据药物的主要作用选择使用。例如，如果脉搏过快，可以使用更强的血管收缩剂。去甲肾上腺素（Levophed; Sanofi-Aventis, Bridgewater, NJ）主要激活 α 受体，也有部分 β 受体激动作用，可造成显著的血管收缩。去氧肾上腺素只有收缩血管的作用，但不如去甲肾上腺素那么强。根据不同情况，这些不同的药物可以用来维持 MAP。然而，维持适当的血管内容量对肾脏灌注和内脏血供是很重要的，因为血管收缩主要发生在内脏和四肢。如果血管容量低而全身血管阻力过高，末梢器官就会发生缺血 [49]。

23.5.3 自主神经反射功能紊乱

约 85% 的 T_6 以上急性脊髓损伤患者会出现自主神经反射功能紊乱 [50–52]，症状包括血压大幅升高、心动过速或心动过缓、头痛、面部潮红、受伤水平以上的汗液分泌增加和瞳孔改变 [50–52]。自主神经反射功能紊乱主要发生于脊髓损伤的早期，是有害刺激（如膀胱扩张）引起的反射性交感神经明显放电的结果。治疗可包括 α 和 β 受体阻滞剂，以及其他神经调节药物，如加巴喷丁。

23.5.4 肺部护理

急性脊髓损伤患者的呼吸管理必须考虑几个问题，其中大多与创伤、误吸、肺炎、肺水肿（通常是神经源性）和成人呼吸窘迫综合征（ARDS）有关。脊髓损伤患者也有发生异常气道反应性的相关报道 [53]。创伤引起的支气管痉挛通常对支气管扩张剂有反应。许多脊髓损伤患者可出现支气管黏液分泌过多。脊髓损伤的患者发生阻塞性或混合性睡眠呼吸暂停的风险增高 [54–55]。脊髓损伤患者最应关注的是呼吸肌失神经支配，因为呼吸功能障碍是脊髓损伤患者死亡的最主要原因 [56]。在一项研究中，需要长期正压通气的患者 1 年存活率只有 25%，其中只有 60% 的存活率超过 14 年 [57]。

创伤发生的解剖位置会影响呼吸生理。吸气时，肋间外肌和膈肌收缩，胸腔扩张。当肋间外肌麻痹时，肋骨在呼吸过程中可能内陷，而不是向外扩张。这种矛盾的运动减少了吸气负压和通气效率 [58–59]。腹肌的节律性运动对维持适度的腹压很重要。腹内压为膈肌提供了附着点和张力，使其能够有效收缩。脊髓损伤后，患者经常会丧失正常的腹肌张力 [60–63]。因此，其通常出现吸气困难及效能下降，从坐位到仰卧位的改变通常会导致功能残气量（FRC）减少 500mL，而肺活量（VC）增加。随着时间的推移，膈肌的神经刺激可能会增加，即工作长度代偿（OLC）[64–65]。正常受试者在直立时腹压下降，而脊髓损伤患者的腹压下降幅度可能更大。在这种情况下，OLC 可能不足，导致患者在直立时不能充分通气 [66]。对于腹肌麻痹的患者，使用腹带可增强通气，而摇床有助于膈肌明显无力的患者 [62,67–69]。

高位颈髓损伤患者呼吸并发症的发生率最高，包括复发性肺炎、肺不张和呼吸衰竭。与其他脊髓损伤患者相比，这些患者恢复得更慢，死亡率也最高 [56,70–71]。四肢瘫痪患者对过度通气的反应迟钝，呼吸动力略有增加 [72]。C_3 以上损伤的患者需要膈肌泵或慢性通气支持。

C_3~C_5 间损伤有不同程度的膈肌力量损伤。慢性呼吸机依赖最常见于 50 岁以上有潜在肺部疾病的患者。然而，对许多患者来说，只需要在急性期给予机械通气，而无需长期使用 [73–75]。随着脊髓水肿消退，辅助呼吸肌的功能恢复，失去神经支配的肌肉得以改善，呼吸肌由松弛变得紧张 [73–77]。这些患者可以利用间断舌咽呼吸（即利用口腔、咽部和喉部肌肉运动组合推动空气经过会厌）辅助咳嗽，增加深吸气时肺活量，提高音量[78-80]。使用膈肌起搏患者的语言流利程度有所改善。

C_5~C_8间损伤的患者由于膈肌神经支配完整，可以使用颈部的辅助呼吸肌和胸大肌锁骨部分来获得充足的吸气量，呼气则通过被动回弹[81-82]。因此，脊髓损伤的患者可能由于呼气障碍而导致残余容量增加，且在肺功能测试中可能出现限制性通气障碍[74,77,82-85]。胸椎脊髓损伤的患者仍可能有通气并发症，但不一定是神经系统损伤的结果。许多患者有其他直接的胸部创伤，包括肺挫伤、血/气胸等[55-56]。此外，这些患者可能因直接损伤、吸入性化学性肺炎、吸入性肺炎而发展为ARDS。所有中枢神经系统损伤的患者都有发生神经源性肺水肿的风险，但在C_7以上的完全性脊髓损伤患者中较少见[86-89]。这可能与交感神经递质大量释放、血管不稳定导致的富含蛋白的液体分泌有关。首要的治疗是支持性治疗，直至水肿消失。心源性肺水肿也可因脊髓损伤诱发的心动过缓而发生。

胸部物理治疗似乎可以降低脊髓损伤患者黏液潴留、肺不张和肺炎的风险[71,89]。包括刺激性肺活量测定、频繁改变体位/体位引流、经鼻气管吸痰以及咳嗽无力的患者，如果排除腹部或脊柱损伤，则应进行有力的腹部挤压辅助咳嗽。对于四肢瘫痪患者，用电流刺激腹部肌肉被证明与腹部咳嗽辅助一样有效[90]。尚无数据支持预防性使用支气管扩张剂或间歇正压通气[91-92]。患有严重高位颈脊髓损伤或伴有头部或肺部损伤的患者，可能需要长时间的机械通气。在这些患者中，由于长期气管插管有导致喉部损伤的风险，应尽早考虑气管切开。

23.5.5 深静脉血栓和静脉栓塞

据报道，慢性脊柱损伤患者1年内深静脉血栓形成（DVT）的发生率为每年2.1%，此后为每年0.5%~1.0%[93]。DVT的危害是肢体循环的进行性丧失，并伴有疼痛和缺血、慢性肢体肿胀、静脉血栓栓塞（VTE）。脊髓损伤患者血栓栓塞事件的发生率为7%~100%[94-105]，而急性损伤的发病率和死亡率相当高[106-107]。大多数肺栓塞（PE）发生在损伤后的前2~3个月[101,108-110]，急性脊髓损伤患者的肺栓塞死亡率是同年龄、性别的非损伤患者的500倍[107]。脊髓损伤6个月后的患者与未受伤者相比，肺栓塞死亡率降低为后者的20倍[107]。多种检查可用于DVT的诊断。经过对这些检查的评估，脊髓医学联盟推荐使用多普勒超声诊断DVT[106]。采用多普勒超声、阻抗容积描记术、静脉造影、纤维蛋白原和D-二聚体水平等方法检测DVT[94-103,108-110]。金标准是静脉造影术，但由于其费用昂贵且为侵袭性检查，往往并不常用[60]。同时，静脉造影存在10%的静脉炎和造影剂过敏反应的发生风险[93]。肺栓塞也可发生于静脉造影呈阴性的患者[96,108]。多普勒超声和阻抗容积描记术对DVT的诊断准确度比静脉造影高80%~100%[111]。由于远端静脉较细，因此多普勒超声对膝关节以下深静脉血栓的敏感性低于膝关节以上的深静脉血栓。D-二聚体和纤维蛋白原测试敏感性高，但通常特异性较差，这意味着检测阳性时漏诊率低，但检测阳性时证实DVT的概率不高[112-113]。因此，不需要常规监测DVT，但对于脊髓损伤患者，应高度警惕DVT。

脊髓损伤后肺栓塞是一种严重的不良事件。肺栓塞的症状和体征包括心动过速、低血压/休克、心肌梗死、呼吸急促/呼吸困难、焦虑、多汗、发热、胸痛、发绀、咳嗽/咯血和完全性心血管功能衰竭伴猝死[114-115]。诊断表现包括胸部X线片示平板状肺不张，心电图（ECG）示右心室轴移、室上性心动过速[116]。严重肺栓塞时还可能出现ST段改变和T波倒置[116]。尽管低氧血症和肺泡气-动脉血氧分压差增大是PE的典型表现，但氧分压（PaO_2）与血氧饱和度值并不一致，因此不应排除PE的诊断[117-120]。

无休克症状的PE患者几乎不会发生死亡[116]。如果可能的话，这些患者应该开始全剂量肝素抗凝，并进行确诊研究[116]。对于此类患者，通气-灌注（V/Q）扫描、MRI、螺旋CT血管造影和金标准经皮静脉血管造影都是可行的选择[121-123]。

PE导致的休克患者可能在1h内死亡，因此快速诊断极其重要[116]。由于CT和V/Q扫描需要较长的时间才能确诊，因此不适用于PE的诊断。

如果目的是通过导管行取栓、机械性血栓破坏或选择性组织型纤溶酶原激活剂（t-Pa）注射治疗PE，则经皮血管造影是合理的[116]。床边超声心动图通常是有益的，因为其可应用于ICU的患者，而无需把不稳定患者转移到ICU工作人员、设备和治疗措施都很不足的影像科。

超声心动图（经胸或经食管）对鉴别PE和患者对治疗的反应是有用的[124–125]。超声心动图可以检测到活动的血栓，并可能提供休克的诊断依据，包括主动脉夹层、心肌功能障碍/梗死、心包疾病、低血容量和瓣膜功能不全[126–127]。PE的超声心动图表现包括右心室压力升高、右心室与左心室比值增大、室间隔反常运动、肺动脉扩张和三尖瓣反流[124–125,127–128]。栓塞引起30%或更大的肺动脉阻塞时，可导致右心室扩张和血流动力学不稳定[129–131]。对于较小的或血流动力学改变不显著的栓塞（肺动脉闭塞＜20%），超声心动图可能检测不到[132–133]。超声心动图无法评估已存在左心室功能不全的患者合并其他疾病时的严重程度[133]。

V/Q扫描已被用于PE的诊断。大多数血管造影阳性的PE患者（59%）的V/Q扫描阳性率不高[134]。扫描结果显示正常和高度怀疑PE的概率较低，分别仅15%和13%[134]。其余的扫描结果有38%为中度怀疑，34%为低度怀疑[8]。对于慢性阻塞性肺疾病（COPD）患者，V/Q扫描的诊断阳性率更低[135]，这可能是由于对危重患者进行通气扫描存在困难[136]。因此，V/Q扫描通常参考血管造影结果来确诊PE[137]。血管造影术被认为是确诊PE的金标准检查，但它是侵入性的，花费较高，并且需要熟练的医师来操作[110]。因此，其普及程度并不广泛，且可能引起多种并发症[137–139]，特别是对于危重患者[135]和肺动脉高压患者[140]。尽管经导管选择性t-Pa溶栓是公认有效的一种治疗方式，但非选择性静脉注射t-Pa联合血管造影已被证明会增加出血并发症的发生率[141]。

螺旋CT血管成像是一种很受欢迎的诊断工具，因其随时可进行且无创，能够鉴别多种诊断[142–143]；其检测右心室扩张的准确度与超声心动图类似[144]。将螺旋CT血管成像与经皮血管造影对中央动脉PE的检查结果进行比较，螺旋CT的敏感性为94%，特异性为94%，阳性诊断率为93%[145–150]。在右心室压力超负荷的PE患者中，报告的特异性接近100%[148,150–151]。为获得最佳的扫描图像，患者需要屏气[152]，但最近的技术允许更快的断层图像采集，患者的呼吸运动已不成问题。MRI也可用于PE的诊断。MRI能准确显示中央血管，可用于解释心脏功能，并可作为与螺旋CT血管造影术敏感性和特异性相当的替代诊断[153–155]。MRI不需要有肾脏毒性的碘造影剂，而且与CT不同的是，其可以在同一时间进行MR静脉造影术[153,156]。然而，准备时间、扫描持续时间、患者单独在磁场中与医护人员隔离以及患者有植入物无法检查，往往阻碍了MRI在血流动力学改变显著的PE患者中的应用。

23.5.6 静脉血栓栓塞的预防和治疗

静脉血栓栓塞预防应在损伤后72h内实施，以降低发生静脉血栓/静脉栓塞的风险。皮下注射（SQ）普通肝素，5000单位，3次/日，被证实能够显著减少DVT[95,99,102–103,123,157–162]。然而，在急性脊髓损伤患者中，一些作者认为低剂量的普通肝素是不够的[97,163]，建议维持活化部分凝血活酶时间（APTT）为正常值的1.5倍，但其出血并发症的发生率高于使用固定剂量的SQ肝素。与口服抗凝剂相比，低剂量肝素对DVT的预防效果更好[160]。低分子量肝素（LMWH）也被称为分级肝素；研究表明，与未分级肝素相比，LMWH在预防DVT和减少出血并发症方面都取得了良好结果[98]。其他报道显示，低分子量肝素对脊髓损伤患者的DVT和PE有显著疗效[112,164]。由于大多数肺栓塞发生在2~3个月内，因此抗凝预防通常需要8~12周。合并其他危险因素（如肥胖、DVT或PE既往史、恶性肿瘤）的患者可能需要更长时间的预防性抗凝治疗[108]。下肢运动功能良好的患者抗凝疗程可能较短，这是因为其发生DVT的风险较低[100,106]。

下腔静脉（IVC）过滤器已用于无法耐受抗凝治疗的患者，且可用来预防大面积PE。过滤器可以防止大的血栓栓塞事件的发生，但不一定能防止小的血栓栓塞所致的PE。它们并不能预防上肢来源的肺栓塞。下腔静脉过滤器也可导致深静脉血栓的形成或扩大，因为它们会减缓血流速度。过滤器放置的并发症包括远端移动、腹腔内侵蚀和有症状的下腔静脉阻塞[165-167]。一项随机试验对近端DVT患者常规放置下腔静脉过滤器作为抗凝治疗的辅助手段进行了评估，结果显示过滤器在前12d减少了PE的发生频率，但几乎使DVT复发的长期风险增加了一倍[168]。因此，对于PE风险高但无法使用抗凝的患者，应用可移除的下腔静脉过滤器可能是合适的。但下腔静脉滤器不应作为常规的预防措施。

其他预防措施有弹力袜和相似的压力装置，已被证明可降低PE的风险[169]。急性脊髓损伤患者使用10d旋转床也可降低80%的DVT发生率[170]。我们通常立即使用气动压缩装置，并在24~72h内开始LMWH治疗，这取决于其他损伤和抗凝禁忌证。已知DVT的治疗应包括应用普通肝素或LMWH进行全面抗凝，然后再应用华法林治疗，通常要超过3个月，目标是维持国际标准比值（INR）为2.5[171]。对于无法进行抗凝治疗的患者，应考虑使用下腔静脉过滤器[171]。

为维持血流动力学稳定，PE患者血液中儿茶酚胺的浓度激增[116]，这对于维持心脏和中枢神经系统的血压是必要的。如果发生难治性缺氧和休克，可能有必要使用机械通气。但是，机械通气可减弱儿茶酚胺的激增，导致心血管功能衰竭[116]。部分原因可能是镇静/催眠药物可降低患者意识，减少儿茶酚胺的释放，也可能是直接血管舒张所致[116]。此外，正压通气可导致静脉回流右心室减少，也可增加肺血管阻力，进一步损害右心室功能，同时心输出量减少，全身血压下降[116]。因此，气管插管时应审慎地权衡利弊[116]。在清醒状态下，纤维支气管镜不会导致患者意识丧失，且可以直接看到声带，其刺激通常比直接喉镜插管要少。如果镇静是必要的，应使用依托咪酯，因为其不会引起低血压[116]。

1~2L晶体溶液扩张血容量是治疗不同休克性低血压的传统方法，有助于大面积PE患者心输出量的增加，除非患者有严重的右心室衰竭[116]。血管升压素（如去甲肾上腺素）有助于改善全身血压和心脏血供，从而缓解心脏缺血[172]。此外，去甲肾上腺素具有β_1受体激动作用，可增强心肌收缩力，从而改善右心室功能[173-174]，这便是它在重度休克患者中被应用的原因[175-176]。多巴酚丁胺和其他β受体激动作用较强的加压素可引起血管舒张，从而导致低血压，因此在PE患者中应限制使用[116]。据报道，吸入前列环素和一氧化氮可增加心输出量，降低肺压，改善严重PE患者的气体交换[177-178]。使栓塞的肺处于从属位置也可以改善氧合作用[179]。

若无肝素治疗禁忌证，在排除PE之前，应以全剂量开始肝素治疗[180]。肝素的作用是破坏血凝块聚集，预防再发性PE[181]。对于疑似PE的患者，应积极进行肝素治疗，因有报道称复发性PE是血流动力学稳定患者最常见的死亡原因[182-183]。肝素可能与组胺释放引起的低血压有关，可以用组胺1和2受体阻滞剂帮助预防/治疗低血压[184-185]。长期治疗通常需要3个月以上的华法林治疗，目标INR为2.5。

2/3的致命PE患者在出现临床症状后1~2h内发生心搏骤停[182,186]，几乎都是无脉电活动（PEA）引起的[116]。PEA在1/3的患者中至少可以暂时逆转[116]。研究显示，心搏骤停患者的生存率为35%[187]。经历间歇性心搏骤停的患者比需要持续复苏患者的死亡率更低[188-189]。

心肺复苏（CPR）不仅通过按压心脏来促进循环，还可以机械地破坏血栓，从而改善肺动脉血供[116]。在血流动力学不稳定的PE患者中，溶栓是公认的治疗选择[190-192]，但应排除出血性并发症。相对禁忌证和绝对禁忌证的存在可能会限制溶栓药物的使用。在血管造影术中选择性注射t-PA可以帮助减少有效所需的剂量，从而降低出血风险。

对于存在t-Pa禁忌证的非心搏骤停患者，经导管取栓或破坏术是一种治疗选择[193]。开放性血栓取出术是另一种可能的治疗方法，但其需要体外循环和肝素充分抗凝。心搏骤停并不排除开放性血栓取出术，但是需要全身麻醉，这可以减少心输出量，导致心搏骤停，进一步使血流动力学显著性PE患者的病情恶化[194]。

23.5.7 椎动脉损伤

高达11%的非穿透性颈椎损伤患者存在椎动

脉损伤[6]。椎动脉损伤多为经椎间孔骨折、关节突骨折或椎体半脱位[195-202]，均可在颈椎CT扫描中看到。钝性颈椎外伤后，发生脑血管损伤的高危患者包括完全性脊髓损伤、经颅孔骨折、关节突骨折脱位或椎体半脱位[195,197,201]。许多中心使用改良丹佛筛查标准来确定需要进行脑血管成像的患者，这些标准的敏感性、特异性、阳性预测值和阴性预测值尚不清楚。实际上，血管成像的另一种替代选择是CT血管造影（CTA）。

尽管经导管的诊断性血管造影术仍可证实或排除CTA的发现，但有研究表明，高质量CTA对颈椎血管损伤的诊断准确性为99.3%，符合改良丹佛筛查标准[203]。对于符合改良丹佛筛查标准的钝性创伤患者，CTA确定的血管损伤发生率为5.5%[204]。虽然钝性颈椎外伤后存在椎动脉损伤的风险，但目前尚无确定的或循证的治疗方法。抗血小板药物、抗凝、血管内治疗和观察均有研究推荐。无论采用何种治疗模式，大多数患者在椎动脉损伤后仍无症状，这也使得人们开始质疑对患者行血管损伤筛查的重要性[195]。

考虑到脑卒中、血管损伤的性质和出血性并发症的风险等具体情况，阿司匹林通常是最合适的治疗方法。抗血小板治疗和抗凝治疗的结果似乎没有差异，然而据文献报道，肝素静脉抗凝可能增加并发症的风险（31%），包括出血性并发症（14%）[195]。血管内支架重建的作用尚不确定。严密观察创伤患者中的所有损伤，监测椎动脉损伤患者的神经系统状态，可使患者获得良好的预后。

23.5.8 营　养

脊髓损伤患者需要营养支持。肠内营养应尽快进行，推荐在72h内开始。如果有必要，一般不会在第5d之前开始全胃肠外营养（TPN），这是因为电解质和液体转移会导致死亡率升高。

对于能够安全口服营养的患者，应给予经口营养。如果患者不能耐受口服进食，应尽早放置鼻胃管或口胃管，以早期启动肠内营养。鼻胃管和口胃管可清除胃内容物，减少肠道潴留，并可测量胃残余分泌物的量，计算给食量。一旦胃肠道运行良好，Dobhoff管可以替代鼻胃管。与较大的鼻胃管相比，Dobhoff管的管径较窄，较少引起鼻咽肿胀，可能会减少鼻窦炎的发生。对于需要长期营养支持的患者，应尽早采用胃造瘘术。

由于受伤后前两周内的能量需求升高，瘫痪患者的热量摄入应该是预计基础能量消耗（BEE）的140%和100%。BEE可由Harris-Benedict公式计算。间接量热法可能是评估营养需要量的最好方法[205]。总热量的15%应该来自蛋白质。

过度喂养可导致胆汁淤积和肝功能检查指标明显升高。接受营养支持的患者通常会出现肝功能检查指标轻度升高。这时不应立即停止营养补充，而应密切监测肝功能指标。

23.6 结　论

急性脊髓损伤的患者在恢复过程中会遇到相当大的障碍。认识到目前治疗方法的局限性及其使用风险是最重要的。在治疗的早期阶段，仔细注意细节可以降低发病率和死亡率。一些长期的问题可通过良好的皮肤和伤口护理、矫正器的适当使用和谨慎的抗凝治疗来避免。多学科诊疗是必要的，以促进此类患者的生活质量和功能恢复。

参考文献

[1] National Spinal Cord Injury Statistical Center (NSCISC). Spinal Cord Injury: Facts and Figures at a Glance. Birmingham, AL: University of Alabama Press, 1996.

[2] Lasfargues JE, Custis D, Morrone F, et al. A model for estimating spinal cord injury prevalence in the United States. Paraplegia, 1995, 33(2):62–68.

[3] Bohlman HH. Acute fractures and dislocations of the cervical spine. An analysis of three hundred hospitalized patients and review of the literature. J Bone Joint Surg Am, 1979, 61(8):1119–1142.

[4] Burney RE, Waggoner R, Maynard FM. Stabilization of spinal injury for early transfer. J Trauma, 1989, 29(11):1497–1499.

[5] Geisler WO, Wynne-Jones M, Jousse AT. Early management of the patient with trauma to the spinal cord. Med Serv J Can, 1966, 22(7):512–523.

[6] Hachen HJ. Emergency transportation in the event of acute spinal cord lesion. Paraplegia, 1974, 12(1):33–37.

[7] Prasad VS, Schwartz A, Bhutani R, et al. Characteristics of injuries to the cervical spine and spinal cord in polytrauma patient population: experience from a regional trauma unit. Spinal Cord, 1999, 37(8):560–568.

[8] Totten VY, Sugarman DB. Respiratory effects of spinal immobilization. Prehosp Emerg Care, 1999, 3(4):347–352.

[9] Theodore N, Hadley MN, Aarabi B, et al. Prehospital cervical spinal immobilization after trauma. Neurosurgery, 2013, 72(Suppl 2):22–34.

[10] Haut ER, Kalish BT, Efron DT, et al. Spine immobilization in penetrating trauma: more harm than good? J Trauma, 2010, 68(1):115–120, discussion 120–121.

[11] Thumbikat P, Hariharan RP, Ravichandran G, et al. Spinal cord injury in patients with ankylosing spondylitis: a 10-year review. Spine, 2007, 32(26):2989–2995.
[12] Hadley MN, Walters BC, Aarabi B, et al. Clinical assessment following acute cervical spinal cord injury. Neurosurgery, 2013, 72(Suppl 2):40–53
[13] Ryken TC, Hadley MN, Walters BC, et al. Radiographic assessment. Neurosurgery, 2013, 72(Suppl 2):54–72.
[14] Benzel EC, Hart BL, Ball PA, et al. Magnetic resonance imaging for the evaluation of patients with occult cervical spine injury. J Neurosurg, 1996, 85(5):824–829.
[15] Johnson RM, Hart DL, Simmons EF, et al. Cervical orthoses. A study comparing their effectiveness in restricting cervical motion in normal subjects. J Bone Joint Surg Am, 1977, 59(3):332–339.
[16] Woodard EJ, Kowalski RJ, Benzel EC. Orthoses: complication prevention and management // Benzel EC, ed. Spine Surgery Techniques, Complication Avoidance, and Management. Vol. 2. Philadelphia, PA: Elsevier Churchill Livingstone, 2005:1915–1934.
[17] Davis JW, Phreaner DL, Hoyt DB, et al. The etiology of missed cervical spine injuries. J Trauma, 1993, 34(3):342–346.
[18] Linares HA, Mawson AR, Suarez E, et al. Association between pressure sores and immobilization in thc immediate post-injury period. Orthopedics, 1987, 10(4):571–573.
[19] Black CA, Buderer NM, Blaylock B, et al. Comparative study of risk factors for skin breakdown with cervical orthotic devices: Philadelphia and Aspen. J Trauma Nurs, 1998, 5(3):62–66.
[20] Blaylock B. Solving the problem of pressure ulcers resulting from cervical collars. Ostomy Wound Manage, 1996, 42(4):26–28, 30, 32–33.
[21] Davies G, Deakin C, Wilson A. The effect of a rigid collar on intracranial pressure. Injury, 1996, 27(9):647–649.
[22] Bauer D, Kowalski R. Effect of spinal immobilization devices on pulmonary function in the healthy, nonsmoking man. Ann Emerg Med, 1988, 17(9):915–918.
[23] Gelb DE, Hadley MN, Aarabi B, et al. Initial closed reduction of cervical spinal fracture-dislocation injuries. Neurosurgery, 2013, 72(Suppl 2):73–83.
[24] Greenberg MS. Spine injuries: cranial-cervical traction // Greenberg MS, ed. Handbook of Neurosurgery. Vol. 2. Lakeland, FL: Greenberg Graphics, 1997:778.
[25] Ryken TC, Hurlbert RJ, Hadley MN, et al. The acute cardiopulmonary management of patients with cervical spinal cord injuries. Neurosurgery, 2013, 72(Suppl 2):84–92.
[26] Hurlbert RJ, Hadley MN, Walters BC, et al. Pharmacological therapy for acute spinal cord injury. Neurosurgery, 2013, 72(Suppl 2):93–105.
[27] Bracken MB, Collins WF, Freeman DF, et al. Efficacy of methylprednisolone in acute spinal cord injury. JAMA, 1984, 251(1):45–52.
[28] Amar AP, Levy ML. Pathogenesis and pharmacological strategies for mitigating secondary damage in acute spinal cord injury. Neurosurgery, 1999, 44(5):1027–1039, discussion 1039–1040.
[29] Bracken MB, Shepard MJ, Collins WF, et al. A randomized, controlled trial of methylprednisolone or naloxone in the treatment of acute spinal-cord injury. Results of the Second National Acute Spinal Cord Injury Study. N Engl J Med, 1990, 322(20):1405–1411.
[30] Ducker TB, Zeidman SM. Spinal cord injury. Role of steroid therapy. Spine, 1994, 19(20):2281–2287.
[31] Young W, Bracken MB. The Second National Acute Spinal Cord Injury Study. J Neurotrauma, 1992, 9(Suppl 1):S397–S405.
[32] Zeidman SM, Ling GS, Ducker TB, et al. Clinical applications of pharmacologic therapies for spinal cord injury. J Spinal Disord, 1996, 9(5):367–380.
[33] Bracken MB, Shepard MJ, Collins WF, Jr, et al. Methylprednisolone or naloxone treatment after acute spinal cord injury: 1-year follow-up data. Results of the second National Acute Spinal Cord Injury Study. J Neurosurg, 1992, 76(1):23–31.
[34] Dolan EJ, Tator CH. The effect of blood transfusion, dopamine, and gamma hydroxybutyrate on posttraumatic ischemia of the spinal cord. J Neurosurg, 1982, 56(3):350–358.
[35] Hall ED, Wolf DL. A pharmacological analysis of the pathophysiological mechanisms of posttraumatic spinal cord ischemia. J Neurosurg, 1986, 64(6):951–961.
[36] Lehmann KG, Lane JG, Piepmeier JM, et al. Cardiovascular abnormalities accompanying acute spinal cord injury in humans: incidence, time course and severity. J Am Coll Cardiol, 1987, 10(1):46–52.
[37] Sandler AN, Tator CH. Effect of acute spinal cord compression injury on regional spinal cord blood flow in primates. J Neurosurg, 1976, 45(6):660–676.
[38] Sandler AN, Tator CH. Review of the effect of spinal cord trama on the vessels and blood flow in the spinal cord. J Neurosurg, 1976, 45(6):638–646.
[39] Tator CH. Experimental and clinical studies of the pathophysiology and management of acute spinal cord injury. J Spinal Cord Med, 1996, 19(4):206–214.
[40] Tator CH, Fehlings MG. Review of the secondary injury theory of acute spinal cord trauma with emphasis on vascular mechanisms. J Neurosurg, 1991, 75(1):15–26.
[41] Piepmeier JM, Lehmann KB, Lane JG. Cardiovascular instability following acute cervical spinal cord trauma. Cent Nerv Syst Trauma, 1985, 2(3):153–160.
[42] Levi L, Wolf A, Rigamonti D, et al. Anterior decompression in cervical spine trauma: does the timing of surgery affect the outcome? Neurosurgery, 1991, 29(2):216–222.
[43] Lu K, Lee TC, Liang CL, et al. Delayed apnea in patients with mid- to lower cervical spinal cord injury. Spine, 2000, 25(11):1332–1338.
[44] Levi L, Wolf A, Belzberg H. Hemodynamic parameters in patients with acute cervical cord trauma: description, intervention, and prediction of outcome. Neurosurgery, 1993, 33(6):1007–1016, discussion 1016–1017.
[45] Tator CH, Rowed DW, Schwartz ML, et al. Management of acute spinal cord injuries. Can J Surg, 1984, 27(3):289–293, 296.
[46] Vale FL, Burns J, Jackson AB, et al. Combined medical and surgical treatment after acute spinal cord injury: results of a prospective pilot study to assess the merits of aggressive medical resuscitation and blood pressure management. J Neurosurg, 1997, 87(2):239–246
[47] King BS, Gupta R, Narayan RK. The early assessment and intensive care unit management of patients with severe traumatic brain and spinal cord injuries. Surg Clin North Am, 2000, 80(3):855–870, viii–ix.
[48] Wolf A, Levi L, Mirvis S, et al. Operative management of bilateral facet dislocation. J Neurosurg, 1991, 75(6):883–890.
[49] Kumar A, Parrillo JE. Shock: classification, pathophysiology, and approach to management // Parrillo J, Dellinger R, eds. Critical Care Medicine Principles of Diagnosis and Management in the Adult. St. Louis, MO: Mosby, 2002:371–420.

[50] Colachis SC, III. Autonomic hyperreflexia with spinal cord injury. J Am Paraplegia Soc, 1992, 15(3):171–186.
[51] Lee BY, Karmakar MG, Herz BL, et al. Autonomic dysreflexia revisited. J Spinal Cord Med, 1995, 18(2):75–87.
[52] Mathias CJ, Frankel HL. Cardiovascular control in spinal man. Annu Rev Physiol, 1988, 50:577–592.
[53] Dicpinigaitis PV, Spungen AM, Bauman WA, et al. Bronchial hyperresponsiveness after cervical spinal cord injury. Chest, 1994, 105(4):1073–1076.
[54] McEvoy RD, Mykytyn I, Sajkov D, et al. Sleep apnoea in patients with quadriplegia. Thorax, 1995, 50(6):613–619.
[55] Short DJ, Stradling JR, Williams SJ. Prevalence of sleep apnoea in patients over 40 years of age with spinal cord lesions. J Neurol Neurosurg Psychiatry, 1992, 55(11):1032–1036.
[56] Fishburn MJ, Marino RJ, Ditunno JF, Jr. Atelectasis and pneumonia in acute spinal cord injury. Arch Phys Med Rehabil, 1990, 71(3):197–200.
[57] DeVivo MJ, Ivie CS, III. Life expectancy of ventilator-dependent persons with spinal cord injuries. Chest, 1995, 108(1):226–232.
[58] Ayas NT, Garshick E, Lieberman SL, et al. Breathlessness in spinal cord injury depends on injury level. J Spinal Cord Med, 1999, 22(2):97–101.
[59] Whiteneck GG, Charlifue SW, Frankel HL, et al. Mortality, morbidity, and psychosocial outcomes of persons spinal cord injured more than 20 years ago. Paraplegia, 1992, 30(9):617–630.
[60] Estenne M, De Troyer A. The effects of tetraplegia on chest wall statics. Am Rev Respir Dis, 1986, 134(1):121–124.
[61] Goldman JM, Rose LS, Morgan MD, et al. Measurement of abdominal wall compliance in normal subjects and tetraplegic patients. Thorax, 1986, 41(7):513–518.
[62] McCool FD, Pichurko BM, Slutsky AS, et al. Changes in lung volume and rib cage configuration with abdominal binding in quadriplegia. J Appl Physiol (1985), 1986, 60(4):1198–1202.
[63] Urmey W, Loring S, Mead J, et al. Upper and lower rib cage deformation during breathing in quadriplegics. J Appl Physiol (1985), 1986, 60(2):618–622.
[64] Banzett RB, Inbar GF, Brown R, et al. Diaphragm electrical activity during negative lower torso pressure in quadriplegic men. J Appl Physiol, 1981, 51(3):654–659.
[65] McCool FD, Brown R, Mayewski RJ, et al. Effects of posture on stimulated ventilation in quadriplegia. Am Rev Respir Dis, 1988, 138(1):101–105.
[66] Danon J, Druz WS, Goldberg NB, et al. Function of the isolated paced diaphragm and the cervical accessory muscles in C1 quadriplegics. Am Rev Respir Dis, 1979, 119(6):909–919.
[67] Maloney FP. Pulmonary function in quadriplegia: effects of a corset. Arch Phys Med Rehabil, 1979, 60(6):261–265.
[68] Miller HJ, Thomas E, Wilmot CB. Pneumobelt use among high quadriplegic population. Arch Phys Med Rehabil, 1988, 69(5):369–372.
[69] Weingarden SI, Belen JG. Alternative approach to the respiratory management of the high cervical spinal cord injury patient. Int Disabil Stud, 1987, 9(3):132–133.
[70] DeVivo MJ, Stover SL, Black KJ. Prognostic factors for 12-year survival after spinal cord injury. Arch Phys Med Rehabil, 1992, 73(2):156–162.
[71] Jackson AB, Groomes TE. Incidence of respiratory complications following spinal cord injury. Arch Phys Med Rehabil, 1994, 75(3):270–275.
[72] Manning HL, Brown R, Scharf SM, et al. Ventilatory and P0.1 response to hypercapnia in quadriplegia. Respir Physiol, 1992, 89(1):97–112.
[73] Ledsome JR, Sharp JM. Pulmonary function in acute cervical cord injury. Am Rev Respir Dis, 1981, 124(1):41–44.
[74] McMichan JC, Michel L, Westbrook PR. Pulmonary dysfunction following traumatic quadriplegia. Recognition, prevention, and treatment. JAMA, 1980, 243(6):528–531.
[75] Wicks AB, Menter RR. Long-term outlook in quadriplegic patients with initial ventilator dependency. Chest, 1986, 90(3):406–410.
[76] Axen K, Pineda H, Shunfenthal I, et al. Diaphragmatic function following cervical cord injury: neurally mediated improvement. Arch Phys Med Rehabil, 1985, 66(4):219–222.
[77] Haas F, Axen K, Pineda H, et al. Temporal pulmonary function changes in cervical cord injury. Arch Phys Med Rehabil, 1985, 66(3):139–144.
[78] Bach JR, Alba AS. Noninvasive options for ventilatory support of the traumatic high level quadriplegic patient. Chest, 1990, 98(3):613–619.
[79] Bach JR, Alba AS, Bodofsky E, et al. Glossopharyngeal breathing and noninvasive aids in the management of post-polio respiratory insufficiency. Birth Defects Orig Artic Ser, 1987, 23(4):99–113.
[80] Montero JC, Feldman DJ, Montero D. Effects of glossopharyngeal breathing on respiratory function after cervical cord transection. Arch Phys Med Rehabil, 1967, 48(12):650–653.
[81] De Troyer A, Estenne M, Heilporn A. Mechanism of active expiration in tetraplegic subjects. N Engl J Med, 1986, 314(12):740–744.
[82] Estenne M, Knoop C, Vanvaerenbergh J, et al. The effect of pectoralis muscle training in tetraplegic subjects. Am Rev Respir Dis, 1989, 139(5):1218–1222.
[83] Almenoff PL, Spungen AM, Lesser M, et al. Pulmonary function survey in spinal cord injury: influences of smoking and level and completeness of injury. Lung, 1995, 173(5):297–306.
[84] Hemingway A, Bors E, Hobby RP. An investigation of the pulmonary function of paraplegics. J Clin Invest, 1958, 37(5):773–782.
[85] McKinley AC, Auchincloss JH, Jr, Gilbert R, et al. Pulmonary function, ventilatory control, and respiratory complications in quadriplegic subjects. Am Rev Respir Dis, 1969, 100(4):526–532.
[86] Brown BT, Carrion HM, Politano VA. Guanethidine sulfate in the prevention of autonomic hyperreflexia. J Urol, 1979, 122(1):55–57.
[87] Kiker JD, Woodside JR, Jelinek GE. Neurogenic pulmonary edema associated with autonomic dysreflexia. J Urol, 1982, 128(5):1038–1039.
[88] Poe RH, Reisman JL, Rodenhouse TG. Pulmonary edema in cervical spinal cord injury. J Trauma, 1978, 18(1):71–73.
[89] Kirby NA, Barnerias MJ, Siebens AA. An evaluation of assisted cough in quadriparetic patients. Arch Phys Med Rehabil, 1966, 47(11):705–710.
[90] Jaeger RJ, Turba RM, Yarkony GM, et al. Cough in spinal cord injured patients: comparison of three methods to produce cough. Arch Phys Med Rehabil, 1993, 74(12):1358–1361.
[91] McCool FD, Mayewski RF, Shayne DS, et al. Intermittent positive pressure breathing in patients with respiratory muscle weakness. Alterations in total respiratory system compliance. Chest, 1986, 90(4):546–552.
[92] Stiller K, Simionato R, Rice K, et al. The effect of intermittent positive pressure breathing on lung volumes in

acute quadriparesis. Paraplegia, 1992, 30(2):121–126.
[93] McKinley WO, Jackson AB, Cardenas DD, et al. Long-term medical complications after traumatic spinal cord injury: a regional model systems analysis. Arch Phys Med Rehabil, 1999, 80(11):1402–1410.
[94] Burns GA, Cohn SM, Frumento RJ, et al. Prospective ultrasound evaluation of venous thrombosis in high-risk trauma patients. J Trauma, 1993, 35(3):405–408.
[95] Frisbie JH, Sasahara AA. Low dose heparin prophylaxis for deep venous thrombosis in acute spinal cord injury patients: a controlled study. Paraplegia, 1981, 19(6):343–346.
[96] Geerts WH, Code KI, Jay RM, et al. A prospective study of venous thromboembolism after major trauma. N Engl J Med, 1994, 331(24):1601–1606.
[97] Green D, Lee MY, Ito VY, et al. Fixed- vs adjusted-dose heparin in the prophylaxis of thromboembolism in spinal cord injury. JAMA, 1988, 260(9):1255–1258.
[98] Green D, Lee MY, Lim AC, et al. Prevention of thromboembolism after spinal cord injury using low-molecular-weight heparin. Ann Intern Med, 1990, 113(8): 571–574.
[99] Kulkarni JR, Burt AA, Tromans AT, et al. Prophylactic low dose heparin anticoagulant therapy in patients with spinal cord injuries: a retrospective study. Paraplegia, 1992, 30(3):169–172.
[100] Myllynen P, Kammonen M, Rokkanen P, et al. Deep venous thrombosis and pulmonary embolism in patients with acute spinal cord injury: a comparison with nonparalyzed patients immobilized due to spinal fractures. J Trauma, 1985, 25(6):541–543.
[101] Perkash A, Prakash V, Perkash I. Experience with the management of thromboembolism in patients with spinal cord injury: part I. Incidence, diagnosis and role of some risk factors. Paraplegia, 1978, 16(3):322–331.
[102] Powell M, Kirshblum S, O'Connor KC. Duplex ultrasound screening for deep vein thrombosis in spinal cord injured patients at rehabilitation admission. Arch Phys Med Rehabil, 1999, 80(9):1044–1046.
[103] Watson N. Anti-coagulant therapy in the prevention of venous thrombosis and pulmonary embolism in the spinal cord injury. Paraplegia, 1978, 16(3):265–269.
[104] Lamb GC, Tomski MA, Kaufman J, et al. Is chronic spinal cord injury associated with increased risk of venous thromboembolism? J Am Paraplegia Soc, 1993, 16(3):153–156.
[105] Tator CH, Duncan EG, Edmonds VE, et al. Comparison of surgical and conservative management in 208 patients with acute spinal cord injury. Can J Neurol Sci, 1987, 14(1):60–69.
[106] Consortium for Spinal Cord Medicine. Prevention of thromboembolism in spinal cord injury. J Spinal Cord Med, 1997, 20(3):259–283.
[107] DeVivo MJ, Kartus PL, Stover SL, et al. Cause of death for patients with spinal cord injuries. Arch Intern Med, 1989, 149(8):1761–1766.
[108] El Masri WS, Silver JR. Prophylactic anticoagulant therapy in patients with spinal cord injury. Paraplegia, 1981, 19(6):334–342.
[109] Naso F. Pulmonary embolism in acute spinal cord injury. Arch Phys Med Rehabil, 1974, 55(6):275–278.
[110] Perkash A. Experience with the management of deep vein thrombosis in patients with spinal cord injury. Part II: a critical evaluation of the anticoagulant therapy. Paraplegia, 1980, 18(1):2–14.
[111] Chu DA, Ahn JH, Ragnarsson KT, et al. Deep venous thrombosis: diagnosis in spinal cord injured patients. Arch Phys Med Rehabil, 1985, 66(6):365–368.
[112] Roussi J, Bentolila S, Boudaoud L, et al. Contribution of D-dimer determination in the exclusion of deep venous thrombosis in spinal cord injury patients. Spinal Cord, 1999, 37(8):548–552.
[113] Todd JW, Frisbie JH, Rossier AB, et al. Deep venous thrombosis in acute spinal cord injury: a comparison of 125I fibrinogen leg scanning, impedance plethysmography and venography. Paraplegia, 1976, 14(1):50–57.
[114] Bell WR, Simon TL, DeMets DL. The clinical features of submassive and massive pulmonary emboli. Am J Med, 1977, 62(3):355–360.
[115] Stein PD, Willis PW, III, DeMets DL. History and physical examination in acute pulmonary embolism in patients without preexisting cardiac or pulmonary disease. Am J Cardiol, 1981, 47(2):218–223.
[116] Wood KE. Major pulmonary embolism: review of a pathophysiologic approach to the golden hour of hemodynamically significant pulmonary embolism. Chest, 2002, 121(3):877–905
[117] Overton DT, Bocka JJ. The alveolar-arterial oxygen gradient in patients with documented pulmonary embolism. Arch Intern Med, 1988, 148(7):1617–1619.
[118] Stein PD, Goldhaber SZ, Henry JW. Alveolar-arterial oxygen gradient in the assessment of acute pulmonary embolism. Chest, 1995, 107(1):139–143.
[119] Stein PD, Goldhaber SZ, Henry JW, et al. Arterial blood gas analysis in the assessment of suspected acute pulmonary embolism. Chest, 1996, 109(1):78–81.
[120] Stein PD, Terrin ML, Hales CA, et al. Clinical, laboratory, roentgenographic, and electrocardiographic findings in patients with acute pulmonary embolism and no pre-existing cardiac or pulmonary disease. Chest, 1991, 100(3):598–603.
[121] Lorut C, Ghossains M, Horellou MH, et al. A noninvasive diagnostic strategy including spiral computed tomography in patients with suspected pulmonary embolism. Am J Respir Crit Care Med, 2000, 162(4 Pt 1):1413–1418.
[122] Stein PD, Hull RD, Saltzman HA, et al. Strategy for diagnosis of patients with suspected acute pulmonary embolism. Chest, 1993, 103(5):1553–1559.
[123] Wells PS, Ginsberg JS, Anderson DR, et al. Use of a clinical model for safe management of patients with suspected pulmonary embolism. Ann Intern Med, 1998, 129(12):997–1005.
[124] Come PC. Echocardiographic evaluation of pulmonary embolism and its response to therapeutic interventions. Chest, 1992, 101(4, Suppl):151S–162S.
[125] Torbicki A, Tramarin R, Morpurgo M. Role of echo/Doppler in the diagnosis of pulmonary embolism. Clin Cardiol, 1992, 15(11):805–810.
[126] Cheriex EC, Sreeram N, Eussen YF, et al. Cross sectional Doppler echocardiography as the initial technique for the diagnosis of acute pulmonary embolism. Br Heart J, 1994, 72(1):52–57.
[127] Kasper W, Meinertz T, Henkel B, et al. Echocardiographic findings in patients with proved pulmonary embolism. Am Heart J, 1986, 112(6):1284–1290.
[128] Jardin F, Dubourg O, Bourdarias JP. Echocardiographic pattern of acute cor pulmonale. Chest, 1997, 111(1):209–217.
[129] Kasper W, Geibel A, Tiede N, et al. Echocardiography in the diagnosis of lung embolism [in German]. Herz, 1989, 14(2):82–101.
[130] Ribeiro A, Juhlin-Dannfelt A, Brodin LA, et al. Pulmonary

embolism: relation between the degree of right ventricle overload and the extent of perfusion defects. Am Heart J, 1998, 135(5 Pt 1):868–874
[131] Wolfe MW, Lee RT, Feldstein ML, et al. Prognostic significance of right ventricular hypokinesis and perfusion lung scan defects in pulmonary embolism. Am Heart J, 1994, 127(5):1371–1375.
[132] Kasper W, Geibel A, Tiede N, et al. Distinguishing between acute and subacute massive pulmonary embolism by conventional and Doppler echocardiography. Br Heart J, 1993, 70(4):352–356.
[133] Vardan S, Mookherjee S, Smulyan HS, et al. Echocardiography in pulmonary embolism. Jpn Heart J, 1983, 24(1):67–78.
[134] PIOPED Investigators. Value of the ventilation/perfusion scan in acute pulmonary embolism. Results of the prospective investigation of pulmonary embolism diagnosis (PIOPED). JAMA, 1990, 263(20):2753–2759.
[135] Lesser BA, Leeper KV, Jr, Stein PD, et al. The diagnosis of acute pulmonary embolism in patients with chronic obstructive pulmonary disease. Chest, 1992, 102(1):17–22.
[136] Davis LP, Fink-Bennett D. Nuclear medicine in the acutely ill patient—I. Crit Care Clin, 1994, 10(2):365–381.
[137] Stein PD, Athanasoulis C, Alavi A, et al. Complications and validity of pulmonary angiography in acute pulmonary embolism. Circulation, 1992, 85(2):462–468.
[138] Cooper TJ, Hayward MW, Hartog M. Survey on the use of pulmonary scintigraphy and angiography for suspected pulmonary thromboembolism in the UK. Clin Radiol, 1991, 43(4):243–245.
[139] Mills SR, Jackson DC, Older RA, et al. The incidence, etiologies, and avoidance of complications of pulmonary angiography in a large series. Radiology, 1980, 136(2):295–299.
[140] Zuckerman DA, Sterling KM, Oser RF. Safety of pulmonary angiography in the 1990s. J Vasc Interv Radiol, 1996, 7(2):199–205.
[141] Stein PD, Hull RD, Raskob G. Risks for major bleeding from thrombolytic therapy in patients with acute pulmonary embolism. Consideration of noninvasive management. Ann Intern Med, 1994, 121(5):313–317.
[142] Coche EE, Müller NL, Kim KI, et al. Acute pulmonary embolism: ancillary findings at spiral CT. Radiology, 1998, 207(3):753–758.
[143] Cross JJ, Kemp PM, Walsh CG, et al. A randomized trial of spiral CT and ventilation perfusion scintigraphy for the diagnosis of pulmonary embolism. Clin Radiol, 1998, 53(3):177–182.
[144] Reid JH, Murchison JT. Acute right ventricular dilatation: a new helical CT sign of massive pulmonary embolism. Clin Radiol, 1998, 53(9):694–698.
[145] Blum AG, Delfau F, Grignon B, et al. Spiral-computed tomography versus pulmonary angiography in the diagnosis of acute massive pulmonary embolism. Am J Cardiol, 1994, 74(1):96–98.
[146] Goodman LR, Curtin JJ, Mewissen MW, et al. Detection of pulmonary embolism in patients with unresolved clinical and scintigraphic diagnosis: helical CT versus angiography. AJR Am J Roentgenol, 1995, 164(6):1369–1374.
[147] Remy-Jardin M, Remy J, Deschildre F, et al. Diagnosis of pulmonary embolism with spiral CT: comparison with pulmonary angiography and scintigraphy. Radiology, 1996, 200(3):699–706.
[148] Remy-Jardin M, Remy J, Wattinne L, et al. Central pulmonary thromboembolism: diagnosis with spiral volumetric CT with the single-breath-hold technique—comparison with pulmonary angiography. Radiology, 1992, 185(2):381–387.
[149] Stein PD, Hull RD, Pineo GF. The role of newer diagnostic techniques in the diagnosis of pulmonary embolism. Curr Opin Pulm Med, 1999, 5(4):212–215.
[150] Teigen CL, Maus TP, Sheedy PF, II, et al. Pulmonary embolism: diagnosis with contrast-enhanced electron-beam CT and comparison with pulmonary angiography. Radiology, 1995, 194(2):313–319.
[151] Pruszczyk P, Torbicki A, Pacho R, et al. Noninvasive diagnosis of suspected severe pulmonary embolism: transesophageal echocardiography vs spiral CT. Chest, 1997, 112(3):722–728.
[152] Kuzo RS, Goodman LR. CT evaluation of pulmonary embolism: technique and interpretation. AJR Am J Roentgenol, 1997, 169(4):959–965.
[153] Erdman WA, Peshock RM, Redman HC, et al. Pulmonary embolism: com-parison of MR images with radionuclide and angiographic studies. Radiology, 1994, 190(2):499–508.
[154] Loubeyre P, Revel D, Douek P, et al. Dynamic contrast-enhanced MR angiography of pulmonary embolism: comparison with pulmonary angiography. AJR Am J Roentgenol, 1994, 162(5):1035–1039.
[155] Meaney JF, Weg JG, Chenevert TL, et al. Diagnosis of pulmonary embolism with magnetic resonance angiography. N Engl J Med, 1997, 336(20):1422–1427.
[156] Gefter WB, Hatabu H, Holland GA, et al. Pulmonary thromboembolism: recent developments in diagnosis with CT and MR imaging. Radiology, 1995, 197(3):561–574.
[157] Casas ER, Sánchez MP, Arias CR, et al. Prophylaxis of venous thrombosis and pulmonary embolism in patients with acute traumatic spinal cord lesions. Paraplegia, 1977, 15(3):209–214.
[158] Frisbie JH, Sharma GV. Pulmonary embolism manifesting as acute disturbances of behavior in patients with spinal cord injury. Paraplegia, 1994, 32(8):570–572.
[159] Gündüz S, Oğur E, Möhür H, et al. Deep vein thrombosis in spinal cord injured patients. Paraplegia, 1993, 31(9):606–610.
[160] Hachen HJ. Anticoagulant therapy in patients with spinal cord injury. Paraplegia, 1974, 12(3):176–187.
[161] Weingarden SI, Weingarden DS, Belen J. Fever and thromboembolic disease in acute spinal cord injury. Paraplegia, 1988, 26(1):35–42.
[162] Chen D, Apple DF, Jr, Hudson LM, et al. Medical complications during acute rehabilitation following spinal cord injury—current experience of the Model Systems. Arch Phys Med Rehabil, 1999, 80(11):1397–1401.
[163] Merli GJ, Herbison GJ, Ditunno JF, et al. Deep vein thrombosis: prophylaxis in acute spinal cord injured patients. Arch Phys Med Rehabil, 1988, 69(9):661–664.
[164] Harris S, Chen D, Green D. Enoxaparin for thromboembolism prophylaxis in spinal injury: preliminary report on experience with 105 patients. Am J Phys Med Rehabil, 1996, 75(5):326–327.
[165] Balshi JD, Cantelmo NL, Menzoian JO. Complications of caval interruption by Greenfield filter in quadriplegics. J Vasc Surg, 1989, 9(4):558–562.
[166] Greenfield LJ. Does cervical spinal cord injury induce a higher incidence of complications after prophylactic Greenfield filter usage? J Vasc Interv Radiol, 1997, 8(4):719–720.
[167] Kinney TB, Rose SC, Valji K, et al. Does cervical spinal cord injury induce a higher incidence of complications after

prophylactic Greenfield inferior vena cava filter usage? J Vasc Interv Radiol, 1996, 7(6):907–915.
[168] Decousus H, Leizorovicz A, Parent F, et al. A clinical trial of vena caval filters in the prevention of pulmonary embolism in patients with proximal deep-vein thrombosis. Prévention du Risque d'Embolie Pulmonaire par Interruption Cave Study Group. N Engl J Med, 1998, 338(7):409–415.
[169] Winemiller MH, Stolp-Smith KA, Silverstein MD, et al. Prevention of venous thromboembolism in patients with spinal cord injury: effects of sequential pneumatic compression and heparin. J Spinal Cord Med, 1999, 22(3):182–191.
[170] Becker DM, Gonzalez M, Gentili A, et al. Prevention of deep venous thrombosis in patients with acute spinal cord injuries: use of rotating treatment tables. Neurosurgery, 1987, 20(5):675–677.
[171] López JA, Kearon C, Lee AY. Deep venous thrombosis. Hematology (Am Soc Hematol Educ Program), 2004:439–456.
[172] Vlahakes GJ, Turley K, Hoffman JI. The pathophysiology of failure in acute right ventricular hypertension: hemodynamic and biochemical correlations. Circulation, 1981, 63(1):87–95.
[173] Angle MR, Molloy DW, Penner B, et al. The cardiopulmonary and renal hemodynamic effects of norepinephrine in canine pulmonary embolism. Chest, 1989, 95(6): 1333–1337.
[174] Hirsch LJ, Rooney MW, Wat SS, et al. Norepinephrine and phenylephrine effects on right ventricular function in experimental canine pulmonary embolism. Chest, 1991, 100(3):796–801.
[175] Layish DT, Tapson VF. Pharmacologic hemodynamic support in massive pulmonary embolism. Chest, 1997, 111(1):218–224.
[176] Prewitt RM. Hemodynamic management in pulmonary embolism and acute hypoxemic respiratory failure. Crit Care Med, 1990, 18(1 Pt 2):S61–S69.
[177] Capellier G, Jacques T, Balvay P, et al. Inhaled nitric oxide in patients with pulmonary embolism. Intensive Care Med, 1997, 23(10):1089–1092.
[178] Webb SA, Stott S, van Heerden PV. The use of inhaled aerosolized prostacyclin (IAP) in the treatment of pulmonary hypertension secondary to pulmonary embolism. Intensive Care Med, 1996, 22(4):353–355.
[179] Badr MS, Grossman JE. Positional changes in gas exchange after unilateral pulmonary embolism. Chest, 1990, 98(6):1514–1516.
[180] Goldhaber SZ. Pulmonary embolism. N Engl J Med, 1998, 339(2):93–104.
[181] Kearon C. Initial treatment of venous thromboembolism. Thromb Haemost, 1999, 82(2):887–891.
[182] Dalen JE, Alpert JS. Natural history of pulmonary embolism. Prog Cardiovasc Dis, 1975, 17(4):259–270.
[183] Goldhaber SZ, Haire WD, Feldstein ML, et al. Alteplase versus heparin in acute pulmonary embolism: randomised trial assessing right-ventricular function and pulmonary perfusion. Lancet, 1993, 341(8844):507–511.
[184] Casthely PA, Yoganathan D, Karyanis B, et al. Histamine blockade and cardiovascular changes following heparin administration during cardiac surgery. J Cardiothorac Anesth, 1990, 4(6):711–714.
[185] Kanbak M, Kahraman S, Celebioglu B, et al. Prophylactic administration of histamine 1 and/or histamine 2 receptor blockers in the prevention of heparin- and protamine-related haemodynamic effects. Anaesth Intensive Care, 1996, 24(5):559–563.
[186] Soloff LA, Rodman T. Acute pulmonary embolism. II. Clinical. Am Heart J, 1967, 74(6):829–847.
[187] Kasper W, Konstantinides S, Geibel A, et al. Management strategies and determinants of outcome in acute major pulmonary embolism: results of a multicenter registry. J Am Coll Cardiol, 1997, 30(5):1165–1171
[188] Schmid C, Zietlow S, Wagner TO, et al. Fulminant pulmonary embolism: symptoms, diagnostics, operative technique, and results. Ann Thorac Surg, 1991, 52(5):1102–1105, discussion 1105–1107.
[189] Stulz P, Schläpfer R, Feer R, et al. Decision making in the surgical treatment of massive pulmonary embolism. Eur J Cardiothorac Surg, 1994, 8(4):188–193.
[190] Anderson DR, Levine MN. Thrombolytic therapy for the treatment of acute pulmonary embolism. CMAJ, 1992, 146(8):1317–1324.
[191] Arcasoy SM, Kreit JW. Thrombolytic therapy of pulmonary embolism: a comprehensive review of current evidence. Chest, 1999, 115(6):1695–1707.
[192] Dalen JE, Alpert JS, Hirsh J. Thrombolytic therapy for pulmonary embolism: is it effective? Is it safe? When is it indicated? Arch Intern Med, 1997, 157(22):2550–2556.
[193] Elliott CG. Embolectomy, catheter extraction, or disruption of pulmonary emboli: editorial review. Curr Opin Pulm Med, 1995, 1(4):298–302.
[194] Satter P. Pulmonary embolectomy with the aid of extracorporeal circulation. Thorac Cardiovasc Surg, 1982, 30(1):31–35.
[195] Harrigan MR, Hadley MN, Dhall SS, et al. Management of vertebral artery injuries following non-penetrating cervical trauma. Neurosurgery, 2013, 72(Suppl 2):234–243.
[196] Biffl WL, Moore EE, Elliott JP, et al. The devastating potential of blunt vertebral arterial injuries. Ann Surg, 2000, 231(5):672–681.
[197] Friedman D, Flanders A, Thomas C, et al. Vertebral artery injury after acute cervical spine trauma: rate of occurrence as detected by MR angiography and assessment of clinical consequences. AJR Am J Roentgenol, 1995, 164(2):443–447, discussion 448–449.
[198] Giacobetti FB, Vaccaro AR, Bos-Giacobetti MA, et al. Vertebral artery occlusion associated with cervical spine trauma. A prospective analysis. Spine, 1997, 22(2):188–192.
[199] Louw JA, Mafoyane NA, Small B, et al. Occlusion of the vertebral artery in cervical spine dislocations. J Bone Joint Surg Br, 1990, 72(4):679–681.
[200] Weller SJ, Rossitch E, Jr, Malek AM. Detection of vertebral artery injury after cervical spine trauma using magnetic resonance angiography. J Trauma, 1999, 46(4):660–666.
[201] Willis BK, Greiner F, Orrison WW, et al. The incidence of vertebral artery injury after midcervical spine fracture or subluxation. Neurosurgery, 1994, 34(3):435–441, discussion 441–442.
[202] Woodring JH, Lee C, Duncan V. Transverse process fractures of the cervical vertebrae: are they insignificant? J Trauma, 1993, 34(6):797–802.
[203] Eastman AL, Chason DP, Perez CL, et al. Computed tomographic angiography for the diagnosis of blunt cervical vascular injury: is it ready for primetime? J Trauma, 2006, 60(5):925–929, discussion 929.
[204] Berne JD, Reuland KS, Villarreal DH, et al. Sixteen-slice multi-detector computed tomographic angiography improves the accuracy of screening for blunt cerebrovascular injury. J Trauma, 2006, 60(6):1204–1209, discussion 1209–1210.
[205] Young B, Ott L, Rapp R, et al. The patient with critical neurological disease. Crit Care Clin, 1987, 3(1):217–233.

24 脊柱骨折和脱位早期手术干预的生物力学研究

Christopher E. Wolfla

摘 要

脊柱骨折和脱位在神经外科手术中很常见，是造成大量短期、中期死亡和长期残疾的原因。快速诊断和有效的治疗是至关重要的，且需辅以脊柱生物力学知识。本章将向读者介绍关于颈椎、胸椎和腰椎损伤的诊断和治疗的基本原则。无论脊柱哪个部位的损伤，治疗的目标都是防止神经损伤、减少畸形和增强脊柱稳定性。

关键词： 生物力学，诊断，骨折，脊柱，治疗

24.1 流行病学

尽管脊柱骨折的确切发病率尚不清楚，但美国住院患者样本数据显示，2013 年 277,335 例出院患者存在脊柱骨折，其中 110,730 例出院患者的主要诊断是脊柱骨折，每例患者的平均住院费用超过 7 万美元[1]。脊髓损伤（SCI）每年约发生 1.25 万例，目前估计有 24 万 ~33.7 万人患有脊髓损伤。最常见的神经症状类别是不完全性瘫痪（45%），其次是不完全性截瘫（21%）、完全性截瘫（20%）和完全性瘫痪（14%）[2]。机动车车祸（MVC）是造成脊柱和脊髓损伤的主要原因，特别是在未进行有效乘员约束的情况下。其他原因还包括跌倒、暴力行为（最常见的是枪伤）和体育活动，如跳水和身体对抗性运动。伤者的平均年龄一直在缓慢增长，目前为 42 岁，这可能反映了自 20 世纪 70 年代中期以来美国人口年龄中位数的增长[2]。在成年人中，脊柱骨折和骨折脱位是最常见的损伤类型。通常情况下，相关神经损伤的程度与脊柱骨折和脱位或半脱位的严重程度相关[3-4]。在成人和儿童中，颈椎是高速或钝性外伤后最常损伤的脊柱部位，占所有创伤患者的 2%~4%[3,5]。因此，这些损伤可能与患者的神经功能障碍有关。虽然低位颈椎损伤在成人和儿童中都很常见，但寰枕关节脱位（AOD）在儿童年龄组中更为常见[3]。

对于所有脊柱损伤，最初的处理侧重于基本的急救和创伤处理[4,6-7]。脊髓索损伤患者的急性临床评估和治疗需要熟练的神经学检查技术，并了解该类患者多系统管理问题（心脏、血流动力学、肺、泌尿生殖系统）的相关知识，首要目标是稳定病情和神经系统症状，预防继发性损伤。本章的重点主要是回顾特定脊柱水平的典型骨折或脱位，确定最佳的非手术或手术治疗方案。

24.2 关于手术治疗时机的一般考虑

一般来说，脊柱损伤手术治疗的决策取决于多种因素，包括但不限于脊柱畸形程度、生物力学稳定性和神经系统状态。无论何种程度的损伤，治疗的主要目标是保持神经功能及预防继发性损伤，为神经恢复提供最佳环境[8-9]。通常情况下，受伤的患者需要进行畸形复位、神经减压和脊柱稳定，以达到这些目标。在损伤早期，如果脊柱生物力学稳定性严重受损，或神经功能缺损迫在眉睫或呈进展性加重，则首选早期急诊外科手术。然而，早期和晚期的定义仍然存在争议，且无论手术时机如何，神经系统功能的预后都是相同的[8-11]。呼吸功能衰竭和肺炎是脊柱外伤和脊髓损伤患者死亡的主要原因[2,12]。然而，最近的研究表明，适当时机下的早期手术干预能够带来非神经方面的获益。早期手术稳定可使患者更早开始活动和康复，

且已被证明能够减少肺炎、褥疮形成、深静脉血栓形成和尿路感染等并发症[9,12]。

24.3 寰枕关节损伤

寰枕交界处的稳定性主要取决于韧带结构的完整性：①寰枕前、后膜；②覆膜；③十字韧带；④齿状突韧带；⑤翼状韧带。覆膜和鼻翼韧带是维持寰枕关节稳定的主要结构，这些结构的破坏可导致不稳定损伤。

创伤性 AOD（图 24.1）较少见，是高能量钝性创伤中过屈和牵伸引起的损伤[4-5,13]。虽然 AOD 通常是致命的，但急诊患者管理、运输和早期认知方面的改进已经提高了 AOD 的生存率。近 20% 的幸存者在受伤初期并无局灶性神经损害，导致 AOD 的诊断率偏低[13-14]。因此，36% 的未诊断 AOD 患者因颈椎固定不足导致神经系统功能恶化[13-14]。在其他怀疑为 AOD 的病例中，患者通常有明显的神经功能缺损，包括低位脑神经病变、单侧或双侧无力，以及由低位脑神经、脑干或脊髓压迫或扭曲而导致的四肢瘫痪[4,13]。因此，早期发现和治疗这些损伤可能限制进一步的神经损害[4,13-15]。

虽然基于颅底和颈椎之间的关系，颈椎侧位 X 线片上的几种影像学方法可用于诊断 AOD（表 24.1），但枕大孔前缘中点与枢椎体后侧皮质线间距，以及枕大孔前缘中点与齿突间距仍是首选[13]。然而，X 线平片的诊断常常被忽略[13]。因此，还需要寰枕关节处的 CT 和 MRI 检查。对于儿童患者更是如此，推荐在 CT 上测量髁突 $-C_1$ 间距[13]。此外，颈椎侧位片上的椎前软组织肿胀或齿状突 - 颅底间距增加，或 CT 上颅颈交界处蛛网膜下腔出血，都可能提供诊断线索[4,13-14]。

根据韧带损伤类型将 AOD 损伤分为四种类型，所有类型均是不稳定的（表 24.2）[4,13]。最初的治疗是颈椎固定，最好采用环形矫形器。不推荐行牵引治疗，因其有 10% 的神经损伤风险[13]。仅行非手术治疗是不够的，且已被发现易导致持续不稳定和神经功能恶化[4,15-16]。因此，稳定性 AOD 损伤的最终治疗方法是寰枕关节融合术以及可靠的内固定，通常需辅以减压和复位，以最大限度地恢复神经功能[4,13,15]。

24.4 寰枢韧带损伤

虽然不是真正意义上的骨折，但分离性寰枢横韧带损伤是不稳定的，其由颈椎的高能屈曲力引起，且常伴有高位颈脊髓损伤[17]。屈颈侧位 X

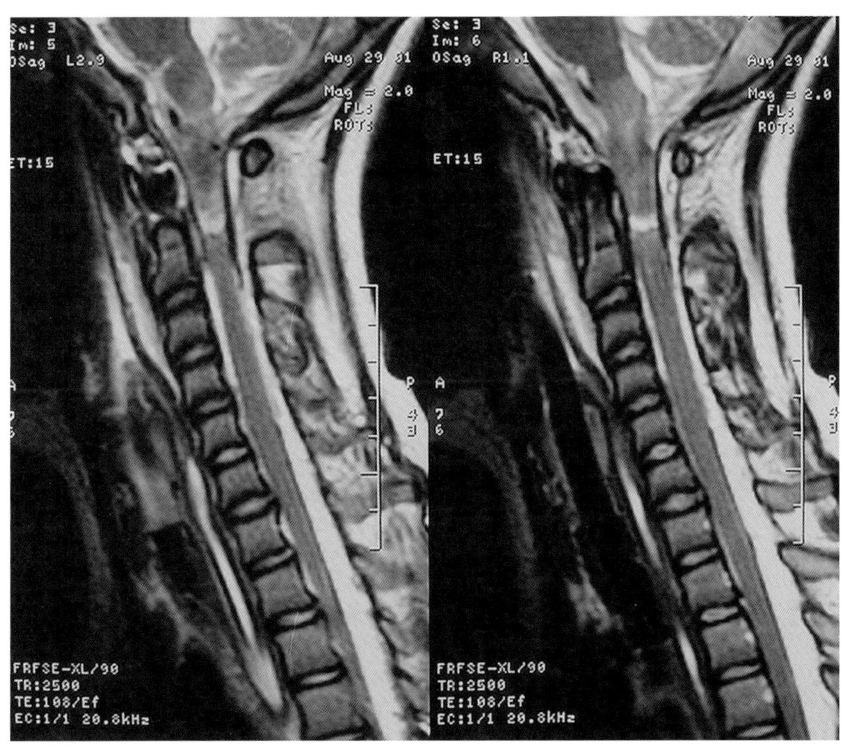

图 24.1 正中矢状位 T2 加权像 MRI 提示寰枕关节脱位。韧带复合体及髓内高信号表明局部结构严重受损

表 24.1　寰枕关节脱位的影像学标准

方法	解剖关系
Wackenheim 斜坡线	过斜坡后面与齿状突尖端的切线有无前后移位
Power 比值（DC：OA）	颅底到 C_1 后弓的距离与枕骨点到 C_1 前弓的距离之比≤ 1
Wholey 齿状突 – 颅底距离	颅底到齿状突的距离≤ 10mm
Dublin 法	下颌骨后部到寰椎前部的距离≤ 13mm 或下颌骨后部到齿状突的距离≤ 20mm
Harris BAI-BDI 法 [a]	颅底点（枕骨大孔前缘）至枢椎椎体后缘延长线或齿状突尖部的距离，正常成年人两项指标均不超过 1.2cm

a 诊断寰枕关节脱位最可靠的方法

表 24.2　高位颈椎骨折的分型

类型	损伤描述
寰枕关节脱位	
· Ⅰ	前韧带脱位
· Ⅱ	纵韧带脱位
· Ⅲ	后韧带脱位
· 其他	复杂脱位
寰枢韧带损伤	
· ⅠA	横韧带中部
· ⅠB	骨膜嵌入而无骨折
· ⅡA	粉碎性骨折导致 C_1 侧块分离
· ⅡB	撕脱性骨折导致 C_1 侧块分离
单独 C_1 骨折	
· Ⅰ	单纯后弓骨折，通常为双侧
· Ⅱ	单发骨折伴侧块受损
· Ⅲ	爆裂性骨折，C_1 从前到后有三处或更多骨折；Jefferson 骨折
齿状突骨折	
· Ⅰ	齿状突尖部
· Ⅱ	齿状突基底与 C_2 连接部位
· ⅡA	Ⅱ型伴齿状突基底部粉碎性骨折，且有游离的骨片
· Ⅲ	延伸至椎体的骨折
Hangman 骨折	
· Ⅰ	椎体后面髓弓发际线位置的分离性骨折；C_2 半脱位＜ 3mm
· Ⅱ	后纵韧带及 C_2~C_3 椎间盘破坏；C_2 半脱位＞ 4mm 或成角＞ 11°
· ⅡA	Ⅱ型伴严重成角畸形，无脱位
· Ⅲ	双侧 C_2~C_3 小关节面骨折伴 C_2 双面骨折

表 24.2（续）

类型	损伤描述
C_2 椎体骨折	
· Ⅰ	垂直，冠状位
· Ⅱ	垂直，矢状位
· Ⅲ	横向，轴位
C_1~C_2 旋转半脱位	
· Ⅰ	旋转脱位，无向前移位
· Ⅱ	旋转脱位，向前移位 3~5mm
· Ⅲ	旋转脱位，向前移位＞ 5mm
· Ⅳ	旋转脱位，向后移位
C_1~C_2 复合骨折	
· C_1– Ⅱ型齿状突	
· C_1– 多轴向	
· C_1– Ⅲ型齿状突	
· C_1–Hangman 型	

线片可见寰齿间隙增宽，CT 显示 C_1 横向撕脱骨折，MRI 直接显示损伤，都有助于明确诊断。寰枢韧带损伤可分为两种类型：仅有韧带破坏（Ⅰ型）与合并 C_1 侧块撕脱损伤（Ⅱ型）（表 24.2）。虽然Ⅱ型寰枢韧带损伤可通过颈椎制动的非手术治疗治愈，但结果往往令人不满意，因此 C_1~C_2 融合可作为治疗的选择。Ⅰ型韧带损伤不能通过外部制动愈合，必须手术固定。手术选择包括 C_1~C_2 关节融合固定，辅以经关节螺钉固定和（或）节段螺钉固定[4,18]。

24.5 分离性 C_1 骨折

寰椎骨折（图 24.2）约占急性颈椎骨折的 2%~13%，通常合并轴向应力损伤，伴或不伴侧弯[4,17,19]。Jefferson 骨折通常被称为四点骨折（双侧前后环骨折），但最新的分类还包括更常见的两点或三点骨折[19]。神经功能损害很少见，这可能是由于该水平的椎管较大，以及骨片向外爆裂的趋势[4]。C_1 骨折稳定性的评估取决于横韧带的完整性，可通过齿状突 X 线平片或高分辨 MRI 直接显示来评估。一般情况下，在齿状突 X 线平片上，如果 C_1/C_2 侧块移位之和大于 6.9 mm（Spence 准则）

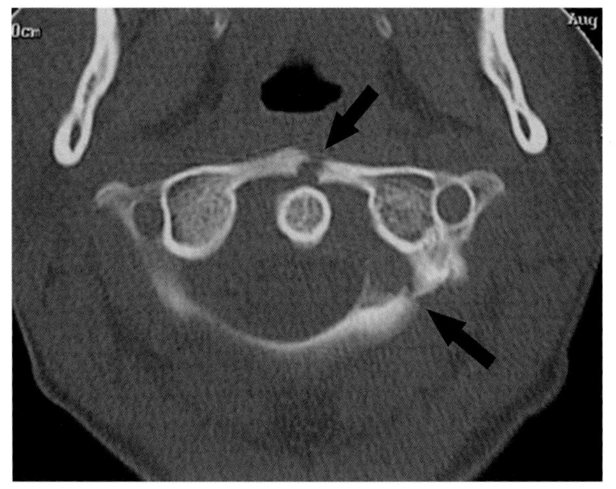

图 24.2　轴位 CT 图像显示 C_1 椎体前弓、后弓两点骨折（黑箭头）

或寰齿间距大于 3mm，则认为存在横韧带断裂[20]。

寰椎骨折的治疗方式基于骨折类型和横韧带的完整性。然而，如果横韧带是完整的，则建议采用外部固定治疗。在合并横韧带断裂的情况下，治疗可采用外部固定或手术治疗，但后者通常是首选[19]。爆裂性骨折合并寰椎横韧带损伤可考虑手术治疗。关节固定术可辅以后路（或前路）C_1~C_2 经关节螺钉、C_1 侧块 –C_2 pars/ 椎弓根螺钉，或更常见的枕部 –C_1–C_2 融合来获得稳定性。钢线技术通常是无效的，因其经常不能固定承载负荷的侧块。内固定可能会影响术后固定的需要[19-20]。

24.6 C_2 骨折

颈椎骨折中有近 20% 是轴向骨折[5,21]，可分为齿状突骨折、Hangman 骨折和 C_2 椎体骨折[4,22-23]。根据损伤的解剖特征和功能，每种骨折都有不同的亚型（图 24.2）。C_1~C_2 复合体独特的解剖和生物力学特点使其能够为头颅提供承重，并能够在轴向旋转[17]。虽然寰枢关节脱位是最常见的致命颈椎损伤部位之一，但绝大多数分离性 C_2 骨折患者很少甚至并未合并脊髓损伤[21]。CT 重建成像为 C_2 骨折的诊断提供了良好的影像学依据，MRI 可提供软组织结构，特别是韧带结构的重要信息，有时对判断陈旧性 C_2 骨折有价值。

24.7 齿状突骨折

齿状突骨折最常见的原因是压迫合并前侧或前外侧的剪切力。在年轻患者中，这些骨折通常由高能创伤（如机动车车祸）引起；而在老年患者中，则多与低能损伤（如从站立位或坐位高处跌落）有关[21,24]。寰椎横韧带限制了 C_1 对 C_2 的平移，并将齿状突固定在 C_1 的前弓上。因此，齿状突骨折可能导致平移运动限制机制的丧失[17]。齿状突骨折分为以下几种：横韧带上齿状突顶端（Ⅰ型），基底部骨折（Ⅱ型），Ⅱ型合并粉碎性骨折（ⅡA 型），基底部骨折并延伸至 C_2 椎体（Ⅲ型）（表 24.2）[19,21,24]。所有齿状突骨折首先都需要外固定。分离性Ⅰ型骨折和对线整齐的Ⅲ型骨折被认为是稳定的，即使Ⅰ型骨折合并 AOD，也可采用外固定等非手术治疗[20-21]。对线不良的Ⅲ型骨折（移位≥ 5mm）则应考虑手术治疗[22]。

Ⅱ型骨折是最常见的齿状突骨折（图 24.3），被认为是不稳定的，其治疗仍存有争议[21-22,24]。其可采用非手术固定和复位，然而这种治疗可能与不愈合的风险有关。因此，若存在以下因素的Ⅱ型或Ⅱ A 型齿状突骨折，应考虑手术固定：①齿状突移位≥ 5mm；②外固定复位失败；③粉碎性骨折；④患者年龄≥ 50 岁[22]。在决定采用外固定或手术治疗时，还应考虑寰椎横韧带断裂、患者

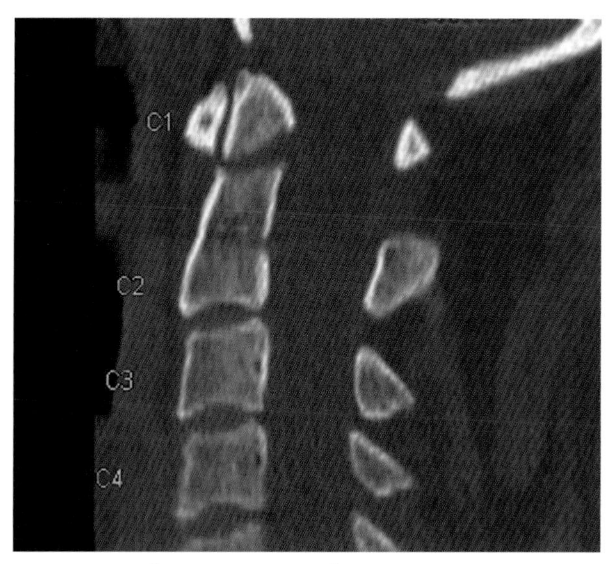

图 24.3 正中矢状位 CT 重建图像示经齿状突基底部 C_2 骨折（Ⅱ型）。可见齿状骨移位极小，骨折部位无粉碎性骨碎片

年龄和伴随疾病。如果横韧带断裂（占所有齿状突骨折的 10%），建议早期手术固定以避免迟发性不稳定和骨折不愈合。手术方法有多种，包括后路 C_1~C_2 钢线绑扎植骨联合或不联合经关节螺钉固定，C_1~C_2 钢线绑扎植骨联合 C_1~C_2 侧块后固定，以及齿状突螺钉固定（如果横韧带完好）[21,24]。

24.8 Hangman 骨折

外伤性枢椎滑脱（Hangman 骨折）的特点是 C_2 关节间的双侧骨折。比起绞刑导致的牵拉和过伸机制，Hangman 骨折更常见的机制是过伸、轴向载荷以及可能的回弹性屈曲，或机动车车祸导致三种作用同时存在[4,17,22,25]。神经功能损害不常见或极少，通常可被治愈[23,25]。Hangman 骨折可分为以下三类：C_2 相对于 C_3 半脱位＜ 3mm（Ⅰ型），也是最主要的类型；C_2~C_3 椎间盘受损和后纵韧带断裂，以及由此导致的 C_2 相对于 C_3 半脱位≥ 4mm 或成角＞ 11°（Ⅱ型）；与Ⅱ型相似，但移位较少而成角畸形较重（ⅡA 型）；双侧 C_2~C_3 小关节面骨折伴 C_2 双面骨折（Ⅲ型）（表 24.2）[4,22]。Ⅰ型骨折被认为是生物力学上稳定的骨折，可采用颈椎固定 12 周[23,25]。Ⅱ、ⅡA 和Ⅲ型骨折被认为生物力学不稳定，因此推荐行手术治疗，尤其是环形制动无效的患者[4,22,25]。手术方

式包括前路 C_2~C_3 椎间融合和内固定，以及后路 C_1~C_3 融合和内固定，手术方式的选择取决于骨折的解剖结构。

24.9 C_2 椎体骨折

C_2 椎体骨折是指关节部前、齿状突基底部以下的骨折，根据骨折线的方向可分为冠状位骨折、矢状位骨折和横向骨折（图 24.4）[23,26]。后者被认为与Ⅲ型齿状突骨折相同，应采用相同的处理。可根据横突孔的 CT 或 MRI 血管成像评估椎动脉受损的可能。这些骨折的稳定性取决于其对位、位移程度和位置。尽管如此，大多数 C_2 椎体骨折都可通过颈椎外固定成功治疗；对于难以复位、高度不稳定或有不愈合倾向的患者，可考虑手术干预 [4,22-23,25]。

24.10 寰椎 – 枢椎复合骨折

寰椎 – 枢椎复合骨折不常见，可能是由于这些骨折与应力的等级相关，并因此增加了死亡率 [5,14]。这些骨折通常是不稳定的，可分为四种亚型（表 24.2）。治疗的选择主要基于枢椎骨折的具体特征。与单独的 C_1 或 C_2 骨折一样，除了寰枢间隙≥ 5mm 的 C_1– Ⅱ型齿状突骨折或 C_2~C_3 角度≥ 11° 的 C_1–Hangman 骨折外，大多数复合骨折推荐采用手术固定和融合 [3-4,27]。

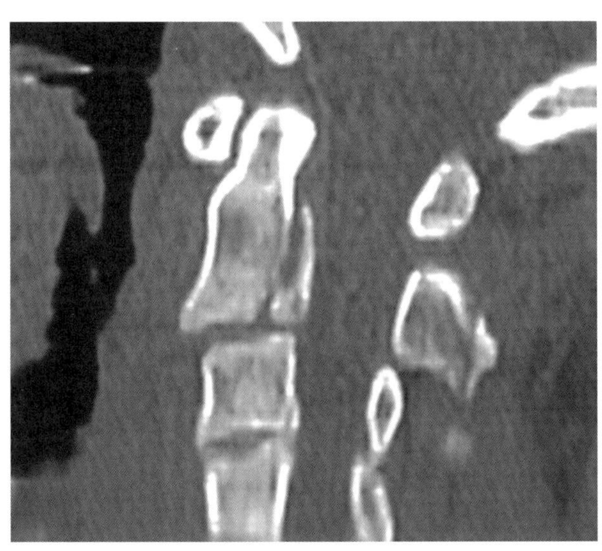

图 24.4 正中矢状位 CT 重建图像示齿状突顶端 C_2 椎体骨折（Ⅰ型）

24.11 C_1~C_2 旋转半脱位

急性 C_1~C_2 旋转半脱位在儿童患者中最常见，可分为四种亚型(表 24.2)[3-5,28]。Ⅰ型最常见，而Ⅱ、Ⅲ型都与寰椎横韧带损伤有关 [3-4,29]。齿状突 X 线平片显示 C_1 和 C_2 侧块不对称，而 CT 能更好地显示旋转半脱位，MRI 能更好地评估韧带完整性。治疗主要采用非手术方法，加上颅颈牵引外复位和固定 [29]。对于不可复位或复发的半脱位、横韧带损伤或迟发性不稳定，则应采用后路固定手术治疗 [28-29]。

24.12 枢椎以下（C_3~C_7）颈椎损伤

枢椎以下颈椎损伤较为常见，通常由颈椎的钝性创伤造成，且常伴有颈髓损伤后破坏性神经后遗症 [5]。这些损伤的检查通常包括 CT 来确定损伤的骨性程度，以及 MRI 来评估椎间盘、韧带和神经结构。

虽然针对这些颈椎损伤已有许多评级方法，但目前推荐枢椎以下颈椎损伤分级（SLIC）或颈椎损伤严重程度评分（CSISS）。二者都具有良好的可靠性和组内相关性优点。然而，SLIC 联合形态学、韧带和神经系统症状，可能更适用于临床实际情况。

SLIC 将枢椎以下颈椎损伤分为四种形态学类型：正常、压缩 / 爆裂、拉伸、平移 / 旋转。平移 / 旋转损伤包括双侧和单侧关节突脱位。韧带的分型包括正常、仅有 MRI 信号改变以及韧带受损。最后，枢椎以下颈椎损伤根据神经分类考虑了完全 / 不完全性脊髓损伤、神经根损伤和持续脊髓压迫。每一项表现都有一个分值，其总和决定了“手术干预的阈值”（表 24.3）。得分为 1~3 分的损伤一般采用非手术治疗，得分在 5 分以上的损伤一般采用手术治疗。目前，手术或非手术治疗在得分为 4 分的损伤患者中的比例呈均势 [30-32]。

枢椎以下颈椎损伤的首要治疗是使用刚性颈圈和支撑块行外固定，而仅靠沙袋和胶带是不够的 [33]。随后的治疗目标包括脊髓减压和恢复脊柱稳定性。当需要手术治疗时，这种治疗应根据患者的损伤类型来制订，以实现治疗目标。目前，对于不需要特定入路减压的患者，并无确凿证据

表 24.3　枢椎以下颈椎损伤的分类和风险分级 [30-32]

枢椎以下颈椎损伤的分类	评分
形态学	
· 无异常	0
· 压缩	1
· 爆裂	+1=2
· 拉伸（小面高位，过伸）	3
· 旋转 / 平移（关节突脱位、不稳定泪滴状骨折、晚期屈曲压迫损伤）	4
椎间盘韧带复合体（DLC）	
· 完整	0
· 不确定（孤立性椎骨内径增宽，仅有 MRI 信号改变）	1
· 损伤（椎间盘间隙扩大，小面高位或脱位）	2
神经系统症状	
· 完整	0
· 神经根损伤	1
· 完全性脊髓损伤	2
· 不完全性脊髓损伤	3
· 神经功能障碍患者脊髓持续受压（NeuroModifier）	+1=1

MRI：磁共振成像

表明前路、后路或联合入路更具优势 [34]。越来越多的证据表明，脊髓损伤后 24h 内进行减压手术可以改善预后 [35]。然而，强直性脊柱炎患者却是例外。对于强直性脊柱炎患者，即使是轻微的外伤，也应接受积极的检查。如果发现骨折，建议采用长节段后路稳定手术，因为前路稳定的失败率较高 [34]。

24.13 胸椎、胸腰椎损伤

胸椎的生物力学较为独特，因为其后凸姿势相对固定，且与胸腔的关节及肋骨构成笼形，可提供稳定性，并抵抗压力、弯曲力和轴向旋转力 [4,11,17,36]。在胸腔的远端，胸腰椎区更脆弱，更容易损伤 [4,17]。此外，稳定性是由前纵韧带、纤维环和后纵韧带共同维持，而不是颈椎和腰椎的小关节囊 [36]。因为椎管狭窄且大部分被脊髓占据，胸椎损伤可能导致不同程度的截瘫。

基于损伤机制、损伤的放射影像学特点和神经功能状态，存在几种不同的损伤分类系统 [36-37]。最常见的分类是基于三柱模型，前柱定义为椎体前 2/3 的全部；中柱是椎体的后 1/3，包括纤维环和后纵韧带；后柱包括后纵韧带后的所有结构 [4,11]。根据该系统，胸椎损伤可分为四大类：①压缩性骨折；②爆裂性骨折；③安全带型损伤；④骨折脱位。根据该模型，中柱和后柱损伤后往往会出现急性不稳定（表 24.4）[4,36]。

压缩性骨折被定义为前柱失效且后柱完好，一般认为是稳定的，但也不排除存在不稳定的情况，并且没有相关的神经功能损害 [36]。这些骨折在椎体受到轴向载荷的作用下发生，导致前椎体楔入，并造成不同程度的后凸 [17]。上胸压缩性骨折（T_2~T_{10}）值得特别考虑。由于胸腔能增加对受伤力的抵抗，因此该区域的压缩性骨折需要更大能量的力。由此，这些骨折可能进展为成角畸形，以及相关的神经功能损害和不稳定 [4,36]。

爆裂性骨折（图 24.5a，b）为前柱和中柱轴向应力压迫作用，并对前柱和中柱均造成损伤 [17]。这些骨折有几个亚型，主要发生在胸腰椎连接处，常表现为骨碎片逆行进入椎管，导致椎管严重受损 [37]。后部结构损伤与否有助于预测损伤的稳定性。后柱有关节负荷的作用，急性不稳定爆裂性骨折的特点是后柱破裂 [17]。

安全带型骨折或屈曲损伤可导致中、后柱破坏，通常与神经功能损害无关，但也被认为是不稳定的 [4,38]。骨折脱位（图 24.6；图 24.7a，b）是高能平移 / 旋转损伤并破坏了所有三个柱，被认为十分不稳定 [11,17,36-37]。

胸腰椎损伤分级和严重程度评分（TLICS）是一种新的分类系统，已开始被更广泛地使用。

表 24.4　胸椎、胸腰椎和腰椎骨折分类

类型	损伤表现
压缩型	前柱破坏，合并不同程度的高度压缩
爆裂型	椎体的单纯轴向载荷导致前柱和中柱破坏
安全带型	屈曲力导致后柱和中柱破坏
骨折脱位	压缩、旋转、拉力或剪切力的联合作用导致前、中、后柱破坏，合并不同程度的半脱位

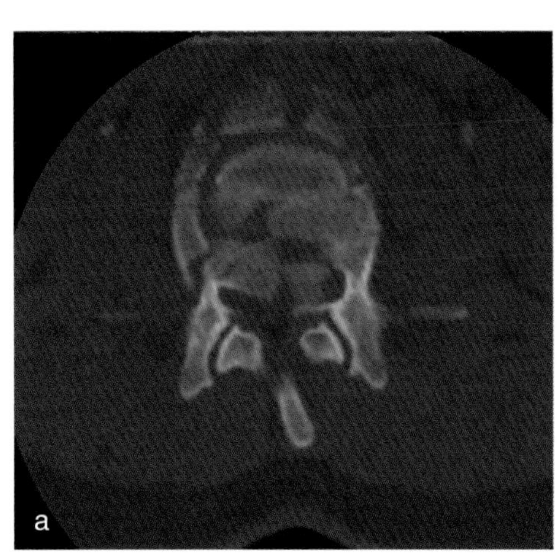

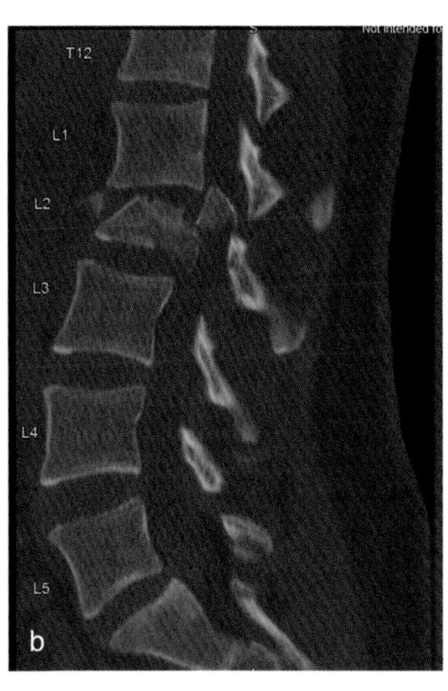

图 24.5 （a）轴位 CT 显示 L_2 爆裂性骨折，脊柱前、后柱破坏伴骨质向左侧突出；（b）正中矢状位 CT 显示 L_2 椎体爆裂性骨折，椎体高度减小，硬膜囊因骨片向后突出而扭曲，导致椎管狭窄

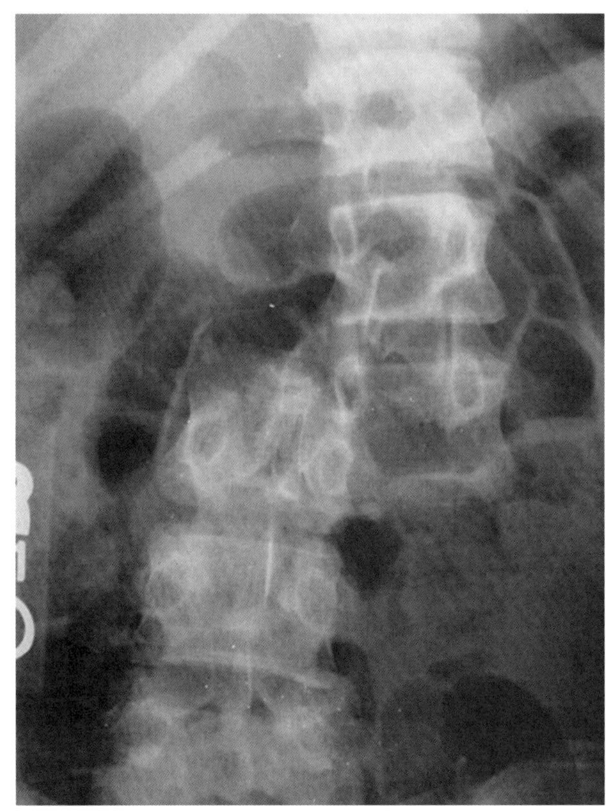

图 24.6 腰椎正位 X 线显示腰椎 L_2~L_3 骨折脱位

与 SLIC 一样，该系统也考虑了损伤形态、后韧带完整性和神经功能状态；且每个表现都有一个分值，其总和可指导手术治疗的决定。得分为 1~3 分的患者一般采用非手术治疗；得分在 5 分以上的患者一般采用手术治疗。得分为 4 分的患者可由治疗团队决定治疗方式 [37]。

最初的 X 线片检查包括正位和侧位 X 线片，其中 Cobb 角是一种较好的畸形评估方法。上胸椎在 X 线侧位平片上可能看不清楚；因此，CT 成像在检测骨折方面更加敏感，可以更详细地分析骨损伤。MRI 有助于软组织、韧带、椎间盘和神经结构的评估 [11,36]。

胸椎、胸腰椎骨折的治疗常常有争议；尽管已经提出了治疗流程，但手术和非手术治疗的选择仍然基于生物力学和神经系统稳定性的最大化 [4,37]。压缩性骨折、稳定爆裂性骨折和孤立性后柱骨折一般被认为是稳定的，可以采用外固定、卧床休息和麻醉药物等非手术治疗。适当的负重 X 线片随访和神经学检查可用于监测迟发性后凸、不稳定或神经功能恶化，可鉴别需要手术稳定的患者 [39]。

手术稳定的适应证包括进行性神经功能障碍、后韧带复合体破裂、脱位、复位失败、不可接受的畸形和保守治疗失败 [4,36]。对于连续发生三处及以上的压缩性骨折、单一压缩性骨折高度减少 > 50% 伴成角畸形、后突成角 > 40° 或 25%，或进展性后突，建议行手术复位和固定 / 融合 [4,11,36]。不稳定性胸腰椎骨折的手术处理旨在充分减压椎管，改善神经功能恢复，并提供脊柱稳定性。可以采用多种方法，包括前路、外侧路和后路减压，复位，融合以及内固定技术 [11,36,38]。

24.14 腰椎损伤

腰椎和骶椎骨折比颈椎和胸椎骨折少见 [2,4]。

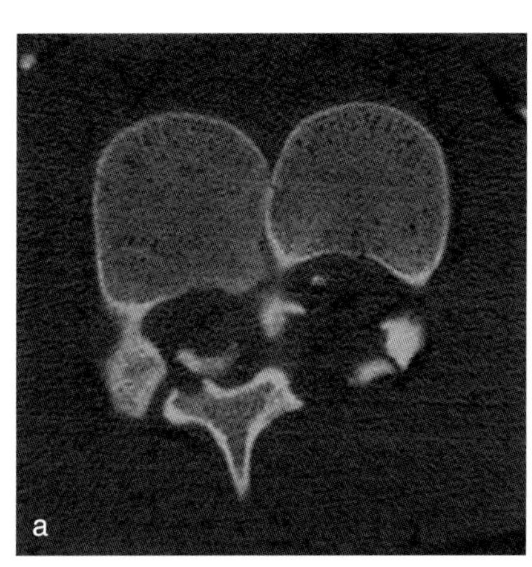

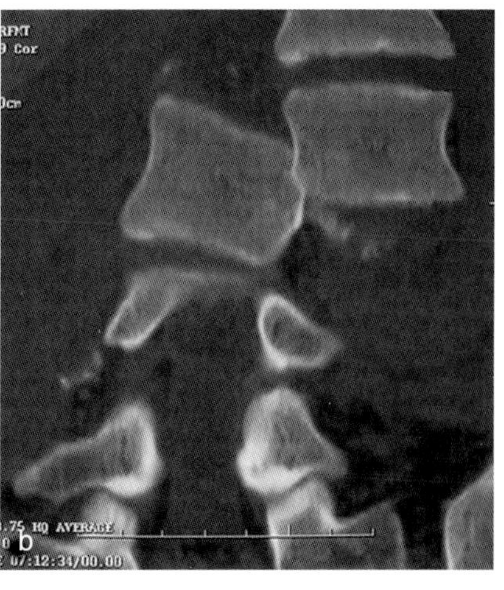

图 24.7 （a）CT 冠状位扫描显示，前述 X 线片显示的 L_2~L_3 骨折脱位中，L_2 相对于 L_3 向前或向左移位。（b）轴位 CT 显示同节段 L_2 和 L_3 椎体，表明损伤部位脊柱严重错位

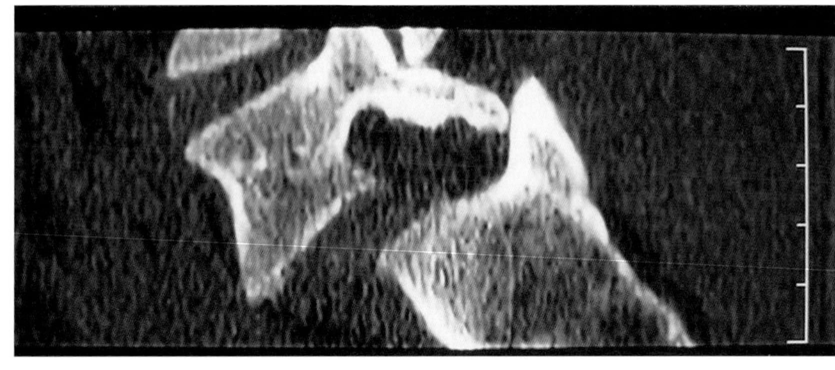

图 24.8 正中矢状位 CT 图像显示，腰骶椎滑脱损伤时 L_5 相对于 S_1 前移

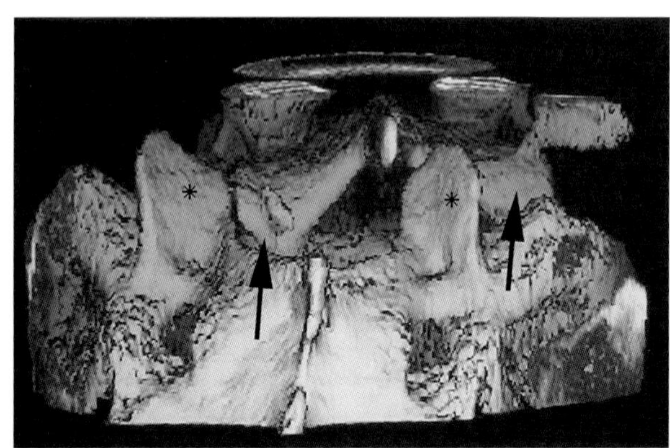

图 24.9 重建的腰骶椎滑脱 CT 成像显示，双侧 L_5 的下关节面（黑色箭头）与双侧 S_1 的上关节面（*）完全分离

高位腰椎（L_1~L_2）被认为是胸腰椎复合体的一部分，因此在本章的前节已经进行了描述。生物力学上，腰椎的屈曲度和伸展度明显大于胸椎，但与胸椎相比，腰椎的旋转受到垂直关节面和纤维环前部的约束[11,17]。前文详细描述的三柱分类方案和骨折分类也适用于腰椎骨折的鉴别、描述和处理[36-37]。腰骶椎滑脱是一种罕见的损伤，其特征是 L_5 相对于 S_1 向前滑脱（图 24.8，图 24.9）。神经损伤是常见的，建议行手术复位和固定术[40]。

24.15 结 论

在所有的脊柱损伤中，不稳定性和进行性神经功能障碍通常是决定治疗时间和方式的首要因素。尽管早期和晚期手术治疗的定义不一致，但其主要目标是明确的：通过对受损神经组织减压来防止继发性神经损伤，减少畸形复位，提高脊柱稳定性，以获得最优化的神经功能恢复和临床效果。

参考文献

[1] Nationwide Inpatient Sample (NIS). Healthcare Cost and Utilization Project (HCUP). 2013. Agency for Healthcare Research and Quality Web site. www.hcup-us.ahrq.gov/HCUPnet.jsp. Accessed March 31, 2016.

[2] The National SCI Statistical Center. Spinal Cord Injury: Facts and Figures at a Glance. Birmingham, AL: University of Alabama at Birmingham National Spinal Cord Injury Center, 2015.

[3] Carreon LY, Glassman SD, Campbell MJ. Pediatric spine

fractures: a review of 137 hospital admissions. J Spinal Disord Tech, 2004, 17(6):477–482.
[4] Benzel EC. Spine Surgery. 2nd ed. Philadelphia, PA: Elsevier Churchill Livingstone, 2005:512–571.
[5] Goldberg W, Mueller C, Panacek E, et al; NEXUS Group. Distribution and patterns of blunt traumatic cervical spine injury. Ann Emerg Med, 2001, 38(1):17–21.
[6] Theodore N, Aarabi B, Dhall SS, et al. Transportation of patients with acute traumatic cervical spine injuries. Neurosurgery, 2013, 72(Suppl 2):35–39.
[7] Hadley MN, Walters BC, Aarabi B, et al. Clinical assessment following acute cervical spinal cord injury. Neurosurgery, 2013, 72(Suppl 2):40–53.
[8] Kerwin AJ, Frykberg ER, Schinco MA, et al. The effect of early spine fixation on non-neurologic outcome. J Trauma, 2005, 58(1):15–21.
[9] Fehlings MG, Tator CH. An evidence-based review of decompressive surgery in acute spinal cord injury: rationale, indications, and timing based on experimental and clinical studies. J Neurosurg, 1999, 91(1, Suppl):1–11.
[10] Gaebler C, Maier R, Kutscha-Lissberg F, et al. Results of spinal cord decompression and thoracolumbar pedicle stabilisation in relation to the time of operation. Spinal Cord, 1999, 37(1):33–39.
[11] Licina P, Nowitzke AM. Approach and considerations regarding the patient with spinal injury. Injury, 2005, 36(Suppl 2):B2–B12.
[12] Albert TJ, Kim DH. Timing of surgical stabilization after cervical and thoracic trauma. Invited submission from the Joint Section Meeting on Disorders of the Spine and Peripheral Nerves, March 2004. J Neurosurg Spine, 2005, 3(3):182–190.
[13] Theodore N, Aarabi B, Dhall SS, et al. The diagnosis and management of traumatic atlanto-occipital dislocation injuries. Neurosurgery, 2013, 72(Suppl 2):114–126.
[14] Przybylski GJ, Clyde BL, Fitz CR. Craniocervical junction subarachnoid hemorrhage associated with atlanto-occipital dislocation. Spine, 1996, 21(15):1761–1768.
[15] Chirossel JP, Passagia JG, Gay E, et al. Management of craniocervical junction dislocation. Childs Nerv Syst, 2000, 16(10–11):697–701.
[16] Hadley MN, Walters BC, Grabb PA, et al. Management of acute central cervical spinal cord injuries. Neurosurgery, 2002, 50(3, Suppl):S166–S172.
[17] White AA, Panjabi MM. Clinical Biomechanics of the Spine. 2nd ed. Philadelphia, PA: JB Lippincott, 1990.
[18] Dickman CA, Greene KA, Sonntag VKH. Injuries involving the transverse atlantal ligament: classification and treatment guidelines based upon experience with 39 injuries. Neurosurgery, 1996, 38(1):44–50.
[19] Ryken TC, Aarabi B, Dhall SS, et al. Management of isolated fractures of the atlas in adults. Neurosurgery, 2013, 72(Suppl 2):127–131.
[20] Hadley MN, Dickman CA, Browner CM, et al. Acute traumatic atlas fractures: management and long term outcome. Neurosurgery, 1988, 23(1):31–35.
[21] Ochoa G. Surgical management of odontoid fractures. Injury, 2005, 36(Suppl 2):B54–B64.
[22] Ryken TC, Hadley MN, Aarabi B, et al. Management of isolated fractures of the axis in adults. Neurosurgery, 2013, 72(Suppl 2):132–150.
[23] German JW, Hart BL, Benzel EC. Nonoperative management of vertical C2 body fractures. Neurosurgery, 2005, 56(3):516–521, discussion 516–521
[24] Sasso RC. C2 dens fractures: treatment options. J Spinal Disord, 2001, 14(5):455–463.
[25] Korres DS, Papagelopoulos PJ, Mavrogenis AF, et al. Chance-type fractures of the axis. Spine, 2005, 30(17):E517–E520.
[26] Benzel EC, Hart BL, Ball PA, et al. Fractures of the C-2 vertebral body. J Neurosurg, 1994, 81(2):206–212.
[27] Ryken TC, Hadley MN, Aarabi B, et al. Management of acute combination fractures of the atlas and axis in adults. Neurosurgery, 2013, 72(Suppl 2):151–158.
[28] Rozzelle CJ, Aarabi B, Dhall SS, et al. Management of pediatric cervical spine and spinal cord injuries. Neurosurgery, 2013, 72(Suppl 2):205–226.
[29] Martinez-Lage JF, Martinez Perez M, Fernandez Cornejo V, et al. Atlanto-axial rotatory subluxation in children: early management. Acta Neurochir (Wien), 2001, 143(12):1223–1228.
[30] Aarabi B, Walters BC, Dhall SS, et al. Subaxial cervical spine injury classification systems. Neurosurgery, 2013, 72(Suppl 2):170–186.
[31] Patel AA, Hurlbert RJ, Bono CM, et al. Classification and surgical decision making in acute subaxial cervical spine trauma. Spine, 2010, 35(21, Suppl):S228–S234.
[32] Vaccaro AR, Hulbert RJ, Patel AA, et al; Spine Trauma Study Group. The subaxial cervical spine injury classification system: a novel approach to recognize the importance of morphology, neurology, and integrity of the disco-ligamentous complex. Spine, 2007, 32(21):2365–2374.
[33] Theodore N, Hadley MN, Aarabi B, et al. Prehospital cervical spinal immobilization after trauma. Neurosurgery, 2013, 72(Suppl 2):22–34.
[34] Gelb DE, Aarabi B, Dhall SS, et al. Treatment of subaxial cervical spinal injuries. Neurosurgery, 2013, 72(Suppl 2):187–194.
[35] Fehlings MG, Vaccaro A, Wilson JR, et al. Early versus delayed decompression for traumatic cervical spinal cord injury: results of the Surgical Timing in Acute Spinal Cord Injury Study (STASCIS). PLoS ONE, 2012, 7(2):e32037.
[36] Vialle LR, Vialle E. Thoracic spine fractures. Injury, 2005, 36(Suppl 2):B65–B72.
[37] Lee JY, Vaccaro AR, Lim MR, et al. Thoracolumbar injury classification and severity score: a new paradigm for the treatment of thoracolumbar spine trauma. J Orthop Sci, 2005, 10(6):671–675.
[38] Stambough JL. Posterior instrumentation for thoracolumbar trauma. Clin Orthop Relat Res, 1997(335):73–88
[39] Mehta JS, Reed MR, McVie JL, et al. Weight-bearing radiographs in thoracolumbar fractures: do they influence management? Spine, 2004, 29(5):564–567.
[40] Vialle R, Wolff S, Pauthier F, et al. Traumatic lumbosacral dislocation: four cases and review of literature. Clin Orthop Relat Res, 2004(419):91–97.

25 运动损伤及其鉴别诊断

Julian E. Bailes, Vincent J. Miele

摘 要

参加体育活动可促进良好的健康，但也给运动员带来了内在的伤害风险。这一群体具有独特而复杂的表现，涉及现场的管理、诊断和治疗。在与运动相关的一系列损伤中，神经系统损伤具有很高的致残率和死亡率，从拳击到高尔夫的所有运动中几乎都有报道。这种联系导致运动医学领域经常需要有神经外科的参与。区分轻伤和重伤是运动员损伤管理的基础。一些看似轻微的头部撞击可能导致慢性硬膜下血肿（SDH），然而矛盾的是，严重撞击导致的意识丧失也可能只是脑震荡。本章主要为轻微伤和严重创伤的鉴别提供指导，并简要介绍运动导致神经损伤的处理原则。

关键词：运动损伤，脑震荡，头部损伤，现场处理，脊柱损伤

25.1 颅脑损伤

对运动员最大的威胁之一是高速运动中与其他具备足够动能的物体发生碰撞导致严重的颅脑损伤。尽管严重受伤或死亡的病例相对较少，但在所有的运动项目中几乎都可见到。在20世纪，我们对颅脑损伤的类型、原因和治疗的理解水平都有了显著提高。近期研究更好定义了与中枢神经系统有关的运动损伤的流行病学问题，并形成了有助于指导运动员重返赛场的分类和管理模式。严重的运动损伤包括硬膜外血肿（EDH）、硬膜下血肿（SDH）、脑挫伤/实质出血、弥漫性轴索损伤（DAI）、外伤性蛛网膜下腔出血（SAH）和脑水肿。轻度颅脑损伤（mTBI）或脑震荡的短期和长期影响也逐渐被人们所认识。这些曾经被认为是较轻微的常见损伤会导致持续的认知、行为和精神障碍[1]。这给临床带来了困难，尤其是需要考虑运动员能够重回赛场时。

25.1.1 运动中颅脑损伤的发生率

在美国，每年有超过1.7亿成人和3800万儿童参加有组织的体育活动[2]。据估计，包括无需治疗的患者在内，每年大约发生380万起与运动有关的颅脑损伤[3]。这些数据包括从脑震荡到更严重的颅脑损伤在内的一系列损伤。每年有超过1.8万名成人和1.1万名儿童在一级或二级创伤中心接受与运动相关的颅脑损伤治疗。其中，14%的成人和13%的儿童患者被定义为中度或重度损伤，其死亡率分别为3.1%和0.8%[4-5]。美国国家年轻运动员猝死登记的一项数据回顾发现，在1980年至2009年的21岁或更年轻的运动员中，有261人死于外伤，最常见的是头部和颈部外伤[6]。自1982年以来，有133名非职业美国橄榄球运动员在严重的头部和颈部受伤后死亡或神经系统功能受损。超过90%的伤害发生于高中运动员，8%发生于大学运动员，1%发生于非职业运动员[7]。

无生命危险的损伤则更为常见。根据美国疾病控制和预防中心估计，美国每年有160万~380万人在体育和娱乐活动中发生脑震荡[2]。

颅脑损伤的发生率和严重程度随运动特点的不同而有较大差异。一个有益的方法是通过运动类型和参与者的动机来定义运动和参与者的本质。最有用的分类是将体育活动分为娱乐性运动、非组织性运动和有组织性的竞技运动。前者几乎没有正式的组织，规则更少，没有裁判员且较少使用防护设备，参与者也都是不同条件的普通人群。反之，有组织的体育赛事有正规的训练、规则及实施的条件，并有专业设备以及专门用于照顾伤者的医生和体育教练。

在讨论与运动有关的颅脑损伤时，通常会提到橄榄球、冰球和拳击，这是因为它们存在频繁而高强度的暴力接触。然而，颅脑损伤却通常发

生于那些被认为强度较低的体育活动中，如篮球、足球和长曲棍球[8-10]。骑自行车和运动场内活动是无组织运动的典型例子，比起大多数有组织的运动，这些活动发生严重颅脑损伤的概率更高。

马术运动每年约造成4.6万例急诊患者，其中近20%涉及头部或颈部损伤，而70%的死亡与颅脑损伤有关[11-12]。每年约有7人因滑板受伤而死亡，其中90%是因为严重的颅脑损伤[13]。在美国20岁以下休闲和通勤骑自行车的年轻人中，平均每年有247人死于脑外伤，14万人发生颅脑损伤[14]。虽然在传统上体操和啦啦队等运动是造成女性颅脑损伤的主要原因[15]，但现在女性正越来越多地加入拳击等以往由男性占主导地位的运动，且在接触/碰撞运动中发生严重颅脑损伤的数量也正逐年增加[16]。

在速降滑雪中发生颅脑损伤的概率最高，这通常是滑雪者与树木、巨石及其他滑雪者之间的碰撞造成的[17]。其他一些娱乐运动（包括滑雪板、滑翔、跳伞、登山和赛车等）被认为发生颅脑损伤的风险较高[18]。

25.1.2 硬膜外血肿

硬膜外血肿在运动员中是一种不常见但病情紧急的颅脑损伤，尤其是对于比赛中不戴头盔的运动员。硬膜外血肿通常与颞骨骨折导致的脑膜中动脉或静脉撕裂有关。虽然硬膜外血肿在接触和碰撞运动中更常见，但棒球运动员和高尔夫球手被高速球击中头部时也会出现[19-20]。硬膜外血肿通常伴有短暂的意识丧失（LOC），随后出现短暂的清醒期，之后病情迅速恶化。典型的例子是撑竿跳运动员撞到了防护垫以外的地面导致头部受到撞击。在昏迷一段时间后，运动员可以完全清醒地离开赛场，然而在15~30min内可出现突然的剧烈头痛，伴有进行性神经功能恶化。虽然这种典型的“中间清醒期”症状只出现在1/3的患者中，但是理解这种临床症状对所有护理人员来说都是至关重要的，尤其是有资格的运动训练员、教练和队医。对于有迟发性血肿形成和神经功能恶化风险的运动员，需要进行充分的临床观察。早期诊断和早期治疗至关重要，如果早期接受治疗，神经功能完全恢复是可以预期的，因为硬膜外血肿通常与其他脑损伤无关。

25.1.3 硬膜下血肿

硬膜下血肿（SDH）是最常见的与运动相关的颅内出血，也是在有组织性或娱乐性体育活动中出现的大多数致命性脑损伤的原因[18,21]。需要了解的是，运动员SDH与老年人常见的SDH是不同的。由于运动员通常没有老年患者所具有的较大的潜在硬膜下空间，因此占位效应和颅内压升高发生得更快。除了硬膜下血肿占位效应所造成的损伤，其通常还会对深处的大脑造成严重损伤（挫伤或水肿）。因此，即使及时治疗，SDH的预后也不如EDH，其死亡率高达60%。SDH可以发生于大脑的任何位置，通常在受伤后72h内出现。患有SDH的运动员可能会立即失去意识和（或）有局灶性神经功能缺陷，或者可能在几天甚至几周内不知不觉地出现症状。

25.1.4 脑挫伤/脑实质出血

脑挫伤和脑实质出血意味着原发性神经和血管损伤，包含水肿以及白质、硬膜下和蛛网膜下腔的点状出血，最常见的原因是直接创伤或加速/减速损伤。后者导致大脑撞击头骨，最常见的结果是造成额叶下部和颞叶的损伤。前颅窝、后颅窝、蝶骨翼、岩骨脊、颅骨凸面、镰或幕毗邻的脑组织也易受损伤。中脑外侧、小脑下端、邻近扁桃体和大脑皮质中线也可见挫伤。

重要的是，这些类型的损伤表现往往随着时间的推移而加重，且与挫伤的大小和数量以及挫伤内的出血量有关。病情进展最常发生在最初的24~48h，1/4的患者表现为正常区域的迟发性出血。此外，最初的CT表现可以是正常或轻微异常的，这是因为微小出血和水肿导致的低密度之间的部分容积效应减弱了挫伤和周围脑组织之间的密度差异。

25.1.5 弥漫性轴索损伤

弥漫性轴索损伤（DAI）在运动性头部损伤中起重要作用。DAI可见于近一半的严重颅脑损伤的运动员，且与1/3的颅脑损伤相关死亡有关[22]。影像学上，DAI的典型表现为特征性分布的局灶性白质病变。

DAI的病理生理学过程最早于1943年被描述。它通常是由头部侧向旋转引起脑实质旋转所产生的剪切力造成的。这种力量可对大脑中组织密度最大的区域产生更大的损伤，例如灰白质交界处。DAI在传统上被认为代表了原发性损伤（发生于创伤的瞬间）。然而，轴浆膜改变、运输障碍和回缩球的形成可能是疾病进程的继发性（或迟发性）因素。虽然原发性创伤可能不会完全撕裂轴索，但仍然会引起轴浆膜局部改变，从而导致轴浆运输的损伤。这会造成轴浆肿胀和破裂。回缩球的形成是剪切损伤的病理标志，接着就会发生Wallerian变性。

虽然DAI最常发生于脑组织密度有差异的区域，但其确切位置取决于旋转平面，而与旋转中心的距离无关。损伤的严重程度取决于到旋转中心的距离、旋转的弧线、力的持续时间和强度。

25.1.6 创伤性蛛网膜下腔出血

运动相关性颅脑损伤可导致蛛网膜下腔出血（SAH）。在严重的颅脑损伤中，通常会出现一定程度的SAH。虽然SAH通常导致脑膜和蛛网膜之间的血液刺激，但这种情况通常不会危及生命，不需要立即治疗就能得到良好的治疗效果。大量的蛛网膜下腔血可导致血管痉挛。SAH也可能导致交通性脑积水的发展，在临床上表现为恢复较预期缓慢或临床症状恶化。

25.1.7 二次冲击综合征

1984年，有报道称一名大学橄榄球运动员的死亡原因似乎是头部受到第二次轻微撞击。当时有假设认为，这一死亡是“对已经丧失顺应性的大脑重复打击导致血管收缩张力受损，从而发生严重的颅内压升高”[23]。1991年，一名17岁的高中橄榄球运动员因无法控制的颅内压升高而死亡，由此创造了“血管性充血综合征”这一名词[24]。这两起死亡都被认为由现在所称的二次冲击综合征（SIS）所造成。SIS被定义为继发于弥漫性脑肿胀的不可控的致命性颅内压升高。弥漫性脑肿胀发生于头部冲击恢复之前的第二次冲击之后。由于最初事件的记录、持续症状和第二次冲击的严重程度存在问题，因此该条件的有效性存在一些争议[25]。

SIS的病理生理学包括创伤后大脑血液供应自动调节功能的突然丧失，以及儿茶酚胺的释放。这可导致颅内血管充盈，进而引发颅内压显著升高，最终出现钩回疝、小脑疝或二者兼有的综合征。动物研究表明，在这种“双重冲击”的环境下，轻微头部损伤后导致的大脑血管充血很难被控制（即使有可能）。第二次撞击到难治性脑水肿的进展十分迅速，通常只需要2~5min[18]。目前已有20余例关于该病例的报道，均为10~24岁的年轻运动员。虽然大多数是橄榄球运动员，但仍有14%的病例见于拳击比赛，个别病例报道与空手道、滑雪和冰球有关[1]。

通常情况下，运动员在第一次头部受伤后会有一定程度的脑震荡后症状，包括视觉、运动或感觉的变化，以及认知、记忆困难。在这些症状消失之前（可能需要几天或几周的时间），运动员返回赛场，头部受到第二次冲击。第二次冲击可能是轻微的，可能只是胸部的撞击使运动员头部受到牵拉或间接给大脑施加加速力。受影响的运动员可能出现眩晕，但通常不会失去知觉，往往能够完成比赛。他们通常能够站立15s至1min左右，或有轻微的晕眩，症状类似于无意识丧失的Ⅰ级脑震荡。通常情况下，受伤的运动员会留在赛场或者自行离开，而接下来几分钟内发生的症状能够使其与脑震荡或SDH区分开来。通常，在第二次撞击发生后的几秒到几分钟内，神志清醒的运动员可出现昏迷，突然倒地，瞳孔迅速扩大，眼球固定，并出现呼吸衰竭。

这种情况的死亡率约为50%，致残率接近100%[18]。当运动员头部受伤后需要决定其是否能返回赛场时，了解这种情况是很重要的。任何先前头部受伤后仍有症状的运动员，不应被允许重返全面训练或参加接触性或对抗性运动。

25.1.8 青少年颅脑损伤综合征

青少年颅脑损伤综合征主要见于儿童，其可能与SIS涉及相同的病理生理学[1]。运动员可能会经历立即或迟发性的神经系统功能恶化。虽然病因尚不清楚，但突然的血管扩张和进入脑实质的血液再分配可能导致功能性通道病或离子通道亚基紊乱。这与家族性偏瘫性偏头痛相关的钙通道亚单位基因（*CACNA1A*）突变有关[26]。在一些青少年颅脑损伤综合征的病例中，经历过两次头部损伤的年轻运动员脑水肿进展迅速，其第二次损伤发生在第一次损伤完全恢复之前，这与 SIS 相似[27]。

25.1.9 脑震荡 / 轻微颅脑损伤

脑震荡被定义为创伤导致的短暂性脑功能障碍，由尚未完全了解的复杂病理生理过程引起。脑震荡是 mTBI 的一种类型，在颅脑损伤中属于较轻微的类型，通常在持续时间和恢复上有自限性[28]。脑震荡是迄今为止最常见的运动相关性颅脑损伤类型，据估计美国每年发生 160 万 ~380 万例脑震荡，占所有运动相关性损伤的 5%~9%，占所有颅脑损伤的 3/4[29]。

在 20 世纪 80 年代早期，人们认识到 mTBI 是一个重要的临床表现，这为体育运动中越来越多的脑震荡鉴别铺平了道路。在 20 世纪 90 年代，越来越多的关注焦点放在 mTBI 的定义和分类上。更多证据表明，脑震荡可能比之前认为的更为常见和严重。脑震荡与慢性创伤性脑病（CTE）等长期后遗症的关联，使这两种疾病处于诊断和治疗研究的前沿。mTBI 或脑震荡的概念在很大程度上得到了正式的神经心理学和认知学研究应用的帮助。

脑震荡由大脑的快速加速、减速和旋转造成。这将导致神经元、胶质细胞和血管等个体成分的变形 / 损伤，以及膜通透性的改变。在最初的损伤之后，会出现脑震荡后的高代谢状态，以及一段时间内的脑血流减少。这导致葡萄糖供应和需求之间的差距逐渐增大，最终产生细胞能源供应危机[30]。

运动相关性 mTBI 人群有许多特点和细微差别，这增加了诊断和治疗的难度。其中的困难之一便是运动员是唯一一组强烈要求重返赛场的患者，因此其必然会在未来遭遇多次头部撞击的情况。许多撞击往往会造成至少亚临床（脑震荡）颅脑损伤的后果。虽然对大多数运动员来说，单次发作的 mTBI 似乎可以耐受，但多次撞击可能导致长期精神状态的异常。神经影像学诊断、神经生物学、神经心理学和神经病理学等领域的进展，为临床医生分析这类患者提供了更准确和客观的方法。

过去对脑震荡的定义和分级并无统一意见，其分级和分类的尝试倾向于关注是否存在一个时期的意识丧失和记忆缺失。头痛是最常见的症状，头晕次之。重要的是，只有 10% 的脑震荡患者会出现意识丧失。最新关于脑震荡的共识声明认为，当患者存在以下至少一种迹象和症状时，就应该怀疑脑震荡[31]：

- 症状：躯体症状（如头痛），认知症状（如朦胧），情感症状（如烦躁）。
- 体征（如意识丧失，记忆缺失）。
- 行为改变（如易怒）。
- 认知障碍（如反应迟钝）。
- 睡眠障碍（如失眠）。

25.1.10 现场处理

头部或脊髓遭受严重损伤的运动员通常很容易鉴别，因为他们在伤后立即出现神经功能障碍。更大的挑战性是对首发症状轻微损伤的诊断。现场处理有五种类型：①为神经损伤做准备；②怀疑并作出诊断；③稳定和安全；④立即治疗和可能的进一步治疗；（5）评估是否能够重返比赛[32]。在比赛中，必须在现场准备脊椎板、颈托和心肺复苏设备，以便于使用。还应随时准备拆除保护装置的专用设备（如橄榄球面罩）。如果怀疑头部或颈部受伤，应立即就地对运动员进行意识水平评估。在最初的评估之后，与其他头部外伤患者一样，应该先假设患者合并有相关的颈椎损伤，因此脊柱固定对于限制进一步的损伤是至关重要的。如果运动员佩戴有面罩等防护装备，应将其移除。虽然还未被普遍接受，但是在现场脱掉所有的防护装备已经变得越来越普遍，并且会根据具体情况来进行。以下情况已被确认需要摘下头盔和帽带：头盔过于宽松不能给头部提供安全防护，即头盔固定时头部仍可活动；面罩移除后仍存在气道不畅；在一定时间段内面罩无法移除；在转运过程中头盔妨碍了患者的固定姿态。摘除头盔时应在颈托支撑下进行，并同时移除垫肩。

如果摘除头盔后垫肩仍留在原位，可能导致颈椎过伸。显然，如果摘除头盔，必须在整个过程中保持颈椎固定。

对于神经功能完好、精神状态正常的运动员，一旦排除颈椎损伤，可协助其坐起，如果可能保持此姿势，可协助其站立。如果能够站立，运动员就可以被带离赛场进一步评估。昏迷的运动员则需要在神经功能评估前先行固定，初步的评估应从基本心肺生命支持的气道、呼吸和循环评估开始。如果运动员的所有防护装备都未被移除，心肺支持常可通过摘除面罩来实现，以便进入气道，同时打开垫肩的前部以便于心外按压或除颤。当无颅脑或脊髓损伤时突然发生意识丧失，应考虑心脏病因。对于长期意识障碍、症状恶化或局灶性神经功能损害的运动员，应立即将其转移到具有神经外科手术条件的机构。转运应在患者合并脊髓损伤（SCI）的假设下进行，脊柱固定是必须的。

任何怀疑有脑震荡的运动员都应该立即离开比赛并进行评估。评估包括系统的体格检查以排除更严重的颅脑损伤，然后是病史、认知测试和平衡测试。几种标准的脑震荡辅助评估工具有助于减少查体的主观性。最常见的辅助措施包括应用症状评分、Maddocks 问卷、脑震荡标准化评估（SAC）、平衡误差评分系统（BESS）或改良 BESS。运动性脑震荡评估工具 2（SCAT2）和国家橄榄球联盟制定的场边脑震荡评估工具，结合其他评估措施可为脑震荡患者提供评估得分[28]。

25.1.11 影像学

关于颅脑损伤运动员行颅脑影像学检查的时机，目前尚无具体的指导意见。因此，医生需要根据患者的情况对何时行影像学检查制订个体化方案。对于表现出局灶性神经功能障碍、精神状态持续改变、格拉斯哥昏迷量表评分为 13 分或以下、怀疑颅骨骨折的患者，通常至少需要行 CT 扫描。在病情不明的情况下，症状的持续时间和严重程度有助于临床决策。CT 检查确实会将大脑暴露于辐射之下，因此应谨慎使用。然而，如果存在任何危及生命的损伤，CT 成像是一个快速而有效的诊断方式。

虽然标准 CT 和 MRI 不能检测脑震荡，但新的成像技术如功能 MRI（fMRI）、弥散张量成像（DTI）和磁共振波谱（MRS）的相关研究正在进行[28]。fMRI 可用于发现局部血流模式的变化。DTI 可以检测大脑中水分的运动，从而提供脑白质纤维束的结构图像，而脑白质纤维束会在脑震荡中受损。MRS 可用于测量大脑不同区域神经代谢物比例的变化。

25.1.12 非创伤性运动相关性颅脑损伤

除创伤外，运动员颅脑损伤还有其他的发生机制。非创伤性运动相关性颅脑损伤的两大主要原因是脑空气栓塞和高海拔脑水肿（HACE），这些情况主要发生于潜水和登山运动中。由于参与或接触这些活动的人越来越多，因此必须了解这些情况的标志、症状以及处理措施。

在美国，休闲潜水已经成为一项流行运动，有近 900 万注册潜水员[33]。其中最严重的损伤是脑空气栓塞。脑空气栓塞是所有潜水伤害中最严重且最迅速致死的原因，也是仅次于溺水的第二大死亡原因[34]。约 60% 患有减压病的潜水者会出现中枢神经系统受累的症状和体征，这种情况通常是潜水者从深度超过 10 米的地方迅速上升时，充满空气的身体空腔无法相应改变周围的环境压力来平衡自身压力，从而导致空气从压力过高的肺泡释放进入肺毛细血管，并通过动脉循环，造成脑血流阻塞。80% 以上的患者在到达地面后 5min 内出现症状，但也可出现于上升过程中或到达地面后更长的一段时间内。运动员可能会出现复视、视野狭窄或眩晕，也可能表现出癫痫发作、记忆丧失和情绪变化、半身不遂或构音障碍。重要的是，如果潜水员在到达水面时出现精神状态改变，其诊断率会更高——近乎 2/3 的患者有意识改变（如昏迷或反应迟钝）[35]。治疗包括基本或高级心脏生命支持、纯氧吸入、扩容以及将患者转运至加压治疗设施。氧气可以减少受影响组织的缺血，加速空气栓子的溶解。应对癫痫发作、休克、高血糖和肺功能障碍予以支持性护理。应立即采用美国海军流程（the United States Navy algorithm）开始加压治疗[36]。加压疗法通过增加周围压力来减少空气栓子的大小。该治疗可加快栓子通过血管，并使血液重新流向缺血组织。

HACE 可导致颅内压显著升高，在海拔 4000 米以上的登山者中，高达 5% 的死亡与 HACE 有关。HACE 最初被认为是独立的疾病，现在大部分被认为是严重急性高原反应（AMS）的末期。AMS 和 HACE 很可能是基于未适应高海拔环境个体的同种病理生理机制的连续过程。受影响的运动员通常在 72h 内出现共济失调、眩晕、意识障碍和幻觉等症状。高海拔疾病的主要病因是缺氧导致的脑水肿。治疗包括立即转运至海拔尽可能低的地区 [37]、氧疗和支持治疗。乙酰唑胺和地塞米松等药物也已用于治疗该情况，并获得了不同程度的疗效。乙酰唑胺是一种磺酰胺类碳酸酐酶抑制剂，能够促进碳酸氢盐经肾排泄，产生轻度酸中毒。这种酸中毒的反应是通气量增加，也被认为是模仿适应环境的过程。乙酰唑胺还通过减少脑脊液生成、增加分钟通气氧饱和度、减少夜间周期性呼吸来降低脑脊液体积和压力。地塞米松是一种合成糖皮质激素，是用于治疗高原反应的传统药物。由于地塞米松能够稳定脑血管的完整性，从而减少血管源性脑水肿并降低颅内压，因此被认为对 HACE 的治疗有很高的价值 [38]。

25.2 脊柱损伤

在美国，每年有超过 1 万例脊髓损伤（SCI）。体育比赛是造成这些伤害的第四大最常见原因（仅次于机动车事故、暴力损伤和跌倒），约占 1990 年以来所有外伤病例的 7.5%[39–40]。运动相关性 SCI 发生的平均年龄更小，仅为 24 岁，是 30 岁前 SCI 的第二大常见原因 [41]。运动员的脊柱会出现一系列软组织、骨性和神经系统损伤，常导致严重的残疾，使其无法参赛，并可能成为慢性疼痛和功能受限的根源。然而，脊柱损伤可能是体育活动最令人担心的后果，没有任何其他运动损伤具有更大的潜在危害。

颈椎结构改变可能给脊柱造成实际或潜在损伤，因此被归类为严重颈椎损伤。幸运的是，这种情况很少发生，但也导致很少有医生在这些损伤的急诊治疗方面有丰富的经验。在现场或运输过程中，对患者处理不当可能会加重或诱发脊髓功能障碍。如果不能妥善处理严重颈部损伤，可能会危及运动员的心脏、呼吸和神经系统状态。对这些伤病的正确了解有利于早期诊断和有效的现场治疗。

25.2.1 发病率

脊柱损伤在跳水和冲浪等非组织性运动中更常见 [42]。在该人群中，运动相关性脊柱损伤占大多数，其面临的挑战主要是规则、监督和训练都是极其有限的，这使得难以通过强化安全准则和制造标准来改善损伤情况。

虽然脊柱损伤在有组织的体育运动中并不常见，但其在公众中的印象更为深刻。一些有组织的运动可能增加参与者发生 SCI 的风险，包括橄榄球、冰球、英式橄榄球、滑雪、单板滑雪和马术运动等 [43–46]。尽管与冰球或体操相比，橄榄球运动员发生严重颈椎损伤的概率较低，但由于参赛人数众多，导致其严重颈椎损伤的总人数为所有运动中最多 [47]。

随着现代橄榄球头盔的发展，严重颈椎损伤的发生显著减少。1976 年规则改变，禁止使用头盔顶部作为封阻和抢断（撞击）的起始接触点，大大减少了颈椎损伤的发生。从 1976 年到 1987 年，高中生的颈椎损伤率从 7.72/10 万减少至 2.31/10 万，下降幅度为 70%[48]。同时，外伤性四肢瘫痪下降约 82%。冰球运动的出现曾导致颈椎损伤显著增加 [49]。1982 年至 1993 年，脊柱损伤的发生率增加，期间平均每年发生 16.8 例骨折 / 脱位。在曲棍球比赛中，从后面冲撞对手通常会导致被冲撞的球员头朝前与界墙发生碰撞，这已被确认为导致颈椎损伤的重要原因。后来规则发生了变化，禁止从后方冲撞球员，并禁止冲撞没有控球的球员，似乎降低了这种损伤的发生率；统计数据表明实施新规则后截瘫的发生率显著下降。

25.2.2 病因学

颈椎损伤可分为几类：不稳定性骨折和脱位、暂时性四肢瘫痪和急性髓核突出。这些神经症状和体征表现沿四肢双侧分布。过去，运动相关性颈椎损伤被分为三组，当需要决定是否回归比赛时，这种分组可提供有用的信息。

Ⅰ型损伤是永久性损伤，包括即时的完全性瘫痪和不完全性脊髓损伤综合征。不完全性损伤主要有四种类型：Brown-Séquard 综合征、脊髓前部综合征、脊髓中央损伤综合征以及混合型。混合型包括交叉性运动和感觉障碍，症状以上肢为主，因此也可能被当作脊髓中央损伤综合征和 Brown-Séquard 综合征的变异型。此外，还有少数个体的神经功能损害可能相对较小，但在影像学检查中可发现脊髓病理改变。例如，脊髓挫伤可表现为 MRI 上脊髓内高信号。Ⅱ型损伤发生于影像学检查正常的患者。这些损伤在几分钟至几小时内完全消失，最终的神经系统检查也正常。Ⅱ型损伤的一个例子是“烧伤手综合征”，这是一种脊髓中央损伤综合征的变异型，其特征是手部烧灼感以及手部和上肢无力[50]。大多数患者的影像学检查正常，且症状在约 24h 内完全消失。Ⅲ型损伤是指有影像学异常但没有神经功能损害的运动员，包括骨折、骨折脱位、韧带和软组织损伤以及椎间盘突出。

SCI 可分为高位（枕骨、寰椎和枢椎）和低位（C_3~T_1）颈椎损伤。在治疗这些损伤时，必须全面了解脊柱各节段的正常解剖和运动特点。不稳定骨折和（或）脱位是颈椎严重创伤最常见的原因。在橄榄球和曲棍球中，最常见的主要损伤因素是轴向应力引发的屈曲型损伤。80% 的颈椎损伤是头部和身体加速撞击静止物体或其他运动员造成的。

当一个轴向力作用于头盔的顶点时，颈椎在瞬间减速的头部和持续运动的身体之间受到压缩。在颈椎中立位时，颈椎生理性前屈使脊柱稍微伸长，椎旁肌肉和韧带可以有效分散压力。当颈椎脊柱伸直，大部分能量沿着脊柱纵轴直接传递时，缓冲性的颈椎前凸便不再有效。当负荷足够大时，颈椎可以通过屈曲来应对压力。

两种主要的脊柱损伤模式都是压缩损伤造成的。压缩性屈曲损伤大多是轴向载荷和屈曲的结合所致。椎体的压缩失败和脊柱韧带复合体的牵拉失败导致后柱无法拉伸，从而导致脊髓前柱压缩。如果颈椎受到单纯的压缩力，前后柱都会缩短，可导致垂直压缩性（爆裂性）骨折。当椎体发生爆裂性骨折时，椎间盘物质可能从断裂的终板中被挤压出来，已经退变的骨性结构逆行进入椎管，导致脊髓损伤。此外，也可能存在严重的 SCI 但未对脊柱的完整性造成严重损害。这种损伤类型的病因是能量传导至脊髓导致短暂的脊柱受压变形。

严重颈椎损伤通常由枕部的直接打击或躯干的快速减速引起。屈曲 – 牵拉损伤最可能导致的脊髓功能障碍是双侧关节突脱位，而与脊髓损伤相关的单侧关节突脱位中，高达 25% 的病例是由于牵拉的同时发生轴向旋转[51]。应该了解的是，不稳定性颈椎骨折 / 脱位并不总导致上运动神经元功能障碍。由于移位的关节突可在椎间孔压迫神经根，因此单侧关节突脱位也可引起单侧神经根病变。在其他病例中，严重的骨或韧带损伤不会引起神经损伤。在这些情况下，脊髓损伤是潜在的，而不是基于脊柱结构完整性丧失所引起的实质性损伤[52]。

25.2.3 高位颈椎损伤

就运动相关性损伤而言，高位颈椎一般指枕部、寰椎（C_1）和枢椎（C_2）。寰枕关节的主要功能是矢状面运动，可完成脊柱正常屈伸的 40% 以及 5~10° 的侧弯。寰枢正中关节由寰枢横韧带固定，防止寰椎向前平移。这种特殊的骨韧带解剖结构使寰椎能够不受约束地旋转。寰枢关节复合体负责了 40%~60% 的颈椎旋转[53]。这种旋转受到翼状韧带的限制，该韧带从齿状突延伸至枕髁内侧边缘。齿状突尖韧带由齿状突连接到前枕骨大孔的前缘中央。寰枢关节的强度由横韧带和外侧关节囊提供。

高位颈椎骨折或脱位造成的脊髓损伤较罕见，因为与低位颈椎相比，高位颈椎节段的椎管内可用空间要大得多。寰枢关节复合体失稳定性损伤（齿状突骨折或寰椎横韧带断裂）最有可能导致脊髓功能障碍。屈曲是寰枢关节损伤最常见的原因。齿状突骨折也可由牵拉性损伤引起。单向旋转错位通常是旋转力所致。由于骨性损伤会进一步扩大椎管尺寸，因此脊髓压迫在寰椎爆裂性骨折或外伤性脊柱滑脱中并不常见。如果 X 线正位检查发现寰椎侧块位移大于 7mm，则可能已经存在寰椎横韧带撕裂。双侧枢椎椎弓根骨折可发生于对枕部和颈椎的牵拉。重要的是，虽然这些损伤会造成不稳定，但它们通常不会引起继发于解剖性椎管增宽的同颈椎水平的神经功能损害。由于膈神经起源于颈神经的三个神经根（C_3~C_5），因此如果发生高位颈髓损伤，可能在四肢瘫痪的同时会出现膈肌麻痹伴急性呼吸功能不全。

25.2.4 低位颈椎损伤

低位颈椎由 C_3~C_7 椎体组成。这一区域的生理弯曲构成了颈部屈曲、伸展、侧弯和旋转等运动，且与高位颈椎有几个重要的解剖学差异。颈椎管在这一水平没有高位节段宽，且椎间关节呈 45°角。由于该角度的存在，轴向旋转受到限制。小平面关节还可抑制椎体向前平移。

脊柱每个运动节段都可分为前柱和后柱，而颈椎节段的稳定性主要源于脊柱前部。椎体和椎间盘能够抵抗脊柱所受的压力，而剪切力主要由椎旁肌肉组织和韧带支撑抵抗。低位颈椎不稳定的影像学定义是两个相邻椎体的移位大于 3.5mm，或相邻椎体之间的成角大于 11° [54]。

大多数骨折和脱位发生于颈椎下段。低位颈椎损伤可根据暴力作用于该区域的类型而分类(如屈曲、拉伸、侧向旋转、轴向压缩）。关节脱位通常由屈曲合并旋转暴力造成，而韧带结构是剪切暴力的主要限制因素。脊柱后部结构受压及前部结构损伤通常是伸展或挥鞭样损伤的结果，这种损伤机制通常导致前纵韧带和后纵韧带断裂。压缩力通常会导致椎体骨折。这在矛铲球员脊柱中很常见，它包含四个特征：反转的颈椎前凸、影像学发现已经愈合的微小椎体骨折、椎管狭窄以及习惯性矛铲技术的应用。这些患者通常头部屈曲，失去保护性颈椎前凸。巨大的轴向压力可导致椎间盘突出或骨折片进入椎管，这是运动损伤性四肢瘫痪最常见的机制。颈椎脱位引起的四肢瘫痪最常发生于 C_3~C_4 水平。

25.2.5 脊髓中央损伤综合征 / 烧伤手综合征

低位颈髓损伤可导致一系列神经功能障碍，不完全性脊髓损伤发生于部分感觉或运动功能保留的情况下。脊髓中央损伤综合征是其最常见的表现，其次是脊髓前部综合征。

烧伤手综合征被认为是脊髓中央损伤综合征的变异型。其特征是双上肢的烧灼性感觉障碍，可能是位于脊髓丘脑束内侧的躯体定位系统的血管功能不全造成的 [55]。下肢偶有受累，也可表现为明显无力。影像学检查中约 50% 的患者存在颈椎骨折或软组织损伤。任何表现出这种情况的运动员都应立即作为 SCI 进行处理。

25.2.6 颈髓神经失用症 / 短暂性四肢瘫痪

据估计，每 1 万名橄榄球运动员中有 7 人因颈髓神经失用症而导致短暂性四肢瘫痪 [56]。这种严重损伤的特征是运动或感觉功能的短暂丧失，也被认为是生理传导阻滞的结果，而不是真正的神经组织破坏。受影响的运动员可出现疼痛、麻木或双侧上肢和（或）下肢感觉丧失，肌力下降的症状从轻度四肢瘫痪到完全性四肢瘫痪不等。运动员可以进行完全不受限的无痛性颈部活动，而不会抱怨疼痛。偏瘫或半身感觉障碍也是可能的。

这种情况被认为是椎体的后下部分和下面椎板之间的脊髓受到螯钳式（pincer-type）的压迫所致。其也可发生于身体过屈，但通常伴随牵拉和黄韧带内折，可导致椎管前后径减少 30% 或更多。脊髓轴突在一段时间内对刺激失去应答，实质上造成了“震荡后”影响 [57]。

这种情况可由神经功能损害、症状持续时间和解剖分布来定义。根据症状轻重，神经功能损害从仅出现感觉异常、感觉障碍伴运动无力到完全瘫痪发作。这些症状可被描述为感觉异常、轻瘫和瘫痪。如果颈髓神经失用症（CCN）症状未持续超过 15min，则为Ⅰ级损伤。Ⅱ级损伤是指症状持续 15min~24h，Ⅲ级损伤是指症状持续 24~48h。四肢均可被累及，即“四”型模式（“quad” pattern），也可表现为单纯上肢或下肢受累 [58]。根据定义，这种症状是暂时的，通常在 15min 内可完全恢复，但也可能持续 48h 以上。在这一群体中，按照 Bracken 方案使用类固醇药物存在争议。目前尚无对照研究报告使用类固醇能够影响 CCN 患者的自然病程 [59]。

据报道，在重返赛场的橄榄球运动员中，复发率高达 56%[58]。关于颈椎狭窄是否会使运动员更易发生持续性永久性神经损伤或暂时性四肢瘫痪，存在相当多的争议。如果颈椎侧位 X 线片测得的椎管前后径（从椎体后侧到椎板线最前方）

在 C_3 和 C_7 之间超过 15mm，则认为是正常的。如果椎管直径小于 13mm，则认为存在颈椎管狭窄。然而，这种测量方式随不同的参照物选择、摄片时目标距离的变化、患者体位、椎管截面形状的差异以及患者体型较大所致的椎管放大而表现出一定的变异性。为了消除这种变异性，Torg 和 Pavlov 设计了一种比值法来确定是否存在颈椎管狭窄的放大：将椎管矢状径与同水平椎体的中矢状径进行比较[60]。比值为 1∶1 者被认为是正常的，小于 0.8 则表明有明显的颈椎管狭窄。由于许多运动员椎体较大，即使其椎管足够宽，也仍可被该比值误诊为椎管狭窄。由于 MRI 能够鉴别该情况，且可观察脊柱、椎间盘、椎管、脑脊液（CSF）和脊髓，因此其取代骨性标志成为目前评估“功能性椎管狭窄”的首选方法。MRI 可评估脊髓周围脑脊液信号（即脊髓功能储备）；脑脊液信号的可视化、椎管狭窄区域的信号衰减，以及动态矢状面屈伸 MRI 研究的变化，对于诊断这种情况至关重要。如果脑脊液在轴位特别是矢状位 MRI 上缺失，则可诊断为功能性椎管狭窄。

先天性或后天性颈椎管狭窄似乎使运动员易患 CCN。一个被广泛接受的观点是年轻患者发生 CCN 一般不会出现永久性神经功能损害的倾向。但这一假设现在受到了质疑，因为一位经历过 CCN 的球员随后出现了四肢瘫痪的症状[61]。

25.2.7 外伤性椎间盘突出症

急性椎间盘突出症可发生在参与运动的人群和运动员中。椎间盘内物质向椎管中央挤压可导致急性脊髓受压和暂时性或永久性脊髓损伤；临床上，运动员可表现为四肢急性瘫痪、疼痛和痛温觉丧失。外伤性椎间盘突出症通常还伴有突然发作的后颈疼痛 / 椎骨旁肌肉痉挛，以及真性神经根性上臂疼痛或肩胛骨轴位的牵涉痛。

25.2.8 针刺感 / 灼烧感 / 暂时性臂丛神经病变 / 神经根麻痹

这种情况是对抗性运动中最常见的情况之一，并不是脊髓损伤所致的结果，最早报道于 1965 年[62]。其机制被认为是直接作用于肩部的力使颈部从接触点处横向弯曲，因此也被称为颈缩综合征（cervical pinch syndrome）。这是一种暂时性的神经系统事件，其特征是头部或肩部受到打击后出现的单侧上肢疼痛和感觉异常，症状多累及 C_5 和 C_6 脊髓根，受影响的运动员可出现环状或沿神经皮节分布区的烧灼感、刺痛或感觉麻木，症状可放射至手部或局限于颈部。这些运动员常需保持颈椎轻微弯曲的姿势以减轻神经孔处受累神经根的压力，或需提高受累肢体以减少颈上神经根的张力。

肩关节外展、外旋和手臂屈伸能力减弱是该损伤的可靠指标。如果减弱的是多个部位，通常涉及 C_5~C_6 神经根，放射性手臂疼痛往往最先缓解（几分钟内），随后运动功能逐渐恢复（在 24~48h 内）。尽管此种情况通常是自限性的，且永久性的感觉和运动障碍很少见，但在少数病例中，不同程度的肌无力症状可持续长达 6 周。

这种损伤通常是肩部向下移位、同时颈部向对侧肩部侧屈所致，被认为会导致臂丛的牵拉损伤。该情况也可能是由于同侧头部旋转伴轴向负荷，导致神经孔狭窄以及神经孔内的神经根受压 / 嵌塞[63]。锁骨上区较浅的 Erb 点受到直接钝挫伤也是刺痛的病因之一。当对手的肩膀或头盔直接撞到受伤运动员的肩垫时，就可能发生这种情况。

这种损伤可按照 Seddon 标准进行分级，Ⅰ级损伤本质上是一种神经失用症，定义为无结构轴突中断的短暂性运动或感觉障碍。这种类型的损伤通常会在两周内完全康复。Ⅱ级损伤相当于轴索损伤，包括轴突中断而外部神经膜结构保持完整，其后果是至少 2 周的神经功能障碍，轴突损伤可在损伤后 2~3 周的肌电图研究中被证实。Ⅲ级损伤被认为是神经损伤，或轴突及所有支撑组织的完全破坏。这些损伤持续至少 1 年，且临床上几乎无改善。

颈椎管狭窄被认为是刺痛的危险因素[64]。颈椎下轴位脊髓的尺寸相对恒定，平均矢状位脊髓直径为 8~9mm[65]，而下颈椎段椎管的大小存在明显的个体差异。MRI 检查可确定“功能储备（脊髓周围脑脊液的含量）”，是目前评估“功能性椎管狭窄”的首选方法。

伴随长时间神经性刺痛是高中和大学运动员在急诊室进行颈椎评估的最常见原因之一。在检查时，运动员通常表现出完全不受限的无痛性颈部弧形运动，且中线触诊无压痛。如果有压痛或单侧神经症状持续存在，应考虑中央旁型椎间盘突出合并神经根压迫的可能，且通常伴有后颈疼痛和痉挛的突然发作。以放射痛、感觉异常或上肢无力为特征的单神经根病变也可能继发于颈髓神经根受压和炎症。

25.2.9 现场处理

对于考虑脊髓损伤运动员的即刻治疗，应该遵循标准的创伤治疗方案，包括气道、呼吸和循环。初步检查的最初目的是评估运动员是否存在即刻危及生命的情况，并防止进一步的损伤。在初期评估时，适当的复苏程序和紧急医疗可以鉴别威胁生命的问题或严重的脊髓损伤。

在初步评估之后，以下三种临床情况其中之一可能变得明显：实际发生或即将发生的心肺功能衰竭，精神状态改变但心血管或呼吸系统没有损害，正常的意识水平和正常的心肺功能。

如果运动员正在经历心肺功能衰竭，使用先进的心脏生命支持原则是必要的。如果可能，应在硬板上小心地将俯卧的运动员翻转成仰卧位，任何面具都应迅速摘除以提供足够的气道通路。正如本章前节中所提到的，早期摘除头盔和垫肩正在成为常规操作。如果还在原地，则应将喉舌移向偏侧，同时保持颈部人工固定在中位。在进行气道评估时，应了解气道梗阻可能继发于异物、面部骨折以及气管或喉的直接损伤。意识障碍也会导致气道无法维持。

如果呼吸深度或频率不足，则需要行辅助通气。在赛场上，通常使用带阀气囊和面罩来完成。应提供充分的通风迅速纠正缺氧，并在任何时候保护脊柱。在开放气道的情况下，高位颈髓损伤引起的呼吸衰竭可能是膈肌和辅助呼吸肌瘫痪所致。通过气管插管实现气道控制的明确适应证包括呼吸暂停、面罩辅助无法维持氧合以及防止误吸。在初期评估期间，还必须解决循环问题。脊髓损伤继发的神经源性休克可导致外周脉搏减弱，并伴有心动过缓。如果无法触及股动脉或颈动脉搏动，则需要行心肺复苏。这种情况下，如果垫肩还未被移除，可以打开肩垫的前部，以便进行胸外按压和除颤。

如果发现运动员存在精神状态异常而无心肺功能损害，需行简单的神经系统检查。预防脊髓进一步损伤是最重要的，因此一旦进行了初步复苏和评估，治疗重点便应放在脊柱固定上，必须保持中立的轴向对准和枕部支撑。意识丧失的患者应采取“原木滚（log-rolled）”的方式调整到仰卧位，并将喉舌偏向一侧。

如果在完成初步评估后发现运动员精神状态正常且无心肺功能损害，应进一步行神经功能评估。如果运动员表现出与脊髓损伤有关的症状或体征，则应该考虑严重的颈髓损伤。如果神经功能评估正常但运动员出现颈胸痛、脊柱局灶性压痛或颈部活动受限，则可认为存在潜在脊髓损伤的不稳定性脊柱损伤。

从现场转运患者时，应严格保持脊柱固定。应使用带颈托或头部两侧有垫枕的硬板。应注意，运动员的头盔可能会导致意外的颈椎屈曲。运动员到达医院后，如果患者仍佩戴头盔和垫肩，应在行影像学检查前摘除。

如果运动员存在烧灼感，应立即离开比赛，直到症状完全消失。受到该损伤的参赛者的治疗通常取决于其残余症状，这些症状通常被认为是孤立的良性损伤。现场评估应包括颈椎触诊，以确定是否存在压痛或畸形。如有必要，应使用未受影响的肢体作为参照，以评估感觉和肌力。肌无力常见于臂丛上干损伤，包括三角肌（C5）、二头肌（C56）、冈上肌（C56）和冈下肌（C56）。患肢的肩部也应进行评估，特别要注意锁骨、肩锁关节、锁骨上和肩盂肱区。叩击 Erb 点可发现是否存在放射痛。显然，运动员还需要进行其他严重损伤的评估，如颈椎骨折和脱位。累及 C_7 或 C_8 神经根的下臂干损伤并不常见。累及下肢或上肢的持续性感觉障碍也不常见。这种情况总是单侧的，而下肢受累尚未见报道。如果存在双侧上肢神经功能缺损，脊髓损伤应是首要的鉴别诊断。当存在颈部僵硬或局部压痛时，应禁止颈部活动，并提醒检查者注意潜在的严重损伤，随后开始采取全面的脊柱预防措施，包括脊柱硬板固定及转运，并行影像学检查。

如果没有颈部疼痛、活动受限或其他残余症

状，运动员通常可以返回比赛。如果症状未缓解或存在持续疼痛，建议立即行 MRI 对臂丛神经进行影像学检查。如果症状持续超过 2 周，可进行肌电图检查，以确定损伤的分布和程度。残余肌无力、颈椎异常和肌电图异常是运动员重返赛场的排除标准。

根据定义，针刺痛和灼烧感都是短暂现象，通常不需要正规治疗。应对运动员反复行神经学检查并严密观察，因为尽管此种情况通常在几分钟内就会好转，但功能减退可能在受伤后持续数小时至数天。反复刺痛可导致长期的肌无力和持续性感觉异常。对于参与者来说，其他选择可能有助于降低未来发生的风险，包括改变场上位置或改善比赛技术。

25.3 结　论

参加体育活动对健康的益处是不可否认的。不幸的是，体育活动也存在固有的损伤风险。安全设备的改进和规则的改变使运动比赛中遭受严重神经损伤的风险大幅下降，当这些损伤发生时，必须及时、正确地治疗以达到最佳效果。严重程度较低的损伤（如刺痛和脑震荡）也需要特别注意和处理，以防出现永久性的长期后遗症。希望本章能够成为该人群神经系统急症的快速诊断和治疗指南。

参考文献

[1] McKee AC, Daneshvar DH, Alvarez VE, et al. The neuropathology of sport. Acta Neuropathol, 2014, 127(1):29–51.

[2] Daneshvar DH, Nowinski CJ, McKee AC, et al. The epidemiology of sport-related concussion. Clin Sports Med, 2011, 30(1):1–17, vii.

[3] Langlois JA, Rutland-Brown W, Wald MM. The epidemiology and impact of traumatic brain injury: a brief overview. J Head Trauma Rehabil, 2006, 21(5):375–378.

[4] Yue JK, Winkler EA, Burke JF, et al. Pediatric sports-related traumatic brain injury in United States trauma centers. Neurosurg Focus, 2016, 40(4):E3.

[5] Winkler EA, Yue JK, Burke JF, et al. Adult sports-related traumatic brain injury in United States trauma centers. Neurosurg Focus, 2016, 40(4):E4.

[6] Thomas M, Haas TS, Doerer JJ, et al. Epidemiology of sudden death in young, competitive athletes due to blunt trauma. Pediatrics, 2011, 128(1):e1–e8.

[7] Mueller F, Cantu R. Catastrophic Football Injuries Annual Report. Chapel Hill, NC: National Center for Catastrophic Injury Research, 2009.

[8] Buzas D, Jacobson NA, Morawa LG. Concussions from 9 youth organized sports: results from NEISS hospitals over an 11-year time frame, 2002–2012. Orthop J Sports Med, 2014, 2(4):2325967114528460.

[9] Lincoln AE, Caswell SV, Almquist JL, et al. Trends in concussion incidence in high school sports: a prospective 11-year study. Am J Sports Med, 2011, 39(5):958–963.

[10] Centers for Disease Control and Prevention (CDC). Nonfatal traumatic brain injuries from sports and recreation activities—United States, 2001–2005. MMWR Morb Mortal Wkly Rep, 2007, 56(29):733–737.

[11] Barone GW, Rodgers BM. Pediatric equestrian injuries: a 14-year review. J Trauma, 1989, 29(2):245–247.

[12] Ingemarson H, Grevsten S, Thorén L. Lethal horse-riding injuries. J Trauma, 1989, 29(1):25–30.

[13] Retsky J, Jaffe D, Christoffel K. Skateboarding injuries in children. A second wave. Am J Dis Child, 1991, 145(2):188–192.

[14] Sosin DM, Sacks JJ, Webb KW. Pediatric head injuries and deaths from bicycling in the United States. Pediatrics, 1996, 98(5):868–870.

[15] Miele VJ, Bailes JE. Neurological injuries in miscellaneous sports // Bailes JE, Day A, eds. Neurological Sports Medicine. Vol.1. Lebanon, NH: American Association of Neurological Surgeons, 2000:181–250.

[16] Miele VJ, Carson L, Carr A, et al. Acute on chronic subdural hematoma in a female boxer: a case report. Med Sci Sports Exerc, 2004, 36(11):1852–1855.

[17] Levy AS, Hawkes AP, Hemminger LM, et al. An analysis of head injuries among skiers and snowboarders. J Trauma, 2002, 53(4):695–704.

[18] Bailes JE, Cantu RC. Head injury in athletes. Neurosurgery, 2001, 48(1):26–45, discussion 45–46.

[19] Pennycook AG, Morrison WG, Ritchie DA. Accidental golf club injuries. Postgrad Med J, 1991, 67(793):982–983.

[20] Pasternack JS, Veenema KR, Callahan CM. Baseball injuries: a Little League survey. Pediatrics, 1996, 98(3 Pt 1):445–448.

[21] Cantu RC, Mueller FO. Brain injury-related fatalities in American football, 1945–1999. Neurosurgery, 2003, 52(4):846–852, discussion 852–853.

[22] Ghiselli G, Schaadt G, McAllister DR. On-the-field evaluation of an athlete with a head or neck injury. Clin Sports Med, 2003, 22(3):445–465.

[23] Saunders RL, Harbaugh RE. The second impact in catastrophic contact-sports head trauma. JAMA, 1984, 252(4):538–539.

[24] Kelly JP, Nichols JS, Filley CM, et al. Concussion in sports. Guidelines for the prevention of catastrophic outcome. JAMA, 1991, 266(20):2867–2869.

[25] McCrory P. Does second impact syndrome exist? Clin J Sport Med, 2001, 11(3):144–149.

[26] Kors EE, Terwindt GM, Vermeulen FL, et al. Delayed cerebral edema and fatal coma after minor head trauma: role of the CACNA1A calcium channel subunit gene and relationship with familial hemiplegic migraine. Ann Neurol, 2001, 49(6):753–760.

[27] McQuillen JB, McQuillen EN, Morrow P. Trauma, sport, and malignant cerebral edema. Am J Forensic Med Pathol, 1988, 9(1):12–15.

[28] Harmon KG, Drezner J, Gammons M, et al. American Medical Society for Sports Medicine. American Medical Society for Sports Medicine position statement: concussion in sport. Clin J Sport Med, 2013, 23(1):1–18.

[29] Jordan BD. The clinical spectrum of sport-related traumatic brain injury. Nat Rev Neurol, 2013, 9(4):222–230.

[30] Giza CC, Hovda DA. The new neurometabolic cascade of concussion. Neurosurgery, 2014, 75(Suppl 4):S24–S33.

[31] McCrory P, Meeuwisse W, Aubry M, et al. Consensus statement on concussion in sport—the 4th International Conference on Concussion in Sport held in Zurich, November 2012. Phys Ther Sport, 2013, 14(2):e1–e13.

[32] Kleiner DM; Inter-Association Task Force for Appropriate Care of the Spine-Injured Athlete. Prehospital care of the spine-injured athlete: monograph summary. Clin J Sport Med, 2003, 13(1):59–61.

[33] Dean GdL, Uguccioni D, Denoble P, et al. Underwater and Hyperbaric Medicine, abstracts from the literature. Undersea Hyperb Med, 2000, 27:51.

[34] Dick AP, Massey EW. Neurologic presentation of decompression sickness and air embolism in sport divers. Neurology, 1985, 35(5):667–671.

[35] Greer HD, Massey EW. Neurologic injury from undersea diving. Neurol Clin, 1992, 10(4):1031–1045.

[36] United States Navy. Recompression treatments when chamber available. Revision 1 c, rev. 15th ed. 0994-LP-001–9110 // U.S. Navy Diving Manual. Vol. 1 (Air Diving). Washington, DC: Naval Sea Systems Command Publication, 1993.

[37] Clarke C. High altitude cerebral oedema. Int J Sports Med, 1988, 9(2):170–174.

[38] Meurer LN, Slawson JG. Which pharmacologic therapies are effective in preventing acute mountain sickness? J Fam Pract, 2000, 49(11):981.

[39] Bailes JE, Hadley MN, Quigley MR, et al. Management of athletic injuries of the cervical spine and spinal cord. Neurosurgery, 1991, 29(4):491–497.

[40] National Spinal Cord Injury Statistical Center. Spinal Cord Information Network: Facts and Figures at a Glance. Birmingham, AL: University of Alabama at Birmingham, 2003.

[41] DeVivo MJ. Causes and costs of spinal cord injury in the United States. Spinal Cord, 1997, 35(12):809–813.

[42] Maroon JC, Bailes JE. Athletes with cervical spine injury. Spine, 1996, 21(19):2294–2299.

[43] Levy AS, Smith RH. Neurologic injuries in skiers and snowboarders. Semin Neurol, 2000, 20(2):233–245.

[44] Quarrie KL, Cantu RC, Chalmers DJ. Rugby union injuries to the cervical spine and spinal cord. Sports Med, 2002, 32(10):633–653.

[45] Schmitt H, Gerner HJ. Paralysis from sport and diving accidents. Clin J Sport Med, 2001, 11(1):17–22.

[46] Tator CH, Carson JD, Cushman R. Hockey injuries of the spine in Canada, 1966–1996. CMAJ, 2000, 162(6):787–788.

[47] Cantu RC, Mueller FO. Catastrophic spine injuries in American football, 1977–2001. Neurosurgery, 2003, 53(2):358–362, discussion 362–363.

[48] Torg JS, Truex R, Jr, Quedenfeld TC, et al. III. The National Football Head and Neck Injury Registry. Report and conclusions 1978. JAMA, 1979, 241(14):1477–1479.

[49] Tator CH, Provvidenza CF, Lapczak L, et al. Spinal injuries in Canadian ice hockey: documentation of injuries sustained from 1943–1999. Can J Neurol Sci, 2004, 31(4):460–466.

[50] Maroon JC, Abla AA, Wilberger JI, et al. Central cord syndrome. Clin Neurosurg, 1991, 37:612–621.

[51] Coelho DG, Brasil AV, Ferreira NP. Risk factors of neurological lesions in low cervical spine fractures and dislocations. Arq Neuropsiquiatr, 2000, 58(4):1030–1034.

[52] Banerjee R, Palumbo MA, Fadale PD. Catastrophic cervical spine injuries in the collision sport athlete, part 2: principles of emergency care. Am J Sports Med, 2004, 32(7):1760–1764.

[53] Ghanayem A, Zdeblich T, Dvorak J. Functional anatomy of joints, ligaments, and discs // Cervical Spine Research Society, ed. The Cervical Spine. Philadelphia, PA: Lippincott-Raven, 1998:45–52.

[54] White AA, III, Johnson RM, Panjabi MM, et al. Biomechanical analysis of clinical stability in the cervical spine. Clin Orthop Relat Res, 1975(109):85–96.

[55] Wilberger JE, Abla A, Maroon JC. Burning hands syndrome revisited. Neurosurgery, 1986, 19(6):1038–1040.

[56] Torg JS, Guille JT, Jaffe S. Injuries to the cervical spine in American football players. J Bone Joint Surg Am, 2002, 84-A(1):112–122.

[57] Zwimpfer TJ, Bernstein M. Spinal cord concussion. J Neurosurg, 1990, 72(6):894–900.

[58] Torg JS, Corcoran TA, Thibault LE, et al. Cervical cord neurapraxia: classification, pathomechanics, morbidity, and management guidelines. J Neurosurg, 1997, 87(6):843–850.

[59] Castro FP, Jr. Stingers, cervical cord neurapraxia, and stenosis. Clin Sports Med, 2003, 22(3):483–492.

[60] Torg JS. Cervical spinal stenosis with cord neurapraxia and transient quadriplegia. Sports Med, 1995, 20(6):429–434.

[61] Cantu RC. Cervical spine injuries in the athlete. Semin Neurol, 2000, 20(2):173–178.

[62] Chrisman OD, Snook GA, Stanitis JM, et al. Lateral-flexion neck injuries in athletic competition. JAMA, 1965, 192:613–615.

[63] Weinberg J, Rokito S, Silber JS. Etiology, treatment, and prevention of athletic “stingers”. Clin Sports Med, 2003, 22(3):493–500, viii.

[64] Kelly JD, IV, Aliquo D, Sitler MR, et al. Association of burners with cervical canal and foraminal stenosis. Am J Sports Med, 2000, 28(2):214–217.

[65] Okada Y, Ikata T, Katoh S, et al. Morphologic analysis of the cervical spinal cord, dural tube, and spinal canal by magnetic resonance imaging in normal adults and patients with cervical spondylotic myelopathy. Spine, 1994, 19(20):2331–2335.

26 穿透性脊柱损伤

Michael D. Martin, Christopher E. Wolfla

摘　要

穿透性脊柱损伤经常发生在暴力的情况下，或者由攻击或某种事故所致。这些损伤有时可能较为复杂，因此处理时必须考虑到其对脊柱神经系统的影响、骨性解剖及其生物力学问题，以及通常伴随此类创伤患者的身体损伤。本章主要讨论穿透伤导致脊柱损伤的流行病学、适用的评估方法以及治疗。

关键词： 枪击伤，穿透性损伤，脊柱不稳定

26.1 引　言

穿透性脊柱损伤包括军事和民用火器所造成的伤害，也包括刀具和其他工具等异物造成的损伤。从本质上讲，这主要是一个社会问题；1962年刊登于《柳叶刀》上的一段话或许是对此最好的总结[1]："一个原本健康的人，往往因为一个微不足道的原因，瞬间就导致其永久性或在数月之内失去行动能力。"关于如何正确处理此类损伤的报道各不相同，但可以从现有数据中归纳某些指导原则。本章总结了目前对这些损伤的了解，并提供了合理的方法来处理穿透性脊柱损伤。最后，我们将讨论这些通常被认为是严重损伤的预后以及神经功能恢复。

26.2 流行病学

在穿透性颈部损伤中，脊髓损伤的发生率为3.7%~15.0%[2–3]。平民枪伤受害者的平均年龄为32岁左右，其中89%的受害者是男性[4]。在同样的92例患者中，胸段是最常受伤的部位（59%），其次是颈椎（31%），最后是腰椎（10%），结果并不意外；其中75%是完全性损伤，25%是不完全性损伤。关于军事枪伤，针对第二次世界大战受伤情况的大量回顾研究表明，大多数伤口位于中线附近和颈胸交界处[5]。越南战争时期的文献则认为胸椎是最常见的受伤部位[6]。由刀伤引起的脊柱损伤在男性中也更为常见（在大型队列研究中，84%为男性，而女性仅占16%）[7]。来自南非的一项系列报道称，尽管可能涉及的工具数量惊人，但这种伤害最常见的是刀具造成的（84.2%）[7]。在刀伤患者中，完全性运动障碍的比例为20%~43%[7–8]。

26.3 早期评估与影像学检查

在所有类型的穿透性脊柱损伤中，原始的病历资料和体格检查对进一步观察和选择适当的治疗方式都是非常重要的。病史资料必须包括对脊髓损伤的可能机制的详细描述。平民与军用武器造成的损伤差别明显，这是由于不同弹道导致的损伤类型也有所不同[9,10]。当子弹穿过组织时，其前方会形成声波压力波，但其本身不会造成损伤[10]。正如预期的那样，子弹进入组织时速度会迅速减慢，而这种迅速减速会在组织中形成一个临时的空洞，这一过程通常被称为空化效应[10]。空化效应的大小与弹丸速度有关，速度每增加1倍，其杀伤能力增加4倍[9]。体格检查对所有患者都很重要，运动和感觉水平的检查对所有脊髓损伤患者来说更是至关重要的。按照惯例，脊髓损伤是由最低水平的反重力运动功能来确定的。对损伤进出口的评估可用于确定弹道，这已被证明是影响受伤严重程度的一个重要因素[11]。子弹穿过椎管和未穿过椎管造成的脊髓损伤程度在统计学上有显著差异（如果子弹穿过椎管，则88%者是完全性损伤；如果子弹未穿过，则78%者是不完全性损伤）[11]。

刺伤最常见于胸椎（63.8%），其次是颈椎（29.6%），最后是腰椎（6.7%）。完全性脊髓损伤在胸椎刺伤患者（24%）中的比例也高于颈椎（15.8%）或腰椎刺伤（10%）[7]。在这种类型的非火器穿透性创伤中，脊柱的骨质似乎能使损伤偏转到中线旁侧，从而减少了完全性脊髓损伤的概率[1,12]（图 26.1）。致伤物可能直接损伤脊髓，可能损伤动脉供应或静脉引流，也可能造成脊髓挫伤[1,7]。这可能会导致损伤并不符合典型的 Brown-Séquard 模式，即使在刀具导致解剖学上的脊髓半切时也是如此[7]。如果致伤物的大小和质量足够，就有可能造成椎板骨折[1]。

在具备检查条件且临床可行的情况下，早期影像学检查应包括完整的脊柱 X 线片、CT 和 MRI[13-14]。一些学者认为，对于完全清醒的孤立性穿透性创伤患者，颈椎固定术是不必要的[15-17]，但必须注意，14.6%~43.0% 的颈部枪伤患者可能合并颈椎骨折[18]。尽管很少见，但颈椎不稳定是穿透性颈椎损伤可能的后遗症[19]。虽然 MRI 是诊断脊髓损伤的重要工具，但异物残留的伪影可能会影响其图像质量[12]。对于已知存在金属异物的患者，不建议行 MRI 检查。穿透性创伤导致的硬膜外或硬膜下血肿、椎间盘突出、椎管内异物或椎骨碎片移位可引起神经功能损害[14]。脊髓挫伤在质子密度加权和 T2 加权 MRI 上可能表现为高信号，而 T2 加权像是评价脊髓水肿的最佳序列[14]。急性或亚急性出血在 T2 和质子密度加权像上表现为低信号病灶，或表现为 T1、T2 和质子密度加权像上的高信号区域[14]。髓内刀具创伤在 T2 和质子密度加权像上表现为高信号[14]（图 26.2）。硬膜下血肿通常表现为面向脊髓的凹面以及面向邻近椎体的凸面，而硬膜外血肿通常是双凸面（与颅内硬膜外血肿类似）[14]。

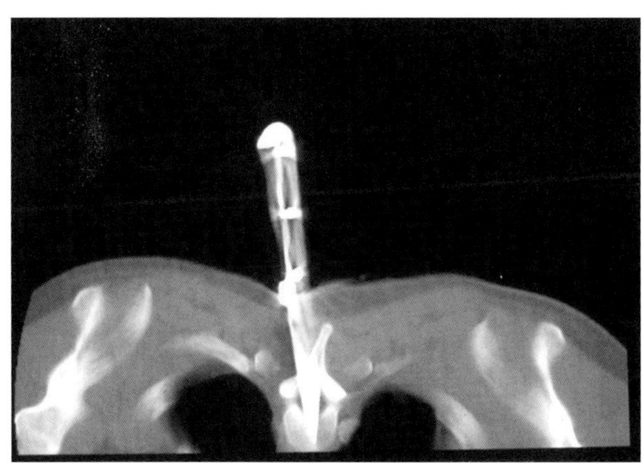

图 26.1　CT 轴位图像显示匕首位于椎管内，而棘突的存在使其偏离了中线

通过文献回顾发现，穿透性颈椎损伤中椎动脉损伤的发生率为 1.0%~8.0%[2,20-22]。在大多数情况下，体格检查和颈椎 CT 为颈部血管损伤提供了可靠的评估依据，可用于指导是否需进一步行血管成像检查[23-26]（图 26.3）。损伤可能包括闭塞、动静脉瘘、内膜撕裂和假性动脉瘤[27-28]。高达 20% 的患者可能没有任何症状[22]，而椎动脉损伤在无颈椎骨折的情况下是罕见的。尽管现代无创血管成像可能有相同的获益，但血管造影术仍是疑似椎动脉损伤的标准评估工具[29-30]。

磁共振血管成像（MRA）和计算机断层血管成像（CTA）作为非侵袭性检查，对椎动脉损伤的诊断有重要作用[31-32]。CT 和 CTA 可用于检测血管损伤的其他间接征象，包括距离主血管不到 5mm 的子弹和骨碎片、血管损伤路径和血管周围血肿[31]。CTA 显示血管损伤的直接征象包括血管口径改变、不规则的血管壁、造影剂外渗和增强效果不明显[31]。据报道，MRA 检测椎动脉损伤的特异性为 98%~100%，敏感性为 20%~60%（取决于检查所用的序列）[31]。MRA 的分辨率低于动脉造影，但目前不推荐通过动脉造影诊断椎动脉损伤[33]。

椎动静脉瘘（AVF）是穿透性脊柱或颈部损伤的罕见并发症，可能在初始损伤后一段时间内发生[34]。其最常见的症状是耳鸣；在一项队列研究中，共有 39% 的患者出现耳鸣[35]。其他症状包括头痛、眩晕、复视、颈神经痛和颈部肿块[34-35]。大约 41% 的患者无神经系统症状，仅表现为颈部杂音。心力衰竭是任何 AVF 都可能发生的后遗症，包括起因于椎动脉的 AVF[35-36]。另一种罕见的表现是动静脉引流压迫颈髓或神经根[35,37]。

头痛被认为是脊柱枪伤的后遗症[38]。另一种罕见的迟发性症状是残留在椎间盘间隙的子弹碎片导致的铅中毒，而随着碎片被清除，铅中毒会消失[39]。也有报道称脊柱枪伤后贯穿胃肠道会导致骨髓炎或败血症，但大规模的研究表明这是一种罕见的情况[40-43]。

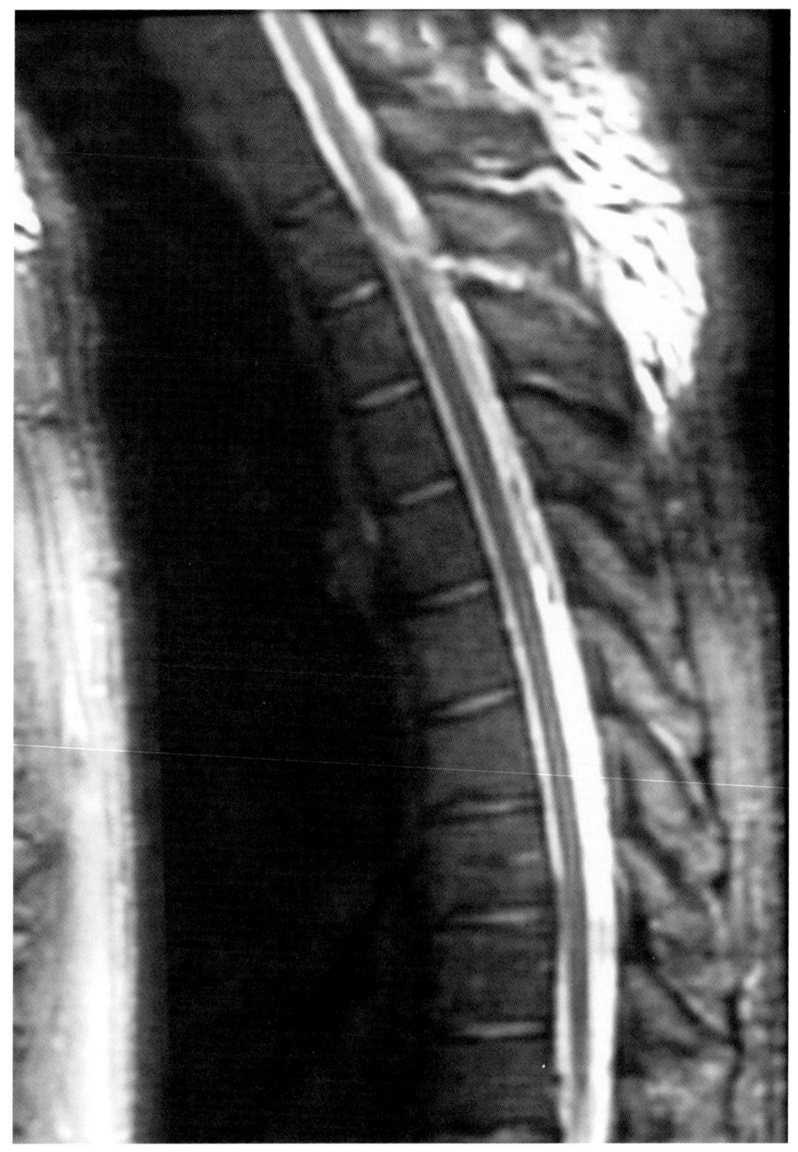

图 26.2 MRI T2 加权像显示匕首创伤道。其在此加权像上表现为高信号

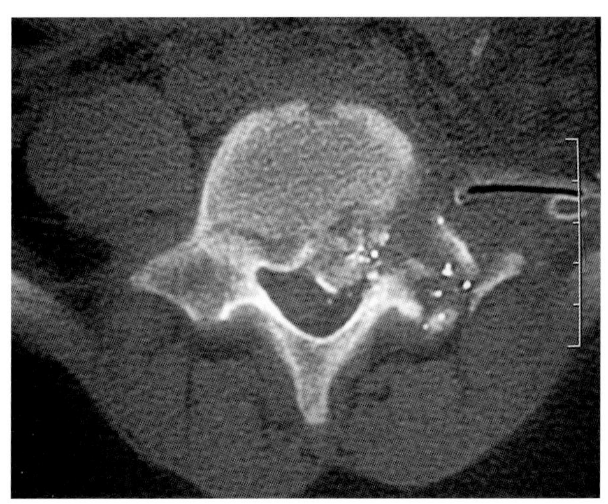

图 26.3 CT 轴位扫描显示脊柱枪伤后骨成分遭到破坏

26.4 治 疗

对穿透性脊髓损伤患者的治疗依赖于损伤机制和患者损伤后的早期表现。甲泼尼龙增加了穿透性脊柱损伤患者的并发症，且并不能改善预后 [44–45]。一些研究建议对所有枪击受害者进行积极的外科治疗 [46]，而一项更大的研究表明，当损伤位于 T_{12} 或以下水平时，外科治疗才会改善患者预后 [42]。然而其他系列研究表明，在所有平民枪伤患者中，手术与保守治疗相比并未显著改善预后，而且可能增加感染、脑脊液漏、假性脊膜突出和脊柱不稳定的风险 [4,45,47–49]。

因此，对平民脊柱枪伤的手术治疗适应证包

括进行性神经功能损害和持续性脑脊液漏，尽管大多数学者认为这些情况是罕见的[4,45,48,50]。虽然技术上存在困难，但手术对不完全性损伤导致的持续性神经压迫（图 26.4）、脊柱不稳定或神经查体症状恶化可能是有益的[45,51–52]。对于小部分马尾不完全性损伤的患者，手术治疗的结局（47%）比保守治疗的结局（71%）更差[53]。在椎板切除术后，因猎枪导致脊髓损伤的患者并未表现出明显的改善[54]，而与其他枪击受害者相比，总体死亡率有所上升[55]。

军方文献报道的结果则大不相同。虽然一些研究结果与平民数据相似[56–57]，但许多学者主张采取积极的方法来处理军用（如高速率）武器所造成的穿透性脊柱损伤[58–62]。根据军方文献报道，对于无确凿证据证明解剖学完全横断但伴有神经功能缺损的患者，行椎板切除术、异物摘除和硬脑膜修复可为 47.6%~52.4% 的患者提供一定程度的恢复[58,60–61]。横向子弹弹道被证明是最不稳定的，往往需要固定[63]。而在战斗环境中，穿透性脊柱损伤的患者和钝性脊柱损伤的患者也有所不同[64]。

由刀或其他异物造成的刺伤最好采用与枪伤相同的一般治疗。非火器穿透性创伤的手术适应证包括异物残留、持续脑脊液漏，以及窦道或硬

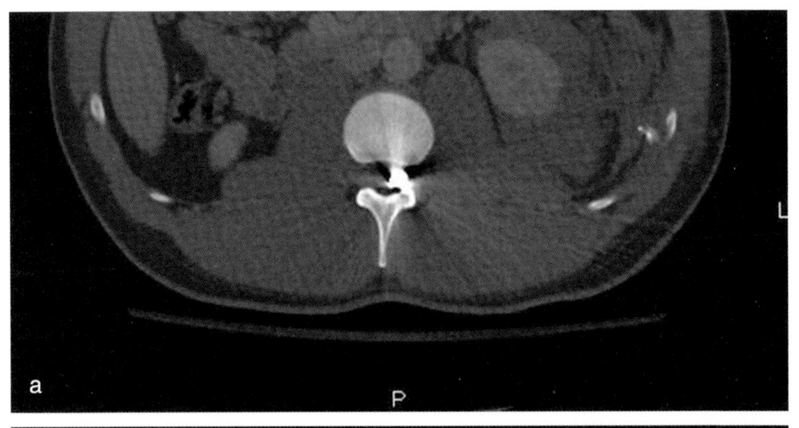

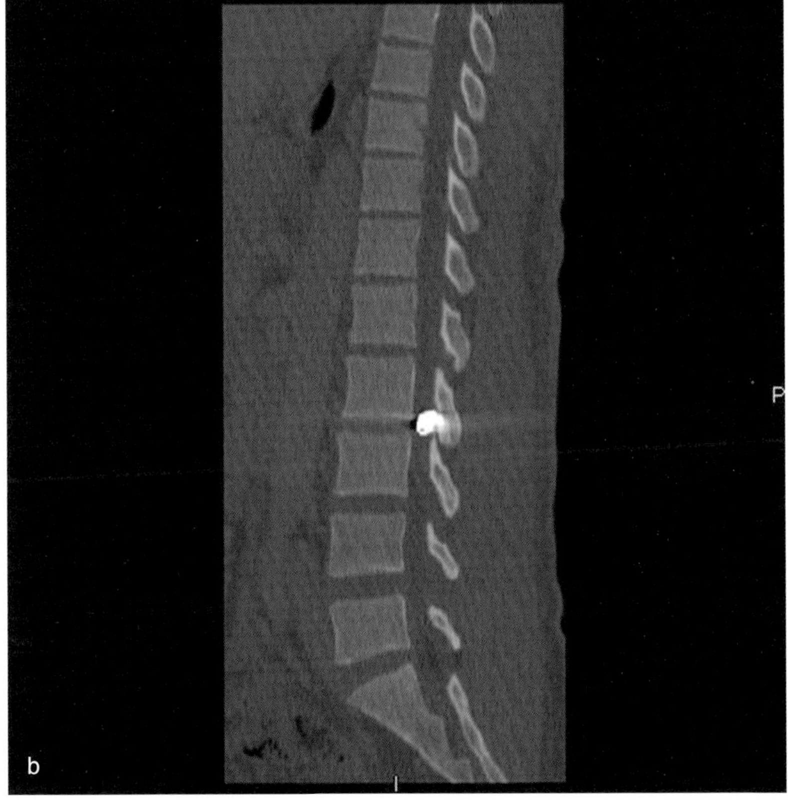

图 26.4　CT 轴位（a）和矢状位（b）图像显示残留在椎管内的子弹碎片。由于左侧神经根持续疼痛，因此行手术摘除

膜外脓肿导致的脓毒血症[1,7]。在一项大规模研究中，只有4%的患者发生脑脊液漏，而且几乎能自愈，不会诱发脓毒血症[7]。其他学者主张对所有非火器穿透性创伤进行常规手术探查，尽管这些患者仅占一小部分[65]。

一些学者提出并描述了损伤椎动脉的开放式手术重建[66]，其死亡率为4.7%~22.0%[67-68]。然而，随着血管内技术的有效发展，它们已被用于大多数椎动脉损伤的治疗，包括AVF、夹层和假性动脉瘤[35,69-73]。由于活动性出血或血流动力学不稳定，有时需要急诊干预[71]。应注意对侧椎动脉的通畅程度以及所有为AVF供血的动脉位置[74]，因为对侧未闭的动脉是受损椎动脉结扎手术良好的安全指标[75]。假性动脉瘤应采用弹簧圈填塞、支架辅助下弹簧圈填塞或开放性手术治疗[27,73]。

26.5 神经功能预后

一项对比穿透性创伤患者接受手术和保守治疗疗效的大规模研究表明，两组患者在神经功能预后方面没有差异[49]。在由枪伤导致完全性损伤的患者中，有13%~15%表现出中等改善，3%~6%表现出严重的神经功能损害。在不完全性损伤的患者中，有40%~58%症状改善，18%~20%病情加重。刺伤的研究结果与此类似。在军方文献中，穿透性脊柱损伤的总体发病率自20世纪初以来一直在下降；在越南战争时期的一篇论文中，其发生率为2.3%[52]。根据损伤程度对朝鲜战争（几乎所有患者都接受了手术）的大量数据进行分类[60]，所有不完全性颈椎损伤患者行椎板切除术后均有一定程度的恢复（28.6%者完全恢复，71.4%者部分恢复），而35%的完全性颈椎损伤患者没有好转，60%者部分恢复，仅有5%者完全恢复。不完全性胸椎损伤的情况与之相似，20%的患者完全恢复，80%的患者部分恢复；但完全性胸椎损伤的患者功能恢复只有9%（90%部分恢复，10%完全恢复）。不完全性腰椎损伤患者完全恢复的概率仅为14.2%，完全性腰椎损伤患者完全恢复的概率为18.8%。一项对450例脊柱刺伤患者的回顾研究表明，65.6%的患者恢复良好（即在最小的支持下能够行走）[7]。在该研究中，绝大多数患者（95.6%）未接受手术治疗。作者表示，他们的患者中有17.1%者得到了“良好”的恢复（在中度辅助下行走），而17.3%的患者功能未恢复。

26.6 结　论

穿透性脊柱损伤可对健康人造成毁灭性的伤害，且通常是年轻人。如有可能，神经外科医生必须利用临床病史、详细的体格检查和适当的影像学检查来指导治疗，并评估血管变形等其他损伤。虽然干预治疗对遭受高速武器伤害或导致脊柱不稳定或血管损伤的患者有益，但在城市创伤中心的大多数患者不需要手术干预。也许脊髓康复和研究的进展可能为目前神经外科医生治疗破坏性损伤提供补充。

参考文献

[1] Lipschitz R, Block J. Stab wounds of the spinal cord. Lancet, 1962, 2(7248):169–172.

[2] Flax RL, Fletcher HS, Joseph WL. Management of penetrating injuries of the neck. Am Surg, 1973, 39(3):148–150.

[3] Almskog BA, Angerås U, Hall-Angerås M, et al. Penetrating wounds of the neck. Experience from a Swedish hospital. Acta Chir Scand, 1985, 151(5):419–423.

[4] Kupcha PC, An HS, Cotler JM. Gunshot wounds to the cervical spine. Spine, 1990, 15(10):1058–1063.

[5] Klemperer WW. Spinal cord injuries in World War II. I. Examination and operative technic in 201 patients. U S Armed Forces Med J, 1959, 10(5):532–552.

[6] Jacobson SA, Bors E. Spinal cord injury in Vietnamese combat. Paraplegia, 1970, 7(4):263–281.

[7] Peacock WJ, Shrosbree RD, Key AG. A review of 450 stabwounds of the spinal cord. S Afr Med J, 1977, 51(26):961–964.

[8] McCaughey EJ, Purcell M, Barnett SC, et al. Spinal Cord Injury caused by stab wounds: incidence, natural history and relevance for future research. J Neurotrauma, 2016, 33(15):1416–1421.

[9] Ordog GJ, Wasserberger J, Balasubramanium S. Wound ballistics: theory and practice. Ann Emerg Med, 1984, 13(12):1113–1122.

[10] Hollerman JJ, Fackler ML, Coldwell DM, et al. Gunshot wounds: 1. Bullets, ballistics, and mechanisms of injury. AJR Am J Roentgenol, 1990, 155(4):685–690.

[11] Waters RL, Sie I, Adkins RH, et al. Injury pattern effect on motor recovery after traumatic spinal cord injury. Arch Phys Med Rehabil, 1995, 76(5):440–443.

[12] Takhtani D, Melhem ER. MR imaging in cervical spine trauma. Clin Sports Med, 2002, 21(1):49–75, vi.

[13] Splavski B, Sarić G, Vranković D, et al. Computed tomography of the spine as an important diagnostic tool in the management of war missile spinal trauma. Arch Orthop Trauma Surg, 1998, 117(6–7):360–363.

[14] Moyed S, Shanmuganathan K, Mirvis SE, et al. MR imaging of penetrating spinal trauma. AJR Am J Roentgenol, 1999, 173(5):1387–1391.

[15] Connell RA, Graham CA, Munro PT. Is spinal immobilisation necessary for all patients sustaining isolated penetrating trauma? Injury, 2003, 34(12):912–914.

[16] Eftekhary N, Nwosu K, McCoy E, et al. Overutilization of bracing in the management of penetrating spinal cord injury from gunshot wounds. J Neurosurg Spine, 2016, 25(1):110–113.

[17] Vanderlan WB, Tew BE, Seguin CY, et al. Neurologic sequelae of penetrating cervical trauma. Spine, 2009, 34(24):2646–2653.

[18] Arishita GI, Vayer JS, Bellamy RF. Cervical spine immobilization of penetrating neck wounds in a hostile environment. J Trauma, 1989, 29(3):332–337.

[19] Apfelbaum JD, Cantrill SV, Waldman N. Unstable cervical spine without spinal cord injury in penetrating neck trauma. Am J Emerg Med, 2000, 18(1):55–57.

[20] Carducci B, Lowe RA, Dalsey W. Penetrating neck trauma: consensus and controversies. Ann Emerg Med, 1986, 15(2):208–215.

[21] Demetriades D, Charalambides D, Lakhoo M. Physical examination and selective conservative management in patients with penetrating injuries of the neck. Br J Surg, 1993, 80(12):1534–1536.

[22] Roberts LH, Demetriades D. Vertebral artery injuries. Surg Clin North Am, 2001, 81(6):1345–1356, xiii.

[23] Menawat SS, Dennis JW, Laneve LM, et al. Are arteriograms necessary in penetrating zone II neck injuries? J Vasc Surg, 1992, 16(3):397–400, discussion 400–401.

[24] Klyachkin ML, Rohmiller M, Charash WE, et al. Penetrating injuries of the neck: selective management evolving, Am Surg, 1997, 63(2):189–194.

[25] Sekharan J, Dennis JW, Veldenz HC, et al. Continued experience with physical examination alone for evaluation and management of penetrating zone 2 neck injuries: results of 145 cases. J Vasc Surg, 2000, 32(3):483–489.

[26] Azuaje RE, Jacobson LE, Glover J, et al. Reliability of physical examination as a predictor of vascular injury after penetrating neck trauma. Am Surg, 2003, 69(9):804–807.

[27] Larsen DW. Traumatic vascular injuries and their management. Neuroimaging Clin N Am, 2002, 12(2):249–269.

[28] Mwipatayi BP, Jeffery P, Beningfield SJ, et al. Management of extra-cranial vertebral artery injuries. Eur J Vasc Endovasc Surg, 2004, 27(2):157–162.

[29] Roon AJ, Christensen N. Evaluation and treatment of penetrating cervical injuries. J Trauma, 1979, 19(6):391–397.

[30] Diaz-Daza O, Arraiza FJ, Barkley JM, et al. Endovascular therapy of traumatic vascular lesions of the head and neck. Cardiovasc Intervent Radiol, 2003, 26(3):213–221.

[31] LeBlang SD, Nunez DB, Jr. Noninvasive imaging of cervical vascular injuries. AJR Am J Roentgenol, 2000, 174(5):1269–1278.

[32] Hollingworth W, Nathens AB, Kanne JP, et al. The diagnostic accuracy of computed tomography angiography for traumatic or atherosclerotic lesions of the carotid and vertebral arteries: a systematic review. Eur J Radiol, 2003, 48(1):88–102.

[33] Mascalchi M, Bianchi MC, Mangiafico S, et al. MRI and MR angiography of vertebral artery dissection. Neuroradiology, 1997, 39(5):329–340.

[34] Ammirati M, Mirzai S, Samii M. Vertebral arteriovenous fistulae. Report of two cases and review of the literature. Acta Neurochir (Wien), 1989, 99(3–4):122–126.

[35] Vinchon M, Laurian C, George B, et al. Vertebral arteriovenous fistulas: a study of 49 cases and review of the literature. Cardiovasc Surg, 1994, 2(3):359–369.

[36] Davis JM, Zimmerman RA. Injury of the carotid and vertebral arteries. Neuroradiology, 1983, 25(2):55–69.

[37] Ross DA, Olsen WL, Halbach V, et al. Cervical root compression by a traumatic pseudoaneurysm of the vertebral artery: case report. Neurosurgery, 1988, 22(2):414–417.

[38] Spierings EL, Foo DK, Young RR. Headaches in patients with traumatic lesions of the cervical spinal cord. Headache, 1992, 32(1):45–49.

[39] Scuderi GJ, Vaccaro AR, Fitzhenry LN, et al. Long-term clinical manifestations of retained bullet fragments within the intervertebral disk space. J Spinal Disord Tech, 2004, 17(2):108–111.

[40] Craig JB. Cervical spine osteomyelitis with delayed onset tetraparesis after penetrating wounds of the neck. A report of 2 cases. S Afr Med J, 1986, 69(3):197–199.

[41] Miller BR, Schiller WR. Pyogenic vertebral osteomyelitis after transcolonic gunshot wound. Mil Med, 1989, 154(2):64–66.

[42] Waters RL, Adkins RH. The effects of removal of bullet fragments retained in the spinal canal. A collaborative study by the National Spinal Cord Injury Model Systems. Spine, 1991, 16(8):934–939.

[43] Velmahos GC, Degiannis E, Hart K, et al. Changing profiles in spinal cord injuries and risk factors influencing recovery after penetrating injuries. J Trauma, 1995, 38(3):334–337.

[44] Levy ML, Gans W, Wijesinghe HS, et al. Use of methylprednisolone as an adjunct in the management of patients with penetrating spinal cord injury: outcome analysis. Neurosurgery, 1996, 39(6):1141–1148, discussion 1148–1149.

[45] Heary RF, Vaccaro AR, Mesa JJ, et al. Thoracolumbar infections in penetrating injuries to the spine. Orthop Clin North Am, 1996, 27(1):69–81.

[46] Turgut M, Ozcan OE, Güçay O, et al. Civilian penetrating spinal firearm injuries of the spine. Results of surgical treatment with special attention to factors determining prognosis. Arch Orthop Trauma Surg, 1994, 113(5):290–293.

[47] Yashon D, Jane JA, White RJ. Prognosis and management of spinal cord and cauda equina bullet injuries in sixty-five civilians. J Neurosurg, 1970, 32(2):163–170.

[48] Heiden JS, Weiss MH, Rosenberg AW, et al. Penetrating gunshot wounds of the cervical spine in civilians. Review of 38 cases. J Neurosurg, 1975, 42(5):575–579.

[49] Simpson RK, Jr, Venger BH, Narayan RK. Treatment of acute penetrating injuries of the spine: a retrospective analysis. J Trauma, 1989, 29(1):42–46.

[50] Comarr AE, Kaufman AA. A survey of the neurological results of 858 spinal cord injuries; a comparison of patients treated with and without laminectomy. J Neurosurg, 1956, 13(1):95–106.

[51] Beaty N, Slavin J, Diaz C, et al. Cervical spine injury from gunshot wounds. J Neurosurg Spine, 2014, 21(3):442–449.

[52] Klimo P, Jr, Ragel BT, Rosner M, et al. Can surgery improve neurological function in penetrating spinal injury? A review of the military and civilian literature and treatment recommendations for military neurosurgeons. Neurosurg Focus, 2010, 28(5):E4.
[53] Robertson DP, Simpson RK. Penetrating injuries restricted to the cauda equina: a retrospective review. Neurosurgery, 1992, 31(2):265–269, discussion 269–270.
[54] Simpson RK, Jr, Venger BH, Fischer DK, et al. Shotgun injuries of the spine: neurosurgical management of five cases. Br J Neurosurg, 1988, 2(3):321–326.
[55] Sherman RT, Parrish RA. Management of shotgun injuries: a review of 152 cases. J Trauma, 1963, 3:76–86.
[56] Jacobs GB, Berg RA. The treatment of acute spinal cord injuries in a war zone. J Neurosurg, 1971, 34(2 Pt 1):164–167.
[57] Hammoud MA, Haddad FS, Moufarrij NA. Spinal cord missile injuries during the Lebanese civil war. Surg Neurol, 1995, 43(5):432–437, discussion 437–442.
[58] Pool JL. Gunshot wounds of the spine; observations from an evacuation hospital. Surg Gynecol Obstet, 1945, 81:617–622.
[59] Haynes WG. Acute war wounds of the spinal cord. Am J Surg, 1946, 72:424–433.
[60] Wannamaker GT. Spinal cord injuries; a review of the early treatment in 300 consecutive cases during the Korean Conflict. J Neurosurg, 1954, 11(6):517–524.
[61] Splavski B, Vranković D, Sarić G, et al. Early management of war missile spine and spinal cord injuries: experience with 21 cases. Injury, 1996, 27(10):699–702
[62] Louwes TM, Ward WH, Lee KH, et al. Combat-related intradural gunshot wound to the thoracic spine: significant improvement and neurologic recovery following bullet removal. Asian Spine J, 2015, 9(1):127–132.
[63] Duz B, Cansever T, Secer HI, et al. Evaluation of spinal missile injuries with respect to bullet trajectory, surgical indications and timing of surgical intervention: a new guideline. Spine, 2008, 33(20):E746–E753.
[64] Blair JA, Possley DR, Petfield JL, et al. Skeletal Trauma Research Consortium (STReC). Military penetrating spine injuries compared with blunt. Spine J, 2012, 12(9):762–768.
[65] Thakur RC, Khosla VK, Kak VK. Non-missile penetrating injuries of the spine. Acta Neurochir (Wien), 1991, 113(3–4):144–148.
[66] Robbs JV, Human RR, Rajaruthnam P, et al. Neurological deficit and injuries involving the neck arteries. Br J Surg, 1983, 70(4):220–222.
[67] Demetriades D, Stewart M. Penetrating injuries of the neck. Ann R Coll Surg Engl, 1985, 67(2):71–74.
[68] Reid JD, Weigelt JA. Forty-three cases of vertebral artery trauma. J Trauma, 1988, 28(7):1007–1012.
[69] Richardson A, Soo M, Fletcher JP. Percutaneous transluminal embolization of vertebral artery injury. Aust N Z J Surg, 1984, 54(4):361–363.
[70] Ben-Menachem Y, Fields WS, Cadavid G, et al. Vertebral artery trauma: transcatheter embolization. AJNR Am J Neuroradiol, 1987, 8(3):501–507.
[71] Demetriades D, Theodorou D, Asensio J, et al. Management options in vertebral artery injuries. Br J Surg, 1996, 83(1):83–86.
[72] Hung CL, Wu YJ, Lin CS, et al. Sequential endovascular coil embolization for a traumatic cervical vertebral AV fistula. Catheter Cardiovasc Interv, 2003, 60(2):267–269.
[73] Greer LT, Kuehn RB, Gillespie DL, et al. Contemporary management of combat-related vertebral artery injuries. J Trauma Acute Care Surg, 2013, 74(3):818–824.
[74] Albuquerque FC, Javedan SP, McDougall CG. Endovascular management of penetrating vertebral artery injuries. J Trauma, 2002, 53(3):574–580.
[75] Jeffery P, Immelman E, Beningfield S. A review of the management of vertebral artery injury. Eur J Vasc Endovasc Surg, 1995, 10(4):391–393.

27 继发于肿瘤的脊髓压迫症：硬膜外转移瘤和病理性骨折

James A. Smith, Roy A. Patchell, Phillip A. Tibbs

摘　要

转移灶引起的脊髓压迫症通常是一种伴有神经功能损害的临床急症。过去，在精确的放射成像和神经外科技术进步之前，放射治疗和皮质类固醇是脊柱转移瘤和脊髓压迫症患者的主要治疗手段。目前，新的研究表明，根治性手术联合适形放疗是最优化的首选治疗方式。随着立体定向放射外科的发展，肿瘤的局部控制也可通过对选定的患者进行图像引导下的高剂量放疗来实现。发生神经功能缺损的患者需要行紧急治疗，以获得保存和恢复神经功能的最佳机会。得益于技术的进步，转移灶脊髓压迫症的患者会经常在早期咨询神经外科医生，因此必须了解减压和手术重建技术以及立体定向放射治疗在这些患者中的作用。

关键词： 颈椎，脊柱，类固醇，椎板减压，Denny-Brown 运动检查，转移性硬膜外脊髓压迫症（MESCC），病理性骨折，放射治疗，立体定向放射外科，胸椎

27.1 引　言

作为一种临床急症，脊髓压迫症通常表现为进展迅速的四肢神经功能障碍和大小便失禁[1]（图 27.1 a，b）。患者可能已被诊断为癌症，也可能没有。在许多病例中，由脊髓压迫引起的四肢瘫痪或偏瘫可能是隐匿性恶性肿瘤首先被发现的证据[2]。疼痛是脊髓受压的常见信号，患者常常需要不断增加镇痛药的剂量来治疗不明原因的疼痛，直到肿瘤扩大造成严重的神经系统结局时才引起重视。据报道，在急性背痛的肿瘤患者中，发生脊柱转移的概率可能超过 25%[3-4]。

多年来，放射治疗和类固醇是脊柱转移瘤和脊髓压迫症患者的标准治疗[5]。当时还没有精确的脊柱放射成像，没有后来神经外科技术的进步（以对受影响的椎节进行直接减压和重建），也没有立体定向放射外科的出现。更新的研究（包括一项对文献的广泛荟萃分析，以及首次报道的对比根治手术联合适形体外放疗与单独适形体外放疗效果的前瞻性随机试验）令人信服地表明，外科手术治疗是转移性硬膜外脊髓压迫症（MESCC）患者的最优方案和首选治疗[3,6-7]。随着立体定向放射外科的发展，其在局部肿瘤控制方面被证明优于适形外放射，因此目前有可能使用图像引导对选定的患者行高剂量放射治疗，以安全地实现脊髓减压[3,8]。神经外科医生也因此将更频繁地被咨询，所以必须了解减压和手术重建技术以及立体定向放射治疗在这些患者中的作用。如果要实现神经功能保留和恢复的最佳临床效果，则需要立即对急性发作的神经功能损害进行治疗[1]。

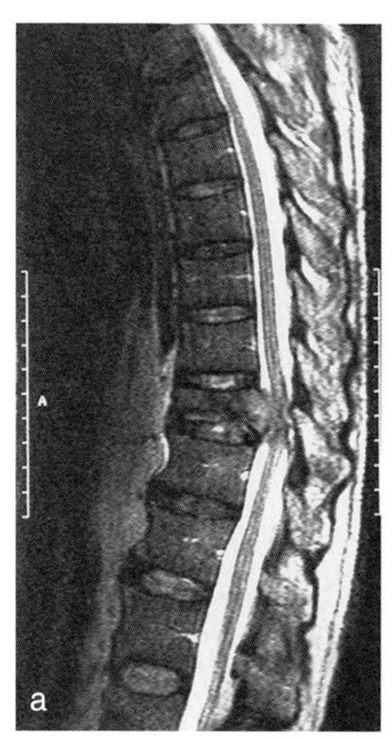

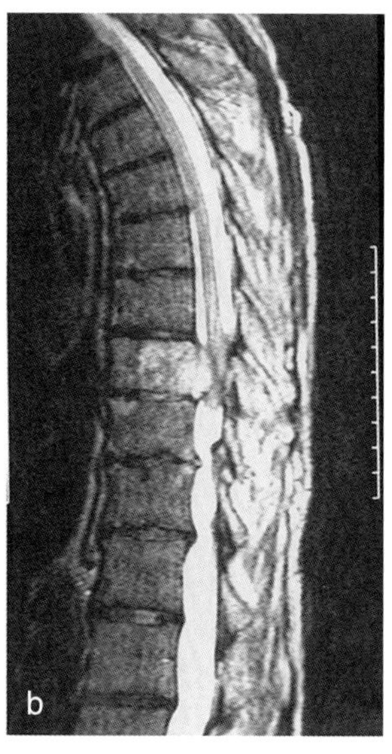

图 27.1　（a）胸椎中段转移瘤，伴病理性骨折压迫脊髓。（b）上胸椎转移瘤，伴椎体塌陷和脊髓前硬膜外大肿瘤

27.2 流行病学

MESCC 是一种常见的肿瘤并发症，可见于 5%~14% 的肿瘤患者，在美国每年造成超过 2 万例脊髓压迫症 [5]。当肿瘤扩散时，脊柱最易受累，高达 40% 的肿瘤患者会出现这种全身性恶性肿瘤并发症，在导致瘫痪前就可能引起剧烈疼痛 [9]。由于肿瘤治疗方法的进步，肿瘤患者的预期寿命延长，可能会有越来越多的肿瘤患者发展为 MESCC。

在 MESCC 患者中，脊柱骨性结构受累者占 85%，椎旁受累者占 10%~15%，孤立的硬膜外或髓内转移较少见 [10]。图 27.2 描述了肿瘤脊柱转移的最常见部位。约有 75% 的脊柱转移发生于胸椎，20% 发生于腰椎，10% 发生于颈椎 [11]。在 20%~40% 的脊柱转移患者中，可发现多个非相邻的转移灶 [10]。

乳腺癌、肺癌和前列腺癌约占所有脊柱转移瘤的一半 [5]。其余 50%（按照发病率降序排列）依次为肾细胞癌、胃肠道（GI）恶性肿瘤、甲状腺癌、淋巴瘤和多发性骨髓瘤。一些原发肿瘤的病程中发生脊柱转移的概率很高，其中前列腺癌为 90%，乳腺癌为 75%，黑色素瘤为 55%，肺癌为 45%[12]。

27.3 转移性硬膜外脊髓压迫症治疗标准的演变

直到 20 世纪 90 年代，大量医学文献都支持放射治疗和皮质类固醇的联合应用（RT+CS）是 MESCC 的首选治疗 [13–14]。许多研究结果显示，脊髓减压手术并不优于放疗联合类固醇药物 [11,14–15]。在这些文献中，“手术”基本上等同于椎板切除术。椎板切除术并不能直接对绝大多数脊髓前部的转移灶进行处理和减压。椎板切除术不仅不能提供足够的手术暴露以重建受损的椎体，还可能因为切除了椎体而使脊柱稳定性下降 [11,14,16]。

RT+CS 的标准治疗仅能使约 50% 的患者恢复行走能力，卧床的患者很难恢复功能 [11,14]。这些报道是对影像学检查质量有限时代的回顾性分析，手术主要是指椎板切除减压术。当时，人们对系统性疾病和脊柱受累程度的认知较少，往往忽视了脊柱稳定性的生物力学特性，脊柱重建材料的发展也还处于萌芽阶段。

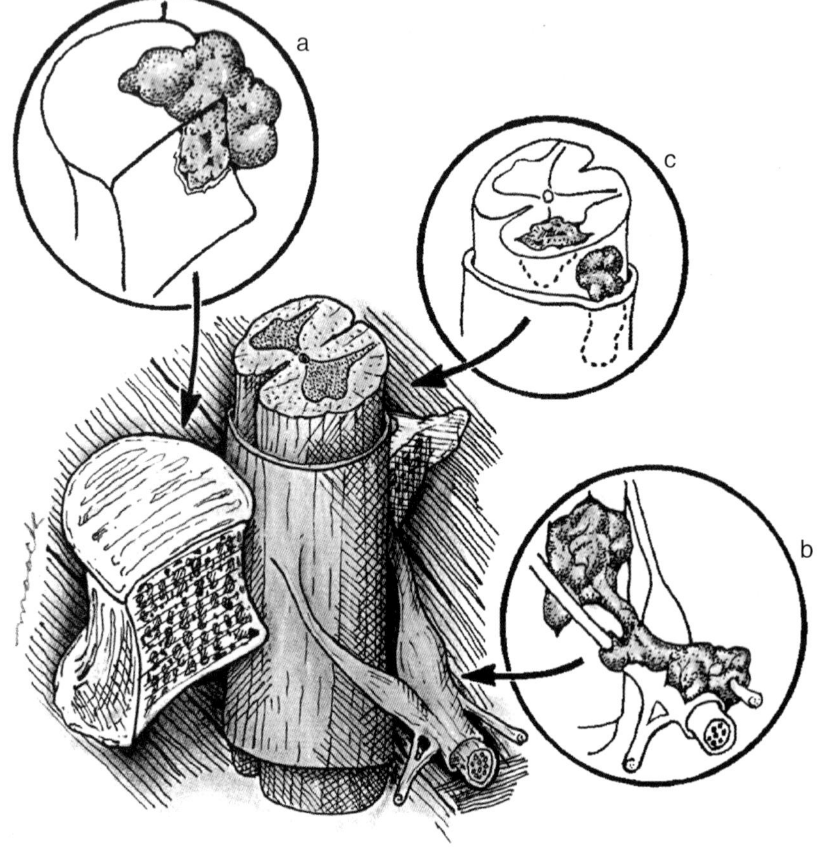

图 27.2 （a）脊柱转移瘤的位置。肿瘤栓子大多分布于脊髓周围的脊柱，最常见的部位是椎体后半部分。（b）肿瘤也可发源于椎旁部位，沿脊神经从神经孔进入脊柱，这两种机制都可导致硬膜外脊髓压迫症。（c）髓内、硬膜下 / 软脊膜下和孤立性硬膜外转移灶较少见。经许可后转载自 Klimo P Jr, Schmidt MH. Surgical management of spinal metastases. Oncologist, 2004, 9:188–196.

由于这些负面性文献，人们自然不愿考虑手术治疗。只有在放疗后神经功能仍未恢复、已经接受最大放射剂量的脊柱区域出现延迟复发或椎体破坏进展到病理性骨折且脊柱明显不稳定时，患者才会考虑咨询神经外科医生。在这种临床环境下，手术被降级为晚期病例中的一种补救措施，其高死亡率和较差的预后是可以预见的。在使用高剂量类固醇的患者中，如果对手术区进行大剂量放射治疗，可能会导致伤口感染、伤口裂开、固定失败和骨折不愈合等手术并发症。从 20 世纪 80 年代开始，随着对肿瘤分期的改进以及 CT 和 MRI 应用于脊柱成像的进步，一些外科医生对直接处理转移瘤的可行性进行了探索[17-18]。事实上，在大多数情况下，MESCC 的肿瘤中心在脊髓的前面，因此需要发展外科团队，由胸外科或普通外科医生来打开前入路，神经外科医生进行减压和稳定。最初设想用于治疗脊柱侧凸、椎体骨折和脊柱退行性疾病的复杂器械系统得到了调整和改进，以减少肿瘤相关的病理性骨折，纠正脊柱不稳定[19-20]（图 27.3 a，b）。

从 20 世纪 90 年代初开始，随着立体定向放射等新技术的发展，治疗区域可由医生根据影像学研究来规划[3]。随着技术的进步，不仅可通过传统的外科手术直接治疗单发性或多发性脊柱转移瘤，也可以通过立体定向放射外科来实现。随着脊柱成像技术（CT 和 MRI）的发展以及图像引导下高剂量放射治疗的进展，立体定向放射外科有可能改变脊柱转移瘤和脊髓压迫症的治疗方式[8]。

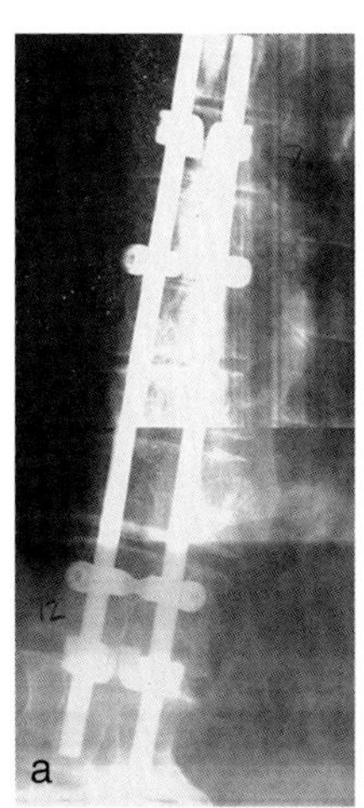

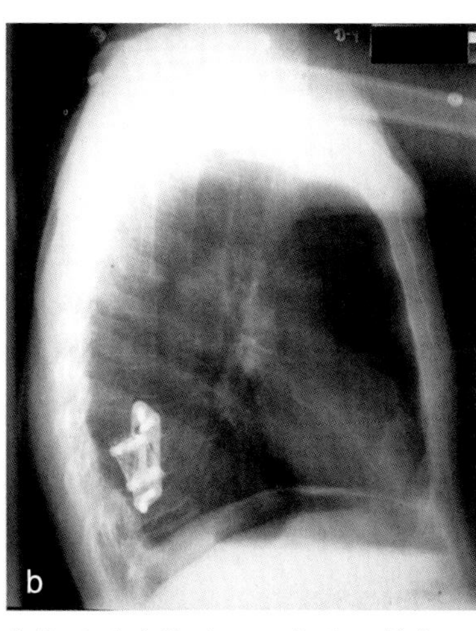

图 27.3 （a）中段胸椎硬膜外转移灶，定位于椎板、椎弓根和脊髓后部；椎板切除术后，用压缩晶体结构重建背侧弹力带。（b）胸椎转移瘤次全切除，用钛笼重塑椎体，跨椎体螺钉和钢板固定

想要改变如此复杂的临床问题的治疗标准，仅靠个案或回顾性报告是不够的。肿瘤学家、放疗医生、患者和外科医生本身都需要客观的数据，以便在严格分析文献和方法上可行操作的基础上，正确地指导手术、RT+CS 和（或）立体定向放射外科的治疗。

Klimo 等发表了一篇详细的荟萃分析，研究了 1542 例接受放疗或手术联合放疗的 MESCC 患者[6]。接受手术联合 RT+CS 治疗的患者中有 85% 能够下床活动（从瘫痪中恢复或活动能力得到保留），而只接受常规放疗的患者中仅有 64% 能够下床活动。他们总结了 Patchell 等的工作，并将其作为该课题纳入的第一个随机临床试验，最终得出结论：MESCC 患者应考虑选择手术作为主要治疗方式，术后常规放疗作为辅助治疗[5]。通过缩短分离时间、减少不良反应、提高疾病控制机会、减少对脊髓本身的损伤，立体定向放射治疗也可能比单纯的常规 RT+CS 提供更好的预后。2014 年，McCaighy 等通过系统文献综述，未发现相关的随机临床试验或荟萃分析；因此，在这样的研究完成之前，立体定向放射治疗通常在无法接受手术或不适合常规放射治疗的患者中应用[21]。

作者完成了一项由美国国家卫生研究院（NIH）资助的多中心前瞻性随机试验，比较了直接减压手术切除硬膜外转移瘤联合放疗与单独放疗的效果[5]。其研究表明，手术联合放疗在保留完整的神经功能、恢复失去的行走能力、保留大小便功能、维持生活质量和改善疼痛控制方面优于单纯放疗[7]。此外，与手术作为主要治疗方法的患者相比，最初随机分配到放射治疗组但治疗失败而转行手术治疗的患者预后更差，并发症也更多，但其疗效仍优于单纯放疗。这强调对于合适的患者，手术应该作为首选治疗，而不是作为一种补救措施。

27.4 临床评估

全面的临床评估应包括详细而准确的病史记录、了解每例患者特有的危险因素、仔细的神经系统和肌肉骨骼查体，以及明确的放射影像。神经学检查应包括使用Denny-Brown系统对四肢进行节段性运动功能检查，评估深腱反射，检查有无上肢运动神经元受累导致的反射亢进或病理反射，并仔细检查感觉功能以确定感觉分离平面。可通过病史和直肠检查来评估大小便功能。

影像学检查应包括全脊柱增强MRI，以确定是否存在多个椎体受累导致的神经功能损害[22]。同样地，应同时进行脑扫描成像，如无异常则排除脑转移可能。而脑转移灶的存在不仅可以解释部分患者神经功能损害的病因，而且还会影响手术决策，因为颅内病变将缩短预期生存。脊柱正位和侧位X线片可显示病理性骨折所致的脊柱畸形，高分辨率CT矢状面重建图像显示骨结构破坏的能力优于MRI，有助于决定是否需要对受损严重的椎体行手术固定。

27.5 手术患者选择

虽然越来越多的证据表明目前先进的外科手术技术在许多情况下优于RT+CS，但并不是所有MESCC患者都适合手术。会诊的神经外科医生有责任根据现有文献和手术经验所得出的可靠临床标准来提出手术建议。决定患者能否从手术中获益的关键因素包括：

• 可操作性。在合理的安全程度内能够切除转移病灶吗[20,23]？这不仅取决于病变的位置，还取决于是否有胸外科或普通外科医生暴露手术入路，以及神经外科医生的经验。在一些患者中，尽管前路在技术上是理想的减压和稳定方法，但由于严重的肺部疾病或其他因素可能无法实现，因此可能需要另一种入路，如背外侧入路[24]。对于那些因内科合并症或病灶位于手术无法到达的区域而无法选择手术的患者，立体定向放射治疗也可能作为一种选择。

• 病灶对放疗的敏感性。一般来说，若组织学诊断显示肿瘤对放疗非常敏感,则不需要手术。但当转移瘤进展为病理性骨折，或涉及两个或三个椎体并可能导致骨折时，则应作为例外情况考虑手术治疗[23]。对于明显表现为MESCC和神经功能缺陷的患者，在组织诊断不明确的情况下，我们会在CT引导下对脊柱转移病灶进行穿刺活检，或对容易到达的肿瘤组织（如乳腺或肺部的肿块）进行细针抽吸活检以指导决策过程。对于放疗耐受的肿瘤，如肾细胞癌、肉瘤、原发性结肠癌和某些肺癌，如果其他治疗方法效果较差，可考虑选择手术治疗[25]。

• 预期寿命。一般来说，当主治医生预测患者的预期寿命少于3个月时，不鼓励手术治疗。在这种情况下，立体定向放射治疗可能是一种选择，可更安全地为特定患者缓解疼痛和症状。

• 神经功能损害的持续时间。如果患者完全性神经功能损害持续24h或更长时间，则其从手术中获益的希望很小。

27.6 术前准备

一旦确认脊髓压迫症是转移瘤引起，便应立即给予患者负荷剂量的地塞米松，而后给予维持剂量。在Gerszten和Welch的研究中，起始给予100mg的地塞米松，随后每6h给予24mg[7]。之所以选择这样的高剂量，是因为它们似乎是目前已知的具有治疗效果的最高剂量。对于糖尿病患者以及对高剂量类固醇过敏或有不良反应史的患者，应给予较低剂量。

适当的抗生素预防是至关重要的。总体来说，静脉注射头孢类抗生素可覆盖葡萄球菌和大多数清洁手术可能感染的微生物[26]。如果患者已出现败血症或泌尿系统及其他系统感染，应扩大抗菌谱覆盖范围，以覆盖所有已知的细菌，特别是存在植入物时。术前实验室检查必须包括凝血试验和血细胞计数。全身性恶性肿瘤患者通常存在贫血，在开始重大的神经外科手术之前，应输血以维持血细胞比容大于30，并行血型检查和交叉配血，这是由于部分转移瘤（如肾细胞癌和黑色素瘤）是众所周知的血管性肿瘤。同样地，肿瘤患者可能需要输注血小板或新鲜冷冻血浆才能安全进行手术，特别是淋巴网状恶性肿瘤患者。

27.7 手术治疗

对于适合手术治疗的MESCC患者，手术时机是至关重要的。肿瘤的进展性扩张、椎体的病理性骨折或脊髓血管受压可使神经功能迅速恶化（图27.4）。此外，如果轻瘫进展为完全性瘫痪，且神经功能损害持续超过24h，即使患者接受良好的外科治疗，其神经系统恢复的预后也很差。因此，应作为急症迅速进行干预[13]。手术时机的决定必须在术前准备完成后。负责手术入路的外科医生和神经外科医生团队必须组织好，必要的手术室工作人员和手术器械也必须在术前做好准备。

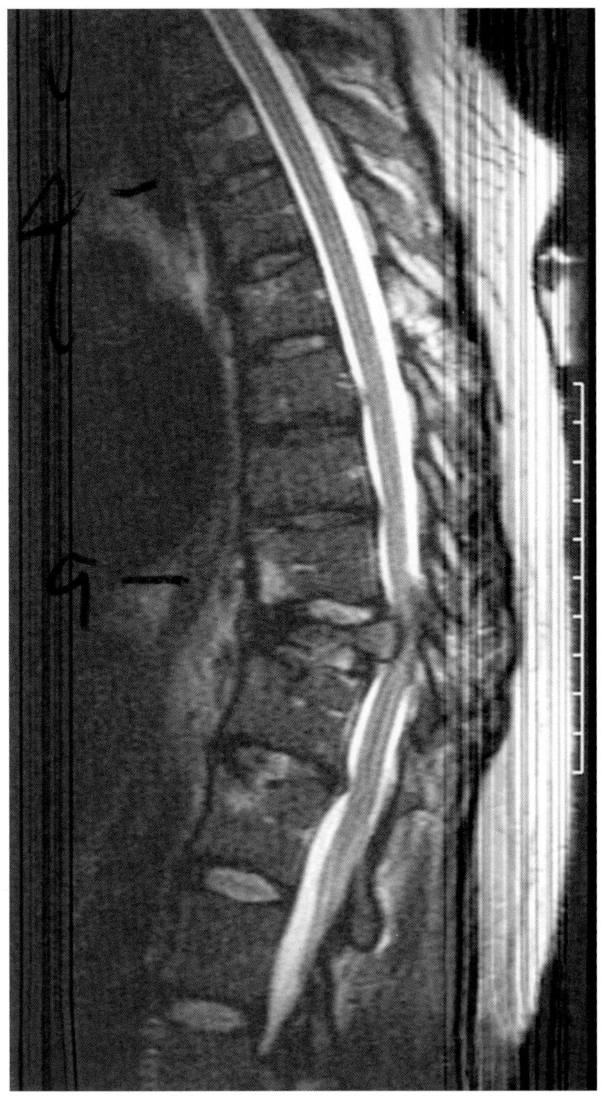

图 27.4 胸椎转移瘤合并病理性骨折，脊髓前部受压，脊柱后突成角

MESCC 外科治疗的目标是直接切除病灶以实现脊髓减压，同时对脊柱进行彻底的重建和稳定（图 27.5a，b）。这些目标可能无法在一次操作中实现，可能需要分期手术或前后联合入路[2]。具体的手术方式取决于两个关键因素：①病变位置；②生物力学稳定性的评估。

在作者的研究中，60% 的转移病灶位于脊髓前部，20% 位于外侧，20% 位于后部[5]。作者推荐直接切除肿瘤（图 27.6）。转移灶完全位于椎体内并延伸至前硬膜外间隙者，无论有无病理性骨折，均可通过经胸前外侧或后腹膜入路进行最佳手术治疗（图 27.2）。在决定使用以上手术入路时，必须考虑纵隔、肺或腹膜后疾病的存在，以及患者对气胸、肠梗阻等的耐受能力[2,23]。尽管如此，32 例接受前路手术患者的 30 天手术死亡率（6%）低于另外 28 例病灶位于脊髓前部并接受放疗的患者（14%）[7]。手术患者的住院时间也并不比接受 RT+CS 治疗的患者更长。虽然接受经胸和后腹腔手术的患者在术后初期需要更多的麻醉性镇痛药物，但从长期来看，由于肿瘤控制和脊柱稳定性的提高，患者需要的阿片类药物大大减少。

T_2~T_6 的手术“无人地带”给前部的转移病灶手术造成了特殊的挑战。在少数情况下，心胸外科医生会施行胸骨切开术，以提供满意的入路。大多数情况下，当肿瘤位于脊柱单侧时，背外侧

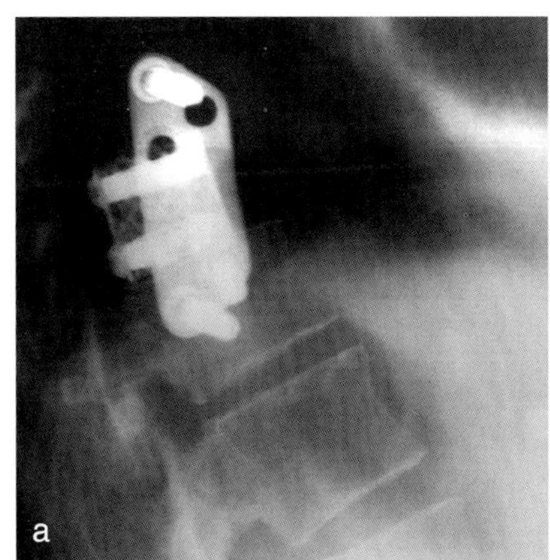

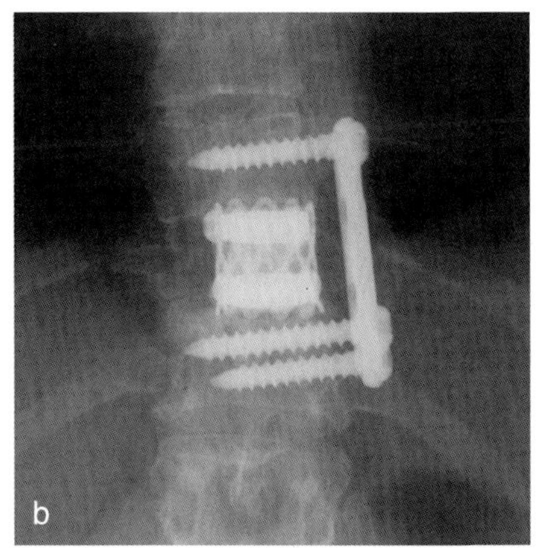

图 27.5 （a）胸椎转移瘤侧面观，通过前外侧入路行椎体次全切术，并植入钛笼和钉棒固定系统；（b）正位片

入路可以满足全切的要求，有时可能不需要切除肋骨[24]。在颈椎，椎体次全切除和重建对 MESCC 患者颈髓压迫的疗效很好[27]。这种手术入路对大多数神经外科医生来说是非常熟悉的，且患者的耐受性较好。在脊柱这一区域进行积极的肿瘤切除和重建可以产生良好的长期效果（图 27.7）。然而必须强调的是，如果恶性肿瘤侵犯到椎弓根和小关节，则可能需要使用侧块内固定进行辅助性后路减压固定手术[2]。

尽管椎板切除术并非脊柱转移瘤的常规治疗方法，但当肿瘤位于椎板或关节突关节并占据了背侧或背外侧硬膜外腔时，椎板切除术仍然可作为治疗的选择。此时，可将脊髓牵拉至对侧以暴露椎体侧面（图 27.8）[15]。

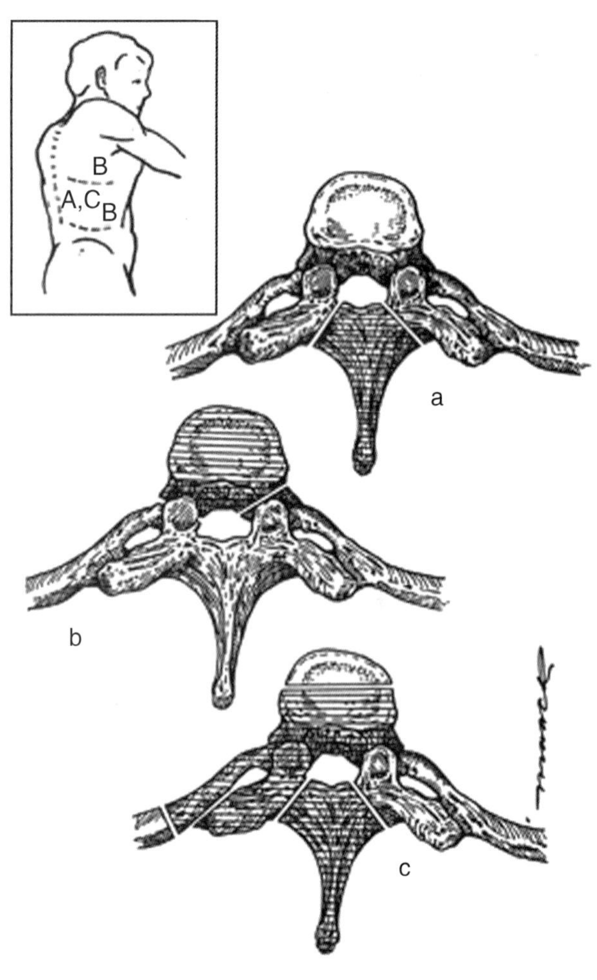

图 27.6　脊髓手术入路。（a）椎板切除术。去除棘突和邻近椎板靠近椎弓根处的连接。这是多年来的标准手术入路，无论肿瘤位于椎体内何处位置。此入路仍然可以用于椎体后方的病灶。（b）经胸或腹膜后入路。这些前路可直接进入胸椎（经胸）和胸腰椎 / 腰椎区域（腹膜后）。（c）后外侧入路。对于无法接受前入路或病变明显向后侧延伸的患者，后外侧入路为前部和后部的病灶提供了良好暴露。插图示每种入路的皮肤切口。椎板切除术和后外侧入路可通过中线切口进行。经胸入路（上 B 线）和腹膜后入路（下 B 线）需在侧切口。经许可转载自 Klimo P Jr, Schmidt MH. Surgical management of spinal metastases. Oncologist, 2004, 9:188–196.

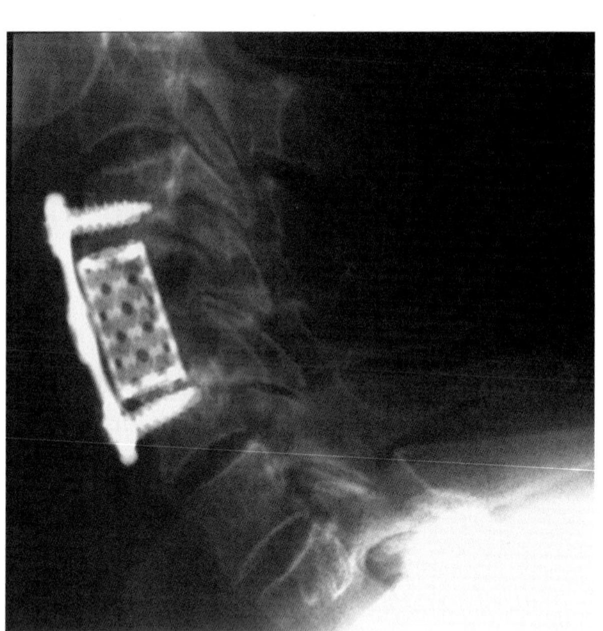

图 27.7　C_4 椎体转移性肾细胞癌伴脊髓压迫和病理性骨折，采用全椎体切除术，植入钛笼，钛板固定 C_3~C_5 椎体

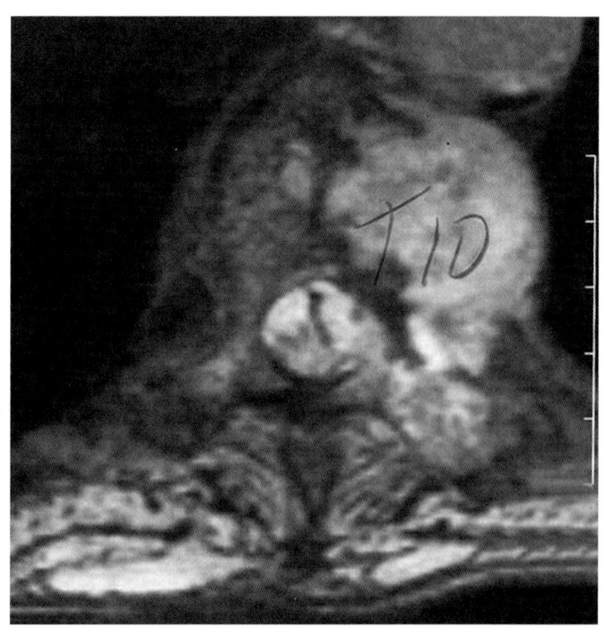

图 27.8　乳腺癌转移累及左半椎体，脊髓向右移位。可经瘤床性背外侧入路手术

在所有病例中，神经外科医生都必须作出以下评估：单纯减压术能否解决患者的具体症状，或者是否必须使用辅助装置以替代切除的椎体或通过前路或后路钉棒固定以增加负重能力[10,28]。特殊的MESCC患者可以通过微创手术来治疗，如椎体成形术、微侵袭手术和局部立体定向放射[8,29–30]。这些方法正在迅速发展并具有良好的前景，可以降低手术的致残率，使更多的患者获益。

27.8 手术并发症

肿瘤患者行神经外科脊柱手术的潜在并发症可能是非常可怕的，特别是考虑经胸入路和腹膜后入路的大手术[28]。然而，如果能够实现这些手术在神经功能保留和恢复方面的优势，那这些风险就微不足道[20]。作者对101例MESCC患者进行研究发现，手术患者的30天死亡率为6%，而RT+CS患者的30天死亡率为14%[5]。

最常见的术后并发症之一是伤口感染。导致这一结果的因素包括使用高剂量类固醇、手术复杂且耗时较长。营养不良、肥胖和尿失禁也是危险因素[26,29]。我们建议在术前使用抗生素。同时还发现，由于手术患者的脊髓减压效果良好，地塞米松的剂量可以更快地减少[7]。在上胸椎后切口较长的患者中，我们发现沿切口不同位置利用纽扣放置牵引线可以降低伤口裂开的发生率。这个技巧是从腹部外科同事那里学到的，也非常容易记住。上肢正常但上胸椎旁瘫痪的患者在试图挪动自己时，通常会给伤口带来很大的压力。

Gokaslan等的研究表明，在死亡率和致残率可以接受的情况下，可行经胸椎体切除和重建手术[20]。他们对此进行了描述，72例患者中有21例出现各种并发症，包括肺不张、伤口感染和肺栓塞，30天死亡率为3%。这一良好结果强调了经验丰富的外科医生在这些重大的重建手术中的重要性。

在少数患者中会发生固定物失效使脊柱失去稳定性，最好通过后入路再次手术以重新植入器械，并考虑辅助固定。

27.9 立体定向放射治疗的作用

由于立体定向放射治疗发展相对较晚，关于脊柱立体定向放射治疗的规范很少，或没有相关的著作发表。Ryu等提出，脊柱立体定向放射治疗的目标是保存和改善神经功能，这与目前的实践有很大不同[31]。对于神经功能完整、可走动或仅有轻微功能损害的患者，放射外科治疗与外科手术的神经功能预后相当[8]。立体定向脊柱放射治疗的安全性也在Hall等的病例综述中得到证实[32]。近1400例患者的研究结果显示，局部肿瘤控制率为90%，疼痛减轻79%，脊髓病的发病率低于0.5%[3]。脊柱立体定向放射治疗是一种安全有效的治疗方式，在决定脊柱硬膜外转移瘤患者的治疗方案时应予以考虑。尽管有针对性放射治疗，但外科医生仍应向患者和放射治疗人员明确神经功能迅速恶化是紧急抢救手术减压或固定的指征。进一步的综述和随机试验有助于改善临床实践；然而，这两项研究结果显示，治疗脊柱转移瘤和脊髓压迫症的临床实践具有良好的发展前景。

27.10 结　论

脊髓成像和外科技术的进步使脊髓减压和脊柱固定术成为MESCC患者的一种治疗选择，其适应证包括病灶可切除、患者的一般情况能够耐受手术、患者的预期寿命至少为3个月。应咨询神经外科医生，以确定患者是否适合手术。当病理性骨折合并脊柱不稳定是脊髓压迫症的主要原因时，传统的放射治疗或立体定向放射治疗已不足以实现力学稳定性的恢复。如果选择立体定向放射治疗，则必须仔细监测患者的神经功能状况，并在病情恶化时采取备用方案进行手术干预；如果选择手术，应仔细做好术前准备以加快手术完成。对于合适的患者，应以手术为主，而后辅助放射治疗（常规或立体定向）。当放射治疗失败后，手术作为补救措施的治疗效果较差。建议采用直接入路切除肿瘤，以实现环状脊髓减压和脊柱稳定。由肿瘤科医生和神经外科医生共同制订的治疗方案对患者的治疗效果最好。对于MESCC患者，最大限度地改善神经功能是现代肿瘤治疗的一个重要目标。

参考文献

[1] Klimo P, Jr, Schmidt MH. Surgical management of spinal

metastases. Oncologist, 2004, 9(2):188–196.
[2] Sundaresan N, Steinberger AA, Moore F, et al. Indications and results of combined anterior-posterior approaches for spine tumor surgery. J Neurosurg, 1996, 85(3):438–446.
[3] Byrne TN. Spinal cord compression from epidural metastases. N Engl J Med, 1992, 327(9):614–619.
[4] Klimo P, Jr, Thompson CJ, Kestle JRW, et al. A meta-analysis of surgery versus conventional radiotherapy for the treatment of metastatic spinal epidural disease. Neuro-oncol, 2005, 7(1):64–76.
[5] Patchell RA, Tibbs PA, Regine WF, et al. Direct decompressive surgical resection in the treatment of spinal cord compression caused by metastatic cancer: a randomised trial. Lancet, 2005, 366(9486):643–648.
[6] Böhm P, Huber J. The surgical treatment of bony metastases of the spine and limbs. J Bone Joint Surg Br, 2002, 84(4):521–529.
[7] Gerszten PC, Welch WC. Current surgical management of metastatic spinal disease. Oncology (Williston Park), 2000, 14(7):1013–1024, discussion 1024, 1029–1030.
[8] Gilbert RW, Kim JH, Posner JB. Epidural spinal cord compression from metastatic tumor: diagnosis and treatment. Ann Neurol, 1978, 3(1):40–51.
[9] Wong DA, Fornasier VL, MacNab I. Spinal metastases: the obvious, the occult, and the impostors. Spine, 1990, 15(1):1–4.
[10] Loblaw DA, Laperriere NJ. Emergency treatment of malignant extradural spinal cord compression: an evidence-based guideline. J Clin Oncol, 1998, 16(4):1613–1624.
[11] Black P. Spinal metastasis: current status and recommended guidelines for management. Neurosurgery, 1979, 5(6):726–746.
[12] Greenberg HS, Kim JH, Posner JB. Epidural spinal cord compression from metastatic tumor: results with a new treatment protocol. Ann Neurol, 1980, 8(4):361–366.
[13] Young RF, Post EM, King GA. Treatment of spinal epidural metastases. Randomized prospective comparison of laminectomy and radiotherapy. J Neurosurg, 1980, 53(6):741–748.
[14] Siegal T, Siegal T, Robin G, et al. Anterior decompression of the spine for metastatic epidural cord compression: a promising avenue of therapy? Ann Neurol, 1982, 11(1):28–34.
[15] Harrington KD. Anterior cord decompression and spinal stabilization for patients with metastatic lesions of the spine. J Neurosurg, 1984, 61(1):107–117.
[16] Cybulski GR. Methods of surgical stabilization for metastatic disease of the spine. Neurosurgery, 1989, 25(2):240–252.
[17] Gokaslan ZL, York JE, Walsh GL, et al. Transthoracic vertebrectomy for metastatic spinal tumors. J Neurosurg, 1998, 89(4):599–609.
[18] Ghogawala Z, Mansfield FL, Borges LF. Spinal radiation before surgical decompression adversely affects outcomes of surgery for symptomatic metastatic spinal cord compression. Spine, 2001, 26(7):818–824.
[19] Cook AM, Lau TN, Tomlinson MJ, et al. Magnetic resonance imaging of the whole spine in suspected malignant spinal cord compression: impact on management. Clin Oncol (R Coll Radiol), 1998, 10(1):39–43.
[20] Cooper PR, Errico TJ, Martin R, et al. A systematic approach to spinal reconstruction after anterior decompression for neoplastic disease of the thoracic and lumbar spine. Neurosurgery, 1993, 32(1):1–8.
[21] McCaighy S. What type of patients with lesions of the pancreas and spine are suitable candidates for treatment with the CyberKnife robotic radiosurgical system? J Radiotherapy Pract, 2014, 13:106–114.
[22] Boriani S, Biagini R, De Iure F, et al. En bloc resections of bone tumors of the thoracolumbar spine. A preliminary report on 29 patients. Spine, 1996, 21(16):1927–1931.
[23] McPhee IB, Williams RP, Swanson CE. Factors influencing wound healing after surgery for metastatic disease of the spine. Spine, 1998, 23(6):726–732, discussion 732–733.
[24] Adams M, Sonntag VKN. Surgical treatment of metastatic cervical spine disease. Contemp Neurosurg, 2001, 23(5):1–5.
[25] Fourney DR, Abi-Said D, Lang FF, et al. Use of pedicle screw fixation in the management of malignant spinal disease: experience in 100 consecutive procedures. J Neurosurg, 2001, 94(1, Suppl):25–37.
[26] Fourney DR, Schomer DF, Nader R, et al. Percutaneous vertebroplasty and kyphoplasty for painful vertebral body fractures in cancer patients. J Neurosurg, 2003, 98(1, Suppl):21–30.
[27] McLain RF. Spinal cord decompression: an endoscopically assisted approach for metastatic tumors. Spinal Cord, 2001, 39(9):482–487.
[28] Wise JJ, Fischgrund JS, Herkowitz HN, et al. Complication, survival rates, and risk factors of surgery for metastatic disease of the spine. Spine, 1999, 24(18):1943–1951.
[29] Olsen MA, Mayfield J, Lauryssen C, et al. Risk factors for surgical site infection in spinal surgery. J Neurosurg, 2003, 98(2, Suppl):149–155.
[30] McLain RF. Spinal cord decompression: an endoscopically assisted approach for metastatic tumors. Spinal Cord, 2001, 39(9):482–487.
[31] Ryu S, Yoon H, Stessin A, et al. Contemporary treatment with radiosurgery for spine metastasis and spinal cord compression in 2015. Radiat Oncol J, 2015, 33(1):1–11.
[32] Hall WA, Stapleford LJ, Hadjipanayis CG, et al. Stereotactic body radiosurgery for spinal metastatic Disease: An evidence-based review. Int J Surg Oncol, 2011, 2011:979214.

28 椎管内出血

Kenneth A. Follett, Linden E. Fornoff

摘　要

椎管内出血引起的急性脊髓和马尾受压是神经外科急症，即使及时发现和治疗，也可能导致严重的神经功能缺损。出血的病因有很多，包括创伤、医源性因素、继发性病因（如肿瘤）、血管畸形、应用抗凝药物以及自发性原因。椎管内出血的部位可分为硬膜外、硬膜下、蛛网膜下和（或）髓内。出血可见于所有年龄，且必须考虑急性疼痛症状和(或)神经功能障碍的鉴别诊断，直到能够完全排除。在大多数有症状的椎管内出血病例中，及时的外科干预是必要的。

关键词：抗凝，椎板减压，神经功能缺损，脊髓硬膜外出血，脊髓髓内出血，脊髓蛛网膜下腔出血，脊髓硬膜下出血

28.1 病因学

椎管内出血有多种原因，其中高达 43% 者为自发性出血，病因不明确[1]。椎管内出血的次要原因包括创伤、凝血、血管异常、肿瘤和医源性因素。

28.1.1 自发性脊髓硬膜外血肿的发病机制

自发性脊髓硬膜外血肿（SEH）在文献中已被广泛研究和回顾[1]。目前观点认为出血起源于无瓣膜的硬膜外静脉丛，这是基于 SEH 倾向于在后椎管形成一个节段性血肿。硬膜外静脉丛可以传递来自体循环的压力波（如 Valsalva 动作），进而引起静脉丛破裂及随后的 SEH 形成[1-2]。一些病例报告描述了在水下鱼叉捕鱼时发生 SEH，且由于长时间屏气导致 SEH 扩大[3-4]。

28.1.2 自发性脊髓硬膜下血肿和蛛网膜下腔血肿的发病机制

脊髓硬膜下血肿（SSH）的自发性起源可能是继发于穿过蛛网膜下腔和硬膜下隙的无瓣膜的脊神经根静脉出血[1,5]。静脉压突然升高引起的破裂可导致蛛网膜下腔出血，蛛网膜下腔出血破入硬膜下隙形成 SSH，可伴或不伴脊髓蛛网膜下腔出血[5-6]。

28.1.3 椎管内出血的继发性病因

继发性出血通常与抗凝药物的使用有关，包括溶栓药物[7-10]。高达 30% 的椎管内出血归因于抗凝剂的使用[1]。包括系统性红斑狼疮（SLE）在内，血友病、血液恶病质和血管炎等多种疾病都可引起凝血障碍，并可能与椎管内出血有关[1,11]。

严重脊柱创伤是血肿形成的一种不常见原因，其本身也是症状[1,12]。与创伤相关的椎管内出血可能只是患者损伤的单一组成部分，可能与神经功能损害无关，应结合其他损伤进行评估。创伤性出血通常发生在硬膜外，可在无其他结构异常的情况下发生[13]。Kreppel 等发现创伤相关性出血仅占椎管内出血的 1%~1.7%[1]。轻微的创伤也与 SEH 的形成有关，如剧烈的按摩和长时间的 Valsalva 动作[3,14]。也有许多病例报告称，轻微创伤的亚急性表现为进行性黄韧带出血及其引发的神经系统症状[15]。

血管畸形最常见的是血管瘤，占椎管内出血的 9.1%[1]，其他与椎管内出血相关的血管畸形包括海绵状血管瘤[16]、动静脉瘘、真性动脉瘤[17]和假性动脉瘤[18]。怀孕、分娩、自身免疫性疾病（强直性脊柱炎、类风湿关节炎、神经结节病、系统性红斑狼疮）[1,19-20]、脊髓血管炎[11]、非法使用兴奋剂[21]、运动[22]和主动脉缩窄[23]都与椎管内出血有关。值得注意的是，Groen 和 Hoogland 发现

动脉高压不是引起椎管内出血的原因，而只是巧合[24]。椎管内肿瘤也可能发生出血，包括室管膜瘤、神经鞘瘤、脑膜瘤、转移瘤、星形细胞瘤、成血管细胞瘤和肉瘤[1]。一些病例报告已经确认近关节滑膜囊肿是椎管内出血的来源[25]。Paget 病等椎体异常也可导致 SEH 的形成[1]。医源性因素包括脊柱手术[26]（据报道脊柱手术后临床相关的 SEH 发生率高达 1%[27]）、脑室 – 腹腔分流术[28]、神经麻醉[1]、神经放射治疗[29]和腰椎穿刺[1]。如果穿刺造成损伤，或在穿刺后 1h 内开始抗凝治疗，或患者正在接受抗血小板治疗，那么在穿刺后发生临床上显著的椎管内出血的风险会增加[30]。

随着不可逆 / 部分可逆抗凝剂越来越多地应用于临床，药物诱发的凝血障碍得到了越来越多的关注。这包括可直接作用于Ⅹa 因子的抑制剂，而Ⅹa 因子被用于替代维生素 K 拮抗剂和肝素[8,10]。氯吡格雷在治疗神经和心脏疾病中的广泛使用也可能引发椎管内出血[7,9]。对于脊柱手术后深静脉血栓形成（DVT）的药物预防，术后 24~36h 开始使用该药物不会增加 SEH 的风险[31]。

28.2 表　现

椎管内血肿可发生于任何年龄，从子宫内的胎儿[32]到老年人[1]都可能发生。在年龄分布上有两个高峰：15~20 岁和 45~75 岁[1]。出血最常见的类型是硬膜外出血（占椎管内出血的 75%），通常局限于椎管的背侧或背外侧[1]。一般男性更容易发生椎管内出血（2∶1），然而，在脊髓硬膜下出血方面，男性与女性的分布是均衡的[1]。脊髓蛛网膜下腔出血占 15.7%，脊髓硬膜下出血占 4.1%，髓内出血占 0.82%[1]。儿童相较于成人（45~75 岁）更易发生颈胸段椎管内出血，而成人出血更常发生于下胸段和腰部[1]。

疼痛通常是椎管内出血的首发症状，其次是神经压迫症状和体征[1]。患者可能出现亚急性或慢性疼痛症状，甚至出现疼痛缓解 / 消退[1]。神经功能障碍的症状通常在几个小时内发生，但进展可能非常迅速。典型的神经功能障碍包括伴有偏瘫或截瘫的感觉丧失、尿潴留、马尾综合征和阴茎异常勃起[1]。患者可表现为 Brown-Séquard 综合征[1]、脊髓中央损伤综合征[33]或脊髓前部综合征[34]。值得注意的是，有报道称患者的椎管内出血可表现为急性冠状动脉综合征[35]。

28.3 评　估

鉴别诊断包括急性脊髓功能障碍的多种病因，包括椎间盘突出症、脊柱骨折（病理或创伤性）、感染（如硬膜外脓肿）、横贯性脊髓炎、梗死、肿瘤、创伤和腹主动脉夹层动脉瘤。病史和体格检查是诊断的基础，但最终的诊断需要影像学评估。

MRI 的敏感加权成像是首选的检查方式，因其具有无创性，可显示脊髓和脊柱内容物，并确定出血的时间[1,36]。血肿的 MRI 表现随出血时间而变化。在 T1 和 T2 加权像上，超急性期出血分别表现为等 / 低信号和高信号，急性期出血分别表现为等 / 低信号和低信号，亚急性早期出血分别表现为高信号和低信号，亚急性晚期出血在 T1 和 T2 加权像上都为高信号（图 28.1，图 28.2），慢性出血则分别表现为等 / 低信号和低信号[37]。在矢状面上，SSH 相对于脊髓是凹形的，而 SEH 相对于脊髓是凸形的（图 28.3，图 28.4）[38]。钆造影剂有助于识别结构性病变，如肿瘤、感染或慢流性血管畸形。在出血后的亚急性期，硬膜囊可能因充血而增强，有助于区分硬膜囊和血肿[39]。值得注意的是，当观察腰椎轴向 T2 加权像时，可见明显的“奔驰星形征”，其与硬膜内出血有关，而非硬膜外出血。奔驰星形征是血肿聚集在神经前、后根之间中线部位的结果[40]。

脊髓造影是 MRI 出现之前的诊断方法，现在也仍然是有用的，特别是与脊髓成像后 CT 扫描相结合，主要用于无法完成 MRI 检查的患者（如患者有 MRI 不兼容的植入医疗设备或金属）。然而，对于凝血功能障碍的患者，脊髓造影是禁忌的，在检查凝血参数并纠正凝血障碍的同时需要暂缓造影。当存在血凝块时，脊髓造影行腰椎穿刺时可能会出现“干抽”或技术上的穿刺困难[41]。

CT 属于无创性检查，可用于凝血障碍和存在 MRI 扫描禁忌证的患者。由于其检测骨性异常的敏感性较高，因此可能在涉及脊柱骨病变的病例中（如骨折和溶骨性或成骨性改变）尤为有用，然而它在显示血肿方面的敏感性是有限的。血液在急性期表现为高密度，而亚急性和慢性出血则表现为等密度（图 28.5）。鞘内造影提高了 CT 扫描的敏感性和特异性（图 28.6）；然而，如前所述，凝血障碍是腰椎穿刺的禁忌证。

除非 MRI 或其他诊断资料显示有血管畸形，否则术前不应常规行血管造影术[26]。在紧急情况下，耗费时间行脊柱血管造影可能是不切实际的。如果初始检查（如 MRI）、病史或体格检查提示出血的原因可能是血管畸形，则应行血管造影术。在某些情况下，常常需要紧急的减压手术，血管造影必须推迟到患者已经稳定之后[1]。

应检查每例患者的凝血参数[如国际化标准比值（INR）、凝血酶原时间、部分凝血活酶时间、血小板计数]，以确定是否存在凝血障碍。凝血因子缺乏症可能需要特殊检查来明确，并应注意患者是否服用阿司匹林、氯吡格雷、非甾体抗炎药或其他干扰血小板功能的药物。更新型的抗凝剂可能不会改变凝血功能检查的结果，因此应仔细询问患者完整的用药史。全血细胞计数（CBC）、红细胞沉降率和 C 反应蛋白可能提示出血是由感染或炎症原因引起。

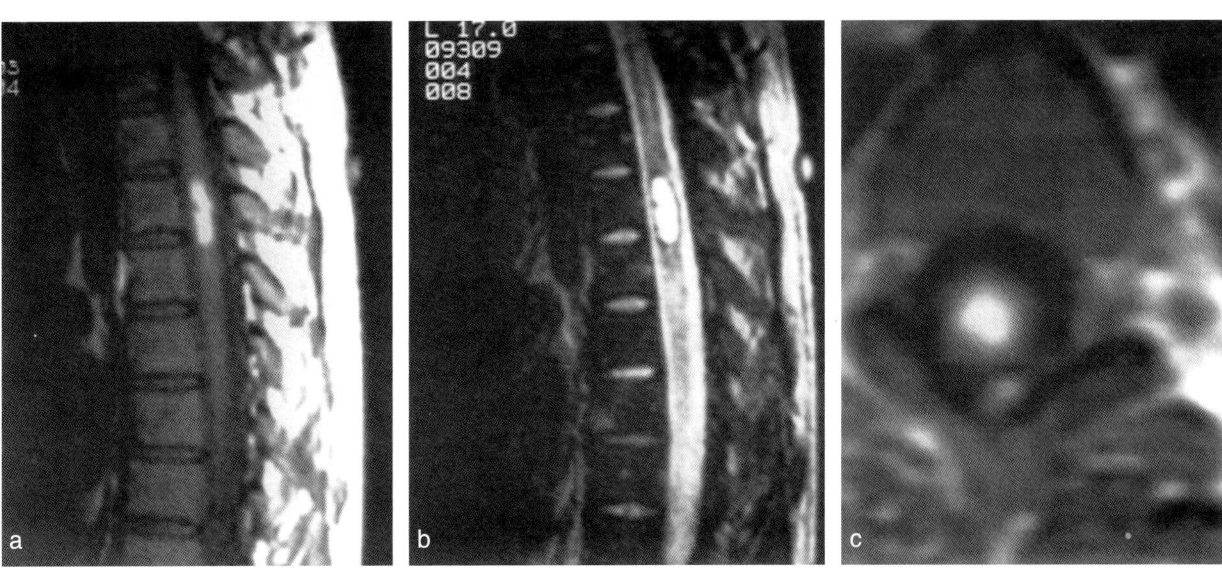

图 28.1 （a）矢状位 T1 加权像、（b）矢状位 T2 加权像和（c）轴位 T1 加权像显示亚急性髓内血肿呈高信号

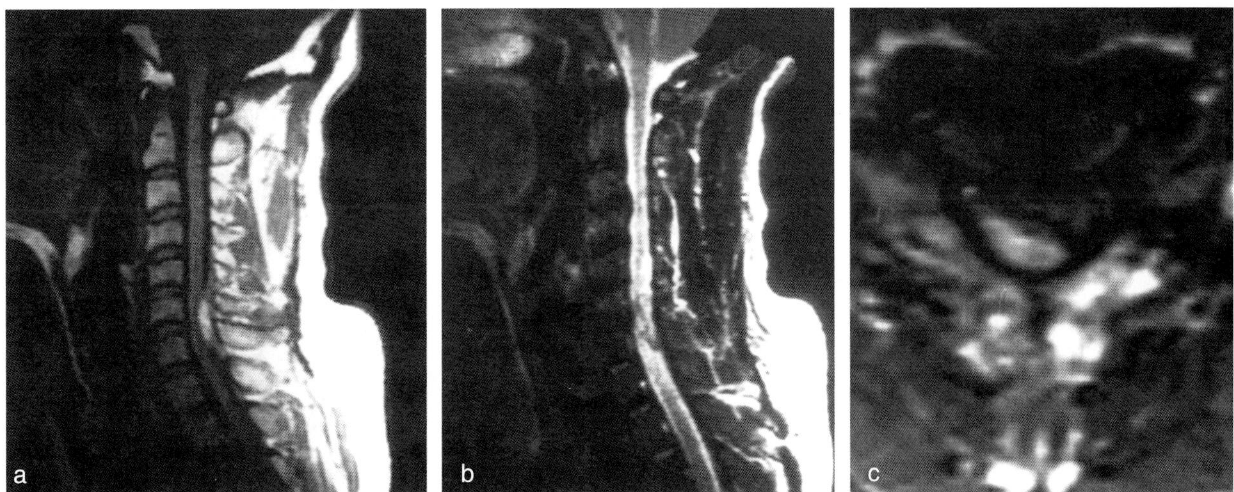

图 28.2 （a）矢状位 T1 加权像、（b）矢状位 T2 加权像和（c）轴位 T1 加权像显示亚急性硬膜外隙后外侧高信号血肿，血肿信号呈中度不均一

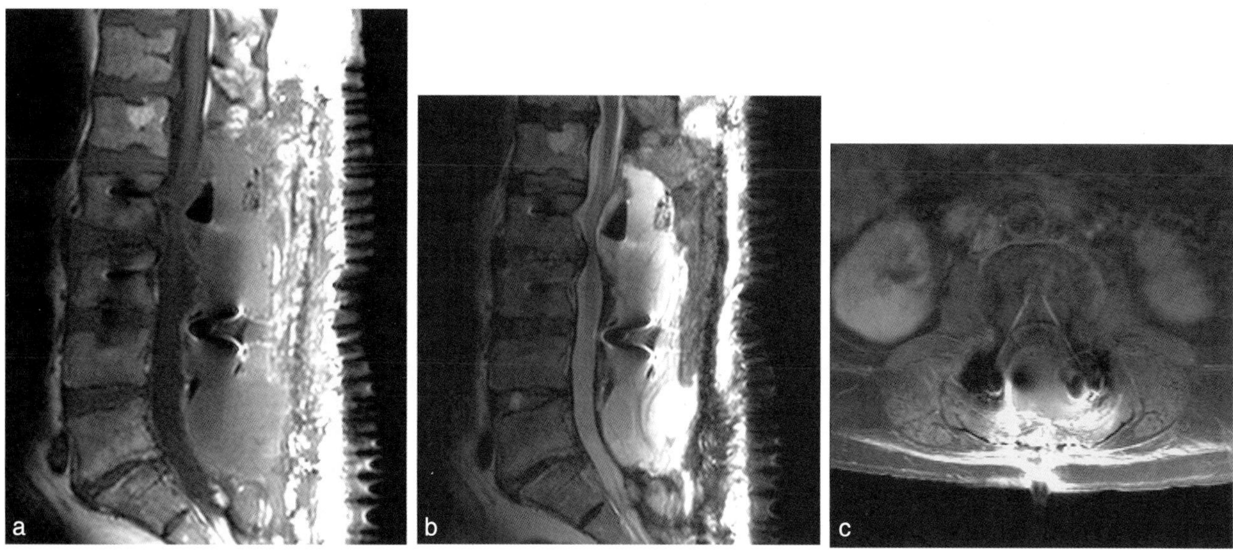

图 28.3 （a）矢状位 T1 加权像、（b）矢状位 T2 加权像和（c）轴位 T1 加权像显示腰椎硬膜外隙后部大血肿形成 10d 后，血肿已溶解。血肿呈轻度强化

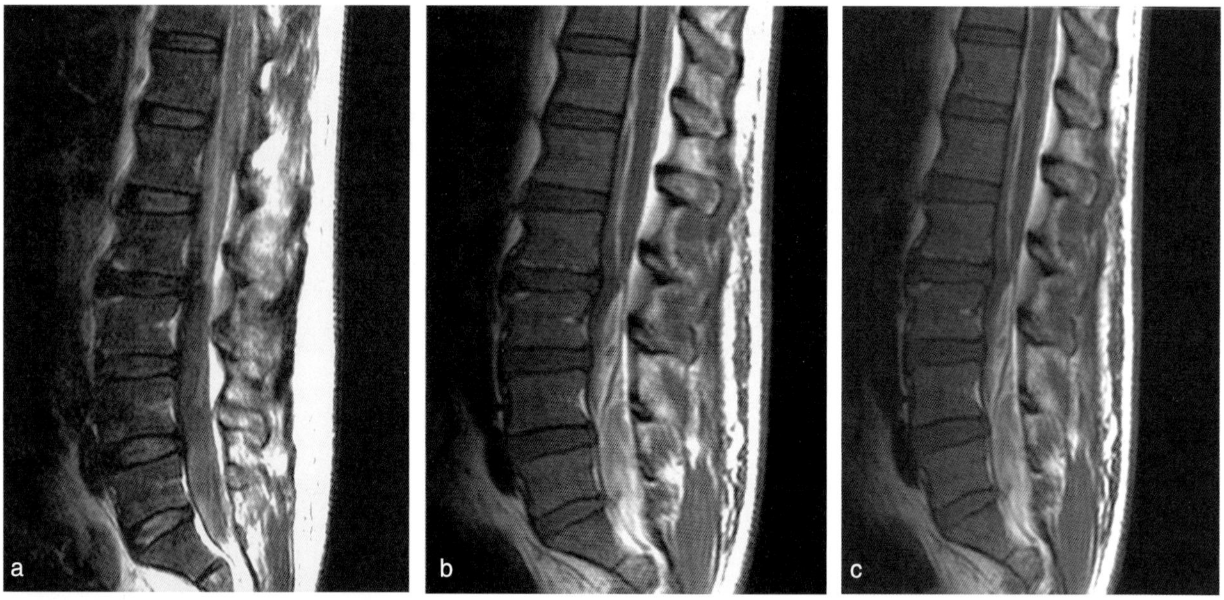

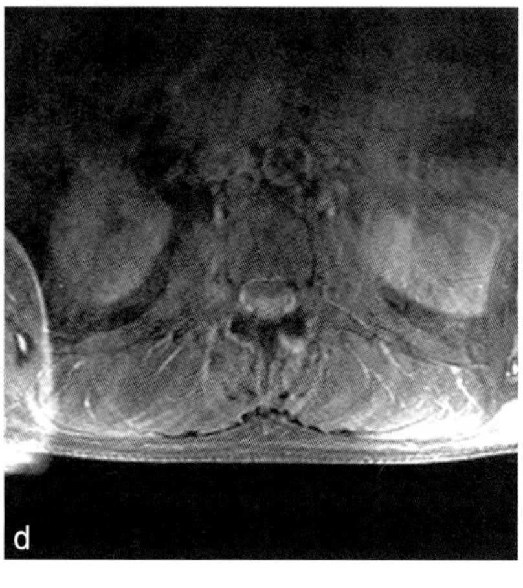

图 28.4 （a）矢状位 T2 加权像、（b）矢状位 T1 加权像、（c）矢状位 T1 加权增强像和（d）轴位 T1 加权像显示腰椎穿刺导致硬膜下大血肿形成

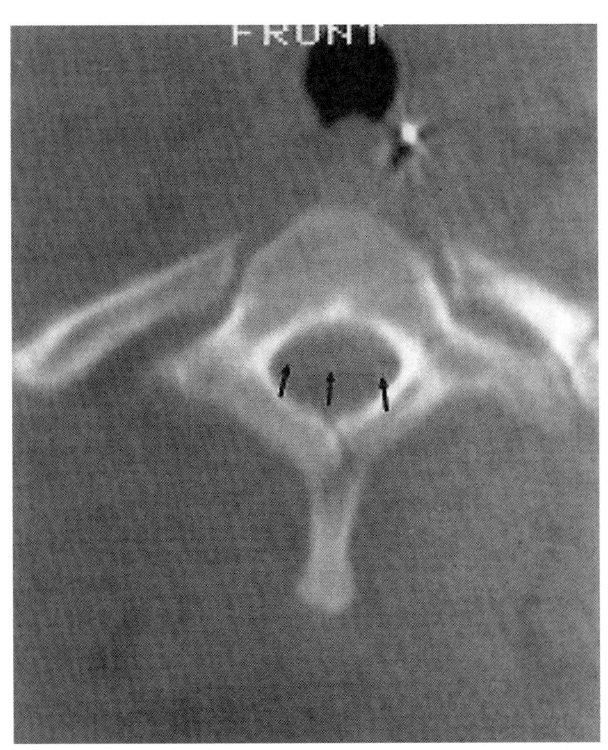

图 28.5 经上胸椎轴位非强化 CT 显示稍高密度的血肿占据了椎管的腹侧部分（箭头所示后部），与急性硬膜外血肿一致。即使是高密度的血肿，在 CT 图像上也很难与周围结构区分

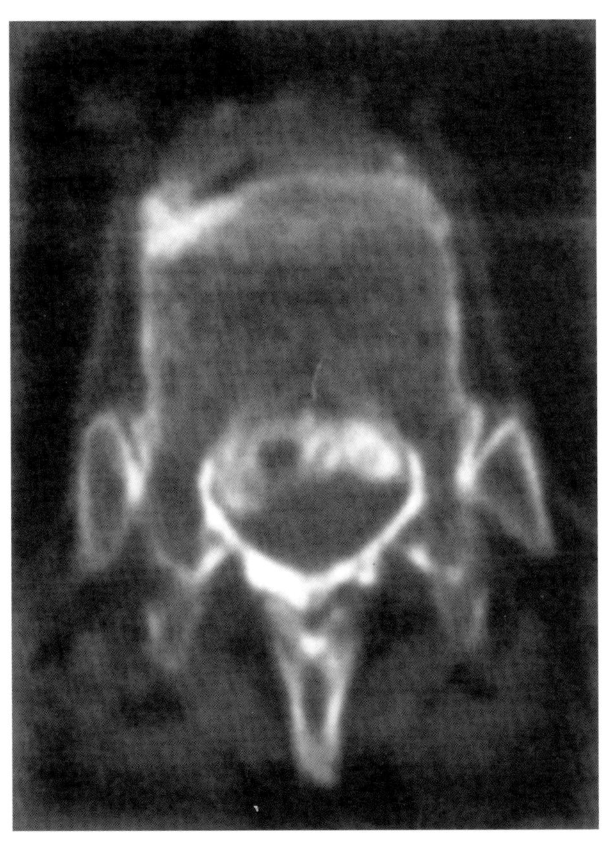

图 28.6 鞘内注射甲泛葡胺后轴位 CT 像清楚显示胸腰段较大的背侧硬膜外缺损，与硬膜外血肿一致

28.4 治 疗

对于出现急性神经功能障碍的患者，特别是病情进行性恶化的患者，及时行手术血肿清除以实现脊髓和（或）马尾神经减压是标准的治疗方法。纠正凝血异常应使用新鲜冷冻血浆、维生素 K、硫酸鱼精蛋白、氨基己酸、血小板或凝血因子输注。凝血酶原复合物通常用于需要紧急神经外科干预的急诊情况下，帮助抗凝剂的完全/部分逆转。血栓的早期并发症很少，在这种情况下使用凝血酶原复合物是合理的[8]。由于一些用于纠正凝血病变的药物半衰期较短，因此应在手术和术后定期进行凝血检查。对于凝血因子缺乏的患者，通常没有必要维持缺乏的凝血因子在 100% 的正常水平。为防止再出血，术后数天内应继续行凝血因子置换术。

手术过程通常包括椎板切除术进行减压和探查，因为血肿通常位于后侧 / 后外侧，通过椎板切除术更容易进入[1,42–43]。如果血块较韧，必须注意勿限制入路的暴露，以免造成清除不完全或潜在病灶未处理或处理不当。在腹侧出血（硬膜外或硬膜内）的情况下，可通过留置细直径导管（如 8F）小心抽吸、冲洗，以清除血肿。马尾部位的蛛网膜下腔出血可能需要仔细的显微操作，以取出黏附在神经根上的血凝块[1]。髓内出血应通过骨髓切开术清除，如果血肿非常靠近脊髓表面，通常应覆盖整个血肿范围或通过骨髓中线切开术清除[1]。在保证患者安全的前提下，必须谨慎地尽可能多地清除血肿。外科医生应准备好处理肿瘤或血管畸形等在术前研究中可能不明显的潜在结构异常。

术中超声可实现髓内血肿的可视化，并可用于指导髓内切开术的位置，以完全清除髓内出血。它还有助于评估和确认血肿清除的程度，以及椎管内出血减压是否充分。为了确定是否存在结构异常（如肿瘤或血管畸形），手术时仔细探查是至关重要的。由于血管可能与血肿粘连，或在抽吸过程中被吸走，因此小的血管畸形可能被忽略。所有血肿均应送病理检查，以协助确定出血的病因[12]。如果怀疑存在肿瘤，髓内血肿周围的骨髓间质活检可能有助于确定出血是否由肿瘤引起，但必须谨慎应用，尽量减少或避免额外的脊髓损伤。

手术干预提供了快速的减压，且有助于明确病理诊断。在某些情况下（如肿瘤），正确的诊断可对患者的长期治疗产生重大影响。同样重要的是，手术可以对血管畸形进行彻底的治疗，防止再出血造成严重后果[16]。在清除血肿的过程中，一些脊髓血管病变的组织病理检查有助于发现出血的病因[44]。

若患者临床情况不稳定、无法忍受手术干预，可以采用侵袭性较小的手术。有时血肿可通过Tuohy针或其他导管进行冲洗并成功吸除[45]。当慢性血肿液化时，这些方法会更有效。一些病例报告描述了通过腰椎穿刺治疗椎管内出血的有效性[46]。

对于疼痛和神经功能缺损的早期出现改善的患者，或者在无神经功能缺损的情况下出现疼痛的患者，推荐行保守治疗[47]。保守治疗适用于因继发性出血（如过度抗凝引起的继发性出血）而无法行手术治疗的患者[1]。对于保守治疗的患者，如果出现神经功能恶化，则应进行手术干预，以明确诊断并治疗可能导致出血的潜在结构异常[1]。

28.5 预　后

功能恢复一般与术前功能损害的严重程度以及手术是否及时有关[1,26,48]。一般情况下，如果病变不完全的患者及时进行手术减压，则其功能恢复良好的可能性很大[1]。当患者的神经功能完全丧失但不排除有恢复的可能时[26,32]，应尽快行手术减压[1,32]。Kreppel 等通过 meta 分析发现，在症状出现 12h 内接受治疗的患者，其功能恢复的可能性最高[1]。然而，存在严重神经功能障碍的蛛网膜下腔血肿[49]或创伤性血肿[50]的患者，功能恢复的可能性较小。

手术患者的死亡率为 3%~24%[19,26]。神经功能完全性缺损的患者死亡率最高（23%），而神经功能不完全性缺损患者的死亡率为 7%[51]。接受保守治疗的患者更有可能发生死亡，因为这些患者通常有其他严重的合并症或存在椎管内出血，导致其无法行手术治疗[43]。

28.6 结　论

椎管内出血可能是一种神经外科急症，任何有脊髓功能障碍症状和体征的患者都应该怀疑椎管内出血，特别是当伴有急性疼痛和（或）凝血功能障碍时。MRI 是首选的评估方法。对于许多患者来说，包括那些有完全性感觉运动障碍的患者，手术减压较易完成，并且与良好的功能恢复有关。在诊断自发性出血之前，应谨慎排除导致椎管内出血的其他病因。

参考文献

[1] Kreppel D, Antoniadis G, Seeling W. Spinal hematoma: a literature survey with meta-analysis of 613 patients. Neurosurg Rev, 2003, 26(1):1–49.

[2] Groen RJ, Ponssen H. The spontaneous spinal epidural hematoma. A study of the etiology. J Neurol Sci, 1990, 98(2–3):121–138.

[3] Oji Y, Noda K, Tokugawa J, et al. Spontaneous spinal subarachnoid hemorrhage after severe coughing: a case report. J Med Case Reports, 2013, 7:274.

[4] Tremolizzo L, Patassini M, Malpieri M, et al. A case of spinal epidural haematoma during breath-hold diving. Diving Hyperb Med, 2012, 42(2):98–100.

[5] Haines DE, Harkey HL, al-Mefty O. The "subdural" space: a new look at an outdated concept. Neurosurgery, 1993, 32(1):111–120.

[6] Morandi X, Riffaud L, Chabert E, et al. Acute nontraumatic spinal subdural hematomas in three patients. Spine, 2001, 26(23):E547–E551.

[7] Bhat KJ, Kapoor S, Watali YZ, et al. Spontaneous epidural hematoma of spine associated with clopidogrel: a case study and review of the literature. Asian J Neurosurg, 2015, 10(1):54.

[8] El Ahmadieh TY, Aoun SG, Daou MR, et al. New-generation oral anticoagulants for the prevention of stroke: implications for neurosurgery. J Clin Neurosci, 2013, 20(10):1350–1356.

[9] Moon HJ, Kim JH, Kim JH, et al. Spontaneous spinal epidural hematoma: an urgent complication of adding clopidogrel to aspirin therapy. J Neurol Sci, 2009, 285(1–2):254–256.

[10] Zaarour M, Hassan S, Thumallapally N, et al. Rivaroxaban-induced non-traumatic spinal subdural hematoma: an uncommon yet life-threatening complication. Case Rep Hematol, 2015, 2015:275380.

[11] Fu M, Omay SB, Morgan J, et al. Primary central nervous system vasculitis presenting as spinal subdural hematoma. World Neurosurg, 2012, 78(1–2):E5–E8.

[12] Wittebol MC, van Veelen CW. Spontaneous spinal epidural haematoma. Etiological considerations. Clin Neurol Neurosurg, 1984, 86(4):265–270.

[13] Cuenca PJ, Tulley EB, Devita D, et al. Delayed traumatic spinal epidural hematoma with spontaneous resolution of symptoms. J Emerg Med, 2004, 27(1):37–41.

[14] Maste P, Paik SH, Oh JK, et al. Acute spinal subdural hematoma after vigorous back massage: a case report and review of literature. Spine, 2014, 39(25):E1545–E1548.

[15] Wild F, Tuettenberg J, Grau A, et al. Ligamentum flavum hematomas of the cervical and thoracic spine. Clin Neurol Neurosurg, 2014, 116:24–27.

[16] Badhiwala JH, Farrokhyar F, Alhazzani W, et al. Surgical outcomes and natural history of intramedullary spinal cord cavernous malformations: a single-center series and meta-analysis of individual patient data. J Neurosurg Spine, 2014,

21(4):662–676.

[17] Nakagawa I, Park HS, Hironaka Y, et al. Cervical spinal epidural arteriovenous fistula with coexisting spinal anterior spinal artery aneurysm presenting as subarachnoid hemorrhage—case report. J Stroke Cerebrovasc Dis, 2014, 23(10):e461–e465.

[18] Tanweer O, Woldenberg R, Zwany S, et al. Endovascular obliteration of a ruptured posterior spinal artery pseudoaneurysm. J Neurosurg Spine, 2012, 17(4):334–336.

[19] Penar PL, Fischer DK, Goodrich I, et al. Spontaneous spinal epidural hematoma. Int Surg, 1987, 72(4):218–221.

[20] Pegat B, Drapier S, Morandi X, et al. Spinal cord hemorrhage in a patient with neurosarcoidosis on long-term corticosteroid therapy: case report. BMC Neurol, 2015, 15(1):123.

[21] Ray WZ, Krisht KM, Schabel A, et al. Subarachnoid hemorrhage from a thoracic radicular artery pseudoaneurysm after methamphetamine and synthetic cannabinoid abuse: case report. Global Spine J, 2013, 3(2):119–124.

[22] Yang JC, Chang KC. Exercise-induced acute spinal subdural hematoma: a case report. Kaohsiung J Med Sci, 2003, 19(12):624–627.

[23] Devara KV, Joseph S, Uppu SC. Spontaneous subarachnoid haemorrhage due to coarctation of aorta and intraspinal collaterals: a rare presentation. Images Paediatr Cardiol, 2012, 14(4):1–3.

[24] Groen RJ, Hoogland PV. High blood pressure and the spontaneous spinal epidural hematoma: the misconception about their correlation. Eur J Emerg Med, 2008, 15(2):119–120.

[25] Machino M, Yukawa Y, Ito K, et al. Spontaneous hemorrhage in an upper lumbar synovial cyst causing subacute cauda equina syndrome. Orthopedics, 2012, 35(9):e1457–e1460.

[26] Lawton MT, Porter RW, Heiserman JE, et al. Surgical management of spinal epidural hematoma: relationship between surgical timing and neurological outcome. J Neurosurg, 1995, 83(1):1–7.

[27] Glotzbecker MP, Bono CM, Wood KB, et al. Postoperative spinal epidural hematoma: a systematic review. Spine, 2010, 35(10):E413–E420.

[28] Wurm G, Pogady P, Lungenschmid K, et al. Subdural hemorrhage of the cauda equina. A rare complication of cerebrospinal fluid shunt. Case report. Neurosurg Rev, 1996, 19(2):113–117.

[29] Agarwal A, Kanekar S, Thamburaj K, et al. Radiation-induced spinal cord hemorrhage (hematomyelia). Neurol Int, 2014, 6(4):5553.

[30] Ruff RL, Dougherty JH, Jr. Complications of lumbar puncture followed by anticoagulation. Stroke, 1981, 12(6):879–881.

[31] Strom RG, Frempong-Boadu AK. Low-molecular-weight heparin prophylaxis 24 to 36 hours after degenerative spine surgery: risk of hemorrhage and venous thromboembolism. Spine, 2013, 38(23):E1498–E1502.

[32] Babayev R, Ekşi MŞ. Spontaneous thoracic epidural hematoma: a case report and literature review. Childs Nerv Syst, 2016, 32(1):181–787.

[33] Mavroudakis N, Levivier M, Rodesch G. Central cord syndrome due to a spontaneously regressive spinal subdural hematoma. Neurology, 1990, 40(8):1306–1308.

[34] Foo D, Chang YC, Rossier AB. Spontaneous cervical epidural hemorrhage, anterior cord syndrome, and familial vascular malformation: case report. Neurology, 1980, 30(3):308–311.

[35] Estaitieh N, Alam S, Sawaya R. Atypical presentations of spontaneous spinal epidural hematomas. Clin Neurol Neurosurg, 2014, 122:135–136.

[36] Wang M, Dai Y, Han Y, et al. Susceptibility weighted imaging in detecting hemorrhage in acute cervical spinal cord injury. Magn Reson Imaging, 2011, 29(3):365–373.

[37] Liebeskind D. Intracranial hemorrhage. EMedicine [serial online]. June 29, 2004. Updated May 2015, accessed December 20, 2015.

[38] Domenicucci M, Ramieri A, Ciappetta P, et al. Nontraumatic acute spinal subdural hematoma: report of five cases and review of the literature. J Neurosurg, 1999, 91(1, Suppl):65–73.

[39] Crisi G, Sorgato P, Colombo A, et al. Gadolinium-DTPA-enhanced MR imaging in the diagnosis of spinal epidural haematoma. Report of a case. Neuroradiology, 1990, 32(1):64–66

[40] Krishnan P, Banerjee TK. Classical imaging findings in spinal subdural hematoma—"Mercedes-Benz" and "Cap" signs. Br J Neurosurg, 2016, 30(1):99–100.

[41] Russell NA, Benoit BG. Spinal subdural hematoma. A review. Surg Neurol, 1983, 20(2):133–137.

[42] Pereira BJA, de Almeida AN, Muio VM, et al. Predictors of outcome in non-traumatic spontaneous acute spinal subdural hematoma: case report and literature review. World Neurosurg, 2016, 89:574–577.

[43] Groen RJ, van Alphen HA. Operative treatment of spontaneous spinal epidural hematomas: a study of the factors determining postoperative outcome. Neurosurgery, 1996, 39(3):494–508, discussion 508–509.

[44] Müller H, Schramm J, Roggendorf W, et al. Vascular malformations as a cause of spontaneous spinal epidural haematoma. Acta Neurochir (Wien), 1982, 62(3–4):297–305.

[45] Schwerdtfeger K, Caspar W, Alloussi S, et al. Acute spinal intradural extramedullary hematoma: a nonsurgical approach for spinal cord decompression. Neurosurgery, 1990, 27(2):312–314.

[46] Lee JI, Hong SC, Shin HJ, et al. Traumatic spinal subdural hematoma: rapid resolution after repeated lumbar spinal puncture and drainage. J Trauma, 1996, 40(4):654–655.

[47] Groen RJ. Non-operative treatment of spontaneous spinal epidural hematomas: a review of the literature and a comparison with operative cases. Acta Neurochir (Wien), 2004, 146(2):103–110.

[48] Dziedzic T, Kunert P, Krych P, et al. Management and neurological outcome of spontaneous spinal epidural hematoma. J Clin Neurosci, 2015, 22(4):726–729.

[49] Scott EW, Cazenave CR, Virapongse C. Spinal subarachnoid hematoma complicating lumbar puncture: diagnosis and management. Neurosurgery, 1989, 25(2):287–292, discussion 292–293.

[50] Bondurant FJ, Cotler HB, Kulkarni MV, et al, Jr. Acute spinal cord injury. A study using physical examination and magnetic resonance imaging. Spine, 1990, 15(3):161–168.

[51] Foo D, Rossier AB. Preoperative neurological status in predicting surgical outcome of spinal epidural hematomas. Surg Neurol, 1981, 15(5):389–401.

29 硬脊膜动静脉瘘和血管病变的急诊表现和处理

Michael P. Wemhoff, Asterios Tsimpas, William W. Ashley Jr.

摘 要

脊髓血管畸形是一种复杂的病变，其临床表现通常难以立即识别。虽然发病时症状隐匿，但其急性表现包括突发性脊髓病、疼痛以及因盗血现象或各种出血引起的严重神经功能缺陷。及时的X线检查有助于早期诊断，并为血管造影和随后的治疗铺平道路。治疗包括血管内治疗和手术治疗，其选择取决于病变的个体特征和分类。及时的识别和管理可以改善患者神经功能预后。

关键词：硬脑膜动静脉瘘，脊髓损伤，脊髓出血，血管畸形

29.1 引 言

脊髓血管畸形是一种罕见的病变，但其具有潜在的危险，可能造成破坏性的神经功能损害，包括潜在或急性的神经功能丧失，且这可能是不可逆的。鉴于脊髓血管畸形复杂多样的解剖学基础，随着更多的影像学和血管造影数据被采集，分类方案也会不断改进。最初对脊髓血管畸形仅采用手术治疗，但随着血管内治疗的不断发展，其治疗效果也越来越好。

29.2 解剖学和病理生理学

延髓神经根动脉是硬脑膜动静脉瘘（dAVF）的供血血管，通常位于硬脑膜的神经根管内[1]。dAVF由髓静脉的逆向血流引流。该静脉与静脉丛吻合，该处血流缓慢导致静脉充血，这种充血导致静脉高压和脊髓静脉系统扩张，并引发由占位效应引起的症状表现。静脉高压也可导致静脉或静脉丛出血，根据受累病变的类型和位置，可产生硬膜外血肿、硬膜下血肿、蛛网膜下腔出血或髓内出血。鉴于这些病变的慢血流性质，出血不常发生，但有报道称颈椎病变比胸腰椎病变更易导致出血。当血管内高流量将动脉血引到静脉时，可能会出现盗血现象，导致脊髓缺血和脊髓软化的症状，临床上可能表现为脊髓病。

29.3 分类方案

根据解剖学特点，Di Chiro方案对脊髓血管畸形进行了分类[2]。Ⅰ型脊髓动静脉畸形（AVM）是指在神经套管处，神经根供血动脉与硬脑膜静脉直接桥接。Ⅱ型脊髓AVM为髓内病变，也称为血管球形AVM。Ⅲ型脊髓AVM为青少年脊髓AVM，表现为硬膜内或硬膜外延伸，有时延伸至脊柱多个节段。Ⅳ型AVM是硬膜内髓外病变，由脊髓前动脉供血（或罕见情况下由脊髓后动脉供血）。

Borden等提出了脊髓dAVF的三点解剖分类[3]。Ⅰ型dAVF引流至Batson硬膜外静脉丛，Ⅱ型引流至硬膜外和髓周静脉丛，Ⅲ型病灶经根动脉分支供血，然后引流至冠状静脉丛。为了使分类更加全面，Spetzler等[4]随后提出了基于不同病变类型的解剖学和病理生理学的替代方案（表29.1）。

硬膜外动静脉瘘（AVF）是一种由根动脉与硬膜外静脉丛直接吻合形成的病变，临床上较为少见。这些充血性高流量病变可引起神经根、脊髓或二者均受累的占位效应，导致与受压结构相对应的症状。

硬膜内背侧AVF是脊髓AVF最常见的一种类型。与Di ChiroⅠ型脊髓AVM相似，硬膜内背侧AVF是由根动脉和硬膜静脉直接桥接造成的，

表 29.1 基于 Spetzler 等 [4] 的方案对脊髓血管畸形进行分类

分类	描述
硬膜外 AVF	较为少见，是神经根动脉与硬膜外静脉丛直接吻合形成；高血流性病变，可引起充血性占位性症状
硬膜下背侧 AVF	最常见，类似于 Di Chiro Ⅰ型脊髓 AVM，根动脉和硬膜静脉之间直接吻合；通常在胸脊髓
硬膜下腹侧 AVF	中线病变，由 ASA 与冠状静脉丛直接吻合形成；A 型为小的低血流性病变；B 型和 C 型为较大的高血流性病变
硬膜外 – 硬膜下 AVM	罕见的病变，类似于 Di Chiro Ⅲ型青年人 AVM
髓内 AVM	位于脊髓实质内；接受来自 ASA 和 PSA 的血液输入；与动脉瘤形成相关的高压性、高流量性病变；类似于 Di Chiro Ⅱ型病变
脊髓圆锥 AVM	复杂血管巢，由 ASA、PSA 和神经根动脉的多次分流引起

ASA：脊髓前动脉；AVF：动静脉瘘；AVM：动静脉畸形；PSA：脊髓后动脉

通常位于胸段脊髓。

硬膜内腹侧 AVF 是指脊髓前动脉（ASA）和冠状静脉丛之间的直接连接。这些中线病变存在于腹侧蛛网膜下腔，病变的大小决定了它们的类型：A 型是小的动静脉分流，血流缓慢，有中度静脉高压；B 型和 C 型较大，常导致冠状静脉丛明显扩张。较大的分流可引起更多的血流通过瘘管，从而增加盗血现象，导致进行性脊髓病。

硬膜外 – 硬膜内 AVM 类似于 Di Chiro Ⅲ型青少年 AVM，在临床上非常罕见。正如其名字所示，尽管在成人患者中也有报道，但它们通常在儿童中发现。

髓内 AVM 位于脊髓实质内，接受 ASA 和脊髓后动脉（PSA）的血液，这些血液可通过多个分支供应。根据病灶的形态，这些病变可称为致密性病变或弥漫性病变。由于存在多支供血血管，这些病变具有高压力和高流量，使其与动脉瘤形成之间的关联更为常见。

最后，脊髓圆锥 AVM 独属一类；由于 ASA、PSA 和神经根动脉的多次分流，导致其表现为“复杂血管巢”，并可经前静脉丛和后静脉丛引流。典型的病变会包含一个以髓外为基底的球形病灶。在其他病例中，病灶则位于髓内 [5]。

29.4 人口统计学资料

大多数 Di Chiro Ⅰ型 dAVF 患者年龄为 50~80 岁 [6]。很少有患者在 40 岁之前发病，这也支持了这些病变可能是后天性而非先天性的观点。这些疾病存在性别差异，Di Chiro Ⅰ型 dAVF 患者 80% 为男性。未发现家族史与 AVM 的发育有关。然而，Di Chiro Ⅱ型和Ⅲ型 AVM 通常出现在 50 岁之前的成年患者中，且男性并不占多数。

29.5 临床表现

临床症状和表现因病灶的类型和位置而异。通常，首先注意到的临床症状是不同部位的疼痛，往往是局部或神经根的疼痛。随后，患者可能会出现下肢无力，导致痉挛性偏瘫，并丧失痛温觉。感觉水平可能对应于病灶的位置。这些症状往往起病隐匿，进展缓慢，多数患者的神经功能呈渐进性恶化。只有 10%~15% 的 Di Chiro Ⅰ型病变患者表现为急性症状；然而，超过 50% 的 Di Chiro Ⅱ型或Ⅲ型 AVM 患者出现急性症状 [7]。由于这些病变的低血流性质，尽管确切的发生率尚不清楚，但一般认为出血的发生率较低 [8]。根据个案报道的描述，出血率为 30%~68%，但主要发生在颅内或颈部。据报道，胸腰段 dAVF 的出血率仅为 0.89%，明显低于脊髓其他部位 [9]。有时，血管病变可表现为硬膜下或蛛网膜下腔出血 [10]。病变位于颈椎时可出现颅内蛛网膜下腔出血，这是由于出血通过蛛网膜下腔从脊髓扩散到颅内，或由于静脉高压导致血液经吻合处从无静脉瓣的冠状静脉向充血、拉伸的中脑周围静脉分布，当生理性应激或 Valsalva 动作导致静脉破裂时出现蛛网膜下腔出血 [11-14]。dAVF 导致的髓内出血是非常罕见的，至今只有 2 例见于报道 [15-16]。虽然这些病变的血流动力学尚未完全确定，但这可能是造成出血的一个因素。Kinouchi 等[17]发现，对于 77.8% 的颈椎 dAVF 出血患者，其病变内静脉流量增加，55.6% 的患者出现静脉曲张。在同一研究中，没有出血的患者也存在静脉曲张。

最近的一项研究发现，75% 的脊髓血管畸形患者出现隐匿性症状；26.4% 者存在出血表现，且在 AVM 中比 AVF 中更常见。髓内和硬膜外 AVM 发生破裂的概率最高。

脊髓 AVM 破裂时，患者可能出现神经源性休克，其特征是交感神经张力丧失和骨骼肌反射伴迷走神经张力缺失导致的急性低血压和心动过缓[18-19]。T_1 以上水平的损伤可能会破坏引导整个交感神经系统的脊髓束。发生于 T_1~T_3 水平的损伤可能只会部分损害交感神经功能。喙部的损伤越多，患者越有可能表现出严重的症状。在急性期，通常需要适当的静脉输液和升压药维持血压等复苏手段。目前的中枢神经系统（CNS）指南建议在以下基础上开始复苏：脊髓损伤时纠正低血压（定义为收缩压小于 90mmHg），并应尽早开始；急性脊髓损伤后的前 7d 平均动脉血压维持在 85~90mmHg[20]。

神经源性肺水肿（NPE）是一种临床综合征，其特点是中枢神经损伤发生后不久的急性肺水肿[21]。多种病因已被推测与该综合征有关，包括神经心脏因素、神经血流动力学因素、“爆炸理论”（即水肿是高静水压影响和肺内皮损伤的结果）以及肺小静脉肾上腺素高张力。所有 NPE 病例的共同机制可能是内源性血清儿茶酚胺激增，并导致心肺血流动力学改变。尽管存在这些共性，但该病的临床表现可能有所不同，一些患者以心功能障碍为主，而另一些患者可能以毛细血管渗漏为主要症状。因此，治疗也应该是个体化的，包括心脏评估、输液治疗、肌力或血管活性物质的选择（如 α 肾上腺素能阻滞剂）。一篇个案报道中描述了一例颈椎动静脉畸形破裂患者，其表现为顿抑心肌，同时伴有 NPE 和神经源性休克[22]。

急性坏死性脊髓炎（也称为 Foix-Alajouanine 综合征）也可导致症状的突然发作，历史上一直认为这是脊髓静脉血栓形成的结果[23]。然而，脊髓静脉血栓形成是相当罕见的，并不是任何常见的脊髓血管综合征的一部分。对原论文的回顾和翻译表明，将血栓纳入该综合征的临床归类是不正确的，而原论文纳入的患者实际上可能患有 Di Chiro Ⅰ型 dAVF 相关的进行性脊髓病[24]。

脊髓血管畸形的自然病程已经被 Aminoff 等[1]报道过，他们注意到在症状出现后的 6 个月，只有 56% 的患者活动不受限制，19% 的患者出现严重残疾。在症状出现 36 个月后，只有 9% 的患者没有活动限制，50% 的患者存在严重残疾。

29.6 影像学检查

近年来，可视化脊髓血管畸形的成像方式已可经无创技术实现。虽然数字减影血管造影术仍然是金标准，但这些新的检查模式提供了较为安全的辅助诊断方法[25]。计算机断层血管成像（CTA）具有无创性的优点，且在图像采集方面比磁共振血管成像（MRA）相对更快，同时还可提高血管系统的分辨率。MRI 和 MRA 仍然是目前无创评估脊髓血管畸形的首选方法。这种模式可以显示脊髓水肿和异常动脉或静脉解剖的血流空洞，如扩大的冠状静脉丛、动静脉丛和蛇形的 T2 血流空洞。MRI 还具有另外的优势，可用于评估脊髓损伤后的神经系统损害。目前已有 MRA 的方案，能够观察更大的区域，且耗时更短，可提高这些病变的诊断能力[26]。

影像学诊断金标准模式是选择性脊柱血管造影[25]。这是通过双平面血管造影术在双侧脊髓根血管内注射造影剂来实现的。这种技术可以确定病变的精确定位、延伸、血流动力学性质和静脉引流情况。绝大多数 dAVF 位于脊髓的中段胸椎至胸腰椎，特别是沿脊髓的背侧。与 AVM 相比，dAVF 的位置有所不同，它可以在脊髓的任何地方发生，且各部位的分布概率相当。如果临床上考虑可能存在其他病变，则必须对其他节段进行评估，以确保能看到全部病变及其他伴随的疾病。此外，必须对所有可能的供血血管进行造影（这取决于所涉及的脊髓节段）。

在脊髓 dAVF 中，选择性的脊髓血管造影通常会显示脊髓神经根供血血管在神经孔内或附近的硬膜鞘旁转变成较细的病理性血管。这些血管中存在着 AVF 本身。造影剂穿过这些异常吻合的血管后，进入扩张的背侧静脉丛，常向多个脊柱节段延伸[27]。

29.7 治　疗

动静脉瘘的治疗目标是堵塞或闭塞动静脉的瘘口，即供血血管和近端穿出的硬膜内动静脉[28]。在决定采用手术还是血管内治疗脊柱 dAVF 时，应考虑血管造影解剖和栓塞的可行性。特别是在供应 dAVF 的动脉也为脊髓前动脉或脊髓后动脉提供血供的情况下，发生栓塞后脊髓缺血的风险较高，因此无法行血管内治疗。Di Chiro Ⅰ型病变的治疗是文献中最常讨论的，下面将讨论其治疗方法。其他类型 dAVF 的处理遵循类似的原则，但是它们的治疗更为复杂，且需要高度个体化，这种情况下治疗的目的可能是缓解病情而非完全治愈。

29.7.1 血管内治疗

从技术上讲，脊髓 dAVF 的血管内治疗包括在远端根脊膜动脉靠近瘘口处的动脉与引流静脉之间放置微导管，然后注射合适的栓塞剂[28]。血管内治疗必须克服的主要障碍包括复杂的血管解剖结构和血管再通。在 Adamkiewicz 动脉分出的脊髓根动脉和供应脊髓 dAVF 的脊髓根动脉供血是共同起源的情况下，有发生脊髓前动脉栓塞的风险，并有可能导致卒中，这些患者适合行手术治疗。血管解剖结构的其他限制可能会阻碍血管内治疗，包括血管弯曲或狭窄，这可能会阻止栓塞剂被输送到病变处。由于血管内治疗可能存在严重的血栓栓塞并发症，而一旦发生并发症则需要单独的治疗方案，因此硬膜下 AVF 必须鉴别软膜 - 脊髓动脉是否直接与软膜动脉相连接。

随着液体栓塞材料如正丁基氰基丙烯酸酯（NBC）和 Onyx 的出现，有报道称这些病变行血管内治疗的成功率为 70%~89%[29]。球囊辅助下经动脉栓塞术等先进技术也被应用于 Di Chiro Ⅰ型 dAVF 的治疗，并为这些复杂病变的治疗提供了额外的手段。

尽管血管内治疗已经取得了一定的进展和成功，但经这些治疗后患者的恢复程度仍有差异。与外科手术相比，以往使用聚乙烯醇的血管内治疗策略的血管再通率更高，但该技术目前已很少使用。然而，尽管 Onyx 栓塞治疗取得了进展，血管内治疗的复发率仍高于手术治疗。脊髓 dAVF 血管内治疗的目的是在避免影响脊髓静脉引流的同时，通过闭塞瘘口和引流静脉的前 1~2cm，以完全封闭动静脉分流[28]。事实上，确保有足够的静脉穿透与持久的瘘口闭塞有关，而那些只接受动脉蒂治疗的病变往往会复发。在栓塞前必须确定腰膨大动脉（Adamkiewicz 动脉）和脊髓动脉供应。

即使决定了要行开放手术治疗，术前部分栓塞术也越来越多地应用于 dAVF 和 AVM。Rangel-Castilla 等[30]对 110 例接受多学科治疗的患者进行了报道，发现 83.6% 的病灶在治疗后，血管造影显示完全闭塞（95.5% 的 dAVF 和 75.7% 的 AVM）。

29.7.2 手术治疗

过去，手术治疗 dAVF 有很高的治愈率。由于对这些病变的病理生理学的错误理解，早期的外科治疗集中于切除髓周后静脉。目前的显微外科手术方法需要破坏硬膜套内的动静脉[31]。引流静脉必须从其与瘘管的连接处暴露出来，然后电凝、切除。在该位置中断血流对有效和持久的处理至关重要。以往的手术技术包括经脊髓背侧表面剥离扩张的静脉结构，但实际上这是禁忌的，因其可能导致术后神经功能缺损。在此方法之前，术前血管造影必须结合术中发现的直接结果，以确定瘘管穿透硬膜的正确水平。一项关于 dAVF 手术治疗的荟萃分析报告显示，成功清除这些病灶的概率为98%，随后的研究也证实了这一结果。

对于 AVM 的手术治疗[30]，血管解剖可能比 dAVF 更难确定，需要对脊髓进行彻底的检查。术中可使用吲哚菁绿（ICG）血管造影辅助。ICG 的使用有助于确定动脉蒂供血动脉和引流静脉，在该手术后期使用可以帮助确定是否存在残余血管。如果行术前栓塞，也可以在术中定位栓塞材料，以确定供血血管。虽然过去会常规行脊髓切开术，但它现在仅限于髓内病变或清除髓内血肿。在 Spetzler[32] 开发的软膜切除技术中，通过识别供血动脉和引流静脉，并沿脊髓表面对其进行电凝和分离，可以将软膜下的剥离操作最小化。虽然仍停留在静脉表面，但这些血管的破坏足以使病灶的血流中断，从而减轻静脉高压的情况。

29.8 结 论

由于脊柱血管畸形较为罕见且表现的症状可能与脊髓病或脊神经根病变相混淆，因此其可能并不是临床医生最初考虑的鉴别诊断。随后，患者可能会错误地接受脊髓减压手术而病情并未改善。因此，临床医生必须对有可疑临床症状和体征的患者保持高度警惕。正确进行影像学检查并仔细留意脊髓内或周围的任何异常，对准确诊断这些病变至关重要。进一步的非侵袭性血管成像可以获得安全和快速的检查。患者将不可避免地需要导管血管造影术来阐明病变的解剖结构，并指导进一步的治疗选择，如应选择血管内治疗、手术治疗还是二者联合应用。多学科综合诊疗是至关重要的，能够确保这些复杂病变的患者实现最好的预后。目前研究主要集中在改善血管内治疗的预后和持久性，新的栓塞剂和技术在成功治疗这些复杂病变方面表现出良好的前景。

参考文献

[1] Aminoff MJ, Barnard RO, Logue V. The pathophysiology of spinal vascular malformations. J Neurol Sci, 1974, 23(2):255–263.

[2] Di Chiro G, Doppman J, Ommaya AK. Selective arteriography of arteriovenous aneurysms of spinal cord. Radiology, 1967, 88(6):1065–1077.

[3] Borden JA, Wu JK, Shucart WA. A proposed classification for spinal and cranial dural arteriovenous fistulous malformations and implications for treatment. J Neurosurg, 1995, 82(2):166–179.

[4] Spetzler RF, Detwiler PW, Riina HA, et al. Modified classification of spinal cord vascular lesions. J Neurosurg, 2002, 96(2, Suppl):145–156.

[5] Wilson DA, Abla AA, Uschold TD, et al. Multimodality treatment of conus medullaris arteriovenous malformations: 2 decades of experience with combined endovascular and microsurgical treatments. Neurosurgery, 2012, 71(1):100–108.

[6] Koch C. Spinal dural arteriovenous fistula. Curr Opin Neurol, 2006, 19(1):69–75.

[7] Cho WS, Kim KJ, Kwon OK, et al. Clinical features and treatment outcomes of the spinal arteriovenous fistulas and malformation. J Neurosurg Spine, 2013, 19(2):207–216.

[8] Rosenblum B, Oldfield EHE, Doppman JLJ, et al. Spinal arteriovenous malformations: a comparison of dural arteriovenous fistulas and intradural AVM's in 81 patients. J Neurosurg, 1987, 67(6):795–802.

[9] Hamdan A, Padmanabhan R. Intramedullary hemorrhage from a thoracolumbar dural arteriovenous fistula. Spine J, 2015, 15(2):e9–e16.

[10] Kitazono M, Yamane K, Toyota A, et al. A case of dural arteriovenous fistula associated with subcortical and subdural hemorrhage No Shinkei Geka, 2010, 38(8):757–762.

[11] Aviv RI, Shad A, Tomlinson G, et al. Cervical dural arteriovenous fistulae manifesting as subarachnoid hemorrhage: report of two cases and literature review. AJNR Am J Neuroradiol, 2004, 25(5):854–858.

[12] Do HM, Jensen ME, Cloft HJ, et al. Dural arteriovenous fistula of the cervical spine presenting with subarachnoid hemorrhage. AJNR Am J Neuroradiol, 1999, 20(2):348–350.

[13] Fassett DR, Rammos SK, Patel P, et al. Intracranial subarachnoid hemorrhage resulting from cervical spine dural arteriovenous fistulas: literature review and case presentation. Neurosurg Focus, 2009, 26(1):E4.

[14] Morimoto T, Yoshida S, Basugi N. Dural arteriovenous malformation in the cervical spine presenting with subarachnoid hemorrhage: case report. Neurosurgery, 1992, 31(1):118–120, discussion 121.

[15] Mascalchi M, Mangiafico S, Marin E. Hematomyelia complicating a spinal dural arteriovenous fistula. Report of a case [in French]. J Neuroradiol, 1998, 25(2):140–143.

[16] Minami M, Hanakita J, Takahashi T, et al. Spinal dural arteriovenous fistula with hematomyelia caused by intraparenchymal varix of draining vein. Spine J, 2009, 9(4):e15–e19.

[17] Kinouchi H, Mizoi K, Takahashi A, et al. Dural arteriovenous shunts at the craniocervical junction. J Neurosurg, 1998, 89(5):755–761.

[18] Guly HR, Bouamra O, Lecky FE; Trauma Audit and Research Network. The incidence of neurogenic shock in patients with isolated spinal cord injury in the emergency department. Resuscitation, 2008, 76(1):57–62.

[19] Shaikh N, Raza A, Rahman A, et al. Prolonged bradycardia, asystole and outcome of high spinal cord injury patients. Panam J Trauma Crit Care Emerg Surg, 2014, 3(3):87–92.

[20] Ryken TC, Hurlbert RJ, Hadley MN, et al. The acute cardiopulmonary management of patients with cervical spinal cord injuries. Neurosurgery, 2013, 72(Suppl 2):84–92.

[21] Davison DL, Terek M, Chawla LS. Neurogenic pulmonary edema. Crit Care, 2012, 16(2):212.

[22] Mehesry TH, Shaikh N, Malmstrom MF, et al. Ruptured spinal arteriovenous malformation: presenting as stunned myocardium and neurogenic shock. Surg Neurol Int, 2015, 6(Suppl 16):S424–S427.

[23] Criscuolo GR, Oldfield EH, Doppman JL. Reversible acute and subacute myelopathy in patients with dural arteriovenous fistulas. Foix-Alajouanine syndrome reconsidered. J Neurosurg, 1989, 70(3):354–359.

[24] Ferrell AS, Tubbs RS, Acakpo-Satchivi L, et al. Legacy and current understanding of the often-misunderstood Foix-Alajouanine syndrome. Historical vignette. J Neurosurg, 2009, 111(5):902–906.

[25] Donghai W, Ning Y, Peng Z, et al. The diagnosis of spinal dural arteriovenous fistulas. Spine, 2013, 38(9):E546–E553.

[26] Amarouche M, Hart JL, Siddiqui A, et al. Time-resolved contrast-enhanced MR angiography of spinal vascular malformations. AJNR Am J Neuroradiol, 2015, 36(2):417–422.

[27] Takai K, Komori T, Taniguchi M. Microvascular anatomy of spinal dural arteriovenous fistulas: arteriovenous connections and their relationships with the dura mater. J Neurosurg Spine, 2015, 23(4):526–533.

[28] Su IC, terBrugge KG, Willinsky RA, et al. Factors determining the success of endovascular treatments among patients with spinal dural arteriovenous fistulas. Neuroradiology, 2013, 55(11):1389–1395.

[29] Agarwal V, Zomorodi A, Jabbour P, et al. Endovascular treatment of a spinal dural arteriovenous malformation (DAVF). Neurosurg Focus, 2014, 37(1, Suppl):1.

[30] Rangel-Castilla L, Russin JJ, Zaidi HA, et al. Contemporary management of spinal AVFs and AVMs: lessons learned from 110 cases. Neurosurg Focus, 2014, 37(3):E14.

[31] Ropper AE, Gross BA, Du R. Surgical treatment of Type I spinal dural arteriovenous fistulas. Neurosurg Focus, 2012, 32(5):E3.

[32] Velat GJ, Chang SW, Abla AA, et al. Microsurgical management of glomus spinal arteriovenous malformations: pial resection technique. J Neurosurg Spine, 2012, 16(6):523–531.

30 脊柱感染

Edward K. Nomoto, Eli M. Baron, Joshua E. Heller, Alexander R. Vaccaro

摘 要

即使是在神经影像学、抗生素和外科治疗策略得到长足发展的现代，脊柱感染的发病率和死亡率仍居高不下。传统上将感染源分为化脓性和非化脓性微生物。本章回顾了脊柱感染的分类、临床表现、诊断和治疗，对比了药物治疗和外科治疗，也对脊柱手术切口感染的治疗进行了回顾。

关键词：椎间盘炎，硬膜外脓肿，骨髓炎，Pott 病，脊柱切口感染

30.1 引 言

脊柱感染的发病率和死亡率较高，其后遗症包括疼痛、神经功能障碍和脊柱不稳定。即使采用手术清创、脊柱重建和抗生素治疗等现代治疗方法，一些脊柱感染的死亡率仍高达20%[1]。我们回顾了脊柱化脓性和非化脓性感染；同时回顾了术后切口感染，因为这可能是最常见的需要手术治疗的脊柱感染。本章讨论内容不包括那些以药物治疗为主的脊髓或其被膜的感染性疾病，如人体免疫缺陷病毒（HIV）相关的脊髓病和脑膜炎。

30.2 分 类

脊柱感染可分为化脓性和非化脓性[2]。化脓性脊柱感染是指由中性粒细胞反应所致的脓液引起的脊柱感染[3]。这些通常由细菌引起，但也可能由寄生虫或真菌引起。非化脓性感染导致肉芽肿性反应，通常由分枝杆菌、寄生虫或真菌引起[4]。

脊柱感染也可以根据其与脊柱、硬脑膜和脊髓的解剖位置进行分类。脊柱骨髓炎是指椎体或脊柱骨的感染[5]，也被称为感染性骨髓炎。椎间盘炎是指发生于椎间盘间隙的感染。椎间盘和邻近骨的联合感染称为脊柱炎。脓毒性小关节炎可单独发生，或合并邻近骨髓炎或硬膜外脓肿[6–11]。

硬膜外脓肿可单独出现，但常与椎间盘炎或脊柱炎合并出现。硬膜下感染虽然更为罕见，但仍可见于报道[12–13]。脊髓髓内脓肿也有报道[14–19]。

30.3 病原体

化脓性感染最常见的病原体是金黄色葡萄球菌（约占所有感染的 60%），其次是大肠杆菌（30%）。较少见的有沙门氏菌、克雷伯菌、假单胞菌和沙雷菌[4]。硬膜外脓肿最常由金黄色葡萄球菌引起（占 63%），大多数为甲氧西林敏感金黄色葡萄球菌（MSSA），但也可能发生耐甲氧西林金黄色葡萄球菌（MRSA）的病例。其他不太常见的致病菌还包括链球菌、假单胞菌、大肠杆菌和乳酸菌。也有可能出现上述微生物混合的菌群所致的感染以及口腔菌群感染，如口腔普雷沃菌和微小消化链球菌[20–24]。

脊柱非化脓性感染最常见的是结核分枝杆菌，其次是布鲁氏菌。真菌病原体可见于正常宿主和免疫缺陷宿主。正常宿主中可见的病原体包括芽孢菌、球孢子菌和荚膜组织胞浆菌，而曲霉菌、念珠菌、隐球菌和毛霉菌等机会性致病性真菌可见于免疫缺陷宿主[4,25]。假孢子菌等其他罕见的真菌引起脊柱骨髓炎的案例也有相关报道[26–27]。棘球蚴病、盘尾丝虫病、弓形虫病和弓蛔虫病都可引起非化脓性脊柱炎[4]。作为囊尾蚴病的病原体，猪带绦虫可引起硬膜外、蛛网膜下腔或髓内脊髓感染[28–34]。有报道称诺卡氏菌也可引起非化脓性脊柱炎和硬膜外脓肿[35–38]。

30.4 危险因素、流行病学和病理生理学

脊柱感染是由直接蔓延、接触传播或血行播散引起的。如 Batson 所述，通过静脉和动脉系统

传播的机制存在多种理论。Batson 静脉丛是一个无静脉瓣的静脉系统，允许血液回流和淤滞[5]。这与感染扩散到椎体和细菌性心内膜炎的远处播散有关。脊柱感染存在多种危险因素，包括高龄、营养不良、免疫低下、人体免疫缺陷病毒 / 后天免疫缺陷综合征（HIV 携带者 / 艾滋病）、长期应用类固醇、肾功能衰竭、肿瘤、败血症、脊柱手术史和异物存在，这些因素使患者易发生脊柱感染[39]。在近 30% 的血行性脊柱感染中可发现心内膜炎，因此当发现脊柱感染时必须首先排查心内膜炎。

化脓性脊髓硬膜外脓肿非常少见。近年来，这种具有潜在破坏性感染的发病率似乎有所增加。目前对美国化脓性脊髓硬膜外脓肿发病率的最佳估计是 2/10,000[20]，高于最初估计的（2~25）/10 万[22,40]。

脊髓硬膜外脓肿最常见于 30 岁以上的男性，大多数患者年龄为 60 余岁。硬膜外脓肿的男女比例为 2.5 : 1[24]。硬膜外感染在儿童中非常少见，尽管有罕见的病例报告[41]。脊髓硬膜外脓肿最常见的危险因素可能是静脉注射毒品（27%）[20]。其他的危险因素见表 30.1[42]。

非脊柱感染可通过血行播散（45%）或直接播散（55%）导致硬膜外脓肿[43]。蜂窝织炎可导致硬膜外隙的血行播散，而咽后脓肿通常在手术后（21% 的病例）可直接向后方扩展，导致骨髓炎和硬膜外脓肿。众所周知，糖尿病是发生感染的危险因素，可见于约 20% 的病例。导致免疫功能低下的疾病和治疗，如 HIV、恶性肿瘤和慢性类固醇的使用，也使患者易发生硬膜外脓肿[20]。血液透析和留置导管（通常导致感染）可使终末期肾病患者易于发生硬膜外脓肿，且病原体通常为耐甲氧西林金黄色葡萄球菌[44–46]。其他重要的危险因素包括预先存在或同时存在的非脊柱感染和脊柱创伤[20,24]。

硬膜外注射类固醇后导致脊柱硬膜外脓肿已被报道，但其发生率非常低，估计每 70~400,000 人中有 1 例。更常见的情况是，留置导管（如用于硬膜外麻醉的导管）感染后引起硬膜外脓肿[47]。近期研究表明，脊柱损伤也是硬膜外感染发生的危险因素。理论上，钝挫伤造成局部区域的免疫力降低，导致细菌经血行途径植入并引发感染[24]。

脊髓硬膜外脓肿最常发生于腰椎，其次是胸椎，通常局限于一或两个节段[24]。其通常与椎体

表 30.1　脊髓硬膜外脓肿的诱发条件

全身性情况	感染的潜在原因	椎体局部的诱发因素
酗酒	椎体骨髓炎 / 椎间盘炎	椎关节强直
肝硬化	肺 / 纵隔感染	既往脊柱手术史
慢性肾功能不全	败血症	硬膜外麻醉
克罗恩病	尿路感染	椎旁注射
SLE	脊柱旁脓肿	腰椎穿刺
肿瘤	咽炎	
免疫缺陷综合征	切口感染	
高龄	心内膜炎	
	上呼吸道感染	
	鼻窦炎	
	HIV 感染	
	软组织感染	
	静脉注射毒品	
	静脉置管	

骨髓炎和（或）椎间盘炎有关[3]。最常见的病原体是金黄色葡萄球菌，其次是结核分枝杆菌、大肠杆菌和表皮葡萄球菌[24]。

椎体骨髓炎占骨髓炎的2%~7%，在发达国家发病率仅次于股骨骨髓炎和胫骨骨髓炎，位居第三[48]。由于其相对罕见，且常表现为非特异性，因此常发生误诊。此外，由于颈部或背部疼痛为常见表现，且这些症状在一般人群中几乎普遍出现，因此诊断往往要推迟到症状出现数周至数月之后[49–51]。化脓性椎体骨髓炎的发病率呈上升趋势，这可能是由于老年人和免疫功能低下群体的人数增加，原因包括HIV和静脉注射毒品。此外，侵入性更强的诊断和治疗性医疗操作都可能与化脓性感染有关，特别是泌尿外科。同时，发生于皮肤、呼吸道或泌尿生殖道的感染也常被视为脊柱感染的来源。这些可能存在于大约40%的椎体骨髓炎患者[52]。其他常见的危险因素包括静脉注射毒品（见于约40%的患者）、糖尿病（见于10%~30%的患者）和并发疾病（见于20%~23%的患者）[52–54]。

化脓性骨髓炎和椎间盘炎的病理生理学尚不清楚，关于感染传播的确切途径存在争议。虽然局部椎间盘炎通常发生于儿童和年轻人，但累及椎骨的情况主要见于成年人[49]。由于儿童椎间盘血管丰富，髓核有大量的直接血液供应，因而可能是椎间盘血行播散的一个来源。然而，在成年人的脊柱中，血管系统局限于纤维环。因此，成年人最初的感染可能始于椎体干骺端，随后扩散至椎间隙[55]。感染也可以直接扩散到椎管，形成硬膜外脓肿。迁延的感染可导致骨折，引起脊柱不稳定。

金黄色葡萄球菌是椎体骨髓炎最常见的病原体，占全部感染的50%~65%。此外，金黄色葡萄球菌几乎是前抗生素时代所有骨髓炎的原因[39,48,56]。其他少见的病原体包括大肠杆菌和其他肠道细菌。

脊髓髓内脓肿明显比上述疾病更为少见。自1950年以来，平均每年有1例髓内脓肿见于文献报道。髓内脓肿的患者以男性为主，平均年龄为28.9岁，通常累及胸脊髓[57]。通常来说，脓肿继发于原发的感染灶。与髓内脓肿相关的更常见的原发感染灶包括肺炎、泌尿生殖道感染、皮肤感染、心内膜炎和脑膜炎。免疫缺陷状态也是一个危险因素[58–59]，相关的危险因素还包括皮样囊肿、表皮样囊肿、真皮窦道感染和脊柱闭合不全[57,60–62]。

典型的髓内脓肿起始于脊髓灰质，并延伸至白质。随后，感染向侧方扩展并分离纤维束[57]。病原体可通过多种途径进入脊髓，包括血行播散、脓栓、邻近感染的接触性传播或皮肤窦道播散。

脊柱结核又称Pott病，随着治疗方法的改进，该病在发达国家的发病率已显著下降。然而，自20世纪80年代以来，其发病率似乎有所增加，主要原因是它与HIV有关。大多数Pott病可能是血源性传播引起的，且均可见原始的肺部病灶[63]。脊柱结核占结核分枝杆菌感染的1%，占结核分枝杆菌引起的骨髓炎和关节感染的25%~60%[4,64]。下胸椎和腰椎受累最多，骶骨和颈椎受累较少[65]。

脊柱结核主要有三种播散形式：椎间盘周围、中央和前部。最常见的播散形式是椎间盘周围，它开始于单一的终板，并围绕椎间盘向外扩散。相邻的传播灶深至前纵韧带，但未累及椎间盘。中央型脊柱结核在椎体中部形成脓肿，可导致椎体塌陷，并最终导致脊柱畸形。前型脊柱结核开始于前椎体的播散，沿前纵韧带扩散，如果跨越多个节段，则会出现典型的扇贝状椎体改变[66]。

在所有涉及骨骼的布鲁氏菌感染病例中，有2%~30%者发生于脊柱[65]。布鲁氏菌病是一种人畜共患传染病，最常发生于农民、兽医、奶牛场工人和其他放牧家畜的人中[4]。传播的主要途径是摄入未经巴氏消毒的奶制品。然而，空气传播也可通过吸入病菌雾化颗粒[67]。脊柱受累在老年患者、误诊患者中更为常见，脊柱布鲁氏菌病患者与无脊柱炎的布鲁氏菌病患者相比，红细胞沉降率（ESR）升高[68]。虽然可表现为弥漫性病灶，但布鲁氏菌感染最常见的表现是孤立的单节段腰椎疾病[68]。颈部或胸部受累通常伴有更多的神经功能缺陷[69]。

真菌性脊柱感染在免疫缺陷的宿主中也更常见，通常由血液播散引起[50,70–71]。然而如上所述，某些地区的区域性真菌可能会影响具有免疫能力的宿主，但很少会导致脊柱感染。球孢子菌感染是美国西南部和中美洲以及南美洲干燥土壤的地方病，其发病率正在上升。每年有 10 万例新感染患者被确诊，其中 34% 存在症状。在有症状的个体中，5%~10% 者会发展成严重的肺部感染；在有严重感染的个体中，不足 1% 者会发展成慢性肺部疾病和（或）肺外播散，包括脊髓受累[72]。荚膜组织胞浆菌是密苏里州、俄亥俄州和密西西比河谷的地方性病原体，通常导致良性的自限性疾病。正常的宿主防御机制倾向于限制或阻止初始肺部病灶的弥散性传播。当弥漫性组织胞浆菌病发生时，很少引起髓内脓肿[73]。据报道，其他荚膜组织胞浆菌种很少引起脊柱病变[74-76]。皮炎芽孢菌是一种双向型真菌，主要分布在密西西比河与俄亥俄河流域特有的土壤中，也分布于五大湖轴位的中西部各州，感染的病例在中美洲、南美洲、非洲和中东地区均有报道。感染可能通过吸入分裂孢子而发生，也可能发生肺外播散，皮肤是最常见的受累部位[25]。10%~60% 的播散性疾病患者累及骨组织[77]。当感染发生在脊柱时，很可能引起下胸椎或腰椎的脊柱炎，最先累及椎体前部[25]。

典型的侵入免疫缺陷宿主的病原性真菌包括隐球菌、念珠菌、曲霉菌和毛霉菌，可见于全世界范围。隐球菌存在于土壤和鸽子粪便中，在 HIV 患者和器官移植受者中很常见。感染主要通过吸入途径，而传播通常经血行途径[25]。5%~10% 的隐球菌感染患者会累及脊柱，其中腰椎是最常累及的部位，其次是颈椎[78-79]。曲霉菌孢子通常存在于土壤、腐烂的植物和谷物中。与其他真菌一样，感染最常经血行播散发生，通常从肺部传播。曲霉性椎体骨髓炎与化脓性椎体骨髓炎相似，男性居多，通常累及腰椎，最常见的症状是背部疼痛。念珠菌属是胃肠道、皮肤和女性生殖道的正常菌群[25]，下胸椎或腰椎是最常见的受累部位[80]。

寄生虫感染也可发生于脊柱内。棘球绦虫可见于世界各地的食肉哺乳动物，它们生活在肠道内，卵随粪便排出；随后中间宿主（如家畜）吞食虫卵并在十二指肠孵化，这些胚胎通过无性繁殖形成多房囊肿。当人类摄入受污染的食物或直接接触粪便而接触虫卵时，就会发生感染。累及骨骼的棘球蚴病并不常见，但当其发生时，44% 的患者涉及脊柱[81]。脊柱感染最可能发生于椎静脉 – 门静脉的吻合处[82]。棘球蚴引起的脊柱感染可表现为原发性髓内囊肿、硬膜内髓外囊肿、硬膜外棘球蚴囊肿、脊柱棘球蚴病和椎旁受累的症状[83]。

脑囊虫病是全球最常见的影响中枢神经系统的寄生虫感染。而脊髓脑囊虫病即使在流行地区也较为罕见，其感染是由于摄入了猪肉绦虫的卵，即链状带绦虫。幼虫在摄入后从卵中释放出来，然后穿透肠黏膜并进入血液，中枢神经系统可能会受到影响。脊髓脑囊虫病可发生于蛛网膜下腔或脊髓实质内[84]；硬膜外和骨外也可累及，但极为罕见[33,85]。

30.5 诊　断

脊髓硬膜外脓肿最常见的症状是背痛，几乎在所有患者中都存在，其次是发热，大约 2/3 的时间会出现发热。颈椎硬膜外脓肿可表现为颈部疼痛、发热和不同程度的神经功能障碍。神经根病变也较常见。体温超过 38.3℃的发热，在大约 50% 的病程时间内可出现，且很容易诊断。神经系统功能障碍包括无力、感觉障碍和大小便失禁[86]。

化脓性脊柱炎的诊断常常因患者的非特异性症状和体征而延迟。此外，由于这些疾病相对罕见，诊断延迟数周到数月是很常见的[55]。最常见的症状是背部疼痛，可在 60%~95% 的患者中发生[87]，其他症状包括肌无力（33%~68%）、活动困难（55%）、感觉障碍（49%）、发热（43%）和括约肌障碍（25%）[51,87-88]。在检查中，患者可能存在活动受限、严重的椎旁肌肉痉挛和感染节段的压痛[49]。化脓性椎体骨髓炎在任何不明原因的胸腔积液患者中也应该被充分考虑，特别是在存在背痛的情况下[89]。

髓内脓肿患者最常见的症状是神经功能缺损，其次是疼痛和发热。急性髓内脓肿患者的临床表现类似于横贯性脊髓炎，而亚急性脓肿患者的临床表现类似于扩张的髓内肿瘤[57]。

1/2~2/3 硬膜外脓肿患者的血液培养结果呈阳性，当血液和脓液培养都是阳性时，它们几乎 100% 一致，因此对指导抗生素治疗非常有帮助[20]。有助于诊断的实验室检查包括全血细胞计数与分类、ESR 和 C 反应蛋白（CRP）。脊髓硬膜外脓肿常伴有白细胞增多，白细胞计数（WBC）中度升高，超过 15,000/mm^3，但 WBC 也可能为正常。硬膜外脓肿的 ESR 持续升高（95%）[90]。即使没有发热或白细胞增多，ESR 超过 30mm/h 也很常见[91]。颈部疼痛患者 ESR 升高超过 100mm/h，则提示硬膜外感染[92]。CRP 经常会升高，ESR 和 CRP 也可用于跟踪治疗反应。

实验室检查有助于化脓性骨髓炎的诊断和治疗，但只有约 55% 的患者出现白细胞升高。然而，有报道称炎症标志物 CRP 和 ESR 的升高分别具有 98% 和 100% 的敏感性[93]。ESR 升高（超过 95% 的患者＞ 20mm/h）和 CRP 升高在几乎所有病例中均可见[51,87–88]。然而，这些标志物在非感染的侵袭性手术后通常会上升。大多数情况下，ESR 在术后第 4d 和第 6d 达到高峰，一般在 14d 内恢复正常。CRP 水平一般在术后第 6d 恢复正常[48]。

血培养在骨髓炎的实验室检查中也很重要，50%~75% 的患者可能呈阳性[51,94]，因此应尝试分离这些病原体。有些病原体可能难以培养，而聚合酶链反应（PCR）等技术可获得更快速的诊断。虽然在检查和影像学的基础上可以怀疑骨髓炎，但实际的诊断应该使用明确的检查，如血液培养、PCR 或椎体活检[55]。无论是开放手术还是 CT 引导下活检，在约 80% 尚未开始使用抗生素的患者中可鉴别出病原体。然而，如果在活组织检查前开始使用抗生素，阳性率会下降到 48%[94]。虽然尿液检查可能有助于提示感染来源，但同时也应寻找其他来源，因为活检实际上可识别不同组织相关的感染[49,56]。

对于脊柱感染，MRI 造影是可供选择的影像学检查手段[95]。脊髓硬膜外脓肿的典型 MRI 特征是硬膜外不均一的强化信号，T1 加权像呈等 / 低信号，T2 加权像呈高信号[20]（图 30.1）。脊髓硬膜外脓肿的脓液在 T1 加权像上表现为典型的低信号，而肉芽组织在钆注射后具有典型的边缘强化[96]。非结核性细菌性脓肿常伴有脊柱炎，T1 加权像在椎间盘和邻近椎体可见低信号改变，在 T2 加权像表现为高信号。受累椎体通常有明显的强化。在肺结核患者中，硬膜外受累和脊柱炎在 MRI T1 加权像上表现为等信号或低信号，在 T2 加权像上表现为高信号。此外，较大的椎骨旁肿

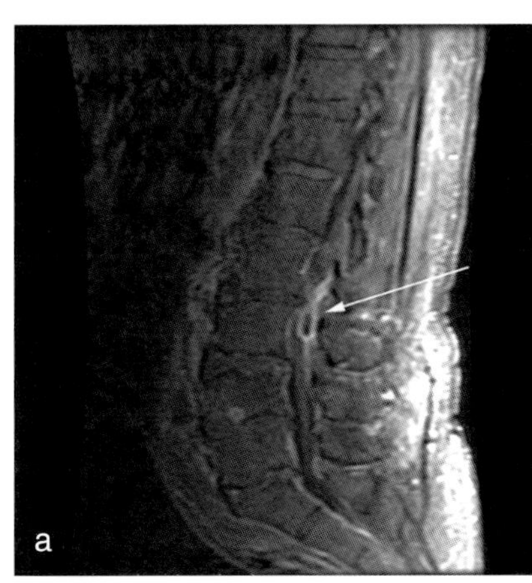

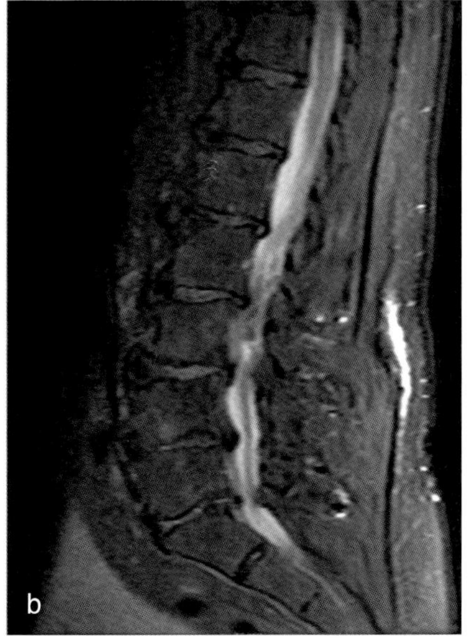

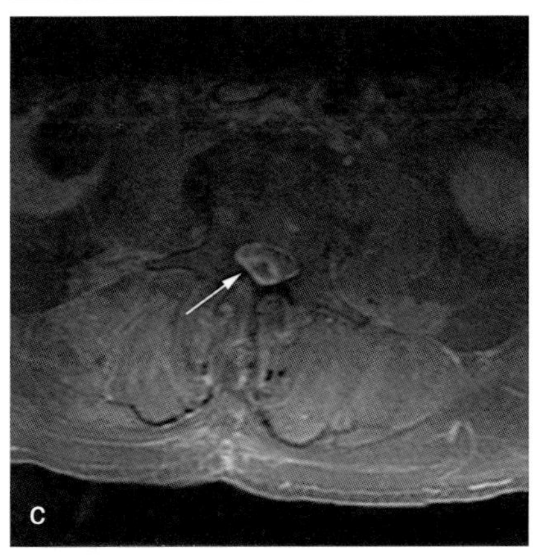

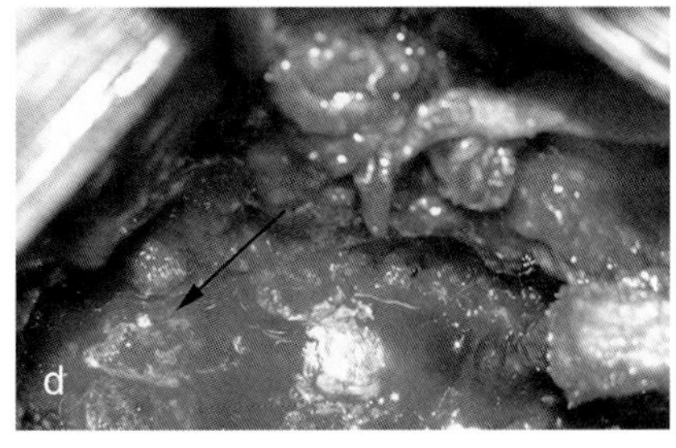

图 30.1 脊髓硬膜外脓肿。（a）造影后，T1 矢状位成像显示腰椎背侧硬膜外脓肿（箭头），可见边缘强化，中央呈低信号，提示肉芽组织。（b）在 T2 加权像上，病灶信号强于神经组织，但低于脑脊液信号。（c）造影后，轴位 T1 加权像显示明显的后部肿块，并引起硬膜囊压迫（箭头）。患者出现背部疼痛、发热、下肢无力、膀胱功能障碍，并接受 L_2~L_3 椎板切除术及脓肿清除。（d）在手术中，发现患者病变内脓液量少，但增厚的肉芽组织压迫硬脑膜（箭头）

块常可在 MRI 上见到类似的特征[97]。在无法完成 MRI 检查的患者中，CT 脊髓造影可以很好地显示病变，但也增加了相关风险，例如对于同时合并腰椎硬膜外脓肿的患者，会增加蛛网膜下腔播散感染的风险。MRI 造影和 CT 脊髓造影对硬膜外脓肿的检测具有相同的敏感性（91%~92%）[20]。

对于椎体骨髓炎，平片可在感染第 4 周时显示椎体或椎间盘的变化；这些症状通常在感染 8 周后才会出现[98-99]。骨髓炎的影像学表现包括椎间盘间隙狭窄、终板分离和软组织肿胀。到第 8~12 周时，可以观察到骨硬化（图 30.2）[99]。锝亚甲基二磷酸盐对放射性核素骨扫描更为敏感。然而，这些并非炎症性疾病所特有的，其在骨形成过程中也可能是阳性的[98-99]。镓 –67 或铟 –3 的骨扫描对炎症过程的特异性更高。镓和锝的组合可能比单纯扫描的敏感性和特异性更高[98]。然

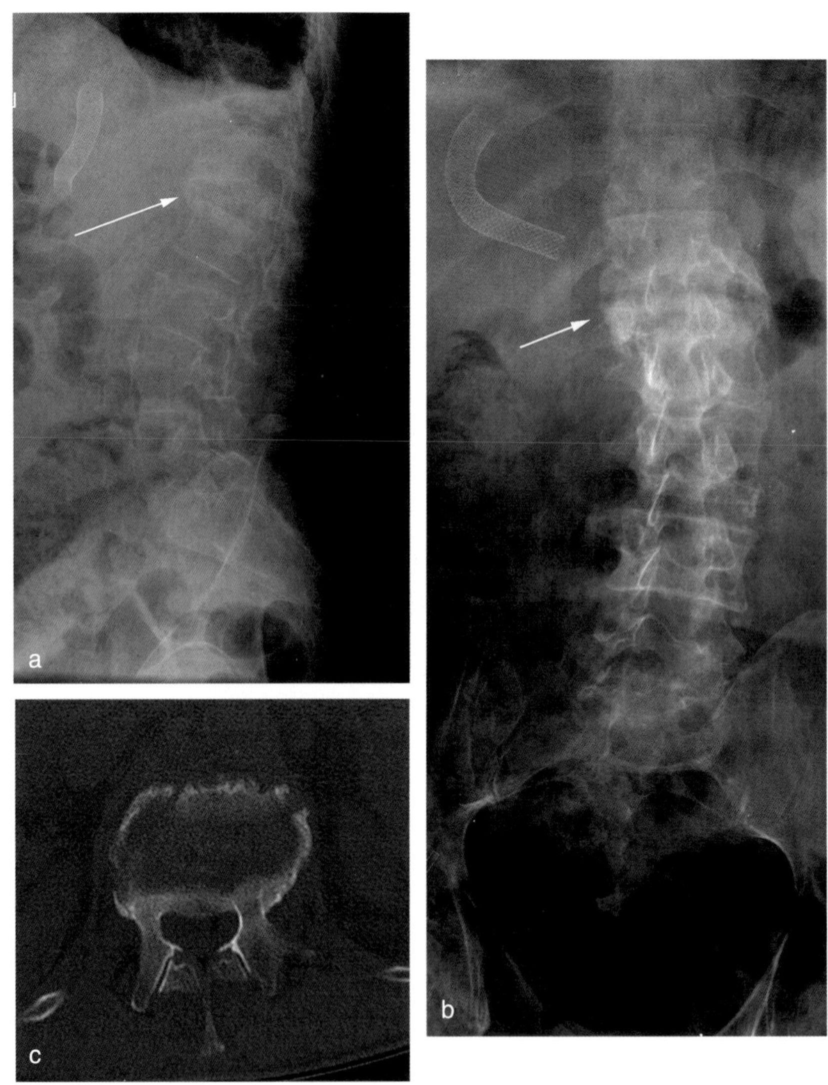

图 30.2　化脓性椎体骨髓炎。(a, b)腰椎侧位和正位 X 线片显示 L_1 椎体塌陷(箭头)。在塌陷的椎体附近可见骨硬化，在剩余的 L_1 椎体中也可见。同样值得注意的是，该 56 岁肝硬化男性患者出现严重的骨质减少。（c）轴位 CT 示病变的 L_1 椎体。受累的端面受到侵蚀。（d）CT 矢状面重建可清晰显示病变骨逆行进入椎管，还可以看到 T_{12} 下端钢板的骨硬化改变和疾病。（e）造影灌注后 T1 矢状位成像显示感染的 L_1 椎体反脉冲式增强；T_{12} 下段椎体强化，邻近的椎间盘间隙改变。（f）MRI T2 加权像显示受累骨 / 椎间盘信号增强。（g）T_{12}/L_1 小关节的 T2 轴位加权像显示右侧关节脓毒性关节炎（箭头），也可见受累关节的信号强度增加。患者可行 L_1 椎体切除术，置入自体髂骨组织植骨，并于 T_{12}~L_2 行钉 / 棒固定。如果没有任何明显的侵蚀或疾病证据，T_{12} 椎体的手术难度较大。术后影像学检查如（h，i，j）所示。随后，采用椎弓根钉 / 棒以及从 T_{10} 延伸至 L_4 的同种异体骨 / 自体骨移植进行延迟的脊柱后路融合术（l，m）

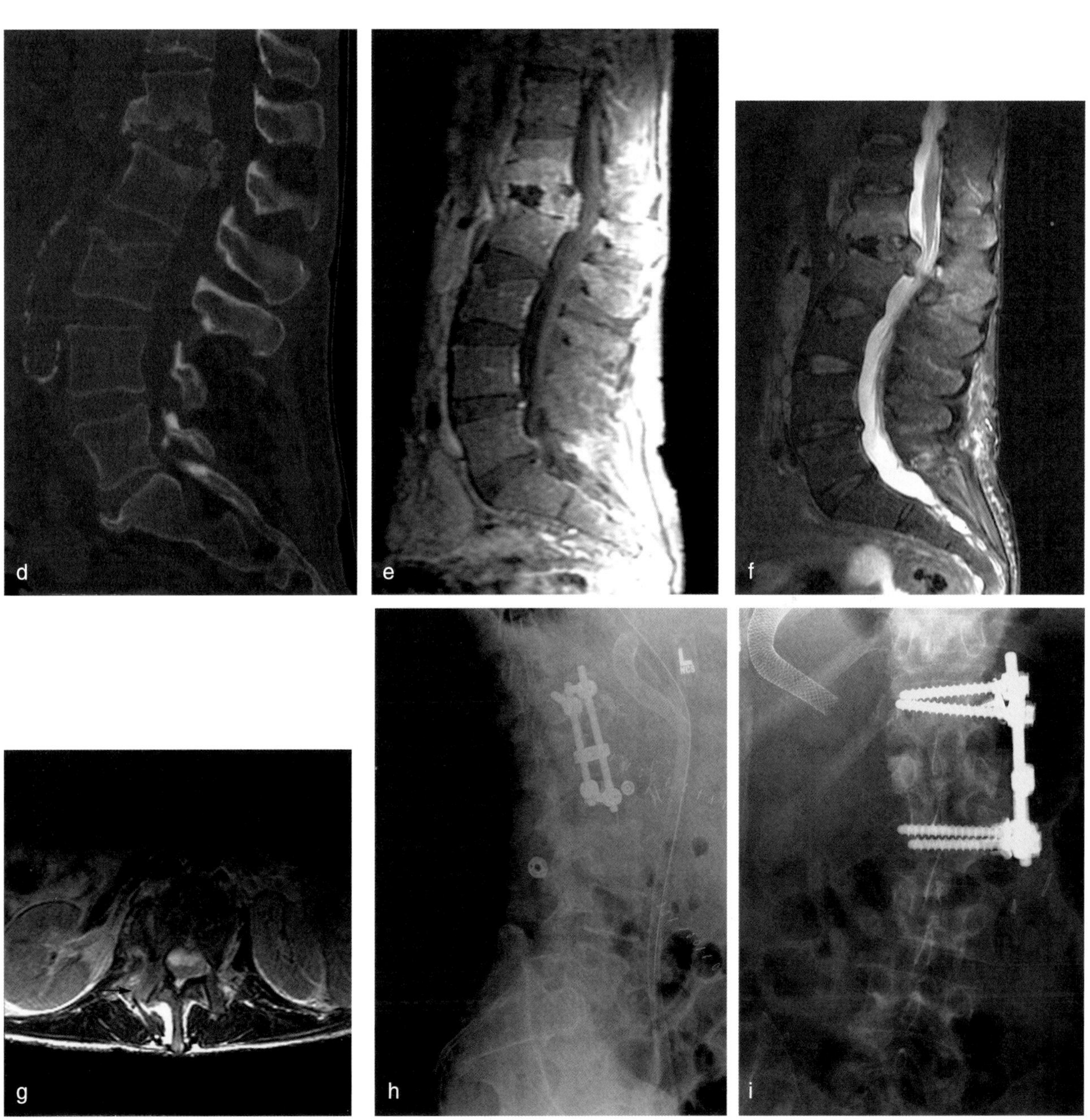

图 30.2（续）

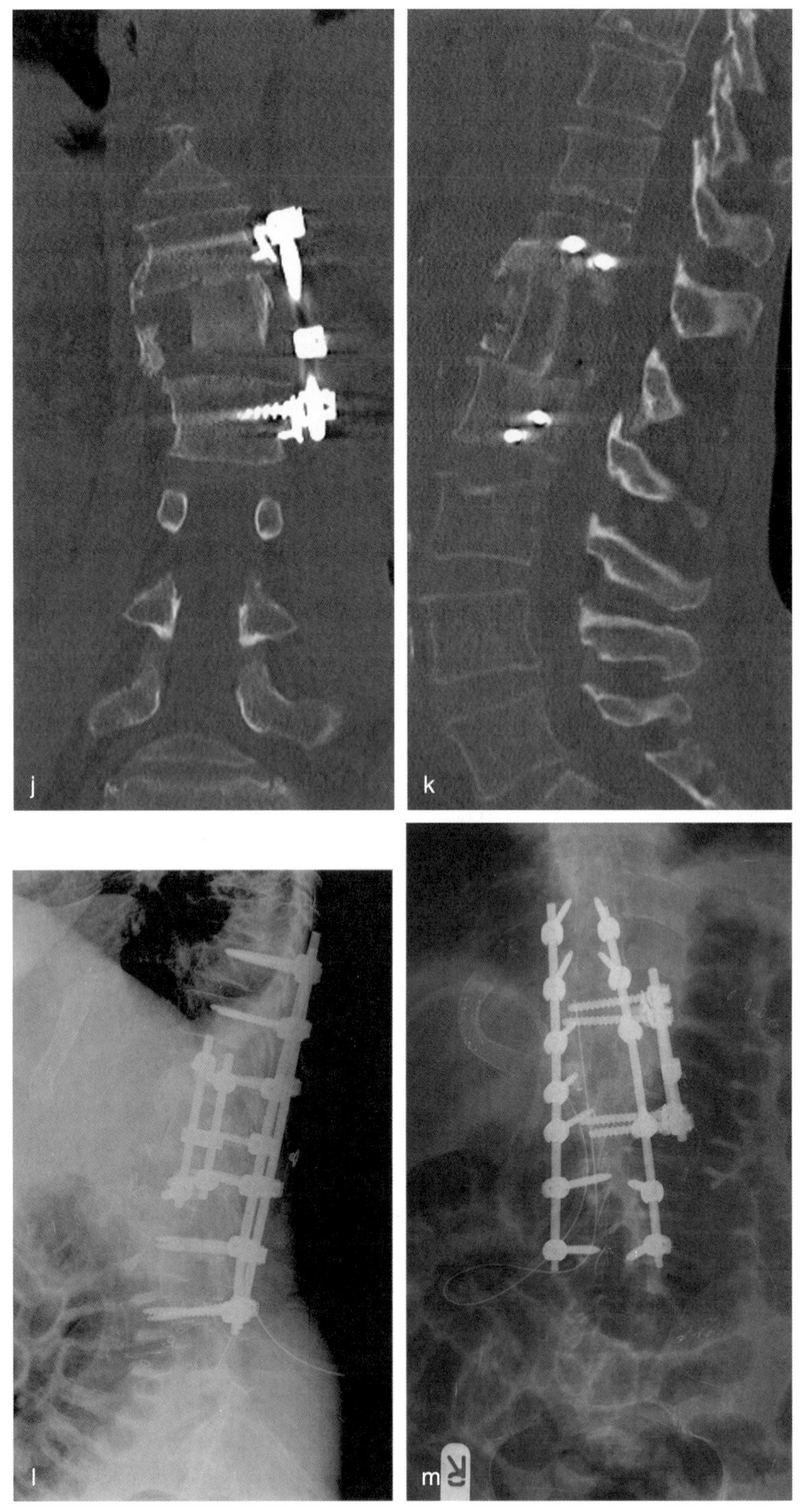

图 30.2（续）

而，由于平片缺乏整体的敏感性和特异性，目前包括 CT 扫描和 MRI 在内的检查方式已被用作主要的影像学检查手段[54,98–99]。MRI 被认为是首选的影像学检查方法，其敏感性大于 80%，特异性为 53%~94%[54,98]。MRI 检查尤为重要，因为它在 T1 加权像上显示信号减弱，T2 加权像上显示信号增强[98]。钆造影剂的使用可使感染灶在 T1 加权像上被强化[54,98,100]。如后文所述，术后 MRI 的改变可能难以准确评估，特别是在疑似椎体骨髓炎的情况下。MRI 的改变可能是正常的，也可能提示感染，特别是当有证据表明髓核和毗邻的椎骨髓发生改变或未行手术切除椎间盘时，椎间盘间隙的一致性发生了改变[55]。

CT 可用于评估骨破坏和骨质改变的数量，且 CT 影像的变化比平片更早出现。但与 MRI 相比，CT 的软组织显像较差。然而，椎骨旁脓肿可以被很好地显示，故 CT 可用于评估骨的受累程度，从而制订手术计划。

对于脊髓髓内脓肿，平片可显示相关的椎体骨髓炎。虽然脊髓造影可能显示脊髓阻滞或增宽，但 MRI 已成为髓内脓肿的首选成像方式。病变的典型表现为 MRI T1 加权像呈低信号，T2 加权像呈高信号。早期 T1 像显示边缘强化区域界限不清，而后续成像可能显示中央低密度脊髓病变清晰强化[57,101]。

与化脓性骨髓炎相比，结核相关的脊柱感染往往更不活跃，起病更缓慢。最常见的表现是背痛，通常发生于胸段。其他相关症状包括发热、不适、盗汗和体重下降。若病变累及颈部，可出现吞咽困难、声音嘶哑或颈部淋巴结病[4]。由于进展缓慢、病情隐匿且表现为非特异性，同时与之相关的背痛较轻，因此诊断可能会出现相当大的延误。未经治疗的慢性感染可表现为后凸畸形、皮肤窦道和神经功能缺损（10%~61%）[102–103]。神经功能缺损可由感染物质或进行性后凸畸形直接压迫而发生。经检查，脊柱结核患者可有脊柱压痛伴疼痛部位痉挛，脊柱活动测试可能会引起剧烈疼痛。病情发展到晚期，患者可能出现胸腰椎 Pott 脊柱后凸，受累椎体塌陷导致锐角畸形，随后棘突在该水平明显突出。有些患者在检查时可能表现出腰肌试验阳性，这是因为腰肌前有脓肿。腰肌试验阳性的患者在平躺时臀部屈曲；而当其臀部伸展时会出现剧烈疼痛[104]。

影像学检查通常比实验室检查更早支持诊断，而平片可显示椎体塌陷。偶尔在受累的椎体或椎体后方部位可看到溶骨性病变[63]。X 线平片也可显示骨质疏松、脊柱畸形和脊柱侧弯[4]。然而，最常见的情况是平片无明显异常[63]。CT 检查通常可显示椎体终板破坏、椎旁脓肿（可能有钙化）和硬膜外图像。受累椎体的皮质常不清晰，这与化脓性椎体骨髓炎不同，后者的皮质边缘往往被完整保留。若椎旁肿块边缘强化并伴有钙化，则高度提示脊柱结核[4]。MRI 被认为是脊柱结核的首选影像学检查（图 30.3）。T1 加权像可显示椎体内均一的低信号，并伴有相邻的韧带下扩散，T2 加权像显示增强的信号。MRI 可发现椎间盘间隙虽有所保留，但同时累及两侧的椎体；而对于恶性肿瘤，这种情况并不常见[104]。此外，还可以看到呈双叶形态的硬膜外肿块。MRI 在显示感染、椎旁肿块及瘘管形成时也非常有用[4]，此外还可显示硬膜内和（或）髓内结核球[63]。静脉钆造影常被用于辅助诊断感染过程，并显示其周围强化。

脊柱结核应通过活检确诊，因为该治疗方案与其他类似的表现过程（如化脓性疾病或肿瘤）完全不同。抗酸芽孢杆菌在染色剂上可能见到，也可能见不到，而在传统的罗氏培养基上需要 6~8 周才能生长。然而，使用米氏培养基能够改善这一情况，可将诊断缩短至 2 周内。PCR 检测可用于诊断，可在 6h 内完成，敏感性为 75%，特异性大于 99%[105–106]。然而，PCR 检测只被批准用于治疗肺结核。其他支持证据可能来自胸片、纯化蛋白衍生物和痰 / 尿培养[104]。这些测试可以支持诊断，但与受累脊髓的活检和培养相比，并不是决定性的。虽然 ESR 可能升高且可能对后续治疗有用，但其变化通常在正常范围内[4,63]。

脊髓布鲁氏菌病通常表现为非特异性症状，其诊断较为困难，且常与误诊有关。在该疾病流行地区，接触牲畜和其他动物的患者若出现背痛、发热和不适，应怀疑术后脊髓布鲁氏菌病。影像学上，该疾病的早期症状包括受影响的椎体骨质疏松，随之是上终板前部的侵蚀。本病可表现为局灶性或弥漫性，局灶性疾病局限于椎体前部和

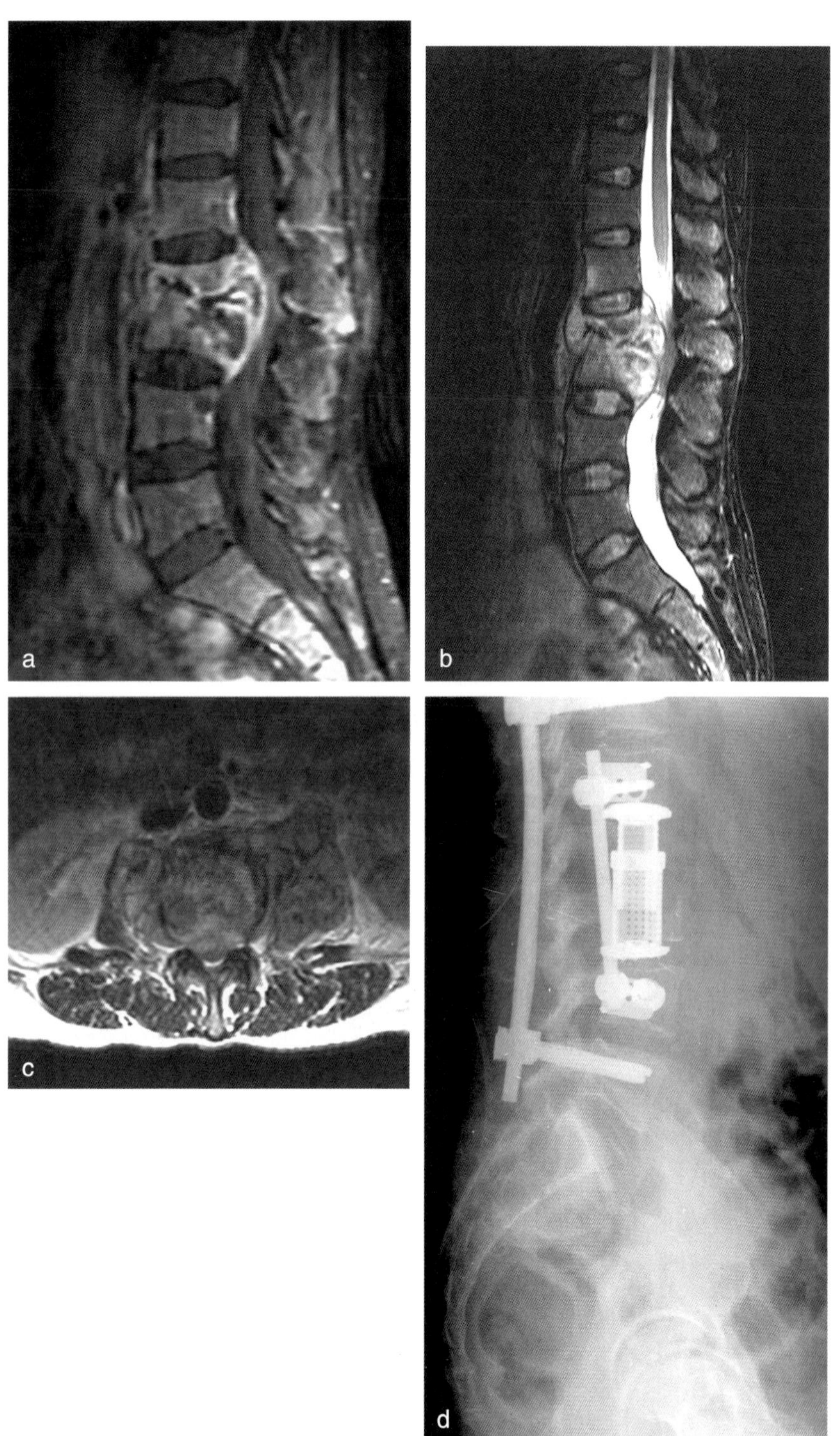

图 30.3 Pott 病。（a）造影后，MRI T1 矢状位加权像显示脊柱结核边缘明显强化。可见病变的 L_2~L_3 椎体破坏，而 L_2~L_3 椎间盘间隙相对保留。（b）矢状位 T2 加权像显示结核性脓肿沿前纵韧带向前上延伸。（c）轴位 T2 加权像显示脓肿累及双侧椎旁肌肉组织。（d）术后行侧位片，L_2~L_3 椎体切除术后植入可膨胀融合器 / 同种异体骨 / 钉 / 棒，然后行脊柱后融合术 / 同种异体骨 / 自体骨移植。注意腰椎前凸的重建

上椎板，而弥漫性病变可累及整个脊柱节段，延伸至脊柱后部及邻近的椎旁和硬膜外间隙，通常没有坏死或中央干酪样坏死。骨头在破坏后很快便开始愈合，前部骨赘可能会形成，即鹦鹉喙。CT 上可以看到椎间盘和上终板之间有空气。椎骨旁肌肉肿块发生率为 12%，而结核的发生率为 50%。硬膜外受累是常见的，MRI 可在造影后的 T1 成像中显示受累的椎间盘间隙轻度增强。在疾病晚期，患病椎体可能发生完全性僵直，可能会被误认为先天性异常。椎体塌陷、脊柱畸形和脊柱侧弯很少见，可提示脊柱结核；而脊髓布鲁氏菌病的感染椎体通常可保持正常形态 [4]。脊髓布鲁氏菌病的诊断可通过血清学研究得到证实。这些抗体包括 1:16 的布鲁氏菌抗体（灵敏

度为 68%~91%）和孟加拉玫红试验（灵敏度为 92.9%）[68,107]。脑脊液血清学可用于证实神经布鲁氏菌病[69]，ESR 和 CRP 可能轻度升高。由于实验室检查的特殊性，很少需要活检确诊（5% 的患者）[108]，但活检可作出明确诊断[65]。

脊柱真菌病的症状也是非特异性的。背痛、发热、不适和盗汗是常见的症状，一些患者还表现为神经功能缺陷，检查时可出现局部压痛。脊柱真菌病的影像学表现可能与结核相似，椎间盘间隙相对保留，椎体前部受累，椎骨旁可见大脓肿。一些模式是常见的特定真菌感染。在芽孢菌中常见的是脊柱畸形或椎体塌陷。椎体内隐球菌性脊髓感染可出现溶解性病变[25]。脊髓隐球菌感染可表现为椎管内肉芽肿性肿块（浸润性硬膜外病变、硬膜内髓外肉芽肿），导致脊髓受压。念珠菌感染可累及椎体或椎旁，可见类似肉芽肿的大脓肿或肿块，但未累及椎间盘[4]。这些可能类似于球孢子菌病或结核的囊状结构，均有围绕在脓肿周围的不连续边缘。CT 和 MRI 均有助于诊断。CT 可显示残留的小岛样骨组织和骨侵蚀，这可能是一个有用的特征，可帮助区分这些病变与肿瘤疾病。真菌性脊髓受累需要通过活检和组织病理学检查来诊断。此外，有许多使用免疫分析和 PCR 技术来鉴定特定真菌的商业上可用的试剂盒。虽然炎症标志物和白细胞计数可能升高，但这些有助于非特异性感染的诊断[25]。

脊柱棘球蚴病最常见的表现为慢性进行性轻瘫，其他常见症状包括背痛、神经根病变、感觉障碍、括约肌紊乱甚至截瘫。典型的 MRI 影像提示棘球蚴累及脊柱。T1 加权像常表现为多腔的囊性结构，毗邻或累及椎管。CT 扫描可显示细微的溶骨性改变，但无法像 MRI 那样显示囊肿与硬脑膜的关系。手术标本可用于证实诊断[81]。

脊髓脑囊虫病最常见的表现为继发于脊髓或马尾受压的进行性偏瘫。如果有这些症状的患者曾在脑囊虫病流行地区生活或旅行，则应该考虑鉴别脑囊虫病。然而，髓外病变可能长得很大，但患者表现出症状的时间很晚，而髓内病变的症状往往出现较早，但病变体积较小。MRI 是研究这些病变的首选影像学检查。T1 加权像有助于显示囊肿壁，而 T2 加权像则显示囊肿本身的内容物，可能还有囊周水肿。有时在 MRI 上可观察到壁结节，虽然 CT 扫描可以显示虫体死亡变性后的钙化，但 CT 在诊断脊髓脑囊虫病方面的作用小于 MRI。脊髓造影术可发现蛛网膜下腔的微小病变；然而，由于 MRI 的出现以及与囊尾蚴相关的蛛网膜瘢痕形成的可能性，限制了造影剂的流动，因此 CT 的作用受到限制。脑脊液血清酶联免疫测定对确诊具有高度敏感性和特异性[84]。

30.6 治　疗

30.6.1 化脓性硬膜外脓肿

脊柱硬膜外治疗的目的包括保存正常的神经功能，改善或稳定现有的或进展性的神经功能损害[20,109]。治疗选择通常包括减压和脓肿清除，可联合或不联合脊柱重建，并给予一个疗程的抗生素治疗，也可以单纯使用抗生素治疗。此外，在存在骨破坏或不稳定的情况下，可以考虑同时或延期行手术稳定。急诊手术仍然是治疗的选择，然而，一些接受保守治疗[12,21,110–111]及经皮导管引流[112–113]的患者也都取得了较好的效果。

对于脓肿主要位于鞘囊或脊髓背侧的感染，手术通常包括椎板切除术和脓肿清除。如果是急性感染（< 12~16d），通常可见到脓液。更多的慢性病变通常可见更多的肉芽组织紧密地附着在硬脑膜上。当尝试清除肉芽组织时，必须谨慎；在硬膜外感染时，如果硬膜撕裂，可能有较高的概率发生脑膜炎。在病变涉及多个脊柱节段的情况下，一些学者主张在使用冲洗装置时应从椎板下通过，以免造成过多的骨损伤。同样，如果病变是急性的，如急性化脓或涉及多个节段，明智地选择椎板切除术并通过导管引流和冲洗，可能取得较好的疗效[112]。只有在硬脑膜和椎板之间有足够的空间并可以安全放置导管的情况下，才可以尝试这些技术。对于许多患者来说，传统的椎板切除术在技术上可能更容易，安全性也更高。无论采用何种手术方式，术后应进行大量的冲洗和引流。当感染形成的脓肿主要位于脊髓或硬膜囊前方时，通常采用前入路治疗。后文将讨论骨移植和内固定在这种情况下的应用。

随着神经放射影像技术的进步和医疗保健的普及，脓肿可能在疾病早期被明确诊断。在这些情况下，有些学者主张对已明确病原体但无神经功能损害的患者采取保守治疗 [110,114]。但必须认识到，这种治疗方案经常失败。大约一半的患者最初仅使用抗生素进行非手术治疗，最终会出现神经功能障碍，需要手术减压。虽然保守治疗失败后行延期手术是一种选择，但其结果通常不如早期手术 [20]。Harrington 等详细回顾了脊髓硬膜外脓肿的外科和内科治疗 [115]。其结论是，对于以下适应证，应行手术治疗而非药物治疗：持续发热或炎症标记物升高，无法确定病原体，持续的剧烈疼痛，受累脊柱被破坏或不稳定，脓肿导致患者神经功能恶化，MRI 上硬膜囊受压超过 50%，无法通过系列 MRI 对患者进行检查，当需要急诊脊柱手术时缺乏设备，超过 6 周以上的静脉抗生素治疗失败以及免疫功能障碍的患者。

30.6.2 化脓性椎体骨髓炎

一般而言，椎体骨髓炎的治疗包括脊柱固定、早期步行和静脉注射抗生素等药物治疗。超过 75% 的患者症状会缓解，且经常出现自发性融合。60 岁以下的患者如果免疫正常且 ESR 下降，则其对非手术治疗的反应良好 [48,87,116]。如果患者药物治疗失败，手术干预可能是必要的。手术治疗包括脓肿清除和可能的脊柱重建。

应用抗生素治疗能够改善椎体骨髓炎的结果。对于临床症状稳定的患者，4~6 周的高剂量静脉抗生素治疗后口服抗生素是足够的。如果 ESR 下降到治疗前水平的一半，则可缩短患者抗生素治疗的疗程 [55]。然而，脓肿患者可能需要更长的疗程。

对于葡萄球菌感染，通常推荐使用高剂量青霉素。当然，需排除耐甲氧西林金黄色葡萄球菌（MRSA）感染的可能，后者应使用万古霉素治疗。对青霉素过敏的患者可以用第一代或第二代头孢菌素治疗。对于假单胞菌感染，一般推荐两种抗感染药物，包括第三代头孢菌素和氨基糖苷类药物 [117–118]。在 111 例接受治疗的患者中，有 72 例最初仅使用抗生素治疗，其中 1/3 的患者保守治疗失败，最终预后与患者的免疫状况和年龄有关 [87]。

手术的适应证包括：已发生或进行性神经功能障碍，存在药物治疗无效的脓肿，感染灶引发败血症，外固定无效的持续性疼痛，进展性脊柱畸形，严重的脊柱不稳定，未能明确病原体，以及非手术治疗失败 [48]。手术的三个原则是：清除所有坏死和感染组织，为感染区域提供充足的血液供应，以及立即重建脊柱稳定性 [55]。

前路手术最常用于椎体和（或）椎间盘感染。可经前入路行清创减压。清创后可能导致脊柱不稳定，因此，需要通过支架 / 钛笼联合或不联合钢板行前路重建 [119]。钛笼已被证明可以取得良好的固定效果，而不会增加远期感染的风险 [120–121]。后路固定也可用于增加稳定性 [122]。在椎体骨髓炎的情况下，很少单独行后路减压术。只有当孤立的硬膜外脓肿累及椎体时，才需要进行椎板切除术（图 30.1）。否则，单独使用椎板切除术可能导致较差的临床结果，包括进展性畸形、疼痛加重、不稳定性恶化以及可能加重的神经功能损害。Eismont 等回顾了 61 例椎体骨髓炎患者，其中 7 例患者仅接受椎板切除术，结果是 3 例患者神经功能恶化，4 例患者保持不变 [123]。前柱通常受累，而后柱一般较少受累；因此，采用后路减压术切除后柱往往不能解决主要的病理问题，且可能破坏后路结构的稳定性 [48,123]。

出于上述考虑，一些学者主张对所有脓肿行后路清创术，然后延期行后路固定和骨移植 [124]。手术可以采用严格的后路入路，也可以采用外侧入路 / 肋骨横突切除。然而，由于难以置入合适的前部结构移植物，采用外侧入路或肋骨横突切除术在技术上具有挑战性。其他外科医生主张在早期清创术中先放置后路内固定，但不应涉及后路软组织、硬膜外间隙或骨性结构。Rath 等回顾了 43 例手术治疗的椎体骨髓炎患者，其中 18 例患者首次后路清创，同时进行自体骨移植和内固定，其中 94% 的患者成功融合 [88]。此外，也可以采用前路减压术，联合或不联合自体骨移植。一般来说，前路减压不需要植骨，因为在这些患者中植骨几乎无法获益 [125]。Cahill 等 [126] 研究了 10 例接受前路清创和融合术的患者，这些患者没有使用固定或支架。尽管患者情况良好，但研究者认为，使用固定设备可能减少了长期外部固定的需要。同样，Lifeso[127] 报道了 11 例接受前路清创和融合术的骨髓炎患者，均取得了良好的治疗效果。

与同种异体骨移植相比，自体骨移植的优势包括减少排斥反应的风险、改善和加快骨愈合。在未污染的后部行后路内固定，可以进一步优化治疗，减少移植物移位和塌陷的发生率，同时给予足够的支持以利于患者早期活动，从而改善远期功能预后 [48,124,126,128]。因此，前路清创和骨移植后的后路稳定可以降低患者长时间卧床相关的并发症发病率，这实际上可能会提高患者的满意度和神经功能预后 [48,129–130]。Krodel 等 [131] 研究表明，此种治疗方法在 41 例患者中取得了良好的结果。

对于活动性化脓性椎体骨髓炎患者，是否应该在手术区域应用前路内固定尚存争议。一些学者主张避免使用此种方法，以减少固定物污染和同部位发生二次感染的风险 [132]。然而，另一些学者则认为，在颈椎清创术和植骨移植术后立即行颈椎前路钉板固定，可即刻稳定颈椎，防止移植物排斥反应，且可能避免再次手术 [3,133]。Lee 等报告了 29 例不同组别的颈椎、胸椎或腰椎骨髓炎患者，这些患者在术中放置了钛笼或异体植骨联合钢板固定，均取得了良好的治疗效果 [2]。同样，Ogden 和 Kaiser 在其 16 例患者系列及文献综述中得出结论，早期清创和植入固定物是安全的，没有显著的再感染风险 [134]。部分骨髓炎患者因清创和重建期间应用血管组织移植而获益 [135]。血管组织移植为移植物提供了直接、持续的血液供应，可以防止移植物衰竭，并潜在地提高移植物融合的成功率 [136–137]。血供可能以网膜移植的形式，或在一些特定患者中以大网膜包裹移植骨的形式实现。此外，腹外斜肌可为 T_8 到骶骨的髂嵴移植物提供坚实的血供来源。一个相对不太丰富的来源是由旋髂深动脉供血的腹内斜肌。肋骨和腓骨是血管组织移植的另一种选择。然而，血管组织移植并非没有并发症，其并发症包括股神经麻痹、移植部位血肿和疝形成 [48]。

一些学者提倡使用抗生素珠作为向周围软组织和骨骼局部输送抗生素的一种方法。但不幸的是，持续的珠子污染、持续的感染和可能的白细胞功能损害，都与此方法所使用的甲基丙烯酸甲酯有关 [133,138]。另一些学者则提倡经皮穿刺引流来治疗椎体骨髓炎。Jeanneret 和 Magerl[129] 报道了 23 例骨髓炎患者的治疗，患者接受单纯经皮固定或联合二期前路清创术，所有患者均接受后路脊柱外固定。15 例患者中有 12 例应用此方法并获得成功。

综上所述，椎体骨髓炎在大多数情况下可以经抗生素、固定和早期卧床休息而被治愈。然而，部分患者需要进一步的外科治疗。对于大多数需要手术的患者，可选择前路清创术和植骨联合后路稳定（图 30.2）。有些患者在治疗原发性感染的过程中可采用前路内固定。在植入后路固定和进行后路减压 / 清创术时，是否需要二期手术仍存在争议。然而，如果后部结构没有严重感染，许多学者主张在初次术中放置内固定。

30.6.3 椎间盘炎

与椎体骨髓炎相似，抗生素治疗是主要的治疗方法。如果不能确定病原体，则应给予广谱抗生素。抗生素治疗的时间长短对预防复发至关重要。少于 8 周的抗生素治疗复发率大于 10%，而超过 12 周的抗生素治疗复发率小于 5%[122,139]。对于无硬膜外脓肿的患者，手术治疗椎间盘炎是很少见的，手术适应证包括药物治疗失败、感染进展以及发生骨髓炎。

30.6.4 髓内脓肿

脊髓髓内脓肿是外科急症，一旦确诊，应行椎板减压切除联合脊髓切开和脓肿引流术。应根据术中培养的药敏试验选择抗生素治疗 [57]。据 Bartels 等报道，接受手术的脊髓髓内脓肿患者的死亡率为 13.6%[140]。术后应用类固醇药物可能是没有获益的。早期诊断和早期手术联合抗生素治疗，即使患者术前已经存在神经功能缺损，大多数也能获得良好的预后。

30.6.5 脊柱结核

多药联合治疗仍然是大多数脊柱结核的主要治疗方法，适合单药治疗者包括早期患者以及无畸形或神经功能障碍的患者。一线药物包括异烟肼、利福平、乙胺丁醇和吡嗪酰胺。此外，维生

素 B_6 可与异烟肼同时使用，以降低周围神经病变的风险。二线治疗药物包括环丝氨酸、喹诺酮类和阿米卡星[104]。然而，抗生素耐药性是一个新出现的问题，多达 25% 的患者患有多重耐药（MDR）结核[127,141]。这是抗生素治疗持续时间不足或在治疗开始时使用不当造成的。MDR 结核的管理原则已被提出，包括病原培养和药敏试验，在失败的患者中不应使用单一药物，而应包括四种未使用过的药物，且应注射氨基糖苷类药物至少 2 个月。推荐的药物治疗时间应不少于 24 个月[142]。

虽然药物治疗仍然是治疗脊柱结核的一线治疗方法，但对于神经功能损害、药物治疗失败以及不稳定或畸形的患者，手术可能是必要的。有明显神经功能损害的患者在接受手术治疗后神经功能有所改善[127,143–144]。神经功能损害的患者行外科干预的目的是通过去除压迫神经结构的化脓性物质和游离的骨片来实现减压。非压迫性的骨碎片不需要移除，它们会在药物治疗后重新复原。当出现不稳定或畸形时，手术的目的不仅是消除感染，同时可矫正或预防畸形[144–145]。如果脊柱有畸形的危险，那么早期手术干预可能是必要的[146]。一般来说，大多数 Pott 病应该首先进行前路清创术 / 椎体切除术和骨移植，包括自体骨移植、同种异体骨移植或钛笼[143,145–146]。前路棒 / 板内固定已成功地应用于许多患者，但其使用仍存在争议。还有一些学者提倡使用钛笼固定（图 30.3）[147]。如果在结核形成瘢痕和纤维化之前就进行手术治疗，手术难度较低，且治疗效果也会更好；而瘢痕和纤维化可能导致大血管和其他器官的粘连，会使手术更加危险和困难。在急性期接受手术的患者似乎比在慢性期且出现畸形的患者反应更好、更彻底[104]。在前路减压和融合术后，许多学者主张行延迟后路辅助固定术，这可以促进患者的早期活动。延迟 1~2 周有利于抗生素治疗，并可优化患者的临床和营养指标[147]。

当孤立的硬膜外肿块压迫硬膜囊时，可以单纯行后路脊髓减压。由于可能导致畸形和神经功能损害，因此单纯椎板切除术通常是禁忌的。近年来，单纯后入路得到了广泛应用，包括植入钛笼的脊柱切除和后路固定[146,148]。前后联合入路和后入路对神经功能缺损或神经功能恢复无显著差异。然而，与单纯后入路相比，联合入路能够显著改善脊柱后凸。单纯后入路患者在手术时间、预计出血量和住院时间上有显著减少。只要能够达到减压、清除感染性物质、脊柱重建和稳定的手术目标，任何一种手术方法都是可以接受的[148]。对于无法耐受开胸手术的患者，提倡采用微创手术治疗。应用胸腔镜治疗肺结核是近年才开始的[149–150]。另一种方法是经椎弓根入路，然后进行支撑固定[151]。

30.6.6 脊柱布鲁氏菌病

有许多仅用抗生素成功治疗脊柱布鲁氏菌病的报道[69,152]。这些药物包括多西环素联合利福平，或多西环素联合链霉素[69]。大约 10.7% 的患者需要手术治疗，手术方式包括脓肿引流到脊柱重建[153]。在畸形、脊髓压迫或疾病进展的患者中，可采取与治疗结核病相似的手术方法。布鲁氏菌引起的髓内脓肿应采用椎板切除术、骨髓切开引流术和抗生素治疗[154]。

30.6.7 真菌性脊柱感染的治疗

真菌性脊柱感染的治疗包括适当的抗真菌药物和可能的手术干预。非手术治疗还包括固定、早期活动、纠正导致真菌感染的因素（如营养支持和解决潜在的免疫缺陷状态）。两性霉素 B 常作为治疗脊柱真菌感染的首选药物，尽管其脂质体制剂毒性较小，但仍因具有肾毒性而广为人知。包括伊曲康唑、氟康唑和酮康唑在内的唑类药物可作为某些真菌（包括球虫、芽孢菌和念珠菌）一线药物的替代治疗。更新型的药物，包括棘白菌素和卡泊芬净，也可能在脊柱真菌病的治疗中发挥作用[25]。

其手术适应证与其他非化脓性脊柱感染相似，包括解除神经压迫、不稳定 / 畸形、缺乏诊断以及足量药物治疗后仍进展的感染[25]。与骨髓炎的其他原因一样，前路减压通常能提供最彻底的减压（因为病灶通常位于椎体），并能通过支撑植骨恢复高度。此外，通常需要后路脊柱内固定。虽然可以考虑采用单一的后路手术（经椎弓根入路或经椎弓根 / 椎管外侧入路），但清创往往不够彻底，如果遇到真菌性动脉瘤，出血可能难以甚至无法控制。后路环形减压的优势是只需要一个切口，而不需要进入胸腔[25]。然而，考虑到真菌性脊柱感染的高复发率[26,155]，需要连续清创，因此前路感染可能更适合前路手术治疗。

真菌性髓内脓肿是一种神经外科急症，通常需要行椎板切除术、骨髓切开术和引流术[156]。然而，特定的患者应选择保守治疗[157]，并在此基础上逐一评估。

30.6.8 脊柱寄生虫感染的治疗

手术是棘球蚴囊肿的首选治疗方式，椎板切除术后行囊肿切除，然后使用抗寄生虫药，如阿苯达唑或甲苯达唑。术中囊肿可能发生破裂，内容物外溢导致多发性囊肿复发和（或）过敏反应。虽然显微手术可能有帮助，但还没有特定的技术可以完全避免这个问题[81]。一些学者主张术中使用高渗盐水或聚维酮碘溶液灌洗，希望通过破坏渗透性而杀灭寄生虫；然而，这一方法仍未得到证实[81,158–159]。

脊髓脑囊虫病可通过药物和手术治疗。药物治疗包括抗寄生虫药，如阿苯达唑或吡喹酮。类固醇疗法也可用于减少囊肿破裂时的炎症反应。然而，如果存在神经功能损害，通常推荐手术治疗。这可能需要术中显微镜下剥离硬膜和术中超声检查。细致锐利的解剖、温和的冲洗和 Valsalva 动作可能有助于囊肿的清除。如果蛛网膜下腔瘢痕造成阻塞，可能需要硬脑膜成形术来重建脑脊液通路，系统性囊虫病需同时给予治疗[84]。

30.6.9 术后切口感染

在接受脊柱手术的患者中，术后伤口感染的发生率为 0.7%~16%。它们会对死亡率和预后产生影响：延长住院时间，增加死亡率，导致二次手术率升高。所有这些都增加了治疗费用，估计每例患者的治疗费用为 20 万美元。术后感染的危险因素可分为与患者相关的不可改变因素和与手术相关的可改变因素。患者相关的危险因素包括年龄（超过 70 岁）、美国麻醉师协会（ASA）评分＞ 2 分以及其他临床合并症，如糖尿病和肥胖、营养不良、长期使用类固醇、吸烟、既往手术和免疫能力低下[160–162]。需要强调的是，营养不良可能是术后脊柱感染的一个非常重要的危险因素。蛋白质和热量不足均与伤口愈合困难、伤口感染和免疫抑制的发生有关[163]。营养不良患者在脊柱手术后切口感染的可能性是正常人的 15 倍。

与手术相关的危险因素包括手术时间、失血、输血、植入物、分级、多阶段手术和住院时间[161]。手术类型也能影响感染的发生率[164]。尽管风险因素不能完全消除，但应考虑尽量减少那些可改变的危险因素，以降低总体风险。

当患者在最初的手术疼痛缓解后又出现新的围手术期疼痛时，通常可诊断为切口感染，常发生于术后 15d 左右。此外，大多数情况下存在伤口渗出[165]。患者通常不会出现发热，伤口表面常发红。此外，还可伴有 ESR 升高[165]。然而，低毒力的切口感染可能在数年后出现，患者在数年无疼痛后突然出现局部疼痛和无发热的肿胀[166]。在这些情况下，患者 ESR 和 CRP 可能都表现为正常[166]。

X 线平片的检查价值有限，CT 和 MRI 都无法区分术后的液性暗区是血肿还是感染的组织。此外，手术相关的器械操作可能会进一步混淆这个问题[164]。

金黄色葡萄球菌是最常见的病原体，其次是表皮葡萄球菌。虽然这些微生物通常与术后伤口感染有关，但革兰氏阳性菌和革兰氏阴性菌混合性感染也可能存在[164]。近来，痤疮丙酸杆菌和其他生长缓慢的微生物被认为与慢性无痛性脊柱手术感染有关[166–167]。

切口感染应该被认为是一个外科问题。脊柱创伤术后感染很少采用单一药物治疗。当患者出现切口感染的早期症状和体征时，临床医生往往会尝试口服抗生素治疗，以期根除潜在的感染，但这种策略效果很差。对于免疫功能低下或过于虚弱而无法耐受手术的患者，可以采用侵袭性较小的治疗方式。然而，这些患者也至少需要在伤口旁切开、冲洗和清创。冲洗和清创是主要的治疗，适用于大多数患者。清创包括积极清除坏死组织和异物，如缝合线。绝大部分时间应该打开筋膜。可以保留脊柱内固定和骨移植物。只有在多次清创后感染仍存在的情况下，才应考虑取出内固定物和骨移植物[164]。

连续清创通常是必要的。此外，使用大量含生理盐水的抗生素引流可能有效[165]。另一些学者则提倡对口式冲洗。Massie 等[168]报道了术后切口感染的愈合情况。此外，Levi 等[169]还报道了使用这种方法来清除脊髓内固定术后的感染。其他研究报道了伤口感染后真空辅助伤口闭合的成功应用[170]。这些可能在连续清创后特别有效[171]。请整形外科医生会诊和闭合伤口可能是必要的，特别是可能造成畸形的感染。脊柱侧弯术后胸腰椎创伤和椎体骨髓炎的切口往往难以闭合，这是因为组织张力较高且缺乏可用的组织。虽然背阔肌皮瓣有利于关闭低位胸段和胸腰段切口并提供血供，但背阔肌皮瓣和臀大肌皮瓣可以很好覆盖腰骶部伤口，甚至是伤口末端。这可使感染的伤口愈合，并可保留最初放置的脊柱固定装置和骨移植物[172]。

在术前排除危险因素可以预防切口感染。发生切口感染后，应改善患者的营养状况。此外，在切开皮肤前使用单次剂量抗生素可能有助于减少感染[173]。如果手术持续超过 4h，可以在术中追加使用抗生素。术后使用抗生素和“覆盖”引流管 / 导管的剂量可能增加继发感染的风险[174]。超净空气（垂直指数过滤气流系统）手术室也可能有一定的作用[175]。此外，经常使用含有稀释碘（20~50ppm）溶液进行术中冲洗可能有助于减少感染[174]。最近的回顾性研究显示，切口内万古霉素被用于预防切口感染，可将脊柱手术感染的发生率从 4.1% 降低到 1.3%[176-177]。尽管应用万古霉素的不良事件很少见（0.3%），但仍可见于报道，包括耳毒性和肾功能不全等典型不良反应。脊柱手术相关的并发症已被证实与升高的血清培养阴性率有关[178]。万古霉素还可对成骨细胞功能产生负面影响，该作用呈剂量依赖，并可能导致潜在的假关节形成[179]。

30.7 结　论

脊柱感染是致命性的神经外科急症，该诊断应高度警觉。虽然许多感染可以通过药物治疗，但手术干预的门槛不应过高，特别是存在神经压迫症状、脊柱不稳定和畸形的情况下。熟悉脊柱感染的罕见原因，如真菌和寄生虫，可能有助于临床医生选择适当的治疗方法。切口感染应行外科清创、冲洗和适当的抗生素治疗。

参考文献

[1] Quiñones-Hinojosa A, Jun P, Jacobs R, et al. General principles in the medical and surgical management of spinal infections: a multidisciplinary approach. Neurosurg Focus, 2004, 17(6):E1.

[2] Lee MC, Wang MY, Fessler RG, et al. Instrumentation in patients with spinal infection. Neurosurg Focus, 2004, 17(6):E7.

[3] Acosta FL, Jr, Chin CT, Quiñones-Hinojosa A, et al. Diagnosis and management of adult pyogenic osteomyelitis of the cervical spine. Neurosurg Focus, 2004, 17(6):E2.

[4] Tali ET. Spinal infections. Eur J Radiol, 2004, 50(2):120–133.

[5] Batson OV. The vertebral system of veins as a means for cancer dissemination. Prog Clin Cancer, 1967, 3:1–18.

[6] Alcock E, Regaard A, Browne J. Facet joint injection: a rare form cause of epidural abscess formation. Pain, 2003, 103(1–2):209–210.

[7] Baltz MS, Tate DE, Glaser JA. Lumbar facet joint infection associated with epidural and paraspinal abscess. Clin Orthop Relat Res, 1997, 339:109–112.

[8] Halpin DS, Gibson RD. Septic arthritis of a lumbar facet joint. J Bone Joint Surg Br, 1987, 69(3):457–459.

[9] Heenan SD, Britton J. Septic arthritis in a lumbar facet joint: a rare cause of an epidural abscess. Neuroradiology, 1995, 37(6):462–464.

[10] Ogura T, Mikami Y, Hase H, et al. Septic arthritis of a lumbar facet joint associated with epidural and paraspinal abscess. Orthopedics, 2005, 28(2):173–175.

[11] Okazaki K, Sasaki K, Matsuda S, et al. Pyogenic arthritis of a lumbar facet joint. Am J Orthop, 2000, 29(3):222–224.

[12] Nussbaum ES, Rigamonti D, Standiford H, et al. Spinal epidural abscess: a report of 40 cases and review. Surg Neurol, 1992, 38(3):225–231.

[13] Butler EG, Dohrmann PJ, Stark RJ. Spinal subdural abscess. Clin Exp Neurol, 1988, 25:67–70.

[14] Vora YA, Raad II, McCutcheon IE. Intramedullary abscess from group F Streptococcus. Surg Infect (Larchmt), 2004, 5(2):200–204.

[15] Elmac I, Kurtkaya O, Peker S, et al. Cervical spinal cord intramedullary abscess. Case report. J Neurosurg Sci, 2001, 45(4):213–215, discussion 215.

[16] Kumar R. Spinal tuberculosis: with reference to the children of northern India. Childs Nerv Syst, 2005, 21(1):19–26.

[17] Erşahin Y. Intramedullary abscess of the spinal cord. Childs Nerv Syst, 2003, 19(10–11):777.

[18] Sverzut JM, Laval C, Smadja P, et al. Spinal cord abscess in a heroin addict: case report. Neuroradiology, 1998, 40(7):455–458.

[19] Tacconi L, Arulampalam T, Johnston FG, et al. Intramedullary spinal cord abscess: case report. Neurosurgery, 1995, 37(4):817–819.

[20] Curry WT, Jr, Hoh BL, Amin-Hanjani S, et al. Spinal epidural abscess: clinical presentation, management, and outcome. Surg Neurol, 2005, 63(4):364–371, discussion 371.

[21] Siddiq F, Chowfin A, Tight R, et al. Medical vs surgical

management of spinal epidural abscess. Arch Intern Med, 2004, 164(22):2409–2412.
[22] Hadjipavlou AG, Mader JT, Necessary JT, et al. Hematogenous pyogenic spinal infections and their surgical management. Spine, 2000, 25(13):1668–1679.
[23] Frat JP, Godet C, Grollier G, et al. Cervical spinal epidural abscess and meningitis due to Prevotella oris and Peptostreptococcus micros after retropharyngeal surgery. Intensive Care Med, 2004, 30(8):1695.
[24] Pereira CE, Lynch JC. Spinal epidural abscess: an analysis of 24 cases. Surg Neurol, 2005, 63(Suppl 1):S26–S29.
[25] Kim CW, Perry A, Currier B, et al. Fungal infections of the spine. Clin Orthop Relat Res, 2006, 444(444):92–99.
[26] German JW, Kellie SM, Pai MP, et al. Treatment of a chronic Scedosporium apiospermum vertebral osteomyelitis. Case report. Neurosurg Focus, 2004, 17(6):E9.
[27] Lonser RR, Brodke DS, Dailey AT. Vertebral osteomyelitis secondary to Pseudallescheria boydii. J Spinal Disord, 2001, 14(4):361–364.
[28] Sheehan JP, Sheehan J, Lopes MB, et al, Sr. Intramedullary spinal cysticercosis. Case report and review of the literature. Neurosurg Focus, 2002, 12(6):e10.
[29] Delobel P, Signate A, El Guedj M, et al. Unusual form of neurocysticercosis associated with HIV infection. Eur J Neurol, 2004, 11(1):55–58.
[30] Sheehan JP, Sheehan JM, Lopes MB, et al. Intramedullary cervical spine cysticercosis. Acta Neurochir (Wien), 2002, 144(10):1061–1063.
[31] Parmar H, Shah J, Patwardhan V, et al. MR imaging in intramedullary cysticercosis. Neuroradiology, 2001, 43(11):961–967.
[32] Lau KY, Roebuck DJ, Mok V, et al. MRI demonstration of subarachnoid neurocysticercosis simulating metastatic disease. Neuroradiology, 1998, 40(11):724–726.
[33] Mohanty A, Das S, Kolluri VR, et al. Spinal extradural cysticercosis: a case report. Spinal Cord, 1998, 36(4):285–287.
[34] Garza-Mercado R. Intramedullary cysticercosis. Surg Neurol, 1976, 5(6):331–332.
[35] Atalay B, Azap O, Cekinmez M, et al. Nocardial epidural abscess of the thoracic spinal cord and review of the literature. J Infect Chemother, 2005, 11(3):169–171.
[36] Graat HC, Van Ooij A, Day GA, et al. Nocardia farcinica spinal osteomyelitis. Spine, 2002, 27(10):E253–E257.
[37] Lakshmi V, Sundaram C, Meena AK, et al. Primary cutaneous nocardiosis with epidural abscess caused by Nocardia brasiliensis: a case report. Neurol India, 2002, 50(1):90–92.
[38] Siao P, McCabe P, Yagnik P. Nocardial spinal epidural abscess. Neurology, 1989, 39(7):996.
[39] Sampath P, Rigamonti D. Spinal epidural abscess: a review of epidemiology, diagnosis, and treatment. J Spinal Disord, 1999, 12(2):89–93.
[40] Durack DT, Scheld WM, Whitley RJ. Infections of the Central Nervous System. 2nd ed. Philadelphia, PA: Lippincott-Raven, 1997.
[41] Marks WA, Bodensteiner JB. Anterior cervical epidural abscess with pneumococcus in an infant. J Child Neurol, 1988, 3(1):25–29.
[42] Bremer AA, Darouiche RO. Spinal epidural abscess presenting as intra-abdominal pathology: a case report and literature review. J Emerg Med, 2004, 26(1):51–56.
[43] Zimmerer SM, Conen A, Müller AA, et al. Spinal epidural abscess: aetiology, predisponent factors and clinical outcomes in a 4-year prospective study. Eur Spine J, 2011, 20(12):2228–2234.
[44] Kovalik EC, Raymond JR, Albers FJ, et al. A clustering of epidural abscesses in chronic hemodialysis patients: risks of salvaging access catheters in cases of infection. J Am Soc Nephrol, 1996, 7(10):2264–2267.
[45] Obrador GT, Levenson DJ. Spinal epidural abscess in hemodialysis patients: report of three cases and review of the literature. Am J Kidney Dis, 1996, 27(1):75–83.
[46] Philipneri M, Al-Aly Z, Amin K, et al. Routine replacement of tunneled, cuffed, hemodialysis catheters eliminates paraspinal/vertebral infections in patients with catheter-associated bacteremia. Am J Nephrol, 2003, 23(4):202–207.
[47] Huang RC, Shapiro GS, Lim M, et al. Cervical epidural abscess after epidural steroid injection. Spine, 2004, 29(1):E7–E9.
[48] Khan IA, Vaccaro AR, Zlotolow DA. Management of vertebral diskitis and osteomyelitis. Orthopedics, 1999, 22(8):758–765.
[49] Blumberg KD, Silveri CP, Balderston RA. Presentation and treatment of pyogenic vertebral osteomyelitis. Semin Spine Surg, 1996, 8(2):115–125.
[50] Broner FA, Garland DE, Zigler JE. Spinal infections in the immunocompromised host. Orthop Clin North Am, 1996, 27(1):37–46.
[51] Rezai AR, Woo HH, Errico TJ, et al. Contemporary management of spinal osteomyelitis. Neurosurgery, 1999, 44(5):1018–1025, discussion 1025–1026.
[52] Lestini WF, Bell GR. Spinal infection: patient evaluation. Semin Spine Surg, 1996, 8(2):81–94.
[53] Calderone RR, Larsen JM. Overview and classification of spinal infections. Orthop Clin North Am, 1996, 27(1):1–8.
[54] Maiuri F, Iaconetta G, Gallicchio B, et al. Spondylodiscitis. Clinical and magnetic resonance diagnosis. Spine, 1997, 22(15):1741–1746.
[55] Vaccaro AR, Harris BM. Presentation and treatment of pyogenic vertebral osteomyelitis. Semin Spine Surg, 2000, 12:183–191.
[56] Currier BL. Spinal infections // An HS, ed. Principles and Techniques of Spine Surgery. Baltimore, MD: Lippincott Williams & Wilkins, 1996:567–603.
[57] Desai KI, Muzumdar DP, Goel A. Holocord intramedullary abscess: an unusual case with review of literature. Spinal Cord, 1999, 37(12):866–870.
[58] Byrne RW, von Roenn KA, Whisler WW. Intramedullary abscess: a report of two cases and a review of the literature. Neurosurgery, 1994, 35(2):321–326, discussion 326.
[59] Koppel BS, Daras M, Duffy KR. Intramedullary spinal cord abscess. Neurosurgery, 1990, 26(1):145–146.
[60] Benzil DL, Epstein MH, Knuckey NW. Intramedullary epidermoid associated with an intramedullary spinal abscess secondary to a dermal sinus. Neurosurgery, 1992, 30(1):118–121.
[61] Cokça F, Meço O, Arasil E, et al. An intramedullary dermoid cyst abscess due to Brucella abortus biotype 3 at T11–L2 spinal levels. Infection, 1994, 22(5):359–360.
[62] Hardwidge C, Palsingh J, Williams B. Pyomyelia: an

intramedullary spinal abscess complicating lumbar lipoma with spina bifida. Br J Neurosurg, 1993, 7(4):419–422.

[63] Almeida A. Tuberculosis of the spine and spinal cord. Eur J Radiol, 2005, 55(2):193–201.

[64] Sharif HS, Morgan JL, al Shahed MS, et al. Role of CT and MR imaging in the management of tuberculous spondylitis. Radiol Clin North Am, 1995, 33(4):787–804.

[65] Tekkök IH, Berker M, Ozcan OE, et al. Brucellosis of the spine. Neurosurgery, 1993, 33(5):838–844.

[66] Tay BK, Deckey J, Hu SS. Spinal infections. J Am Acad Orthop Surg, 2002, 10(3):188–197.

[67] Pappas G, Akritidis N, Bosilkovski M, et al. Brucellosis. N Engl J Med, 2005, 352(22):2325–2336.

[68] Solera J, Lozano E, Martínez-Alfaro E, et al. Brucellar spondylitis: review of 35 cases and literature survey. Clin Infect Dis, 1999, 29(6):1440–1449.

[69] Tur BS, Suldur N, Ataman S, et al. Brucellar spondylitis: a rare cause of spinal cord compression. Spinal Cord, 2004, 42(5):321–324.

[70] Chia SL, Tan BH, Tan CT, et al. Candida spondylodiscitis and epidural abscess: management with shorter courses of anti-fungal therapy in combination with surgical debridement. J Infect, 2005, 51(1):17–23.

[71] Abu Jawdeh L, Haidar R, Bitar F, et al. Aspergillus vertebral osteomyelitis in a child with a primary monocyte killing defect: response to GM-CSF therapy. J Infect, 2000, 41(1):97–100.

[72] Lewicky YM, Roberto RF, Curtin SL. The unique complications of coccidioidomycosis of the spine: a detailed time line of disease progression and suppression. Spine, 2004, 29(19):E435–E441.

[73] Hott JS, Horn E, Sonntag VK, et al. Intramedullary histoplasmosis spinal cord abscess in a nonendemic region: case report and review of the literature. J Spinal Disord Tech, 2003, 16(2):212–215.

[74] Musoke F. Spinal African histoplasmosis simulating tuberculous spondylitis. Afr Health Sci, 2001, 1(1):28–29.

[75] N'dri Oka D, Varlet G, Kakou M, et al. Spondylodiscitis due to Histoplasma duboisii. Report of two cases and review of the literature. Neurochirurgie, 2001, 47(4):431–434.

[76] Lecamus JL, Ribault L, Floch JJ. A new case of African histoplasmosis with multiple localizations in the bones Med Trop (Mars), 1986, 46(3):307–309.

[77] Goldman AB, Freiberger RH. Localized infectious and neuropathic diseases. Semin Roentgenol, 1979, 14(1):19–32.

[78] Jain M, Sharma S, Jain TS. Cryptococcosis of thoracic vertebra simulating tuberculosis: diagnosis by fine-needle aspiration biopsy cytology—a case report. Diagn Cytopathol, 1999, 20(6):385–386.

[79] Liu PY. Cryptococcal osteomyelitis: case report and review. Diagn Microbiol Infect Dis, 1998, 30(1):33–35.

[80] Miller DJ, Mejicano GC. Vertebral osteomyelitis due to Candida species: case report and literature review. Clin Infect Dis, 2001, 33(4):523–530.

[81] Schnepper GD, Johnson WD. Recurrent spinal hydatidosis in North America. Case report and review of the literature. Neurosurg Focus, 2004, 17(6):E8.

[82] Iplikçioğlu AC, Kökeş F, Bayar A, et al. Spinal invasion of pulmonary hydatidosis: computed tomographic demonstration. Neurosurgery, 1991, 29(3):467–468.

[83] Braithwaite PA, Lees RF. Vertebral hydatid disease: radiological assessment. Radiology, 1981, 140(3):763–766.

[84] Alsina GA, Johnson JP, McBride DQ, et al. Spinal neurocysticercosis. Neurosurg Focus, 2002, 12(6):e8.

[85] Kurrein F, Vickers AA. Cysticercosis of the spine. Ann Trop Med Parasitol, 1977, 71(2):213–217.

[86] Heller JE, Baron EM, Weaver MW. Cervical epidural abscess // Lee JY, Lim MR, Albert TA, eds. Challenges in Cervical Spine Surgery. New York, NY: Thieme, 2007.

[87] Carragee EJ. Pyogenic vertebral osteomyelitis. J Bone Joint Surg Am, 1997, 79(6):874–880.

[88] Rath SA, Neff U, Schneider O, et al. Neurosurgical management of thoracic and lumbar vertebral osteomyelitis and discitis in adults: a review of 43 consecutive surgically treated patients. Neurosurgery, 1996, 38(5):926–933.

[89] Bass SN, Ailani RK, Shekar R, et al. Pyogenic vertebral osteomyelitis presenting as exudative pleural effusion: a series of five cases. Chest, 1998, 114(2):642–647.

[90] Rigamonti D, Liem L, Wolf AL, et al. Epidural abscess in the cervical spine. Mt Sinai J Med, 1994, 61(4):357–362.

[91] Wong D, Raymond NJ. Spinal epidural abscess. N Z Med J, 1998, 111(1073):345–347.

[92] Mehta SH, Shih R. Cervical epidural abscess associated with massively elevated erythrocyte sedimentation rate. J Emerg Med, 2004, 26(1):107–109.

[93] Khan MH, Smith PN, Rao N, et al. Serum C-reactive protein levels correlate with clinical response in patients treated with antibiotics for wound infections after spinal surgery. Spine J, 2006, 6(3):311–315.

[94] Rothman SL. The diagnosis of infections of the spine by modern imaging techniques. Orthop Clin North Am, 1996, 27(1):15–31.

[95] Cornett CA, Vincent SA, Crow J, et al. Bacterial spine infections in adults: evaluation and management. J Am Acad Orthop Surg, 2016, 24(1):11–18.

[96] Klekamp J, Samii M. Extradural infections of the spine. Spinal Cord, 1999, 37(2):103–109.

[97] Parkinson JF, Sekhon LH. Spinal epidural abscess: appearance on magnetic resonance imaging as a guide to surgical management. Report of five cases. Neurosurg Focus, 2004, 17(6):E12.

[98] Thurnher MM, Post MJ, Jinkins JR. MRI of infections and neoplasms of the spine and spinal cord in 55 patients with AIDS. Neuroradiology, 2000, 42(8):551–563.

[99] Boutin RD, Brossmann J, Sartoris DJ, et al. Update on imaging of orthopedic infections. Orthop Clin North Am, 1998, 29(1):41–66.

[100] Küker W, Mull M, Mayfrank L, et al. Epidural spinal infection. Variability of clinical and magnetic resonance imaging findings. Spine, 1997, 22(5):544–550, discussion 551.

[101] Murphy KJ, Brunberg JA, Quint DJ, et al. Spinal cord infection: myelitis and abscess formation. AJNR Am J Neuroradiol, 1998, 19(2):341–348.

[102] Kim CJ, Song KH, Jeon JH, et al. A comparative study of pyogenic and tuberculous spondylodiscitis. Spine, 2010, 35(21):E1096–E1100.

[103] Boachie-Adjei O, Squillante RG. Tuberculosis of the spine. Orthop Clin North Am, 1996, 27(1):95–103.

[104] McLain RF, Isada C. Spinal tuberculosis deserves a place on

the radar screen. Cleve Clin J Med, 2004, 71(7):537–539, 543–549.
[105] Colmenero JD, Ruiz-Mesa JD, Sanjuan-Jimenez R, et al. Establishing the diagnosis of tuberculous vertebral osteomyelitis. Eur Spine J, 2013, 22(Suppl 4):579–586.
[106] Cheng VC, Yam WC, Hung IF, et al. Clinical evaluation of the polymerase chain reaction for the rapid diagnosis of tuberculosis. J Clin Pathol, 2004, 57(3):281–285.
[107] Ruiz-Mesa JD, Sánchez-Gonzalez J, Reguera JM, et al. Rose Bengal test: diagnostic yield and use for the rapid diagnosis of human brucellosis in emergency departments in endemic areas. Clin Microbiol Infect, 2005, 11(3):221–225.
[108] Colmenero JD, Jiménez-Mejías ME, Sánchez-Lora FJ, et al. Pyogenic, tuberculous, and brucellar vertebral osteomyelitis: a descriptive and comparative study of 219 cases. Ann Rheum Dis, 1997, 56(12):709–715.
[109] Krauss WE, McCormick PC. Infections of the dural spaces. Neurosurg Clin N Am, 1992, 3(2):421–433.
[110] Wheeler D, Keiser P, Rigamonti D, et al. Medical management of spinal epidural abscesses: case report and review. Clin Infect Dis, 1992, 15(1):22–27.
[111] Godeau B, Brun-Buisson C, Brugières P, et al. Complete resolution of spinal epidural abscess with short medical treatment alone. Eur J Med, 1993, 2(8):510–511.
[112] Panagiotopoulos V, Konstantinou D, Solomou E, et al. Extended cervicolumbar spinal epidural abscess associated with paraparesis successfully decompressed using a minimally invasive technique. Spine, 2004, 29(14):E300–E303.
[113] Lyu RK, Chen CJ, Tang LM, et al. Spinal epidural abscess successfully treated with percutaneous, computed tomography-guided, needle aspiration and parenteral antibiotic therapy: case report and review of the literature. Neurosurgery, 2002, 51(2):509–512, discussion 512.
[114] Moriya M, Kimura T, Yamamoto Y, et al. Successful treatment of cervical spinal epidural abscess without surgery. Intern Med, 2005, 44(10):1110.
[115] Harrington P, Millner PA, Veale D. Inappropriate medical management of spinal epidural abscess. Ann Rheum Dis, 2001, 60(3):218–222.
[116] Carragee EJ. The clinical use of magnetic resonance imaging in pyogenic vertebral osteomyelitis. Spine, 1997, 22(7):780–785.
[117] Sapico FL. Microbiology and antimicrobial therapy of spinal infections. Orthop Clin North Am, 1996, 27(1):9–13.
[118] Savoia M. An overview of antibiotics in the treatment of bacterial, mycobacterial, and fungal osteomyelitis. Semin Spine Surg, 1996, 8(2):105–114.
[119] Singh K, DeWald CJ, Hammerberg KW, et al. Long structural allografts in the treatment of anterior spinal column defects. Clin Orthop Relat Res, 2002, 394:121–129.
[120] Kuklo TR, Potter BK, Bell RS, et al. Single-stage treatment of pyogenic spinal infection with titanium mesh cages. J Spinal Disord Tech, 2006, 19(5):376–382.
[121] Robinson Y, Tschoeke SK, Kayser R, et al. Reconstruction of large defects in vertebral osteomyelitis with expandable titanium cages. Int Orthop, 2009, 33(3):745–749.
[122] Friedman JA, Maher CO, Quast LM, et al. Spontaneous disc space infections in adults. Surg Neurol, 2002, 57(2):81–86.
[123] Eismont FJ, Bohlman HH, Soni PL, et al. Pyogenic and fungal vertebral osteomyelitis with paralysis. J Bone Joint Surg Am, 1983, 65(1):19–29.
[124] McGuire RA, Eismont FJ. The fate of autogenous bone graft in surgically treated pyogenic vertebral osteomyelitis. J Spinal Disord, 1994, 7(3):206–215.
[125] A 15-year assessment of controlled trials of the management of tuberculosis of the spine in Korea and Hong Kong. Thirteenth Report of the Medical Research Council Working Party on Tuberculosis of the Spine. J Bone Joint Surg Br, 1998, 80(3):456–462.
[126] Cahill DW, Love LC, Rechtine GR. Pyogenic osteomyelitis of the spine in the elderly. J Neurosurg, 1991, 74(6):878–886.
[127] Lifeso RM. Pyogenic spinal sepsis in adults. Spine, 1990, 15(12):1265–1271.
[128] Fang D, Cheung KM, Dos Remedios ID, et al. Pyogenic vertebral osteomyelitis: treatment by anterior spinal debridement and fusion. J Spinal Disord, 1994, 7(2):173–180.
[129] Jeanneret B, Magerl F. Treatment of osteomyelitis of the spine using percutaneous suction/irrigation and percutaneous external spinal fixation. J Spinal Disord, 1994, 7(3):185–205.
[130] Redfern RM, Miles J, Banks AJ, et al. Stabilisation of the infected spine. J Neurol Neurosurg Psychiatry, 1988, 51(6):803–807.
[131] Krödel A, Krüger A, Lohscheidt K, et al. Anterior debridement, fusion, and extrafocal stabilization in the treatment of osteomyelitis of the spine. J Spinal Disord, 1999, 12(1):17–26.
[132] Liebergall M, Chaimsky G, Lowe J, et al. Pyogenic vertebral osteomyelitis with paralysis. Prognosis and treatment. Clin Orthop Relat Res, 1991, 269:142–150.
[133] Heary RF, Hunt CD, Wolansky LJ. Rapid bony destruction with pyogenic vertebral osteomyelitis. Surg Neurol, 1994, 41(1):34–39.
[134] Ogden AT, Kaiser MG. Single-stage debridement and instrumentation for pyogenic spinal infections. Neurosurg Focus, 2004, 17(6):E5.
[135] Hsieh PC, Wienecke RJ, O'Shaughnessy BA, et al. Surgical strategies for vertebral osteomyelitis and epidural abscess. Neurosurg Focus, 2004, 17(6):E4.
[136] Hayashi A, Maruyama Y, Okajima Y, et al. Vascularized iliac bone graft based on a pedicle of upper lumbar vessels for anterior fusion of the thoraco-lumbar spine. Br J Plast Surg, 1994, 47(6):425–430.
[137] Yelizarov VG, Minachenko VK, Gerasimov OR, et al. Vascularized bone flaps for thoracolumbar spinal fusion. Ann Plast Surg, 1993, 31(6):532–538.
[138] Heggeness MH, Esses SI, Errico T, et al. Late infection of spinal instrumentation by hematogenous seeding. Spine, 1993, 18(4):492–496.
[139] Grados F, Lescure FX, Senneville E, et al. Suggestions for managing pyogenic (non-tuberculous) discitis in adults. Joint Bone Spine, 2007, 74(2):133–139.
[140] Bartels RH, Gonera EG, van der Spek JA, et al. Intramedullary spinal cord abscess. A case report. Spine, 1995, 20(10):1199–1204.
[141] Pawar UM, Kundnani V, Agashe V, et al. Multidrug-resistant tuberculosis of the spine—is it the beginning of the end? A study of twenty-five culture proven multidrug-resistant tuberculosis spine patients. Spine, 2009, 34(22):E806–E810.
[142] Rajasekaran S, Khandelwal G. Drug therapy in spinal

tuberculosis. Eur Spine J, 2013, 22(Suppl 4):587–593.
[143] Zhang X, Ji J, Liu B. Management of spinal tuberculosis: a systematic review and meta-analysis. J Int Med Res, 2013, 41(5):1395–1407.
[144] Jain AK, Dhammi IK. Tuberculosis of the spine: a review. Clin Orthop Relat Res, 2007, 460(460):39–49.
[145] Rajasekaran S. Kyphotic deformity in spinal tuberculosis and its management. Int Orthop, 2012, 36(2):359–365.
[146] Sun L, Song Y, Liu L, et al. One-stage posterior surgical treatment for lumbosacral tuberculosis with major vertebral body loss and kyphosis. Orthopedics, 2013, 36(8):e1082–e1090.
[147] Swanson AN, Pappou IP, Cammisa FP, et al. Chronic infections of the spine: surgical indications and treatments. Clin Orthop Relat Res, 2006, 444(444):100–106.
[148] Wang X, Pang X, Wu P, et al. One-stage anterior debridement, bone grafting and posterior instrumentation vs. single posterior debridement, bone grafting, and instrumentation for the treatment of thoracic and lumbar spinal tuberculosis. Eur Spine J, 2014, 23(4):830–837.
[149] Kapoor SK, Agarwal PN, Jain BK, Jr, et al. Video-assisted thoracoscopic decompression of tubercular spondylitis: clinical evaluation. Spine, 2005, 30(20):E605–E610.
[150] Huang TJ, Hsu RW, Chen SH, et al. Video-assisted thoracoscopic surgery in managing tuberculous spondylitis. Clin Orthop Relat Res, 2000(379):143–153.
[151] Chacko AG, Moorthy RK, Chandy MJ. The transpedicular approach in the management of thoracic spine tuberculosis: a short-term follow up study. Spine, 2004, 29(17):E363–E367.
[152] Bodur H, Erbay A, Colpan A, et al. Brucellar spondylitis. Rheumatol Int, 2004, 24(4):221–226.
[153] Erdem H, Elaldi N, Batirel A, et al. Comparison of brucellar and tuberculous spondylodiscitis patients: results of the multicenter "Backbone-1 Study". Spine J, 2015, 15(12):2509–2517.
[154] Vajramani GV, Nagmoti MB, Patil CS. Neurobrucellosis presenting as an intra-medullary spinal cord abscess. Ann Clin Microbiol Antimicrob, 2005, 4:14.
[155] Gupta PK, Mahapatra AK, Gaind R, et al. Aspergillus spinal epidural abscess. Pediatr Neurosurg, 2001, 35(1):18–23.
[156] Parr AM, Fewer D. Intramedullary blastomycosis in a child: case report. Can J Neurol Sci, 2004, 31(2):282–285.
[157] Lindner A, Becker G, Warmuth-Metz M, et al. Magnetic resonance image findings of spinal intramedullary abscess caused by Candida albicans: case report. Neurosurgery, 1995, 36(2):411–412.
[158] Bavbek M, Inci S, Tahta K, et al. Primary multiple spinal extradural hydatid cysts. Case report and review of the literature [corrected]. Paraplegia, 1992, 30(7):517–519.
[159] Erşahin Y, Mutluer S, Güzelbağ E. Intracranial hydatid cysts in children. Neurosurgery, 1993, 33(2):219–224, discussion 224–225.
[160] Pull ter Gunne AF, Cohen DB. Incidence, prevalence, and analysis of risk factors for surgical site infection following adult spinal surgery. Spine, 2009, 34(13):1422–1428.
[161] Koutsoumbelis S, Hughes AP, Girardi FP, et al. Risk factors for postoperative infection following posterior lumbar instrumented arthrodesis. J Bone Joint Surg Am, 2011, 93(17):1627–1633.
[162] Olsen MA, Lefta M, Dietz JR, et al. Risk factors for surgical site infection after major breast operation. J Am Coll Surg, 2008, 207(3):326–335.
[163] Klein JD, Garfin SR. Nutritional status in the patient with spinal infection. Orthop Clin North Am, 1996, 27(1):33–36.
[164] Beiner JM, Grauer J, Kwon BK, et al. Postoperative wound infections of the spine. Neurosurg Focus, 2003, 15(3):E14.
[165] Weinstein MA, McCabe JP, Cammisa FP, Jr. Postoperative spinal wound infection: a review of 2,391 consecutive index procedures. J Spinal Disord, 2000, 13(5):422–426.
[166] Muschik M, Lück W, Schlenzka D. Implant removal for late-developing infection after instrumented posterior spinal fusion for scoliosis: reinstrumentation reduces loss of correction. A retrospective analysis of 45 cases. Eur Spine J, 2004, 13(7):645–651.
[167] Hahn F, Zbinden R, Min K. Late implant infections caused by Propionibacterium acnes in scoliosis surgery. Eur Spine J, 2005, 14(8):783–788.
[168] Massie JB, Heller JG, Abitbol JJ, et al. Postoperative posterior spinal wound infections. Clin Orthop Relat Res, 1992, 284:99–108.
[169] Levi AD, Dickman CA, Sonntag VK. Management of postoperative infections after spinal instrumentation. J Neurosurg, 1997, 86(6):975–980.
[170] Yuan-Innes MJ, Temple CL, Lacey MS. Vacuum-assisted wound closure: a new approach to spinal wounds with exposed hardware. Spine, 2001, 26(3):E30–E33.
[171] Mehbod AA, Ogilvie JW, Pinto MR, et al. Postoperative deep wound infections in adults after spinal fusion: management with vacuum-assisted wound closure. J Spinal Disord Tech, 2005, 18(1):14–17.
[172] Mitra A, Mitra A, Harlin S. Treatment of massive thoracolumbar wounds and vertebral osteomyelitis following scoliosis surgery. Plast Reconstr Surg, 2004, 113(1):206–213.
[173] Savitz MH, Katz SS. Rationale for prophylactic antibiotics and neurosurgery. Neurosurgery, 1981, 9(2):142–144.
[174] Brown EM, Pople IK, de Louvois J, et al; British Society for Antimicrobial Chemotherapy Working Party on Neurosurgical Infections. Spine update: prevention of postoperative infection in patients undergoing spinal surgery. Spine, 2004, 29(8):938–945.
[175] Gruenberg MF, Campaner GL, Sola CA, et al. Ultraclean air for prevention of postoperative infection after posterior spinal fusion with instrumentation: a comparison between surgeries performed with and without a vertical exponential filtered air-flow system. Spine, 2004, 29(20):2330–2334.
[176] Kang DG, Holekamp TF, Wagner SC, et al. Intrasite vancomycin powder for the prevention of surgical site infection in spine surgery: a systematic literature review. Spine J, 2015, 15(4):762–770.
[177] Chiang HY, Herwaldt LA, Blevins AE, et al. Effectiveness of local vancomycin powder to decrease surgical site infections: a meta-analysis. Spine J, 2014, 14(3):397–407.
[178] Ghobrial GM, Cadotte DW, Williams K, Jr, et al. Complications from the use of intrawound vancomycin in lumbar spinal surgery: a systematic review. Neurosurg Focus, 2015, 39(4):E11.
[179] Eder C, Schenk S, Trifinopoulos J, et al. Does intrawound application of vancomycin influence bone healing in spinal surgery? Eur Spine J, 2016, 25(4):1021–1028.

31 脊柱损伤治疗指南的总结

Kevin N. Swong, Russell P. Nockels, G. Alexander Jones

摘　要

脊柱和周围神经疾病联合机构对文献进行了回顾，发布了急性颈椎和脊髓损伤的诊断和处理指南。以下是对最新指南的总结。

关键词：中央脊髓综合征，无影像学异常型脊髓损伤，脊髓损伤，脊柱骨折，脊柱创伤，椎体分离

31.1 概　述

2013 年，由美国神经外科医师协会和神经外科医师大会的成员组成了脊柱和周围神经疾病联合机构，发布了关于急性颈椎和脊髓损伤处理的修订版指南。作者系统地筛选了相关的英文医学文献，然后根据证据的强度对其进行了审查和分类。据此，他们制定了诊断和治疗的建议。这些建议同样是根据支持证据来分层的。

在以往的版本中[1]，按照支持证据的强度从高到低排序，这些建议被命名为标准、指导方针和选择。在目前的版本中[2]，作者使用了一个与之前类似但不同的系统，所有建议被标记为Ⅰ级（标准）、Ⅱ级（指南）和Ⅲ级（选择）。本系列的第一篇文章对制定这些指南所使用的方法进行了很好的概述。在撰写本文时，这些指南的全部内容已经可以在神经外科医师大会的网站 www.cns.org 免费下载。

在制定这些指南时，联合机构的工作组已将大量资料提炼成若干简明的文章。在本章中，我们进一步简化这些资料中的部分内容，即联合机构指南中提出的建议。本章并不意味着以任何方式取代原有指南文章中提出的信息。相反，我们希望其能够作为帮助读者理解指南范围和内容的基本框架，并激发读者的兴趣，以便更详细地阅读指南和原始文献中的这些重要内容。

31.2 外伤后院前颈椎固定

对于疑似颈椎损伤患者的院前评估和处理，指南主要讨论了三个主题：固定、转运和神经系统评估。对此指南并没有Ⅰ级推荐。根据Ⅱ级和Ⅲ级证据，指南提出了几个Ⅱ级推荐，包括由经验丰富和受过培训的人员在现场对创伤患者进行分类和评估，以及对那些损伤机制足以造成颈椎损伤的患者进行固定。对于符合颈椎损伤低风险临床标准的患者，不推荐进行固定。作为Ⅲ级推荐，指南建议使用带侧块的颈托，但不建议使用沙袋作为固定工具，因其可能不会减少不必要的颈椎运动。对于穿透性颈部损伤患者，不应使用硬质颈托，因其会阻碍复苏[3]。

31.3 急性创伤性颈椎损伤患者的转运

没有Ⅰ级证据推荐地面或空中运输更适合作为理想的转运方法。最佳的转运方法取决于需要穿越的距离、位置和这些方法的可操作性，并应考虑到患者遭受的其他伤害。根据几项Ⅲ级研究，指南提出了两项Ⅲ级建议：应以现有最迅速的方式将遭受急性脊柱损伤的患者送往能够提供最高级护理的机构；如有可能，推荐将患者转移到有专门的脊髓损伤中心的机构，以改善治疗效果[4]。

31.4 急性颈髓损伤的临床评价

脊髓损伤患者的临床评估依赖于对给定参数的标准化评估。理想情况下，这种评估应经过临床验证，在观察者内部和观察者之间应具有良好的可靠性。评估脊髓损伤的量表有很多。一些可用于评估神经功能，一些用于评估功能状态，还有一些评估疼痛和残疾。评估每个方面的能力是

至关重要的，因为治疗的有效性可以通过这种有效的、可重复的方法来确定。

基于Ⅱ级证据，美国脊髓损伤协会（ASIA）评分在观察者内部和观察者之间的可信度也是最高的，因此其应用为Ⅱ级推荐。为了评判功能预后，Ⅰ类证据支持使用脊髓独立性测量Ⅲ（SCIM Ⅲ）。最后，为了确定与脊髓损伤相关的疼痛类型和程度，Ⅰ类证据支持使用国际脊髓损伤基本疼痛数据库[5]。后两者的应用是Ⅰ级推荐。

31.4.1 影像学评估

自2002年最初的指南发表以来，急性创伤患者的影像学检查有了很大的发展。高质量的CT已被广泛使用，并被证明是安全、高效和准确的。在此期间发表的文献以及目前最新的指南反映了这项技术的价值。

可靠的Ⅰ类证据表明，清醒、警觉、无其他外伤、无醉酒、无颈部疼痛、神经系统检查正常的创伤患者不需要行影像学评估[4]。对这些患者不建议行影像学检查（Ⅰ级推荐），并推荐在影像学检查前停止固定或移除颈托。

对于清醒但有症状的患者，以及诊断不明或无法评估的患者，Ⅰ级推荐是在可能的情况下进行CT扫描而非常规X线片（正位、侧位和张口位）。对于意识清醒且神经系统检查正常的颈痛患者，Ⅲ级推荐为以下几种治疗方案：①持续颈部固定直到患者无症状；②在屈伸X线片正常的基础上停止颈托固定；③如果MRI［损伤后48h内进行的短时间反转恢复序列（STIR）］显示无韧带损伤，即使颈部疼痛持续存在，也可以摘除颈托；④由主治医师决定是否摘除颈托。

对于CT扫描正常但怀疑存在损伤的患者，Ⅱ级推荐进一步治疗，且应让接受过脊柱损伤诊断和处理培训的医生参与。对于CT表现正常但轻度意识障碍的患者，Ⅲ级推荐有几种持续固定的选择：①持续固定直到无症状；②在MRI扫描无异常的基础上停止固定（在受伤48h内获得STIR图像）；③在主治医师的判断下停止固定。对于存在意识障碍的患者，没有明确的证据支持在透视下使用动态成像，因此不推荐这种做法[6]。

31.5 颈椎骨折脱位损伤的初始闭合复位

关于该主题的现有证据包括一些Ⅲ级研究，因此相关的推荐均为Ⅲ级。

对于清醒的患者，建议早期行闭合复位＋颅颈牵引，以恢复解剖定位。如果患者合并其他头部损伤，则不推荐闭合复位。对于无法完成检查的患者，或骨折脱位无法在前路或后路手术复位之前行闭合复位的患者，建议行MRI检查。虽然在1/3~1/2的关节突半脱位损伤患者中，复位前MRI可显示椎间盘突出或断裂，但这些发现似乎对接受闭合复位的清醒患者的临床结果没有影响。因此，MRI在这种情况下的价值尚未确定[7]。

31.6 颈髓损伤患者的急性心肺管理

关于该主题，指南基于Ⅲ级数据作出了几项Ⅲ级推荐。这些措施包括将患者转到重症监护病房或具备类似监护设备的地方。推荐使用监护来评估患者心肺功能障碍。低血压（收缩压＜90mmHg）应尽快纠正，目标是7d内平均动脉压在85~90mmHg之间，以最大限度地增加脊髓灌注[8]。

31.7 急性脊髓损伤的药物治疗

在急性脊髓损伤的情况下，是否应该使用高剂量皮质类固醇是过去数十年间最大的争议之一。使用类固醇的基本原理是防止继发性损伤。美国国家急性脊髓损伤研究（NASCIS Ⅰ）的数据表明，与低剂量相比，高剂量类固醇治疗没有任何获益[9]。

作为Ⅰ级建议，不推荐使用甲泼尼龙（MP）治疗急性脊髓损伤。与之矛盾的Ⅲ类证据支持使用甲泼尼龙，而Ⅰ、Ⅱ和Ⅲ类证据表明使用大剂量类固醇与严重并发症和死亡相关。作为附加的Ⅰ级建议，不推荐使用单唾液酸神经节苷脂（Sygen）。

前瞻性的NASCIS Ⅱ研究显示应用甲泼尼龙没有任何益处[10]。然而，事后分析结果显示，将8h作为甲泼尼龙治疗截止时间的患者在运动功能恢复上可能有获益。基于这一点和其他方法上的缺陷，指南作者将研究结果降级为Ⅲ级[11]。NASCIS Ⅲ研究也存在类似的问题。

其他几项Ⅰ类研究已经发表，表明MP治疗不能使急性脊髓损伤患者获益，且有证据表明，不同强度的MP治疗组患者并发症的发生率均有增加[12-13]，其他一些Ⅱ类和Ⅲ类研究也表明MP治疗组患者并发症有增加的趋势，包括呼吸系统并发症、胃肠出血、感染、死亡、高血糖、ICU住院时间延长和肺栓塞。

31.8 枕髁骨折

影像学检查建议包括：常规使用CT对枕髁骨折进行诊断和分类（Ⅱ级），以及使用MRI评估颅颈韧带的完整性（Ⅲ级）。在治疗方面，证据支持对大多数损伤使用硬质颈托（Ⅲ级），并考虑对双侧损伤使用环形颈托。对于有证据表明韧带损伤或不稳定的患者，建议采用环形颈托或固定融合[14]。

31.9 外伤性寰枕关节脱位的诊断与治疗

关于疑似寰枕关节脱位（AOD），通过髁突-C_1间距诊断儿童寰枕关节脱位为Ⅰ级推荐，但目前尚无成年人的相关研究。有许多Ⅲ级建议可供参考。建议对成年人行X线片检查；如果使用影像学测量来评估AOD，推荐使用颅底点至枢椎椎体后缘延长线或齿状突尖部的距离（BAI-BDI）。当患者存在上颈部软组织肿胀时，应行CT扫描以评估AOD。不推荐牵引治疗，因为牵引有10%的加重神经功能损害的风险。内固定是首选的治疗方式[15]。

31.10 成人孤立性寰椎骨折的处理

对于这些骨折，证据支持若干Ⅲ级建议。治疗决定应基于具体的骨折类型，特别是寰椎横韧带的完整性。对于寰椎横韧带完整的骨折，应固定治疗；而对于韧带断裂的骨折，可采用单独固定，或固定+融合治疗[16]。

根据骨折机制和形态，这些骨折可分为三大类：齿状突骨折、创伤性C_2~C_3椎体滑脱（如Hangman骨折）和C_2椎体骨折。

年龄在50岁以上的Ⅱ型齿状突骨折患者，推荐应用内固定（Ⅱ级推荐）。作为Ⅲ级推荐，应对Ⅰ型、Ⅱ型或Ⅲ型齿状突骨折患者行初始治疗并进行外固定，但Ⅱ型骨折的不愈合率高于其他类型。如果选择手术稳定，建议采用前入路或后入路。对于Ⅱ型和Ⅲ型骨折，如果移位＞5mm、粉碎性骨折或外固定无法维持对线整齐，推荐行外科稳定+融合手术。

对于Hangman骨折，除了C_2~C_3严重成角、C_2~C_3椎间盘间隙创伤性破裂或无法通过固定保持对线整齐等情况，推荐手术稳定+融合（Ⅲ级推荐）。

同样，对于C_2椎体骨折，推荐采用外固定治疗，除了严重的韧带断裂或无法通过固定保持对线的情况。在这种情况下，应考虑手术稳定。在C_2椎体粉碎性骨折的情况下，应评估椎动脉的损伤。所有这些建议都是Ⅲ级推荐[17]。

31.11 成年人急性寰枢椎联合骨折的治疗

该治疗有若干Ⅲ级推荐。C_1~C_2联合骨折的治疗应以C_2骨折的特点为主。大多数骨折建议采用外固定治疗。对于C_1 Hangman骨折，若C_2和C_3成角＞11°或Ⅱ型C_1-齿状突骨折的寰齿比＞5mm[18]，应考虑手术稳定。

31.12 游离齿状突

要诊断游离齿状突，应进行X线检查（包括开口位和屈伸位），联合或不联合CT/MRI检查。这是Ⅲ级推荐，对于该疾病的其他建议也是如此。如果无症状，可采用手术固定+融合或保守治疗。如果行非手术治疗，则应定期进行影像学随访。如果有证据表明脊柱不稳定增加或神经功能进行性下降，则应进行手术固定。如果颈髓腹侧或背侧受压，应在手术时适当减压[19]。

31.13 颈椎损伤分级系统

颈椎损伤的分类十分重要，有助于指导治疗并传达关于损伤性质的信息。理想的分类系统应该是经过临床验证且合乎逻辑的，易于在临床实践中应用，能够解释解剖结构和神经系统不稳定，有助于指导手术治疗的决定，并且在不同观察者间具有较高的信度。作为Ⅰ级推荐，作者赞同使用颈椎损伤分级（SLIC）系统和颈椎损伤严重程度评分（CSISS），但注意后者“有些复杂”，可能不适合日常实践。

作为Ⅲ级推荐，作者建议在影像学研究中不要使用Harris分类系统来描述骨和软组织的特征。他们还建议不要使用Allen分类来描述力学和损伤的特点。这两个建议都基于这些分类系统的信度较低[20]。然而，值得注意的是，这两个系统在最初发表时都未得到验证，而这些观测结果是作为SLIC系统验证的一部分发表的[21]。

31.14 颈椎损伤的治疗

回顾性数据支持若干Ⅲ级建议。推荐行开放性或闭合性骨折或脱位复位，旨在脊髓减压。稳定的固定（内部或外部）有助于早期康复；如果对脊髓减压没有特别要求，建议采用前路或后路入路。如果更现代的措施（如手术干预）不可行，建议牵引及卧床休息。对于强直性脊柱炎患者，由于其发生损伤的可能性很高，因此即使是微小的创伤，也应行CT和MRI扫描。这些患者通常需要后路长节段固定和融合，或前路融合加后路补充固定，因为单靠前路固定的失败率很高[22]。

31.15 急性创伤性中央脊髓综合征的治疗

关于该主题已经发表了许多Ⅲ级研究。对于急性创伤性中央脊髓综合征（ATCCS）的一些亚群患者，包括有长段脊髓受压合并椎管狭窄且无骨损伤的患者，文献中仍有重要争论。指南共提出了四项建议，均属Ⅲ级推荐，具体包括：对ATCCS患者的重症监护病房管理，特别是有严重神经功能损害的患者；医疗管理，包括维持平均动脉压（MAP）在85~90mmHg；骨折脱位损伤的早期复位；对脊髓受压进行手术减压，特别是压迫为局灶性和位于前部时[23]。

31.16 儿童颈椎和脊髓损伤的治疗

在儿童脊柱损伤中，有证据支持Ⅰ级推荐测量C_1-髁间间距来诊断寰枕关节脱位。与脊柱损伤风险很低的成人建议相对应，当存在以下情况时不推荐影像学检查（Ⅱ级推荐）：年龄＞3岁，清醒，无疼痛，神经功能完好，无中毒，无多发性损伤或无不明原因的低血压。同样，对于3岁以下的儿童，格拉斯哥昏迷量表（GCS）评分＞13分、无疼痛或神经功能损害者，也不需要影像学检查。但是，当儿童因机动车车祸受伤，跌落高度＞3m，或有不明原因的低血压，或存在可疑的非意外创伤（NAT），可通过X线片或CT扫描进行影像学检查。

在寰枢椎旋转半脱位（AARF）的确定和分类中，推荐三位CT结合C_1~C_2运动分析。

对9岁以下的儿童，正位片、侧位片或CT等影像学检查为Ⅲ级推荐。而对于9岁以上的儿童，应增加张口位X线片。可考虑行屈伸位片以动态评估不稳定性，MRI可用于评估软组织。

关于治疗，只有Ⅲ级建议能够得到证据支持。由于儿童头部相对较大，对于8岁以下的儿童，宜采用枕部下凹或胸部上仰体位。对于7岁以下的儿童C_2软骨损伤，应采用闭合复位和儿童带环背心治疗。如果急性AARF在4周内仍不能自行复位，推荐行闭合复位。如果超过4周AARF仍不能复位或再次复发，可行Halter牵引/带环背心复位或行手术治疗。如果有证据表明存在韧带不稳定或不可复位的骨折，或保守治疗失败，应考虑手术干预。分娩时的脊髓损伤在文献中未提及。这种情况可通过以下脊髓休克的症状来诊断：无力、低血压和深部腱反射减弱。但由于缺乏数据支持，因此无法就治疗提出建议[24]。

31.17 无影像学异常型脊髓损伤

在无骨折或韧带损伤等客观征象的创伤以及无影像学异常型脊髓损伤（SCIWORA）中，有文献支持以下几种Ⅲ级推荐。

建议对疑似损伤的部位进行MRI检查，并对整个脊柱进行影像学检查。屈伸位片可能有助于确定是否存在动态不稳定。这些检查应在紧急情况下进行，即使在MRI显示无椎间盘损伤的情况下，也应延迟检查。脊柱血管造影术和脊髓造影术对诊断都没有帮助，因此不推荐行这些检查。

损伤节段的外固定应保持12周。如果患者无症状且反复屈伸位片检查显示脊柱动态稳定，主治医师可决定是否提前移除支具固定。6个月内应避免“高风险”活动[25]。

31.18 颈椎非穿透性损伤后椎动脉损伤的处理

在颈椎钝性损伤中，椎动脉损伤的发生率可高达11%。如果丹佛筛查呈阳性（头部CT提示梗死，非扩张性颈椎血肿，大量鼻出血，瞳孔不等大或Horner综合征，GCS评分＜8分而头颅CT影像学无相关表现，颈椎骨折，颅底骨折，勒福Ⅱ型或Ⅲ型骨折，锁骨上安全带征，颈部杂音或震颤），则CT血管成像为Ⅰ级推荐。如果无法行CT血管造影，或者高度怀疑而需进行血管内干预，则应进行正式的血管造影（Ⅲ级推荐）。在完全性脊髓损伤或椎体半脱位的情况下，建议使用MRI。椎动脉损伤的治疗，包括抗血小板或抗凝药物的使用，应根据损伤的性质以及损伤相关的出血风险进行调整（Ⅲ级推荐）。目前，血管内治疗的作用还未明确，因此没有与之相关的推荐[26]。

31.19 颈椎脊髓损伤患者的深静脉血栓形成和血栓栓塞

在预防方面，已有证据支持一些Ⅰ级建议，包括脊髓损伤后严重运动障碍患者静脉血栓栓塞（VTE）的预防性治疗。建议使用低分子量肝素（LMWH）、翻身床或二者联用。同样，指南推荐低分子量肝素联合间歇压力装置（SCD）或电刺激治疗。

作为Ⅱ级推荐，无论是低分子量肝素还是单独口服抗凝药物，都不足以预防深静脉血栓（DVT）。DVT预防应在72h内开始，建议进行3个月的预防性治疗。作为Ⅲ级推荐，放置下腔静脉过滤器不应作为常规手段，而应作为无法抗凝或抗凝失败患者的治疗方法。推荐应用体格检查、多普勒超声和容积描记术等其他检查来评估DVT[27]。

31.20 脊髓损伤后的营养支持

作为Ⅱ级推荐，间接测热法被推荐为确定脊髓损伤患者热量需求的最佳方法。应尽快开始营养支持，最好在72h内开始（Ⅲ级推荐）。然而，在脊髓损伤患者中，启动肠内营养支持并未影响神经功能预后、住院时间或并发症发生率[28]。

31.21 结　论

与其他神经外科疾病一样，脊柱损伤的治疗基于对基本解剖学和病理生理学的理解，并以现有科学文献为指导。联合机构的指南是对文献特别有力和有用的总结，因为它采用了严格、统一和透明的方法来筛选和评估已发表的研究，并在此综述的基础上对治疗建议作出了清晰的条理分明的陈述。

参考文献

[1] Hadley MN, Walters BC, Grabb PA, et al. Guidelines for the management of acute cervical spine and spinal cord injuries. Clin Neurosurg, 2002, 49:407–498.

[2] Walters BC. Methodology of the guidelines for the management of acute cervical spine and spinal cord injuries. Neurosurgery, 2013, 72(Suppl 2):17–21.

[3] Theodore N, Hadley MN, Aarabi B, et al. Prehospital cervical spinal immobilization after trauma. Neurosurgery, 2013, 72(Suppl 2):22–34.

[4] Theodore N, Aarabi B, Dhall SS, et al. Transportation of patients with acute traumatic cervical spine injuries. Neurosurgery, 2013, 72(Suppl 2):35–39.

[5] Hadley MN, Walters BC, Aarabi B, et al. Clinical assessment following acute cervical spinal cord injury. Neurosurgery, 2013, 72(Suppl 2):40–53.

[6] Ryken TC, Hadley MN, Walters BC, et al. Radiographic assessment. Neurosurgery, 2013, 72(Suppl 2):54–72.

[7] Gelb DE, Hadley MN, Aarabi B, et al. Initial closed reduction of cervical spinal fracture-dislocation injuries. Neurosurgery, 2013, 72(Suppl 2):73–83.

[8] Ryken TC, Hurlbert RJ, Hadley MN, et al. The acute cardiopulmonary management of patients with cervical spinal cord injuries. Neurosurgery, 2013, 72(Suppl 2):84–92.

[9] Bracken MB, Collins WF, Freeman DF, et al. Efficacy of methylprednisolone in acute spinal cord injury. JAMA, 1984, 251(1):45–52.

[10] Bracken MB, Shepard MJ, Collins WF, et al. A randomized, controlled trial of methylprednisolone or naloxone in the treatment of acute spinal-cord injury. Results of the Second National Acute Spinal Cord Injury Study. N Engl J Med, 1990, 322(20):1405–1411.

[11] Hurlbert RJ, Hadley MN, Walters BC, et al. Pharmacological therapy for acute spinal cord injury. Neurosurgery, 2013, 72(Suppl 2):93–105.

[12] Pointillart V, Petitjean ME, Wiart L, et al. Pharmacological therapy of spinal cord injury during the acute phase. Spinal Cord, 2000, 38(2):71–76.

[13] Matsumoto T, Tamaki T, Kawakami M, et al. Early complications of high-dose methylprednisolone sodium succinate treatment in the follow-up of acute cervical spinal cord injury. Spine, 2001, 26(4):426–430.
[14] Theodore N, Aarabi B, Dhall SS, et al. Occipital condyle fractures. Neurosurgery, 2013, 72(Suppl 2):106–113.
[15] Theodore N, Aarabi B, Dhall SS, et al. The diagnosis and management of traumatic atlanto-occipital dislocation injuries. Neurosurgery, 2013, 72(Suppl 2):114–126.
[16] Ryken TC, Aarabi B, Dhall SS, et al. Management of isolated fractures of the atlas in adults. Neurosurgery, 2013, 72(Suppl 2):127–131.
[17] Ryken TC, Hadley MN, Aarabi B, et al. Management of isolated fractures of the axis in adults. Neurosurgery, 2013, 72(Suppl 2):132–150.
[18] Ryken TC, Hadley MN, Aarabi B, et al. Management of acute combination fractures of the atlas and axis in adults. Neurosurgery, 2013, 72(Suppl 2):151–158.
[19] Rozzelle CJ, Aarabi B, Dhall SS, et al. Os odontoideum. Neurosurgery, 2013, 72(Suppl 2):159–169.
[20] Aarabi B, Walters BC, Dhall SS, et al. Subaxial cervical spine injury classification systems. Neurosurgery, 2013, 72(Suppl 2):170–186.
[21] Vaccaro AR, Hulbert RJ, Patel AA, et al; Spine Trauma Study Group. The subaxial cervical spine injury classification system: a novel approach to recognize the importance of morphology, neurology, and integrity of the disco-ligamentous complex. Spine, 2007, 32(21):2365–2374.
[22] Gelb DE, Aarabi B, Dhall SS, et al. Treatment of subaxial cervical spinal injuries. Neurosurgery, 2013, 72(Suppl 2):187–194.
[23] Aarabi B, Hadley MN, Dhall SS, et al. Management of acute traumatic central cord syndrome (ATCCS). Neurosurgery, 2013, 72(Suppl 2):195–204.
[24] Rozzelle CJ, Aarabi B, Dhall SS, et al. Management of pediatric cervical spine and spinal cord injuries. Neurosurgery, 2013, 72(Suppl 2):205–226.
[25] Rozzelle CJ, Aarabi B, Dhall SS, et al. Spinal cord injury without radiographic abnormality (SCIWORA). Neurosurgery, 2013, 72(Suppl 2):227–233.
[26] Harrigan MR, Hadley MN, Dhall SS, et al. Management of vertebral artery injuries following non-penetrating cervical trauma. Neurosurgery, 2013, 72(Suppl 2):234–243.
[27] Dhall SS, Hadley MN, Aarabi B, et al. Deep venous thrombosis and thromboembolism in patients with cervical spinal cord injuries. Neurosurgery, 2013, 72(Suppl 2):244–254.
[28] Dhall SS, Hadley MN, Aarabi B, et al. Nutritional support after spinal cord injury. Neurosurgery, 2013, 72(Suppl 2):255–259.

32 周围神经穿透性损伤

James Tait Goodrich

摘 要

周围神经损伤及其手术修复对神经外科医生来说是一项艰巨的任务。随着显微外科技术的进步，目前更好的仪器和放射学诊断技术使神经外科医生能够更好地评估周围神经损伤。现在，我们可以从急性修复与延迟修复的角度更好地讨论修复的时机。本章讨论了可用于修复急性穿透性神经损伤的技术，并为神经外科医生提供了各种修复技术的手术图谱。

关键词： 神经外膜修复，神经修复，神经创伤，神经周围修复，周围神经损伤，周围神经创伤

32.1 引 言

尽管历史上急性神经损伤主要由神经外科医生治疗，但随着整形外科医生对周围神经外科领域兴趣的日益浓厚，现在越来越少的神经外科医生参与处理此类问题。所有神经外科医生都会被传授周围神经损伤的基本显微外科治疗原则。本章将回顾这些原则并总结与急性周围神经损伤处理相关的概念，主要重点是处理急性穿透性神经损伤；为了完整性，本章还回顾了穿透性神经损伤延迟手术治疗的原则。

具有历史意义的是，“神经”及其生理功能的概念直到 19 世纪上半叶才得到最新发展。在此之前，神经和肌腱经常在解剖学及其功能上被混淆。最早的周围神经插图之一出现在 19 世纪 Ernest Burdach（1801—1870 年）的专著中[1-3]（图 32.1）。

32.2 解剖学及其临床意义

拟行周围神经手术的外科医生必须彻底了解神经及其周围血管和肌肉结构的解剖关系。任何周围神经修复的目的都是以解剖学上最精确的方式实现神经元的衔接，这就需要对所处理的解剖结构有透彻的了解（图 32.2）。与任何其他神经外科手术一样，精细的技术、精心的组织处理和止血的神经外科手术原理，严格适用于周围神经损伤的修复。

图 32.2 显示了“典型”的周围神经结构。神经轴突被包围在神经束的鞘膜内，相应地，多条神经轴突构成了神经束。典型的成人周围神经可包含多达 10,000 条轴突。与大众所认为的相反，轴突并不遵循直接的线性路径，而通常沿着神经的路径在许多不同点处交叉和吻合。外科医生常见的另一个错误概念是神经内运动纤维和感觉纤维在解剖学上是分离的。在神经的近端部分，运动和感觉纤维是弥散分布的，而仅在远端分离成独立的运动和感觉部分。

外科医生必须记住这些概念，这说明神经两个断端的精确对位在理论上是不可能的[4-5]，这一点应在与患者及家属进行术前沟通时明确提出，以使其对康复的期望是恰当的。外科医生一定不能忽略处理受伤后恢复的其他方面。一方面，患者和家属通常不了解神经恢复功能需要多长时间；另一方面，他们可能对最终神经功能的恢复程度过于乐观。对神经修复的过程和预期恢复期进行详细解释，可极大程度减少患者经常出现的术后抑郁和焦虑。

32.3 周围神经修复的基本考虑因素

处理周围神经损伤时必须牢记几个基本考虑因素。1978 年，周围神经外科的伟大先驱之一[6-7] Sydney Sunderland 爵士（1910—1993 年）定义了他认为的影响周围神经修复效果的关键因素；其至今仍与神经修复效果高度相关：

1. 神经损伤的机制。
2. 损伤的级别。

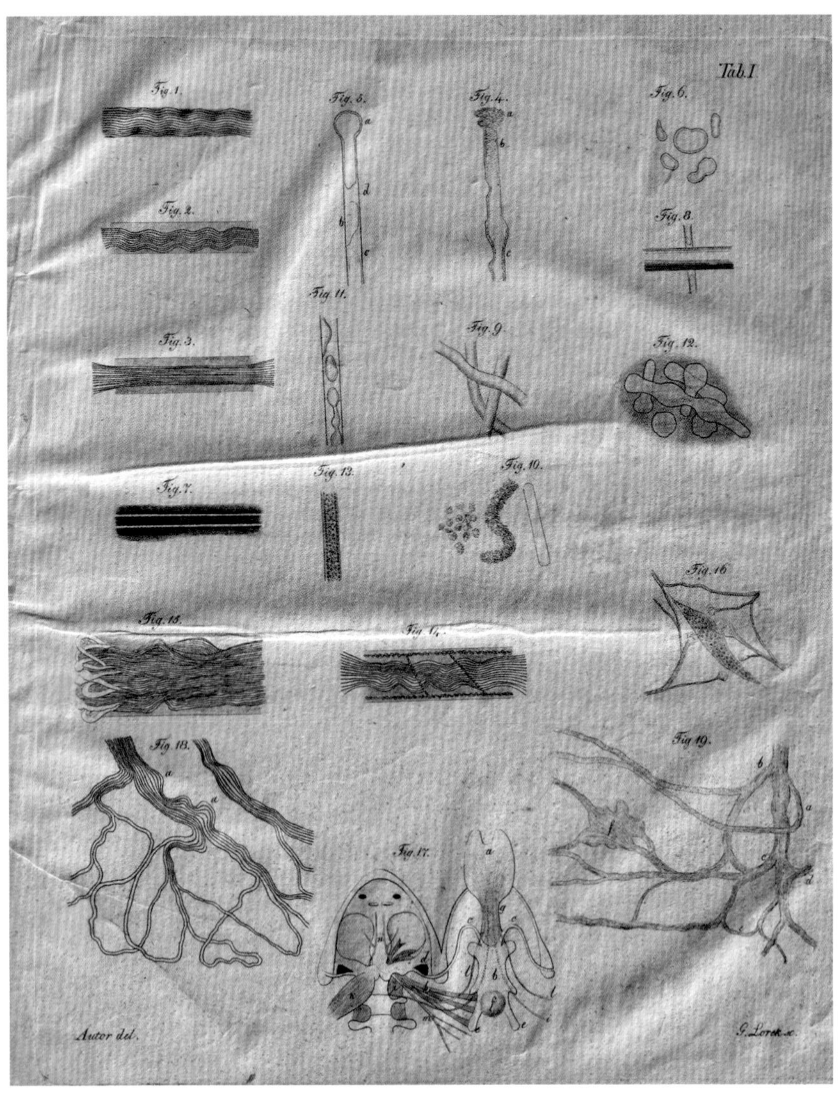

图 32.1 本插图来自最早的关于周围神经详细解剖的专著之一，由德国解剖学家 Ernest Burdach 撰写。本插图来自他的作品，并且首次在这里显示神经解剖学的详细信息，包括神经束

3. 损伤的严重程度和范围。

4. 周围组织损伤的严重程度。

5. 神经细胞对损伤的反应。

6. 修复的时间和技术。

Sunderland 列出的这几条清楚地表明外科医生对结果的影响程度相对较小，即仅在修复的时间和技术上，而恢复在很大程度上取决于神经对损伤的自然反应。

发射物损伤（如子弹、弹片等）是城市里周围神经损伤的常见原因。在这种类型的损伤中，需要明确弹道细节并确定伤害的解剖路径。急性锐器切割的神经损伤与爆炸（即枪击）损伤造成的伤害不同。在子弹或高能发射物伤害中，最初的爆炸效应通常会导致神经完全性瘫痪。这种类型的伤害会导致神经损伤和轴突断裂（见下文）。根据笔者经验，此类患者多数会自行康复，并不总是需要急性干预。但当靠近神经的血管受损导致压迫性血肿时，往往需要急诊治疗。如果弹道具有足够的破坏性，会引起神经内纤维化，导致神经传导障碍，这种情况通常需要后期干预。根据笔者经验，与刀伤或玻璃伤相比，弹伤不太可能造成永久性神经损伤。

在进行周围神经修复时，外科医生和手术室团队必须记住，唯一易于控制的因素是断裂神经和神经束的对齐、缝合线处的张力（应尽可能小）以及感染的风险。其他一切都取决于自然恢复的力量[8-10]。外科医生只能掌控技术的细节。治疗小组参与神经损伤和修复程序的生物学过程仅限于理解和应用促进恢复的原理。许多正在进行的研究都致力于提高神经再生的环境，但这些研究

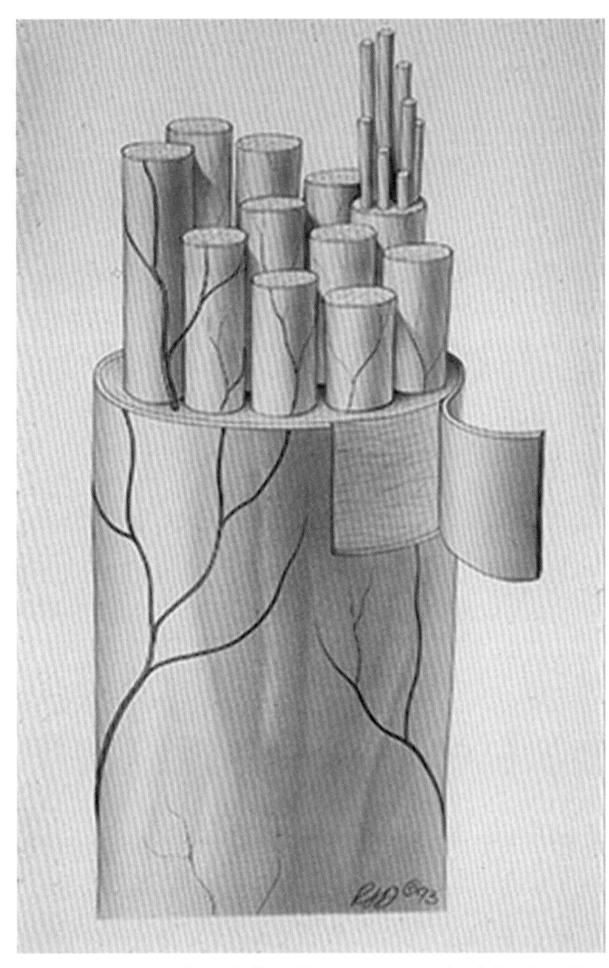

图 32.2 周围神经重建示意图，显示了相关解剖细节

超出了本章的范围。免疫抑制、生长因子、电场刺激等方法都已尝试用于治疗，但鲜有成功的报道。在受损神经的解剖学重建中，还使用了纤维蛋白胶、不同的缝合材料和类固醇，但迄今为止取得的效果有限。神经再生的最佳环境亦尚未确定。在治疗周围神经损伤时，一个经常被忽视的概念是，受损的神经不应该被认为是退化的因素，而应该被认为是正在进行再生的因素，这是任何重建的关键。为使再生的神经拥有最佳的康复选择，我们应该继续寻找增强其微环境的方法。接下来，将重点放在手术技术和治疗计划的重要参数上，如前所述，这是外科医生唯一可控制的参数。

32.3.1 创伤性神经损伤的分类

已经引入了许多分类来描述不同类型的神经损伤。熟悉它们很重要，因为它们在整个周围神经文献中都被一致地使用。虽然有些学者认为分类系统过分被强调，但它们仍然非常有用。这里介绍两个分类。

1946 年，Seddon 介绍了一种既可靠又有用的分类[11]。事实上，Seddon 的术语已成为周围神经修复文献的基本组成部分：

• 神经失用（Neuropraxia）：神经传导的暂时中断，伴有最小程度的损伤，通常表现为局部范围内的缺血性脱髓鞘。

• 轴突断伤（Axonotmesis）：以轴突及其髓鞘中断为特征的中度损伤。神经内膜管保持完整，允许再生轴突恢复其外周连接。

• 神经断伤（Neurotmesis）：严重损伤，神经被完全破坏或严重损伤，无法自发再生。由于沃勒变性和神经瘤形成，轴突无法向远端再生。

1951 年，Sunderland 扩大了 Seddon 的分类（表 32.1），同时更多地考虑了术中发现周围神经损伤的情况[6-7]。

多年来，其他分类方法也被提出，但是其详细信息已经超出了本章范围。读者可以参考 Gentili 和 Hudson[12] 的文章，其中介绍了许多分类系统及其与电生理的相关性。Mackinnon 和 Dellon 采用图解的表示方式，回顾了各种分类方式及其与解剖的相关性[13]。

32.3.2 神经修复时机

如周围神经文献所证实的，何时进行神经修复的问题仍存在争议。自第一次世界大战以来，关于修复的时间，即急性或延迟，就存在很大争议。就本章而言，修复时间分为急性（24~48h 内）、延迟（3~6 周）和长时程延迟（超过 4~6 个月）。

患者初诊时，确定损伤机制很重要，需根据

表 32.1 Sunderland 神经损伤分类

分类	描述
1 级	轴突传导丧失
2 级	轴突连续性中断但神经内膜完整
3 级	神经纤维横断（轴突和髓鞘）但神经束膜完整
4 级	神经束膜和神经束状连续性中断
5 级	整个神经干连续性中断

评估确定适当的修复类型及时间安排。被玻璃或刀尖等锐性切割的神经通常比被子弹、弹片等伤害的神经更容易进行急性修复。

急性修复

当伤害机制是清洁的、尖锐的裂伤，如家庭暴力或机动车事故造成的伤害时，应考虑在最初的 24~48h 内行急性神经修复。无瘢痕组织且解剖平面相对正常（即因软组织损伤轻微）通常使修复变得简单。早期修复还允许具有相同直径的神经内膜管吻合，这比连接不同直径的神经内膜管更合适，通常是延迟修复的唯一手段。急性撕裂的臂丛神经和坐骨神经近端也需要急性修复，这种情况下神经自行修复的能力很弱。为了避免断裂神经的自然收缩，需要尽早处理这类损伤；根据笔者经验，这些情况通常在最初的 24~48h 内进行治疗。

必须重视的另一个因素是神经需要再生的长度。在臂丛神经或坐骨神经损伤的情况下，修复越快，神经就越快开始再生。这些神经再生需要很长的再生通路，不必要的延迟只能导致远端肌肉进一步萎缩。

延迟修复

在开放污染或复合挫伤的伤口中，应考虑延迟修复。如果存在广泛的局部组织损伤和污染，如电气或爆炸伤，也建议延迟修复（受污染的伤口将在枪伤部分进一步讨论）。相关的理由很简单：当神经修复的环境没有被异物、挫伤组织和潜在感染物质破坏时，修复的神经会愈合得更好。延迟修复在多发性神经挫伤中的另一个优点是，受伤部分的边界随着时间逐渐变得清晰，从而可实现更有效的束间移植。

然而，延迟修复也存在缺点。纤维化瘢痕伤口的解剖分界已经消失，其修复工作肯定比在新鲜受伤的组织中更困难。此外，受损神经的自然解剖反应是收缩，当这种情况发生在纤维化瘢痕中时，神经末梢可能很难定位、移动和修复。如果对伤害的程度或性质有任何疑问，对伤口进行初步探索以协助治疗的计划是合理的。如果伤口受到污染或血管损伤，可以先解决这些眼前的紧急问题，并推迟神经修复。切断的神经末梢也可以被识别和固定，防止其回缩，从而便于以后的识别。

长时程延迟修复

军事医学中最常提倡长时程延迟修复，其目的是处理战区遇到的典型伤害；有人可能会争辩说，随着高能武器在城市地区的日益增多，这些地区也应归类为战区。战争（和城市）伤害通常涉及高能弹药伤口，这些伤口经常被泥土、衣服和表面碎片多重污染[14]。

32.4 修复技术

32.4.1 一般原则

在处理受伤的神经或进行神经修复时，必须牢记许多原则和技术。手术中有一句流传的格言：暴露是关键。这句话适用于周围神经修复。在任何神经探查中，首先必须理清损伤的解剖结构。从未被破坏的部位开始并朝着损伤方向探查是一种好的规则策略。因此，应推迟损伤部位的解剖，直到神经从损伤的远端和近端暴露。禁忌行钝性解剖暴露，因为这样经常会使受伤的神经遭到不可承受的扭转力。根据笔者经验，15 号或 11 号手术刀片，甚至眼科虹膜刀，对于锐性解剖最为有效。由于神经具有电活动，因此在整个暴露和修复过程中，电生理监测至关重要。需要在损伤的两侧完全解剖神经，以便放置刺激和记录导线进行监测。任何神经均完全依赖其血管供应营养。因此，外科医生必须识别并尝试保存所有主要的供血血管。手术室设计和设备的因素将使手术达到最佳效果（见框表 32.1）。

框表 32.1　手术室要求和仪器

- 用于神经初步解剖的放大设备
- 用于神经束修复的带照明的显微镜
- 舒适的带扶手的椅子
- 具有刺激和记录功能的电生理监测仪
- 弹簧式持针器
- 钻石或蓝宝石刀（也可用眼科的白内障刀）
- 75mm 针头的 8-0 尼龙线用于神经外膜修复，50mm 针头的 10-0 尼龙线用于神经束修复

32.4.2 神经外膜修复

处理急性穿透性神经损伤最常见的方法是神经外膜修复。这是急诊修复神经锐性撕裂的实用

技术。如图 32.3 所示，这种修复方法在解剖学方面很简单。如前所述，一旦获得足够的暴露，受创伤的神经末梢就必须做好准备。裂伤通常会导致神经末梢在分裂点变成“蘑菇状”（图 32.4）。在修复之前需将“蘑菇状”的神经末梢修整，达到正常的神经外膜。这很容易做到，方法是将神经的末端放在无菌压舌板上，并用新的未使用的手术刀片切除“蘑菇状”部分。

正确调整神经末梢是关键。如果组织未受到太严重的破坏，神经表面分布的血管可为解剖提供视觉指导。一旦确定对准，将两条 8–0 尼龙缝合线放置在相隔 180° 的神经外膜中。两个神经末端并置，注意张力需很小。有时需要额外的近端和远端解剖，以进一步放松神经。一旦接近末端且检查了神经上的张力，则将几根 9–0 或 10–0 尼龙缝合线置于神经外膜平面中，注意使其通过全层神经外膜而不损伤下面的神经束。伤口闭合后，将肢体用夹板固定 3~4 周，以防神经吻合口松弛张力。这是愈合的神经获得足够的拉伸强度以维持运动而不中断所需的时间。3~4 周后，取出夹板并开始康复治疗。

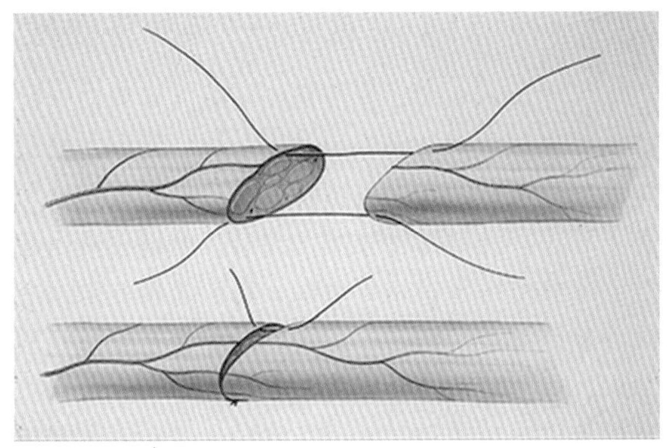

图 32.3 神经外膜修复。注意外科手术如何试图恢复神经表面血管系统模式

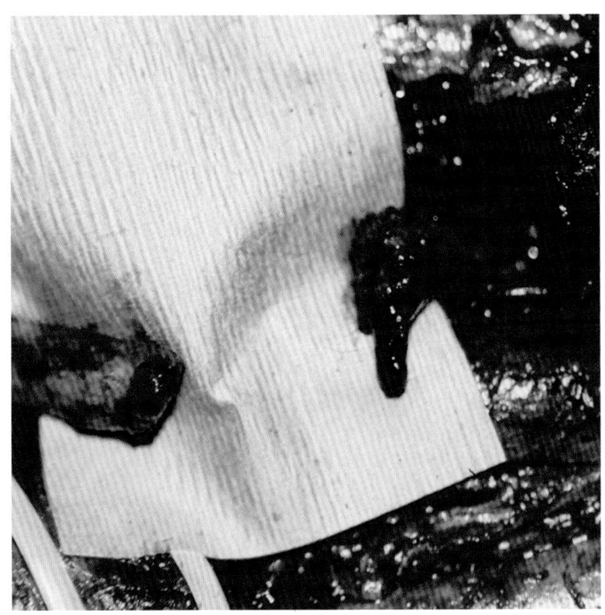

图 32.4 急性撕裂的神经，两端显示出典型的“蘑菇状”

优秀的术后护理至关重要。任何周围神经修复后都需要物理治疗和康复。除了由康复团队进行的 1~2 次日常锻炼之外，笔者还建议患者全天继续行全范围关节活动（ROM）和肌肉拉伸锻炼。必须鼓励患者积极参与康复。关节僵硬或肌肉萎缩会严重影响患者的康复效果，需尽量避免。

神经外膜修复的并发症

虽然神经外膜修复是一种优秀的技术，但必须记住其解剖学影响。Edshage 在一篇涉及愈合并发症的论文中讨论了这一概念[15]。外科医生通常能够完成外观令人满意的吻合术。但是，这种外观上的修复可能会产生误导。可能发生的情况是，如果将通过神经外膜技术修复的神经切片置于显微镜下，则可看到神经束被破坏、弯曲和对齐不良。我们留下的空隙常常充满结缔组织并阻止神经再生。尽管存在这些困难，神经外膜修复仍然有用。但重要的是，要记住 Edshage 回顾的研究结果：他们强调显微放大操作、照明良好和神经束对齐的原则非常重要；这些是外科医生在急诊修复中唯一需要重视的方面。

32.4.3 神经束修复

在急性和延迟修复中，神经束修复是一种使用频率越来越高的技术（图 32.5a，b）。该技术由 Sunderland 于 1953 年首次提出[6,16]，直到 20 世纪 60 年代中期 Smith 提出手术显微镜后，才在技术上可行[17]。该技术需要特别注意神经束修复的微观解剖学细节，这需要外科医生的耐心和高放大倍数的显微镜。在仅有少数大的神经束可识别的情况下，这是最好的修复方式。该技术对神经远端部分的修复也十分有效，在这种情况下，通常能够以最小的张力移动和连接断裂的神经。在城市环境中，刀或玻璃经常造成神经损伤，该损

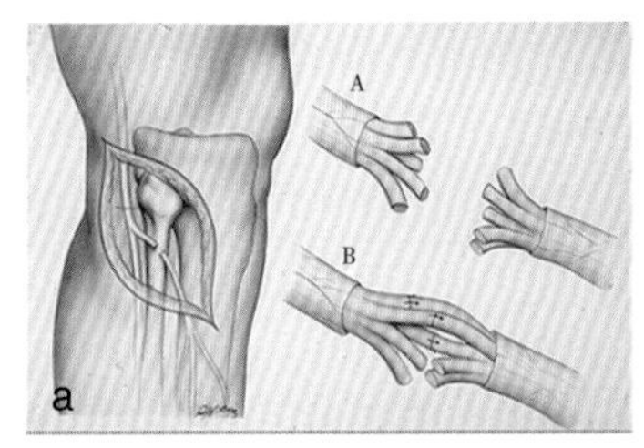
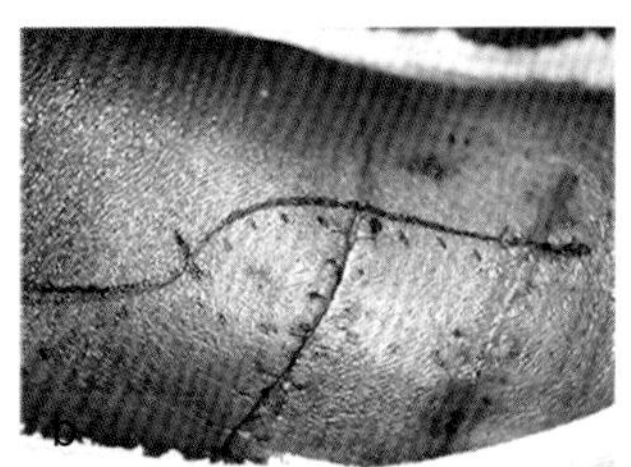
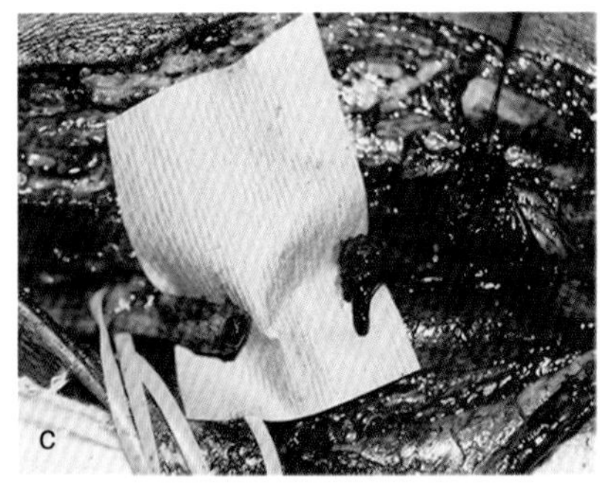
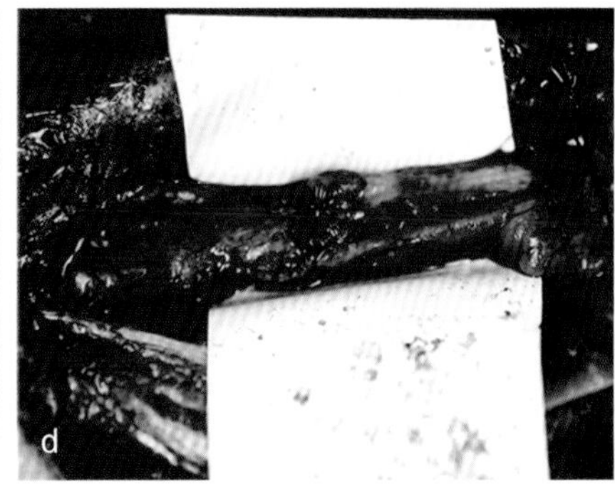

图 32.5 （a）腓神经的神经束修复。A 和 B 为神经束修复的示意图。（b）这里的刀伤是患者自我伤害造成的。（c）在矩形橡胶膜下方可以看到腓神经的急性撕裂，切口末端已经缩回（仅伤后 24h）。（d）缝合和修复神经

伤中一种常见的情况是神经仅被部分切断，部分神经束保持完整，这是神经束修复的理想情况。在某些情况下，特别是在选择延迟修复的情况下，神经末端被破坏而发生纤维化，需要切除，因而神经束被缩短。在这种情况下，神经束移植（后文讨论）较神经束修复更加合适。

方 法

暴露受伤的神经直到两个断端都被确认。解剖时应确保两端有足够的活动度，使其在没有张力的情况下可以接近。而后在每端切除 3~4mm 的浅表神经外膜，以暴露神经束。然后在显微镜下从周围的束间结缔组织中挑出要吻合的神经束。使用带有小针（通常为 50mm）的 10–0 尼龙缝合线完全咬合神经束膜，注意不要损伤下面的神经束。一个很好的经验法则是，如果缝合线断裂则说明张力太大。有时，这些神经束会膨出，需要在关闭前修整回神经束膜。在某些情况下，神经束无法识别，则需要行神经外膜修复。

32.4.4 神经束成组修复

在处理严重的神经损伤时，有时不能分离出单独的神经束，需要进行神经束成组修复（图 32.6）。该技术类似于神经束修复技术，不同之处在于选择了成组的神经束进行修复。在这种情况下，插入神经断端之间的神经外膜需暴露出来，并在此平面上进行解剖。然后应用与神经束修复相同的技术，缝合可辨认的神经外膜。

32.4.5 神经束间移植术——神经移植物

多年研究表明，恢复良好的最大障碍之一是神经修复后张力过高。为了克服这一问题，使用其他部位获取的神经移植物的方法被引入。从历史上看，神经移植物经历了兴衰，但现在被认为在一些修复中是必不可少的，特别是神经末端之间有显著间隙的修复。毫无疑问，在有了更好的技术，以及对何时使用它们有更清晰的了解后，移植物已被证明可有效增强特定的受伤神经的恢复。Millesi 和 Samii[5] 以及其他研究者出色的临床研究 [18–21] 已经重新引入了神经移植物的使用。回顾移植生理学的研究超出了本章范围，感兴趣的读者可以参考 Millesi、Samii 及其他研究者的著作 [13,19–21]。

32.4.6 供体部位

许多标准适用于神经移植供体部位的选择。已被确定为潜在供体部位的神经及其使用适应证如下：

• 腓肠神经：最常用于修复的供体神经是腓肠神经。优点是易于定位，可提供较长的移植物（通常 20~30cm），且移除后引起的发病率最低。它通常可以位于外踝的后方和下方，然后沿着小腿走行。通过在解剖过程中“轻柔地”拉动神经，可以跟随患者腿部看到其轮廓。其移除可能会导致脚底感觉丧失，但大多数患者并不会发现这个

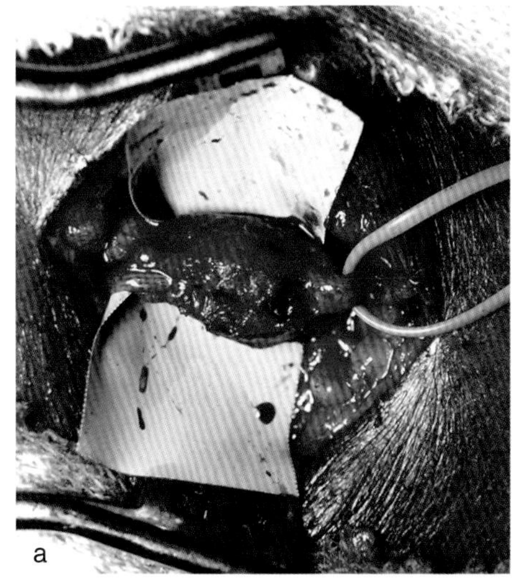

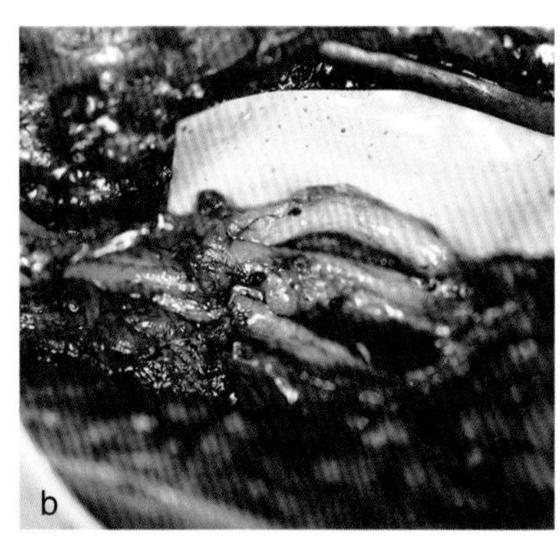

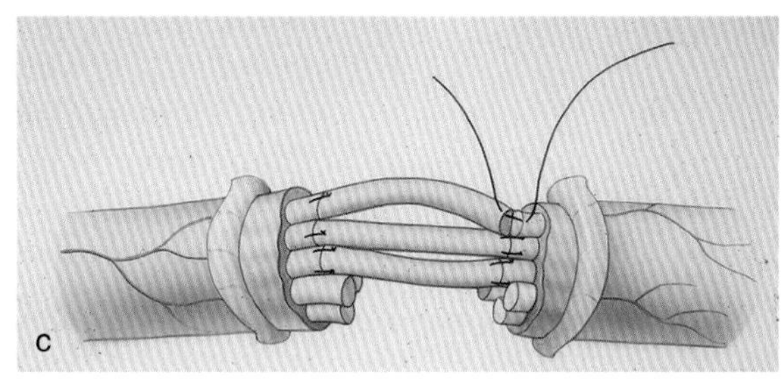

图 32.6 筋膜间神经移植修复。（a）连续性创伤性神经瘤。损伤后进行的肌电图检查显示无功能恢复及轴突传导。（b）切除神经瘤，使用腓肠神经作为筋膜间神经移植供体。（c）筋膜间神经移植技术示意图。将神经外膜袖带向后卷起，暴露神经束，匹配移植物尺寸并缝合到位

问题；当然，这个结果应该在手术前向患者描述。

• 桡浅神经：该神经曾常被使用，但其有手部部分感觉丧失的风险，因此只能作为最后的手段。其长度较短，可能会限制其用于修复的神经数量。

• 前臂内侧或外侧皮神经。

• 股外侧皮神经。

• 臂内侧皮神经。

后三种神经特别适用于临近部位的损伤。它们的缺点包括神经直径小、移植物长度短。在任何需要相当长的移植物或多个移植物的手术中，腓肠神经仍然是最佳来源。

32.4.7 技　术

需要牢记一些技术要点。

• 神经束间移植物的横截面直径应与宿主部位的神经直径相同或更大（以便在末端形成“鱼嘴”形状）。

• 作为修复的一部分，去除纤维化的神经末梢，解剖带回至正常神经。移除约 1cm 的神经外膜，使神经内部的解剖结构充分暴露。

• 用如前所述的方法解剖神经束。

• 根据大小将移植物中的神经束与宿主部位的神经束进行匹配。

• 移植物通常会“收缩”，因此其应比宿主神经节段之间的距离长 10%~15%。如果不够充分，会使修复的神经产生过大的张力。

• 另一个关键点是在不同位置对各分束进行修复，使缝合线不位于同一平面内。通常需要 1~2 根 10–0 尼龙缝合线来缝合神经束。如上所述，在缝合过程中必须特别注意勿损伤神经。

• 暴露的神经末梢会释放出天然的纤维蛋白“胶”。我们有时也会使用这种胶来帮助实现神经吻合。

较大的神经束可能需要放置两个移植物，取决于所获取移植物的大小（图 32.7）。根据我们的经验，通常需要 4~6 个移植物来修复中等大小的神经，例如内侧神经或尺神经。偶尔会发现在解剖受伤的神经后，神经束组间的分界不清。在这些情况下，以近似的方式放置移植物，通常更容易划分束组。放置移植物后，将肢体用夹板或其他方式固定 3~4 周，以促进神经愈合，避免修复的神经张力过高。如前所述（32.4.1 部分），在渡过愈合期后，活动肢体并开始锻炼是非常重

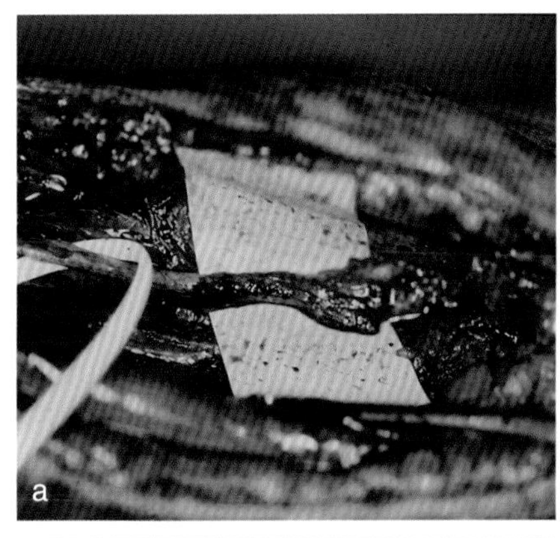

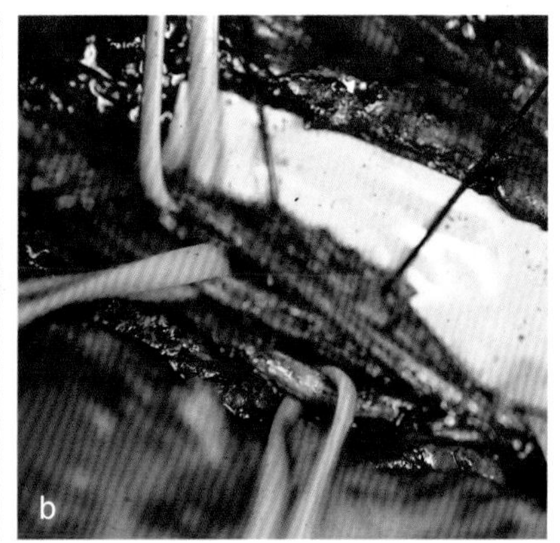

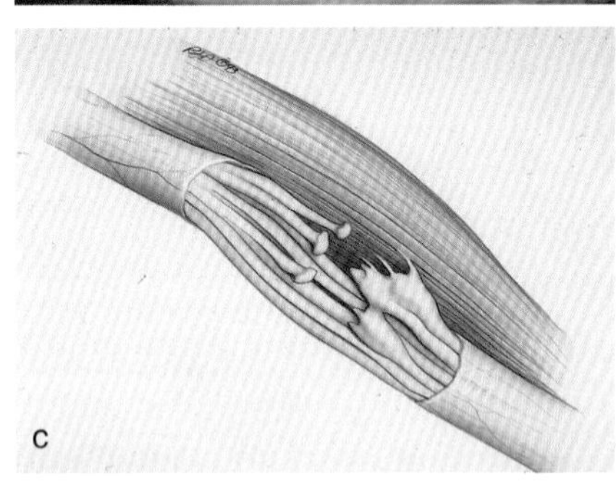

图 32.7 （a）正中神经创伤性损伤患者的病例。术中记录显示部分损伤，即部分神经束完整，部分神经束中断。（b）行典型的神经束内解剖，然后行电生理监测以隔离那些不传导的神经束。损伤模式如（c）所示

要的，特别是在涉及关节的情况下。

再次重申神经移植的关键要点和原因：在提供解剖路径的同时，要确保缝合线的张力不会过大。现在已经确定再生的轴突不会穿过张力线；此外，张力增加了结缔组织的增殖，成为神经再生的障碍。神经移植物的使用将提供额外的长度，防止神经张力过高，其在正确解剖修复的条件下是神经修复和生长的优良介质。

32.4.8 处理神经间隙

如前所述，对神经施加张力只会引起进一步的纤维化，并延缓愈合。神经具有固有的弹性，切割后会立即回缩 1~2cm。在急性期，通过进一步的解剖学切开和额外的神经松弛可以较容易地克服这种收缩。随着损伤后时间间隔的增加，神经的自然反应是形成神经内纤维化，永久缩短神经末梢。前文已经讨论了神经移植作为克服该问题的手段。其他几种技术也可能有助于解决这个问题[22]。

克服间隙的有用技术

• 转位。原理很简单：通过适当地解剖神经，神经的路径变得较直，增加了神经的有效长度。该技巧可以应用，但仅用于几个解剖部位：尺神经在肘关节上髁部位可调整位置，额外增加 3~5cm 长度；正中神经仅可转移到旋前圆肌的前方，允许有 2cm 的额外长度；当桡神经在肱骨上部受到横断性损伤时，可将其向前移位，移至肱二头肌和肱肌之间。

• 活动。对近端无多个运动分支的神经可应用该方法。在活动神经时，必须小心不要损伤它。神经通常由传入的栅栏状血管沿其长度供应，这很容易识别。如果可能的话，栅栏状血管应该与神经一起活动起来。充分的解剖通常可以使额外 2~4cm 的神经活动起来。该技术的主要缺点是当神经的外部血管损伤时，神经依靠内部血液供应存活 。此外，由于解剖切开，手术野会瘢痕化，有时会阻碍神经再生。尽管如此，这仍是一种有用的技术，只需克服很小的间隙，并避免使用嫁接。

• 神经拉伸。这是最少用的技术，除非在急性神经修复时需要克服断裂神经的自然收缩。

• 关节屈曲。屈曲靠近神经损伤处的关节，这一技术经常用来缩短修复神经需穿过的距离。在神经愈合后 ，关节再慢慢延伸。 这项技术的最新研究显示的结果不佳，即无论关节处延伸得多慢，张力随后都会施加到神经上，导致神

经内部纤维化，最终破坏修复。如前所述，冻结或静止关节对神经的愈合没有用处，只会阻碍再生。但是，在中度弯曲（10~15°）的情况下，该技术可能是有用的；如果需要更大的屈曲或预计需要较长的固定时间，介入神经移植物会是更好的选择[23]。

• 骨骼缩短。该方法因其历史意义最常被提起。其在第二次世界大战和越南战争期间作为处理缩短神经的方法而流行。该方法目前已被放弃，因为它对周围软组织的损伤抵消了额外延长神经长度的益处。

32.5 疑难性损伤的外科治疗

32.5.1 枪击性神经损伤

考虑到枪伤引起的神经损伤的独特性，笔者将其作为单独的类别进行讨论。枪伤以前仅限于战场，但现在已成为城市社区神经损伤的常见原因。美国国家统计数据显示，每年在美国合法购买 25 万支新枪支，非法购买的枪支数量不详。笔者所在医院平均每周至少有 2~3 例枪伤患者。随着青少年和毒贩在使用枪支（例如 9mm 快速重复武器等）方面变得更加复杂，急诊室的人口统计数据也发生了变化。在布朗克斯（Bronx），大多数此类武器的受害者在抵达时已经死亡。必须记住，枪伤造成的伤害与刀或玻璃造成的干净裂伤不同。高速子弹携带质量和能量。当子弹穿过软组织时，它通常会对暴露于其影响范围内的任何神经产生挤压作用，而直接冲击是少见的。在大多数情况下，当子弹穿过软组织时，能量分散，组织扭曲，且神经继发于空化效应而拉伸。组织和神经破坏的程度取决于弹丸的质量和撞击速度。在距身体 76cm 范围内射击的手枪伤口还有其他专有的特征需要考虑，即弹药燃烧排出的气体会进入伤口，且衣物碎片会覆盖在子弹入口点（图 32.8a，b）[24]。

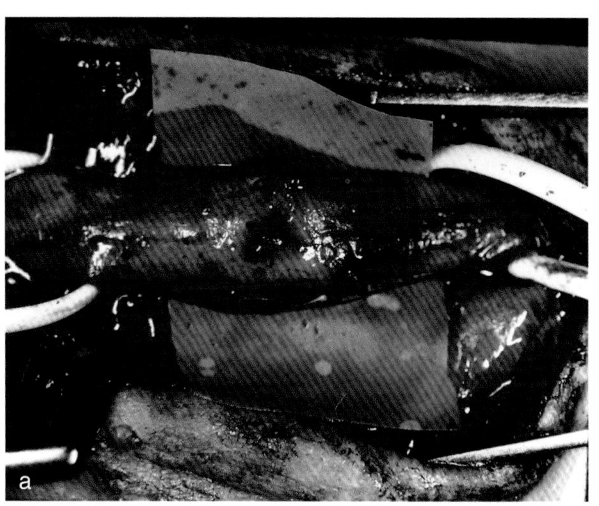

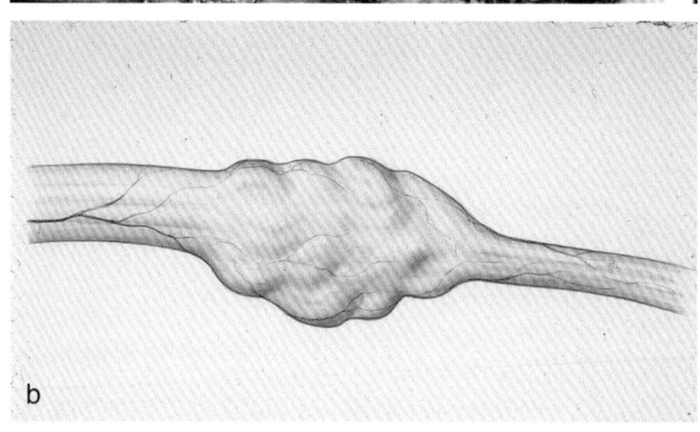

图 32.8 该患者受枪伤，内侧神经局部打击性损伤。（a）在损伤部位形成的大型神经瘤，可以在两个血管环之间看到。（b）该示意图显示钝性或空化损伤引起的连续性神经瘤

枪伤的早期处理原则

在治疗枪伤时，必须始终牢记反映此类损伤性质的一些注意事项。清创和清除坏死组织是必不可少的，同时需切开周围的筋膜，否则可能会因肿胀和水肿而抑制血液循环。由于施加在组织上的力量很大，并且产生了能量传播，因此应直接观察附近的神经血管结构，并修复所有可能提供血供的受损血管。保证灌注是减少缺血并为神经和周围组织提供营养的关键。尽可能恢复血液循环将增强神经再生的环境。如果在最初的探查过程中注意到神经被横断并且需要延迟修复，则应识别神经末梢并将其固定到邻近组织；这样做可减少回缩的程度，并使之后更容易找到需修复的神经束。

实现具有充分循环和适当皮肤闭合的清洁伤口，比作为急诊手术进行修复更重要。只有当神经的临床情况和愈合环境尽可能接近最佳时，才应进行神经吻合术。神经在脏的、受污染的、血供不良的伤口中永远不会愈合，更不可能再生。等待一周或更长时间以获得更理想的愈合环境在枪伤中并不少见（图 32.9a，b）。

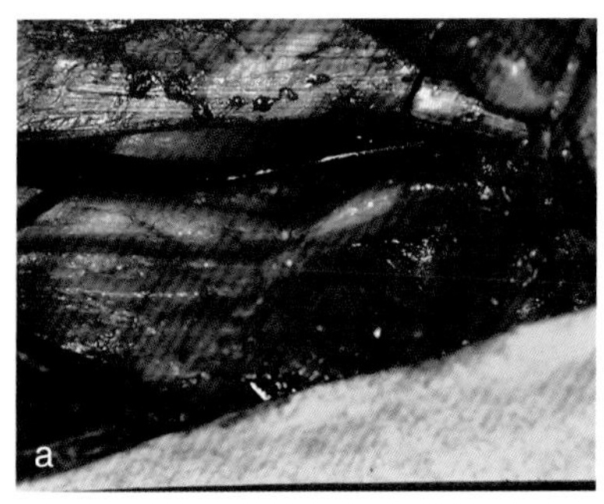
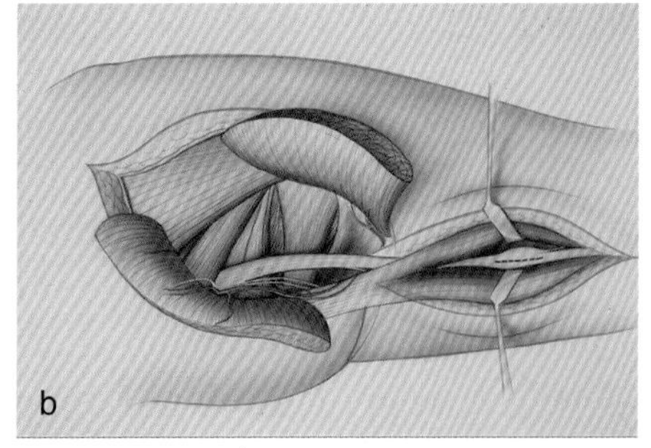
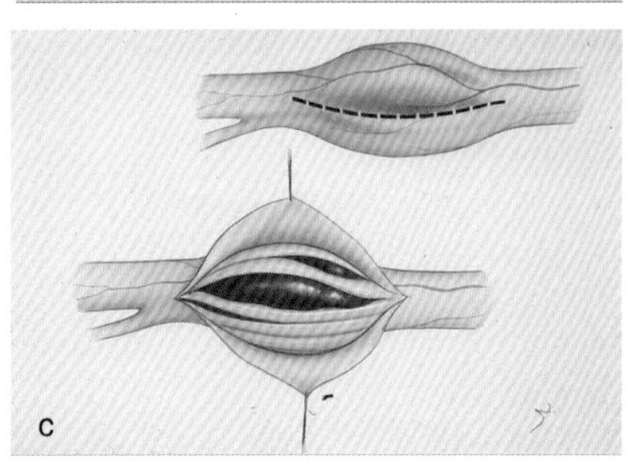

图 32.9 （a）这是一个出租车司机的情况，大腿上的枪伤使坐骨神经部分功能立即丧失。在急性探查暴露坐骨神经后，可见其在子弹的轨迹上急剧肿胀和变色。（b）进行神经内探查，并在（b）和（c）所示的神经内发现血肿。沿分束纵轴分开神经束并移除血肿。患者的神经功能恢复良好

32.5.2 注射性损伤

在医院，一种并不罕见且经常被忽视的神经损伤是注射药物后对周围神经的损伤。这种损伤的范围从钝性创伤到直接穿过和穿透神经。根据损伤程度和形成瘢痕的体量，可能发生显著的神经功能丧失。决定损伤程度的其他重要因素是神经内注射的解剖部位和药物的神经毒性。例如，神经束内注射地西泮、破伤风类毒素或氢化可的松琥珀酸钠，比注射氯化钾、布比卡因或地塞米松对神经内部环境的破坏性更大。许多临床研究已经检查了注射药物的毒性。相关更详细的信息请参阅 Gentili 和 Hudson 的报告[12]。

尽管解剖位置看似良性，但即使是束外药物注射，也会对轴突造成显著损伤。决定损伤程度的主要因素还是注射药物的类型。因此，在评估注射损伤和预测病变的潜在严重程度时，应考虑所涉及的神经和潜在的药物毒性程度。在大多数情况下，药物注射导致神经损伤后，神经的恢复和再生都会发生，恢复越早，预后越好。这是少数几种不推荐早期手术干预的周围神经损伤类型之一。如果在6个月内未检测到明显的恢复迹象，则需行术中探查。术中电生理监测对于明确病变的长度至关重要。在注射性损伤中，发现神经外观正常或被纤维组织和瘢痕包围的情况并不罕见。在某些情况下，唯一可能发现的是神经外径有些萎缩。在这些情况下，需要行内部神经松解，因为只有打开神经并探索神经束内区域，才能评估损伤程度。瘢痕的缓解和神经松解在某些情况下会提高再生能力，从而使某些神经功能恢复。

32.5.3 臂丛神经穿透性损伤

神经外科中只有极少数领域像臂丛神经一样具有挑战性。因为这个原因，许多神经外科医生要么未经尝试，要么放弃了臂丛神经的手术（图 32.10）。虽然臂丛神经内单个神经裂伤的处理对神经外科医生来说并非艰巨挑战，但由于解剖结构潜在的复杂性，很少有人热衷于处理它。尽管如此，该区域的手术仍然相当简单。臂丛神经的解剖结构已经得到了很好的解决，其不寻常的解剖变异也早已被人们所认识。成功取决于控制大多数神经外科手术相同的因素：彻底了解解剖结构，了解损伤的原因和潜在影响，最后对受损神经进行仔细、轻柔的嫁接。

幸运的是，臂丛神经永久性损伤，特别是穿透性损伤仍不常见。在城市中，最常见的臂丛神经损伤是伸展造成的。这些类型最常见的原因是出生伤害（如臂丛神经产伤）或机动车事故，特别是涉及摩托车的事故。肩关节易脱位的患者常出现神经丛伸展性麻痹（大多数情况下是暂时性

的）。由于拉伸损伤大部分可在无手术干预的情况下得到改善，因此推荐此类患者进行积极的康复和物理治疗。手术干预仅适用于在4~6个月内未见改善或有明显穿透性损伤的患者，这种情况要高度怀疑神经裂伤（图32.11）。

在臂丛神经的急性穿透性损伤中，有时难以确定病变的位置和性质。然而，患者全面的病史往往能揭示损伤的根源。如果是尖锐器械所致的穿透性损伤，良好的体格检查通常会发现受损的神经丛。当病史清晰且解剖结构良好时，需要对尖锐穿透引起的损伤进行早期手术干预。MRI和电生理检查有助于制订手术计划。检查应在最初的24~48h内进行，以确定损伤程度和范围。体格检查、电生理和影像学检查的结果通常使损伤定位变得简单[25]。一旦确定了病灶水平，外科医生就可以告知患者手术的必要性和预后。

普遍的共识并不推荐早期干预子弹穿透性臂丛神经损伤。大多数推荐的情况是合并血管异常损伤，如假性动脉瘤导致神经丛受压。偶尔有罕见的急性严重疼痛的患者可能需要紧急神经松解。患有急性疼痛综合征的患者可能需行手术治疗，以清除嵌在神经丛中的异物。战争相关文献对何时处理子弹穿透性损伤给出了相互矛盾的指示。这些研究中的许多研究是在显微镜问世之前完成的。从那时起，技术已经发生了很大的变化。如今，更精确的神经丛一期修复不仅可行，而且受到推荐。

位置较高的病变，即靠近神经根出口区域的病变预后最差，而且仍然是最难修复的。MR研究揭示神经根破裂部位的假性脊膜膨出并不罕见。该区域的解剖结构使神经几乎无法松弛，因此难以进行一期修复。移植物的放置可能具有挑战性，且任何尚存的具有功能的神经束都可能通过修复而中断。这些因素都会导致不良后果。高位的病变很少推荐手术探查。只有对急剧横断的神经，在有可能成功修复并恢复某些功能的情况下，推荐进行修复。由于需要再生的神经长度较长，涉及下丛的病变具有最差的长期预后。如果在神经回缩之前及时处理，更多的远端病变可以取得部分令人满意的结果。最好的结果是看到只有部分

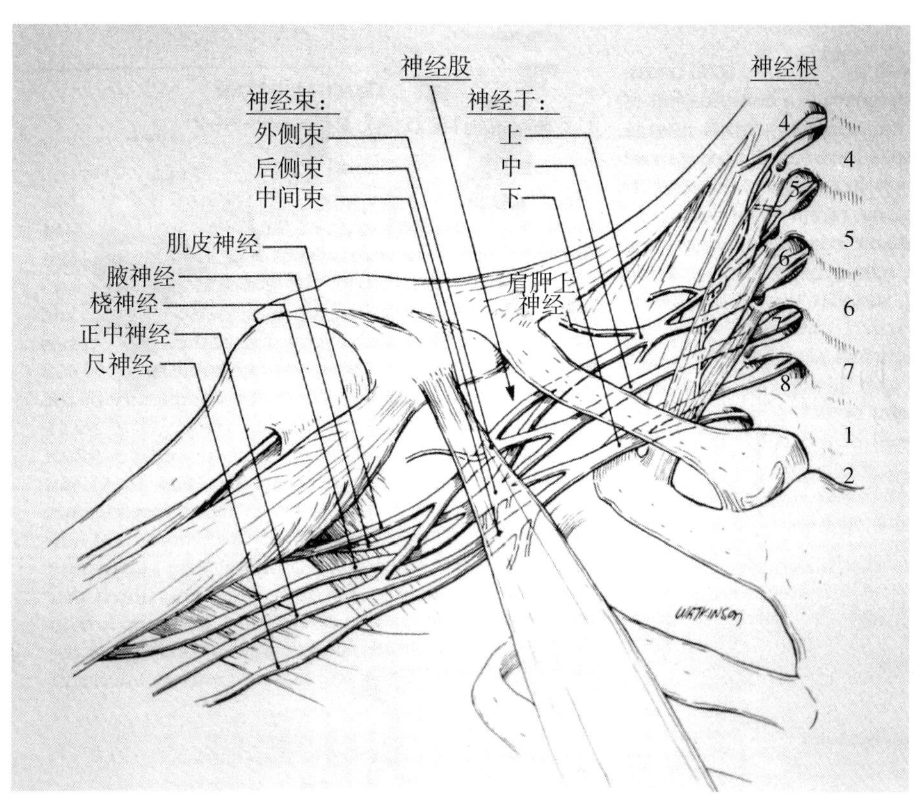

图32.10 臂丛神经的外科解剖结构，详细描述了神经根、干、股和束与斜角肌和锁骨的关系。经许可后引自Mackinnon SE, Dellon AL. Classification of Nerve Injuries as the Basis for Treatment Surgery of the Peripheral Nerve.New York, NY: Thieme Medical Publishers, 1988, Figure 16.1.32.

神经束被破坏。在这种病变中，神经主体保持完整，导致很小的回缩。受损的分支可通过移植物修复。由于暴露程度较高，这些损伤更常见于上干和根部。

高速抛射物对神经丛的伤害可以显著破坏周围组织。例如，如果神经丛的损伤是弹丸产生的空化冲击波所致，则破坏主要发生在周围组织中。只有在极少数情况下，神经丛会因撞击而受到直接损伤[24,26-27]。

在一系列枪伤所致的臂丛神经损伤中，上干、侧索和后索受伤的患者获得的结果最好[28]。如果损伤发生在下干和大多数脊髓内侧损伤中，除非患者在手术中表现出神经动作电位的早期再生，否则结果很差。神经丛的直接损伤通常导致较差的预后。血管压迫、异物和外部狭窄在积极治疗时的效果最好。其他许多研究者在枪击或弹药损伤方面也有类似的结果[26-31]。

技 术

臂丛神经的严格解剖限制使神经松解几乎没有空间，因此外科医生应始终准备好获取神经移植物，以便在出现间隙的区域插入。如前所述，任何将断裂神经的两端拉在一起并将其置于张力状态下的尝试，都很可能取得不理想的结果。然而，在外科医生发现血肿或异物压迫神经丛的少见情况下，神经功能通常会在病变移除后恢复。

多年来，许多治疗臂丛神经损伤的方法已被开发。MacCarty 及其小组在梅奥诊所开发的方法，因暴露相对简单且暴露范围较好而最常被采用[30]。后肩胛下入路很少用于穿透性损伤，如果有的话，可能用于涉及下根和下干的枪伤。可以通过在颈部垂直开始的 S 形切口（有助于合并伤疤）使臂丛神经完全暴露，然后向下延伸至与锁骨平行，并到达腋窝折痕。切口的长度可根据术者希望暴露的臂丛范围加以调整。电生理监测通常用于神经丛探查，因此，应将正常神经丛暴露以进行监测。为使神经丛的中间部分可视，通常可以将锁骨从周围组织中分离出来，并进行充分的活动，而无需切除。当外科医生在锁骨附近操作时，必须小心勿损伤下面的血管束，血管束应始终解剖游离。在胸大肌和胸小肌的起源处将其解剖，并向下延至胸部。为了暴露神经束和末端分支，需进一步解剖腋窝。描绘三角肌和胸大肌的头静脉可以很容易地识别这些肌肉，从而分离以获得更大的暴露平面。向喙侧（即向上方）游离喙肱肌。对于接近神经根和神经干的高位病变，需要分开胸锁乳突肌和舌骨肌。为了看到中间和低位的神经丛，必须将前斜角肌分开。必须注意保护沿斜角肌延伸的膈神经。首先应识别出该神经，然后用斜角肌轻柔地使其缩回。绝不可将其分开，因为引起膈肌瘫痪是难以被接受的（图 32.11）。

一旦神经丛暴露，损伤的位置、程度和范围就可以确定，这也需要电生理的辅助。用神经束间移植物重建完全横断的神经，或者如果可以充分游离受损的神经，则可行神经外膜修复。对于部分切断的神经，对神经动作电位进行电生理分析，以确定其传导程度。解剖并鉴定正常功能的神经束，并用束间移植物修复剩余的受损束。当暴露被延迟时，如枪伤，需定位受损的神经。如果神经保持连续性但未显示出神经动作电位，则行神经内松解术。通常，神经内纤维化程度很高，难以解剖。如果神经在解剖学和电学上都没有活性，则需将其切除并放置移植物。如果在电生理分析中证实神经的一部分能够传导，则说明神经

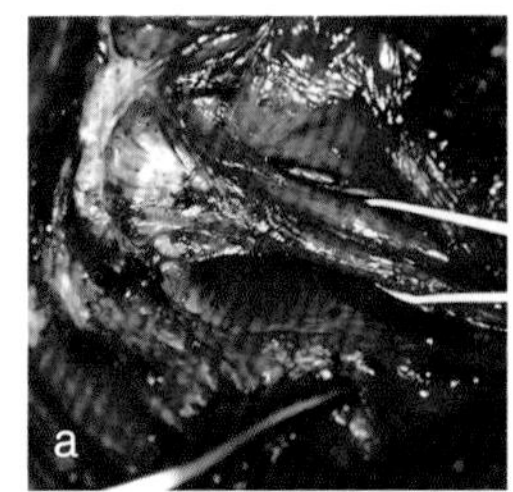

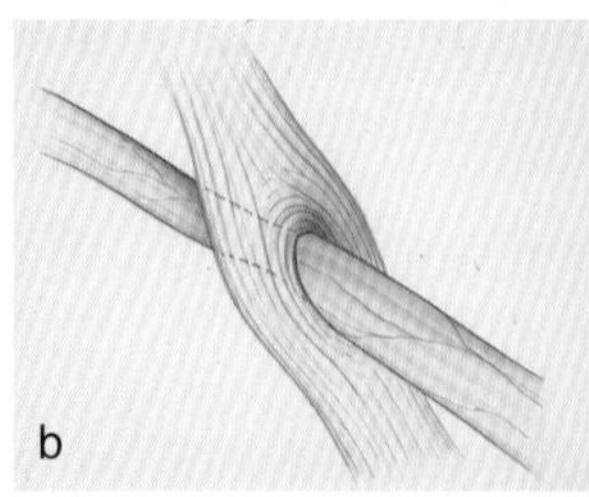

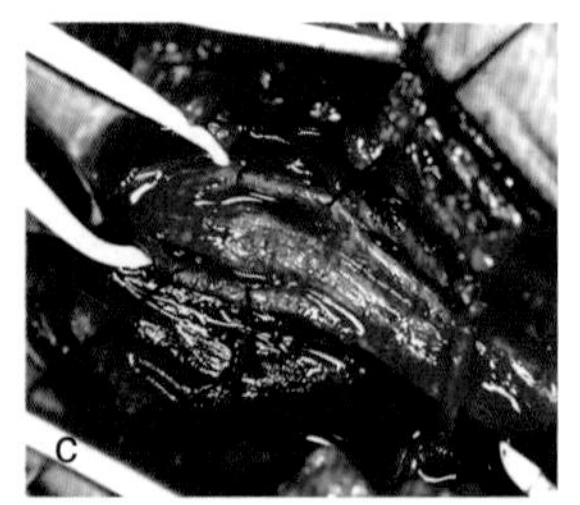

图 32.11 （a）一男子因下颈部枪伤，子弹从臂丛神经上干扫过。在 3 个月后进行的手术中，发现上干被瘢痕紧密包裹；打开移除并在物理治疗 6 个月后，患者的功能恢复近 40%。（b）示意图显示上干周围的瘢痕就像神经复合体周围的“餐巾环”一样。（c）神经干内部松解后

部分断裂，此时需将无法存活的组织切除，然后放置移植物。神经丛修复的关键原则是尽可能多地保留功能正常的神经组织，并采用移植物来替代无恢复潜力的神经组织。良好的电生理监测是关键，因为没有其他方法可用于识别存活的神经纤维。

修复完成后，各层依次关闭，重新连接分开的肌肉。锁骨如果分开，可以用线或连接板固定在一起。根据笔者经验，用连接板固定锁骨对患者来说似乎更舒服。严密的止血是关闭的关键。然后将手臂和肩部用夹板固定 3~4 周，促使神经修复并获得良好的拉伸强度。如前文所强调，术后物理治疗和康复对于良好的功能恢复仍然至关重要。有关手术解剖和臂丛神经暴露的更多细节，读者可参考以下研究者的论文：Craig 和 MacCarty[30]，Kline 和 Judice[32]，Mackinnon 和 Dellon[13]，Davis、Onofrio 和 MacCarty[33]，Stevens、Davis 和 MacCarty[34]。

为了减少经常发生在臂丛神经损伤患者中的挫折和术后抑郁，患者、家属和外科医生必须对长期目标以及在康复过程中真正可预期的内容有同等的理解。患者的期望总是过于乐观，往往被夸大。当患者从手术中醒来时，他们会期望立即恢复失去的功能。显然，在术前期间对患者和家属进行彻底的咨询和教育是必要的。在整个术后恢复期，必须继续对其进行咨询和教育。了解现实期望所包含的内容将大大减少抑郁和焦虑；因此，咨询和教育与手术本身一样，都是患者治疗的一部分。

32.6 最后的评论

外科医生常见的错误观点是受伤神经恢复所需的时间，他们通常认为，“正常”恢复期持续 1~2 年。对越南战争期间受伤患者的研究以及一些周围神经外科医生的丰富经验表明，该估计太短。在 Eversmann 及其同事的长期随访中[14]，只有 40%~45% 的患者在前两年显示出进展性的功能恢复。更长时间的随访显示患者恢复的百分比更高；在一个病例中，患者恢复的时间是 8 年。因此，应该鼓励患者尽可能长时间地继续物理治疗和康复。只需要一两年的想法是错误的，可能会导致不必要的不良结果。外科医生应仔细考虑神经损伤的适当随访时间，且不排除患者可能在不足 5 年的时间内恢复的情况。

手术团队经常忽略周围神经损伤患者的术后护理期。患者的护理不应以手术或患者出院而结束。周围神经损伤通常会带来很大的疼痛感，灼性神经痛并不少见。出于该原因，笔者所有的患者都至少接受一次疼痛服务的初步筛查。这项措施的基础很重要：只有很少的周围神经损伤患者积极参与了物理治疗，这对于预防挛缩、减少萎缩和预防僵硬至关重要，因此有更大的恢复机会。由于神经再生需要相当长的时间，因此重要的是保持远端结构尽可能有最佳的形状，以便一旦轴突萌发重建与远端神经的连接时，就有受神经支配的结构在等待着它们。

最后，必须强调周围神经损伤的患者经常伴有相应区域的感觉缺失。无论如何强化教育患者对感觉缺失危险性的认识，都不为过。因感觉缺失引起的烧伤、褥疮或擦伤会使患者衰弱，但通过适当的教育可避免其发生。

参考文献

[1] Brooks DM. Open wounds of the brachial plexus. J Bone Joint Surg Br, 1949, 31B(1):17–33.

[2] Burdach E. Beitrag zur mikroskopischen Anatomie der Nerven. Könisberg: Gebrüder Bornträger, 1837.

[3] Goodrich JT, Kliot M. History of peripheral and cranial nerves // Tubbs RS, Rizk E, Shoja MM, Loukas M, Barbaro N, Spinner RJ, eds. Nerve and Nerve Injuries. Amsterdam, the Netherlands: Elsevier, 2015:3–22.

[4] McGillicuddy JE. Techniques of nerve repair // Wilkins RH, Rengachary SS, eds. Neurosurgery. New York, NY: McGraw-Hill, 1985:1871–1881.

[5] Millesi H. Reappraisal of nerve repair. Surg Clin North Am, 1981, 61(2):321–340.

[6] Sunderland S. Nerves and Nerve Injuries. 2nd ed. Edinburgh, UK: Churchill Livingston, 1978.

[7] Sunderland S. A classification of peripheral nerve injuries producing loss of function. Brain, 1951, 74(4):491–516.

[8] Kline DG. Management of the neuroma in continuity // Wilkins RH, Rengachary SS, eds. Neurosurgery. New York, NY: McGraw-Hill, 1985:1864–1871.

[9] Kline DG, Hudson AR. Nerve Injuries. Operative results for major nerve injuries, entrapments, and tumors. Philadelphia, PA: W.B. Saunders, 1995.

[10] Sedden H. Common causes of nerve injury: open wounds, traction, skeletal//Seddon H, ed. Surgical Disorders of the Peripheral Nerves. Baltimore, MD: Williams and Wilkins, 1972:68–88.

[11] Seddon HJ. Three types of nerve injury. Brain, 1946,

66:237–288.

[12] Gentili F, Hudson AR. Peripheral nerve injuries: types, causes, grading // Wilkins RH, Rengachary SS, eds. Neurosurgery. New York, NY: McGraw-Hill, 1985:1802–1812.

[13] Mackinnon SE, Dellon AL. Classification of nerve injuries as the basis for treatment // Surgery of the Peripheral Nerve. New York, NY: Thieme Medical Publishers, 1988:35–63.

[14] Eversmann WW Jr. Long-term follow up of combat-incurred nerve injuries // Burkhalter WE, ed. Orthopedic Surgery in Vietnam. Washington, DC: Government Printing Office, 1992:114–135.

[15] Edshage S. Peripheral nerve suture: a technique for improved intraneural topography. Evaluation of some suture materials. Acta Chir Scand Suppl, 1964, 15: Suppl 331:1.

[16] Sunderland S. Funicular suture and funicular exclusion in the repair of severed nerves. Br J Surg, 1953, 40(164):580–587.

[17] Smith JW. Microsurgery of peripheral nerves. Plast Reconstr Surg, 1964, 33:317–329.

[18] Millesi H, Meissl G, Berger A. The interfascicular nerve-grafting of the median and ulnar nerves. J Bone Joint Surg Am, 1972, 54(4):727–750.

[19] Millesi H, Meissl G, Berger A. Further experience with interfascicular grafting of the median, ulnar, and radial nerves. J Bone Joint Surg Am, 1976, 58(2):209–218.

[20] Samii M. Modern aspects of peripheral and cranial nerve surgery. Adv Tech Stand Neurosurg, 1975, 2:33–85.

[21] Terzis J, Faibisoff B, Williams B. The nerve gap: suture under tension vs. graft. Plast Reconstr Surg, 1975, 56(2):166–170.

[22] Sunderland S. The pros and cons of funicular nerve repair. J Hand Surg Br, 1979, 4(3):201–211.

[23] Highet WB, Sanders FK. The effects of stretching nerves after suture. Br J Surg, 1943, 30(120):355–369.

[24] Omer GE, Jr. Nerve injuries associated with gunshot wounds of the extremities // Gelberman RH, ed. Operative Nerve Repair and Reconstruction. Philadelphia, PA: J.B. Lippincott, 1991:655–670

[25] Mackinnon SE, Dellon AL. Brachial plexus injuries // Surgery of the Peripheral Nerve. New York, NY: Thieme Medical Publishers, 1988:423–454.

[26] Brunelli G, Monini L, Brunelli F. Problems in nerve lesions surgery. Microsurgery, 1985, 6(4):187–198.

[27] Nelson KG, Jolly PC, Thomas PA. Brachial plexus injuries associated with missile wounds of the chest. A report of 9 cases from Viet Nam. J Trauma, 1968, 8(2):268–275.

[28] Kline DG. Civilian gunshot wounds to the brachial plexus. J Neurosurg, 1989, 70(2):166–174.

[29] Campbell JB, Lusskin R. Upper extremity paralysis consequent to brachial plexus injury. Partial alleviation through neurolysis or autograft reconstruction. Surg Clin North Am, 1972, 52(5):1235–1245.

[30] Craig WM, MacCarty CS. Injuries to the brachial plexus // Walters W, ed. Lewis' Practice of Surgery. Vol.3. Hagerstown, MD: WF Prior Company, 1948:1–15.

[31] Nulson FE, Slade HW. Recovery following injury to the brachial plexus // Woodhall B, Beebe GW, eds. Peripheral Nerve Regeneration: A Follow-up Study of 3,656 World War II Injuries. Washington, DC: Government Printing Office, 1957:389–408.

[32] Kline DG, Judice DJ. Operative management of selected brachial plexus lesions. J Neurosurg, 1983, 58(5):631–649.

[33] Davis DH, Onofrio BM, MacCarty CS. Brachial plexus injuries. Mayo Clin Proc, 1978, 53(12):799–807.

[34] Stevens JC, Davis DH, MacCarty CS. A 32-year experience with the surgical treatment of selected brachial plexus lesions with emphasis on its reconstruction. Surg Neurol, 1983, 19(4):334–345.

33 压迫性周围神经病的急诊处理

Kashif A. Shaikh, Nicholas M. Barbaro, Richard B. Rodgers

摘 要

周围神经创伤是一种常见的神经外科急症。这些损伤通常会影响已到工作年龄的年轻人，并且可能会严重致残。长期预后差异很大。适当的初始评估和治疗需要对周围神经解剖结构有深入的了解，并且对急性神经损伤的病理生理学有充分的认识。在本章中，我们回顾了急性周围神经损伤的病理生理学，强调了关键的初步体格检查结果，并讨论了辅助检查的作用，包括肌电图/神经传导速度和各种神经影像学检查方法。本章对神经外科干预的适应证和时机进行了回顾。

关键词：急性压迫性神经病变，神经损伤，周围神经损伤，周围神经创伤，创伤性神经病

33.1 引 言

周围神经创伤是一种常见的神经外科急诊，每年发病率接近50/10万[1]。适当的初步评估和管理至关重要，因为这些伤害经常影响已到工作年龄的年轻人，预后差异可能很大，范围从完全康复到重大受限和残疾。创伤性周围神经损伤的急诊处理需要深入理解正常的周围神经解剖和生理学，以及急性神经损伤的病理生理学。

33.2 解剖学和生理学

虽然关于周围神经系统及其正常变异的大体解剖学的详细讨论超出了本章范围，但了解周围神经显微解剖学对于更好地评估和处理这些损伤至关重要[2]（图33.1）。神经束膜由大量有组织的胶原纤维组成，并有助于神经的拉伸强度。最后，整个周围神经被包裹在一层被称为神经外膜的周围结缔组织中，其中包含神经的血液供应（图33.2）。根据单个神经及其功能，周围神经束的数量可以从一个（单束）到多个（多束）不等[3]（图33.3）。

周围神经传导的基本生理学与电化学梯度的产生和维持有关。细胞膜中离子通道的选择通过性允许细胞内和细胞外产生电化学电位差。这种电位差负责响应特定刺激，引发动作电位的启动和传递[3–4]。

传导速度基于特定神经的固有特性，特别是横截面直径和髓鞘形成的程度。大直径纤维具有较低的电阻，因此传导更快。髓磷脂降低电容并增加跨细胞膜的电阻，用于增加传导速度、减小信号衰减，允许从节点到节点的快速传导（跳跃式传导）。因此，有髓鞘的大直径轴突具有最快的传导速度[3,5]。

33.3 神经损伤的病理生理学

评估急性压迫性神经损伤时需要考虑两个因素：以拉伸和（或）压缩形式的直接结构性创伤，以及血供的中断。特定周围神经对急性压迫性损伤的反应取决于内在和外在因素。影响神经损伤程度的外在因素包括：损伤机制、受力程度、受力时间和受累神经长度。影响临床损伤严重程度的特定神经的内在特性包括：纤维类型和直径，对拉伸的弹性和耐受性，髓鞘形成程度，以及血供程度[6–7]。

直接的结构损伤可能仅限于神经的微结构，从而影响轴突或神经束，或者在严重的情况下会破坏宏观结构，包括破坏神经外膜。神经损伤也可能由血管损伤引起。即使轻微的拉伸也会导致静脉引流障碍，引起局部缺氧和水肿，从而导致神经束内压力增高。压力增加反过来又限制了动脉血流，进一步加剧了缺氧。在肢体受伤的情况下，如肢体压伤和（或）室隔综合征，也可能发生外部血供的直接中断。

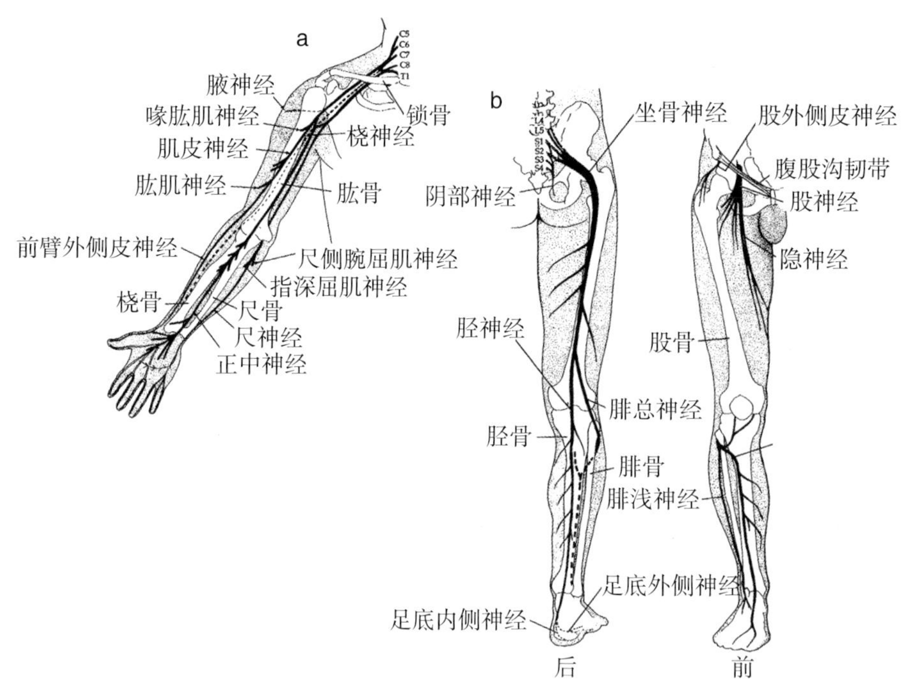

图 33.1　主要周围神经的走行与上肢（a）和下肢（b）骨骼结构的关系。上肢常见的损伤部位包括锁骨区、肱骨中段、内上髁和腕关节。下肢常见的损伤部位包括坐骨切迹、腹股沟韧带、股骨头、腘窝、腓骨头和胫骨前部

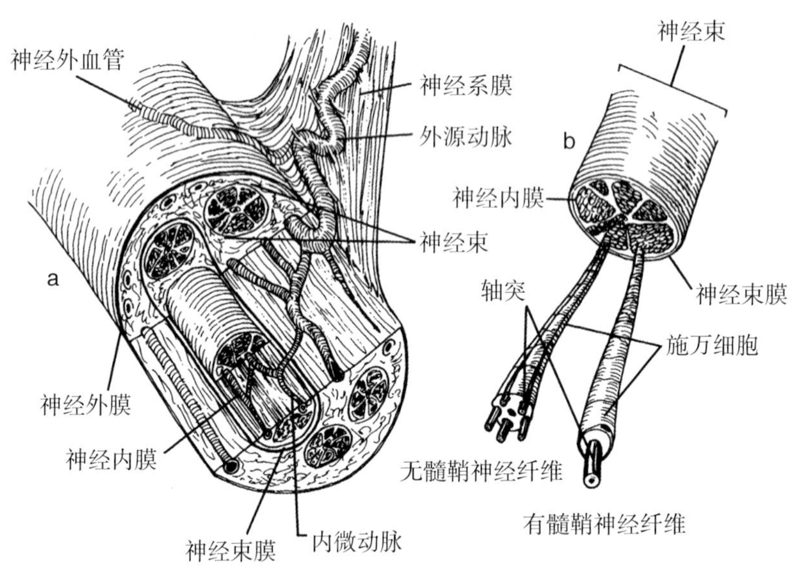

图 33.2　（a）周围神经的横截面，显示了神经外膜、神经束膜和神经内膜的关系。还显示了外部和内部的血管供应。（b）单个束的横截面，显示出神经束非常薄的髓鞘轴突和非常厚的髓鞘轴突

通常，有髓鞘的大轴突比少髓鞘的较小轴突更易受损。这是由于施万细胞对缺血高度敏感。具有更多束的神经纤维不易受压缩力的影响，因为这些压迫力可以重新分配到整个神经外膜。

33.4 周围神经损伤的分类

Seddon 最初根据神经的结构 / 功能损伤对周围神经损伤进行分类[8-10]。Ⅰ类损伤称为神经失用（neuropraxia），指暂时性传导中断而无解剖学轴突破坏。Ⅱ类损伤称为轴突断伤（axonotmesis），指轴突连续性和传导功能的丧失，保留周围的支持性结缔组织。Ⅲ类损伤称为神经断伤（neurotmesis），指整个神经的完全中断。Sunderland 后来将这种分类扩展到五度[8-9]。Ⅰ度

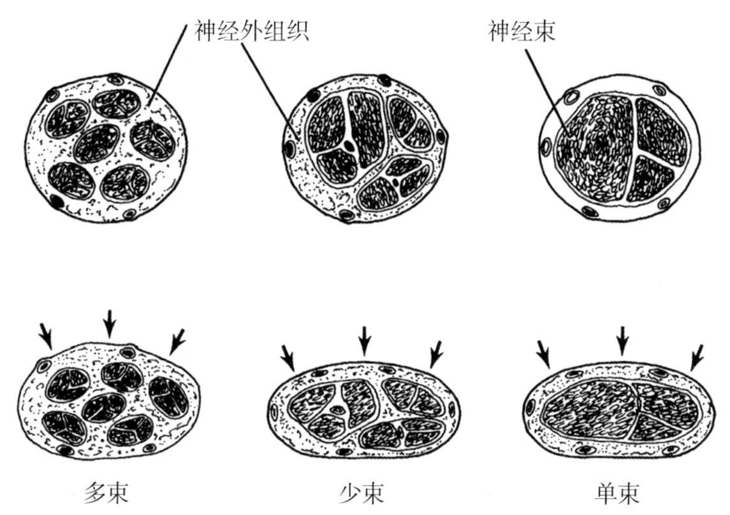

图 33.3 三种不同类型的神经纤维在中性状态（上方）和箭头所示压力状态（下方）下的示例

损伤代表类似于 Seddon 分类的神经失用。Ⅱ度损伤指轴突损伤，神经内膜保持完整。Ⅲ度损伤指轴突和神经内膜损伤。Ⅳ度损伤涉及所有内部神经结构的损伤，仅留下完整的神经外膜。Ⅴ度损伤代表神经完全横断。这两个系统之间有很多重叠，两种分类方法都很重要，因为神经损伤的程度对治疗和预后都有影响[8-10]（表 33.1）。

当受损的髓鞘恢复时，单纯的神经损伤在数天至数周内恢复[11-12]。非常轻微的神经损伤甚至可能在几分钟至数小时内消退。然而，轴突的损伤需要较长时间恢复。恢复的程度和持续的时间取决于损伤的严重程度和神经损伤部位到神经支配肌肉的距离，轴突再生从轴突残端发生，大概速度为 1mm/d。

多束纤维可以在整个神经外膜的结缔组织中分布压缩，因此可以承受更大的力。由于相对缺乏结缔组织，单束纤维受到压力的影响更为严重。图中不太明显的是，位于外围的分支比那些位于中心的分支更易受压。

33.5 压迫性周围神经损伤的评估

对疑似周围神经损伤的评估首先要弄清损伤的病史和机制。这可以提供关于损伤的性质和程度的线索。初步评估基于三个部分：体格检查，影像学检查和电生理检查[11-12]。

33.5.1 体格检查

体格检查是初步评估中最重要的方面。在急性期，影像学表现往往难以解释并具有非特异性，且损伤早期进行的电生理检查往往并无异常。

表 33.1 神经损伤的分类系统

Seddon	Sunderland
神经失用：轻度损伤，可逆性功能丧失；可能是完全的或不完全的	Ⅰ度：轴突传导功能丧失；完全可逆
轴突断伤：轴突完全中断，保留基底膜、内膜、束膜和外膜；完全损伤伴远端沃勒变性；有良好的恢复潜力	Ⅱ度：轴突连续性丧失但保留神经内膜；恢复良好
神经断伤：完整的解剖中断，或神经外膜完整但内部破坏无法恢复；完全性损伤；需要手术才有恢复的机会	Ⅲ度：轴突和神经内膜中断，保留神经束膜；延迟不完全恢复
	Ⅳ度：神经束膜中断
	Ⅴ度：神经外膜中断（即神经横断）

需要彻底了解特定周围神经的基本运动支配和感觉分布及其与相邻解剖结构的关系，以建立初步检查并定位潜在的损伤部位。初步检查的资料至关重要。即使在不配合或昏迷的患者中，建立初始检查也很重要，以便后续进行有意义的比较性检查。

正在检查的肢体或身体区域应该完全暴露，理想情况下，应该与未受影响的一侧进行比较。沿着已知的神经路径触诊有助于揭示损伤部位。Tinel 征——轻度叩击神经诱发神经症状的出现，可以提示潜在的压迫部位，但也并非都能引出[13]。还值得注意的是，静息疼痛可能会辐射，导致错误的定位。

关于每个周围神经肌肉支配的详细描述超出了本章的范围。隔离被测肌肉和神经以进行精确检查非常重要，因为患者会自然找到补偿机制来实现必要的运动[12]。

感觉检查应包括轻触、疼痛和振动。检查者必须意识到周围神经的感觉分布存在显著重叠，且这种重叠因感觉形式而异。例如，神经的轻触感区域大于疼痛刺激的感觉区域。还必须意识到不同的感觉形式对压缩性损伤具有不同的敏感性[12]。振动感觉的干扰发生的较早，压缩程度较轻，而在感觉功能完全丧失之前，两点辨别觉通常是最后受影响的。每个具有感觉功能的周围神经都有一个相对恒定的“自体区（autologous zone）”，即使其他感觉神经已为相应的皮肤提供了功能，但此区域的感觉仍无法恢复。

33.5.2 电生理检查

电生理测试在评估和跟踪周围神经损伤方面非常有用。这些测试有助于确定损伤的位置和严重程度，并监测随着时间推移连续进行的亚临床改善。受伤后立即进行检查时，结果可能是正常的[14]。一般认为最好在受伤后等待至少 2~4 周以获得有意义的结果；然而，最近的研究试图仔细观察非常早期的微妙电生理变化（在发生纤颤之前），以帮助指导患者咨询和决策[11]。

肌电图（EMG）是对肌肉响应神经刺激的电活动的研究。如果在一定程度的沃勒变性发生后进行，则可观察到最明显的变化，因为这样可以看到失神经现象。纤颤和正尖波表明急性失神经现象。由于运动潜伏期和电位随受伤的严重程度和时间而不同，因此 EMG 可用于评估损伤的程度和相对时间[14]。如上所述，它对随后观察神经恢复也非常有帮助，因为系列研究提示轴突再生会产生新生电位[11,14]。

神经传导速度（NCV）用于测试周围神经的电传导速度[14]。该方法使用表面电极刺激，记录穿过特定区域神经的传导速度和幅度，并与正常标准值对比。它最适合定位挤压损伤的一个或多个区域。该检查会揭示整个损伤区域局部减慢或传导阻滞，感觉神经动作电位（SNAP）的幅度减小。SNAP 是神经压迫最敏感的指标。在失去所有运动功能的神经中存在正常的 SNAP，表明损伤非常接近神经近端，如在脊髓根部。发生这种情况是因为感觉神经纤维的细胞体位于背根神经节中，而运动轴突的细胞体位于脊髓的腹角。

体感诱发电位（SSEP）用于记录从感觉刺激到中枢神经系统的冲动。尽管该检查被设计用于评估脑和脊髓的感觉通路损伤，但其有时也可用于诊断近端周围神经损伤（如神经根损伤）[14-15]。

除了诊断和判断恢复程度，在探索周围神经损伤的过程中，还可以在手术室中使用电生理测试，以帮助定位，并在术中评估神经功能，以指导手术过程中的决策[14]。

33.5.3 影像学

在疑似周围神经损伤的情况下，最初的影像检查通常作为其他伴随损伤评估的一部分已经获得，例如在明显肢体创伤情况下的平片。

在影像学研究方面，MRI 在很大程度上取代了 CT，作为可疑神经和软组织损伤的首选成像[16]。随着技术的进步，现在可通过高分辨率 MRI 和 MR 神经成像检查和识别周围神经[11,16-18]。有时可以发现神经内的信号变化，并用于识别和定位损伤部位[11,16-17]。也可以识别导致损伤的外在因素，例如大的隔室血肿。此外，对脊柱的 MR 检查可发现假性脊膜膨出，提示神经根撕脱。一些研究评估了扩散张量成像（DTI）和扩散张量纤维束成像（DTT）在评估和跟踪神经再生中的作用[11,19-21]。希望这最终可作为在 EMG 出现变化之前早期诊断神经损伤和轴突再生的方法[11,19-21]。

超声检查是一种潜在有用的成像辅助手段，优点是易于检查。另一个好处是超声的动态成像特点，可以在活动的情况下评估神经的解剖关系[22-26]。评估神经超声检查潜在用途的工作正在进行中，包括术中应用[27]。然而，获得高质量的图像并对其进行准确解释具有挑战性，这高度依赖操作技术人员。

33.6 急诊处理

一般来说，疑似压迫性神经病变的急性处理是保守的，紧急手术干预并不常见。但是，有些临床情况下需要早期探索，以下介绍这些情况。

33.6.1 骨折 / 脱位

肢体骨科损伤是急性创伤性周围神经损伤的常见原因。这些情况下的急性处理通常是由原发性损伤的骨科医生计划决定的。伴有疑似神经损伤的闭合性骨折或脱位应尽快复位。由于这通常不需要手术，因此是否需手术神经探查可在复位后通过系列查体来决定。在开放性骨折或计划开放式外科手术的情况下，如果易于接近，则可在此时探查所涉及的神经。一般来说，如果不能从预计的暴露中找到神经，继续积极的解剖寻找可能会造成更多的伤害而非益处。在预后方面，闭合性损伤患者比开放性损伤患者的神经恢复更好。这可能有多种原因，包括伴随的血管损伤、更严重的创伤以及开放性骨折伴随更高的感染风险。

33.6.2 隔室综合征

隔室综合征定义为身体特定空间内的压力增加。这可以发生在任何隔室内，包括腹部和腹膜后，但该术语通常用于描述肢体筋膜室内的压力升高。这可能发生在任何肢体创伤之后，包括挤压伤、缺血事件、枪伤和烧伤[28]。

由于急性事件可引起进行性组织水肿，因此典型的隔室综合征表现会延迟出现，通常在初始损伤后数小时出现。肢体表现出“5P”中的任何一个症状都要引起临床怀疑，包括疼痛（pain）、感觉异常（paresthesias）、瘫痪（paralysis）、面色苍白（pallor）和无脉搏（pulselessness）。高度的临床怀疑是必要的，当5个症状都出现时，肢体可能已经历了不可逆转的损害。可以通过测量筋膜室压力来确认诊断。当隔室压达到30mmHg时，往往会出现感觉异常；在30~50mmHg时神经出现明显的水肿。隔室压力高于50mmHg会导致完全性传导阻滞[28]。

治疗应针对紧急减压，这通常需要筋膜切开术，或将覆盖隔室的筋膜纵向切开几个切口。手术通常在压力大于30mmHg时进行。早期诊断至关重要，因为症状发作后8h内的压力缓解可使近80%的患者神经功能恢复。

33.6.3 压迫性血肿

血肿可由多种创伤性血管原因引起，包括医源性。神经压迫可继发于血肿扩大或血管损伤后假性动脉瘤的形成[29-30]。随着抗凝患者的增多，已经有许多关于自发性血肿形成的压迫性神经病的报道[31]。神经损伤可以由直接血肿压迫或血肿继发的隔室综合征引起。

疑似血肿压迫的急诊手术应在严重神经功能障碍或功能明显恶化的情况下进行，因为轻度至中度的神经病变通常仅保守治疗即可改善。

33.6.4 外源性钝性压迫

外源性钝性压迫仍然是周围神经麻痹最常见的原因（图33.4）。有无数潜在的压迫机制，包括医源性手术体位、神经脆弱区域的钝性创伤、某些位置长期或重复的压力，甚至是紧身衣[32]。

最经典的压迫性周围神经损伤是“周六夜麻痹”或“蜜月麻痹”，其中手臂长时间受压会导致桡神经麻痹[33]。在这些情况下，患者通常描述为醒来时有一个新出现的、通常是完全性的手腕下垂[33]。

另一种形式的压迫性神经损伤是“拐杖麻痹”，这是长时间反复使用拐杖压迫腋窝所致。这可能导致臂丛神经后索的压迫性神经病变[34]。

在手术室中体位相关的神经压迫并不少见。尺神经和腓神经特别容易受到长时间的压迫。有关止血带甚至血压袖带的损伤已有报道[32]。

通常经过仔细的病史和体格检查可以最好地诊断外源性压迫性神经病。这些患者初始采取保

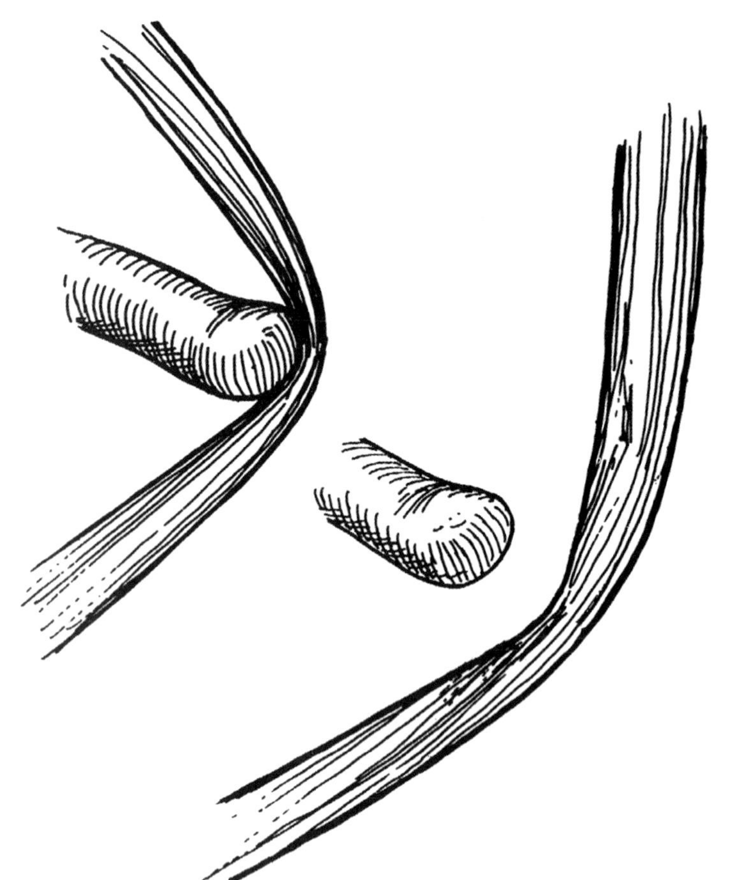

图 33.4 即使在损伤原因消除之后，周围神经的压缩和拉伸（被骨骼结构、软组织或其他肿块）也会引起神经的永久性变化

守治疗。应在数周的恢复期内对其行肌电图和其他系列检查[11,23]。其中绝大多数患者将在 8 周内完全恢复[11-12]。

33.7 外科手术

除了上述急性探查指征外，压迫性周围神经病的手术通常用于神经功能缺损未能按预期恢复或临床状况恶化。手术干预的最佳时机尚不清楚，因为许多此类损伤可通过保守治疗得到改善。然而，与此同时，保守治疗未能改善而最终进行手术探查时，结果要优于早期手术。因此，重要的是在恢复过程早期识别手术指征。传统上，连续肌电图用于跟踪恢复情况，但其局限性在于当注意到肌电图发现时神经内部已经发生了显著变化[11]。如上所述的较新的成像模式（如 DTI/DTT）将有望在损伤早期获得预后信息[11,19-21]。

周围神经损伤的手术探查应包括所涉及节段近端和远端的充分暴露，并应包括电生理辅助手段，以便在术中评估整个神经的功能并检测连续性神经瘤。应避免使用止血带，因为缺血可能会加重已经脆弱的神经损伤。出于类似的原因，通常在神经松解期间避免过度操作或移动神经（图 33.5）。虽然超出了本章范围，但一些创伤性周围神经损伤可能不适合单独直接修复或神经松解，在这些情况下可以考虑神经移植[35]。

33.8 结　论

压迫性周围神经损伤十分常见。评估需要了解解剖学知识和损伤机制，并重点查体。影像学研究在某些损伤类型中可能是有用的辅助手段。电生理检测在急性期并不那么有用，但在恢复过程中连续进行监测时可提供宝贵的信息。影像学方面的进展仍在继续，终有一天可能会早期确定重要的诊断和预后信息。

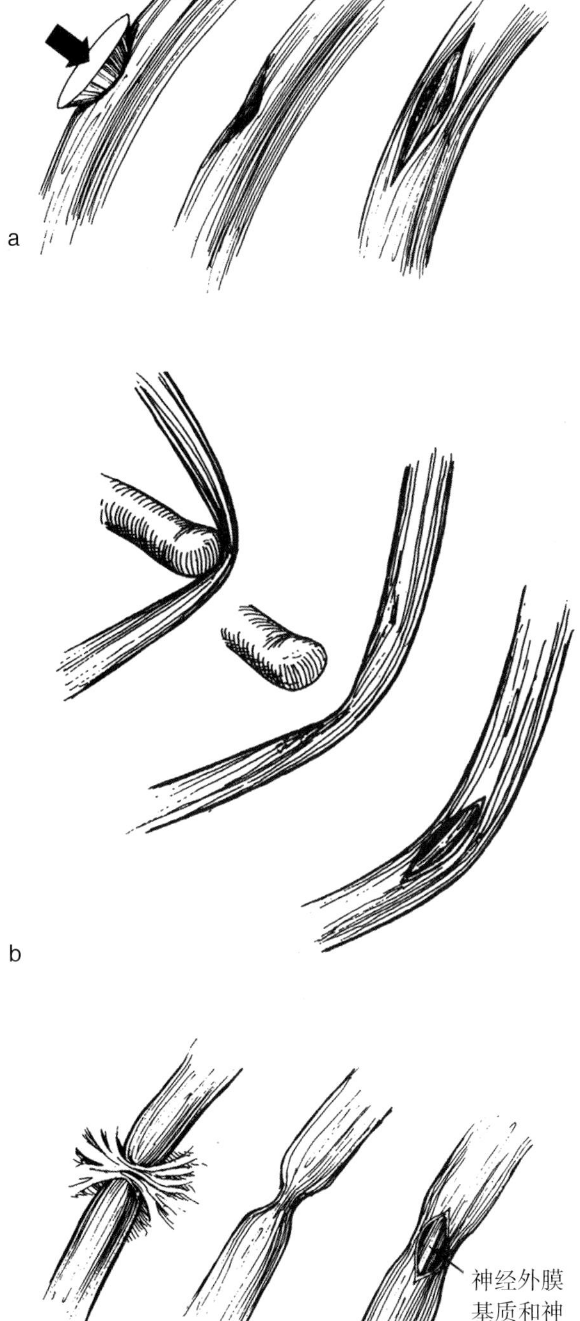

图 33.5 继发于压缩性病变的周围神经缩窄区域松解术。压缩性损伤的三种类型如下：（a）单纯压迫，（b）压迫伴拉伸，（c）环形压迫。神经松解术是对病变神经外膜的手术减压，通过对神经束膜或单个束进行微创操作，恢复局部功能

尽管恢复的程度和持续时间可通过初始损伤的严重程度来判断，并与患者的年龄成反比，但是大多数损伤仍需要几周的观察期才能准确地估计预后。

急诊手术探查仅限于少数几种损伤类型。手术探查通常用于神经功能缺损未能按预期恢复或临床状况恶化的情况。本章的部分内容（包括图片）经过 Robertson SC、Traynelis VC 的许可改编（Acute management of compressive peripheral nerve injuries//Loftus CM, ed. Neurosurgical Emergencies. Vol. 2. Rolling Meadows, IL: American Association of Neurological Surgeons, 1994: 313–326.）。

参考文献

[1] Kurtzke JF. The current neurologic burden of illness and injury in the United States. Neurology, 1982, 32(11):1207–1214.

[2] Omer GE, Jr. Physical diagnosis of peripheral nerve injuries. Orthop Clin North Am, 1981, 12(2):207–228.

[3] Kinney. Physiology of the peripheral nerve // Youman's Neurological Surgery. Philadelphia, PA: W.B. Saunders, 2003:3809–3818

[4] Menorca RM, Fussell TS, Elfar JC. Nerve physiology: mechanisms of injury and recovery. Hand Clin, 2013, 29(3):317–330.

[5] Guyten. Membrane potentials and action potentials. Philadelphia, PA: W.B. Saunders, 1991.

[6] Ogata K, Naito M. Blood flow of peripheral nerve effects of dissection, stretching and compression. J Hand Surg [Br], 1986, 11(1):10–14.

[7] Powell HC, Myers RR. Pathology of experimental nerve compression. Lab Invest, 1986, 55(1):91–100.

[8] Sunderland S. The anatomy and physiology of nerve injury. Muscle Nerve, 1990, 13(9):771–784.

[9] Sunderland S. A classification of peripheral nerve injuries producing loss of function. Brain, 1951, 74(4):491–516.

[10] Seddon HJ. A classification of nerve injuries. BMJ, 1942, 2(4260):237–239.

[11] Simon NG, Spinner RJ, Kline DG, et al. Advances in the neurological and neurosurgical management of peripheral nerve trauma. J Neurol Neurosurg Psychiatry, 2016, 87(2):198–208.

[12] Midha. Peripheral nerve: approach to the patient // Youman's Neurological Surgery. Philadelphia, PA: W.B. Saunders, 2003:3819–3830.

[13] Tinel J. "Tingling" signs with peripheral nerve injuries. 1915. J Hand Surg [Br], 2005, 30(1):87–89.

[14] Yuen ERL, Slimp J. Electrodiagnostic evaluation of peripheral nerves // Youman's Neurological Surgery. Philadelphia, PA: W.B. Saunders, 2003:3851–3872.

[15] Kline DG, Hackett ER, May PR. Evaluation of nerve injuries by evoked potentials and electromyography. J Neurosurg, 1969, 31(2):128–136.

[16] Spratt JD, Stanley AJ, Grainger AJ, et al. The role of diagnostic radiology in compressive and entrapment neuropathies. Eur Radiol, 2002, 12(9):2352–2364.

[17] West GA, Haynor DR, Goodkin R, et al. Magnetic resonance imaging signal changes in denervated muscles after peripheral nerve injury. Neurosurgery, 1994, 35(6):1077–1085, discussion 1085–1086.

[18] Du R, Auguste KI, Chin CT, et al. Magnetic resonance neurography for the evaluation of peripheral nerve, brachial plexus, and nerve root disorders. J Neurosurg, 2010, 112(2):362–371.

[19] Simon NG, Kliot M. Diffusion weighted MRI and tractography for evaluating peripheral nerve degeneration and regeneration. Neural Regen Res, 2014, 9(24):2122–2124

[20] Simon NG, Narvid J, Cage T, et al. Visualizing axon regeneration after peripheral nerve injury with magnetic resonance tractography. Neurology, 2014, 83(15):1382–1384.

[21] Simon NG, Cage T, Narvid J, et al. High-resolution ultrasonography and diffusion tensor tractography map normal nerve fascicles in relation to schwannoma tissue prior to resection. J Neurosurg, 2014, 120(5):1113–1117.

[22] Erra C, Granata G, Liotta G, et al. Ultrasound diagnosis of bony nerve entrapment: case series and literature review. Muscle Nerve, 2013, 48(3):445–450.

[23] Padua L, Di Pasquale A, Liotta G, et al. Ultrasound as a useful tool in the diagnosis and management of traumatic nerve lesions. Clin Neurophysiol, 2013, 124(6):1237–1243.

[24] Padua L, Hobson-Webb LD. Ultrasound as the first choice for peripheral nerve imaging? Neurology, 2013, 80(18):1626–1627.

[25] Tagliafico A, Perez MM, Padua L, et al. Increased reflectivity and loss in bulk of the pronator quadratus muscle does not always indicate anterior interosseous neuropathy on ultrasound. Eur J Radiol, 2013, 82(3):526–529.

[26] Zhu J, Padua L, Hobson-Webb LD. Ultrasound as the first choice for peripheral nerve imaging? Neurology, 2013, 81(18):1644.

[27] Koenig RW, Schmidt TE, Heinen CP, et al. Intraoperative high-resolution ultrasound: a new technique in the management of peripheral nerve disorders. J Neurosurg, 2011, 114(2):514–521.

[28] Gelberman RH, Szabo RM, Williamson RV, et al. Tissue pressure threshold for peripheral nerve viability. Clin Orthop Relat Res, 1983, 178:285–291.

[29] Stevens KJ, Banuls M. Sciatic nerve palsy caused by haematoma from iliac bone graft donor site. Eur Spine J, 1994, 3(5):291–293.

[30] Pai VS. Traumatic aneurysm of the inferior lateral geniculate artery after total knee replacement. J Arthroplasty, 1999, 14(5):633–634.

[31] Hoyt TE, Tiwari R, Kusske JA. Compressive neuropathy as a complication of anticoagulant therapy. Neurosurgery, 1983, 12(3):268–271.

[32] Winfree CJ, Kline DG. Intraoperative positioning nerve injuries. Surg Neurol, 2005, 63(1):5–18, discussion 18.

[33] Han BR, Cho YJ, Yang JS, et al. Clinical features of wrist drop caused by compressive radial neuropathy and its anatomical considerations. J Korean Neurosurg Soc, 2014, 55(3):148–151.

[34] Raikin S, Froimson MI. Bilateral brachial plexus compressive neuropathy (crutch palsy). J Orthop Trauma, 1997, 11(2):136–138.

[35] Midha R. Emerging techniques for nerve repair: nerve transfers and nerve guidance tubes. Clin Neurosurg, 2006, 53:185–190.

34 儿童脊髓损伤和无影像学异常型脊髓损伤

Jamal McClendon Jr., P. David Adelson

摘　要

尽管在儿童中不常见（特别是与颅脑损伤相比），但儿童的脊髓损伤（SCI）在临床表现、临床和放射学诊断、管理以及损伤康复方面提出了独特的挑战。有必要强调的是，SCI 可能会出现显著的发病率和死亡率，特别是因儿科创伤和放射学表现的独特性而无法识别时。与成人相比，儿童脊柱创伤的骨性受累较少，这通常会导致脊髓损伤无法识别，从而可导致病情恶化。这突显了确保细致的临床检查和充分的影像学检查的重要性，可通过 MRI 来最佳地评估软组织损伤，特别是对于因年龄或其他严重损伤而无法说话的儿童。脊髓损伤的患儿必须积极管理，防止并限制继发性损伤的恶化。与所有创伤一样，重要的是保持刚性固定、对齐和脊柱稳定，以及心肺支持和代谢稳定，直到获得足够的评估以确保识别任何其他潜在损伤。在整个急救过程中，护理对于预后非常重要，尽管作用十分有限，因为目前尚缺乏任何其他有效的治疗方法。在 SCI 相关的文献中，关于成人和儿童的最佳管理仍存在争议，尤其是因为儿童尚未被纳入大规模的临床试验。由于儿童脊髓损伤仍不常见，因此很难开展儿科特异性的临床研究。

关键词：影像学，管理，机制，神经放射学，儿科，无影像学异常型脊髓损伤（SCIWORA），脊髓损伤，创伤

34.1 引　言

创伤性损伤是美国境内医疗保健费用的主要因素，且仍然是儿童死亡和残疾的主要原因[1]。三级护理创伤中心和治疗方案的发展，为创伤性损伤提供了积极和针对性的系统治疗，使预后显著改善。虽然钝性头部创伤在儿童人群中更为普遍，但由于神经功能障碍以及所需的长期护理，脊髓损伤（SCI）仍然是儿童普遍面临的挑战。脊髓损伤可能发生在其轴线的任何地方，并可能导致永久性神经功能障碍、涉及多个器官系统的并发症以及终身的康复和护理。

SCI 的全球发病率为（15~40）/100 万[2–3]。在美国，急性脊髓损伤每年影响 12,000 人，在到达医院之前死亡人数约为 4,000 人，在医院中死亡人数为 1,000 人[3]。2004 年的一项研究显示，SCI 每年花费美国医疗保健系统约 405 亿美元[4]。

涉及颈椎的钝性损伤在儿童人群中很少见，占所有儿童创伤入院的 1%~2%[5–13]。儿童颈椎损伤的特征与年龄密切相关，婴儿、幼儿和青少年之间存在显著差异[5]。此外，儿童颈椎损伤比胸椎损伤更常见。

无影像学异常型脊髓损伤（SCIWORA）指在平片或 CT 上无明显骨折或异常对齐的脊髓损伤。虽然 SCIWORA 在儿童中比在成人中更常见，但其损伤机制可能是微小创伤。由于影像学技术的进步，特别是在先进的 MRI 时代，这种情况并不太常见。现在大量的扫描序列可以识别细微的软组织损伤和代谢紊乱。这种形式的脊髓损伤最需要支持性护理，而不是终身治疗。诊断基于临床症状、神经系统体征、完整的检查和影像学检查。在本章中，我们将探讨儿童 SCI 和 SCIWORA。我们还将讨论病因、病理生理学、损伤机制、影像学表现和 SCI 的治疗。此外，我们将探索潜在的治疗领域和未来潜在的脊髓损伤干预措施。

34.2 脊髓损伤

脊髓损伤可导致严重的神经功能缺损、生活质量下降和社会功能负担。脊髓损伤可能发生在

任何区域，患者可表现为单纯的脊髓损伤，或同时合并脊柱损伤。脊髓的出生损伤也是造成儿童脊髓损伤的重要原因[14-16]。脊髓损伤必须与神经丛损伤或周围神经病区分开来。在严重的出生创伤中，儿童可能会在脊髓的多个区域受损，并可能累及周围神经系统[17-23]。出生创伤占脊髓损伤的4%~16%[14-15]。有些学者将导致SCI的上颈部或颈胸交界处损伤归因于围产期死亡率。

34.3 发病率和患病率

根据2009年儿童住院数据库（KID）和国家创伤数据库（NTDB）的登记数据，估计美国21岁以下人群中脊柱损伤入院的发病率为170/100万[24]。此外，SCI的发病率为24/100万。2000年至2012年KID的分析显示，创伤性颈椎后路损伤的患病率为2.07%，死亡率为4.87%[25]。对于3岁以下的儿童，SCI患病率为0.38%，SCIWORA患病率为0.19%[5]。患病率统计数据在很大程度上依赖于大型多机构的数据库，如国家儿童创伤登记处、NTDB和KID。这些数据集提供了有意义的信息；然而，其不足之处在于选择偏倚和便利抽样，并不完全包括各种人口/卫生系统[25]。儿童颈椎损伤随年龄增长而增加，约80%发生于青少年和年轻人中[25]。SCIWORA的患病率随年龄增长而下降，幼儿约为17%，年轻人约为5.04%[25]。

脊髓损伤在男性中高发。在合并多系统创伤和脊髓损伤的患者中，发病率和死亡率更高，而神经功能缺损程度变异较大。死亡在脊髓完全性损伤的患者中更常见[14,26-27]。脊髓损伤后患者死亡通常继发于合并的闭合性颅脑损伤或多系统创伤和脑损伤。虽然SCI通常被认为年轻人高发，受伤时的中位年龄为28.7岁[28]，但随着美国人口老龄化，受伤的中位年龄已增加到38岁[28]。

34.4 损伤机制

根据NTDB的报告，对于3岁以下的患者，机动车碰撞是最常见的损伤机制，其次是跌倒引起的颈椎损伤[5]。然而，只有3.2%的机动车碰撞会发生颈椎损伤[5]。事故是颈椎损伤的最常见原因，在年轻人群中最为普遍[25]。一项荟萃分析评估了433例18岁以下的SCIWORA儿童患者，结果表明SCI最常见的损伤机制是运动相关损伤（39.8%）、跌倒（24.2%）和机动车碰撞（23.2%）[29]。

在围产期，多种分娩方式可以引起SCI。通常，机械损伤或局灶性缺血性损伤占大多数。臀位分娩过程中躯干的重度牵拉，以及困难的产钳分娩，都可能导致臂丛神经和（或）颈椎SCI[30-32]。此外，据报道，患有SCI的儿童中有20%~25%的分娩过程很顺利[18]。子宫内持续过度伸展可能是SCI的潜在病因，因此一些人相信这些儿童的早期剖宫产可减少围产期的患病率[33]。

机动车碰撞（儿童作为乘客、行人或骑自行车者等）引起的儿童脊髓损伤占报告的25%~66%。跌倒也是SCI的常见原因，占10%~40%[14-15,26-27,34-36]。体育和娱乐活动占SCI的4%~20%[26]。儿童SCI的高峰期是夏季，另一个高峰期是冬季假期[27]。

34.5 损伤程度

Hadley等描述了儿童脊髓损伤的四种影像学表现：①仅涉及椎体或后部结构的骨折（~40%）；②半脱位伴骨折（33%）；③半脱位不伴骨折（10%）；④SCIWORA（10%）[34]。年龄较小的儿童经常发生半脱位不伴骨折或SCIWORA，年龄较大的儿童更容易发生骨折或骨折伴半脱位[34]。SCI损伤的位置取决于受伤时的年龄。在出生至8岁期间，颈椎是最常见的受伤部位，上颈椎在婴幼儿中更常见；而在青春期前和青春期，下颈椎损伤更常见。此外，一些研究表明，幼儿更容易遭受颅颈损伤，而年纪稍大的儿童颈胸和远端脊髓损伤的患病率升高[15,34,37]。

完全性损伤与不完全性损伤的比例通常取决于伤害的程度；然而，损伤的严重程度在不同文献中确实有所不同，最普遍的脊髓损伤区域也是如此[14,26,38-43]。此外，多达16%的患者可能会有多节段损伤[34]。不幸的是，完全性损伤在幼儿中更为常见[17,36]。这可能反映了受伤年龄在骨骼成熟和肌肉骨骼发育中的保护作用。某些儿童颈椎中可看到高达4mm的假性半脱位，这是正常的变异[44]。上颈椎椎体关节相对不成熟使其容易受到潜在的剪切力和滑动的影响[36]。这些因素使得儿童更可能发展为不伴骨折的颈椎和脊髓损伤。

钝性颈椎损伤的死亡率很高，为 10.83%~27%[5-7,25]。年轻患者的死亡率往往更高，尤其是幼儿[25]。这些损伤通常合并其他器官系统损伤，特别是颅脑损伤（22.1%）。根据经验，美国脊髓损伤协会（ASIA）A 级的患者比 ASIA D 级的患者预后更差[29]。

34.6 病理生物学

急性 SCI 的病理生物学涉及原发性机械损伤，导致急性期初始的组织损伤，随后是继发性损伤，可在最初几天或几周内造成进一步的损伤。原发性损伤涉及一系列复杂的生物力学机制，导致脊髓的直接组织损伤，例如负载在轴突或血管上的挫伤、裂伤和（或）剪切应力，破坏脊髓的正常连接和结构[45]。原发性损伤会引发下游继发性的损伤后信号级联反应，导致继发性损伤[45]。例如，原发性损伤引起的灰质出血、白质水肿和微血管血栓形成，可导致血管痉挛，然后发生缺血[46]。这种缺血进一步导致神经元膜功能障碍，神经元电压依赖性钠通道的异常连续激活（细胞内钠增加），并最终导致细胞死亡[46]。这导致了继发性损伤的发病机制及其引起的组织损伤。

对脊髓损伤的反应也可能具有显著的免疫成分[47-48]。血 – 脊髓屏障的破坏为免疫细胞（即淋巴细胞和巨噬细胞）和小胶质细胞的通过提供了机会。这可能导致细胞凋亡和坏死的继发性损伤[47-48]。因此，在损伤区域经常出现脊髓空洞。

在损伤后数小时内，可看到以粒细胞浸润为特征的出血和炎症。早期粒细胞浸润后，直至损伤后 2 个月内，损伤区域仍有巨噬细胞持续存在。在动物研究中，首先可发现轴突纤维的脱髓鞘，随后该情况在慢性过程中变得普遍，通常这些脱髓鞘轴突的完整性得以保存[49]。更严重的创伤性脊髓损伤可导致中央灰质的完全破坏以及白质束中弥漫性的炎症反应，导致中央坏死和中央索的囊性空洞[50]。根据损伤位置，患者可能表现出感觉和（或）运动功能的改变，并且可能由于纤维束的破坏而引起自主神经功能障碍[51]。

对遭受严重脊柱损伤的患儿进行的尸检研究显示，22% 的患者出现脊柱、硬膜外和硬膜下血肿并伴有头部损伤，这可能导致死亡[46]。死亡后观察到的其他损伤包括脊髓挫伤、脊髓梗死、裂伤、横断、硬脑膜破裂和椎动脉损伤[21]。脊髓横断或脊髓近端和远端之间的解剖学不连续，经常与死亡率相关[52]。

SCI 引起的细胞和分子机制已经在几种动物模型中进行了研究。动物的钝性损伤模型与人类 SCI 的典型病理学组织学图像相似。脊髓损伤可导致细胞膜破裂，血管损伤可导致出血。脊髓神经元通常在 SCI 后 24h 内发生坏死或兴奋毒性损伤，但也会发生细胞凋亡[4]。少突胶质细胞在两个不同阶段经历细胞凋亡：损伤后持续 24~48h 的急性期和可以持续数周的亚急性期[4,53-54]。

动物模型表明，在钝性脊髓损伤的情况下，损伤仅限于中央灰质区的各个部分，而周围的白质束很少。幸存的轴突通常保留在损伤区的外周。施加到脊髓的这种震荡或压缩力使位于中央灰质中的大部分神经元立即死亡。穿过周围白质的幸存轴突有继发性损伤的危险[55]。继发性级联损伤影响预后。这些级联反应包括通过花生四烯酸级联的炎症反应、兴奋性氨基酸（谷氨酸和天冬氨酸）的释放，以及各种氧自由基对细胞膜的脂质过氧化[26,56-58]。组织水肿和各种血管活性炎症介质引起的局部血流变化可能导致脊髓进一步缺血性损伤[46]。神经元和神经胶质细胞凋亡的发生甚至在 SCI 后的几天和几周也可发生[59]。对这种病理生理学的全面理解有助于未来开展抵消或消除继发性损伤的疗法。

神经胶质瘢痕的形成可阻碍轴突再生[4]。星形胶质细胞在损伤后出现肥大，且中间丝产生增加，如胶质纤维酸性蛋白（GFAP）[60]。然而，反应性星形胶质细胞的功能是限制炎症细胞通过血脑屏障浸润并促进修复[4,61-64]。更多介质的迁移形成神经胶质瘢痕，通过物理阻断并聚集抑制轴突生长的分子来阻止轴突再生[65-66]。

34.7 受伤的位置

如上所述，上颈椎损伤（C_1~C_4）随年龄增长而减少，而下颈椎损伤（C_5~C_7）随年龄增长而增加[25]。

34.8 好发部位的生物力学

关于特定年龄段 SCI 的特定损伤区域，目前已提出多种机制。这些不同的机制反映了结缔组织、肌肉发育和骨骼成熟度的内在差异，具体取决于个体年龄。尽管有相同的损伤机制，但不同年龄组可能会有各自独特的病理特点。在婴儿中，其头部相对于颈部较大，并且需要几个月才能形成支撑颅骨的肌肉和软组织。加速和减速的力量，特别是在约束情况下，可以在颈部薄弱的支点处产生显著的力量，使颈椎处于受伤的风险之中[27,67–69]。此外，不发达的椎旁和颈部肌肉组织、不完全骨化的脊柱、松弛的韧带和不成比例的大头可能在幼儿的 SCI 和 SCIWORA 中起到作用[25]。韧带松弛是儿童脊柱的重要特征，可能会增加对弹性水平剪切力的敏感性[70–71]。

在年龄较大的儿童中，过度屈曲、旋转、牵引、伸展、垂直负荷、屈曲旋转和剪切都是导致 SCI 的机械损伤方式。施加到头部和颈部的力量可能导致各种观察到的病理状况。例如，潜水事故 / 创伤导致过度屈曲和轴向压缩而引起 SCI；鞭打和非意外性创伤是由过度屈曲和过度伸展相结合造成的[36,72]。

除了脊柱损伤和“脊髓实性病变”的损伤模式，人类脊髓损伤后的组织病理学变化似乎与动物模型中描述的相似[49–50,55,73]。在对 12 例 SCI 儿童进行的尸检中，组织病理学显示椎体软骨终板分裂而没有骨折[70]。软骨终板分裂通常发生在儿童椎体的生长区内[43]。韧带损伤比创伤性椎间盘突出症或多发性骨折更常见。由于未成熟的脊柱在整个儿童时期逐渐骨化，因此幼儿可能更容易受到撕脱和骨骺分离的影响，而非骨折[70]。

挫伤型损伤的组织学检查显示广泛的脱髓鞘，轴突纤维相对保留，尤其是背柱的小纤维[52]。然而，可能会出现脊髓空化，灰质破坏，白质束相对保留。继发于过度伸展和脊髓横断的脊髓坏死最常发生于出生后的中下部颈髓或上胸部区域，同时也可能存在损伤相关的血管损伤。出生创伤的纵向牵拉可发生脊髓破裂[36,52]。当位于侧柱中央部的白质束受到破坏并保留局部灰质时，可能表现为脊髓中央管综合征[20]。

34.9 影像学改变

大多数脊髓损伤患者会有一定程度的影像学异常。根据定义，SCIWORA 患者是指在没有影像学异常的情况下出现神经功能缺损；然而，大多数患者会有一些发现。特定区域的平片非常重要，可以从中获得大量信息。这些损伤的程度大多可通过多平面成像进一步阐明，如 CT、CT 脊髓造影和（或）MRI。CT 有助于识别骨质病变和错位。CT 脊髓造影和 MRI 有助于识别压缩性脊髓病变和错位，同时筛查损伤程度。MRI 是软组织或非骨质损伤成像的主要选择方法，也是确定损伤程度和严重程度的标准成像方法。

Betz 等表明，MRI 在检测脊髓亚急性和慢性损伤方面比 CT 更敏感[74]。在急性期和亚急性早期，识别韧带损伤是有用的，特别是在 T2 成像和短时间反转恢复序列（STIR）成像中看到高强度信号异常。脊髓内的 T2 信号可能代表损伤后的脊髓水肿。MRI 有助于诊断创伤后空洞、脊髓出血或脊髓内信号改变。包括 MR 灌注成像、MR 弥散加权成像、MR 光谱学和 MR 纤维束成像在内的新技术可以为未受伤和受伤脊髓的结构提供更多了解。

平片对于儿童创伤后的初始检查仍然至关重要，并可指导进一步的诊断研究或开始治疗。一整套颈椎平片包括前后位、侧位和张口位。如果能够看到 T_1 椎体，则认为成像充分。如果由于身体状态无法很好地显示 T_1 椎体，则可以添加“泳姿”位。获得胸椎和腰椎的前后位和侧位片，以评估脊柱其余部分的损伤。许多医疗机构会绕过平片直接行 CT 扫描，以减少辐射。

脊柱的屈伸平片有助于确定区域的稳定性，斜片可用于确定椎体滑脱或椎间孔狭窄。颈部疼痛的患者，以及前后位或侧位片出现不稳定的患者，禁用屈伸位。有神经功能缺损、平片上骨折或软组织损伤的患者，不应接受屈伸位平片。能够配合的外伤患者可以接受屈伸位检查，只要他们可以将疼痛、感觉异常或神经功能的变化与全方位的运动联系起来。如果患者由于运动过程中痉挛或神经功能改变而无法获得足够影像学资料，则需刚性固定数周，然后重复检查，可能有助于确定稳定性。在神经缺损相应区域的高级成像可以进一步帮助识别平片上未能发现的损伤[75]。

脊柱CT可以提供平片上看不到的额外细节，或者在侧位或泳姿位上未能看到的T_1椎体。1mm薄层扫描和三维重建可以更大程度地显示骨质病变。重建的冠状位和矢状位图像提供了观察特定区域的额外视图。但其限制是CT可能无法识别与轴位面平行的异常。

通过鞘内给予不透射线的药物进行CT脊髓造影，可对鞘囊及其内容物的完整性进行评估。如果在造影剂给药附近存在严重狭窄，则存在神经系统恶化的风险。因此，它不是SCI后的一线影像学检查方式。CT脊髓造影适用于存在MRI禁忌证的患者。

MRI是脊髓损伤首选的先进成像模式，包括对受伤患者的早期评估，因为它可以识别脊髓和软组织的病理和生理变化。MRI可以识别创伤性椎间盘突出症、脊髓出血、脊髓损伤、硬膜外和硬膜下血肿以及韧带损伤。SCI患者接受MRI评估。这些信息提供了损伤程度的细节，且没有脊髓造影的侵入性。在慢性情况下，MR静脉造影用于区分血液或瘢痕组织。虽然CT是一种更好的骨骼成像方式，但MRI可以使人们对椎骨和脊髓之间的关系有更好的了解。MRI可用于追踪脊髓病理学的纵向变化，包括挫伤、脊髓空洞症和信号变化。

当怀疑可能发生椎动脉损伤时，诊断性血管造影或非侵入性血管成像是二线检查方法。已有报道的患者死亡原因是椎动脉损伤导致的四肢瘫痪，类似于脊髓损伤[35,43]。

大多数情况下，排除颈椎损伤需要阴性的影像学检查结果，且没有脊柱或脊髓损伤的临床表现。在成年患者中，如脊柱后中线无压痛、无神经功能缺损、意识水平正常、无颈部疼痛、活动范围广且无分散注意力的损伤，则无需行影像学检查即可排除颈椎损伤[76]。同样，这些标准也适用于儿童颈椎损伤的排除。

34.10 无影像学异常型脊髓损伤

SCIWORA最初由Pang和Wilberger描述，被定义为在平片、CT、脊髓造影或屈伸位平片上无可见脊柱破坏的创伤性脊髓病变综合征[36]。这不包括穿透性创伤和电击。其诊断频率取决于临床认知和影像学检查的程度。同样，儿童SCIWORA的患病率高达SCI的20%。随着成像能力的提高和MR使用的不断推进，该情况的发生率可能会降低[39,77]。这些伤害中的大多数（2/3）发生于8~10岁的儿童，青少年较少见，成人罕见[34-36,39,78]。由于缺乏影像学异常，SCIWORA的诊断具有挑战性。其通过体格检查和临床表现被诊断，而非影像病理学。与成人相比，儿童SCIWORA的患病率可能与儿童脊柱的生理状况有关。生物力学上，它更灵活，允许增加运动幅度而不出现病理变化。儿童脊柱固有的弹性和活动度可能会在受伤时出现短暂的半脱位，并在反弹时使脊柱恢复到相对正常的位置[36,79-80]。也有学者提出，儿童的过度伸展可能会导致颈椎间盘膨出，从而导致腹侧脊髓受压。8岁以后，许多独特的儿童解剖学特征已经成熟并趋于成人，因此年龄较大的儿童SCIWORA患病率降低。

SCIWORA后立即出现的神经系统检查结果是可变的，并且体征可能以延迟的方式表现出来[36]。有报道称延迟且快速恶化的完全性神经功能障碍可能是不可逆的。SCIWORA患者的T2和STIR序列可能有非常细微的变化。

34.11 脊髓损伤后早期复苏

一旦发生原发性脊髓损伤，急性期治疗的目标是防止可引起继发性损伤机制并最终导致继发性损伤的进一步恶化。预防低氧血症和低血压对于长期预后至关重要，但其经常发生，尤其是多系统创伤的患者。根据损伤位置的不同，一些患者可能需要插管和机械通气，以支持呼吸不足状态。患儿一旦稳定并能够自主呼吸，就可以拔管；但是，有时在上颈椎脊髓损伤或并发肺部损害的损伤中，需要行气管切开术，以进行机械辅助呼吸或长期辅助通气。虽然插管引起的神经系统并发症很少见，且手动牵引刚性固定颈椎也是理想的，但纤维插管优于维持颈椎定位[81-82]。对于需要紧急气道提供氧合与通气的患者，可能需要行紧急环甲膜切开术，以立即确保气道。

低血压和血容量不足是两个经常遇到的脊髓损伤相关的创伤后问题。涉及颈髓和颈胸交界处的损伤可能导致功能性交感神经切断，伴有运动和交感神经血管舒缩张力的丧失。其通常称为“脊柱休克”，可能会失去心血管支持，全身血管舒张和静脉容量增加。此外，交感神经张力的丧失可导致缓慢性心律失常。

对于创伤后或低血容量休克，最初的处理是通过大口径周围静脉注射进行液体复苏。中心静脉导管提供中心静脉压力测量以显示容量状态。此外，其还可用于漂浮肺动脉导管以获得肺动脉楔压、心输出量和血管阻力，尽管这些方法目前不太常用于创伤复苏。尽管如此，在持续休克的情况下，尽可能多的信息可以指导血管活性药物的使用。

在儿童中，由于其通常具有正常功能的心血管和肾脏系统，因此也可以根据尿量估计液体状态。脊髓损伤可导致泌尿生殖系统病变（即尿潴留或尿失禁）。按计划进行导尿或间歇导尿可以评估尿量，防止膀胱扩张。尽管由于潜在的直接损伤，鼻胃管在颅面或颅底损伤患者中是禁忌的，但它们可提供营养喂养或排空胃内容物[83]。胃肠道溃疡或大剂量类固醇治疗的患者应预防性静脉使用H_2阻滞剂或质子泵抑制剂，以减少胃酸分泌。儿童静脉血栓栓塞的患病率很低，但是有关该人群的文献很少。当存在肝素禁忌时，可使用气动加压装置和长袜以降低静脉血栓栓塞的发生率。建议采用药物预防治疗，开始的时间由主治医师决定。

34.12 神经系统评估

详尽而完整的神经系统评估仍然是确定损伤程度、定义脊髓综合征并为所有疑似脊髓损伤患者获得基线评估的基础。连续评估用于跟踪随时间变化的临床情况。正式评估必须包括每个主要肌肉群运动功能和直肠功能的评估，包括括约肌收缩、语调和球海绵体反射。膈肌功能可由胸片进行评估或通过潮气量或肺活量的肺功能评估。对患者所有形式的感官功能进行测试，包括温度、本体感觉和针刺感。反射也是该评估的重要组成部分。

ASIA 制定了一项分类方案，以评估从 C_1 到骶骨（S_4~S_5）所有脊柱水平的运动和感觉功能。脊髓损伤的 ASIA 分类方案在最初的 Frankel 等级上进行了扩展，采用 A~E 定义，A 指完全性损伤，E 指运动和感觉功能得以保留。脊髓损伤的这种分类方法描述的损伤模式更加清晰统一[84]。专家组将不完全性脊髓损伤分为五种类型：与下肢相比，中央脊髓综合征与上肢功能丧失相关；脊髓半横断导致 Brown-Sequard 综合征；当损伤影响脊髓前束（包括前庭脊髓束）时，就会发生前索综合征；圆锥髓和马尾综合征的发生与圆锥或脊髓根部的损伤有关[84]。“完全性”损伤定义为无运动或感觉功能，包括代表最低位的骶索（S_4~S_5），即肛门或会阴的感觉与运动。

34.13 颅脑相关损伤

所有同时发生头部钝挫伤或颅脑损伤的患者应保持脊柱预防措施，直到临床和（或）影像学上“排除”为止[38]。排除颈椎损伤的六个标准如前所述。对于可靠的患者，如果已获得足够的影像学检查且没有颈部疼痛或神经损伤，则可能需要包括动态研究在内的平片检查进行排除。

34.14 儿童脊髓损伤的初步处理

儿童脊髓损伤的治疗与成人的治疗没有显著差异。治疗的目标是尽量减少继发性损伤并优化恢复环境，以防神经功能进一步丧失。这样旨在确保良好的氧合和血液灌注，以防低血压和低氧血症及其对脊髓的继发影响。临床指南要求对压缩的脊髓予以减压，维持生理稳定，并进行心肺和代谢支持。

最初的处理包括刚性固定、心肺功能监测和神经功能的持续评估。同时进行复苏工作，包括维持足够的氧合和通气，以及循环支持。初次评估后应进行二次评估，以确保无额外的并发损伤。来自全身损伤的继发性损伤可能影响受损脊髓的活力，例如低灌注、低氧血症或低温。这些因素可能导致神经功能缺损，应在任何治疗方案中予以考虑。

34.15 急性脊髓损伤的治疗

各种涉及甲强龙和神经节苷脂 GM-1 的临床试验已被用于评价成人脊髓损伤的药物治疗；然而，关于该药物有效性的信息有限，儿童患者更甚。这些研究包括 Bracken 等的国家急性脊髓损伤研究（NASCIS）Ⅰ期试验（高剂量甲强龙）[85]、Ⅱ期试验[伤后 12h 内给予甲强龙 30mg/kg 推注，而后 5mg/（kg·h）持续 23h][86-87]、Ⅲ期试验[24h 对比 48h 持续 5mg/（kg·h）输注甲强龙][88]和 GM-1 神经节苷脂研究[89-90]。这些研究对于它们是否真正改善了SCI功能的结论是有限且矛盾的。甲强龙在 SCI 中的作用机制尚不清楚，理论上包括稳定细胞膜、维持血脑屏障、减少血管源性水肿、增强脊髓血流量、抑制自由基，并限制损伤后的炎症反应[91-99]。GM-1 神经节苷脂是天然存在于细胞膜中的无机盐，在中枢神经系统中尤其丰富。其治疗急性 SCI 的作用机制包括抗兴奋毒性、抑制细胞凋亡、促进神经芽生和影响神经生长因子。

一项前瞻性多中心研究显示，最初 24h 内的早期减压与晚期受压后再手术相比，具有更好的预后结果[100]。急性脊髓损伤探索性治疗包括腰椎管引流（以降低硬膜内压力并改善脊髓血流）、高剂量地塞米松等。

创伤后保持脊髓灌注的最佳平均动脉压仍不清楚[101]。2013 年美国神经外科医师协会和神经外科医师大会（AANS/CNS）颈椎 SCI 治疗指南建议，急性 SCI 患者的平均动脉压应保持在 85~90mmHg[101-103]。未来对 SCI 患者血管加压药管理方案的理解不仅对优化脊髓灌注和患者预后非常重要，而且对最大限度地减少与血管活性药物相关的潜在并发症也很重要[101]。

Werndle 等通过监测进行了一项前瞻性试验，以检查脊柱内压和脊髓灌注压[104]。脊柱内压力波形类似于各自的颅内压波形。脊柱内压脉冲波形与颅内压波形相似，由三个峰（冲击波、潮汐波和重波）组成，P2 的特性随脊柱内压的增加而变化[105]。这有可能用于监测脊髓损伤后的压力。

脊髓损伤通过轴突内的电压门控钠通道导致细胞内钠的有害积累，并导致钠钾泵的功能障碍，引起钠流出减少[45,106-107]。这可驱动细胞钙内流，最终导致结构和功能损伤[45,108]。抑制这些机制的药物可能预示着结果的改善。

除了有前途的研究领域外，替代治疗方法也随之出现，以帮助功能恢复。神经修复集成了生物工程和生物医学的创新，可以增加慢性脊髓损伤患者神经功能的独立性。随着这一新领域的不断发展，其重要性将继续提高。

34.16 无影像学异常型脊髓损伤的治疗

如果脊髓损伤无结构性病理，或未表现出不稳定，就不需要进行外科手术固定。这种形式的 SCI 治疗侧重于二级预防。医生对改善原发性损伤的作用很小，需要专注于复苏、维持全身指标和二级损伤预防。诊断为 SCIWORA 不稳定的情况很少见；在平片或 CT 上可能会看到切面变宽或变硬。SCIWORA 的治疗采用刚性固定和局部微环境的优化。建议刚性固定长达 3 个月，然后评估晚期不稳定性，以限制运动和继发性损伤[36]。

预防原发性损伤是预防脊髓损伤最有效的方法；然而，保留功能和减轻神经组织继发性损伤可能会改善预后。

34.17 并发症

SCI 患者通常需要大量资源，具体取决于受伤的程度。患儿不仅在急性期容易受到创伤后并发症的影响，还容易受到需要持续康复和长期支持治疗问题的影响。肺部并发症（如肺炎）、胃肠道并发症（如溃疡）、肌肉骨骼并发症（压疮）、外周血管并发症（静脉血栓栓塞）和泌尿生殖系统并发症（尿路感染）在该人群中存在显著的发病率。患者可能需要 24h 护理，并且可能需要强化物理治疗和康复服务以维持功能。

脊髓损伤后的慢性并发症包括慢性肺功能障碍，可能在受伤后持续数年。上颈部损伤患者可能需要终身呼吸机支持。胃肠道常见的延迟或慢性并发症包括溃疡，通常起源于神经源性溃疡和便秘。SCI 患者通常采用肠道方案进行预防，并且根据损伤程度可能需要直肠刺激。此外，泌尿生殖系统病变范围从性功能障碍到需要导尿的尿潴留，以防止感染、尿失禁 / 潴留[42]。

SCI 患者易发生迟发性神经功能恶化。在急性期，恶化通常因脊髓血供不足而引起损伤[36]。在慢性期，可能会导致创伤后脊髓空洞[34]。肌肉骨骼疼痛和痉挛也是干扰日常生活活动的重要问题，并且可能导致显著的发病率。医学上难治的痉挛（即口服巴氯芬失败）可能需要鞘内注射巴氯芬和（或）肌内注射肉毒杆菌毒素。

慢性神经性疼痛是脊髓损伤后潜在的并发症。SCI 后疼痛（任何类型）的概率估计为 13%~94%[109–111]。在一项研究中，1/3 的患者将在损伤后 12 个月发展为同水平位的神经性疼痛，1/3 的患者将发展为低于水平位的神经性疼痛[112]。脊髓损伤后早期疼痛更为普遍，随着时间推移更容易消退[112]。慢性神经性疼痛必须与其中 50%~70% 发生的肌肉骨骼疼痛区分开来，尽管不那么严重或功能受限[109,113]。

作为最困难的 SCI 并发症，疼痛在步行 / 活动能力下降和性功能下降之后位列第三[28,109]。使用药物或潜在的神经调节策略可以治疗神经性疼痛。

34.18 预　后

儿童的长期预后取决于初始损伤的严重程度[14]。应尽早开始物理治疗和康复服务，以帮助患者在日常生活乃至社会活动中独立自主并发挥作用。早期动员至关重要。大多数完全性 SCI 患者将没有任何改善。希望随着神经元出芽、轴突再生和髓鞘再生的不断发展，可以出现更好的临床结果。一些神经完整且无急性神经系统后遗症的儿童，偶尔也会出现延迟性恶化。

34.19 急性脊髓损伤的新疗法

最近，在临床试验中已经研究了许多疗法，为 SCI 患者带来了希望[45,114]。利鲁唑（Riluzole）是一种钠通道阻滞剂，用于治疗肌萎缩侧索硬化症，且已被试验用于治疗急性脊髓损伤[115]。美国食品和药物管理局批准其用于肌萎缩侧索硬化症，通过调节兴奋性神经传递和提供神经保护机制来提高存活率[115]。SCI 的临床前研究表明，通过防止钠和谷氨酸异常释放可促使神经功能恢复[116–117]。钠离子内流是继发性损伤的原因之一，这一机制是使用钠通道阻滞剂减少损伤的原因[45]。

利鲁唑在急性脊髓损伤中的研究（RISCIS）是一项随机、双盲、安慰剂对照的平行多中心试验，Ⅰ期结果令人满意[45,118]。干细胞治疗是脊髓损伤的潜在选择，并且已经在动物和人类模型中评估了多种不同类型的干细胞。似乎没有一种单一的治疗方法能够解决脊髓损伤所面临的挑战。干细胞的目标是防止细胞凋亡或替代受损细胞，特别是少突胶质细胞，这可以促进备用轴突的再髓鞘化，抑制胶质瘢痕。此外，减少神经胶质瘢痕程度或降低其抑制作用的策略可用于支持轴突再生。调节免疫反应和抑制分子阻断作用的策略也已有相关研究。

涉及 SCI 后干细胞移植的治疗策略集中于替代受损神经元和少突胶质细胞（促进髓鞘形成），支持病变部位细胞的存活，并优化受损脊髓的内环境以促进轴突再生[4]。有限的证据表明干细胞治疗在临床上的显著益处，但目前没有一项被批准用于 SCI 治疗。目前的数据表明干细胞移植是安全的，但疗效有限或没有疗效[4]。

未来急性脊髓损伤治疗的目标涉及开发抑制继发性损伤的新化合物。急性期仍存在一段短时期，及时给予治疗药物可对预后产生一些积极影响。减少急性炎症、优化轴突出芽和营养因子反应的局部环境是重要目标。对于慢性 SCI，治疗策略的重点取决于神经连接的促进。

34.20 结　论

脊髓损伤持续对医疗保健系统产生重大影响。从患者的发病率和死亡率，到提供护理以及终身经济支持的需要，其对患者、家庭和社会都产生重大影响。长期的护理需求至关重要。脊髓损伤可引起多种变化，影响几种不同的细胞类型，导致复杂的病理过程。没有单一的治疗方式可实现受损脊髓的再生。

脊髓损伤患者必须积极治疗，防止或限制继发性损伤的发生。刚性固定、心肺支持和稳定代谢在改善预后的过程中至关重要，目前尚无其他有效的治疗方法。X 线片和先进的成像有助于诊断。甲强龙不再是治疗的标准；然而，有许多新的治疗方法可能会产生功能性的影响。年复一年，我们愈加深入地了解脊髓损伤的病理生理学，为治疗干预提供了机会。研究对于我们了解该疾病至关重要，临床试验为治疗和改善患者功能预后提供了基础。

参考文献

[1] McCarthy A, Curtis K, Holland AJ. Paediatric trauma systems and their impact on the health outcomes of severely injured children: an integrative review. Injury, 2016, 47(3):574–585.

[2] Tator CH. Update on the pathophysiology and pathology of acute spinal cord injury. Brain Pathol, 1995, 5(4):407–413.

[3] Ackery A, Tator C, Krassioukov A. A global perspective on spinal cord injury epidemiology. J Neurotrauma, 2004, 21(10):1355–1370.

[4] Sahni V, Kessler JA. Stem cell therapies for spinal cord injury. Nat Rev Neurol, 2010, 6(7):363–372.

[5] Polk-Williams A, Carr BG, Blinman TA, et al. Cervical spine injury in young children: a National Trauma Data Bank review. J Pediatr Surg, 2008, 43(9):1718–1721.

[6] Platzer P, Jaindl M, Thalhammer G, et al. Cervical spine injuries in pediatric patients. J Trauma, 2007, 62(2):389–396, discussion 394–396.

[7] Brown RL, Brunn MA, Garcia VF. Cervical spine injuries in children: a review of 103 patients treated consecutively at a level 1 pediatric trauma center. J Pediatr Surg, 2001, 36(8):1107–1114.

[8] Carreon LY, Glassman SD, Campbell MJ. Pediatric spine fractures: a review of 137 hospital admissions. J Spinal Disord Tech, 2004, 17(6):477–482.

[9] Cirak B, Ziegfeld S, Knight VM, et al. Paidas CN. Spinal injuries in children. J Pediatr Surg, 2004, 39(4):607–612.

[10] Givens TG, Polley KA, Smith GF, et al. Pediatric cervical spine injury: a three-year experience. J Trauma, 1996, 41(2):310–314.

[11] Kokoska ER, Keller MS, Rallo MC, et al. Characteristics of pediatric cervical spine injuries. J Pediatr Surg, 2001, 36(1):100–105.

[12] Mohseni S, Talving P, Branco BC, et al. Effect of age on cervical spine injury in pediatric population: a National Trauma Data Bank review. J Pediatr Surg, 2011, 46(9):1771–1776.

[13] Vitale MG, Goss JM, Matsumoto H, et al. Epidemiology of pediatric spinal cord injury in the United States: years 1997 and 2000. J Pediatr Orthop, 2006, 26(6):745–749.

[14] Osenbach RK, Menezes AH. Pediatric spinal cord and vertebral column injury. Neurosurgery, 1992, 30(3):385–390.

[15] Ruge JR, Sinson GP, McLone DG, et al. Pediatric spinal injury: the very young. J Neurosurg, 1988, 68(1):25–30.

[16] Gordon N, Marsden B. Spinal cord injury at birth. Neuropadiatrie, 1970, 2(1):112–118.

[17] Burke DC. Traumatic spinal paralysis in children. Paraplegia, 1974, 11(4):268–276.

[18] Shulman ST, Madden JD, Esterly JR, et al. Transection of spinal cord. A rare obstetrical complication of cephalic delivery. Arch Dis Child, 1971, 46(247):291–294.

[19] Towbin A. Spinal injury related to the syndrome of sudden death ("crib-death") in infants. Am J Clin Pathol, 1968, 49(4):562–567.

[20] Sladky JT, Rorke LB. Perinatal hypoxic/ischemic spinal cord injury. Pediatr Pathol, 1986, 6(1):87–101.

[21] Towbin A. Spinal cord and brain stem injury at birth. Arch Pathol, 1964, 77:620–632.

[22] Allen JP. Birth injury to the spinal cord. Northwest Med, 1970, 69(5):323–326.

[23] LeBlanc HJ, Nadell J. Spinal cord injuries in children. Surg Neurol, 1974, 2(6):411–414.

[24] Piatt JH, Jr. Pediatric spinal injury in the US: epidemiology and disparities. J Neurosurg Pediatr, 2015, 16(4):463–471.

[25] Shin JI, Lee NJ, Cho SK. Pediatric cervical spine and spinal cord injury: a national database study. Spine, 2016, 41(4):283–292.

[26] Anderson JM, Schutt AH. Spinal injury in children: a review of 156 cases seen from 1950 through 1978. Mayo Clin Proc, 1980, 55(8):499–504.

[27] Hill SA, Miller CA, Kosnik EJ, et al. Pediatric neck injuries. A clinical study. J Neurosurg, 1984, 60(4):700–706.

[28] Watson JC, Sandroni P. Central neuropathic pain syndromes. Mayo Clin Proc, 2016, 91(3):372–385.

[29] Carroll T, Smith CD, Liu X, et al. Spinal cord injuries without radiologic abnormality in children: a systematic review. Spinal Cord, 2015, 53(12):842–848.

[30] Byers RK. Spinal-cord injuries during birth. Dev Med Child Neurol, 1975, 17(1):103–110.

[31] Stern WE, Rand RW. Birth injuries to the spinal cord: a report of 2 cases and review of the literature. Am J Obstet Gynecol, 1959, 78:498–512.

[32] Norman MC, Wedderburn LC. Fetal spinal cord injury with cephalic delivery. Obstet Gynecol, 1973, 42(3):355–358.

[33] Abroms IF, Bresnan MJ, Zuckerman JE, et al. Cervical cord injuries secondary to hyperextension of the head in breech presentations. Obstet Gynecol, 1973, 41(3):369–378.

[34] Hadley MN, Zabramski JM, Browner CM, et al. Pediatric spinal trauma. Review of 122 cases of spinal cord and vertebral column injuries. J Neurosurg, 1988, 68(1):18–24.

[35] McPhee IB. Spinal fractures and dislocations in children and adolescents. Spine, 1981, 6(6):533–537.

[36] Pang D, Wilberger JE, Jr. Spinal cord injury without radiographic abnormalities in children. J Neurosurg, 1982, 57(1):114–129.

[37] Osenbach RK, Menezes AH. Spinal cord injury without radiographic abnormality in children. Pediatr Neurosci, 1989, 15(4):168–174, discussion 175.

[38] Kewalramani LS, Tori JA. Spinal cord trauma in children. Neurologic patterns, radiologic features, and pathomechanics of injury. Spine, 1980, 5(1):11–18.

[39] Kewalramani LS, Kraus JF, Sterling HM. Acute spinal-cord lesions in a pediatric population: epidemiological and clinical features. Paraplegia, 1980, 18(3):206–219.

[40] Hubbard DD. Injuries of the spine in children and adolescents. Clin Orthop Relat Res, 1974, 100:56–65.

[41] Stauffer ES, Mazur JM. Cervical spine injuries in children. Pediatr Ann, 1982, 11(6):502–508, 510–511.

[42] Melzak J. Paraplegia among children. Lancet, 1969, 2(7610):45–48.

[43] Hachen HJ. Spinal cord injury in children and adolescents: diagnostic pitfalls and therapeutic considerations in the acute stage [proceedings]. Paraplegia, 1977, 15(1):55–64.

[44] Gaufin LM, Goodman SJ. Cervical spine injuries in infants. Problems in management. J Neurosurg, 1975, 42(2):179–184.

[45] Fehlings MG, Nakashima H, Nagoshi N, et al. Rationale, design and critical end points for the Riluzole in Acute Spinal Cord Injury Study (RISCIS): a randomized, double-blinded, placebo-controlled parallel multi-center trial. Spinal Cord, 2016, 54(1):8–15.

[46] Tator CH, Fehlings MG. Review of the secondary injury theory of acute spinal cord trauma with emphasis on vascular mechanisms. J Neurosurg, 1991, 75(1):15–26.

[47] Blight AR. Macrophages and inflammatory damage in spinal cord injury. J Neurotrauma, 1992, 9(Suppl 1):S83–S91.

[48] Popovich PG, Wei P, Stokes BT. Cellular inflammatory response after spinal cord injury in Sprague-Dawley and Lewis rats. J Comp Neurol, 1997, 377(3):443–464.

[49] Wakefield CL, Eidelberg E. Electron microscopic observations of the delayed effects of spinal cord compression. Exp Neurol, 1975, 48(3 Pt 1):637–646.

[50] Janssen L, Hansebout RR. Pathogenesis of spinal cord injury and newer treatments. A review. Spine, 1989, 14(1):23–32.

[51] Schwab ME. Repairing the injured spinal cord. Science, 2002, 295(5557):1029–1031.

[52] Bunge RP, Puckett WR, Becerra JL, et al. Observations on the pathology of human spinal cord injury. A review and classification of 22 new cases with details from a case of chronic cord compression with extensive focal demyelination. Adv Neurol, 1993, 59:75–89.

[53] Liu XZ, Xu XM, Hu R, et al. Neuronal and glial apoptosis after traumatic spinal cord injury. J Neurosci, 1997, 17(14):5395–5406.

[54] Emery E, Aldana P, Bunge MB, et al. Apoptosis after traumatic human spinal cord injury. J Neurosurg, 1998, 89(6):911–920.

[55] Ducker TB, Lucas JT, Wallace CA. Recovery from spinal cord injury. Clin Neurosurg, 1983, 30:495–513.

[56] Schwab ME, Bartholdi D. Degeneration and regeneration of axons in the lesioned spinal cord. Physiol Rev, 1996, 76(2):319–370.

[57] Hall ED, Yonkers PA, Andrus PK, et al. Biochemistry and pharmacology of lipid antioxidants in acute brain and spinal cord injury. J Neurotrauma, 1992, 9(Suppl 2):S425–S442.

[58] Wrathall JR, Teng YD, Choiniere D. Amelioration of functional deficits from spinal cord trauma with systemically administered NBQX, an antagonist of non-N-methyl-D-aspartate receptors. Exp Neurol, 1996, 137(1):119–126.

[59] Choi JU, Hoffman HJ, Hendrick EB, et al. Traumatic infarction of the spinal cord in children. J Neurosurg, 1986, 65(5):608–610.

[60] Fawcett JW, Asher RA. The glial scar and central nervous system repair. Brain Res Bull, 1999, 49(6):377–391.

[61] Faulkner JR, Herrmann JE, Woo MJ, et al. Reactive astrocytes protect tissue and preserve function after spinal cord injury. J Neurosci, 2004, 24(9):2143–2155.

[62] Herrmann JE, Imura T, Song B, et al. STAT3 is a critical regulator of astrogliosis and scar formation after spinal cord injury. J Neurosci, 2008, 28(28):7231–7243.

[63] Okada S, Nakamura M, Katoh H, et al. Conditional ablation of Stat3 or Socs3 discloses a dual role for reactive astrocytes after spinal cord injury. Nat Med, 2006, 12(7):829–834.

[64] Sahni V, Mukhopadhyay A, Tysseling V, et al. BMPR1a and BMPR1b signaling exert opposing effects on gliosis after spinal cord injury. J Neurosci, 2010, 30(5):1839–1855.

[65] Busch SA, Silver J. The role of extracellular matrix in CNS regeneration. Curr Opin Neurobiol, 2007, 17(1):120–127.

[66] Zuo J, Neubauer D, Dyess K, et al. Degradation of chondroitin sulfate proteoglycan enhances the neurite-promoting potential of spinal cord tissue. Exp Neurol, 1998, 154(2):654–662.

[67] Cattell HS, Filtzer DL. Pseudosubluxation and other normal variations in the cervical spine in children. A study of one hundred and sixty children. J Bone Joint Surg Am, 1965, 47(7):1295–1309.

[68] Pennecot GF, Gouraud D, Hardy JR, et al. Roentgenographical study of the stability of the cervical spine in children. J Pediatr Orthop, 1984, 4(3):346–352

[69] Bailey DK. The normal cervical spine in infants and children. Radiology, 1952, 59(5):712–719.

[70] Aufdermaur M. Spinal injuries in juveniles. Necropsy findings in twelve cases. J Bone Joint Surg Br, 1974, 56B(3):513–519.

[71] Baker DH, Berdon WE. Special trauma problems in children. Radiol Clin North Am, 1966, 4(2):289–305.

[72] Caffey J. The whiplash shaken infant syndrome: manual shaking by the extremities with whiplash-induced intracranial and intraocular bleedings, linked with residual permanent brain damage and mental retardation. Pediatrics, 1974, 54(4):396–403.

[73] Behrmann DL, Bresnahan JC, Beattie MS, et al. Spinal cord injury produced by consistent mechanical displacement of the cord in rats: behavioral and histologic analysis. J Neurotrauma, 1992, 9(3):197–217.

[74] Betz RR, Gelman AJ, DeFilipp GJ, et al. Magnetic resonance imaging (MRI) in the evaluation of spinal cord injured children and adolescents. Paraplegia, 1987, 25(2):92–99.

[75] Bates D, Ruggieri P. Imaging modalities for evaluation of the spine. Radiol Clin North Am, 1991, 29(4):675–690.

[76] Hoffman JR, Mower WR, Wolfson AB, et al. National Emergency X-Radiography Utilization Study Group. Validity of a set of clinical criteria to rule out injury to the cervical spine in patients with blunt trauma. N Engl J Med, 2000, 343(2):94–99.

[77] Dickman CA, Rekate HL, Sonntag VK, et al. Pediatric spinal trauma: vertebral column and spinal cord injuries in children. Pediatr Neurosci, 1989, 15(5):237–255, discussion 56.

[78] Walsh JW, Stevens DB, Young AB. Traumatic paraplegia in children without contiguous spinal fracture or dislocation. Neurosurgery, 1983, 12(4):439–445.

[79] Glasauer FE, Cares HL. Biomechanical features of traumatic paraplegia in infancy. J Trauma, 1973, 13(2):166–170.

[80] Papavasiliou V. Traumatic subluxation of the cervical spine during childhood. Orthop Clin North Am, 1978, 9(4):945–954.

[81] Meschino A, Devitt JH, Koch JP, et al. The safety of awake tracheal intubation in cervical spine injury. Can J Anaesth, 1992, 39(2):114–117.

[82] Mulder DS, Wallace DH, Woolhouse FM. The use of the fiberoptic bronchoscope to facilitate endotracheal intubation following head and neck trauma. J Trauma, 1975, 15(8):638–640.

[83] Chiles BW, III, Cooper PR. Acute spinal injury. N Engl J Med, 1996, 334(8):514–520.

[84] Hadley MN, Walters BC, Grabb PA, et al. Guidelines for the management of acute cervical spine and spinal cord injuries. Clin Neurosurg, 2002, 49:407–498.

[85] Bracken MB, Shepard MJ, Collins WF, et al. A randomized, controlled trial of methylprednisolone or naloxone in the treatment of acute spinal-cord injury. Results of the Second National Acute Spinal Cord Injury Study. N Engl J Med, 1990, 322(20):1405–1411.

[86] Bracken MB, Shepard MJ, Collins WF, Jr, et al. Methylprednisolone or naloxone treatment after acute spinal cord injury: 1-year follow-up data. Results of the second National Acute Spinal Cord Injury Study. J Neurosurg, 1992, 76(1):23–31.
[87] Bracken MB, Holford TR. Effects of timing of methylprednisolone or naloxone administration on recovery of segmental and long-tract neurological function in NASCIS 2. J Neurosurg, 1993, 79(4):500–507.
[88] Bracken MB, Shepard MJ, Holford TR, et al. Administration of methylprednisolone for 24 or 48 hours or tirilazad mesylate for 48 hours in the treatment of acute spinal cord injury. Results of the Third National Acute Spinal Cord Injury Randomized Controlled Trial. National Acute Spinal Cord Injury Study. JAMA, 1997, 277(20):1597–1604.
[89] Bracken MB. Steroids for acute spinal cord injury. Cochrane Database Syst Rev, 2012, 1:CD001046.
[90] Geisler FH, Coleman WP, Grieco G, et al. Sygen Study Group. The Sygen multicenter acute spinal cord injury study. Spine, 2001, 26(24, Suppl):S87–S98.
[91] Means ED, Anderson DK, Waters TR, et al. Effect of methylprednisolone in compression trauma to the feline spinal cord. J Neurosurg, 1981, 55(2):200–208.
[92] Hall ED. The neuroprotective pharmacology of methylprednisolone. J Neurosurg, 1992, 76(1):13–22.
[93] Hall ED, Wolf DL, Braughler JM. Effects of a single large dose of methylprednisolone sodium succinate on experimental posttraumatic spinal cord ischemia. Dose-response and time-action analysis. J Neurosurg, 1984, 61(1):124–130.
[94] Young W, Flamm ES. Effect of high-dose corticosteroid therapy on blood flow, evoked potentials, and extracellular calcium in experimental spinal injury. J Neurosurg, 1982, 57(5):667–673.
[95] Faden AI, Jacobs TP, Holaday JW. Opiate antagonist improves neurologic recovery after spinal injury. Science, 1981, 211(4481):493–494.
[96] Tempel GE, Martin HF, III. The beneficial effects of a thromboxane receptor antagonist on spinal cord perfusion following experimental cord injury. J Neurol Sci, 1992, 109(2):162–167.
[97] Sharma HS, Olsson Y, Cervós-Navarro J. Early perifocal cell changes and edema in traumatic injury of the spinal cord are reduced by indomethacin, an inhibitor of prostaglandin synthesis. Experimental study in the rat. Acta Neuropathol, 1993, 85(2):145–153.
[98] Winkler T, Sharma HS, Stålberg E, et al. Indomethacin, an inhibitor of prostaglandin synthesis attenuates alteration in spinal cord evoked potentials and edema formation after trauma to the spinal cord: an experimental study in the rat. Neuroscience, 1993, 52(4):1057–1067.
[99] Guth L, Zhang Z, Roberts E. Key role for pregnenolone in combination therapy that promotes recovery after spinal cord injury. Proc Natl Acad Sci USA, 1994, 91(25):12308–12312.
[100] Fehlings MG, Vaccaro A, Wilson JR, et al. Early versus delayed decompression for traumatic cervical spinal cord injury: results of the Surgical Timing in Acute Spinal Cord Injury Study (STASCIS). PLoS ONE, 2012, 7(2):e32037.
[101] Readdy WJ, Whetstone WD, Ferguson AR, et al. Complications and outcomes of vasopressor usage in acute traumatic central cord syndrome. J Neurosurg Spine, 2015, 23(5):574–580.
[102] Aarabi B, Hadley MN, Dhall SS, et al. Management of acute traumatic central cord syndrome (ATCCS). Neurosurgery, 2013, 72(Suppl 2):195–204.
[103] Ryken TC, Hurlbert RJ, Hadley MN, et al. The acute cardiopulmonary management of patients with cervical spinal cord injuries. Neurosurgery, 2013, 72(Suppl 2):84–92.
[104] Werndle MC, Saadoun S, Phang I, et al. Monitoring of spinal cord perfusion pressure in acute spinal cord injury: initial findings of the injured spinal cord pressure evaluation study*. Crit Care Med, 2014, 42(3):646–655.
[105] Varsos GV, Werndle MC, Czosnyka ZH, et al. Intraspinal pressure and spinal cord perfusion pressure after spinal cord injury: an observational study. J Neurosurg Spine, 2015, 23(6):763–771.
[106] Agrawal SK, Fehlings MG. Mechanisms of secondary injury to spinal cord axons in vitro: role of Na+, Na+-K+-ATPase, the Na+-H+ exchanger, and the Na+-Ca2+ exchanger. J Neurosci, 1996, 16(2):545–552.
[107] Tietze KJ, Putcha L. Factors affecting drug bioavailability in space. J Clin Pharmacol, 1994, 34(6):671–676.
[108] Stys PK. General mechanisms of axonal damage and its prevention. J Neurol Sci, 2005, 233(1–2):3–13.
[109] Siddall PJ, McClelland JM, Rutkowski SB, et al. A longitudinal study of the prevalence and characteristics of pain in the first 5 years following spinal cord injury. Pain, 2003, 103(3):249–257.
[110] Berić A, Dimitrijević MR, Lindblom U. Central dysesthesia syndrome in spinal cord injury patients. Pain, 1988, 34(2):109–116.
[111] Davis L, Martin J. Studies upon spinal cord injuries; the nature and treatment of pain. J Neurosurg, 1947, 4(6):483–491.
[112] Finnerup NB, Norrbrink C, Trok K, et al. Phenotypes and predictors of pain following traumatic spinal cord injury: a prospective study. J Pain, 2014, 15(1):40–48.
[113] Rintala DH, Loubser PG, Castro J, et al. Chronic pain in a community-based sample of men with spinal cord injury: prevalence, severity, and relationship with impairment, disability, handicap, and subjective well-being. Arch Phys Med Rehabil, 1998, 79(6):604–614.
[114] Baptiste DC, Fehlings MG. Pharmacological approaches to repair the injured spinal cord. J Neurotrauma, 2006, 23(3–4):318–334.
[115] Miller RG, Mitchell JD, Moore DH. Riluzole for amyotrophic lateral sclerosis (ALS)/motor neuron disease (MND). Cochrane Database Syst Rev, 2012, 3:CD001447.
[116] Schwartz G, Fehlings MG. Evaluation of the neuroprotective effects of sodium channel blockers after spinal cord injury: improved behavioral and neuroanatomical recovery with riluzole. J Neurosurg, 2001, 94(2, Suppl):245–256.
[117] Wu Y, Satkunendrarajah K, Teng Y, et al. Delayed post-injury administration of riluzole is neuroprotective in a preclinical rodent model of cervical spinal cord injury. J Neurotrauma, 2013, 30(6):441–452.
[118] Grossman RG, Fehlings MG, Frankowski RF, et al. A prospective, multi-center, phase I matched-comparison group trial of safety, pharmacokinetics, and preliminary efficacy of riluzole in patients with traumatic spinal cord injury. J Neurotrauma, 2014, 31(3):239–255.

35 急性分流功能障碍

Ahmed J. Awad, Rajiv R. Iyer, George I. Jallo

摘　要

随着分流手术时更小型设备的引入和无菌技术的进步，分流患者感染的风险有所降低。然而，将异物植入人体仍然存在潜在感染的风险。任何分流患者如果突发新的神经系统症状，都应评估是否存在分流功能障碍。在急性情况下，当分流患者出现潜在的神经系统症状时，应诊断分流功能障碍，直到有其他证据。影像学检查通常对分流功能障碍的诊断至关重要。急性分流功能障碍有三个主要原因：近端 / 脑室导管阻塞；近端导管远端阻塞，包括阀门和远端导管；分流系统任何部件断开、破损或移位。这些病因中的每一种都需要独自的治疗方法。

关键词：脑脊液、引流、梗阻、分流系列、分流翻修、分流接头、脑室、脑室造瘘术

35.1 引　言

随着分流手术设备小型化和无菌技术的进步，分流感染的风险在过去几十年中已经降低。然而，将异物植入人体仍然存在潜在感染的风险。分流功能障碍在儿童神经外科手术中十分常见，其体征和症状是分流感染最常见的表现。临床试验表明，植入分流器的失败率在第一年可能高达40%，机械故障占所有失败的一半以上[1-4]。除了分流功能障碍，误诊误治都可能导致无法修复的神经损伤甚至死亡。因此，了解急性分流功能障碍的表现和治疗选择对于神经外科医生来说仍然至关重要。本章将介绍急性分流功能障碍的临床表现、诊断和治疗，不包括感染性原因和过度引流引起的故障，这些将在其他章节中讨论。本章将专门讨论笔者所在机构急性分流功能障碍的治疗流程。

35.2 临床表现和诊断

急性分流功能障碍的临床表现是多样的。任何分流术后的患者在急诊室或诊室出现新的神经系统症状时，都应评估是否存在分流功能障碍。在急性情况下，当分流患者出现潜在的神经系统症状时，应该诊断分流功能障碍，直到有其他证据。

在急诊室，每例疑似分流功能障碍的患者都会接受彻底的病史和神经系统检查，并立即安排行头部 CT 扫描或快速 / 有限 MRI 和分流系列检查（从头部到远端位置的完整分流系统的X线片）。当患儿进行这些检查时，经常会获得神经外科的咨询。病史上需要阐明的重要方面包括分流原因、首次分流放置日期、校准次数和校准原因、最后校准日期和当时出现的体征或症状、分流类型和设置以及最近是否改变等。

分流功能障碍相关的常见主诉包括恶心、呕吐、癫痫发作、视力改变、不适和意识水平改变，并取决于患者年龄、分流功能障碍的严重程度和脑积水病因等因素。家庭成员对分流障碍的症状特别敏感。诸如“这是他 / 她在分流障碍时发生的情况”或“在他 / 她最后一次分流校正之前发生过同样的事情”的陈述通常具有很高的提示性。

体格检查包括生命体征，严重时可能表现为心动过缓或血压和呼吸频率异常。体格检查的其他方面包括沿分流器触诊。阀门或脑室插入部位周围的液体聚集通常预示着分流阻塞，腹腔中腹水也是如此。偶尔也可在体格检查时触及分流管断裂。如果患者存在囟门，可触诊以估计颅内压（ICP）。

在神经系统检查期间，可以尝试行眼底镜检查以评估视神经盘水肿。脑神经检查有时可以发现异常，如外展神经麻痹，或脑积水和 ICP 升高引起的凝视麻痹。其他神经系统症状（如共济失调）也可能是分流功能障碍的指征。

尽管一些儿童神经外科医生认为抽吸分流管对评估分流功能障碍无用[5]，但我们认为在某些患者（特别是医生熟悉的患者）中，分流管抽吸情况可提示分流功能障碍与否。然而，我们提倡仅在CT扫描证实存在脑积水和良好的近端导管位置的情况下实行分流管抽吸，因为对脑室很小或导管异位的患者进行分流管抽吸可能引起分流功能障碍，而且分流管抽吸的结果无法绝对排除分流功能障碍。

35.3 影像学检查

影像学检查通常对分流功能障碍的诊断至关重要。如前所述，大多数进入急诊室的患者都接受了分流系统X线检查和颅内成像研究（CT或MRI）。

平片可以容易且有效地获得。分流系统平片可以确定现有分流系统的类型，包括阀门、阀门设置和导管的一般位置（图35.1）。分流系统平片还可以发现分流系统中的连接断开、断裂或扭结，这可能直接导致分流功能障碍。与先前平片的比较也可能是至关重要的，例如固定位置的腹膜盘绕导管可能是分流功能障碍的病因。

大多数疑似分流功能障碍的患者也将接受头部CT或快速MRI检查，以确定脑室系统的形状和大小。在大多数情况下，即使有明显的脑室扩大，也应将脑成像与先前的扫描进行比较，并了解先前成像每个时间点的临床病史。在电子存储的射线照片信息出现之前，我们要求所有家庭保留先前的头部CT扫描和其他影像学检查的副本，并携带这些副本到任何急诊室或诊所就诊。与先前扫描的比较有助于在疑似分流功能障碍的情况下解释当前的影像。当影像学检查发现脑室较之前扩大而患者无临床症状时，除了临床怀疑分流功能障碍外，大多数情况下还需要进行分流器探查。

一些额外的影像学发现可能提示过度引流的迹象，如硬膜下积液、脑室变小以及导管错位。有时尽管脑室不大，但仍然存在分流功能障碍。某些患者的脑室顺应性不足，以致于在颅内压升高或分流梗阻时脑室体积没有变化。

放射性核素检查可用于确定是否存在分流阻塞，但急诊很少见。在某些情况下，当怀疑远端

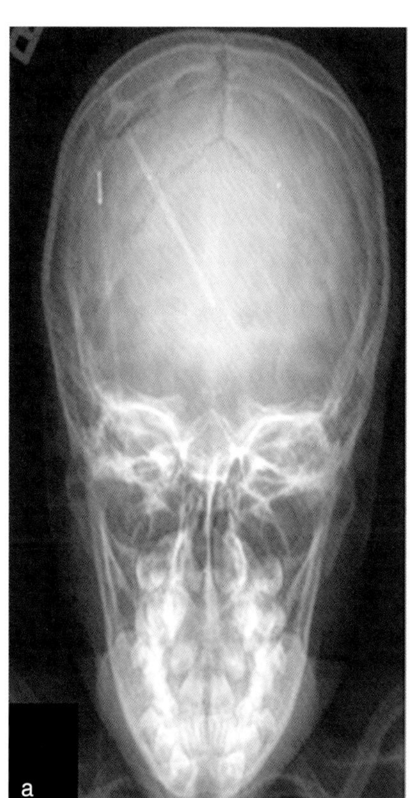

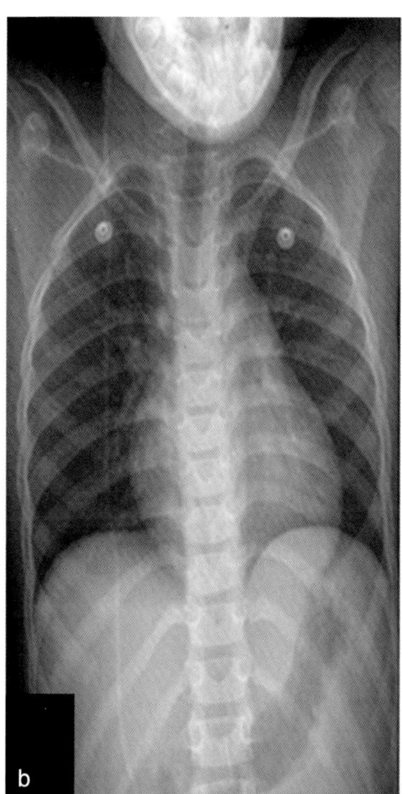

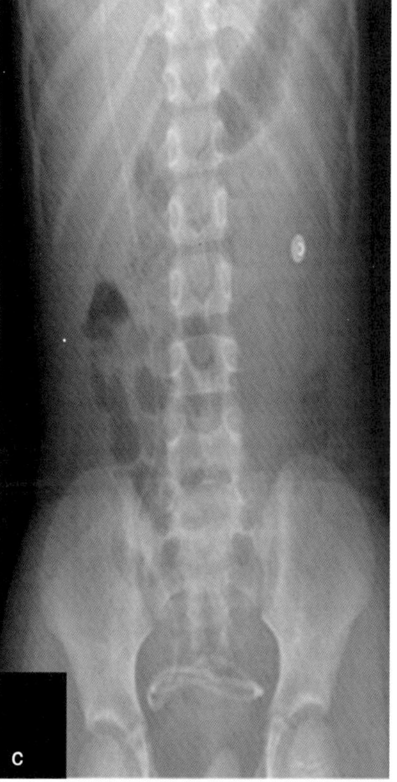

图35.1　(a~c) 分流器示例。多张平片（分流系列）显示了从头部到腹部的脑室－腹腔分流管的连续过程

功能异常时，腹部 CT 或超声检查可显示腹部假性囊肿、腹水、内脏穿孔或远端导管位置不正确。超声检查可用于囟门未闭合的婴儿，也可用于确定腹部囊肿（如假性囊肿）的存在。

35.4 分流器

分流器可以在病床边较快操作，且很少出现并发症[6]。该仪器可以同时进行诊断和治疗，对于大多数分流器，我们使用 23 号或 25 号的量度蝶形针连接到 25cm 的管道上。分流器储液上方的区域由聚维酮碘（普渡制药有限公司，斯坦福德市，康涅狄格州）或类似的防腐溶液制备，分流器球部在无菌环境下以陡峭的角度进入。当探针进入后，管道作为一种压力计，通过脑脊液流入来估计颅内压。如果脑脊液流出了管道末端，证明颅内压高于 25cmH_2O，即表明颅内压增高。然后可以将蝶形管的末端放置在分流阀的水平面下方，以评估近端流量。Sood 等已证实该方法可以有效地诊断分流功能[7]。

如果液体没有立即回流，则用小号 3mL 注射器连接管道，尝试抽取脑脊液，重复测量颅内压。无法抽取脑脊液通常是近端分流功能障碍的表现。通过手动咬合阀门的入口部分使液体流入导管的末端，就可以诊断分流功能障碍。液体流动较慢或没有液体流动预示分流功能障碍。从分流器中得到的脑脊液通常被送往实验室，进行细胞计数、革兰氏染色、有氧培养、糖和蛋白的测定。

35.5 急性故障的原因

急性分流功能障碍有三个主要原因：①近端 / 脑室导管阻塞；②远端阻塞，包括阀门和远端导管；③分流系统任何组件的断开、断裂或移位。这些病因中的每一种都需要独特的治疗方法。

35.5.1 近端阻塞

近端导管阻塞是急性分流功能障碍最常见的原因。来自脑室或脉络丛的碎片通常会阻塞近端导管的穿孔，导致脑脊液引流阻塞。有时可仅通过临床检查来诊断近端阻塞，如在颅骨骨孔可以触诊到积液时。然而，大多数情况下，诊断需要影像学检查（图 35.2）和分流器结果来确定。有时诊断需手术才能明确。

对于近端导管阻塞引起的急性分流功能障碍，治疗方法是更换脑室导管。该手术被认为是Ⅰ级紧急情况，因此应迅速将患者带到手术室。准备近端和远端部位，并打开颅骨切口。将阀门与脑室导管断开，并通过脑室导管缺乏脑脊液流动来确认近端阻塞。然后小心地取出脑室导管并更换。

延迟的分流功能障碍是由于导管周围存在粘连和神经胶质增生，因此可能难以移除近端导管。温和的牵引结合表面瘢痕组织的烧灼，通常足以释放导管。在一些情况下，可以将脑室导管的探针放置于近端导管下方，并间歇性单极烧灼以释放导管。

在某些情况下，脑室的插管也可能是困难的。对于大多数导管位置合适的近端分流阻塞的情况，我们倾向于将新导管在原始分流管道下“软性通过”。当助手移除近端导管时，外科医生放置新的导管，将探针拉回几厘米，穿过皮质中的原孔到适当的深度，直到脑脊液从新导管流出。在寻求新的近端导管定位的情况下，应扩大原始钻孔，并在放置新的脑室导管之前移除表面瘢痕组织。此外，现有近端导管的轨迹可以用作新轨迹的指导。从新的近端导管确认脑脊液流量后，在将近端导管重新连接到阀门之前，应使用钝针和充满盐水的压力计评估阀门和远端导管的通畅性。

术后，患者留院观察一晚，往往第二天就可出院回家。可以进行术后成像，以确认脑室导管的放置和脑室扩大的缓解。然而，在大多数情况下，临床症状和体征的改善是重建分流功能成功的可靠指标。

35.5.2 远端阻塞

远端阻塞可能发生在分流阀或远端导管的水平上。碎屑可能堵塞阀门，导致阀门故障。类似地，在心房导管的情况下，远端导管可能会被碎片、腹腔内容物堵塞，甚至血栓堵塞。

远端导管与阀门的连接处或进入腹腔、胸腔处的打结，也可引起远端阻塞和分流功能障碍，但这种情况比较少见。打结处通过 X 线检查可以

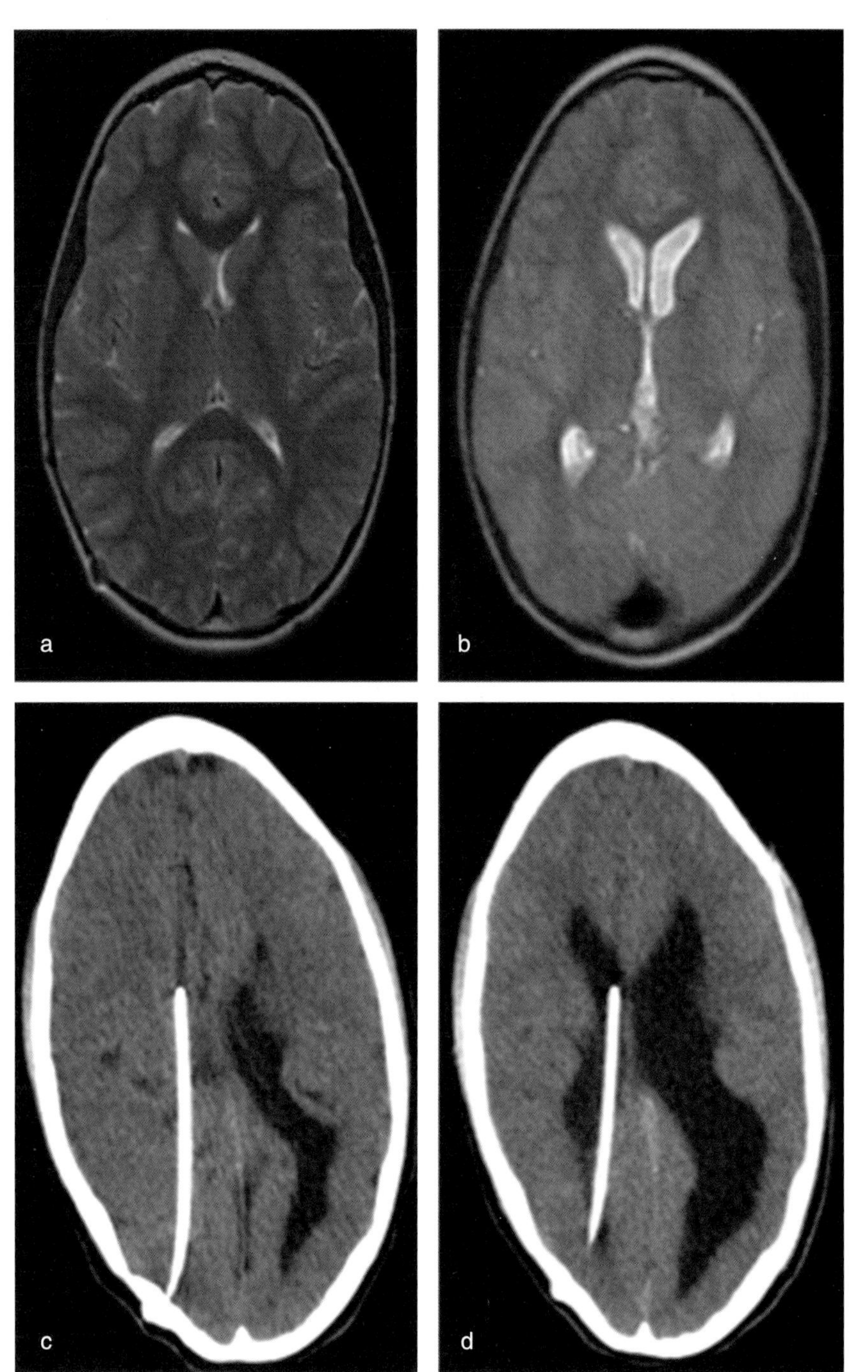

图 35.2 （a，b）与分流功能障碍相关的脑室扩大；T2 加权磁共振图像显示了基线脑室直径（a）和分流功能障碍期间的脑室直径（b），有助于分流功能障碍的诊断。（c，d）CT 图像显示了基线脑室直径（c）和分流功能障碍期间的脑室直径（d），有助于分流功能障碍的诊断

快速发现。在某些情况下，腹部 CT 可用于确认脑脊液吸收障碍或导管异常位置所致的远端功能障碍。

远端阻塞最常通过影像学发现脑室口径增大，以及具有分流接头的近端脑脊液流量良好来诊断。由于旁路引流可以相对容易地获取脑脊液，因此远端阻塞患者的病情比近端分流阻塞患者进展慢。在大容量的旁路引流使颅内压维持正常后，应对患者进行密切监控并做好最终的手术准备。在一些复杂的病例中，若干条旁路引流在适当的治疗前能一直发挥作用。

在手术室更换远端导管或阀门是治疗远端分流阻塞的方法。在某些情况下，由于先前多次腹部瘢痕形成或脑脊液吸收不良，应在术前制订将远端导管插入替代位置的计划。在此前已进行多次修整的情况下，我们经常请普外科或胸外科的同事协助我们将远端导管放置在其他部位，如颈内静脉、锁骨下静脉或胸膜间隙。

在闭合切口前，应该检查近端导管是否通畅，因为远端阻塞可能会伴随部分近端阻塞。在不复杂的情况中，患者在 24h 监护后可以送返病房。术后可以行影像学检查，但并非必要的。

35.5.3 断开、断裂和移位

有时可通过体检发现近端或远端分流导管的断开、断裂和移位，但最常见的情况是在仔细检查平片后进行诊断（图 35.3）。断开可以发生在近端导管阀门连接处或远端导管阀门连接处。这些可能是由于阀门和导管之间的连接不良，或者随着儿童的成长，分流系统某个部件上的过度张力造成的。断开的术中修复应专门解决这两个问题。

分流导管或阀门的断裂可由局部急性创伤引起，或者更常见的是作为重复生物力学应力及分流部件钙化和老化的晚期并发症。骨折通常发生在分流器与骨表面（如锁骨或肋骨）紧密接触的部位。分流导管或阀门破裂的治疗是移除破裂的碎片并予以更换。

近端和远端导管都可发生移位。近端导管的移位通常因脑组织阻塞入口端口而导致分流阻

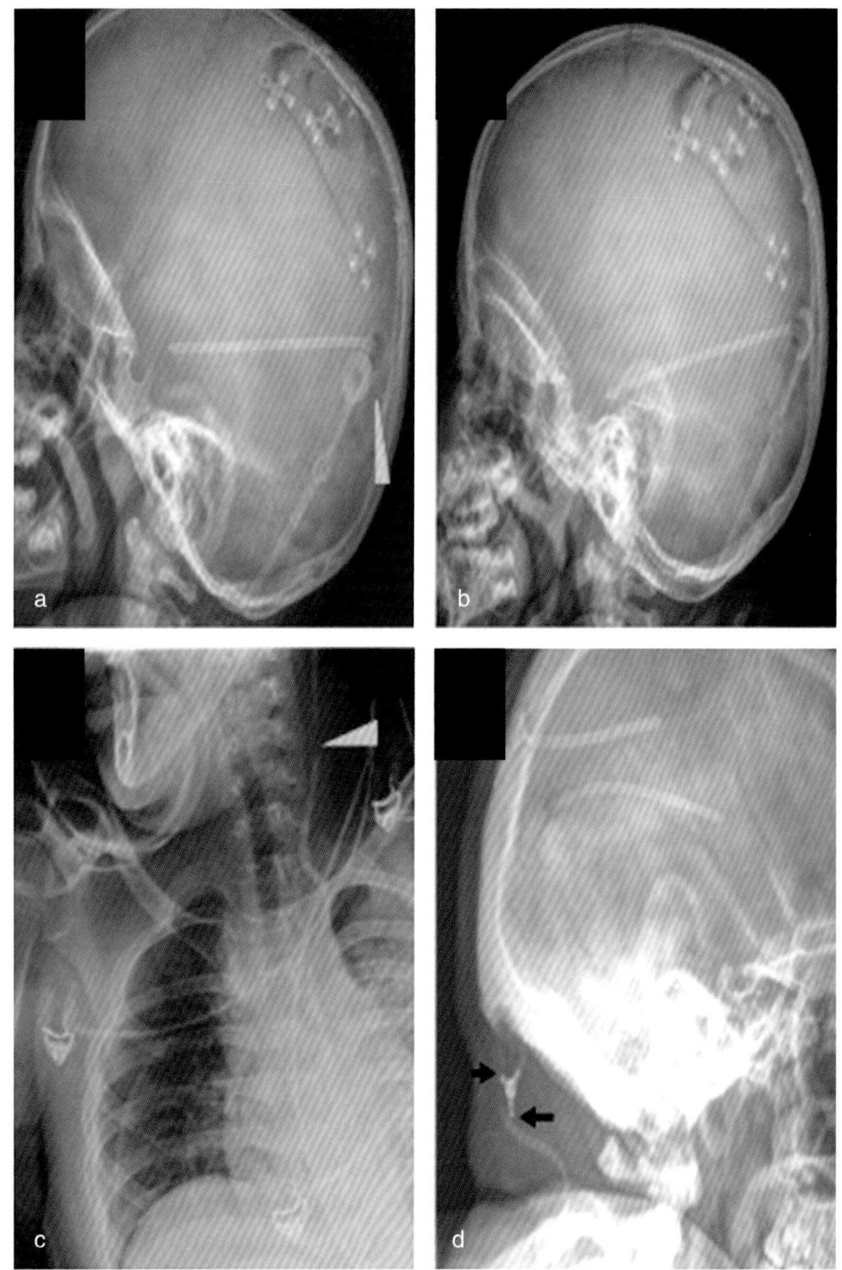

图 35.3 （a，b）分流器断开和断裂。普通颅骨 X 线片表明近端导管与分流器断开连接(a，箭头)，并且在手术翻修后重新连接（b）。（c）胸片显示脑室 – 腹腔分流沿颈部断裂（箭头）。（d）颅骨侧位 X 线片显示在具有多个脑室导管的患者中，Y 形连接点有多个分流断开点（箭头）

塞。远端移位更为常见，并在各种位置都已有报道，尤其是在脑室－腹腔分流时[8-13]。导管移位的治疗需要更换导管，如果可能的话，应取回移位的碎片。

35.6 不稳定患者的治疗

急性分流功能障碍的患者可表现为急性窘迫，出现生命体征不稳定或明显脑疝，这种情况并不罕见。对此类患者应紧急处理，通常在行影像学检查之前。在对患者行心肺复苏（气道、呼吸、循环）的同时，还要采取紧急措施减少脑脊液以降低颅内压。

如果发现分流管不能正常泵出脑脊液，应紧急插入分流接头；如果不排放脑脊液，患者的病情会加重。这时可经皮分流钻孔，沿着或通过近端分流导管直接将小型脊髓穿刺针插入脑室。此外，要缓慢地排放脑脊液，直到 ICP 和生命体征恢复正常。还可以在无菌条件下行床旁脑室内插管，以引流脑脊液。对于婴儿，可采用紧急前囟插管。然而，对于那些因颅骨顺应性增加导致潜在缝隙的患者来说，这是没有必要的。

接下来就是稳定病情，患者应立刻被送往手术室进行分流手术。如果经过适当的处理，患者病情已经十分稳定，那么他在手术前可以选择行头颅 CT、分流系列平片或二者联合，来确认受损部位。

35.7 特殊情况

35.7.1 脑室外引流

在必须连续监测颅内压的情况下，可以移除分流系统，并替换为脑室内导管或表面化的分流系统。尽管这通常针对感染的分流系统，但是很少应用于机械性的分流功能障碍。然而，对于复杂的分流功能障碍，在确定分流校正前，通常行脑室外引流法和连续性的颅内压监测。

35.7.2 内镜第三脑室造瘘引流术

当存在阻塞性脑积水，尤其是中脑导水管硬化所致且术后多发分流功能障碍时，可以采用内镜第三脑室造瘘引流术（ETV）。ETV 经常与整个分流系统的完全移除相结合，伴或不伴用于术后颅内压监测的外置脑室内导管的安置。最近的研究表明，ETV 在有旁路障碍的患者中有很高的成功率。一些研究表明，患者在首次接受 ETV 治疗，以及因旁路障碍应用 ETV 治疗时，有着相似的成功率[14-16]。对于分流感染的患者，ETV 尤为有效（64%~80%）[14-16]。然而，只有在具备丰富 ETV 经验的医疗中心，才可以在紧急情况下采取 ETV 治疗。

35.7.3 多重分流系统

对于大脑不同区域的脑积水来说，多重分流系统的存在增加了处理急性分流功能障碍的复杂性。（图 35.4）。多重分流系统通常需要应用成像技术，对每个系统以及不同个体分别进行分析研究。对超过一个系统进行替代或修补经常是必需的；同时，需要特别注意其在手术室中的定位，以便在一次手术中更换多个分流部件。

35.7.4 裂隙脑室综合征

裂隙脑室综合征是指颅内压增高，同时在影像学上有小的或裂隙样脑室征象等症状的外在表现（图 35.5）。裂隙脑室综合征的确切病因至今未明，可能与周围脑室塌陷引起的周期性近端导管阻塞有关，或者与不协调的脑室系统中颅内压增高导致的分流阻塞有关。后者颅内压的严重增高不一定会导致脑室大小的改变。当存在裂隙脑室综合征时，用标准技术诊断分流障碍会很困难，经常需要在手术中对旁路系统进行检查来证实。

已经提出了几种用于裂隙脑室综合征的治疗选择，包括颞下减压术、腰大池－腹腔分流术，甚至旁路切除术。然而，最近的临床研究表明，使用可编程阀门在裂隙脑室综合征中取得了很高的成功率。Kamiryo 等首先报道了应用可编程阀门系统能够使裂隙脑室综合征患者的 ICP 正常化[17]。Kamiryo 等随后指出，在 20 例有多次脑室修补史的患者中，这种方法同样有很高的成功率，其中 2 例患者的旁路系统已经完全清除[18]。

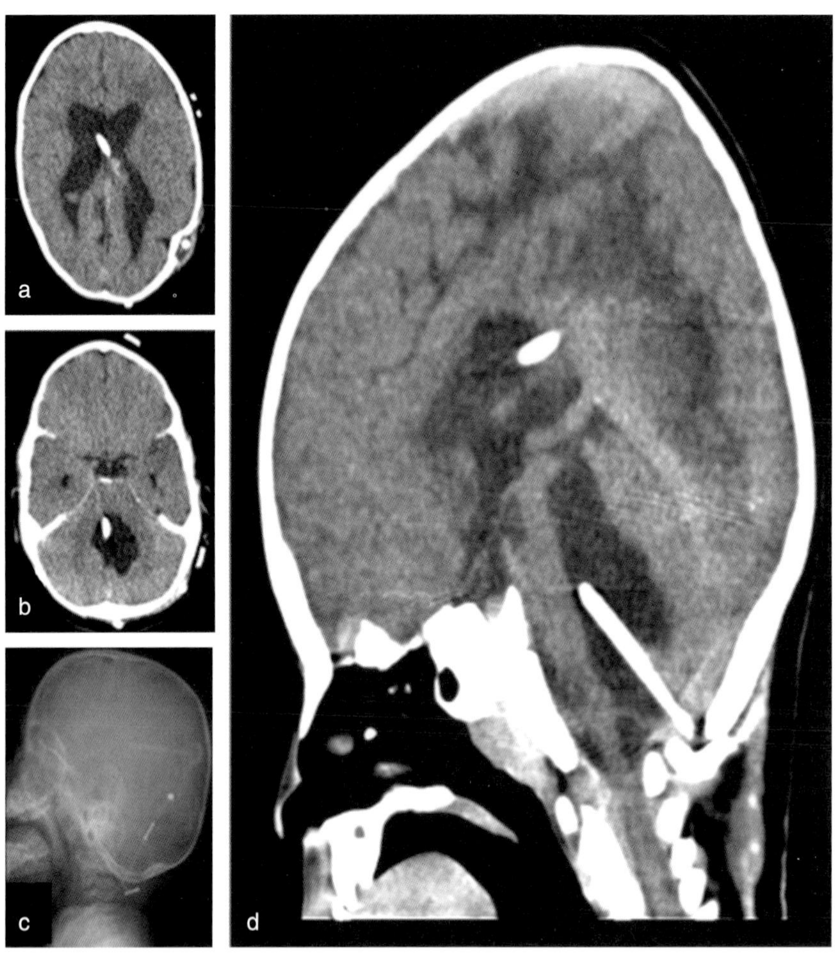

图 35.4 （a~c）复杂脑积水。轴位 CT 平扫图像（a，b）和颅骨侧位 X 线片（c）显示侧脑室导管和第四脑室导管作为两个分流系统独立运行。（d）矢状位颅脑 CT 图像显示治疗复杂脑积水患者需要多个近端导管

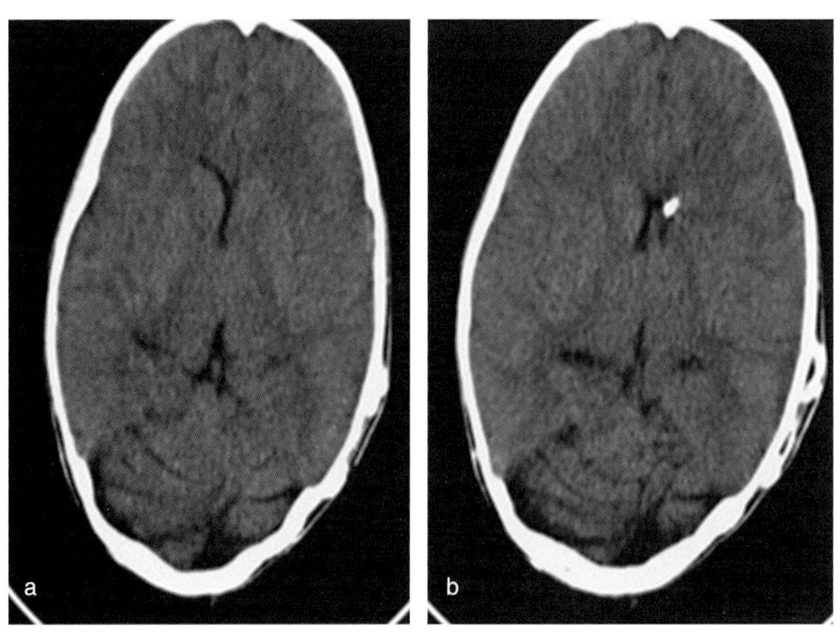

图 35.5 （a，b）裂隙脑室综合征。CT 轴位扫描图像显示脑积水分流患者出现分流功能障碍症状的狭缝状脑室

参考文献

[1] Hanlo PW, Cinalli G, Vandertop WP, et al. Treatment of hydrocephalus determined by the European Orbis Sigma Valve II survey: a multicenter prospective 5-year shunt survival study in children and adults in whom a flow-regulating shunt was used. J Neurosurg, 2003, 99(1):52–57.

[2] Kestle J, Drake J, Milner R, et al. Long-term follow-up data from the Shunt Design Trial. Pediatr Neurosurg, 2000, 33(5):230–236.

[3] Kestle JR, Walker ML; Strata Investigators. A multicenter prospective cohort study of the Strata valve for the management of hydrocephalus in pediatric patients. J Neurosurg, 2005, 102(2, Suppl):141–145.

[4] Pollack IF, Albright AL, Adelson PD; Hakim-Medos Investigator Group. A randomized, controlled study of a programmable shunt valve versus a conventional valve for patients with hydrocephalus. Neurosurgery, 1999, 45(6):1399–1408, discussion 1408–1411.

[5] Piatt JH, Jr. Physical examination of patients with cerebrospinal fluid shunts: is there useful information in pumping the shunt? Pediatrics, 1992, 89(3):470–473.

[6] McComb JG. Acute shunt malfunction. Neurosurg Emerg, 1994, 2:327–334.

[7] Sood S, Kim S, Ham SD, et al. Useful components of the shunt tap test for evaluation of shunt malfunction. Childs Nerv Syst, 1993, 9(3):157–161, discussion 162.

[8] Adeolu AA, Komolafe EO, Abiodun AA, et al. Symptomatic pleural effusion without intrathoracic migration of ventriculoperitoneal shunt catheter. Childs Nerv Syst, 2006, 22(2):186–188.

[9] Akcora B, Serarslan Y, Sangun O. Bowel perforation and transanal protrusion of a ventriculoperitoneal shunt catheter. Pediatr Neurosurg, 2006, 42(2):129–131.

[10] Kim MS, Oh CW, Hur JW, et al. Migration of the distal catheter of a ventriculoperitoneal shunt into the heart: case report. Surg Neurol, 2005, 63(2):185–187.

[11] Park CK, Wang KC, Seo JK, et al. Transoral protrusion of a peritoneal catheter: a case report and literature review. Childs Nerv Syst, 2000, 16(3):184–189.

[12] Taub E, Lavyne MH. Thoracic complications of ventriculoperitoneal shunts: case report and review of the literature. Neurosurgery, 1994, 34(1):181–183, discussion 183–184.

[13] Yuksel KZ, Senoglu M, Yuksel M, et al. Hydrocele of the canal of Nuck as a result of a rare ventriculoperitoneal shunt complication. Pediatr Neurosurg, 2006, 42(3):193–196.

[14] O'Brien DF, Javadpour M, Collins DR, et al. Endoscopic third ventriculostomy: an outcome analysis of primary cases and procedures performed after ventriculoperitoneal shunt malfunction. J Neurosurg, 2005, 103(5, Suppl):393–400.

[15] Bilginer B, Oguz KK, Akalan N. Endoscopic third ventriculostomy for malfunction in previously shunted infants. Childs Nerv Syst, 2009, 25(6):683–688.

[16] Marton E, Feletti A, Basaldella L, et al. Endoscopic third ventriculostomy in previously shunted children: a retrospective study. Childs Nerv Syst, 2010, 26(7):937–943.

[17] Kamiryo T, Fujii Y, Kusaka M, et al. Intracranial pressure monitoring using a programmable pressure valve and a telemetric intracranial pressure sensor in a case of slit ventricle syndrome after multiple shunt revisions. Childs Nerv Syst, 1991, 7(4):233–234.

[18] Kamikawa S, Kuwamura K, Fujita A, et al. The management of slit-like ventricle with the Medos programmable Hakim valve and the ventriculofiberscope [in Japanese]. No Shinkei Geka, 1998, 26(4):349–356.

36 先天性脊髓脊膜膨出患儿的围产期处理

Kimberly A. Foster, Frederick A. Boop

摘　要

脊髓脊膜膨出（MMC）是危及生命的最严重的中枢神经系统（CNS）先天性畸形。尚无明确的研究表明对MMC进行紧急手术修复可改善预后；然而，有证据支持紧急措施可改善患者在修复时的状况，在紧急情况下可进行手术修复。这包括用无菌敷料覆盖缺损、开始静脉注射广谱抗生素以及快速转运到专业的儿童神经外科机构。头部、脊柱、肾脏以及心脏的术前超声评估将提醒医生注意可能需要额外关注的异常情况。许多患有MMC的儿童需要治疗脑积水，最常见的是脑室－腹腔分流术。其他情况，例如脊髓栓系、与Chiari畸形相关的后遗症以及泌尿外科和骨科异常，可能需要在MMC患者的一生中进行治疗。

关键词： Chiari畸形，胎儿手术，脑积水，脊髓脊膜膨出，神经管缺陷，脊柱裂，脊髓栓系，脑室－腹腔分流术

36.1 引　言

脊髓脊膜膨出（MMC）是危及生命的最严重的中枢神经系统（CNS）先天性畸形。虽然大多数神经外科医生同意最好将MMC手术修复归类为“紧要”而非“紧急”，但CNS感染仍然是神经管缺陷（NTD）婴儿围产期发病率和死亡率的主要原因之一。因此，神经外科急症的教科书中包含了对NTD患儿的治疗。延误治疗可能导致中枢神经系统感染[1]；有证据表明，在脑膜炎、脑室炎和败血症中存活的婴儿可能具有长期的发育和认知功能障碍[2]。分娩后即刻采取的措施可有效降低围产期感染和并发症的风险。此外，有证据表明，产前诊断、宫内治疗和分娩方式可能会影响MMC患儿的长期预后。

神经管缺陷是中枢神经系统最常见的先天性异常，MMC是最常见的神经管缺陷。在美国，MMC的发病率为（0.3~1.4）/1000（活婴），自引入叶酸补充剂以来一直保持相对稳定[3]。发病率因种族和人口统计而异。与非裔美国人相比，高加索人更常见。由于营养改善、强制性叶酸强化和择期终止妊娠，其总体发病率有所下降。对于先前有患病孩子的父母，MMC复发的风险为1%~2%[4]；MMC女性患者的孩子患MMC的风险为3%[5]。

MMC和其他开放性NTD主要是初级神经胚胎发育异常引起的。迄今为止，MMC的病因尚不清楚，可能是多种异常胚胎事件的最终结果[4,6–7]。流行病学和实验室研究发现了MMC的多种原因，尽管MMC通常是孤立发病，但其原因是多因素的。遗传方式可以是常染色体显性遗传、常染色体隐性遗传或X连锁隐性遗传，但单卵双胞胎之间的一致性较低，因此MMC很可能是多基因的[8]。

尽管涉及许多细胞途径和胚胎学事件，但叶酸（维生素B_6）似乎对MMC的发病机制至关重要。双盲随机和非随机研究表明，与服用安慰剂的类似母亲相比，服用叶酸补充剂的脊柱裂患儿母亲的复发率降低了70%[9]。随后的研究表明，在服用类似补充剂的母亲中，首次出生时出现畸形婴儿减少了60%[10]。美国公共卫生局建议，所有能够怀孕的育龄妇女每天服用0.4~1.0mg叶酸[9]。鉴于美国的许多怀孕都是计划外的，只有通过一般的饮食补充，才能通过这种机制降低MMC的发病率。致畸剂，例如某些抗惊厥药（丙戊酸），可能通过影响叶酸代谢，而与MMC的高发生率有关[11]。

关于MMC的治疗存在争论。一些神经外科医生试图寻找可能影响预后的因素，作为确定婴儿应该被积极治疗还是允许死亡的依据[12–13]。最

值得注意的是 Lorber 在 1971 年发表的研究[14]，他将患者分为两组，以 L_2 或以上的瘫痪、明显的脑积水、后凸畸形和其他先天性异常或出生损伤作为非手术治疗的标准。其结果表明，那些有不良标准的患儿中有一半死亡，40% 者智商（IQ）正常。在没有不良标准的患者中，有 1/4 者死亡，一半患有严重后遗症，14% 者患有精神缺陷。他推测，只应向那些“期待生活且没有严重障碍”的患儿提供治疗。2004 年于荷兰制定的格罗宁根协议（Groningen Protocol）旨在对被认为“预后无望”的婴儿实施主动安乐死，包括患有脑积水和 MMC 的患儿[15]。McLone 证明，早期的选择标准无法预测哪些患者会有良好的预后，因此不应使用[16]。在他的研究中，有 89 例患儿接受了积极治疗，包括在出生后 24h 内修复了 MMC，手术死亡率为 2%，至少 3.5 年的多年随访的总死亡率为 14%。在该人群中，80% 者需要分流，73% 者智商正常或高于平均水平，54% 者能够行走，87% 者达到社交性排尿节制；此外，MMC 患儿的父母很少因决定治疗而感到遗憾。截至 2017 年，北美大多数 MMC 婴儿都接受治疗。本章会根据我们目前的知识状况，为这些患儿的围产期管理提供具体指导。

36.2 产前诊断

产前超声检查的广泛应用和高危妊娠的筛查已使脊柱闭合不全能够被早期诊断[17]。孕妇的血清甲胎蛋白（AFP）分析在妊娠 16~18 周时进行，对开放性 NTD 的检测灵敏度为 75%，通常是诊断的第一步[18]。产前超声的灵敏度接近 100%，可观察到与 MMC 相关的斑块和骨异常，或间接颅骨征象[18]。羊膜穿刺术检测羊膜 AFP、乙酰胆碱酯酶和染色体分析也非常敏感[19]。诊断后，关于未来妊娠治疗的决定应与儿科医生、神经外科医生和遗传学专家咨询和讨论。选项包括胎儿手术评估、产后早期干预、无干预和终止妊娠，具体如下所述。

进行性脑积水在胎儿中很少见，且缺陷的脊柱水平越高，越容易发生；然而，如果脑室扩大加重，一旦肺成熟，早期干预可能会采取早产儿剖宫产的形式。如果在肺成熟之前发生胎儿窘迫，在适当考虑复杂的伦理问题后，仍可能需要剖宫产。通过脑室 - 羊膜分流术进行脑脊液（CSF）子宫内转移的问题曾引起广泛争议，但并未显示出任何益处，因此该治疗被放弃[20]。

对于足月分娩的儿童，最佳的分娩方式仍不明确。一项非随机化的研究表明，分娩方式并不影响这些婴儿的智力[21]。Luthy 等进行的另一项前瞻性非随机研究证实了这一点，但也表明正常分娩的 NTD 患儿发生严重瘫痪的风险是剖宫产分娩患儿的 2.2 倍[22]。这表明分娩和分娩的压力可能对暴露的脊髓神经元有害，并且是建议对产前识别病变的婴儿母亲进行择期剖宫产的理由。关于感染 B 组链球菌的母亲所生 MMC 患儿的分娩方式与围产期中枢神经系统感染之间可能存在的关系，尚未开展研究探讨；然而，这种关系似乎是有道理的，并且可能存在，这进一步证明了择期剖宫产可用于分娩 MMC 患儿。相反，也有多项非随机研究显示，除臀位或严重脑积水外，剖宫产没有明显的益处[23–27]。尽管如此，母亲和患者的最佳分娩方式仍不清楚，应根据具体情况进行考虑。

36.3 产后诊断和评估

如果产前未能对 MMC 作出诊断，则通常在新生儿检查时会很明显。然后需要解决三个重要问题。首先，脑脊液空间是否与环境沟通？尽管根据作者的经验，这些病变大多数会有脑脊液漏出，但有时在初次检查时很难确定。在哭泣或轻轻按压前囟门时仔细检查，可能会发现脑脊液从病变处漏出。对病变进行触诊或使用器械探查，既没有帮助，也不推荐。在进行其他检查时使用无菌纱布覆盖于病变之上，纱布可能由于脑脊液而变湿，但仅能建立一个“开放性”病变的诊断。闭合性病变可以择期治疗，因为不存在与脑脊液渗漏相关的脑膜炎和（或）脑室炎的风险。

其次，儿童的神经系统状况如何？无论是否在子宫内发现 MMC，该评估对儿童出生后至关重要。确定感觉运动功能障碍的确切水平可能十分困难，但是除了颈胸 MMC，感觉运动功能的预后通常可通过解剖水平来预测。无论是通过声音还是触摸，刺激都可能引起反射运动，使父母产生错误的乐观感。实际上，简单的观察通常是估计儿童功能水平的最佳方式。由某些肌肉群无对抗作用引起的畸形可能具有定位价值。T_{12} 以上的病变会导致臀部、腿部和脚部松弛。低于 L_1~L_2 的病变将导致髋关节固定屈曲畸形，这是由于功能性髂腰肌不受臀肌组织的影响。L_3~L_4 以下的病变将导致膝反屈，而 L_4~L_5 以下的病变可能会导致不同程度的马蹄内翻足或弓形足。推测所有脊柱不全患者都有一定程度的神经源性膀胱功能障碍。在膀胱功能异常的情况下，试图通过耻骨上压力排出尿液的做法（Credé 操作）可能导致输尿管反流，因此不鼓励该操作[28]。

第三，儿童是否伴有神经系统或其他方面的先天性异常？10% 的脊柱裂儿童会出现染色体异常，15% 的儿童会出现其他神经系统异常[22,29]。在考虑行外科手术之前，必须彻底检查心血管、胃肠道、肺部和泌尿生殖系统。在神经系统本身，超过 80% 的 MMC 儿童患有脑积水[30-31]，70%~90% 的患儿需要分流[30,32]，尽管最近对某些患儿进行分流的必要性存在争论。90% 的患儿发生了相关的 Chiari Ⅱ 后脑畸形，但很少需要手术干预。脊髓异常并不少见，如间质性脊髓炎、脊髓空洞症、皮样瘤、脂肪瘤或脊髓蛛网膜囊肿。

当头部较大、头皮静脉扩张、囟门充满时，脑积水很容易被诊断；然而，脑积水也可能在没有临床体征的情况下存在，只能通过超声脑室扩大来识别。在某些情况下，它可能要到 MMC 闭合后的几天才会发展出来。因此，密切跟踪患儿并短间隔进行超声常规检查以评估脑积水仍然很重要。同样，Chiari Ⅱ 后脑畸形的临床表现可能很微妙，且在出生后数月至数年内不明显。喘鸣、进食不良、下组脑神经麻痹或呼吸暂停是脑干的直接压迫（小脑扁桃体）所致还是继发于脊髓固有畸形，可能难以辨别。当儿童出现 Chiari Ⅱ 样症状时，首先排除未识别的脑积水或分流功能障碍是至关重要的，因为来自上方的压力可能是原因。哪些症状需行幕下减压手术，仍在争论中。通常，脑干功能障碍是预后不良的指标，在出生前 5 年内死亡的儿童中，有 15%~30% 的儿童死于后脑畸形的并发症[32-34]。

36.4 神经影像学

胎儿超声检查因其检测组织 – 水界面的敏感性以及对胎儿的低辐射暴露而受到青睐，因此是早期检测 NTD 的极佳工具[20]。超声检查发现 MMC 的迹象促使对胎儿进行更详细的检查。生化标记、胎儿染色体检查和 MRI 都是 MMC 产前诊断的合适工具，可能对其他发育异常的诊断也有用。

在考虑对开放性 NTD 新生儿进行术前评估时，应牢记最少的处理和患者舒适度的原则。对于开放性 NTD 的婴儿，立即进行费力、费时且昂贵的侵入性检查是不必要的；但是，胸部、腹部、骨盆 X 线平片操作简单，经常用于验证脐静脉或动脉导管的位置，还可与病变水平的脊柱图像相融合来显示相关脊髓异常的存在及严重性。我们在闭合前进行重要的超声检查；头部超声检查可作为脑室的良好基线检查，并可提供有关后颅窝畸形的信息。这些新生儿的脊柱超声检查可以显示脊髓空洞症、间质性骨髓瘤或皮样肿瘤的存在，并且可以精准地确定锥体髓质的水平（图 36.1）[35-36]。在专门的肾脏超声检查中，可以看到肾脏和膀胱，揭示肾脏的数量和位置以及伴随的泌尿系统异常，包括肾积水和（或）膀胱过度扩张。Willis 环主要分支的经颅多普勒血流检查也可能反映进行性脑积水时脑灌注异常，因为面对颅内压增高，这些血管对血流的阻力增加[37]。可以进行完整的神经轴索 MRI 检查，但患儿在术前并不需要，因为很少（如果有的话）会改变急诊治疗。

36.5 手术咨询和时机

神经外科医生是产前咨询团队不可或缺的成员。神经外科医生与病情密切相关，包括结构异常的详细知识、相关病症的经验、长期生活质量问题的信息以及不同阶段患者的治疗。该团队的其他成员应包括遗传咨询师、新生儿科医生或儿科医生以及产科医生。由这些成员组成的小组能够以公正的方式向家庭提供有关病情性质、产科管理、产后护理和生活质量问题等详细信息，并能够解决有关择期终止妊娠的问题。据估计，多达 50% 受 NTD 影响的怀孕和近 1/4 受脊柱裂影响的怀孕被择期终止[38-39]。

必须向所有照料者强调，护理的负担始于转

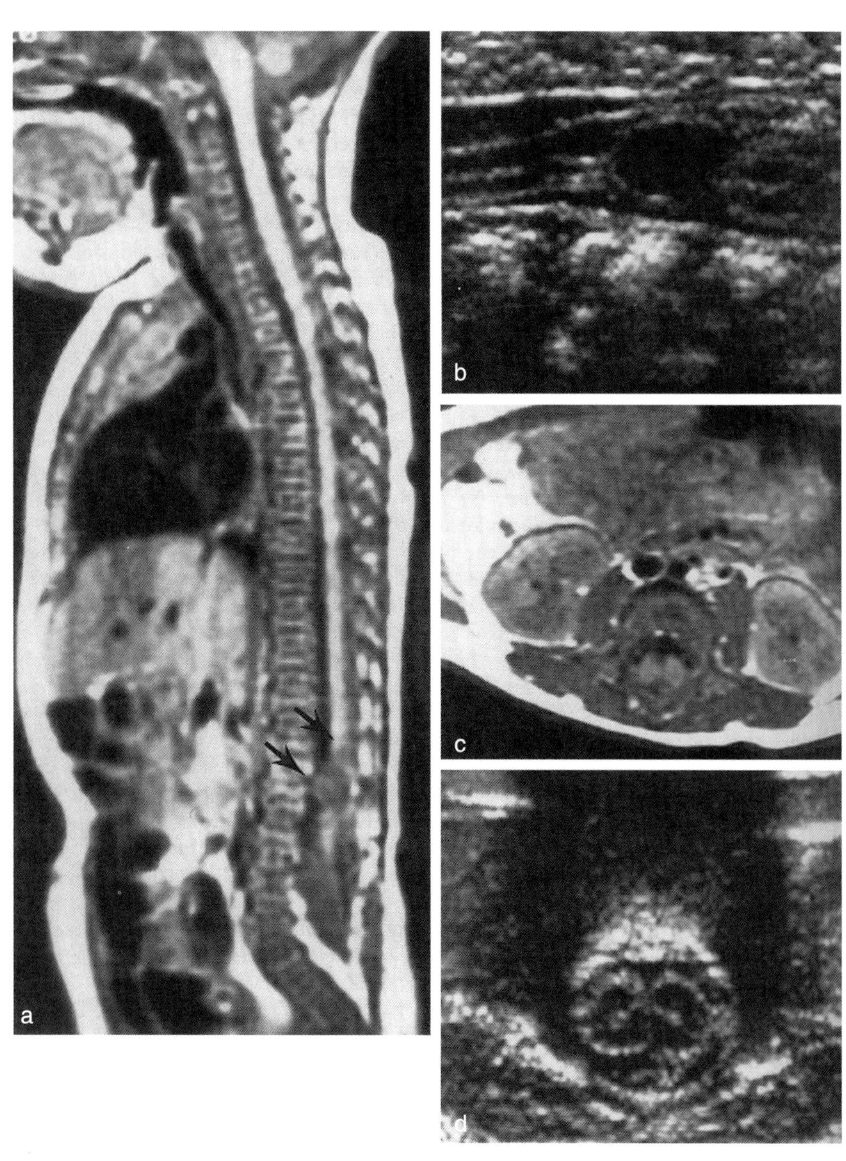

图 36.1 （a）新生儿的矢状 T1 加权 MRI 显示脊髓栓系，远端脊髓有囊性髓内病变。（b）同一婴儿的腰椎超声检查证实存在脊髓栓系，并显示出圆锥髓内的囊性异常。（c）另一例婴儿的脊柱轴位 T1 加权 MRI 显示为脊髓纵裂。（d）脊柱在同一区域的轴位超声检查证实存在脊髓纵裂

出医疗监护中心，而且护理是终生的承诺。治疗给家庭和医疗保健系统带来巨大的财务和时间成本。事实上，估计每例患者的终生费用超过 34 万美元，医疗保健系统的年度费用接近 5 亿美元 [9]。这些孩子需要终身的多学科支持，有时必须送入专门的机构。在早期阶段与家人的相处可能会增进其对这种慢性病的理解和接受。反过来，这将减少家庭压力，更好地接受患儿，减少进入专门机构的患儿，并最终减轻医疗保健系统的负担。已经证明，父母的满意度及其对孩子承担责任的可能性，与最初提供的信息质量及其参与决策过程的程度直接相关 [40]。McLone 的一项调查显示，父母直到孩子出生后 6 个月才能完全了解孩子的痛苦 [16]。鉴于此，他们最终必须依靠医生的建议。

脊柱裂患儿的预后随病变程度和相关异常的存在而呈显著差异，但可以向父母提供一些常规统计数据。目前的数据表明，超过 90% 的 MMC 新生儿将存活到婴儿期以后 [41]，婴儿期罕见的死亡是由 Chiari 畸形或分流失败引起的。总体长期死亡率为 30%~60%[32–33]。3/4 的患儿智商正常 [32,42]，智商正常者中有 60% 者患有学习障碍 [43]。超过 80% 的成年人能够独立日常生活活动（ADL），尽管 1/3 者将上大学，但只有 1/3 者从事有报酬的工作 [44]。尽管步行状态与感觉运动水平相关，但近 90% 的儿童（腰骶部低位的比例很高）可以活动 [45]。到青春期，一半的 MMC 儿童将依赖轮椅。幸运的是，近 90% 的患者将通过使用药物和间歇性导尿（CIC）实现社交排尿控制 [32,46–47]。所有患

者中有一半能够完全控制排便，大多数患者在大部分时间都有控制能力[32]。据报道，超过 2/3 的男性患者有生殖器感觉。

脑室分流率存在争议，而且差异较大，许多报告声称 80%~90% 的患者需要分流，而其他研究显示为 60%~70%。这一比例有所不同，事实上，更低的比例取决于患儿所在地区[48]。最近，一些神经外科医生尝试了 MMC 相关脑积水的内镜第三脑室造瘘术（ETV），尽管结果仍然较早，且在某些机构中可能允许存在一定程度的允许性脑室扩大。长期预后对于了解 ETV 在这种疾病过程中的作用是必要的[49-50]。尽管如此，在分流儿童中，分流后 1 年、5 年和 10 年的分流失败率分别高达 40%、60% 和 85%[51]。分流感染率也存在差异，特别是在不同地区[52-54]。

一些儿童可能需要在其生命的前 10 年进行多次手术，以治疗各种骨科、神经外科或泌尿外科并发症。症状的进展表明，多达 30% 的儿童需要进行脊髓栓系手术（MMC 儿童几乎总是会在影像学上出现脊髓栓系），多达 5% 的儿童可能会发展为脊髓空洞症[51]。医生应该向护理人员强调，虽然脊柱和大脑的手术不能恢复功能，但可以防止进一步恶化。在这一点上，尽早引入团队方法是有益的，并使父母确信其孩子能够过上有成效和有意义的生活；神经外科、骨科、物理康复、泌尿外科和社会工作参与的多学科脊柱裂门诊，目前是许多机构的基石。

在产后不久，医生很少会遇到看护人选择拒绝治疗的情况；如果出现，将带来医疗、伦理、道德和法律上的困境。一些病例系列显示，所有未经治疗的儿童将在 12 个月内死亡[55]，然而来自发展中国家的证据表明事实并非如此，尽管这一比例尚不清楚，但作者曾目睹 MMC 儿童留下疤痕存活下来并进入青春期和成年期。此外，婴儿不会立即死亡，多数患儿经历了一个缓慢而漫长的死亡过程，这对患儿、父母、医务人员来说都是痛苦的煎熬。拒绝治疗是一个难题，因此美国儿科学会建议，只有在具备医疗、法律、道德和社会专业知识的顾问进行全面审查后，才能作出拒绝或撤回维持生命治疗的决定[56]。

尽管存在如此多的争议，但令人惊讶的是，脊柱裂的治疗方法自 20 世纪 70 年代中期广泛应用以来基本上没有什么变化。从那时起，研究人员和医生对脊柱裂患者的病情和伴随的后遗症有了更多的了解。例如，神经组织暴露在子宫内的羊水中可能会损害组织并改变其发育[57-58]。通过使脊髓暴露于子宫环境最小化，也许能够减轻与该疾病相关的一些发病率。

1997 年，在范德比尔特大学医学中心和费城儿童医院进行了首次开放式子宫内 MMC 修复（IUMR）；某些机构进行了超过 15 年的子宫内修复[59-61]。随后，一项被称为脊髓脊膜膨出管理研究（MOMS）的随机、对照、多中心的临床试验已经完成[62]。这项研究的结果表明，Chiari 畸形的发生率降低，脑积水的脑室分流需求减少，脊髓下部继发性损伤的发生率降低（胚胎基板本身的损伤）。宫内手术的效用受到许多因素的限制，包括高成本、孕产妇和胎儿风险、未来妊娠并发症的可能性，以及早期识别 MMC 的需要。美国妇产科学院建议仅在经验丰富的中心提供胎儿手术，并配备专业的多学科团队，包括训练有素的产科医生、麻醉师、神经外科医生和经验丰富的重症监护病房[63]。

尽管 IUMR 的结果在某些患者中似乎很有希望，但目前开放性 NTD 儿童的治疗标准是通过剖宫产分娩，然后在分娩后的某个时间点闭合缺损。尽管手术闭合的确切时机有些争议，但很明显，对开放性 NTD 患儿的手术治疗应该被认为是紧要的，而不是紧急的[16,55,64]。目前的治疗标准是在出生后 72h 内进行手术，并且无其他并发症风险[65]。智商与脑室炎病史的回顾性比较表明，中枢神经系统感染可能是 MMC 儿童智力低下的主要原因；但是，可以优化条件使中枢神经系统感染的风险降至最低[66-67]。这一时间还可允许看护人接受适当的咨询并参与决策过程。

重要的是，有关手术时间的决定需要全面考虑。显然，若患儿病变较轻、神经功能良好、无脑积水及其他异常，其父母知情良好且极为重视，且其在一所拥有神经外科部门的三级医疗机构出生，则应尽快接受手术。相反，若患儿病变较重、臀部萎缩，伴有脑积水、心血管系统异常，父母知情较差，或其母亲为未婚少女且正在周边医院进行剖宫产后恢复，则手术应被延期，直到由适当的专家对婴儿进行全面检查，且其父母被教育并真正参与到决策过程中来[68]。

36.6 立即治疗

待患有开放性 NTD 的患儿出生并稳定后，应将其置于婴儿暖箱中的合适位置，使其头向下仰面躺下，避免对脊髓脊膜膨出进行直接压迫。此外，除非覆盖组织菲薄，否则无需对闭合性脊柱裂患儿进行特别护理。在这种情况下，缺损应覆盖无菌敷料，以防意外伤害，并提醒护理人员和看护人员修复。

对于出现外漏的 MMC 患儿，应用无菌盐水浸泡的无菌纱布覆盖缺损。如果缺损很大，即使在婴儿温箱中，也可能失去大量的体温和液体；这可以通过塑料盖布覆盖缺陷和下部躯干来消除。对于外漏的 MMC，早期静脉注射广谱抗生素已被证明可显著降低围产期脑室炎的可能性；围产期脑室炎是这些婴儿围产期死亡的主要原因。如果发生，脑室炎很可能由大肠杆菌、B 组链球菌或葡萄球菌属引起[67]。根据医院内的耐药模式，所选择的抗生素应具有良好的脑脊液渗透性和抗菌谱的覆盖率。研究表明，没有哪种抗生素更有优势；在笔者所在机构中，新生儿科医生将考虑许多因素来决定。

如果患儿出生在社区医院，则应进行上述步骤，并将其运送到最近的儿童神经外科专科机构。在手术前，婴儿应由新生儿科和神经外科医生进行全面的体格检查，并注意相关的先天性异常，如肾脏或心脏缺陷。

过去，术前必须有尿液检查来验证婴儿的肾脏功能正常，但其现在不应该是绝对的标准。目前，笔者的脊柱裂术前检查包括头部、脊柱、肾脏和膀胱的超声检查。如果出现发绀或心脏杂音，则应包括超声心动图。通过超声筛查证实的继发性脊柱病变或显著的颅内病变，可以通过 CT 或 MRI 进一步明确。在手术前应观察术前全血细胞计数，以验证血细胞比容是否足够，并观察白细胞计数（WBC）。在新生儿中，低 WBC 可能是即将发生败血症的先兆，体温过低也可能是；这可能延缓手术时机，或影响在 MMC 修补术的同时进脑室分流术的决定。

36.7 手术技巧

全身气管内麻醉后，将婴儿置于俯卧位的手术台上，在胸部和髂棘下方放置垫子。如上所述，应该静脉内开始使用能够覆盖中枢神经系统的广谱抗生素。如果要同时进行分流手术，改良的侧卧位将允许在同一体位下接近腹膜腔和 MMC[69]，尽管一些外科医生可能更愿意在 MMC 修复后完全重新定位并摆放体位以进行分流。如果患儿的臀部挛缩固定，则应放置垫子，以便支撑收缩的关节。如果伴有脑室扩大，则应在整个手术过程中保持轻微头高脚低的体位，防止脑脊液过度引流。应在婴儿下方的床上放置加热装置，以帮助其在整个过程中保持体温。静脉和冲洗液应该是温热的。在准备患者皮肤时，应避免擦洗神经基板，并避免使用硬化剂（如酒精或含酒精的肥皂）进行准备。用碘溶液（聚维酮碘溶液，普渡制药有限公司，斯坦福德市，康涅狄格州）或含有杆菌肽的抗生素溶液温和冲洗就足够了。若要做旋转性皮瓣或比较宽的切口时，手术单覆盖需留有较大余地。由于止血精细，因此术中很少需要输血。有关手术过程的详细描述，读者可以参考 McLone 的精彩文章[70]。

一旦神经基板从其周围组织中解剖出来，应仔细检查其异常情况。如果发现终丝增厚，则应将其切开。Chadduck 和 Reding 报告了一例在切开时发现的与 MMC 相关的终丝内皮样囊肿患儿[71]。接下来，建议将神经基板的软脑膜边缘重建为“香肠”或“玉米饼”形状。这不能重建神经功能，但可在患者日后发生症状性脊髓栓系时使手术修复变得简单。

关闭硬膜时，应尽力在神经管之上建立一层闭合的筋膜。硬脑膜替代或移植很少有必要，并且似乎不会降低之后栓系的发生率。它可能会增加脑脊液渗漏或感染的风险，因此笔者不建议使用移植。如果创面广泛张开和突出，可能需要切除或折断才能使该层闭合而不会影响皮肤闭合。高达 10% 的婴儿在 MMC 水平会出现明显的脊柱后凸畸形，使皮肤闭合变得复杂。已有报道称椎体切除术和椎体后凸切除术有助于闭合[72-73]。而这几乎总是与显著的失血和输血需求相关。笔者首选的一项技术是与儿童脊柱骨科同事（R. E. McCarthy，个人交流）一起进行的，该技术将棘突旁肌肉从原来异常的位置上松解至椎骨，以暴露前方的脊柱；在病变水平切开前纵韧带，保持后纵韧带完整。这种切除术的优点在于保持了椎板后段的完整性，保证了正常脊柱节段的生长。一旦椎间盘及前纵韧带被切开，脊柱后凸就可以减轻。然后通过使用缝线或金属线于后凸之上及之下固定形成一个张力带，来减轻后凸（图 36.2）。棘突旁肌肉于病变后方关闭，使其发挥原来的伸肌作用，而非屈肌作用。

在闭合皮肤时，大多数缺损可通过向两侧松解皮肤和皮下组织而闭合（图 36.3）。通常需要修剪多余的皮肤，并且可以采用垂直、水平或 Z 形的方式进行闭合[74]。很少需要转移皮瓣或松解切口。在极少数情况下，可能会遇到极具挑战性的缺损，整形外科医生的帮助是有必要的。在笔者所在机构中，神经外科医生会根据术前对缺损的评估，决定是否咨询整形外科医生。

过去，通常的做法是将侧脑室分流术（大多数婴儿需要行此手术）推迟几天，直到确定患儿未发展为脑室炎。在出生时或之后不久出现脑积水的儿童中，这种延迟分流的做法可能需要每天进行脑室穿刺，并且脑脊液压力可能危及先前腰部伤口的闭合。这种分流延迟还要求患者和医务人员在围产期进行第二次插管和麻醉。几项研究表明，MMC 修复的同时行分流手术与接受延迟手术相比，分流感染率无显著差异[69,75–77]。在修复的同时行脑脊液分流术可降低脑积水对大脑发育的影响，并降低脑脊液渗漏、瘘管形成或感染的风险；因此，建议在一台手术同时行脑室分流术，除非对分流的必要性有疑问。对于出生时头围较小或正常而超声检查脑室较小的儿童，应注意脑积水的发展。此外，如有感染的证据，应延迟关闭，直到静脉给予 48~72h 的抗生素，还应延迟任何用于治疗脑积水的植入物，并在永久分流前证明脑膜炎 / 脑室炎已消退。通过脑室外引流来降低感染、闭合后渗漏和（或）作为分流桥梁的风险，治疗效果各不相同[78–79]。

尽管早期闭合，但仍有高达 18% 的患者经

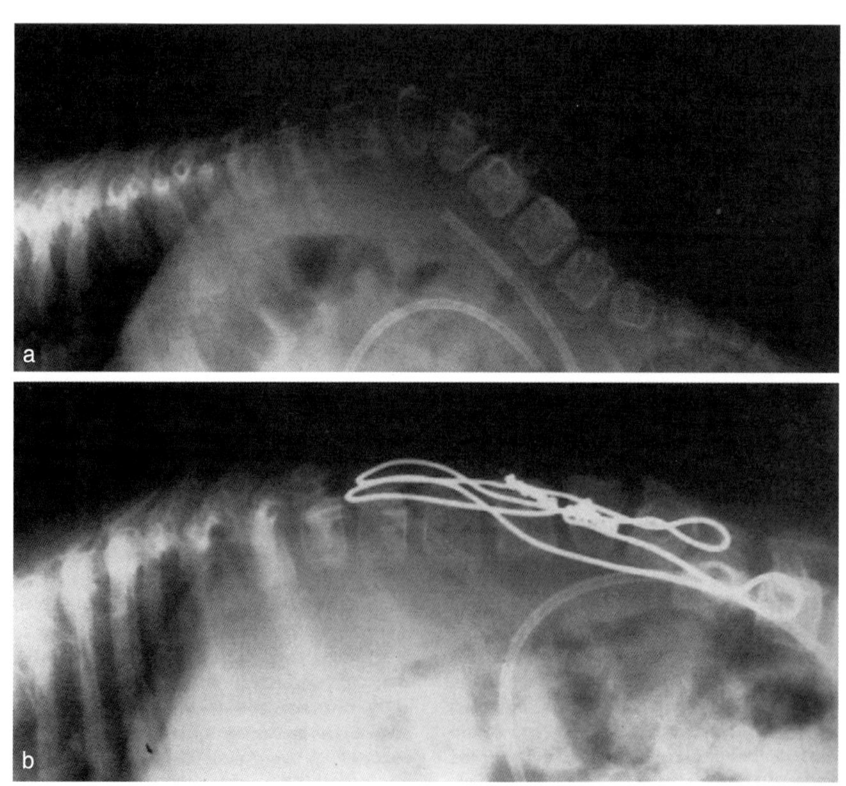

图 36.2 （a）胸腰椎侧位 X 线片显示脊柱裂患儿先天性后凸畸形。（b）通过切开椎间盘间隙和前纵韧带矫正后凸畸形，使后纵韧带保持完整。在减少畸形之后，横向放置在椎弓根周围的导线用于保持效果。该患者的失血量少于 50mL。椎骨终板保持完整，允许正常的脊柱生长

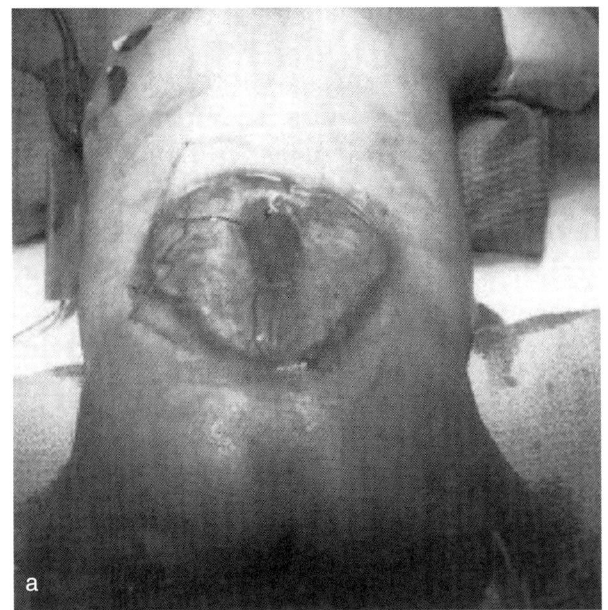

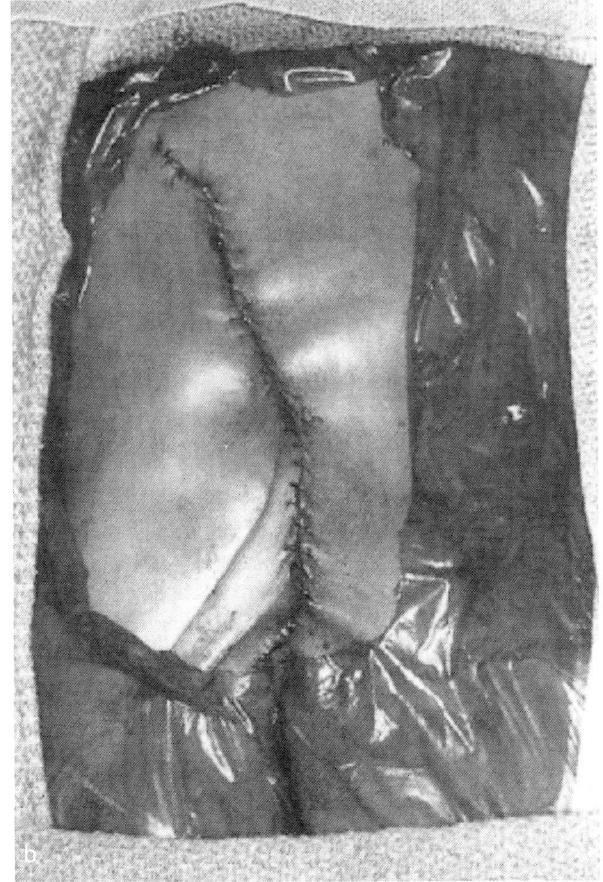

图 36.3 （a）胸部脊髓脊膜膨出较大的新生儿位于手术台上，头部衬以软垫，略成头低足高位。（b）同一婴儿在修复缺损后初次闭合皮肤。通过从两侧松解皮肤和皮下组织，该病变不需要转移皮瓣或松解切口

历伤口并发症，包括裂开、假性脑膜膨出、脑脊液渗漏和感染。这些并发症对结果有负面影响，并显著增加患者的住院时间[80]。关于能够减少伤口并发症的因素，已开展研究尝试确定；然而，大多数研究都集中在闭合手术技术的变化上[81]。Miller 等表明，同时行 MMC 闭合和脑室 – 腹腔分流术显著减少了伤口并发症和脑脊液漏[82]。具体而言，延迟分流的患者中有 17% 者在 MMC 闭合部位出现脑脊液漏，而闭合同时分流的患者均未出现此问题。此外，分流相关并发症无明显增加。在同时组和序贯组患者之间，总分流并发症（如分流功能障碍和脑脊液感染）的比例分别为 24% 和 29%。需要注意的是，同时组（19%）分流功能障碍患者的比例高于序贯组（8%），尽管无统计学意义。

这些建议是针对在与笔者相似的机构接受治疗的儿童，本机构是发达国家的一个大型高等教育中心。在资源匮乏的中心或国家治疗此类患儿肯定有需要考虑的独特因素，必须仔细考虑医生、看护人和患者的医疗、社会和文化氛围。例如，Albright 和 Okechi 发表了一系列 30 多例肯尼亚腰骶 MMC 患儿的术前和术后运动功能记录，发现远端脊髓切除术（其中终板被截断且不包括修复）可用于降低未来栓系的概率，而不使儿童的运动功能显著丧失[83]。与之形成鲜明对比的是，美国许多中心提倡使用术中神经生理学监测来保存每种可能的神经纤维[84]。这并非在所有情况下都可行，MMC 修复技术的不断发展还取决于神经外科护理提供的环境。

36.8 术后护理

这些患儿术后在新生儿重症监护病房（NICU）观察过夜。在术后期间，新生儿科、泌尿外科、整形外科、康复科、社会服务和多学科脊柱裂团队的成员都可以看到他们。如果当地存在脊柱裂支持小组，将父母介绍给该小组的代表可能是有用的。

应对患儿进行俯卧位护理，避免脊柱上脆弱的皮肤因压力而坏死。如果伤口边缘发生坏死，则不应进行清创，而应用干燥敷料覆盖。随着时间的推移，伤口边缘将重新上皮化，焦痂将脱落。如果伤口渗出脑脊液，应立即考虑分流。如果在预先放置分流器的情况下发生伤口渗漏，则分流器可能发生故障，并可能需要调整。

如果婴儿膀胱扩张困难，应制订一个清洁的间歇性膀胱导尿（CIC）时间表，这可以在出院前很容易地教给大多数父母。还应指导家属护理神经源性肠道和皮肤。最后，应尽一切努力让婴儿尽快回到母亲身边。这些婴儿通常在出生时与母亲分开，往往需要几天时间母亲才能与孩子团聚。许多新生儿重症监护病房中“家庭成员入室”的做法值得鼓励。

36.9 结　论

在过去的几十年中，发达国家 MMC 的发病率呈下降趋势。毫无疑问，这在很大程度上是由于叶酸补充剂的应用，同时在某种程度上也与产前保健的改善、父母和医生的教育、技术的进步（如产前超声和孕妇血清 AFP 测量）以及择期终止妊娠有关。

目前仍没有明确的研究可以证明紧急 MMC 的手术修复可改善预后。但是，确有证据表明为改善患儿情况而进行迅速的措施是有必要的。这包括用无菌敷料覆盖缺损、开始静脉注射广谱抗生素以及快速转运至附近专业的儿童神经外科机构。头部、脊柱、肾脏以及心脏的术前超声评估将提醒医生注意可能需要额外关注的异常情况。研究表明，没有良好的“选择标准”来决定是否放弃治疗这些儿童。目前，儿童神经外科中心会积极治疗几乎所有患有 MMC 的儿童。只有罕见的患有严重多器官疾病后遗症的儿童，加上知情家属的强烈意愿，才会使人们考虑放弃治疗。在这种情况下，神经外科医生应该利用现有的法律、社会和道德服务。

尽管手术修复的一般方法基本保持不变，但脑积水和宫内修复技术的进步改变了 MMC 儿童治疗的面貌。毫无疑问，发达国家和发展中国家的研究都将涉及 MMC 病理生理和疾病治疗的众多方面，未来将会对脊柱裂儿童的治疗和方法产生深远的影响。

参考文献

[1] Rodrigues AB, Krebs VL, Matushita H, et al. Short-term prognostic factors in myelomeningocele patients. Childs Nerv Syst, 2016, 32(4):675–680.

[2] Pinto FC, Matushita H, Furlan AL, et al. Surgical treatment of myelomeningocele carried out at ‘time zero’ immediately after birth. Pediatr Neurosurg, 2009, 45(2):114–118.

[3] Boulet SL, Yang Q, Mai C, et al; National Birth Defects Prevention Network. Trends in the postfortification prevalence of spina bifida and anencephaly in the United States. Birth Defects Res A Clin Mol Teratol, 2008, 82(7):527–532.

[4] Campbell LR, Dayton DH, Sohal GS. Neural tube defects: a review of human and animal studies on the etiology of neural tube defects. Teratology, 1986, 34(2):171–187.

[5] Shurtleff DB, Lemire RJ. Epidemiology, etiologic factors, and prenatal diagnosis of open spinal dysraphism. Neurosurg Clin N Am, 1995, 6(2):183–193.

[6] Copp AJ, Brook FA, Estibeiro JP, et al. The embryonic development of mammalian neural tube defects. Prog Neurobiol, 1990, 35(5):363–403.

[7] Dias MS, Walker ML. The embryogenesis of complex dysraphic malformations: a disorder of gastrulation? Pediatr Neurosurg, 1992, 18(5–6):229–253.

[8] Myrianthopoulos NC, Melnick M. Studies in neural tube defects. I. Epidemiologic and etiologic aspects. Am J Med Genet, 1987, 26(4):783–796.

[9] Control USDoHaHSCfD. Recommendations for the use of folic acid to reduce the number of cases of spina bifida and other neural tube defects. MMWR Recomm Rep, 1992, 41(RR-14):1–7.

[10] Werler MM, Shapiro S, Mitchell AA. Periconceptional folic acid exposure and risk of occurrent neural tube defects. JAMA, 1993, 269(10):1257–1261.

[11] Steegers-Theunissen RP. Folate metabolism and neural tube defects: a review. Eur J Obstet Gynecol Reprod Biol, 1995, 61(1):39–48.

[12] Foltz EL, Kronmal R, Shurtleff DB. Chapter 10. To treat or not to treat: a neurosurgeon’s perspective of myelomeningocele. Clin Neurosurg, 1973, 20:147–163.

[13] Freeman JM. Chapter 9. To treat or not to treat: ethical dilemmas of the infant with a myelomeningocele. Clin Neurosurg, 1973, 20:134–146.

[14] Lorber J. Results of treatment of myelomeningocele. An analysis of 524 unselected cases, with special reference to possible selection for treatment. Dev Med Child Neurol, 1971, 13(3):279–303.

[15] Eduard Verhagen AA. Neonatal euthanasia: lessons from the Groningen Protocol. Semin Fetal Neonatal Med, 2014, 19(5):296–299.

[16] McLone DG. Treatment of myelomeningocele: arguments against selection. Clin Neurosurg, 1986, 33:359–370.

[17] Hogge WA, Dungan JS, Brooks MP, et al. Diagnosis and management of prenatally detected myelomeningocele: a preliminary report. Am J Obstet Gynecol, 1990, 163(3):1061–1064, discussion 1064–1065.

[18] Cuckle HS. Screening for neural tube defects. Ciba Found Symp, 1994, 181:253–266, discussion 266–269.

[19] Wilson RD. Prenatal evaluation for fetal surgery. Curr Opin Obstet Gynecol, 2002, 14(2):187–193.

[20] Hansen AR, Madsen JR. Antenatal neurosurgical counseling: approach to the unborn patient. Pediatr Clin North Am, 2004, 51(2):491–505.

[21] Bensen JT, Dillard RG, Burton BK. Open spina bifida: does cesarean section delivery improve prognosis? Obstet Gynecol, 1988, 71(4):532–534.

[22] Luthy DA, Wardinsky T, Shurtleff DB, et al. Cesarean section before the onset of labor and subsequent motor function in infants with meningomyelocele diagnosed antenatally. N Engl J Med, 1991, 324(10):662–666.
[23] Cochrane D, Aronyk K, Sawatzky B, et al. The effects of labor and delivery on spinal cord function and ambulation in patients with meningomyelocele. Childs Nerv Syst, 1991, 7(6):312–315.
[24] Cuppen I, Eggink AJ, Lotgering FK, et al. Influence of birth mode on early neurological outcome in infants with myelomeningocele. Eur J Obstet Gynecol Reprod Biol, 2011, 156(1):18–22.
[25] Hadi HA, Loy RA, Long EM, Jr, et al. Outcome of fetal meningomyelocele after vaginal delivery. J Reprod Med, 1987, 32(8):597–600.
[26] Lewis D, Tolosa JE, Kaufmann M, et al. Elective cesarean delivery and long-term motor function or ambulation status in infants with meningomyelocele. Obstet Gynecol, 2004, 103(3):469–473.
[27] Merrill DC, Goodwin P, Burson JM, et al. The optimal route of delivery for fetal meningomyelocele. Am J Obstet Gynecol, 1998, 179(1):235–240.
[28] Bauer SB, Colodny AH, Retik AB. The management of vesicoureteral reflux in children with myelodysplasia. J Urol, 1982, 128(1):102–105.
[29] Nyberg DA, Mack LA, Hirsch J, et al. Fetal hydrocephalus: sonographic detection and clinical significance of associated anomalies. Radiology, 1987, 163(1):187–191.
[30] Rintoul NE, Sutton LN, Hubbard AM, et al. A new look at myelomeningoceles: functional level, vertebral level, shunting, and the implications for fetal intervention. Pediatrics, 2002, 109(3):409–413.
[31] Swank M, Dias L. Myelomeningocele: a review of the orthopaedic aspects of 206 patients treated from birth with no selection criteria. Dev Med Child Neurol, 1992, 34(12):1047–1052.
[32] Bowman RM, McLone DG, Grant JA, et al. Spina bifida outcome: a 25-year prospective. Pediatr Neurosurg, 2001, 34(3):114–120.
[33] Oakeshott P, Hunt GM, Poulton A, et al. Expectation of life and unexpected death in open spina bifida: a 40-year complete, non-selective, longitudinal cohort study. Dev Med Child Neurol, 2010, 52(8):749–753.
[34] Steinbok P, Irvine B, Cochrane DD, et al. Long-term outcome and complications of children born with meningomyelocele. Childs Nerv Syst, 1992, 8(2):92–96.
[35] Glasier CM, Chadduck WM, Burrows PE. Diagnosis of diastematomyelia with high-resolution spinal ultrasound. Childs Nerv Syst, 1986, 2(5):255–257.
[36] Glasier CM, Chadduck WM, Leithiser RE, Jr, et al. Screening spinal ultrasound in newborns with neural tube defects. J Ultrasound Med, 1990, 9(6):339–343.
[37] Chadduck WM, Seibert JJ, Adametz J, et al. Cranial Doppler ultrasonography correlates with criteria for ventriculoperitoneal shunting. Surg Neurol, 1989, 31(2):122–128.
[38] Forrester MB, Merz RD. Prenatal diagnosis and elective termination of neural tube defects in Hawaii, 1986–1997. Fetal Diagn Ther, 2000, 15(3):146–151.
[39] Roberts HE, Moore CA, Cragan JD, et al. Impact of prenatal diagnosis on the birth prevalence of neural tube defects, Atlanta, 1990–1991. Pediatrics, 1995, 96(5 Pt 1):880–883.
[40] Charney EB. Parental attitudes toward management of newborns with myelomeningocele. Dev Med Child Neurol, 1990, 32(1):14–19.
[41] McLone DG. Continuing concepts in the management of spina bifida. Pediatr Neurosurg, 1992, 18(5–6):254–256.
[42] Oakeshott P, Hunt GM. Long-term outcome in open spina bifida. Br J Gen Pract, 2003, 53(493):632–636.
[43] Fletcher JM, Francis DJ, Thompson NM, et al. Verbal and nonverbal skill discrepancies in hydrocephalic children. J Clin Exp Neuropsychol, 1992, 14(4):593–609.
[44] McLone D, Naidich TP. Myelomeningocele: outcome and late complications // McLaurin, Schut I, Venes JL, Epstein F, eds. Pediatric Neurosurgery. Vol. 68. Philadelphia, PA: W.B. Saunders, 1989:80–82.
[45] Findley TW, Agre JC, Habeck RV, et al. Ambulation in the adolescent with myelomeningocele. I: early childhood predictors. Arch Phys Med Rehabil, 1987, 68(8):518–522.
[46] Samuelsson L, Skoog M. Ambulation in patients with myelomeningocele: a multivariate statistical analysis. J Pediatr Orthop, 1988, 8(5):569–575.
[47] Spindel MR, Bauer SB, Dyro FM, et al. The changing neurourologic lesion in myelodysplasia. JAMA, 1987, 258(12):1630–1633.
[48] Kumar R, Singh SN. Spinal dysraphism: trends in northern India. Pediatr Neurosurg, 2003, 38(3):133–145.
[49] Perez da Rosa S, Millward CP, Chiappa V, et al. Endoscopic third ventriculostomy in children with myelomeningocele: a case series. Pediatr Neurosurg, 2015, 50(3):113–118.
[50] Stone SS, Warf BC. Combined endoscopic third ventriculostomy and choroid plexus cauterization as primary treatment for infant hydrocephalus: a prospective North American series. J Neurosurg Pediatr, 2014, 14(5):439–446.
[51] Dias MS, McLone DG. Myelomeningocele // Albright AL, Pollack IF, Adelson PD, eds. Principles and Practice of Pediatric Neurosurgery. New York, NY: Thieme, 2014, 338–366.
[52] Gamache FW, Jr. Treatment of hydrocephalus in patients with meningomyelocele or encephalocele: a recent series. Childs Nerv Syst, 1995, 11(8):487–488.
[53] Ochieng' N, Okechi H, Ferson S, et al. Bacteria causing ventriculoperitoneal shunt infections in a Kenyan population. J Neurosurg Pediatr, 2015, 15(2):150–155.
[54] Tuli S, Drake J, Lamberti-Pasculli M. Long-term outcome of hydrocephalus management in myelomeningoceles. Childs Nerv Syst, 2003, 19(5–6):286–291.
[55] Sutton LN, Charney EB, Bruce DA, et al. Myelomeningocele—the question of selection. Clin Neurosurg, 1986, 33:371–381.
[56] Noetzel MJ. Myelomeningocele: current concepts of management. Clin Perinatol, 1989, 16(2):311–329.
[57] Drewek MJ, Bruner JP, Whetsell WO, et al. Quantitative analysis of the toxicity of human amniotic fluid to cultured rat spinal cord. Pediatr Neurosurg, 1997, 27(4):190–193.
[58] Heffez DS, Aryanpur J, Hutchins GM, et al. The paralysis associated with myelomeningocele: clinical and experimental data implicating a preventable spinal cord injury. Neurosurgery, 1990, 26(6):987–992.
[59] Adzick NS, Sutton LN, Crombleholme TM, et al. Successful

fetal surgery for spina bifida. Lancet, 1998, 352(9141):1675–1676.

[60] Tulipan N. Intrauterine myelomeningocele repair. Clin Perinatol, 2003, 30(3):521–530.

[61] Walsh DS, Adzick NS, Sutton LN, et al. The rationale for in utero repair of myelomeningocele. Fetal Diagn Ther, 2001, 16(5):312–322.

[62] Adzick NS, Thom EA, Spong CY, et al. MOMS Investigators. A randomized trial of prenatal versus postnatal repair of myelomeningocele. N Engl J Med, 2011, 364(11):993–1004.

[63] American College of Obstetricians and Gynecologists. ACOG Committee opinion no.550: maternal-fetal surgery for myelomeningocele. Obstet Gynecol, 2013, 121(1):218–219.

[64] John W, Sharrard W, Zachary RB, et al. A controlled trial of immediate and delayed closure of spina bifida cystica. Arch Dis Child, 1963, 38(197):18–22.

[65] Charney EB, Weller SC, Sutton LN, et al. Management of the newborn with myelomeningocele: time for a decision-making process. Pediatrics, 1985, 75(1):58–64.

[66] Brau RH, Rodríguez R, Ramírez MV, et al. Experience in the management of myelomeningocele in Puerto Rico. J Neurosurg, 1990, 72(5):726–731.

[67] Charney EB, Melchionni JB, Antonucci DL. Ventriculitis in newborns with myelomeningocele. Am J Dis Child, 1991, 145(3):287–290.

[68] Okorie NM, MacKinnon AE, Lonton AP, et al. Late back closure in myelomeningoceles—better results for the more severely affected? Z Kinderchir, 1987, 42(Suppl 1):41–42.

[69] Chadduck WM, Reding DL. Experience with simultaneous ventriculo-peritoneal shunt placement and myelomeningocele repair. J Pediatr Surg, 1988, 23(10):913–916.

[70] McLone D. Repair of the myelomeningocele // Rengachery SS, WIlkins RH, eds. Neurosurgical Operative Atlas. Vol. 3. Philadelphia, PA: Williams and Wilkins, 1993:41–48.

[71] Chadduck WM, Roloson GJ. Dermoid in the filum terminale of a newborn with myelomeningocele. Pediatr Neurosurg, 1993, 19(2):81–83.

[72] Hwang SW, Thomas JG, Blumberg TJ, et al. Kyphectomy in patients with myelomeningocele treated with pedicle screw-only constructs: case reports and review. J Neurosurg Pediatr, 2011, 8(1):63–70.

[73] Samagh SP, Cheng I, Elzik M, et al. Kyphectomy in the treatment of patients with myelomeningocele. Spine J, 2011, 11(3):e5–e11.

[74] Cruz NI, Ariyan S, Duncan CC, et al. Repair of lumbosacral myelomeningoceles with double Z-rhomboid flaps. Technical note. J Neurosurg, 1983, 59(4):714–717.

[75] Bell WO, Arbit E, Fraser RA. One-stage meningomyelocele closure and ventriculoperitoneal shunt placement. Surg Neurol, 1987, 27(3):233–236.

[76] Epstein NE, Rosenthal AD, Zito J, et al. Shunt placement and myelomeningocele repair: simultaneous vs sequential shunting. Review of 12 cases. Childs Nerv Syst, 1985, 1(3):145–147.

[77] Hubballah MY, Hoffman HJ. Early repair of myelomeningocele and simultaneous insertion of ventriculoperitoneal shunt: technique and results. Neurosurgery, 1987, 20(1):21–23.

[78] Demir N, Peker E, Gülşen İ, et al. Factors affecting infection development after meningomyelocele repair in newborns and the efficacy of antibiotic prophylaxis. Childs Nerv Syst, 2015, 31(8):1355–1359.

[79] Talamonti G, D'Aliberti G, Collice M. Myelomeningocele: long-term neurosurgical treatment and follow-up in 202 patients. J Neurosurg, 2007, 107(5, Suppl):368–386.

[80] Kshettry VR. Letter to the editor: validity of the results of a perioperative protocol to reduce shunt infections. Acta Neurochir (Wien), 2014, 156(4):789.

[81] Emsen IM. Closure of large myelomeningocele defects using the O-S flap technique. J Craniofac Surg, 2015, 26(7):2167–2170.

[82] Miller PD, Pollack IF, Pang D, et al. Comparison of simultaneous versus delayed ventriculoperitoneal shunt insertion in children undergoing myelomeningocele repair. J Child Neurol, 1996, 11(5):370–372.

[83] Albright AL, Okechi H. Distal cordectomies as treatment for lumbosacral myelomeningoceles. J Neurosurg Pediatr, 2014, 13(2):192–195.

[84] Jackson EM, Schwartz DM, Sestokas AK, et al. Intraoperative neurophysiological monitoring in patients undergoing tethered cord surgery after fetal myelomeningocele repair. J Neurosurg Pediatr, 2014, 13(4): 355–361.

37 鞘内注射巴氯芬和麻醉剂戒断综合征的认识与管理

Douglas E. Anderson, Drew A. Spencer

摘 要

神经外科医师通常被要求评估和治疗由多种常见病因引起的慢性疼痛和痉挛。鞘内植入巴氯芬和麻醉剂输送系统可以显著改善适当选择的疼痛或痉挛患者的症状和功能状态。泵和导管的放置及后续管理需要一个经验丰富的多学科团队。与系统并发症和衰竭相关的药物戒断综合征很少见，通常可以预防，但在发生时可能会危及生命。本章简要回顾了鞘内注射巴氯芬和吗啡的基本神经药理学，与鞘内泵和递送失败相关的常见病因，以及对这些综合征的迅速识别和处理。

关键词：巴氯芬，慢性疼痛，鞘内泵，吗啡，痉挛，戒断

37.1 引 言

痉挛和慢性疼痛是神经外科医生熟悉的病症，因为它们来自各种常见疾病，包括脊髓损伤、多发性硬化症、脑瘫、退行性脊柱疾病等。鞘内注射巴氯芬和麻醉药物给药的植入式泵的出现，已被证明是这些患者的重要治疗补充。市场上有三种药物被美国联邦药品管理局（FDA）批准用于疼痛和痉挛的鞘内治疗：巴氯芬、吗啡和齐考诺肽。齐考诺肽是一种非麻醉药物，被批准用于治疗慢性疼痛，尽管可能存在潜在的不良反应，但没有相关的戒断综合征。

顽固性痉挛的患者在口服最大剂量的巴氯芬仍无效时，通常在推注和连续给药后，其功能状态和痉挛临床分级均可显著改善[1-2]。植入鞘内麻醉泵的患者与其他方案治疗的患者相比，在慢性伤害性、神经性或混合性疼痛方面能够持续改善[3-4]。尽管如此，患者的选择仍是关键和复杂的。考虑放置鞘内泵的非癌性慢性疼痛患者应接受精神病合并症的评估，如抑郁、焦虑、成瘾、自杀意念或人格障碍。这些患者已被证明对鞘内治疗的反应要差得多[5]。经验丰富且谨慎的多学科团队必须管理鞘内泵患者，因为罕见的并发症可能会导致急性药物戒断综合征。早期识别和治疗戒断综合征必须紧急处理。

最广泛使用的鞘内泵系统是美敦力 SynchroMed Ⅱ泵。该泵本身包含一个药物储存库、电池、泵装置和能够调控剂量的可编程组件。一个小口径导管连接到泵，通过皮下隧道锚定在筋膜或棘间韧带的入口点，并进入腰椎鞘内空间，终止于上腰椎或下胸椎水平。较新的植入泵与 MRI 兼容，因此可以在临床需要时行 MRI 检查[6-8] 编程数据永久存储在泵内的存储器中，这使得经过培训的临床医生可以询问和获得泵状态的信息，或者根据临床指示改变药物输送的速率。泵在电池寿命结束时需要更换，但包括可充电电池技术在内的现有技术将这一平均间隔延长至近 7 年。

37.2 药理学和适应证

37.2.1 巴氯芬的药理学

巴氯芬是一种抗痉挛药物，通过脊髓部位的 γ-氨基丁酸 B 型（$GABA_B$）受体激活，引起中枢神经系统（CNS）抑制和骨骼肌松弛。人们认为 $GABA_B$ 受体激动剂阻断突触处兴奋性神经递质的释放，从而直接抑制肌肉收缩和痉挛。巴氯芬的鞘内推注在 30~60min 内产生可观测到的解痉作用，在给药后约 4h 出现峰值解痉作用。药物作用可持续 4~8h，具体取决于患者的症状以及给药的剂量和速度。通常测试剂量为 25~50μg。在连续

鞘内输注开始后，在 6~8h 内观察到解痉作用，在 24~48h 内观察到最大功效。巴氯芬的半衰期为 2~5h[9]。大约 22% 的患者出现耐受，需要在治疗的前 18 个月调整剂量[10]。大多数患者达到有效的基础剂量，极少数情况下需要药物假期或其他辅助策略[11-12]。

37.2.2 吗啡的药理学

吗啡是一种天然阿片类药物，主要作用于整个外周和中枢神经系统的 μ-阿片受体，包括位于脊髓胶质区的末端传入轴突。吗啡与初级传入神经元(突触前)上的受体和脊髓背角内的细胞(突触后)结合，抑制神经递质(如 P 物质和降钙素基因相关肽)的释放，最终使突触后神经元超极化。μ-阿片受体的激活导致镇痛和镇静，耐受性和依赖性的发生率很高。耐受性是所有鸦片或阿片类药物进行有效治疗的障碍，需要频繁的剂量调整或药物循环。吗啡的半衰期相对较短，为 1.5h[13]。

37.2.3 鞘内泵的适应证

植入式泵适用于难治性疼痛或痉挛的患者，这些患者对口服药物有积极反应，但需要较大剂量，口服药物的不良反应难以忍受或疼痛缓解不足。镇痛药物的连续鞘内给药最初用于终末期恶性肿瘤的患者，但现在是多种病因引起慢性疼痛患者的选择。鞘内给药提供了潜在的益处，包括减少药物剂量、减少全身不良反应和持续稳态给药，并且避免了在适当选择的患者中进行口服治疗的隐患[5]。然而，鞘内阿片类药物的潜在不良反应很多，包括镇静、出汗、胃排空延迟、尿潴留、瘙痒、恶心和呕吐以及呼吸抑制。呼吸抑制的可能性使吗啡的使用受到抑制。面对非恶性疼痛患者较长的预期寿命，这些不良反应的频率和耐受性的发生已导致许多临床医生重新仔细考虑该患者群体中的这种治疗选择。

37.3 导致巴氯芬和吗啡戒断的并发症

使用植入式泵和鞘内导管进行鞘内药物输注与多种并发症相关，这些并发症可导致急性药物戒断和危及生命的临床综合征(图 37.1)。

37.3.1 导管相关并发症

导管相关并发症仍然是巴氯芬或吗啡泵失败的最常见机制，可能导致戒断反应[14]。这些并发症的发生率各不相同，通常在 20%~25% 之间，但据报道多达 75% 的患者发生过这些并发症[14-17]。尽管应用了标准的软组织锚，但导管仍易于扭结、破损或剪切，与泵相断开并从鞘内空间缩回[18]。

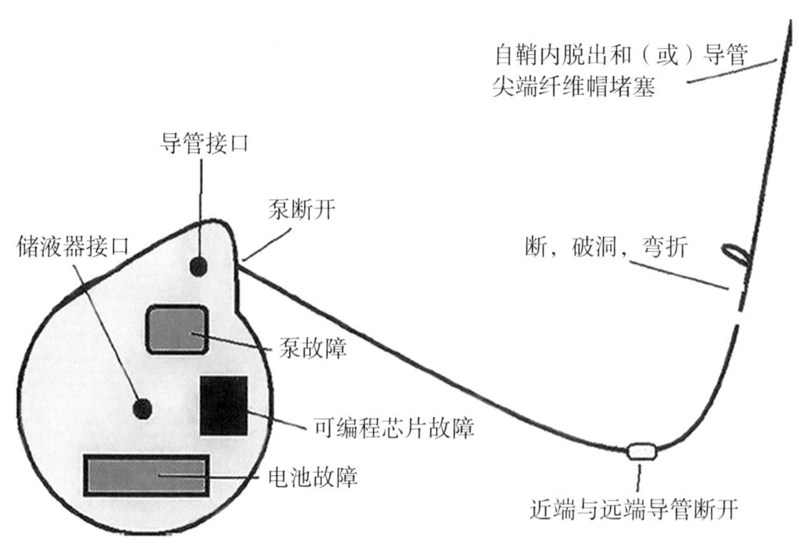

图 37.1 泵故障的可能原因

正位和侧位 X 线片可以揭示一些导管相关失败的原因。然而，有时需要使用荧光透视或 CT 进行对比增强评估，以进一步发现问题的根源。

37.3.2 感染性并发症

感染通常是第二大报道的并发症，并且是所有植入物的风险，泵和导管感染都会对泵产生不利影响。这发生在少数情况下；然而，一些文章记录了围手术期感染的发生率约为 10%[19-20]。大多数感染局限于脑膜炎，一旦怀疑，应立即标准静脉注射抗生素，同时获取脑脊液（CSF）进行培养和药敏检查，这至关重要[3]。在极少数情况下，患者可能会出现暴发性败血症[21]。一旦发生感染，几乎都需要移除泵，并在感染完全控制后重新植入。由于感染会移除泵，因此必须开始更换药物以防止停药。

37.3.3 其他并发症

泵的编程错误是一种罕见但能够引起戒断或毒性反应的潜在破坏性原因。很少见的情况下，频繁的 MRI 检查会影响泵功能，干扰存储器 / 编程组件，这可能会对其他内部硬件产生影响[6]。泵系统警告信号通常会识别出电池疲劳或故障，这是可预见的现象，而且几乎能有选择性地处理。泵内部电机故障是被报道的出现故障的原因之一，其模式从完全即时失效到间歇性失效不等[22]。在接受放射治疗（28~36Gy）的患者中，泵的编程部件可能会损坏，或电池可能会耗尽[22]。其他研究者发现鞘内泵患者在放射剂量高达 45Gy 时是安全的，但他们仍建议在治疗期间和治疗后仔细监测泵的状况[6]。泵壳和（或）部件的击穿或腐蚀极为罕见，因为所使用的材料是专门为植入而选择的，但在文献中已有报道[14,21,23]。

37.4 临床戒断综合征的认识与治疗

37.4.1 巴氯芬

与鞘内巴氯芬治疗相关的不良反应包括头晕、嗜睡、意识模糊、肌肉无力和共济失调。药物过量的治疗方案包括标准的生命支持措施、拟副交感神经药、可逆胆碱酯酶抑制剂、2mg 毒扁豆碱静脉注射以及经腰椎引流脑脊液[24]。

急性戒断症状包括痉挛突然增加、瘙痒、发热或癫痫发作。戒断很少危及生命。高剂量的苯二氮䓬类药物可用于改善戒断症状，同时进行鞘内泵系统故障的诊断。一些报告指出，口服巴氯芬在急性戒断时可能不够充分或不能耐受，因此需要通过腰椎穿刺给予巴氯芬。高烧、精神状态改变和僵硬引起横纹肌溶解的临床情况很少见，但也有报道[14,17]。显然，在出现危及生命的综合征的情况下，应遵循维持气道、通气和循环支持的标准原则。有学者报道了一例导致心搏骤停的严重戒断反应，幸运的是该患者在长期住院治疗后康复了[25]。对于泵并发症引起的戒断反应，治疗应包括恢复功能正常的鞘内输送系统。为了确定鞘内药物输送失败的部位，可以遵循系统的检查清单[26]：

1. 使用遥测系统检查泵及其编程和填充状态，以排除编程错误和（或）泵储药物耗尽。

2. 进行正侧位 X 线检查，寻找导管的断开、扭结和移位。

3. 如果 X 线不能诊断，则可通过编程使泵转子旋转 90°，通过实时透视检查泵转子功能。

4. 如果泵功能正常，可以尝试侧端口抽吸 2~3mL 脑脊液（从导管中抽出巴氯芬，防止随后测试中巴氯芬过量的可能性）。如果成功，则可通过泵导管系统对鞘内巴氯芬推注进行编程，作为试验治疗。

5. 通过辅助端口注射 3mL 碘化造影后透视检查，以分析导管的连续性、连通性及其位置（再次，应吸入 2~3mL 脑脊液，以避免巴氯芬推注）。注射造影剂后，有时可以看到导管与泵的断开、泄漏或穿孔，以及导管尖端移位。整个泵和导管系统的增强 CT 成像可比平片或透视更准确地揭示几种潜在异常。

通过解决或更换鞘内泵系统的故障组件，几乎所有患者都可以恢复到症状控制和稳态药物水平的先前状态[21]。

37.4.2 吗　啡

吗啡治疗的不良反应包括尿潴留、便秘、瘙痒、呼吸抑制、恶心、低血压、呕吐和性欲降低。

鞘内吗啡过量的治疗包括标准的生命支持措施、静脉连续注射纳洛酮、腰椎导管引流脑脊液、控制高血压和癫痫持续状态[27]。戒断症状包括严重疼痛、躁动、胃肠道不适、体温过高、心悸，在某些情况下还包括肺水肿[5,9,11]。阿片类药物可以经肠胃外给药，使戒断症状快速逆转。鞘内吗啡停药需要3~6周逐步减量。

37.5 结　论

用于治疗慢性痉挛和疼痛的鞘内药物疗法是安全且有效的治疗方法，有可能显著改善复杂患者群体的生活质量。在经验丰富的多学科团队的指导下，适当选择的患者的功能状态可被显著改善。植入鞘内泵患者的治疗效果通常优于长期口服药物的患者，且并发症相对更少[3-5,11]。对该患者群体的管理需要对泵系统和放置技术有深入的了解，要仔细协调后续的护理和泵的维护，并在出现戒断综合征或其他并发症时能够迅速进行诊断和治疗。

参考文献

[1] McCormick ZL, Chu SK, Binler D, et al. Intrathecal versus oral baclofen: a matched cohort study of spasticity, pain, sleep, fatigue, and quality of life. PM R, 2016, 8(6):553–562.

[2] Morota N, Ihara S, Ogiwara H. Neurosurgical management of childhood spasticity: functional posterior rhizotomy and intrathecal baclofen infusion therapy. Neurol Med Chir (Tokyo), 2015, 55(8):624–639.

[3] Brogan SE, Winter NB. Patient-controlled intrathecal analgesia for the management of breakthrough cancer pain: a retrospective review and commentary. Pain Med, 2011, 12(12):1758–1768.

[4] Smith TJ, Coyne PJ. Implantable drug delivery systems (IDDS) after failure of comprehensive medical management (CMM) can palliate symptoms in the most refractory cancer pain patients. J Palliat Med, 2005, 8(4):736–742.

[5] Czernicki M, Sinovich G, Mihaylov I, et al. Intrathecal drug delivery for chronic pain management-scope, limitations and future. J Clin Monit Comput, 2015, 29(2):241–249.

[6] Kosturakis A, Gebhardt R. SynchroMed II intrathecal pump memory errors due to repeated magnetic resonance imaging. Pain Physician, 2012, 15(6):475–477.

[7] De Andres J, Villanueva V, Palmisani S, et al. The safety of magnetic resonance imaging in patients with programmable implanted intrathecal drug delivery systems: a 3-year prospective study. Anesth Analg, 2011, 112(5):1124–1129.

[8] Diehn FE, Wood CP, Watson RE, Jr, et al. Clinical safety of magnetic resonance imaging in patients with implanted SynchroMed EL infusion pumps. Neuroradiology, 2011, 53(2):117–122.

[9] Gracies JM, Nance P, Elovic E, et al. Traditional pharmacological treatments for spasticity. Part II: general and regional treatments. Muscle Nerve Suppl, 1997, 6:S92–S120.

[10] Brown J, Klapow J, Doleys D, et al. Disease-specific and generic health outcomes: a model for the evaluation of long-term intrathecal opioid therapy in noncancer low back pain patients. Clin J Pain, 1999, 15(2):122–131.

[11] Ver Donck A, Vranken JH, Puylaert M, et al. Intrathecal drug administration in chronic pain syndromes. Pain Pract, 2014, 14(5):461–476.

[12] Kroin JS, Bianchi GD, Penn RD. Intrathecal baclofen down-regulates GABAB receptors in the rat substantia gelatinosa. J Neurosurg, 1993, 79(4):544–549.

[13] Sjöström S, Tamsen A, Persson MP, et al. Pharmacokinetics of intrathecal morphine and meperidine in humans. Anesthesiology, 1987, 67(6):889–895.

[14] Stetkarova I, Brabec K, Vasko P, et al. Intrathecal baclofen in spinal spasticity: frequency and severity of withdrawal syndrome. Pain Physician, 2015, 18(4):E633–E641.

[15] Borrini L, Bensmail D, Thiebaut JB, et al. Occurrence of adverse events in long-term intrathecal baclofen infusion: a 1-year follow-up study of 158 adults. Arch Phys Med Rehabil, 2014, 95(6):1032–1038.

[16] Follett KA, Burchiel K, Deer T, et al. Prevention of intrathecal drug delivery catheter-related complications. Neuromodulation, 2003, 6(1):32–41.

[17] Watve SV, Sivan M, Raza WA, et al. Management of acute overdose or withdrawal state in intrathecal baclofen therapy. Spinal Cord, 2012, 50(2):107–111.

[18] Awaad Y, Rizk T, Siddiqui I, et al. Complications of intrathecal baclofen pump: prevention and cure. ISRN Neurol, 2012, 2012:575168.

[19] Michael FM, Mohapatra AN, Venkitasamy L, et al. Contusive spinal cord injury up regulates mu-opioid receptor (mor) gene expression in the brain and down regulates its expression in the spinal cord: possible implications in spinal cord injury research. Neurol Res, 2015, 37(9):788–796.

[20] Malheiro L, Gomes A, Barbosa P, et al. Infectious complications of intrathecal drug administration systems for spasticity and chronic pain: 145 patients from a tertiary care center. Neuromodulation, 2015, 18(5):421–427.

[21] Riordan J, Murphy P. Intrathecal pump: an abrupt intermittent pump failure. neuromodulation, 2015, 18(5):433–435.

[22] Wu H, Wang D. Radiation-induced alarm and failure of an implanted programmable intrathecal pump. Clin J Pain, 2007, 23(9):826–828.

[23] Medtronic. Targeted Drug Delivery Systems. http://professional.medtronic.com/ppr/intrathecal-drug-delivery-systems/index.htm#tabs-3. Published 2014. Accessed January 20, 2016.

[24] Müller-Schwefe G, Penn RD. Physostigmine in the treatment of intrathecal baclofen overdose. Report of three cases. J Neurosurg, 1989, 71(2):273–275.

[25] Cardoso AL, Quintaneiro C, Seabra H, et al. Cardiac arrest due to baclofen withdrawal syndrome. BMJ Case Rep, 2014, 2014:bcr2014204322.

[26] Dahlgren R, Francel P. Recognition and management of intrathecal baclofen withdrawal syndrome // Loftus CM, ed. Neurosurgical Emergencies. 2nd ed. New York, NY: Thieme, 2007:358–362.

[27] Sauter K, Kaufman HH, Bloomfield SM, et al. Treatment of high-dose intrathecal morphine overdose. Case report. J Neurosurg, 1994, 81(1):143–146.

索 引

P

Q

S

X

Y

Z